高等学校食品营养与健康专业教材 中国轻工业"十四五"规划教材

营养生物化学与分子生物学

吕 欣 主 编
伊扬磊 副主编

中国轻工业出版社

图书在版编目（CIP）数据

营养生物化学与分子生物学 / 吕欣主编 . —北京：中国轻工业出版社，2024.1

高等学校食品营养与健康专业教材 中国轻工业"十四五"规划教材

ISBN 978-7-5184-4084-9

Ⅰ.①营… Ⅱ.①吕… Ⅲ.①营养学—生物化学—高等学校—教材 ②营养学—分子生物学—高等学校—教材 Ⅳ.①R151.2

中国版本图书馆 CIP 数据核字（2022）第 136774 号

责任编辑：钟　雨

文字编辑：负紫光　责任终审：腾炎福　整体设计：锋尚设计
策划编辑：钟　雨　责任校对：吴大朋　责任监印：张　可

出版发行：中国轻工业出版社（北京鲁谷东街 5 号，邮编：100040）

印　　刷：三河市万龙印装有限公司

经　　销：各地新华书店

版　　次：2024 年 1 月第 1 版第 1 次印刷

开　　本：787×1092　1/16　印张：36.75

字　　数：779 千字

书　　号：ISBN 978-7-5184-4084-9　定价：88.00 元

邮购电话：010-85119873

发行电话：010-85119832　010-85119912

网　　址：http://www.chlip.com.cn

Email：club@chlip.com.cn

如发现图书残缺请与我社邮购联系调换

201403J1X101ZBW

高等学校食品营养与健康专业教材编委会

李春保	南京农业大学
李　斌	沈阳农业大学
邹小波	江苏大学
张宇昊	西南大学
张军翔	宁夏大学
张　建	石河子大学
张铁华	吉林大学
岳田利	西北大学
周大勇	大连工业大学
庞　杰	福建农林大学
施洪飞	南京中医药大学
姜毓君	东北农业大学
聂少平	南昌大学
顾　青	浙江工商大学
徐宝才	合肥工业大学
徐晓云	华中农业大学
桑亚新	河北农业大学
黄现青	河南农业大学
曹崇江	中国药科大学
董同力嘎	内蒙古农业大学
曾新安	华南理工大学
雷红涛	华南农业大学
廖小军	中国农业大学
薛长湖	中国海洋大学

| 秘　书 | 吕　欣 | 西北农林科技大学 |
| | 王云阳 | 西北农林科技大学 |

本书编写人员

_____

主　　编　吕　欣　　　西北农林科技大学

副主编　伊扬磊　　　西北农林科技大学

编写人员（按姓氏笔画顺序排列）

丁　健　　　西安交通大学

王　欣　　　西北农林科技大学

王淑霞　　　西安交通大学

邓心蕊　　　东北农业大学

刘博群　　　吉林大学

孙玉姣　　　陕西科技大学

李　婷　　　陕西师范大学

李欣玥　　　西安交通大学

陈玉洁　　　西北农林科技大学

邵彦春　　　华中农业大学

杨趁仙　　　河南工业大学

周　曼　　　江苏大学

周　凯　　　合肥工业大学

单媛媛　　　西北农林科技大学

易兰花　　　西南大学

赵　璠　　　西北农林科技大学

前　言

　　生物化学与分子生物学既是生命科学的基础，又是生命科学的前沿，也是生物学与医学、营养学的交叉结合点。在"健康中国"战略背景下，我国对食品营养相关人才的需求越来越大。此外，传统的营养科学相关专业培养模式也有较大升级，对食品类专业和营养类专业学生的生物化学与分子生物学相关基础知识提出了更高的要求。编写团队在教学实践中发现，在营养生物化学与分子生物学方向，国内缺乏与教学相匹配的教材。根据目前食品科学的发展趋势和食品行业对从业者的新要求，编写了《营养生物化学与分子生物学》教材。本教材将食品类专业和营养类专业涉及的生物化学与分子生物学知识整合于一本教材，在介绍基础理论的同时，呈现最新的研究技术和成果，引导学生在掌握基本理论的基础上，进行发散思维，融会贯通，提升食品类和营养类专业学生对生物化学与分子生物学知识的理解和掌握。

　　营养生物化学与分子生物学是食品科学、营养学、生物化学、分子生物学交叉形成的与人类生活和健康息息相关的一个新学科，它与免疫学、食品微生物学、食品卫生学、食品营养学等学科存在广泛的交叉与联系。食品专业、营养与健康专业人才需掌握营养物质的代谢和能量代谢过程、生命大分子的结构与功能、生物遗传信息的传递过程及调节等基础知识，为学习食品卫生学、食品营养学、食品免疫学、食品毒理学等课程打下扎实的基础。

　　在内容编排上，本教材改变了传统的生物化学与分子生物学的组织形式。目前多数教材考虑到生物化学应在有机化学的基础上传授，因此将糖和脂类放在前面介绍，并且基本上将内容划分为静态和动态两部分。在静态生物化学部分每一章节均以物质划分，如蛋白质、酶、辅酶、激素等，各章节相对独立，联系较少。本教材力求做到既体现大章节的相对完整性，又考虑各章节之间的联系和前后一致性，每一章都与人体营养紧密结合。以知识能力点为体系框架，以生活中营养学相关案例为切入点，激发学习者的好奇心，引发学习者的学习兴趣，吸引学习者的注意力，发挥学习者学习的积极性和主动性。在形式上，本教材力求做到生动形象、图文并茂，多数难懂知识点配有图解，以增强插图的立体感和表现力。

本书编写成员具体分工如下：绪论由西北农林科技大学吕欣编写；江苏大学周曼编写第二章；合肥工业大学周凯编写第三章；华中农业大学邵彦春编写第四章；吉林大学刘博群、西北农林科技大学赵璠编写第五章；东北农业大学邓心蕊编写第六章；西北农林科技大学王欣编写第七章；河南工业大学杨趁仙和西北农林科技大学陈玉洁编写第八章；西南大学易兰花编写第九章；陕西科技大学孙玉姣编写第十章；西北农林科技大学伊扬磊编写第十一章；西北农林科技大学单媛媛编写第十二章；陕西师范大学李婷编写第十三章；西安交通大学丁健、李欣玥、王淑霞编写第十四章；伊扬磊做了全书的统稿工作。

本书在编写过程中参考了大量资料和许多学者的研究成果，在此表示真诚的谢意。

本书涉及多领域的内容，由于编者的视野、水平有限，教材中难免有疏漏和不足之处，恳请读者及同行批评指正。

编者
2023 年 12 月

目 录

第一章

绪 论

生物化学（biochemistry）作为一门特定的学科始于 20 世纪初。这个名词由"生命"（bio-）和"化学"（chemistry）两个词构成，于 1848 年首次被记录在英文中。随着时间的推移，生物化学的研究范围不断扩大，并渗透到许多不同领域，包括微生物学、动物学、植物学以及医学等。生物化学的研究对象是生物体内的化学过程，历史上其研究方向涉及对生命复杂成分的发现和理解，以及对生物化学过程途径的阐明。这门学科的发展也直接推动了分子生物学的崛起。

第一章思维导图

最初，生物化学主要研究生命体内的化学反应和代谢途径。随着研究的深入，研究者们开始关注生物分子的结构和功能，如蛋白质、核酸、碳水化合物和脂质等，以及这些生物分子的代谢和相互作用。这些研究为生物化学的发展奠定了基础，也为后来的分子生物学奠定了基础。随着技术的发展和科学研究的进展，分子生物学逐渐成为生物化学的一个重要分支。分子生物学主要研究基因的结构和功能、DNA 的复制和修复、蛋白质的合成和折叠、细胞信号转导、基因调控等方面。总体来说，生物化学和分子生物学在生命科学领域的发展是相互依存的。生物化学为分子生物学提供了理论基础和实验技术，而分子生物学则深化了对生物分子结构和功能的认识，进一步推动了生物化学的研究进程。这种相互促进的关系，使得生物化学和分子生物学得以不断发展，并在生命科学领域发挥着重要作用，成为当前生命科学领域中最为重要的研究方向之一。

在众多不同的生物分子中，许多是复杂的大分子（称为聚合物），它们由相似的重复单元（称为单体）组成。不同的聚合物生物分子具有不同的单体类型。例如，蛋白质是一种由氨基酸组成的聚合物，碳水化合物由单糖、寡糖和多糖等糖类形成，而核酸则形成于核苷酸。生物化学研究重要生物分子（如蛋白质）的化学性质，特别是酶催化反应的化学性质。细胞代谢和内分泌系统的生物化学已被广泛描述。生物化学的其他领域包括遗传密码、蛋白质合成、细胞膜转运和信号转导。

进入 21 世纪以来，我国在人口健康领域面临着新的严峻形势：人口基数大，营养缺乏与营养过剩并存，疾病谱较广；步入老龄化社会，老年保健和老年病问题日趋严重；现代化进程加快导致的社会心理压力加大，身心疾患激增等。科学研究已经证实膳食因素对健康的作用仅次于遗传因素，且大于医疗因素。目前消费者也越来越关注营养与健康的关系，希望能通过膳食营养预防疾病，抵抗不利环境的危害。膳食的营养、功能和安全直接影响着人民群众的身体素质。因此，在分子水平上，针对膳食的营养、功能与安全开展研究，从膳食营养出发提高城乡居民的健康水平非常必要。

20 世纪 50 年代以后生物化学与分子生物学迅速发展，并向各个相关学科渗透，至 20 世纪 80 年代人们首次提出了营养生物化学的概念，使得营养学的研究领域有了崭新的空间，也使得膳食的营养与功能研究有了新的切入点和创新点。营养生物化学与分子生物学重点研究营养素和其他食物成分对机体的影响机制，以及它们的功能及其对人体生理、健康和行为的影响。学习该门课程需要掌握营养素和其他膳食成分的化学性质，在此基础上学习其生物化学、代谢、生理和表观遗传学功能相关的核心知识、概念和研究方法。

第一节　营养生物化学与分子生物学的研究内容

营养生物化学与分子生物学是在经典生物化学基础上发展而来的，主要侧重于在分子水平上阐明人体营养健康基础以及食品营养组分的作用机制。该领域的研究主要涉及生物体分子结构与功能、营养物质代谢与调节以及遗传信息传递的分子基础与调控规律。

一、生物大分子的结构与功能

结构决定功能，功能反映结构。生物大分子的结构与功能是营养生物化学与分子生物学研究的主要内容之一。在生物大分子中，蛋白质、核酸、多糖和脂质等物质是构成生命体系的重要组成部分，它们的结构和功能密切相关。营养生物化学与分子生物学的研究重点在于揭示生物大分子的化学结构、空间结构、生物学功能以及它们之间的相互作用。在这一领域中，科学家们通过对各种生物大分子进行分离、纯化和分析，深入探究了它们的化学成分和物理性质，并揭示了生物大分子的结构与功能之间的复杂关系。

了解生物大分子的结构与功能，对于营养学领域的研究具有重要的意义。研究发现，营养物质的结构与功能密切相关，生物体能够通过改变生物大分子的结构或者影响它们之间的相互作用来调节生命活动。因此，营养生物化学与分子生物学的研究不仅能够揭示人体健康与疾病的分子机制，还能够为营养干预和疾病治疗提供科学依据。同时，了解生物大分子的结构与功能也可以为食品工业的研发提供重要的指导，从而生产出营养更丰富、更安全可靠的食品，满足人们对健康和美食的需求。

二、物质代谢与调节

物质代谢与调节是营养生物化学与分子生物学这一学科的重点研究内容。这一分支主要涵盖生命活动过程中的新陈代谢及代谢过程中的能量转换和调节规律。由于物质代谢紊乱或代谢调节失控会引起代谢性疾病，因此对于代谢反应的研究是非常重要的。越来越多的研究表明，代谢反应都是由一系列酶催化反应所组成的，而这些酶又是具有催化功能的生物大分子蛋白质或核酶，它们又是基因表达的产物。因此，生物化学家和分子生物学家正在用新的分子生物学方法和原理重新深入研究物质代谢过程，重点研究参与代谢反应的酶的表达与调控，从而深入探索机体内物质代谢调控的分子机制，为代谢性疾病的预防和治疗提供新的靶点和干预方法。

三、遗传信息的传递与调控

研究生物体遗传信息载体 DNA 和 RNA 的结构与功能，阐明 DNA 到 DNA 的复制、DNA 到 RNA 的转录和 RNA 到蛋白质翻译过程的规律，是营养生物化学与分子生物学这一学科的重点研究内容之一，它涉及生命过程中最基本、最核心的分子机制，对于了解生命过程和发展，以及疾病的治疗和预防都具有重要意义。例如，基因突变可能导致某些蛋白质合成过多或过少，从而引发如癌症、肝病等疾病。此外，遗传信息的调控是指细胞对基因表达的调整，从而使细胞适应不同的环境和生命阶段。例如，胚胎发育过程中，不同的基因需要在特定的时间和特定的组织中表达，从而让胚胎发育成健康的婴儿。而在成年后，细胞的基因表达也需要适应不同的生理和环境条件，例如，饮食、运动等。因此，研究遗传信息的调控对于了解生命过程的发生和发展以及疾病的治疗和预防也具有重要意义。

第二节　营养生物化学与分子生物学的发展历史

生物化学与分子生物学是一个发展迅速的学科，特别是近五十年，取得了众多具有重要影响力的研究成果。历史上有多位诺贝尔奖获得者与此学科相关，充分体现了该学科在生命科学研究中的重要地位。营养生物化学与分子生物学至今还没有一个公认的定义，但可以理解为：应用生物化学与分子生物学的技术和方法，从分子水平上研究营养学的一个新领域，是营养科学研究的一个层面，是营养科学的一个组成部分或分支。一般认为，营养生物化学与分子生物学的发展可以分为 3 个阶段。

一、萌芽阶段

19 世纪中叶至 20 世纪初是生物化学的初级阶段。这一时期生物化学家利用原子 – 分子论、原子结构理论、热力学、有机化学与分析化学理论和方法研究生物体的化学组成。主要贡献有：对脂类、糖类、氨基酸等进行了较为系统的研究，并发现了核酸，化学合成了简单的多肽，在酵母菌发酵过程中发现了生物催化剂——酶。

E. Fisher 于 1902—1907 年证明蛋白质是由 L-α- 氨基酸缩合形成的多肽链，蛋白质分子中含有 20 种氨基酸。1926 年，JB. Sumner 第一次提纯和结晶出脲酶，继而有学者结晶出胰蛋白酶、胃蛋白酶、黄酶、细胞色素 c 等，证明酶的本质都是蛋白质。随后陆续发现生命的许多基本活动，如物质代谢、能量代谢、消化、呼吸、运动等都与酶和蛋白质相联系，可以用提纯的酶或蛋白质在体外实验中重现。在此期间，很多生物学家逐渐认识到，要了解细胞功能就必须从生物体内的分子研究着手，才能揭示生命的本质，这在很大程度上消除了生命的神秘色彩。

二、发展阶段

从 20 世纪初开始，生物化学进入了蓬勃发展阶段。生物化学家继续深入开展静态生物化学研究的同时，利用当时先进的化学分析及同位素示踪技术，基本确定了生物体内主要物质的代谢途径（动态生物化学），如脂肪酸 β- 氧化、糖代谢的反应过程和尿素循环等，都是这一时期的标志性研究成果。

1904 年，F. Knoop 发现了脂肪酸的 β- 氧化。1932 年 H.A. Krebs 和 K. Henseleit 发现尿素合成的鸟氨酸循环，1937 年 H.A. Krebs 揭示了三羧酸循环机制。1948 年，E.P. Kennedy 和 A.L. Lehninger 发现线粒体是真核生物氧化磷酸化场所。至此，以三羧酸循环为核心，汇集葡萄糖、脂肪酸和氨基酸氧化分解生成二氧化碳、水和能量 ATP 的代谢途径已经阐明。明确了葡萄糖、脂肪酸和氨基酸是体内 3 种重要产能物质。除供应能量外，它们还承担着为机体合成生物大分子提供基本单位（或称前体小分子）的任务。

三、分子生物学时期

20 世纪中叶以来，生物化学发展的显著特征是分子生物学的崛起。这一阶段，细胞内两类重要的生物大分子蛋白质与核酸成为研究的焦点。代表性成果是阐明了 DNA 的双螺旋结构、揭示了核酸和蛋白质生物合成的途径。此成果是生物化学发展进入分子生物学时期的重要标志。

1951 年 L. Pauling 和 R.B. Corey 发现了蛋白质 α – 螺旋，两年后 F. Sanger 完成了胰岛素的氨基酸全序列分析。尤其具有里程碑意义的是 J.D.Watson 和 F.H.Crick 于 1953 年提出的 DNA 双螺旋结构模型。此后，对 DNA 的复制机制、基因的转录过程以及各种 RNA 在蛋白质合成过程中的作用进行了深入研究。1955 年 A. Kornberg 发现了 DNA 聚合酶，揭示了 DNA 复制的秘密。1958 年 F.H.Crick 提出了遗传信息传递的中心法则。1966 年 M. Nirenberg 等破译了 mRNA 分子中的遗传密码。这些成果深化了人们对核酸与蛋白质的关系及它们在生命活动中作用的理解与认识。

1973 年 P. Berg 等建立了重组 DNA 技术，不仅促进了对基因表达调控机制的研究，而且使主动改造生物体成为可能，由此，相继获得了多种基因工程产品，极大地推动了医药工业和农业的发展。1977 年，F. Sanger 发明了 DNA 双脱氧末端终止测序法，加速了 DNA 序列的快速分析。1981 年 T. Cech 发现了核酶（ribozyme），从而打破了一切酶都是蛋白质的传统观念。1985 年 K. Muli 发明了聚合酶链反应（polymerase chain reaction，PCR）技术，使人们有可能在体外高效率扩增 DNA。基因诊断和基因治疗已成为分子生物学技术在医学领域中应用的重要成果。

日前，分子生物学已经从研究单个基因发展到研究生物体整个基因组的结构与功能，提出了基因组学（genomics）的概念，1990 年开始实施的人类基因组计划（human genome project，HGP）是生命科学领域有史以来最庞大的全球性研究计划，2000 年，科学家宣布人类基因组"工作框架图"完成，2001 年 2 月绘制完成了人类基因组序列图，此成果无疑是人类生命科学史上的一个重大里程碑，它揭示了人类遗传学图谱的基本特点。近年来，科学家们在人类基因组计划研究的基础上，正在开展蛋白质组学（proteomics）、转录组学（transcriptomics）、代谢组学（metabolomics）和糖组学（glycomics）等组学研究，这将为人类的健康和疾病的研究带来根本性的变革。

四、我国营养生物化学与分子生物学的发展

早在公元前 21 世纪，我国人民就已运用生物化学知识和技术为生产和生活服务，例如，用"曲"作"媒"（即酶）催化谷物淀粉发酵酿酒。近代生物化学发展时期，吴宪是当仁不让的我国近代营养科学和生物化学的奠基人。吴宪和他的团队在这个领域内的研究成果主要体现在三个方面：第一，血液化学方面。吴宪是 1911 年考取庚款公费的第三批赴美留学生，先进入麻省理工学院，后进入哈佛大学研究院，在当时著名的生物化学家 O. Folin 指导下做研究工作，1919 年以《一种血液分析系统》为题的论文获得哈佛大学的博

士学位。这篇论文是国际上血液化学研究的经典之作，他所提的血液化学分析方法成了医院的常规方法，至今仍在使用，如关于血液中葡萄糖含量的测定法，至今仍称为 Folin- 吴宪法。第二，在蛋白质研究方面，提出了蛋白质变性学说。吴宪团队于 1931 年正式提出蛋白质变性学说，其基本表述为：天然蛋白质因受化学和物理因素的影响，其分子内部原有的规律性的排列发生变化，从而使得原有性质发生部分或全部改变，这种作用便称为蛋白质的变性作用。吴宪等当时研究的变性因素有温度（60～70℃）、酸、碱、乙醇和机械振动等，并且阐明了变性作用有可逆和不可逆两种情况，还阐明变性作用与蛋白质凝固作用的关系，指出凡是凝固了的蛋白质分子是不能再度溶解的，其生理免疫性能也随之消失。吴宪的蛋白质变性学说是他对国际生物化学领域做出的一大贡献。第三，在免疫化学方面，对抗原抗体反应机制的研究也有重要发现。1937 年起，吴宪及其团队一起从提取纯净抗体做起，由试验而知免疫沉淀物的性质和变性蛋白质相似，于是根据吴宪以前复原（也称"还化"）变性蛋白质的方法，用以复原沉淀物内的抗体。他们经过一系列的实验研究，最终确定了抗体和抗原结合的定量关系。

　　饮食是维持人类生命活动的基本要素，是人的生理本能，自古就受到普遍关注。传统的中医饮食养生学虽然积累了丰富的实践经验，但是缺乏近代科学的阐述，因此在近代科学的大潮流中，必然受到冲击。营养生物化学与分子生物学研究实际上是生物化学的应用研究，既涉及人体的消化生理，也涉及食物原料的化学组成及其在食品加工过程中的变化，其复杂性是不言而喻的，加之人类个体的营养状况有很强的差异性，所以寻求真实有效的一般规律，是现代营养生物化学研究的一项重大挑战。

　　吴宪进入北京协和医学院生物化学系以后，于 1927 年开始了系统的食物结构与人体健康关系的研究。他用纯素膳和繁杂膳（荤素搭配）分别饲养实验动物，繁殖数十代，系统地观察了两种膳食对健康的影响，最后肯定了繁杂膳的科学地位。这项工作为我们今天大力推广的"营养膳食宝塔"奠定了科学基础。改革开放以来，中国人民彻底摆脱了食物资源匮乏的窘境，中国人民的健康状况和平均预期寿命有了很大提高，这其中也有第一代营养生物化学家们的功劳。

　　在吴宪之后，先后有张昌颖、周启源、杨恩孚、李维骏、郑集等营养学家对中国各地的食物营养成分进行分析，制定最早的食物成分表，列有水分、蛋白质、脂肪、糖类、无机盐、粗纤维以及相关的热能计算结果。这些前辈们开创性的工作，在今天的中国已经发展得相当完善了，我们不仅有了通俗直观的膳食营养宝塔，而且制定了详细的科学合理的膳食参考摄入量。在现阶段，我国居民面临营养缺乏和营养过剩的双重挑战，膳食营养相关的慢性病对我国居民健康的威胁日益严重。在新形势下，如何结合中华民族饮食习惯以及不同地区食物可及性等多方面因素，制定科学的营养计划，从而保障人体健康，现代营养学家和生物化学家任重道远。

第三节 营养生物化学与分子生物学的发展趋势

营养生物化学与分子生物学是营养学与现代生物化学与分子生物学原理和技术有机结合而产生的一门新兴边缘学科，主要研究营养素与生物大分子和基因之间的相互作用，包括营养素对基因表达的调控作用，以及遗传因素对营养素消化、吸收、分布、代谢和排泄的决定作用。在此基础上探讨两者相互作用的生物体表型特征影响的规律，从而针对不同人群、不同基因型及基因变异，制定出合理的营养素需要量、供给量标准和膳食指南，为促进健康，预防和控制营养相关疾病提供真实、可靠的科学依据。近年来，营养对身心健康的影响引起了广泛关注。新兴研究发现饮食、肠道健康和微生物组以及各种疾病（包括身体上的和精神上的）之间存在非常紧密的联系。营养生物化学与分子生物学正在对这些联系以及其中的机制进行研究，从更深的层面研究饮食、疾病、代谢之间的相互作用机制。

一、营养方案精细化趋势

人类对生命现象与本质的认识经历了由整个机体水平向器官、组织、细胞、亚细胞结构及分子水平这样一个逐渐深入的过程。传统营养学对动物（人）机体营养代谢的过程已经有了深入的阐述，但是这些研究绝大部分是在机体水平上的研究。随着生物化学与分子生物学技术的日渐成熟，并向整个生物领域快速渗透，营养学自身发展需要从细胞、分子水平阐明营养物质或生物活性物质调控机体营养分配与代谢的途径及机制。在这种背景下，营养生物化学与分子生物学应运而生。

营养生物化学与分子生物学的研究成果是设计和实施基于营养的公共卫生干预措施的基础。研究表明，影响人类的许多常见疾病，与营养不良、特定营养素缺乏或营养过剩有直接关系。饮食不足或不良的饮食习惯会增加发病和死亡的风险，包括出生缺陷、糖尿病、心血管疾病、肥胖症和某些癌症。特定的营养素、食物成分或代谢物，通过单独作用或组合发挥作用，可能会导致特定疾病风险增加。相应的，科学的营养设计可以预防特定疾病的发生。此外，饮食成分和疾病之间的关联受到细微遗传变异的强烈影响，例如，在所有人群中普遍存在的单核苷酸多态性，在制定营养素需要量和供给量时，要考虑不同基因型的影响，即针对不同的基因型制订不同的营养素需要类型。这就要求我们在这一领域作大量的基础研究工作，具体内容包括：① 筛选和鉴定机体对营养素反应存在差异的基因多态性或变异；② 基因多态性或变异对营养素消化、吸收、分布、代谢和排泄的影响及其对生理功能的影响；③基因多态性对营养素需要量的影响。将来我们会像知道我们的血型一样，知道我们的营养需要类型，也可以针对不同基因型人群制定营养方案，降低疾病发生率以及保障人民群众的身心健康。

二、为疾病干预提供新途径

食物在进入人体消化道后，被消化为氨基酸、单糖、脂肪酸、甘油等营养素，进而被人体吸收。而被吸收的这些营养素是怎样维持人体正常生理活动的，是很多科学家都在探讨的问题。被人体吸收的营养素主要为人体提供能量，这在早期生物学中便被发现。然而，能量的存在并不足以驱动身体进行复杂的生理生化反应。百年后，营养生物化学与分子生物学为我们揭示了这个问题的答案。原来，营养素不仅为人体提供能量，还直接或间接地参与基因转录的过程。同时，营养素还能调节部分激素与酶，进而调节人体的生理生化反应。

针对不同营养素对不同基因、酶和激素的作用，可以巧妙应用营养素对一些代谢类、基因类的疾病进行治疗。而个体之间营养素吸收的差异也通过分子营养学的研究揭开了神秘面纱。研究表明，由于不同人群维生素 D 受体等位基因存在差异，基因突变带来的基因差异性更大，所以对于不同骨质疏松症患者而言，钙的吸收在他们的身体内部有巨大的差异。如果不同维生素 D 受体等位基因的表型被彻底研究清楚，更加个体化、合理化的治疗方案便能让患者康复得更快。而这样的例子在肥胖症、糖尿病、心血管疾病患者群中同样存在。

饮食疗法在降低营养相关疾病发病率，以及改善公共卫生和个人生活质量方面有着成功的历史。例如，①用叶酸强化谷物产品，以降低常见出生缺陷（脊柱裂）的发生率；②食盐碘化以预防克汀病，这是一种与儿童严重神经和认知缺陷相关的发育障碍；③促进低胆固醇饮食以预防和控制心血管疾病。最近的研究表明，一种改进的地中海饮食，即"绿色"地中海饮食，与经典的地中海饮食相比，使人体表现出更好的心理健康状态。这一证据为理解饮食与精神疾病之间的复杂性铺平道路。营养生物化学与分子生物学也有助于揭示有关营养素如何影响细胞和组织的生长、发育和细胞稳态。这些机制研究对于不同的身体疾病开发新的营养干预策略尤为重要。此外，有证据表明某些膳食营养素与异常的 DNA 甲基化（致癌的一个关键因素）的发生有直接关系。因此，以营养为基础的干预措施能够提高个人的生活质量和公共健康水平，用更低的成本维护医疗保健系统，并且使国民经济受益。

三、多学科交叉融合日趋明显

营养生物化学与分子生物学是一门综合学科，其基础来源于生物化学、营养学、分子生物学的知识，但它在将这些知识应用于理解饮食、健康和疾病易感性之间的相互作用关系方面，又与食品化学、生理学、病理学、食品微生物学等产生交叉。总而言之，营养生物化学与分子生物学已成为营养与健康各学科之间相互联系的共同语言。

生物化学与分子生物学领域是生命科学领域发展最迅速的一门学科，各种新技术不断涌现并投入应用，极大地促进了学科发展。例如，在人类基因组计划完成之后相继提出了环境基因组计划和营养基因组计划。营养基因组计划主要是找出那些能对膳食成分（营养素和非营养素）做出应答的基因及其多态性，和那些与营养素代谢有关的突变基因。基因多态性决定了个体对营养素的敏感性不同，从而决定了个体之间对营养素需要量存在很大差异。随着关于特异营养素如何影响基因表达，及特异基因或基因型如何决定营养素的需要量和营养素的利用等方面的机制相继被发现，可设计出一种遗传筛选实验，根据不同基因型对营养素需要和耐受程度的不同，针对每一种基因型制订相应的推荐摄入量（recommended nutrient intake，RNI）。这种 RNI 与过去的推荐供给量（recommended dietary allowance，RDA）不同，不仅考虑了年龄和性别的差异，更主要的是考虑了基因型，即个体在营养素需要量上的特殊性。随着营养基因组计划的完成，我们最终会制订出这样一个 RNI，以促进那些对健康有利基因的表达，抑制与退行性疾病和死亡有关基因的表达。

营养生物化学与分子生物学的发展吸取了众多学科之长，具有蓬勃的生命力。随着近代营养学的发展，越来越多地将生物化学与分子生物学理论和技术应用于膳食计划制订、代谢疾病干预、营养相关疾病的预防等。营养生物化学与分子生物学作为一门新兴学科，在我国生命科学多学科交叉、理念与技术领先的今天，势必会获得更多突破性的成果，将营养学的发展推向新高潮。

思考题

1. 营养生物化学与分子生物学研究的主要内容是什么？
2. 营养生物化学与分子生物学发展过程中经历了哪些重要的阶段？
3. 营养生物化学与分子生物学的发展有什么样的趋势？

第二章
核酸与人体营养健康

学习目标

1. 掌握核酸的生物学功能。
2. 掌握核酸在体内的代谢。
3. 了解核酸与营养相关的疾病。

在细胞的微观世界中，隐藏着一种至关重要的生物分子——核酸。这一发现可以追溯到1869年，当时瑞士生物学家弗雷德里希·米歇尔（Friedrich Miescher）从脓细胞核中首次提取出这种富含磷元素的酸性合物。源自细胞核、带有酸性属性的核酸成为其命名的依据。核酸既是生物 第二章思维导图

体内遗传信息的承载者，又在蛋白质合成的关键过程中扮演着重要的角色。无论是人类、动物、植物，甚至是微小的生物体如病毒，几乎所有生命都依赖于这一神奇的分子。从掌控基因遗传信息到引导生物体整个生命周期的方方面面，核酸都扮演着不可或缺的角色。深入研究核酸的功能和作用不仅推动了生命科学的前进，也催生了现代生物化学、分子生物学、遗传学、营养学等领域的蓬勃发展。因此，核酸研究在解开生命奥秘的征程中扮演着举足轻重的角色。

第一节　概述

　　核酸是生物体细胞中决定生物特性及蛋白质结构与功能的重要物质，控制着生命体的生长、发育、繁殖和遗传，是体内多种营养物质的代谢调节因子，是各种营养因子的总协调者和指挥者。近年的研究发现，长期缺乏核酸摄入会导致免疫系统的功能减退，骨髓造血功能的降低，消化吸收功能的降低，骨折、伤口难以愈合，组织的再生功能降低等。与此同时，外源性来源的核酸在特定生理条件下是不可缺少的营养成分，并且在机体受到免疫挑战、肝损伤、应激、饥饿、快速生长及衰退等情况下，外源性核酸能进入各种组织中并被吸收利用，节省机体从头或者补救合成的消耗从而优化组织功能。随着分子生物学和营养学，特别是分子营养学等学科的发展，加之人民对健康的要求逐步提高，近年来对核酸营养健康作用的研究逐步增加。

一、核酸的组成及结构

　　核酸（nucleic acids）也称为多聚核苷酸（polynucleotide），是一种通常位于细胞内的大型生物分子，主要负责生物体遗传信息的携带和传递。核酸可以分为脱氧核糖核酸（deoxyribonucleic acid，DNA）和核糖核酸（ribonucleic acid，RNA）以及核苷酸衍生物。核酸的基本单位是核苷酸（nucleotide），核苷酸则是由碱基（nucleobase）、戊糖和磷酸三种成分连接而成。

1. 碱基

　　碱基是指一类含氮碱基（nitrogenous base），在生物学上通常简称为碱基（base），是形成 DNA、RNA 单体以及编码遗传信息的化学结构。含氮碱基是两种母体分子嘌呤（purine）和嘧啶（pyrimidine）的衍生物。一般组成核酸的碱基主要有 5 种，分别是：腺嘌呤（adenine，A）、鸟嘌呤（guanine，G）、胞嘧啶（cytosine，C）、尿嘧啶（uracil，U）和胸腺嘧啶（thymine，T），如图 2-1 所示。腺嘌呤和鸟嘌呤属于嘌呤族，具有双环结构。胞嘧啶、尿嘧啶和胸腺嘧啶属于嘧啶族，它们的环系是一个六元杂环。

　　除了上述五种基本碱基外，核酸中还有一些含量极少的碱基，称为稀有碱基。稀有碱基是指上述五种碱基环上的某一位置被一些化学基团（如甲基、甲硫基等）修饰后的衍生物（图 2-2）。一般这些碱基在核酸中的含量稀少，在各类核酸中的分布也不均一，但是可能对核酸的功能起到重要的调节作用。

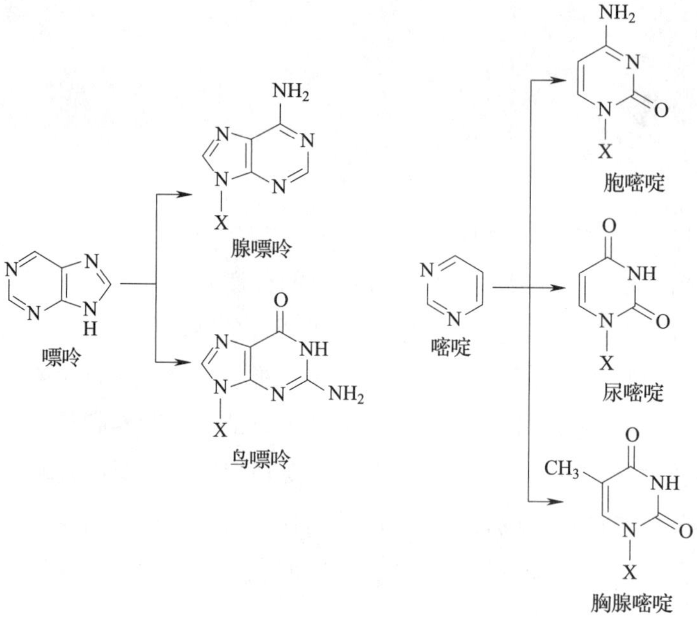
嘌呤
腺嘌呤
鸟嘌呤
嘧啶
胞嘧啶
尿嘧啶
胸腺嘧啶

图 2-1 核酸碱基的分子结构

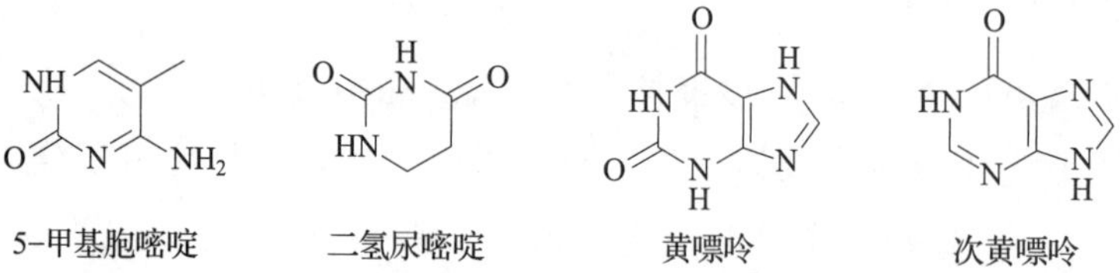
5-甲基胞嘧啶
二氢尿嘧啶
黄嘌呤
次黄嘌呤

图 2-2 常见稀有碱基

自然界中还存在其他碱基衍生物。嘌呤碱衍生物次黄嘌呤、黄嘌呤和尿酸是核苷酸代谢的产物。黄嘌呤甲基化衍生物茶碱（1,3- 二甲基黄嘌呤）、可可碱（3,7- 二甲基黄嘌呤）、咖啡因（1,3,7- 三甲基黄嘌呤）分别存在于茶叶、可可、咖啡中，都有增强心脏活动的功能。

2. 戊糖

戊糖是核苷酸的基本组成成分之一，核酸中的戊糖分为两种，核糖和脱氧核糖（图 2-3）。DNA 中的戊糖是 D-2′ - 脱氧核糖。脱氧核糖为 β-D-呋喃糖，糖环的 4 个原子处于同一平面，另一个原子偏离平面，即可是顺式，也可是反式。若突出的原子偏向 C-5′一侧，称为顺式，若偏向另一侧则为反式。DNA 中的核糖通常为 C-3′顺式，或 C-2′顺式。

拓展阅读——核酸研究简史、造就的生物学发现及诺贝尔奖

3. 核苷

核苷（nucleoside）由碱基和环状核糖或脱氧核糖通过核苷键连接形成。核糖核苷的

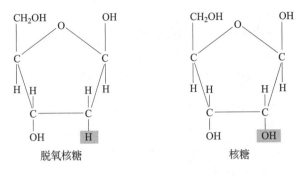

图2-3 脱氧核糖和核糖

核糖上有3个自由羟基[图2-4（1）]，而脱氧核糖核苷的脱氧核糖上只有2个自由羟基[图2-4（2）]。因此，核糖核苷的2′端、3′端和5′端均可加上磷酸基团形成核苷酸，而脱氧核糖核苷只有3′端和5′端可以。

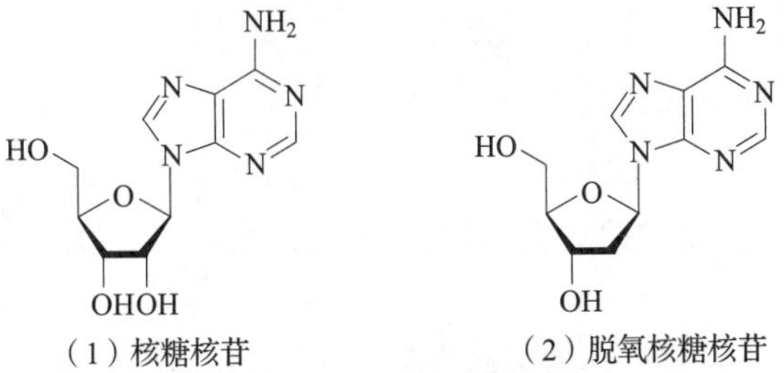

（1）核糖核苷 　　（2）脱氧核糖核苷

图2-4 核苷分子结构

4. 核苷酸

核苷酸是核酸的基本组成单位，其结构示意图如图2-5所示。核苷酸以碱基为核心，加上一个戊糖和一个或多个磷酸基团组成，若戊糖为脱氧核糖，则称为脱氧核糖核苷酸（DNA的单体）。若戊糖为核糖，则称为核糖核苷酸（RNA的单体）。

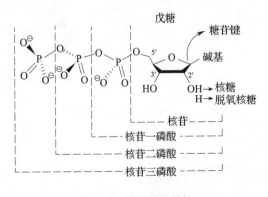

图2-5 核苷酸的结构

5. 磷酸二酯键

磷酸二酯键（phosphodiester bond）也称为"3′,5′-磷酸二酯键"或"磷酸双酯键"，是两个核苷酸分子中的磷酸基团的磷原子与另外两个戊糖分子的碳原子（3号碳和5号碳）之间形成的共价键（图2-6）。通过磷酸二酯键，核苷酸聚合形成线性聚合物。根据聚合物中核苷酸的数量，可将核苷酸聚合物分为寡核苷酸（≤ 15个核苷酸）和多核苷酸（>15个核苷酸以上）。

6. DNA 与 RNA

根据核酸中核糖的种类，核酸分为RNA和DNA两类，如图2-7所示。RNA是由4种核糖核苷酸按照一定的序列连接成的多聚核苷酸，一般为单链。DNA是由4种脱氧核糖核苷酸按照一定的序列连接成的多聚脱氧核苷酸。DNA既可以以单链形式存在，也可以双链形成存在。在双链形式中，两股脱氧核糖核酸长链上的碱基以氢键相互吸引（遵循碱基互补配对原则），使双螺旋形态得以维持。两股脱氧核糖核酸长链会以右旋方式交互缠绕成双螺旋结构。

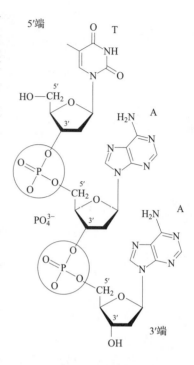

图 2-6　3′,5′-磷酸二酯键

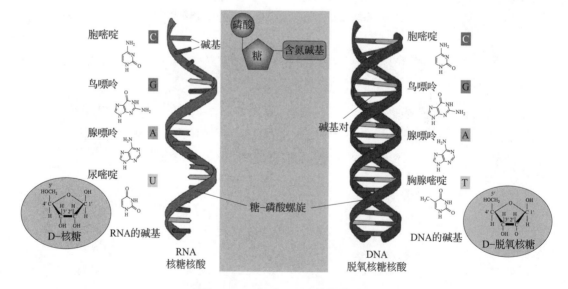

图 2-7　DNA 和 RNA 的结构差异

7. 构成核苷酸的种类

核苷酸主要包括腺嘌呤核苷酸（adenosine monophosphate，AMP）、鸟嘌呤核苷酸（gluanosine monophosphate，GMP）、胞嘧啶核苷酸（cytidine monophosphate，CMP）和尿

嘧啶核苷酸（uridine monophosphate，UMP）、脱氧腺苷一磷酸（deoxyadenosine monophos-phate，dAMP）、脱氧鸟苷一磷酸（deoxyguanosine monophosphate，dGMP）、脱氧胞苷一磷酸（deoxycytidine monophosphate，dCMP）和脱氧胸苷一磷酸（deoxythymine monophosphate，dTMP），其结构示意图如图2-8所示。其中，dAMP、dGMP、dCMP和dTMP是构成DNA的基本单元，AMP、GMP、CMP和UMP是构成RNA的基本单元。

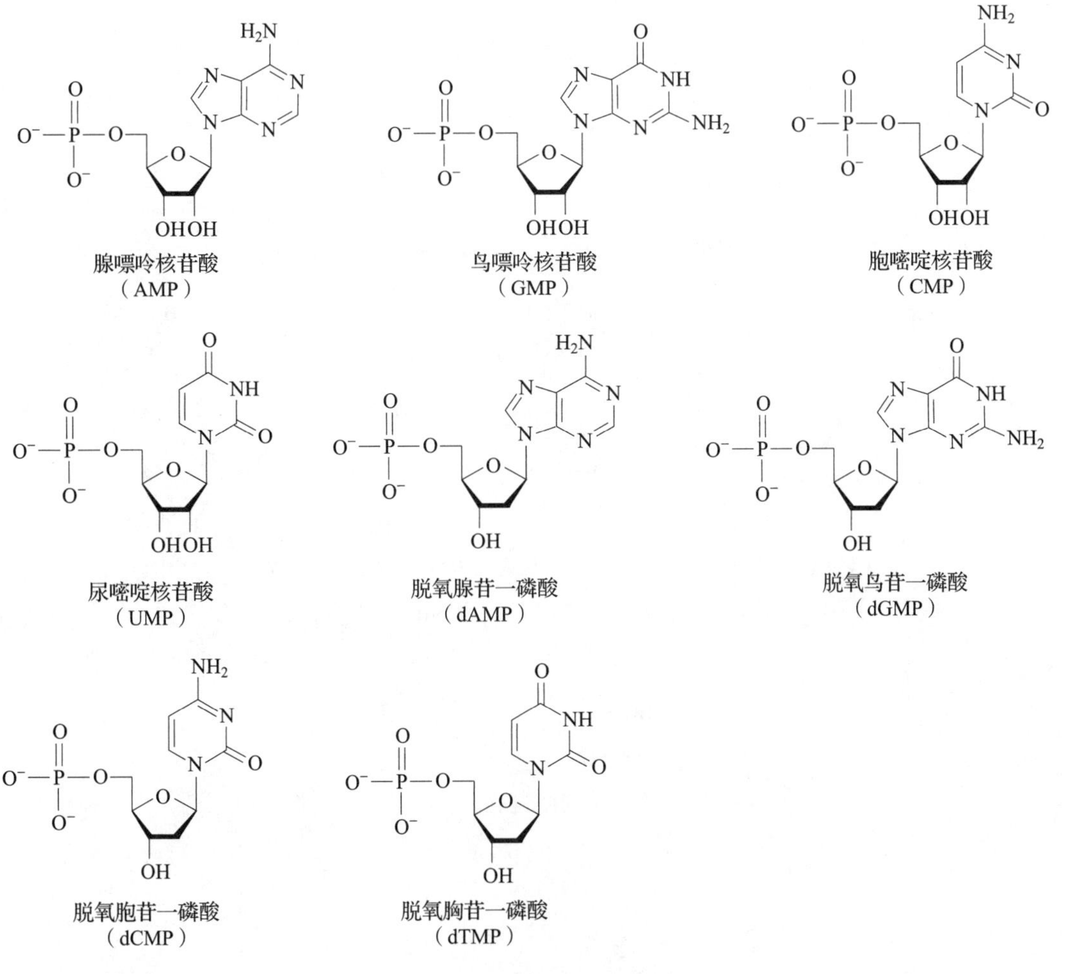

图2-8　核苷酸的分子结构

8. 核苷酸衍生物

核苷酸具有多种衍生物，主要包括多磷酸核苷酸、环化核苷酸、腺苷酸衍生物、胞苷酸衍生物、尿苷酸衍生物以及含核苷酸的生物活性物质等。例如，腺苷三磷酸（adenosine triphosphate，ATP）、鸟苷三磷酸（guanosine triphosphate，GTP）、胞苷三磷酸（cytidine triphosphate，CTP）、胸腺苷三磷酸（thymine triphosphate，TTP）、尿苷三磷酸（uridine triphosphate，UTP）、次黄嘌呤核苷酸（inosine monophosphate，IMP）、黄嘌呤核苷酸

（xanthosine monophosphate，XMP）、环磷酸腺苷（cyclic adenosine monophosphate，cAMP）、环磷酸鸟苷（cyclic guanosine monophosphate，cGMP）、烟酰胺腺嘌呤二核苷酸（nicotin-amide adenine dinucleotide，NAD$^+$）和黄素腺嘌呤二核苷酸（flavin adenine dinucleotide，FAD）等。图 2-9 列出了几种常见核苷酸衍生物的结构。这些核苷酸衍生物具有重要的生理及营养功能。例如，cAMP 和 cGMP 是细胞内参与调节物质代谢和生物学功能的重要物

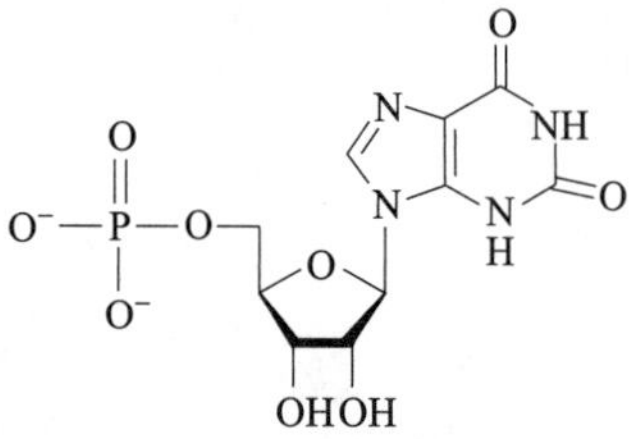

黄嘌呤核苷酸（XMP）

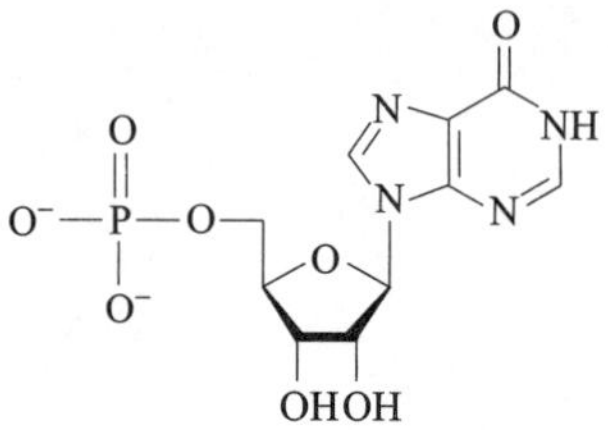

次黄嘌呤核苷酸（IMP）

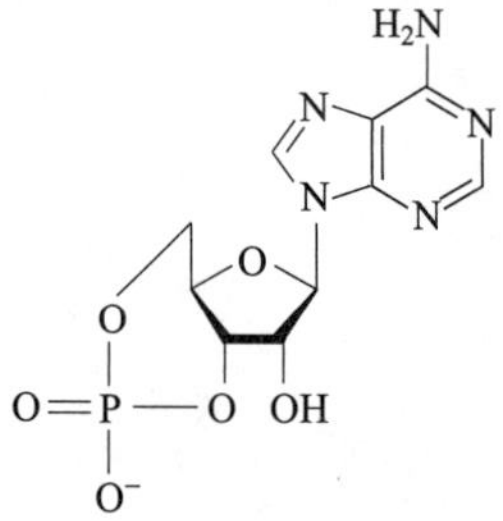

环磷酸腺苷（cAMP）

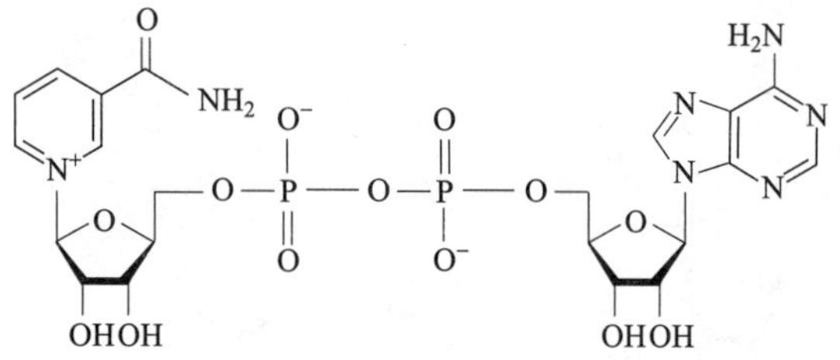

烟酰胺腺嘌呤二核苷酸（NAD$^+$）

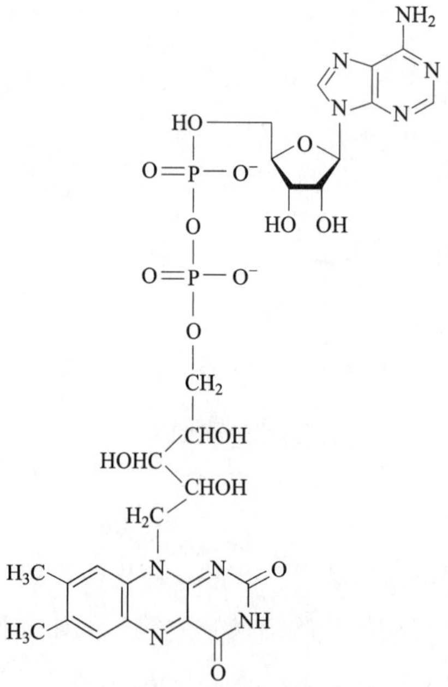

黄素腺嘌呤二核苷酸（FAD）

图 2-9　几种常见核苷酸衍生物

质，是生命信息传递的"第二信使"，参与多种重要的生理活动；IMP 具有风味特性，是鸡肉质鲜味特性的主要物质基础，可用作食品增鲜剂；NAD^+ 是一种转递电子，是体内很多脱氢酶的辅酶，连接三羧酸循环和呼吸链，其功能是将代谢过程中脱下来的氢传递给黄素蛋白；FAD 是体内核黄素的活性型，是某些氧化还原酶的辅基，广泛参与体内多种氧化脱氢反应，属于需氧脱氢酶类，在生物氧化系统中起传递氢的作用。

二、核酸在体内的合成与代谢

核酸可以通过多种体外（*in vitro*）和体内（*in vivo*）方法来合成。在体内，核酸可以通过从头合成（*de novo* synthesis）或补救途径（salvage pathway）合成。在从头合成中使用碳水化合物和氨基酸的代谢产物作为合成前体（图 2-10）。补救合成途径中，体内核苷酸降解产生的游离嘌呤/嘧啶碱基或核苷酸被重新利用以合成核苷酸。从头合成是体内核苷酸合成代谢的主要途径。

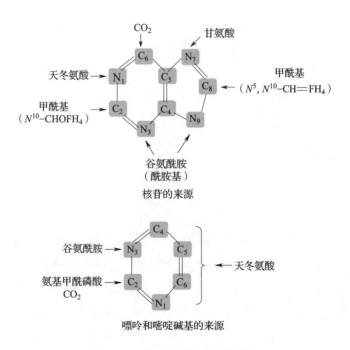

图 2-10 从头合成核苷酸的途径

1. 从头合成

肝脏是从头合成核苷酸的主要器官，其次是小肠黏膜和胸腺。嘌呤和嘧啶核苷酸的合成由细胞质中的几种酶进行催化，而不在特定的细胞器内。核苷酸经历分解，使得有用的部分可以在合成反应中重复使用以产生新的核苷酸。嘧啶和嘌呤的从头合成遵循两个不同的途径。

（1）嘧啶首先从细胞质中的天冬氨酸和胺基甲酰－磷酸合成到共同的前体次黄嘌呤核苷酸（hypoxanthine nucleotide，IMP），然后由 IMP 转化为 AMP 和 GMP，如图 2-11 所示。来源于戊糖磷酸途径的 5- 磷酸核糖在磷酸核糖焦磷酸（phosphoribosylpyrophosphate，PRPP）合成酶的催化下降一分子焦磷酸从 ATP 转移到 5- 磷酸核糖的 C-1 上，形成 PRPP。PRPP 经过一系列累计 10 个反应逐步合成，最终得到 IMP。这一过程共消耗了 5 个 ATP 分子和谷氨酰胺、CO_2、天冬氨酸、N_{10}- 甲酰四氢叶酸等多种前体分子。IMP 在 GTP 供能的条件下与天冬氨酸合成腺苷酸代琥珀酸，中间产物腺苷酸代琥珀酸在腺苷酸代琥珀酸裂解酶的催化下分解成 AMP 和延胡索酸。IMP 在 IMP 脱氢酶催化下氧化生成黄嘌呤核苷酸（xanthosines′-monophosphate，XMP），XMP 再由 GMP 合成酶经氨基化生成 GMP。AMP 和 GMP 经磷酸化得到相应的二磷酸产物和三磷酸产物。

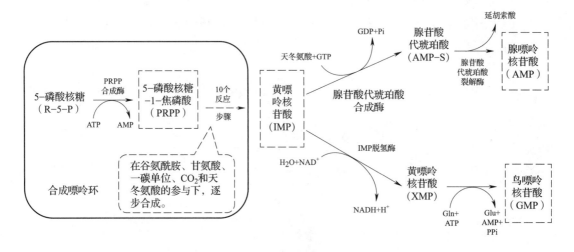

图 2-11　AMP 和 GMP 的生成

（2）与嘌呤核苷酸相比，嘧啶核苷酸的从头合成过程较为简单。嘧啶环的 C、N 原子分别来自谷氨酰胺、CO_2 和天冬氨酸。尿嘧啶核苷酸（UMP）的从头合成途径如图 2-12 所示。嘧啶环的合成起始于氨基甲酰磷酸的产生。谷氨酰胺、CO_2 和 ATP 经细胞质中氨基甲酰磷酸合成酶 II 催化生成氨基甲酰磷酸，谷氨酰胺的酰胺 N 原子为氮源。产生氨基甲酰磷酸合成酶在天冬氨酸氨基酰基转移酶的催化下，与天冬氨酸结合生成氨甲酰天冬氨酸。接着在二氢乳清酸酶催化下脱水形成二氢乳清酸。然后脱氢氧化生成乳清酸。乳清酸在乳清酸磷酸核糖转移酶催化下与 PRPP 结合，生成乳清酸核苷酸（orotidine-monophosphate，OMP）。最后，OMP 在乳清酸核苷脱羧酶催化下脱去羧基，形成 UMP。胞嘧啶核苷酸、胸腺嘧啶核苷酸可由 UMP 转变而来。

嘧啶核苷酸和嘌呤核苷酸从头合成途径的区别见表 2-1。

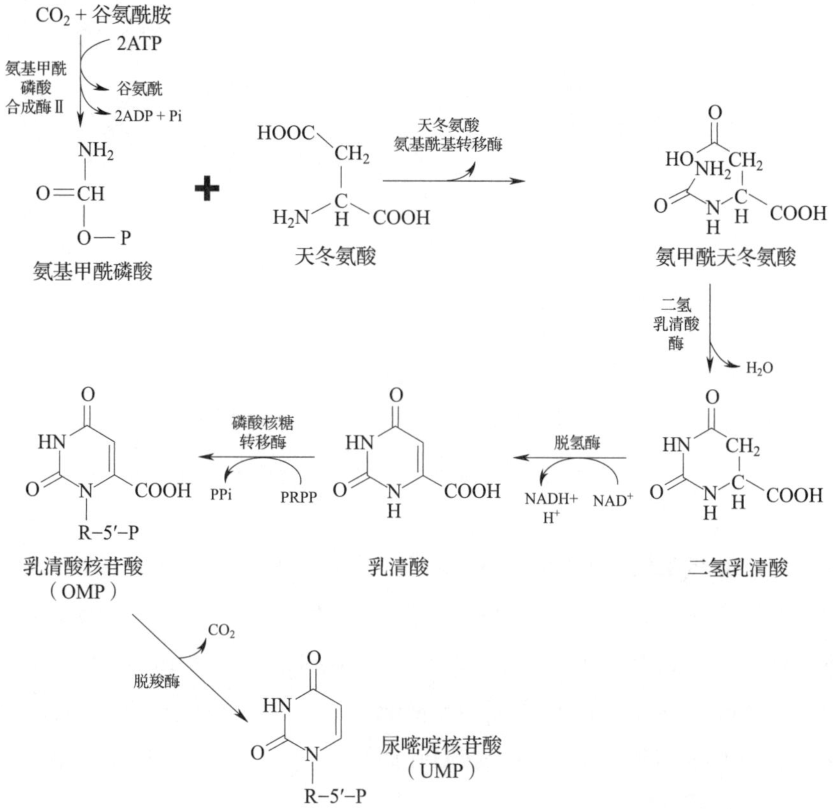

图 2-12 尿嘧啶核苷酸的从头合成

表 2-1 嘧啶核苷酸和嘌呤核苷酸从头合成途径的区别

核苷酸	从头合成的原料	特点
嘧啶核苷酸	磷酸核糖、谷氨酰胺、天冬氨酸、CO_2	用原料先合成嘧啶环，然后再与磷酸核糖连接生产嘧啶核苷酸
嘌呤核苷酸	磷酸核糖、谷氨酰胺、天冬氨酸、CO_2、甘氨酸、一碳基团	以磷酸核糖为起始物，逐步加原料合成嘌呤环

2. 补救合成

补救合成途径中，体内核苷酸降解产生的游离嘌呤或嘧啶碱基或核苷被重新利用，进而合成核苷酸。生物体不同组织选择与之相适应的合成途径，如肝中的核苷酸是采用从头合成途径获得的，脑和骨髓中的核苷酸是通过补救途径合成的。核苷酸的补救合成途径吸收利用现成的嘌呤/嘧啶或核苷，相较于从头合成途径，合成过程简单，节省能耗。不同于从头合成途径，该途径合成核酸的能力不受年龄增长的限制。但是，对于缺乏嘌呤核苷酸从头合成酶系的组织或器官，如脑和骨髓等，补救合成途径至关重要，一旦由于遗传缺失导致补救合成途径受阻，则会导致严重的遗传代谢疾病。嘌呤核苷酸补救合成代谢利用游离的嘌呤碱和嘌呤核苷合成嘌呤核苷酸，主要有以下几种途径（图 2-13）。

$$腺嘌呤 + PRPP \xrightarrow{APRT} AMP + PPi$$

$$次黄嘌呤 + PRPP \xrightarrow{HGPRT} AMP + PPi$$

$$鸟嘌呤 + PRPP \xrightarrow{HGPRT} AMP + PPi$$

$$腺嘌呤核苷 + ATP \xrightarrow{腺苷激酶} AMP + ADP$$

$$嘧啶 + PRPP \xrightarrow{嘧啶磷酸核糖转移酶} 嘧啶核苷酸 + PPi$$

图 2-13　嘌呤核苷酸和嘧啶核苷酸的补救合成

（1）嘌呤与 PRPP 在相应的磷酸核糖转移酶的催化下生成核苷酸。腺嘌呤、次黄嘌呤和鸟嘌呤与 PRPP 分别生成 AMP、IMP 和 GMP，其中 PRPP 提供磷酸核糖。两个重要的酶参与了上述过程，分别是腺嘌呤磷酸核糖转移酶（adenine phosphoribosyl transferase，APRT）和次黄嘌呤 – 鸟嘌呤磷酸核糖转移酶（hypoxanthine-guanine phosphoribosyl transferase，HG-PRT）。此外，人体内腺嘌呤核苷还可以在腺苷激酶催化下，利用 ATP 提供的磷酸基团实现磷酸化并得到腺嘌呤核苷酸。

（2）嘧啶磷酸核糖转移酶能够利用尿嘧啶、胸腺嘧啶及乳清酸作为底物，与 PRPP 生成相应的嘧啶核苷酸，但对胞嘧啶该路径是不通的。此外，嘧啶核苷激酶可催化嘧啶核苷转变成嘧啶核苷酸。尿苷激酶催化尿嘧啶核苷及胞嘧啶核苷生产 UMP 和 CMP。

3. 磷酸核糖焦磷酸

磷酸核糖焦磷酸（PRPP）是从头合成和补救合成途径的交叉点，在嘌呤和嘧啶核苷酸的从头合成途径中都充当着重要的中间物。在嘌呤核苷酸从头合成途径中，氨基酸等前体物质在 PRPP 的基础上不断添加成环得到次黄嘌呤核苷酸（IMP），继而生产腺嘌呤核苷酸（AMP）和鸟嘌呤核苷酸（GMP）。而在嘧啶核苷酸从头合成途径中，氨基酸等前体物质先形成环状中间物（乳清酸），再与 PRPP 结合，继而反应得到尿嘧啶核苷酸（UMP），并转变得到胞嘧啶核苷三磷酸（CTP）和胸腺嘧啶核苷酸（TMP）。补救合成途径中嘌呤 / 嘧啶碱在各种嘌呤 / 嘧啶磷酸核糖转移酶的催化下与 PRPP 反应生产相应的核苷酸。由此可见 PRPP 同时参与了核苷酸的从头合成和补救合成途径，因而 PRPP 处于核苷酸合成代谢的中间位置（图 2-14）。

4. 嘌呤核苷酸的分解代谢

嘌呤核苷酸的分解代谢包括以下 3 个基本过程（图 2-15）：首先，核苷酸（AMP 和 GMP）在核苷酸酶的作用下水解成核苷（腺苷和鸟苷）和磷酸。继而核苷在核苷磷酸化酶

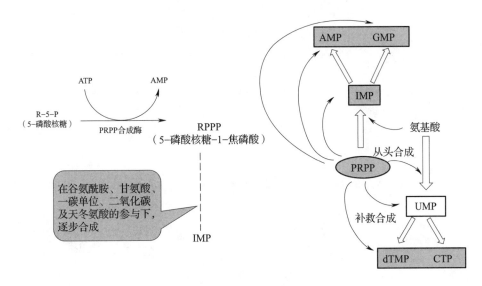

图 2-14 PRPP 处于核苷酸合成代谢的中心位置

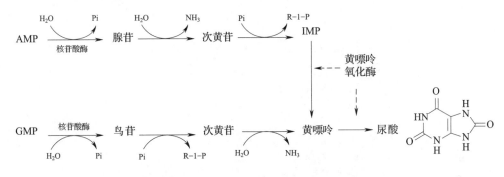

图 2-15 嘌呤核苷酸的分解代谢

的催化下得到游离的嘌呤碱和 1- 磷酸核糖。1- 磷酸核糖在磷酸核糖变位酶的作用下可变位 5- 磷酸核糖,参与戊糖磷酸途径;分解得到的嘌呤碱可在补救合成途径中获得重新利用或进行进一步氧化。腺嘌呤转化为次黄嘌呤,与鸟嘌呤一同转变为黄嘌呤,再在黄嘌呤氧化酶的催化下代谢为尿酸。嘌呤核苷酸的分解代谢过程主要在肝、小肠和肾中进行,这些器官中的黄嘌呤氧化酶活性较高。最后嘌呤碱分解为尿酸并随尿液排出体外。类似地,嘌呤脱氧核苷酸通过相同途径最终降解为尿酸。

5. 嘧啶核苷酸的分解代谢

嘧啶核苷酸的分解代谢途径如图 2-16 所示,胞嘧啶和胸腺嘧啶首先通过核苷酸酶和核苷磷酸化酶的作用,脱去磷酸及核糖,产生嘧啶碱。胞嘧啶在脱氨基作用下转变为尿嘧啶。尿嘧啶还原为二氢尿嘧啶,随后水解开环,产生小分子可溶性物质如 NH_3、CO_2 及 $\beta-$ 丙氨酸。而胸腺嘧啶则降解为 $\beta-$ 氨基异丁酸,直接随尿排出体外或进一步分解为 CO_2 和水。嘧啶碱的分解代谢主要在肝中进行,并且嘧啶碱的降解产物均具有良好的溶解性。

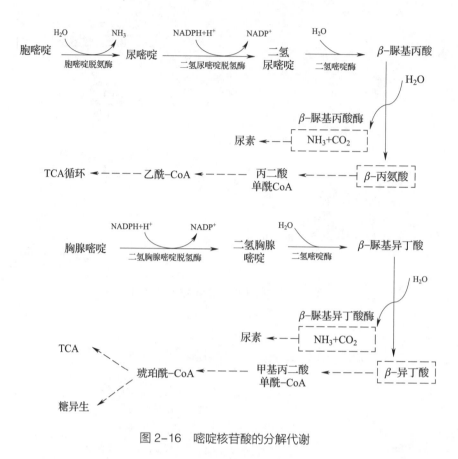

图 2-16　嘧啶核苷酸的分解代谢

第二节　核酸的营养健康价值

一、核酸营养学

1. 核酸是一种"条件型"营养素

近些年，世界各地的研究人员逐步发现，在机体生长发育和新陈代谢方面，核酸具有促进生长代谢、维持机体正常免疫、修复损伤 DNA 等功能。当机体的许多生长代谢旺盛的组织和细胞合成核酸的能力缺乏或有限时，或当机体处在免疫挑战、肝损伤、应激、饥饿等情况下，内源性从头合成途径合成的核酸就不能满足机体的需要。此时，必需启动核酸的外源性补救合成途径。从此角度上看，核酸可认为是一种"条件型"营养素。此外，从大营养的角度来看，凡是能被人体吸收并转化为身体一部分的物质都是营养素。人们吃米面，并不是直接吸收碳水化合物（糖类），而是吸收它的降解物——葡萄糖；吃肉蛋乳时吸收的是蛋白质的降解物——寡肽和氨基酸；吃油脂时吸收的是油脂的降解物——甘油和脂肪酸等。同样，食物中核酸真正被人体吸收的是碱基、核苷和核苷酸等核酸的降解产物。因此，从这个意义上说，核酸应属于人体所必需的营养素之一。

进入 21 世纪以来，随着生命科技的发展和突破，人类饮食发展史已步入"分子营养学"和"基因营养学"阶段，人们逐渐意识到核酸不仅是营养素，而且是很重要的营养素。理论上，作为基础营养物质之一的核酸，其营养价值不仅体现在为细胞组织的构建、更新或复原提供基础材料。核酸类物质参与遗传、基因表达与调控，游离形式的核苷酸还参与调节许多重要的生化过程，例如 ATP 是能量传递分子、cAMP 是细胞内第二信使、某些核苷酸参与构成酶的辅酶或辅基、代谢中间物的载体等。此外，核酸类物质还具有维持机体的正常免疫力、抗生物氧化、促进细胞增殖与分化、调节生物合成等多方面的生理功能。

2. 核酸营养学

核酸营养学研究外源性核酸的种类，核酸的消化、吸收、代谢及对人体健康状况的影响，即研究外源性核酸的来源、种类及对人体营养健康的各种作用及作用机制。核酸营养学颠覆并补充了以往传统核酸研究仅集中在遗传、化学、药学等科学研究领域，从营养学的角度，诠释了食物中核酸成分的生物学功能、对人体健康的影响、对疾病的预防及治疗等方面，有助于个体精准营养、疾病的预防与治疗。

3. 食品中的核酸

食品中的核酸是以核蛋白的形式存在。食物中的核蛋白在人体中的消化过程如图 2-17 所示。核蛋白被人体吸收后，首先被蛋白酶降解为核酸和蛋白质，核酸又在核酸酶的作用下分解为核苷酸，部分核苷酸可被碱性磷酸酶和核苷酸酶分解为核苷和碱基，而核苷可继续被水解为碱基和戊糖或磷酸戊糖。小部分核酸的水解产物可被细胞吸收，通过补救合成途径重新得以利用。此外，有研究表明，口腔也会分泌相应的核酸酶分解核酸，可能主要是起到破坏核酸的作用，避免病菌病毒核酸的入侵。核酸被分解后主要以核苷的形式被人体吸收，少量以寡核苷酸、核苷酸和碱基的形式吸收。核酸的吸收主要是在小肠的上段进行，其吸收方式有三种：可逆的被动转移、自由扩散和依赖钠离子的主动运输。

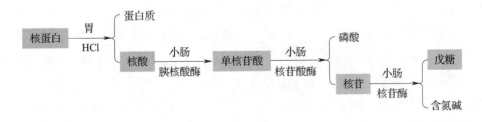

图 2-17　核酸的消化过程

　　食品是外源性核酸的重要来源，根据食品中核酸含量的高低，可将食品分为三大类：
① 含核酸丰富的食品（每 100g 食品中含核酸 100~1000mg，如动物内脏）、② 含核酸中
等量的食品（每 100g 食品中含核酸 90~100mg，如贝壳类）、③含核酸很少的食品（如谷
类、蛋类）。普通食物中的核酸一般以 RNA 为主，DNA 一般只在鱼精或花粉等富含精子的
物质中含量丰富。动植物食品中核酸的含量见表 2-2。人乳中含有核苷、核苷酸及以游离
形式存在的微量的嘧啶和嘌呤。牛乳中也含有核酸，但含量低于人乳。例如，人乳中含有
1.08~1.8mg/L 的 5′-胞苷酸，1~12mg/L 的 DNA，10~60mg/L 的 RNA，而牛乳中 5′-胞
苷酸的含量只有 0.3mg/L，DNA 和 RNA 含量分别为 1~4mg/L 和 5~19mg/L。因此，通常在
婴儿配方乳粉中添加多种类型的核苷酸。

表 2-2　核酸在动植物食品中的分布

食品	核酸含量 /（mg/100g）			食品	核酸含量 /（mg/100g）		
	肌苷酸	尿苷酸	腺苷酸		肌苷酸	尿苷酸	腺苷酸
牛肉	163	0	7.5	香菇	0	103	175
猪肉	186	3.7	8.6	蘑菇	0	32	45
鸡肉	115	2.2	13.1	番茄	0	0	12
参鱼	323	0	7.2	黄瓜	0	0	2
金枪鱼	286	0	5.9	竹笋	0	0	1
真鲈	188	0	9.5	洋葱	0	0	1
河豚	287	0	6.3	大葱	0	0	1
鱿鱼	0	0	184	莴苣	0	0	1

二、核酸的生物学功能

　　近年来，越来越多的研究发现，体内从头合成的核苷酸不能满足各种代谢旺盛的组织
和细胞的需求。此外，当人体受到免疫挑战或处在肝损伤、饥饿及快速生长情况时，外源
性核酸可进入各种组织并被利用。外源性核酸对维持免疫系统的正常功能、胃肠道的生长
发育、肝功能及脂代谢有重要影响，在特定的情况下需要补充核酸以保证机体的正常生理
功能。例如，microRNA 作为一类非编码的小 RNA 分子，可通过调控靶基因的表达参与机体
生命活动的调节。microRNA 可以介导人参皂苷、白藜芦醇、儿茶素、多不饱和脂肪酸、维
生素等食品功能性成分，调节脂肪形成、心血管疾病、神经饱和以及抗炎、抗癌的机制等。
表 2-3 列出了已发现核苷酸和 microRNA 具有的营养及功能。

表2-3　核苷酸的营养作用相关研究

功能	模型	作用机制	参考文献
增强免疫力	小鼠 人	促进抗原驱动的Th细胞激活，刺激体液对T依赖性抗原的免疫反应，并提高总抗体水平，调节Th1和Th2的免疫反应平衡；增加免疫球蛋白和对膳食抗原的耐受性	Martinez et al.，2007；Wang et al.，2008；李勇，等．2016；Ding et al.，2021
促进生长发育	人	增强婴幼儿免疫系统，提高营养不良儿童胰岛素类生长因子Ⅰ和其他激素生物标志物的水平，降低败血症风险，促进大脑早期生长发育	Lopez et al.，1995；马奕等，2009；周文晓等，2011；李勇，等．2016；Ding et al.，2021
调节肠道菌群	单菌及肠道菌群体外模型	提高蜡状芽孢杆菌脱氧核糖醛缩酶活性，调节大肠杆菌，调节婴幼儿肠道菌群比例，减少沙门菌的定植，提高与NT、硫代谢和铁获取相关的转录产物量，降低辅助因子和维生素的生物合成，增加老人肠道菌群模型中丁酸盐产生菌、乳酸菌和双歧杆菌的丰度	Wells et al.，2011；Hess et al.，2012；Vyas et al.，2012；Castanys et al.，2016；李勇，等．2016；Ding et al.，2021
抗氧化	大鼠	提高琥珀酸脱氢酶活性，减少乳酸脱氢酶的生产，促进细胞能力代谢，抑制自然衰老大鼠肝中脂质过氧化物丙二醛的生成	李勇，等．2016
辅助降血脂	小鼠	逆转脂质代谢异常	蔡夏夏，等．2015
缓解体力疲劳	小鼠	在细胞结构、代谢、能量和调节功能方面起着重要作用	梁锐，等．2010
辅助保护肝脏健康	大鼠 小鼠	降低炎症反应，减轻酒精性肝损伤，补充肝核酸池，增加肝中蛋白质合成，调节肝蛋白乙酰化谱抑制脂肪肝	Fausther et al.，2011，马奕，等．2009；李勇，等．2016，Ding et al.，2021
辅助改善记忆	小鼠	改善老龄小鼠因脑内核酸不足引起的记忆力下降及障碍	Scheltens et al.，2010，李勇，等．2016；Ding et al.，2021

核酸的主要生物学功能如下：

1. 增强免疫力的功能

（1）免疫调节概述　免疫系统是指机体执行免疫应答及免疫功能的重要系统，通过抵御病原菌侵害，保持机体健康、避免发生各种疾病。免疫系统主要由免疫器官、免疫细胞和免疫分子组成，主要履行三项功能：免疫防御、免疫监视和免疫自身稳定。免疫调节是指机体通过多方面多层次的正负反馈机制控制免疫应答的强度和时限，以维持机体生理功能的平衡与稳定。免疫干预是指出于疾病防治的目的，针对免疫应答过程而实施的认为的修正或改变正常或异常的免疫应答格局，也包括改变和修正免疫调节的进程。

（2）核酸与免疫调节的研究进展　研究发现外源性补充核酸可改善机体的生存状况，促进机体体重和免疫器官的发育并增强免疫淋巴细胞的增殖能力，提高体液免疫的功能及小鼠单核 – 巨噬细胞的吞噬功能，可增高小鼠脾淋巴细胞群中 $CD3^+$ 细胞的百分比和血清免疫球蛋白水平，促进小鼠血清细胞因子的分泌。研究发现，乳中 microRNA 具有免疫的生物活性，有助于调节免疫细胞的发育、增殖、成熟、存活、稳态、分化、转移以及细胞因子的表达等，调节先天免疫和获得性免疫反应，在免疫应答过程或在细胞间信息交流中发挥着重要作用。例如在 T 细胞中，microRNA–155 调节 $CD8^+$ T 细胞应答；microRNA–146a 通过 NF–κB 信号激活 T 细胞受体。

研究发现外源性核酸免疫调节机制之一是改善肠道菌群，促进肠上皮黏膜细胞的修复以及抑制 DNA 损伤。外源性核酸免疫调节作用及可能的位点主要是作为反应底物促进淋巴细胞分化、佐剂作用。

2. 促进生长发育的功能

（1）核酸对生长发育的影响

① 调节肠道菌群：体外组织培养和肠外营养实验证实外源性核酸可以促进肠道的生长发育及肠道损伤后的修复。此外，核酸可以改变肠道微生物的生长及类型，有利于肠道有益微生物的生长；② 调节肝功能：研究发现外源性核酸可作为维持肝细胞核苷酸的代谢池。正常情况下，肝合成的核酸可以满足机体的需求，但是当机体处于快速生长或免疫应激时，肝合成核酸的能力加强，对核酸的需求增大，若不及时添加外源性核酸，则会造成肝功能紊乱；③ 免疫调节：许多试验表明外源性核酸可以促进体液免疫和非特异性免疫功能的维持；④ 调节脂类代谢：核酸参与磷脂和蛋白质（特别是载体脂蛋白）的合成，在不改变总胆固醇浓度下，能够提高血浆脂蛋白浓度和血浆酯化作用率。

（2）核酸对婴幼儿生长发育的促进作用　母乳中含有核酸以及以游离形式存在的微摩尔浓度嘧啶和嘌呤，人乳和牛乳中核苷和核苷酸的含量不同，且人乳中含量高于牛乳。因此，在婴幼儿配方乳粉中添加核苷酸以达到与母乳更为接近的目的，一般用潜在可利用核苷酸总量（total available nucleotides，TPAN）表示。在婴幼儿配方乳粉中添加核酸具有以下多种益处：① 促进体格发育：研究发现外源性核酸可以促进亲代与子代大鼠生长发育，提高抗断乳应激性；使用补充核酸配方乳粉的婴儿在头围和体重均高于未添加组；② 调节肠道菌群：核酸能够增强婴儿的营养吸收和上皮细胞作用，同时增加肠道的血流量，改善肠道菌群，降低腹泻率；③ 提高免疫力：目前大量的人与动物实验结果支持核酸营养对婴幼儿免疫有以下影响，如支持断乳期免疫系统的建立、增加免疫细胞的数量、提高特异性和非特异性免疫的抗体水平、加速免疫应答以及增强抗感染能力；④ 改善脂质代谢：研究发现饮食中添加核酸能促进新生儿尤其是早产儿脂蛋白的合成或分泌。

3. 调节肠道菌群的功能

（1）肠道菌群概述　人体肠道菌群在肠腔内主要有 3 个生物层：① 深层的膜菌群，紧贴黏膜表面并与黏膜上皮细胞粘连形成细菌生物膜，主要由双歧杆菌和乳酸杆菌组成，这两类菌是肠共生菌，是肠道菌中最具生理意义的两种细菌，对机体有益；② 中层为粪杆菌、消化链球菌、韦荣球菌和优杆菌等厌氧菌；③ 表层为腔菌群，细菌可游动，主要是大肠埃希氏菌、肠球菌等需氧和兼性厌氧菌。正常情况下，肠道菌群的结构在一定时间内是比较稳定的，并在肠道中保持着动态平衡。在肠道菌群与宿主共进化的过程中，婴儿的分娩及哺乳方式、年龄、膳食、药物、地理因素及宿主自身的压力等环境因素共同影响着肠道菌群的形成及多样性组成。肠道菌群在人体中相当于一个器官，像一个免疫系统，它是能够与宿主一同工作的细菌的合集，能促进健康，同时也会引起疾病。肠道菌群的主要功能包括代谢活性、营养效应、免疫功能和保护宿主免受外来微生物入侵等。

（2）核酸与肠道菌群　体内和体外研究发现，外源性核酸可以为肠道菌群提供额外的营养来源，有助于调节肠道菌群的生长，例如促进双歧杆菌的生长，抑制拟杆菌属、卟啉单胞菌属、梭菌属和普氏菌属细菌的生长和繁殖。研究表明，肠道菌群通过 microRNA 调节宿主基因的表达，而宿主的 microRNA 同样调节菌群的生长和基因表达，例如参与结直肠癌的发生、发展以及提高治疗效果等。因此，补充核酸具有直接或间接的益生菌效应。但是，核酸对肠道菌群的影响目前并未完全阐明，需要更多的动物模型来验证外源性核酸对肠道菌群的影响，同时也需要在体外及人群实验中应用更多的研究方法进一步证实外源性核酸对肠道菌群的改善作用。

前沿时刻——人类微生物组产业发展

4. 抗氧化功能

在人体内，外源性核酸是天然的抗氧化剂，能淬灭单线态氧、清除自由基和阻止脂质过氧化的发生，从而防止氧化应激对组织细胞的损伤，对机体起着保护作用，并预防和控制氧化应激损伤相关的疾病。

（1）氧化应激、氧化应激损伤与疾病　氧化应激是指机体受到有害刺激时，体内产生过多的高活性分子，如活性氧自由基和活性氮自由基，使体内氧化程度超出氧化物的清除能力，呈现促氧化状态，导致氧化系统和抗氧化系统失衡，引起组织和细胞的损伤。人体内常见的自由基主要包括烷基自由基（$CH\cdot$），超氧自由基（$\cdot O_2^-$），过氧化羟自由基（$HO_2\cdot$），烷氧基（$RO_2\cdot$、$RO\cdot$），羟自由基（$\cdot OH$），二氧化氮和一氧化氮（$NO_2\cdot$、$NO\cdot$），巯基和硫醇自由基（$RS\cdot$、$RSS\cdot$）及过渡金属（Cu、Fe 等）。氧化应激过程损伤机体组织细胞，导致正常细胞功能障碍或细胞凋亡。几乎人体所有的器官和组织细胞都能遭受氧化应激损伤，严重者能导致疾病的发生。氧化应激是多种疾病发生的功能病理生理基础，如恶性肿瘤、糖尿病、动脉粥样硬化、神经退行性疾病以及呼吸睡眠暂停综合征等。

（2）核酸的抗氧化作用　核酸可归类为非酶类抗氧化剂，阻止脂质过氧化反应的发生，保护机体组织细胞免受氧化应激的损伤。研究发现外源核酸长期干预可减少自然衰老大鼠肝细胞中线粒体的变性坏死，提高琥珀酸脱氢酶活性，减少乳酸脱氢酶的生产，促进细胞能力代谢，抑制自然衰老大鼠肝中脂质过氧化物丙二醛的生成，在一定程度上提高肝中抗氧化酶 SOD 的活性。

5. 辅助降血脂的功能

（1）血脂、脂蛋白与血脂异常　血脂的主要成分一般是指胆固醇和甘油三酯，胆固醇是体内最丰富的固醇类化合物，主要用于合成细胞膜、类固醇激素和胆汁酸，甘油三酯主要参与人体内能量代谢。脂蛋白主要由胆固醇、甘油三酯、磷脂和蛋白质组成，绝大多数在肝和小肠组织中合成，并主要经过肝进行分解代谢，释放出游离的脂肪酸，被外周组织利用。各种脂蛋白增多或减少、组成改变及载脂蛋白的分子变异等，统称为"异常脂蛋白血症"，临床上简称为血脂异常。近年来随着生活方式和饮食结构的改变，以及体力活动的减少，血脂异常发病率持续增高，并且会引起其他相关慢性代谢疾病，已成为重大公共卫生问题。

（2）外源性核酸与血脂异常的研究进展　动物模型研究发现口服外源性核酸具有一定的辅助降血脂功能，并提示其对动脉粥样硬化的发生具有一定的预防作用。此外，研究发现外源性核酸能够抑制乙醇引起的大鼠血清血脂水平的升高，但具体机制尚需要进一步探讨。

6. 缓解体力疲劳的功能

（1）体力疲劳概述　随着现代生活节奏的加快、社会竞争的加剧、学习和工作压力逐渐增大，"疲劳"和"过劳"现象极为普遍并日益受到重视。疲劳是体力和脑力功效暂时的减弱，是一种机体发生的复杂的生理生化变化过程，包括神经性疲劳、运动性疲劳和心理性疲劳等。

（2）核酸与缓解体力疲劳　核酸在细胞结构、代谢、能量和调节功能方面起着重要作用。动物实验发现，5′-核苷酸能显著延长动物模型鼠的负重游泳时间，降低糖无氧酵解积累的乳酸，降低血清尿素氮水平，提高乳酸脱氢酶活性和肝糖原的含量，从而发挥其抗疲劳功能。

7. 对肝的辅助保护功能

核酸对肝正常功能的发挥有着重要作用，虽然肝自身具有很强的合成核酸的能力，但正常生理条件下，肝的功能活动还需要从膳食获得一定量的外源性核酸。而通过日粮途径满足肝对核苷酸的需求具有节约能量的优势，足量的外源性核酸有助于维持肝正常的功能和结构。

（1）核酸对肝结构和肝细胞增殖的影响　在正常生理条件下，膳食剥夺核酸会影响成年大鼠肝的超微结构和功能，使肝细胞核和核仁变小，粗面内质网、核糖体减少，肝 RNA 浓度减少、脂质聚集。外源性核酸对肝细胞增殖、分化、代谢的调节通路较多，目前尚未获得一致的观点。Fausther 等认为细胞外的核苷酸和核酸可以诱导肝细胞表达出许多特定的膜转运体从而转换生理信号，并通过细胞表面酶调节细胞外基质中介质水平。

（2）核苷酸对肝功能的影响　Lopez 等研究发现在日粮中补充的核酸可以被肝利用，维持细胞核中核酸池的浓度，避免核苷酸缺乏引起肝核苷酸和 DNA、RNA 浓度的降低，同时由于核酸抑制了氨基酸的氧化，增强了肝的再生能力，有利于肝正常生理功能的维持。此外，其他研究发现在正常生理条件下，补充外源性膳食核酸有助于维持肝结构，提高肝代谢及合成功能，并能够促进肝的抗氧化能力。

8. 辅助改善记忆的功能

（1）记忆障碍概述　人类记忆障碍是一个严重的世界性医学问题。这种现象在人类各个年龄段均有发生，包括儿童期的小儿智力障碍、儿童多动症，青年时期的诵读困难以及老年时期以记忆障碍为主要表现的各种类型阿尔茨海默病。随着社会人口老龄化的加剧，阿尔茨海默病等智力衰退性认知功能障碍疾病的发病率持续上升，已成为老年人致残、致死的三大疾病之一。通过早期一些干预手段，如开发辅助改善老年记忆的功能食品，提前对老年人群进行干预，可以预防或者延缓老年记忆减退的发生。

（2）核酸辅助改善记忆　研究发现，核酸干预可以改善酒精对模型动物的生理发育、神经反射、自主活动能力、情绪反应、空间学习记忆能力、被动回避反应能力和非陈述性记忆的影响。此外，摄入含有核酸的功能性食品可以改善轻度阿尔茨海默病患者的记忆功能。

三、核酸与营养相关疾病

随着社会经济水平的提高和人们生活方式的改变，营养相关疾病，如酒精性肝损伤、各种因素诱发的肠道功能紊乱、肿瘤和高脂血症等的发病率逐年升高，带来了严重的疾病负担和生活经济负担。例如，据世界卫生组织（WHO）/国际癌症研究机构（IARC）发布的 2020 年全球最新癌症数据显示，2020 年中国新发癌症病例数 457 万例，癌症死亡病例数 300 万例，可见癌症负担非常沉重。因此，控制和治疗营养相关疾病的发生及发展显得尤为重要。

膳食因素与营养相关疾病有着密切关系，良好的膳食营养不仅具有潜在的预防作用，某些营养素还有抗炎、抗氧化、调节肠道菌群、增强机体免疫力、抑制肿瘤等功能，在一定程度上也起到了积极的治疗作用。相较于药物治疗，通过膳食干预的手段安全性高、副作用少，例如肝肾毒性和胃肠道反应等，具有药物等治疗手段不可比拟的优势。因此，核酸在营养相关疾病的防治中具有重要的价值。

1. 肝损伤

（1）肝及肝损伤　肝是人体最大的实质器官，血液循环丰富，具有诸多重要的生理功能。例如，① 代谢功能：负责合成各种蛋白质、糖原、磷脂和胆固醇，同时储存、分解糖原以及将半乳糖转化为葡萄糖；② 分泌胆汁：帮助脂肪消化及脂溶性维生素的吸收；③ 凝血功能：合成和产生多种止血物质；④ 其他功能：降解毒素，吞噬并清除细菌等。肝损伤是各种肝疾病的统称，如非酒精性脂肪肝、酒精性脂肪肝、药物性肝损伤等。

（2）核酸对肝损伤的保护　研究发现 5′- 核苷酸可作为食物影响乙醇在胃中的排空速度和胃肠蠕动速度。Cai 等研究发现外源性核酸可以改善酒精对大鼠的肝损伤，脂肪肝变性、肝细胞损伤等病理改变明显减轻，外源性核酸可以降低 TLR4、CD14 以及磷酸化的 IkBα、NF-κB、p65 等蛋白质的表达，为外源性核酸治疗预防酒精性肝损伤提供了潜在的新靶点。外源核酸可抑制肝和血浆中胆汁酸含量的升高，部分恢复乙醇引起的脂质代谢的异常。此外，研究发现外源性核酸能够缓解硫代乙酰胺或四氯化碳诱导的肝纤维化等化学性肝损伤。当肝受损或部分切除后，新生组织合成所需 RNA 和 DNA 增加，对核酸的需求增加，而外源补充核酸有助于肝功能的恢复。

2. 肾损伤

（1）肾的功能及肾损伤　机体每天都进行着复杂的生物代谢，摄入外来物质，进行分解、合成代谢供机体所需，同时又必须将机体在新陈代谢中产生的各种代谢产物排出体外，而这些代谢产物和独立性物质的排泄主要由肾完成。肾的生理功能主要包括 3 个方面：尿液的生成、调节电解质与酸碱平衡和内分泌功能。肾损伤是指肾的结构或功能出现异常，表现为肾病理形态学异常和具备肾损害的指标（包括血、尿成分异常或肾影响学检查异常）。根据病程可将肾损伤分为急性肾损伤和慢性肾损伤。

（2）核酸对肾损伤的保护　目前，核酸对于肾损伤的研究较少。北京大学李勇教授研究团队首次研究了外源性核酸对酒精性肾损伤大鼠的保护作用，初步探索了核酸对酒精性肾损伤的保护作用及其机制，为肾损伤的营养治疗提供了实验依据。研究发现膳食核酸干预可以有效降低酒精性肾损伤大鼠血清炎症因子（如 ICAM-1、MCP-1）的表达，并通过调控肾脏相关蛋白（肾小管 - 间质 TGF-β 和纤连蛋白）的表达，缓解或预防肾小球硬化及肾小管 - 间质纤维化，减轻肾脏损伤，对肾脏起到保护作用。外源性核酸可能是通过减轻肾炎反应，提高肾小球滤过功能，减轻蛋白尿症状，进而缓解酒精性肾损伤。

3. 肿瘤

（1）肿瘤概述　WHO/IARC 发布的《2020 年全球癌症报告》显示，2020 年全球新发癌症病例数为 1929 万，全球癌症死亡人数约 996 万人。其中，中国新发癌症病例数和死亡病例数均居世界首位，分别是 457 万例和 300 万例。预计未来 20 年，在全球范围内，癌症负担将增加 50%，全球新发癌症病例数将达到 3000 万。对癌症的预防和治疗干预措施，需要纳入国家层面的卫生计划，减轻未来全球癌症负担，并缩小转型国家与已转型国家之间日益扩大的差距。

（2）核酸与肿瘤的预防　研究发现核酸干预可以降低肿瘤的发病率和死亡率，延长平均生存时间。研究证实核酸及其代谢产物具有抗氧化作用，可作为内源性自由基清除剂和抗氧化剂，增强机体免疫力，有利于维持细胞和体液免疫应答，还能部分解除免疫机制，提高人体的细胞免疫功能，进而防止肿瘤的发生。研究发现补充核酸可以预防 DNA 损伤，这是因为外源性核酸是合成多不饱和脂肪酸的重要调节物质，多不饱和脂肪酸可以增加机体对抗自由基的能力，减轻铅对细胞 DNA 的氧化损伤。

4. 肠道功能紊乱

（1）肠道及其功能　肠道是机体接触外界抗原物质最广泛的部位，也是人体中最大、最复杂的微生物储存库。肠道是人体最大的消化器官和免疫器官，具有重要的生理功能。肠道可将食物中复杂有机物分解成简单的营养成分，并在小肠的不同的位置进行吸收。此外，肠道还具有分泌黏液、运动及屏障功能，利于食物的消化吸收，防止致病性抗原侵入的功能。常见的肠道功能紊乱相关疾病主要有肠易激综合征、功能性腹胀、功能性便秘、功能性腹泻等。

（2）核酸对肠道功能紊乱的保护作用　大量研究结果表明，外源性核酸能够加速肠细胞的分化、生长与成熟，提高动物肠黏膜 DNA、蛋白质含量以及麦芽糖酶、乳糖酶及蔗糖酶的活性。食用配方乳粉的婴幼儿肠道内占主导地位的是革兰阴性菌，外源性补充核酸后，婴幼儿肠道内双歧杆菌增加，抑制了肠道病原微生物的繁殖，减少了婴儿腹泻的发生。核酸对肠道具有保护作用，能够改善肠的屏障作用，维持肠壁的完整性，减少细胞的死亡率及细菌、脂多糖引起的细菌易位，减少腹泻的发生，加速饥饿应激和感染后损伤肠道的恢复。此外，研究发现膳食补充外源性核酸能够缓解乙醇诱导的机体代谢紊乱，进而改善机体健康状况。

5. 高脂血症

（1）高脂血症概述　高脂血症是指人体脂质代谢障碍导致血浆中的总胆固醇和 / 或甘油三酯水平升高。高脂血症实际上是血浆中某一类或某几类脂蛋白水平升高的表现，主要危害患者的心血管系统，与动脉粥样硬化性疾病的发生密切相关。

（2）核酸对高脂血症的保护作用及研究进展　研究发现外源性核酸可降低高脂模型大鼠血清总胆固醇和甘油三酯水平，对高密度脂蛋白胆固醇则无显著影响，口服外源性核酸具有一定的辅助降血脂功能。蔡夏夏等研究发现外源性核酸能够抑制乙醇引起的大鼠血清血脂水平的升高，同时提高高密度脂蛋白的水平。此外，研究发现外源性核酸会明显打乱正常状态下血液中脂肪含量的变化规律。以上研究结果表明，膳食核酸是多不饱和脂肪酸合成的重要调节剂，极大可能参与了影响生命早期脂质代谢。

四、核酸与特殊人群营养

特殊人群是指不同生理或病理状况的人群，以及在特殊环境中从事特种作业的人群。因其特殊的生理、病理条件，特殊的职业、工作环境等，他们的健康与营养关系十分密切。生命的发生、发展到衰老是一个连续的过程，它分为婴儿、幼儿、学龄前、学龄期、青少年、成年及老年阶段。合理的孕产妇及婴幼儿营养有助于婴幼儿体格和智力发育，为成人时期乃至一生的健康奠定良好的基础；合理的老年人营养，能够预防疾病，减少社会和经济负担。核酸是生物体细胞中决定生物特性和蛋白质结构与功能的低分子质量的生物分子，它是体内多种生物过程的调节因子，对生物体的生长发育、代谢、繁殖和遗传具有重要作用，并贯穿生命的整个过程。

1. 核酸与孕妇营养

（1）孕妇的生理特点及营养需求　处在妊娠期的人体为适应和满足胎儿生长发育的需求，母体会发生一系列的生理性变化，主要是在妊娠期相关激素水平变化引起的内分泌改变、血容量和血浆总蛋白的变化、尿液中代谢产物增加、胃肠道消化变化和体重的变化。妊娠期间的营养需求增加，以满足孕妇机体及胎儿发育，包括适宜的能量、充足的蛋白质、合理的脂类物质、充足的矿物质及维生素。妊娠期间，营养不良不但会对母体产生不良的影响，如出现营养性贫血、骨质软化症、营养不良性水肿、妊娠合并症等，同时也会对胎儿和婴儿健康产生影响，如胎儿生长发育迟缓、先天性畸形、脑发育受损、低出生体重、巨大儿等。

（2）核酸对孕产妇营养的影响　多代繁殖试验发现补充外源性核酸对多代大鼠的生殖功能和胚胎期、胎儿期、哺乳期、断乳后的发育是安全的。体外全胚胎模型和动物实验表明补充外源性可能会拮抗乙醇致发育毒性效应，这可能与核酸对细胞增殖、分化的促进作用有关。此外，研究发现孕期饮酒妇女适量补充外源性核酸可能对胎儿的生长发育具有积极的作用，这一猜想为胎儿酒精综合征的干预提供参考。外源性核酸具有改善孕妇营养的潜力，但是核酸浓度过低或过高时可能影响对乙醇致发育毒性的干预作用的强弱程度，这可能与不同浓度下核酸在体内的吸收程度不同有关。

2. 核酸与婴幼儿营养

人类的生长发育周期是一个多环节、精密调控的过程。而婴幼儿正处于生长发育的旺盛期，需要大量的营养素。但婴幼儿的各种生理功能尚未发育成熟，消化吸收和咀嚼功能较差。因此，婴幼儿的营养和膳食在种类、质量等方面都有一定的特殊需求。只有科学合理的营养，才能保证婴幼儿生长发育进程有条不紊地进行。核酸与婴幼儿营养主要体现在以下几个方面。

（1）核酸与婴幼儿营养的影响　研究发现配方乳粉中添加核酸能帮助早产儿、小于胎龄儿、坏死性小肠结肠炎等患儿更好地实现追赶生长、促进初生个体体格发育、疾病恢复等作用。添加外源性核酸后，大鼠的抗断乳应激能力增强，可能是核酸促进了后代的肠道发育，减轻了断乳应激。核酸在脂类代谢过程中可以活化去饱和酶，促进多不饱和脂肪酸的生产。因此食用添加核酸配方粉的婴儿体内二十二碳六烯酸与花生四烯酸含量高于食用未添加核酸配方粉的婴儿，且与母乳喂养婴儿更为接近。此外，卵磷脂胆固醇酰基转移酶是脂蛋白代谢的关键酶，但在早产儿中该酶活性较低。添加核酸配方乳粉喂养早产儿，干预组体内该酶活性和载脂蛋白 A–IV 水平的上升速率均高于对照组。

补充外源性核酸对无法母乳喂养婴儿的免疫功能有良好的效应。首先，补充核酸有助于增加免疫球蛋白的浓度。研究发现给早产儿配方粉中添加核酸补充剂可提高婴儿的血浆 IgA、IgG 水平增加其免疫能力。第二，补充核酸有助于提高抗体应答能力。食用添加核酸配方粉的婴儿在接种 Haemopillus 流感疫苗、白喉类毒素或口服脊髓灰质炎疫苗后产生较好的抗体反应，同时减少腹泻的发生，没有发现感染上呼吸道的风险，表明婴幼儿配方乳粉中添加核酸具有提高免疫的功能。无核酸饮食导致动物 T 淋巴细胞（T–lymphocyte）发育障碍、功能低下，细胞免疫和 T 淋巴细胞依赖的体液免疫功能缺陷。而补充摄入核酸可恢复体内母源抗体的水平，促进 T 细胞的成熟。添加核酸喂养的婴儿组，其自然杀伤细胞（natural killer cell，NK）的活力与母乳喂养的婴儿类似，比食用未添加核酸组婴儿的 NK 细胞的活力高，且有力地促进了自身免疫系统的形成。

许多研究发现核酸能增强婴儿的营养吸收，同时增加肠道的血流量，能够使断乳动物小肠绒毛高度、绒毛高度 / 腺窝深度、肠壁厚度增加，腺窝变浅，加速饥饿应激和感染后损伤肠道的恢复，因此对婴幼儿的肠胃健康起到有益作用。添加核酸的配方乳粉喂养婴儿的粪便中双歧杆菌的含量高于未添加核酸组，腹泻率明显降低，在婴幼儿饮食中添加核酸有助于改善肠道微生物菌群，同时若核酸添加量不足，核酸降低腹泻率的作用不显著。因此，添加适量的核酸可有效保护婴幼儿肠道健康。例如一项随机对照试验以拟杆菌门 – 卟啉单胞菌 – 普氏菌属与双歧杆菌的比值作为婴儿肠道微生物模式的评价指标，结果显示核酸能够促进婴儿肠道内双歧杆菌的生长，使婴儿的肠道微生物组成更类似于母乳喂养婴儿。

（2）核酸与婴幼儿配方食品　无法实施纯母乳喂养的婴幼儿不得不选择以牛乳为基料的婴儿配方乳粉喂养，但研究发现牛乳中核酸含量显著低于人乳，因此在配方乳粉中适量添加核酸，可使婴儿配方乳粉的核酸含量更接近于母乳。目前，我国现行有效的针对婴幼儿配方食品的标准主要是 GB 10765—2021《食品安全国家标准　婴儿配方食品》、GB 10767—2021《食品安全国家标准　幼儿配方食品》、GB 14880—2012《食品安全国家标准　食品营养强化剂使用标准》、GB 5413.40—2016《食品安全国家标准　婴幼儿食品和乳品中核苷酸的测定》和欧盟指令 2016/127/EC《婴儿配方食品及较大婴幼儿配方食品》。在欧盟 2016/127/EC 规定了 5′– 单磷酸胞苷、5′– 单磷酸尿苷、5′– 单磷酸腺苷、5′– 单磷酸鸟苷和 5′– 单磷酸肌苷的添加上限，并规定核苷酸的总浓度不得超过 1.2 mg/100kJ。GB 14880—2012 中规定 5′– 单磷酸胞苷、5′– 单磷酸尿苷、5′– 单磷酸腺苷、5′– 肌苷酸二钠、5′– 鸟苷酸二钠、5′– 尿苷酸二钠、5′– 胞苷酸二钠核苷酸在内的核苷酸在婴幼儿配方乳粉中的添加量为 0.12 ~ 0.58g/kg（以 TPAN 计）。

3. 核酸与老年营养

随着社会经济和医学保健事业的发展，人类寿命将逐渐延长，婴幼儿出生率的下降，老年人口比例不断增大。世界人口老龄化趋势日渐明显，我国正处在人口老龄化规模大、速度快、持续时间长的快速发展期。2021 年 5 月 11 日公布的第七次全国人口普查通报显示我国 60 岁以上老年人口达 2.64 亿，占比 18.7%。其中，数量庞大的老年人患有慢性疾病。老年人合理营养有助于延缓衰老进程、促进健康和预防慢性退行性疾病，提高生命质量。核酸是生物体细胞的重要基础物质，也是体内多种营养物质的代谢调节因子。外源性核酸具有调节机体多种功能的作用，不局限于抗氧化、促进细胞增殖分化、抑制癌症细胞、延缓衰老等作用。

（1）老年人的生理代谢特点　老年以后，人体许多方面的功能会发生不同程度的降低。例如，70 岁时，肝肾功能只有 30 岁时的 60%～50%；80 岁时，神经的传导速度降低 30%～20%，最大耗氧量降低 40%。老年人的另一个显著改变是人体成分的变化，肌肉萎缩、体积减小，体脂比例增加，关节韧性也会有不同程度的降低。老年人的代谢和器官功能，以及体成分的改变影响老年人的营养需要和平衡。代谢和器官功能降低主要包括基础代谢率下降、脂质代谢能力降低、代谢功能降低、消化液、消化酶及胃酸分泌量减少、肠蠕动减慢、心肺功能降低、脑和神经功能、肾功能及肝代谢能力下降、胸腺萎缩以及质量减轻、T 淋巴细胞数目明显减少导致免疫功能下降、肌肉萎缩、骨组织矿物质减少、体水分减少、细胞量下降等。

（2）核酸与老年营养　研究发现外源性核酸干预显著降低了肿瘤发生率，延长了平均生存时间，抑制了自发肿瘤的发病率，表明核酸具有一定的延缓衰老的作用。其作用机制可能是核酸及其代谢产物具有抗氧化作用，可作为内源性自由基清除剂和抗氧化剂，同时可预防 DNA 损伤。此外，核酸具有促进细胞增生和分化的作用，可有效调节三大营养素的吸收和利用，有利于预防和缓解糖尿病、高血脂、动脉硬化等老年性疾病的产生与恶化。研究发现膳食补充外源性核酸可以促进小鼠免疫功能的提高，延缓老龄小鼠胸腺形态学的退化萎缩。补充外源性核酸不仅可以增强机体的免疫功能，有助于维持细胞和体液免疫应答，还能部分解除免疫抑制，恢复由蛋白质缺乏或其他原因引起的免疫功能丧失。补充核酸可以减弱脑组织的氧化损伤，活化脑细胞，影响脑皮质代谢，改善脑记忆及认知功能，增加红细胞的核糖核酸抑制因子水平，保护 RNA 特别是 mRNA，增加蛋白质的合成，RNA 的分解产物腺苷酸可扩展末梢血管，三磷酸腺苷为脑代谢提供能量，补充核酸能改善整个脑部的血液供应，促进全身代谢，恢复大脑功能。补充核酸可以促进神经细胞的生长，修复中枢神经系统的信息传递，抗氧化损伤等减轻脑损伤。核酸对肠道具有保护作用，能够改善肠的屏障作用，维持肠壁的完整性，减少细胞的死亡率及细菌、脂多糖引起的细菌易位，减少腹泻的发生，加速饥饿应激和感染后损伤的肠道恢复。膳食来源的核酸能进入各种组织中被吸收利用，将会节省机体从头合成或补救合成的消耗从而优化组织功能。研究发现，核酸不但可以调节肝内核苷酸浓度，促进多种类型肝损伤的修复再生，促进肝胶原蛋白的降解，减轻肝纤维化程度，还可以调节肝脂肪酸的代谢。

五、核酸营养学的研究前景和应用展望

近年来，国内外大量的研究者开展了关于核酸的基础性研究，取得了一定的研究进展。根据目前的研究状况，科学家们已经达成以下共识：① 我们每个人每天都在摄入核酸，核酸在体内被消化分解后吸收并被利用；② 体内必须维持足够高的核酸水平，并有足够的核酸类物质储备以应对损伤、快速应激等；③ 饮食外是否需要补充核酸类物质，以何种方式何种用量补充等因人而异，不能一概而论；④ 摄入核酸类物质既可以作为原料合成体内大分子核酸，又可以调节体内的各种生物化学反应；⑤ 核酸类物质的摄入会引起血液中尿酸水平的变化，但不是痛风的病因。

近期研究发现，外源性核酸（包括 DNA、RNA、核苷酸和核苷）在特定生理条件下是不可缺少的营养成分，并且在机体受到免疫挑战、损伤、应激、饥饿、快速生长及衰老的情况下，外源性核酸能够进入各种组织中并被吸收利用，节省机体从头或者补救合成的消耗，从而可以优化组织功能。因此，可以说核酸是人体最重要的生命和营养物质之一。

1. 实际应用

核酸类物质是"条件型"营养物质，对高等动物的生长、新陈代谢、免疫、肠和肝脏等器官的更新或修复发挥着重要作用。在实际应用方面，最早起始于 20 世纪 70 年代美国开发的核酸营养品。1991 年，欧盟提出在乳粉中添加核酸的建议。迄今为止，核酸类物质已在食品添加剂、功能食品、化妆品和医疗等产业得到广泛应用。

拓展阅读材料——食品营养相关核酸标准

（1）食品添加剂　鸟苷酸、肌苷酸等核苷酸属于呈味核苷酸，除了本身具有鲜味之外，还有和左旋谷氨酸（味精）组合时，有提高鲜味的作用，作为调料、汤料的原料使用。母乳中含有尿苷酸、胞苷酸、腺苷酸、鸟苷酸、肌苷酸等多种核苷酸，为提高婴儿的免疫调节功能和记忆力发挥着作用，部分婴儿乳粉按照母乳中的含量有添加微量核苷酸，也有添加 RNA 的例子。

（2）功能食品或特医食品　目前我国陆续批准了多种核酸保健食品，其保健功能主要是免疫调节、抗疲劳、改善记忆和延缓衰老。近年来，microRNA 被用作生物活性成分应用于功能性食品或特医食品的开发中。主要适用人群为老年人、运动员、重体力劳动者和健美人群，目前较知名的企业有"珍奥核酸"和"迪源鲁迪核酸"两家企业。

（3）化妆品　由于核酸类物质具有抗氧化、延缓衰老等特性，被应用在化妆品中，可用于防晒、生肌保湿、抗衰老、美白、控制皮脂分泌和除斑除皱等产品。如某款特润修护露中就含有核糖核酸钠，为一些细胞的修复提供原料。

（4）医疗　核酸作为药物可抑制尿道发炎，也有作为免疫调节剂给手术后的患者使用的例子。核酸药物主要包括核酸疫苗、反义核酸、小干扰核酸、核酸适配体、小激活核酸、微小核酸、mRNA 药物和核酶等。

随着生物科学与科技的发展，越来越多的临床试验和分子水平的研究正在快速开展，预期未来市场将会涌现出更多的受到消费者青睐的核酸产品。

2. 核酸营养学的发展趋势

有关核酸类物质的代谢与营养，一方面，我们已经有了广泛而又具有一定深度的认识，另一方面，相关研究还不足以产生足够系统和全面的知识；一方面，可以积极进行临床试验等检验其功效，另一方面，需要加大基础研究的力度，提供理论支撑；一方面，不能盲目进行商业炒作，另一方面，要看到核酸在人类健康领域的广阔前景，仍需进行深入的探索。对于核酸营养作用，我们也需要从平衡的角度去分析，包括浓度、磷酸化程度、各类核苷酸之间的转化、合成方式（从头合成和补救合成）以及其他营养的摄入等。未来尚需要大量深入细致的研究，主要研究方向有：① 核酸生物学作用的评价；② 核酸营养与相关疾病预防和治疗作用的具体机制；③ 核酸高效酶解技术的开发、分离、纯化和机制的研究，以及酶解工艺技术的改进；④ 核酸的营养学转化，开发婴幼儿食品、保健食品和临床特殊膳食等。

随着现代营养学研究和核酸应用研究的不断深入，越来越多的外源性核酸生物学功能将会被不断发现。国际上对于核酸应用学的研究兴趣越来越浓厚，不断有新的研究成果涌现，核酸营养学已经成为营养学界一个新的研究领域。随着生物科学与科技的发展，将会在多个学科的交叉领域开展深入研究，相信众多的谜团将会被相继解开。

📚 本章小结

核酸是"条件型"营养素，随着核酸营养学研究体系的不断发展与完善，人们正逐步认识到核酸的重要的生物学功能、与营养相关疾病及与特殊人群营养的关系。核酸具有重要的营养健康价值，如增强免疫力、促进生长发育、调节肠道菌群、抗氧化、辅助降血脂、缓解体力疲劳、辅助改善记忆等功能，现已广泛应用于食品、化妆品及医药等诸多领域，具有广阔的应用前景。

📝 思考题

1. 核酸的组成结构是什么？
2. 核酸的合成途径有哪些？
3. 核酸的生物学功能包括哪些？

第三章
DNA 的生物合成与人体营养健康

学习目标

1. 掌握 DNA 的基本组成单位。

2. 掌握 DNA 的一、二、三级结构。

3. 掌握 DNA 复制的方式、复制酶系、复制的大致过程。

4. 掌握原核生物与真核生物 DNA 复制的异同点。

5. 掌握 DNA 损伤的概念、类型以及原因。

6. 掌握 DNA 损伤修复的概念和途径。

7. 掌握 DNA 的二级结构及结构特点。

8. 掌握 DNA 合成中的半不连续合成。

9. 掌握 *E.coli* DNA 损伤修复与人体 DNA 损伤修复途径的差异。

脱氧核糖核酸（deoxyribonucleic acid，DNA）是生物界中至关重要的分子之一，是遗传信息的主要载体，以其双螺旋结构而闻名于世，如同生命的密码库，承载着个体的遗传特征和进化历程。每一段 DNA 链中编码着无数基因，这些基因编织成了生物体的特征、功能和行为模式。从古至今，DNA 一直是生物学、遗传学以及进化论等领域研究的中心课题，也是医学、生物工程等众多领域的重要基础。通过深入了解 DNA 的结构、功能以及其在生命体系中的作用，我们能够揭示生物世界中许多奥秘，同时为健康、农业和科技领域带来革命性的突破。

第三章思维导图

第一节　概述

一、DNA 的发现

从发现核酸到 DNA 双螺旋模型的建立历时 80 余年，人类最终确认 DNA 是生命的主要遗传物质，生物体的主要性状最终都是由 DNA 决定的。但最终得到这样的结论经历了漫长的时间。

19 世纪下半叶，融合遗传的观点十分盛行。然而，奥地利科学家孟德尔（G. J. Mendel，1822—1884 年）打破了这一观点，提出了完全不同的理论。他利用豌豆进行杂交实验，发现了遗传规律，成功地揭示了生物体遗传的不是性状本身，而是控制性状的遗传因子。1869 年，瑞士科学家米歇尔（Johann Friedrich Miescher，1844—1895 年）发现了细胞核中含有一种含磷量很高的酸性化合物，将其命名为"核素"，即现在的核酸。但此项发现与遗传规律的发现一样，在当时没有引起人们的重视。到了 19 世纪后期，人们在显微镜下观察到了染色体。后来，摩尔根等进行了果蝇的杂交实验，证明了染色体携带着基因，这让人们认识到遗传因子是具有物质性的实体。之后，德国科学家科赛尔（Albrecht Kossel，1853—1927 年）确定了 DNA 的化学组成，但并没发现 DNA 是构成基因的化学物质。直到 20 世纪 30 年代末，人们探索遗传物质的步伐才回到了 DNA 的正确道路上。1928 年英国科学家格里菲斯（Frederick Griffith）通过实验发现了被后人称为"转化"的现象。1944 年美国科学家埃弗雷等在格里菲斯的研究基础上改进实验，提出了遗传物质不是蛋白质，而是 DNA。1952 年由赫尔希和蔡斯设计的噬菌体实验证实了 DNA 是主要的遗传物质。

科学家小故事——
孟德尔

1. 细菌转化实验

英国科学家格里菲斯（Frederick Griffith，1877—1941 年）使用两种不同类型的肺炎双球菌感染小鼠，分别是光滑型（S 型）和粗糙型（R 型）双球菌。其中 S 型产生荚膜，菌落光滑，有致病性，可抵抗吞噬细胞的吞噬，在小鼠体内导致败血症而使小鼠死亡。但将 S 型加热杀死后再感染小鼠则不会致病。R 型不产生荚膜，菌落粗糙，不会导致小鼠患病，无致病性。但将 R 型和加热杀死的 S 型双球菌混合后感染小鼠也能导致小鼠死亡，并在其体内检测出活的 S 型（图 3-1）。由此可以判断，加热杀死的 S 型双球菌含有某种转化因子，可促使 R 型转化为 S 型。这种转化因子究竟是什么呢？

美国微生物学家艾弗里（O. Avery，1877—1955 年）等在格里菲斯实验基础上完成了体外转化实验（图 3-2）。他们将 S 型细菌加热杀死后，分离出脂类、多糖、蛋白质、DNA 和

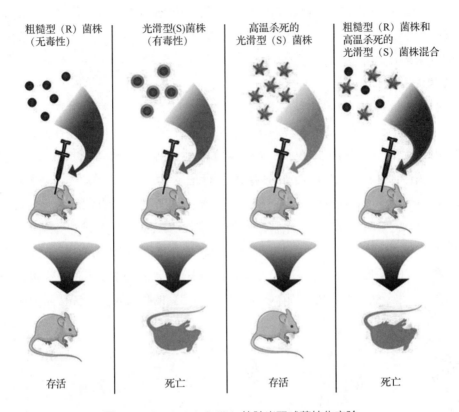

图 3-1　Frederick Griffith 的肺炎双球菌转化实验

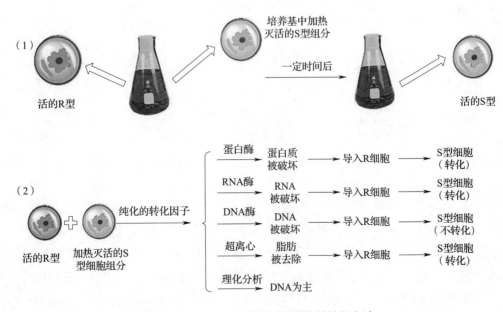

图 3-2　O. Avery 的肺炎双球菌体外转化实验

RNA，分别加入 R 型中培养，发现只在加入 S 型 DNA 的 R 型双球菌中发生转化，产生了 R 型和 S 型。然后，他们对细胞提取物分别进行不同处理后再进行转化实验，结果表明分别用蛋白酶、RNA 酶、超离心处理后，细胞提取物仍然有转化活性；在 DNA 中加入 DNA 酶后转化不再发生。

2. 噬菌体侵染细菌实验

T$_2$ 噬菌体由蛋白质外壳和内部的 DNA 组成，它侵染大肠杆菌后，附着在细菌表面，将 DNA 注入到细菌中，利用大肠杆菌体内的物质来合成自身的组成成分，进行大量增殖。美国遗传学家赫尔希（A. D. Hershey，1908—1997 年）和他的助手蔡斯（M. C. Chase，1908—2003 年）以 T$_2$ 噬菌体为实验材料，利用放射性同位素标记技术，进行了噬菌体侵染实验，有力地证明了 DNA 是噬菌体遗传信息的载体（图 3-3）。他们将宿主大肠杆菌细胞分别放在含有放射性同位素 ^{35}S 或 ^{32}P 的培养基中。然后让 T$_2$ 噬菌体分别去感染被 ^{35}S 或 ^{32}P 标记的大肠杆菌，得到蛋白质含有 ^{35}S 标记或 DNA 含有 ^{32}P 标记的噬菌体。然后用 ^{35}S 或 ^{32}P 标记的 T$_2$ 噬菌体分别侵染未被标记的大肠杆菌。感染后培养 10min，用搅拌器剧烈搅拌，使得吸附在细胞表面的噬菌体脱落下来，再离心分离，细菌发生沉淀，而游离的噬菌体悬浮在上清液中。

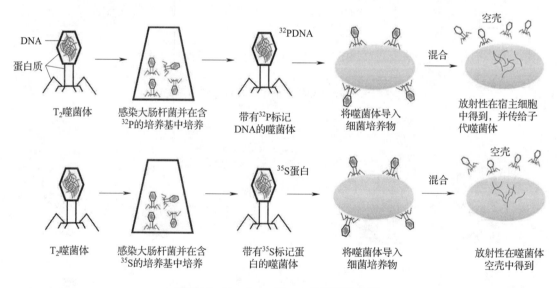

图 3-3　Hershey-Chase 的噬菌体实验

经检测发现，上清液和沉淀中 ^{35}S 的含量分别为 80% 和 20%，这说明蛋白质外壳并未进入细胞中，沉淀中的 20%^{35}S 可能是因为少量的噬菌体经过搅拌后仍然吸附在细胞上。^{32}P 在上清液和沉淀中的含量分别为 30% 和 70%。这说明噬菌体感染细胞后将带有 ^{32}P 的 DNA 注入到细胞中，在这个过程中可能还有少量噬菌体还未将 DNA 注入细胞中就被搅拌下来，所以上清液中有 30% 的 ^{32}P。因此，子代噬菌体的各种形状是通过亲代噬菌体的 DNA 遗传的。这个实验进一步证明了 DNA 是遗传物质，而不是蛋白质。

二、DNA 的化学组成

脱氧核糖 DNA 是由多个脱氧核糖核苷酸通过 3′,5′ – 磷酸二酯键连接而成的多聚脱氧核苷酸。大多数 DNA 分子由四个核苷酸的两个聚合物（双链）组成，每个聚合物由一个碱基、脱氧核糖和一个磷酸基团组成（图 3-4）。

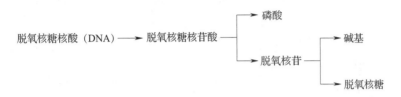

图 3-4　脱氧核糖核酸的组成

通常以碱基的第一个字母表示含相应的碱基，以小写的 "d" 表示含有脱氧核糖的核苷酸。根据包含的磷酸基团数目不同，脱氧核苷酸包括脱氧核苷一磷酸（dNMP）、脱氧核苷二磷酸（dNDP）、脱氧核苷三磷酸（dNTP）。遇到具体核苷酸时，使用碱基首字母代替 N（表 3-1）。

表 3-1　DNA 的碱基、核苷及核苷酸

核酸	碱基	核苷	核苷一磷酸	核苷二磷酸	核苷三磷酸
DNA	A	脱氧腺苷	脱氧腺苷一磷酸（dAMP）	脱氧腺苷二磷酸（dADP）	脱氧腺苷三磷酸（dATP）
	G	脱氧鸟苷	脱氧鸟苷一磷酸（dGMP）	脱氧鸟苷二磷酸（dGDP）	脱氧鸟苷三磷酸（dGTP）
	C	脱氧胞苷	脱氧胞苷一磷酸（dCMP）	脱氧胞苷二磷酸（dCDP）	脱氧胞苷三磷酸（dCTP）
	T	脱氧胸苷	脱氧胸苷一磷酸（dTMP）	脱氧胸苷二磷酸（dTDP）	脱氧胸苷三磷酸（dTTP）

三、DNA 的结构

1. DNA 的一级结构

DNA 的一级结构是指 DNA 分子中脱氧核苷酸从 5′ 端到 3′ 端的排列顺序。由于脱氧核苷酸之间的差别仅在于碱基的不同，所以 DNA 的一级结构即是它的碱基排列顺序。DNA 分子中的第一个核苷酸的 3– 羟基与第二个核苷酸的 5– 磷酸基脱水形成 3,5– 磷酸二酯键，第

二个核苷酸的 3-羟基又与第三个核苷酸的磷酸基脱水形成 3,5-磷酸二酯键，以此类推形成线性多聚体。

由于核酸分子结构除了两端和碱基排列顺序不同外，其他均相同。因此在核酸分子结构的简式表示方法中，仅须注明一个核酸分子的哪一端是 5′ 端，哪一端是 3′ 端，末端有无磷酸基，以及核酸分子中的碱基顺序即可，如图 3-5 和图 3-6 所示。如未特别注明 5′ 和 3′ 端，一般约定碱基序列的书写是由左向右书写，左侧是 5′ 端，右侧是 3′ 端。

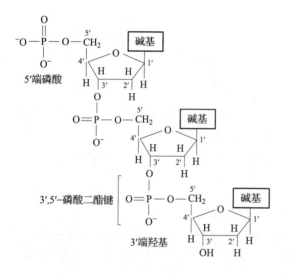

图 3-5　DNA 中核苷酸的连接方式

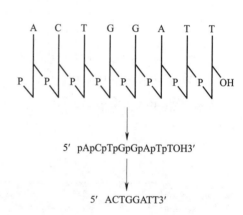

图 3-6　DNA 一级结构的表达方式

生物的绝大部分遗传信息储存在 DNA 序列中，了解各种基因组的 DNA 的脱氧核苷酸的排列顺序即 DNA 的一级结构，是分子生物学领域中一个极为重要的板块。1975 年英国生物化学学家 Frederick Sanger 发明了末端终止法 DNA 测序技术，打开了我们解读生命天书的大门，人们第一次真正看到了生命的最基本信息是什么样子，所谓的基因到底包含了哪些内容。

（1）双脱氧链终止法　双脱氧法链终止法的原理是：利用一种 DNA 聚合酶来延伸结合在待定序列模板上的引物，直到掺入一种链终止核苷酸为止。每一次序列测定由一套四个单独的反应构成，每个反应含有所有四种脱氧核苷酸三磷酸（dNTP），并混入限量的一种不同的双脱氧核苷三磷酸（ddNTP）。由于 ddNTP 缺乏延伸所需要的 3′-OH 基团，使延长的寡聚核苷酸选择性地在 G、A、T 或 C 处终止。终止点由反应中相应的双脱氧核苷酸而定。每一种 dNTPs 和 ddNTPs 的相对浓度可以调整，使反应得到一组长几百至几千碱基的链终止产物。它们具有共同的起始点，但终止在不同的核苷酸上，可通过高分辨率变性凝胶电泳分离大小不同的片段，凝胶处理后可用 X-光胶片放射自显影或非同位素标记进行检测。DNA 的复制需要：DNA 聚合酶、双链 DNA 模板、带有 3′-OH 末端的单链寡核苷酸引物、4 种 dNTP（dATP、dGTP、dTTP 和 dCTP）。聚合酶用模板作指导，不断地将 dNTP 加到引物的 3′-OH 末端，使引物延伸，合成出新的互补 DNA 链。如果加入一种特殊核苷酸，双脱氧核苷三磷酸（ddNTP），因它在脱氧核糖的 3′ 位置缺少一个羟基，故不能同后续的 dNTP 形成磷酸二酯键。如存在 ddCTP、dCTP 和三种其他的 dNTP（其中一种为 α-^{32}P 标记）的情况下，将引物、模板和 DNA 聚合酶一起保温，即可形成一种全部具有相同的 5′ 引物端和以 ddC 残基为 3′ 端结尾的一系列长短不一片段的混合物。经变性聚丙烯酰胺凝胶电泳分离制得的放射性自显影区带图谱将为新合成的不同长度的 DNA 链中 C 的分布提供准确信息，从而将全部 C 的位置确定下来。类似的方法，在 ddATP、ddGTP 和 ddTTP 存在的条件下，可同时制得分别以 ddA、ddG 和 ddT 残基为 3′ 端结尾的三组长短不一的片段。将制得的四组混合物平行地点加在变性聚丙烯酰胺凝胶电泳板上进行电泳，每组制品中的各个组分将按其链长的不同得到分离，制得相应的放射性自显影图谱。从所得图谱即可直接读得 DNA 的碱基序列。与 DNA 复制不同的是 Sanger 测序中的引物是单引物或者是单链。

（2）化学断裂法　化学断裂法是利用四组不同化学反应，在一个末端以 ^{32}P 标记的 DNA 分子上专一地破坏一种碱基，使 DNA 链部分断裂，以形成一系列在该碱基重复出现的部位断开的、长短不一的带 ^{32}P 标记末端的 DNA 片段。在聚丙烯酰胺凝胶电泳中，这些片段根据大小依次被分离，并显示出该碱基在链上断裂的位置。以分别对腺嘌呤、鸟嘌呤、胞嘧啶、胸腺嘧啶这四种不同碱基专一反应的化学裂解物，同时在凝胶上电泳，就可以从放射自显影后的电泳图谱直接读出各个碱基在 DNA 链上的排列顺序。

化学断裂法包括两个反应步骤：首先用化学试剂处理 DNA，破坏其中一个碱基，使它从糖上脱落下来；失去碱基的糖留在链上就成为糖磷酸骨架上的一个薄弱点，在下一步由碱或胺催化的 β- 消去反应，在 3′ 和 5′ 的位置上与磷酸完全断开。第一步破坏碱基的反应是有限度的反应，只能破坏 DNA 链上每 50~100 个碱基中的一个。第二步断开 DNA 链的反应则必须完全，使分析时分子中不致含有隐蔽的损伤。第一步反应中对嘌呤特异的试剂是硫酸二甲酯，对嘧啶特异的试剂是肼。

2. DNA 的二级结构

1949 年，美国生物化学家 Erwin Chargaff 用纸色谱技术分析了 DNA 的核苷酸组成，绝大多数 DNA 组成的碱基均为 A、T、C、G，在不同物种的 DNA 中，这四种碱基组成有一定的规律。在进行了不同生物 DNA 碱基组成的定量分析后，1950 年 Chargaff 发表了 Chargaff 定则：① DNA 的碱基组成有种属差异，但没有组织差异，即不同生物种属的 DNA 碱基组成不同；② 同一个体的不同器官或不同组织的 DNA 具有相同的碱基组成；③ 对于一个特定组织的 DNA，其碱基组分不随其年龄、营养状态和环境而变化；④ 对于一个特定的生物体，腺嘌呤（A）的物质的量与胸腺嘧啶（T）的物质的量相等，鸟嘌呤（G）的物质的量与胞嘧啶（C）的物质的量相等。Chargaff 规则揭示了 DNA 的碱基之间存在着某种对应关系，为碱基之间的互补配对关系奠定了基础。

英国物理化学家 Rosalind Franklin 用 X– 射线衍射技术分析了 DNA 结晶，获得了高质量的 DNA 分子 X– 射线衍射照片，结果显示 DNA 是双链的螺旋形分子，这一研究成果为 DNA 双螺旋结构提供了最直接的证据。

（1）双螺旋结构的结构特点　在前人工作的基础上，英国科学家 J.D.Watson 和 F.H.Crick 于 1953 年提出了 DNA 双螺旋结构模型，并于 1953 年在 *Nature* 杂志上发表。这一结构模型的提出解释了 DNA 已知的理化性质，确立了核酸作为信息分子的结构和物质基础，是分子生物学发展史上的重要里程碑。

J.D.Watson 和 F.H.Crick 提出的 DNA 双螺旋结构具有如下特征。

① DNA 具有反向平行的右手双螺旋结构：两条多聚脱氧核苷酸链以相反方向互相缠绕形成右手螺旋结构。两条链中一条链的 $5'\rightarrow 3'$ 方向是自上而下，而另一条链的 $5'\rightarrow 3'$ 方向是自下向上，呈现出反向平行的特征。DNA 双螺旋结构的直径为 2.37mm，螺距为 3.54mm。

② DNA 双链之间具有严格的碱基互补配对：DNA 中两条脱氧核苷酸链的反向平行特征及碱基的化学结构决定了两条链之间的特有相互作用方式：两条脱氧核糖核苷酸链通过内侧碱基之间的氢键连接在一起，使两条链不会松散。碱基之间有严格的配对规律：A 与 T 配对，形成 2 个氢键；G 与 C 配对，形成 3 个氢键。这种特定的碱基之间的作用关系称为互补碱基对，DNA 的两条链称为互补链。

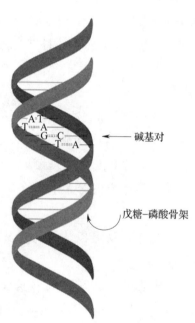

碱基对

戊糖–磷酸骨架

图 3–7　DNA 双螺旋结构模型

鸟嘌呤（G）–胞嘧啶（C）碱基对　　腺嘌呤（A）–胸腺嘧啶（T）碱基对

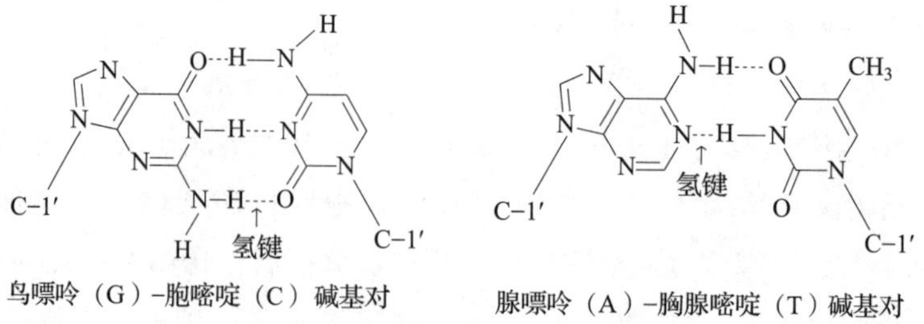

图 3–8　碱基互补配对示意图

③ 亲水性骨架在外，互补碱基对在内：在 DNA 双螺旋链中，由于脱氧核糖与磷酸是亲水的，位于双螺旋结构的外侧，形成亲水性骨架，而碱基是疏水的，位于螺旋内侧。从双螺旋结构外观看，双螺旋表面存在两种不同大小的沟槽，一个较宽、较深，称为大沟，一个较窄、较浅，称为小沟，它们是蛋白质识别 DNA 碱基顺序的结构基础。

（2）DNA 二级结构的多样性　DNA 的右手双螺旋结构不是自然界 DNA 唯一的存在方式。J.D.Watson 和 F.H.Crick 发现的双螺旋结构称为 B 型结构，是在相对湿度 92% 时析出的 DNA- 钠盐纤维所呈现的构象，也是生物体内天然 DNA 的主要构象。

DNA 双螺旋结构在不同条件下，或在不同功能状态下可以发生扭曲、旋转、伸展等结构变化，特别是细胞核内的 DNA 常与蛋白质紧密结合，因此可以形成不同形态的结构。应用 X 射线衍射技术或配合电镜观察对 DNA 结构进一步研究发现 DNA 二级结构存在其他立体构象类型（表 3-2）。现在这些不同的 DNA 二级结构被分为 A、B、C 和 E 等类型。此外，研究人员在研究人工合成的 CGCGCG 单晶体的 X 射线衍射图谱时，发现了左手双螺旋 Z 型 DNA。

表 3-2　B-DNA、A-DNA、Z-DNA 的结构比较

	B-DNA	A-DNA	Z-DNA
旋转方向	右旋	右旋	左旋
螺旋直径	2nm	2.6nm	1.8nm
每螺旋碱基对	10	10.9	12
螺距	3.4nm	3.2nm	4.5nm
每圈碱基对数目	11	10.5	12
轴心与碱基的关系	穿过碱基对	不穿过碱基对	不穿过碱基对
碱基倾角	-2°	13°	9°
嘌呤碱基与脱氧核糖之间 $\beta-$ 糖苷键的构象	反式	反式	顺式

（3）DNA 的多链结构　除了上述结构外，DNA 的二级结构还包括三链螺旋 DNA 和四链体 DNA。在 DNA 双螺旋结构中，除了 A-T 和 G-C 之间能够形成氢键外，还会形成一些附加氢键。在酸性溶液中，胞嘧啶 N-3 原子被质子化，然后与 G-C 碱基对的鸟嘌呤 N-7 原子形成新的氢键，同时胞嘧啶的 C-4 位氨基的氢原子也可以与鸟嘌呤的 C-6 位氧形成新的氢键。这类氢键是生物学家 Karst Hoogsteen 在 1959 年研究碱基对发现的，因此命名为 Hoogsteen 氢键。Hoogsteen 氢键的形成并不破坏 Watson-Crick 氢键。端粒是真核生物染色体 3′ 端中一段高度重复的富含 GT 的单链。作为单链结构的端粒具有较大的柔韧度，可以自身折叠形成一个 G- 四链的特殊结构。这个 G- 四链结构主要是由 4 个鸟嘌呤通过 8 个

Hoogsteen 氢键形成的 G– 平面。许多个 G– 平面的堆积使富含鸟嘌呤的重复序列形成了 G–四链结构。因此研究认为 G– 四链结构在基因转录和蛋白质生物合成中具有重要的作用。

3. DNA 的三级结构

DNA 的三级结构是指双螺旋基础上分子的进一步扭曲或再次螺旋所形成的构象。其中，超螺旋是最常见的 DNA 的三级结构。

超螺旋的形成：由于 DNA 双螺旋是处于最低能量状态的结构，如果使正常 DNA 的双螺旋额外地多转几圈或少转几圈，就会使双螺旋内的原子偏离正常的位置，这样在双螺旋分子中就存在额外的张力。如果双螺旋末端是开放的，张力就会通过链的旋转而释放；如果 DNA 分子两端是以某种方式固定的，这些额外张力就不能释放到分子之外，而只能在 DNA 分子内部重新分配，从而造成原子或基团的重排，并导致 DNA 形成超螺旋。

第二节　DNA 的生物合成

除少数病毒外，绝大多数生物均以 DNA 为遗传信息的载体。生物机体的遗传信息以密码的形式编码在 DNA 分子上，表现为特定的核苷酸排列顺序。通常，亲代的 DNA 分子通过复制（replication）将遗传信息传递给子代。在子代细胞的生长发育过程中，这些遗传信息通过转录（transcription）过程传递给 RNA，然后再由每 3 个核苷酸决定 1 个氨基酸的翻译（translation）过程将 RNA 所获得的遗传信息转变成具有特定氨基酸顺序的蛋白质，通过蛋白质行使多种多样的生物学功能，使后代表现出与亲代相似的遗传特征。此外，在某些情况下 RNA 也可以是遗传信息的携带者，例如，反转录病毒（retrovirus）能以自身核酸链为模板进行自我复制，通过反转录（reverse transcription）方式将遗传信息传递给 DNA。反转录过程的发现，大大扩宽了人们对生物遗传信息传递过程的认识。随着人们明确不同生物具有相同的遗传物质基础、基因是可切割和转移的、遗传密码基本通用等基本生物学规律以及分子生物学技术的发展，基因工程的诞生成为了必然。本节将从 DNA 复制的方式、DNA 复制有关的酶与蛋白质、原核和真核生物复制的过程、反转录以及基因工程等方面介绍了 DNA 生物合成的基础知识。

科学家小故事——
Meselson 和 Stahl

一、DNA 的复制

DNA 复制是指作为遗传信息载体的 DNA 分子的两条母链彼此分离，分别以每一条母链作为模板按碱基互补配对原则合成两个与亲代完全一样的 DNA 分子，并把遗传信息分配到子代细胞中的过程，分为起始、延伸和终止三个阶段。DNA 的复制是以半保留方式进行的半不连续复制。复制保证了物种的稳定性和连续性，是生物性状得以遗传的前提条件。复制过程需要 DNA 模板、dNTP 底物、引物，以及许多相关酶类和蛋白因子的参与，并受细胞内调控系统的控制。与原核生物相比，真核生物的复杂过程要复杂得多。

1. DNA 的复制方式

（1）半保留复制　1953 年，J.D.Watson 和 F.H.Crick 提出著名的 DNA 双螺旋结构模型的同时，就对 DNA 复制可能的模式进行了推测。他们认为 DNA 复制可能采取的是一种半保留方式，即复制的时候，亲代 DNA 的两条母链先解旋分离，然后分别作为新链合成的模板。在最终得到的两个子代 DNA 分子中，一条链是新合成的子链，另一条链是原来的母链。换句话说，原来作为模板的两条 DNA 母链被半保留在子代的 DNA 分子之中。然而，从理论上讲，DNA 复制还可能采取另外两种方式，即全保留（conservative）和弥散式（dispersive）复制。全保留复制指两个子代 DNA 分子中，一个分子是完全亲代的，另一个分子是新合成的。而弥散式复制指子代 DNA 的每一条链都是由亲代链的片段与新合成的片段随机拼接而成（图 3-9）。

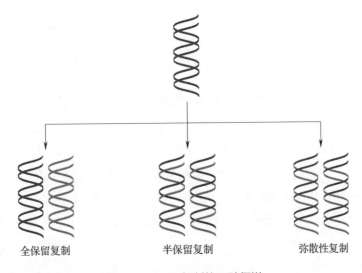

全保留复制　　　　　半保留复制　　　　　弥散性复制

图 3-9　DNA 复制的三种假说

1958 年，Meselson 和 Stahl 用氯化铯（CSCl）密度梯度离心法结合同位素标记技术，第一次用实验直接证明了 DNA 以半保留复制方式进行复制（图 3-10）。该实验的设计思路极为巧妙，被誉为生物学最美丽的实验（详见本节科学家小故事），具体步骤是：先将大肠杆菌置于 $^{15}NH_4Cl$ 为唯一氮源的培养基上连续培养十多代，以使细胞内 DNA 分子上所有的 N 原子都成为较重的 ^{15}N；然后将菌体移到以 $^{14}NH_4Cl$ 为唯一氮源的培养基内连续培养；之后再培养不同代数时，收集菌体，裂解细胞，提取 DNA，进行氯化铯密度梯度离心。由于 ^{15}N–DNA 分子的密度比 ^{14}N–DNA 的密度大，在氯化铯密度梯度离心时，这两种 DNA 形成位置不同的区带（zone）。实验证明，经过一代培养后，DNA 只出现一条区带，位于 ^{15}N–DNA 和 ^{14}N–DNA 之间，即形成了一半含 ^{15}N，另一半含 ^{14}N 的杂合 DNA 分子；经过第二代培养后，出现两条区带，一条为 ^{14}N–DNA 分子，另一条为 ^{15}N–^{14}N 杂合 DNA 分子；在 $^{14}NH_4Cl$ 中培养的时间越久，^{14}N–DNA 区带越强，而 ^{15}N–^{14}N–DNA 区带逐渐减弱，且始终未出现其他新的区带。这样的实验结果与 DNA 半保留复制的预期结果完全一致。

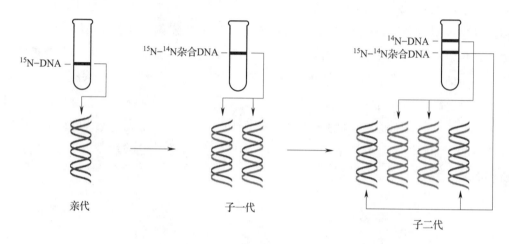

图 3–10　Meselson 和 Stahl 证明 DNA 半保留复制的实验

在这以后，用许多原核生物和真核生物复制中的 DNA 做了类似的实验，都证实了 DNA 复制的半保留方式。然而，这类实验所研究的复制中的 DNA 在提取过程中已被断裂成许多片段，得到的信息只涉及 DNA 复制前和复制后的状态。1963 年，Cairns 用放射自显影（autoradiograph）的方法第一次直接观察到完整的正在复制的大肠杆菌的染色体 DNA。他将 ^3H 脱氧胸苷标记大肠杆菌 DNA，然后用溶菌酶把细胞壁消化掉，使完整的染色体 DNA 释放出来，铺在一张透析膜上，在暗处用感光乳胶覆盖于干燥了的表面上，放置若干星期。在这期间 ^3H 由于放射性衰变而放出 β 粒子，使乳胶曝光生成银粒。显影以后银粒黑点轨迹勾画出 DNA 分子的形状，黑点数目代表了 ^3H 在 DNA 分子中的密度。把显影后的片子放在光学显微镜下就可以观察到大肠杆菌染色体的全貌。用这种方法，Cairns 直观地观察到呈现半保留复制的染色体 DNA。

DNA 的半保留复制是指 DNA 复制时，亲代 DNA 双链碱基间氢键断裂而使双链解旋和分开；然后以每条单链为模板，按碱基互补配对原则，在两条单链上各形成一条互补链；结果，一条 DNA 双链可精确复制成两条 DNA 双链；新形成的两个 DNA 分子与亲代 DNA 分子的碱基顺序完全一样，且每个子代 DNA 分子中，一条单链来自亲代 DNA，另一条单链为新合成的。DNA 的半保留复制方式，可使遗传信息准确地传递给子代细胞，保持其相对稳定性而不致发生变化，这对生物的遗传和维持物种稳定性具有重要意义。

（2）半不连续复制　体内的 DNA 复制并不是随机启动的，而是从特定的区域开始，即具有固定的复制起点（origin of replication）。其往往表现为特定的序列，识别并结合与复制有关的酶与蛋白质，并且 DNA 在该位点解链开始复制。DNA 复制从复制起点开始后，母链DNA 因解链而形成的叉状结构称为复制叉（replication fork）。绝大多数 DNA 的复制是分别向两侧进行复制，即双向复制（bidirectional）；少数 DNA 的复制只能向一个方向进行，即单向复制（unidirectional）。因此，进行双向复制的DNA 会形成两个复制叉，而单向复制的 DNA 只形成一个复制叉（图 3-11）。

DNA 中独立进行复制的单位称为复制子（replicon）。每个复制子都含有控制复制起始的起点，可能还有终止复制的终点。复制是在起始阶段进行控制的，一旦复制开始，它即继续下去，直到整个复制子完成复制。一般来说，原核生物的染色体 DNA、质粒、病毒以及真核细胞线粒体的 DNA 只有一个复制起点，整个 DNA 都由这个起点开始的复制叉完成，所以它们的 DNA 为单复制子，即整个 DNA 作为一个复制单位；而真核生物染色体 DNA 有多个复制起点，每个起点各自完成一个片段并最终相连

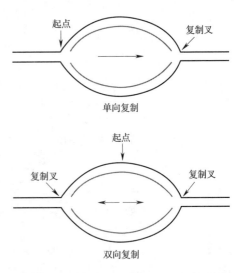

图 3-11　DNA 单向和双向复制的示意图

实现整体复制，所以它们的 DNA 为多复制子（multireplicon），有多个复制单位（图 3-12）。细胞中，复制叉移动的线性速度是比较恒定的，如真核生物一般为每秒移动 50bp，而原核生物移动速度相对较高（E.coli 为前者的 20 倍还多）。

由于 DNA 分子的两条链是反向平行的，一条链的走向为 $5' \rightarrow 3'$，互补链则为 $3' \rightarrow 5'$。当亲代双链 DNA 在复制叉处打开时，新生子代 DNA 的生成方向与模板链的方向相反。从表面上看，一条子代 DNA 链的生成方向为 $3' \rightarrow 5'$，而另一条则为 $5' \rightarrow 3'$。但是，所有DNA 聚合酶只以 $5' \rightarrow 3'$ 方向合成 DNA，而从不会以 $3' \rightarrow 5'$ 方向合成 DNA。这就很难说明 DNA 在复制时两条链如何能够同时作为模板合成其互补链。因此，人们推测一条子链是连续合成的，而另一条子链则是不连续合成的，即 $3' \rightarrow 5'$ 走向的 DNA 实际上是由许多$5' \rightarrow 3'$ 方向合成的 DNA 片段连接起来的。

1968 年，日本学者 Okazaki 等用 ^3H- 脱氧胸苷标记噬菌体 T_4 感染的大肠杆菌，然后通过碱性密度梯度离心法分离标记的 DNA 产物，研究发现短时间内首先合成的是较短的 DNA 片段，接着出现较大的分子。此外，用 DNA 连接酶变异的温度敏感株进行实验，在 DNA 连接酶不起作用的温度下，便有大量 DNA 片段积累。这些实验都说明在

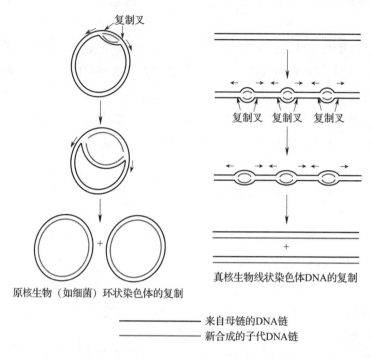

复制叉

复制叉　复制叉　复制叉

原核生物（如细菌）环状染色体的复制

真核生物线状染色体DNA的复制

　　————————　来自母链的DNA链
　　————————　新合成的子代DNA链

图 3-12　原核生物环状染色体的复制及真核生物线状染色体 DNA 的复制

DNA 复制过程中首先合成较短的片段，然后再由 DNA 连接酶连接成大分子 DNA。为了纪念 Okazaki 在 DNA 复制研究中的杰出贡献，人们将在复制叉中不连续合成的 DNA 片段称为冈崎片段（Okazaki fragment）。此后，许多实验室的研究进一步证明，DNA 的不连续合成不只限于细菌，真核生物染色体 DNA 的复制也是如此。一般来说，细菌的冈崎片段长度为 1000～2000 个核苷酸，而真核生物的冈崎片段长度为 100～200 个核苷酸。

　　然而，Okazaki 等最初的实验不能判断 DNA 链的不连续合成只发生在一条链上，还是两条链都如此，对冈崎片段进行测定，结果测得的数量远超过新合成 DNA 的一半，似乎两条链都是不连续的。后来发现这是由于尿嘧啶代替胸腺嘧啶掺入 DNA 所造成的。DNA 中的尿嘧啶可被尿嘧啶 –DNA– 糖苷酶（uracil–DNA–glycosidase）切除，随后该处的磷酸二酯键断裂，一些核苷酸被水解，造成一个缺口，最后缺口空隙被填补和修复，在此过程中也会产生一些类似冈崎片段的 DNA 片段。当用缺乏糖苷酶的大肠杆菌变异株进行实验时，DNA 的尿嘧啶将不再被切除。此时，新合成 DNA 大约有一半放射性标记出现于冈崎片段中，另一半直接进入大的片段。由此可见，当 DNA 复制时，一条链是连续的，另一条是不连续的，因此称为半不连续复制（semidiscontinuous replication）（图 3-13）。而按照冈崎最初的建议，连续合成的 DNA 子链称为前导链，也称先导链（leading strand），不连续合成的子链称为后随链，又称滞后链（lagging strand）。

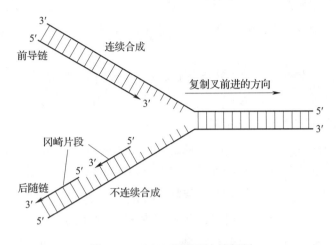

图 3-13　DNA 的半不连续复制

2. 参与 DNA 复制的主要酶和蛋白质

在 DNA 的复制过程中，除了需要 DNA 的模板、4 种作为底物的 dNTP 和 Mg^{2+} 外，还需要一系列酶和蛋白质的参与。其中涉及的主要酶和蛋白质有 DNA 拓扑异构酶、DNA 解螺旋酶、单链结合蛋白、引物酶、DNA 聚合酶、端粒酶以及 DNA 连接酶等。下面，将复制有关的酶和蛋白质分别按照其在复制过程中出现的先后顺序进行介绍。

（1）DNA 拓扑异构酶　拓扑学是近代数学的一个分支，它研究曲线或曲面的空间关系和内在数学性质，而不考虑它们的度量（大小、性质等）。片段大小和一级结构完全相同的 DNA 分子由于空间超螺旋结构的不同可以形成一系列拓扑异构体。DNA 拓扑异构酶（DNA topoisomerase）是一类催化 DNA 拓扑异构体相互转化的酶，其与 DNA 双链形成共价结合的"蛋白质 –DNA 中间体"，在 DNA 双链骨架的 3′,5′ – 磷酸二酯键处造成暂时的切口，使 DNA 的多聚核苷酸链得以穿越，通过改变 DNA 的连接数，而改变分子拓扑结构。

按照 DNA 链的断裂方式，拓扑异构酶可分为两种类型，即Ⅰ型和Ⅱ型。Ⅰ型拓扑异构酶能使双链 DNA 中的一条链断裂和再连接，反应无需供给能量；Ⅱ型拓扑异构酶会同时交错切开 DNA 的两条链，并在消耗 ATP 的同时，将一个 DNA 双螺旋从一处经过另一个双螺旋的裂开"主动转运"到另一处。到目前为止，已发现所有拓扑异构酶的作用都是通过两次转酯反应来完成的：第一次转酯反应由活性中心 1 个 Tyr 残基上的氧原子亲核进攻 DNA 链上 3′,5′ – 磷酸二酯键，形成以磷酸酪氨酸酯键相连的酶与 DNA 的共价中间复合物。与此同时，DNA 链发生断裂。形成的这种共价中间复合物既固定了被断裂的磷酸二酯键中的能量，又大大降低了 DNA 链上出现异常的永久性切口的可能性。在断裂的 DNA 链进行重新连接之前，DNA 的另一条链或另一个 DNA 双螺旋通过切口，从而导致其拓扑学结构发现变化。最后，发生第二次转酯反应，这一次转酯反应可视为第一次转酯反应的逆反应，即由 DNA 链断裂处的自由羟基亲核进攻酶与 DNA 之间的磷酸酪氨酸酯键，致使原来断裂的 3′,5′- 磷酸二酯键重新形成，而酶则恢复到原来的状态。

在 DNA 的复制、重组、转录和装配等过程中无不牵涉到其拓扑结构的转变。就 DNA 的复制过程而言，生物体内的 DNA 分子通常处于负超螺旋状态，这有利于 DNA 复制前期的解旋。然而随着复制的进行，复制叉前进方向上的亲代 DNA 双链中会产生正超螺旋，从而导致巨大的扭曲张力，阻碍复制的继续进行，即产生拓扑学障碍。拓扑异构酶能通过"断裂链—旋转而松开螺旋—接上断裂的链"这一过程，解开复制过程中被扭紧的螺旋，消除复制叉前进带来的扭转张力，从而保证复制不断向前进行。

（2）DNA 解螺旋酶　DNA 复制时，复制开始部位的 DNA 双螺旋必须解开成单链，模板链上的碱基才能以碱基配对原则，指导新链的合成。上述的拓扑异构酶虽然具有改变 DNA 拓扑结构的能力，但不具备解开双链的能力。而将 DNA 两条链解开，则有赖于 DNA 解螺旋酶（helicase）。此类酶能通过水解 ATP 获得能量来解开双链，且每解开一对碱基，需要水解 2 分子 ATP 成 ADP 和磷酸盐（图 3-14）。任何一种 DNA 解螺旋酶都能结合 DNA，并且这种结合与 DNA 序列无关。大多数解螺旋酶优先结合 DNA 的单链区域，少数解螺旋酶优先结合 DNA 的双链区域。此外，DNA 解螺旋酶都具有移位酶活性，只有这样，才能沿着被结合的 DNA 模板向一侧移动，并不断地解开 DNA 双链区域。

（3）单链结合蛋白　随着 DNA 双螺旋被解螺旋酶不断地打开，单链结合（single-strand binding，SSB）蛋白结合于每条 DNA 单链上（图 3-15）。SSB 蛋白本身并没有任何酶的活性，但通过与 DNA 单链区段的结合，在 DNA 复制过程中至少起三个方面的作用：① 防止解开的单链重新结合形成双螺旋，以便维持模板处于单链状态；② 避免 DNA 的单链区域自身链内双螺旋的形成；③ 保护 DNA 单链不被核酸酶降解。单链结合蛋白主要结合在含 A-T 碱基对较密集的部位。此外，原核生物的 SSB 蛋白与 DNA 的结合表现出明显的协同效应，当第一个 SSB 蛋白结合后，其后蛋白质的结合能力可提高 10^3 倍。而从真核生物中分离得到的 SSB 蛋白没有表现出这种协同效应，可能是因为它们的作用方式有所不同。当 DNA 聚合酶在模板上前进逐个接上脱氧核苷酸时，SSB 蛋白不断脱离。脱离下来的 SSB 蛋白又不断与新解开的链结合，即 SSB 蛋白是可以重复使用的。

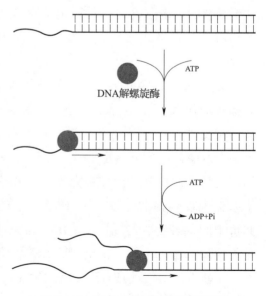

图 3-14　DNA 解螺旋酶的工作原理

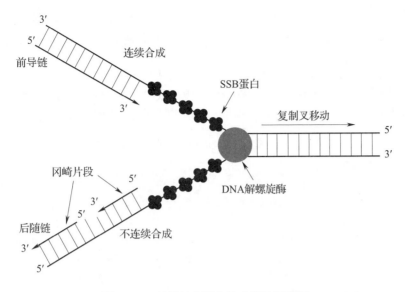

图 3-15 单链结合蛋白结合部位示意图

（4）引物酶 经过研究发现，在 DNA 复制起始阶段必须首先合成一段引物，为后续 DNA 复制的延伸阶段提供 3′-羟基端。目前，所发现的引物大多为一段 RNA，而这段称为 RNA 引物的序列则由引物酶（primase）来合成。引物酶识别 DNA 单链模板，以四种核糖核苷酸为原料合成一小段 RNA，这段 RNA 作为合成 DNA 的引物。在启动引物合成的时候，引物酶与复制叉结合，在引物合成好以后会立刻与复制叉解离。由于 DNA 复制的半不连续性，引物酶在前导链上只需要引发一次，而在后随链上则需要引发多次。大肠杆菌的引物酶由 dnaG 基因编码，该酶单独存在时没有酶活性，只有与相关蛋白质如 DnaB、DnaC、DnaT、PriA、PriB 等蛋白因子相结合成为引发体（primosome）时才具有生物活性。

（5）DNA 聚合酶 DNA 聚合酶（DNA polymerase，DNA pol）是指以脱氧核苷三磷酸为底物催化合成 DNA 的一类酶。DNA 聚合酶是参与 DNA 复制的主要酶，其催化的反应通式为：

$$引物\text{-OH} + (dNTP)_n \xrightarrow[\text{DNA 模板、Mg}^{2+}]{\text{DNA 聚合酶}} 引物\text{-}O\text{-dNMP} + (dNTP)_{n-1} + PPi \qquad （1）$$

即 DNA 聚合酶催化合成反应的机制是在生长的 DNA 链（或引物链）末端的 3′-OH 对新加入的脱氧核苷三磷酸 α-位的磷酸进攻，形成 3′,5′-磷酸二酯键，并释放一个焦磷酸（PPi）。每释放一个焦磷酸，即形成一个磷酸二酯键，就延长一个核苷酸单位的 DNA 链。反应中形成的焦磷酸在焦磷酸酶的催化下迅速水解，使得聚合反应趋于完全。

总的来说，DNA 聚合酶的反应特点如下：以 4 种 dNTP 为底物合成 DNA，不能用 NTP、dNDP 和 dNMP 代替；反应需要接受模板的指导，并且只有当进入的碱基能与模板链的碱基形成 Watson-Crick 类型的碱基对时，才能在该酶催化下形成磷酸二酯键；反应需要引物 3′-OH 的存在，DNA 聚合酶只能催化脱氧核糖核苷酸加到已有核酸链的游离 3′-OH 上，而不能使脱氧核糖核苷酸自身发生聚合；DNA 链生长方向为 5′→3′；产物 DNA 的性质与模板相同，加入各种不同生物来源的 DNA 作模板，可以同样引起和促进新的 DNA 的酶促合成，而且产物 DNA 的性质完全不取决于聚合酶的来源，也与四种核苷酸前体的相对比例无关，只取决于模板链。

① 大肠杆菌的 DNA 聚合酶：已在大肠杆菌细胞中发现了 5 种 DNA 聚合酶，即 DNA 聚合酶 I、DNA 聚合酶 II、DNA 聚合酶 III、DNA 聚合酶 IV 和 DNA 聚合酶 V（表 3-3）。

表 3-3　大肠杆菌 DNA 聚合酶的性质比较

性质	聚合酶 I	聚合酶 II	聚合酶 III	聚合酶 IV	聚合酶 V
$5' \to 3'$ 聚合酶活性	+	+	+		
$3' \to 5'$ 外切酶活性	+	+	+		
$5' \to 3'$ 外切酶活性	+	−	−		
已知的结构基因	pol（A）	pol（B）	pol（C）	dinB	umuC 和 umuD
亚基数目	1	≥ 7	≥ 10		
作用	切除引物，修复	修复	复制	涉及 DNA 的错误倾向修复	

DNA 聚合酶 I 的相对分子质量为 1.03×10^5，由一条单一多肽链组成，多肽链中含有一个锌原子，其最早是由 Kornberg 等从大肠杆菌中分离得到的。DNA 聚合酶 I 是一种多功能酶，它的主要功能有三个方面：具有 $5' \to 3'$ 的 DNA 聚合酶活性：即催化 DNA 链沿 $5' \to 3'$ 方向延长，将脱氧核糖核酸逐个加到具有 $3'$ –OH 末端的多核苷酸链（RNA 引物或 DNA）上，形成 $3',5'$ – 磷酸二酯键；具有 $3' \to 5'$ 外切酶活性：聚合酶活性并不能保证在复制中结合到 $3'$ –OH 末端的碱基 100% 正确，当正在复制的 DNA 子链的 $3'$ –OH 末端出现错配碱基时，DNA 聚合酶凭借其内在的 $3' \to 5'$ 外切酶活性切除错误的核苷酸，然后进行正常的聚合反应。即通过 $3' \to 5'$ 外切酶活性把错配的碱基切除再使正确的碱基聚合上去，保证 DNA 复制的高度真实性，这种功能也称校读功能（proof reading）；具有 $5' \to 3'$ 外切酶活性：该活性只作用于双链 DNA 的碱基配对部分，从 $5'$ 端切下单个核苷酸或一段寡核苷酸，这一功能使得 DNA 聚合酶 I 能从 $5' \to 3'$ 方向切除损伤的核苷酸以及切除 DNA 半不连续复制中冈崎片段 $5'$ 端引物的 RNA。

DNA 聚合酶 II 为多亚基酶，其聚合酶亚基由一条相对分子质量为 8.8×10^4 的多肽链组成。每个大肠杆菌细胞约含有 100 个分子的 DNA 聚合酶 II。它也是以四种脱氧核糖核苷三磷酸为底物，从 $5' \to 3'$ 方向合成 DNA，并需要带有缺口的双链 DNA 作为模板，缺口不能过大，否则活性将会降低，且反应需 Mg^{2+} 和 NH_4^+ 激活。此外，DNA 聚合酶 II 具有 $3' \to 5'$ 外切酶活性，但无 $5' \to 3'$ 外切酶活性。目前认为其主要参与 DNA 损伤修复。

DNA 聚合酶 III 是一个多聚酶，由 10 种不同亚基组成，称为 DNA 聚合酶 III 全酶（holoenzyme）。DNA 聚合酶Ⅲ全酶的亚基特性见表 3-4。其被认为是参与大肠杆菌染色体 DNA 复制的主要酶，相关证据有：酶的 V_{max} 接近体内 DNA 复制的实际值；酶量适中，一个细胞约有 10~20 个酶分子；高度的进行性，与实际值相近；经诱变处理，分离到一些大肠杆菌温度敏感条件致死变异株，这种突变株只能生存在允许温度（30℃）下，当温度上升到限制温度（45℃）就难以生存。后研究发现这是因为编码 DNA 聚合酶Ⅲ α 亚基的 *pol*（*C*）基因发生了突变，致使该酶对温度变化极为敏感。当环境温度超过 30℃以后，此酶就很容易变形而丧失活性，DNA 复制也就不能正常进行。而在允许的温度下，酶活性是正常的，细胞内的 DNA 复制也就很正常。

表 3-4　DNA 聚合酶Ⅲ全酶的亚基组成

亚基	相对分子质量（$\times 10^6$）	亚基功能
α	129.9	5'→3'聚合酶活性，合成 DNA
ε	27.5	3'→5'外切酶活性，校正
θ	8.6	刺激 ε 的外切酶活性，帮助其他亚基组建
τ	71.1	聚合核心酶，促进二聚化，结合 γ 复合物
γ	47.5	结合 ATP，ATP 酶
δ	38.7	结合 β 亚基
δ'	36.9	与 δ 和 γ 亚基结合
χ	16.6	结合 SSB
Ψ	15.2	与 χ 和 γ 亚基结合
β	40.6	滑动环，程序化因子

DNA 聚合酶Ⅳ和Ⅴ是在 1999 年才发现的，它们涉及 DNA 的错误倾向修复（errorprone repair）。当 DNA 受到较严重损伤时，即可诱导产生这两个酶，使修复缺乏准确性（accuracy），因而出现高突变率。编码 DNA 聚合酶Ⅳ的是 *dinB*。编码 DNA 聚合酶Ⅴ的基因是 *umuC* 和 *umuD*。基因 *umuD* 产物 UmuD 被裂解产生较短的 UmuD′，并与 UmuC 形成复合物，成为一种特殊的 DNA 聚合酶（聚合酶Ⅴ）。它能在 DNA 许多损伤部位继续复制，而正常 DNA 聚合酶在此部位因不能形成正确碱基配对而停止复制，在跨越损伤部位时就造成了错误倾向的复制。高突变虽会杀死许多细胞，但至少可以克服复制障碍，使少数突变的细胞得以存活。

② 真核生物的 DNA 聚合酶：在真核生物细胞中较早发现五种 DNA 聚合酶，即 DNA 聚合酶 α、DNA 聚合酶 β、DNA 聚合酶 γ、DNA 聚合酶 δ 和 DNA 聚合酶 ε。其中，DNA 聚合酶 α 负责后随链的合成，DNA 聚合酶 δ 负责前导链的合成。DNA 聚合酶 γ 负责线粒

体 DNA 的复制，DNA 聚合酶 β 和 ε 的功能为 DNA 的修复（表 3–5）。表 3–5 中的 PCNA 表示分裂细胞核抗原（proliferating cell nuclear antigen）为聚合酶 δ 的辅助蛋白，由三个亚基组成，其功能类似于大肠杆菌 DNA 聚合酶 III 的 β 亚基，在真核生物 DNA 复制中作为滑动钳以提高该酶的进行性。除了这五种外，此后在真核生物细胞中还发现了 DNA 聚合酶 θ、DNA 聚合酶 ζ、DNA 聚合酶 η、DNA 聚合酶 κ、DNA 聚合酶 ι、DNA 聚合酶 μ、DNA 聚合酶 λ、DNA 聚合酶 ψ 和 DNA 聚合酶 ξ 等，这些新发现的 DNA 聚合酶除了 DNA 聚合酶 θ 以外，一般无 $3' \rightarrow 5'$ 外切酶活性，因此无校对功能。它们主要参与 DNA 的跨越合成，以克服损伤对 DNA 复制的不利影响。

表 3–5　真核细胞 DNA 聚合酶的性质和功能

性质	DNA 聚合酶 α	DNA 聚合酶 β	DNA 聚合酶 γ	DNA 聚合酶 δ	DNA 聚合酶 ε
亚细胞定位	细胞核	细胞核	线粒体基质	细胞核	细胞核
引发酶活性	有	无	无	无	无
亚基数目	4	1	4	2	≥ 4
内在的进行性	中等	低	高	低	高
在 PCNA 存在时的进行性	中等	低	高	高	高
$3' \rightarrow 5'$ 外切酶活性	–	–	+	+	+
$5' \rightarrow 3'$ 外切酶活性	–	–	–	–	–
生物功能	细胞核 DNA 复制	细胞核 DNA 修复	线粒体 DNA 复制	细胞核 DNA 复制	细胞核 DNA 复制和修复

（6）端粒酶　端粒（telomere）是位于一条染色体末端的特殊结构，由 DNA 和蛋白质组成，其中的 DNA 被称为端粒 DNA。端粒 DNA 由许多短重复序列组成，无编码功能。当真核细胞的线形染色体 DNA 复制到一定阶段的时候，位于端粒 DNA3′ 端的冈崎片段上的 RNA 引物被切除，这必然留下一段空隙。该空隙无法通过 DNA 聚合酶直接填补，原因是 DNA 聚合酶不能从 $3' \rightarrow 5'$ 方向催化 DNA 的合成。若上述空隙不及时填补，染色体 DNA 每复制一次，端粒 DNA 就会少一段。端粒酶（telomerase）是真核细胞染色体 DNA 复制所特有的也是必需的一种依赖于 RNA 的 DNA 聚合酶，它所起的作用是维持染色体端粒结构的完整。端粒酶由蛋白质和 RNA 两种成分组成，其中蛋白质具有逆转录酶的活性，而 RNA 含有 1.5 拷贝的端粒 DNA 重复序列。

端粒酶的作用过程是：首先其 RNA 中 0.5 拷贝的端粒 DNA 重复序列与端粒 DNA 最后一段重复序列配对，而剩余的 1 拷贝重复序列凸出在端粒的一侧作为模板。随后发生逆转录反应，在端粒 DNA 的 3′端添加 1 拷贝的重复序列。当逆转录反应结束以后，端粒酶移位，重复上面的反应，直到端粒突出的一端能够作为合成新的冈崎片段的模板，从而填补上一个冈崎片段 RNA 被切除后留下的空隙。

（7）DNA 连接酶　DNA 聚合酶只能催化多核苷酸的延长反应，不能使链之间连接。但 DNA 在复制过程中，后随链上的复制是不连续的，会产生冈崎片段。那冈崎片段是如何连接成完整的 DNA 链呢？实验证明，当产生冈崎片段后，其 5′端的 RNA 引物通过 DNA 聚合酶Ⅰ催化的切口位移而降解，并为脱氧核苷酸片段所置换，新形成的切口由 DNA 连接酶（DNA ligase）将切口处的 5′– 磷酸基和 3′– 羟基予以连接封闭，形成 3′,5′– 磷酸二酯键。

DNA 连接酶主要参与 DNA 复制，此外也参与 DNA 修复和重组。其在催化连接反应时需消耗能量。根据能量供体的性质，DNA 连接酶可以分为两类：第一类使用 NAD⁺，第二类使用 ATP。绝大多数细菌的 DNA 连接酶属于第一类，真核生物、古生菌、病毒和少数细菌的 DNA 连接酶属于第二类。所有的 DNA 连接酶催化的反应都可分为 3 步：① 连接酶活性中心的一个 Lys 残基的 ε– 氨基亲核进攻 ATP 或 NAD⁺ 的磷酸酯键，形成共价的酶 –AMP 中间物，同时释放出 PPi 或 NMN；② AMP 被转移到 DNA 链切口处的 5′– 磷酸上；③ 切口处的 3′– 羟基进攻 AMP–DNA 之间的键，致使切口处相邻的核苷酸之间形成 3′,5′– 磷酸二酯键，同时释放出 AMP。

3. 原核生物 DNA 复制过程

原核生物双链 DNA 复制过程在大体上可以分为复制的起始、延伸和终止三个阶段。其间的反应和参与作用的酶与辅助因子各有不同。在 DNA 合成的生长点（growth point），即复制叉上，分布着各种各样与复制有关的酶和蛋白因子，它们构成的复合物称为复制体（replisome）。DNA 复制的阶段表现在其复制体结构的变化。

（1）复制的起始　DNA 的复制以 DNA 链与起始蛋白结合并解开双链 DNA 为起点。DNA 复制不是随机的过程，复制由特定的位点——复制起点开始。以大肠杆菌（*E.coil*）为例，其复制的起点称为 *oriC*，由 245 个 bp 构成，其序列和控制元件在细菌复制起点中十分保守。关键序列在于两组短的重复：第一组序列为三个 13bp 重复序列，是 *oriC* 中的 DNA 解链部位；第二组序列为四个 9bp 重复序列，是 DnaA 蛋白结合位点（图 3–16）。

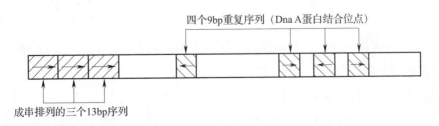

图 3–16　大肠杆菌复制起点成串排列的重复序列

大肠杆菌复制起始的过程为：① 复制起点上四个 9bp 重复序列为 DnaA 蛋白的结合位点，大约 20~40 个 DnaA 蛋白各自带一个 ATP 结合于该部位，并聚集在一起，DNA 缠绕其上，形成复制起始复合物（initial complex）。② HU 蛋白是细胞的类组蛋白。在 HU 蛋白的促进下，由 ATP 提供能量，DnaA 蛋白使 *oriC* 的三个 13bp 重复序列解链变性，成为开链复合物（open complex）。③ DnaB（解螺旋酶）六聚体随机在 DnaC 帮助下结合于解链区（unwound region）。Dna B 借助 ATP 水解产生的能量，在 *oriC* 局部解链的基础上，沿 DNA 链 5′→3′ 方向移动，进一步解开双链，此时称为前引发复合物（prepriming complex）。DNA 双链的解开还需要 DNA 拓扑异构酶（拓扑异构酶Ⅱ）和单链结合（SSB）蛋白。前者可消除解螺旋酶产生的拓扑张力；后者与解开的单链部位结合，保护单链，防止恢复双链，并保护其不受细胞内核酸酶的降解。此外，复制的起始要求 DNA 呈负超螺旋，并且起点附近的基因处于转录状态。这是因为 DnaA 只能与负超螺旋的 DNA 相结合。RNA 聚合酶对复制起始的作用可能是因其在起点邻近处合成一段 RNA，形成 RNA 突环（R-loop），影响起点的结构，因而有利于 DnaA 的作用。与复制起始有关的酶和蛋白质辅助因子列于表 3-6。

表 3-6　大肠杆菌起点与复制起始有关的酶与辅助因子

蛋白质	相对分子质量	亚基数目	功能
DnaA	52000	1	识别起点序列，在起点特异位置解开双链
DnaB	300000	6	解开 DNA 双链
DnaC	29000	1	帮助 Dna B 结合于起点
HU	19000	2	类组蛋白，DNA 结合蛋白，促进起始
引物酶（Dna G）	60000	1	合成 RNA 引物
单链结合蛋白	75600	4	结合单链 DNA
RNA 聚合酶	454000	5	促进 Dna A 活性
拓扑异构酶Ⅱ	400000	4	释放 DNA 解链过程产生的扭曲张力
Dam 甲基化酶	32000	1	使起点 GATC 序列的腺嘌呤甲基化

按 DNA 合成的起始方式，复制可分为重新起始（denovoinitiation）和共价延伸两种类型。重新起始是 DNA 链重新开始，即需要合成 RNA 引物，又称复制叉式复制；共价延伸是前导链共价结合在一条亲本链上，又称滚环复制（rolling circle replication）。复制主要以双向等速进行，如原核生物 *E.coil* 和真核生物 DNA 复制；少数是单向复制，如质粒 Col E1 的复制；或以不对称的双向方式进行，如线粒体 DNA 复制（D 环复制）和叶绿体 DNA

的复制（2D 环复制）。θ 型复制是双链环状 DNA 以复制叉式复制的特例。某些双链环状 DNA 或单链 DNA 在复制时，以滚环方式进行复制。滚环式复制是某些噬菌体 DNA 复制的共同方式，如噬菌体 ΦX174、M13 等。

（2）复制的延伸　亲代 DNA 双螺旋由解螺旋酶将双链解开，其产生的拓扑张力由拓扑异构酶释放，分开的链被单链结合蛋白所稳定，而后按照半不连续复制方式进行前导链和后随链的合成。DNA 复制的延伸过程主要包括前导链和后随链的合成。前导链和后随链均由引物酶合成引物，前导链只需合成一条引物，而后随链中每个冈崎片段都需要合成引物。特异的引物酶催化合成 RNA 引物后即可由 DNA 聚合酶Ⅲ在引物 3′端上加入脱氧核糖核苷酸进行延伸，合成前导链和后随链。

延伸阶段具体来说（图 3-17）：前导链的合成是连续合成，即开始合成后通常都一直继续下去。首先由引物酶（DnaG 蛋白）在起点处合成一段 RNA 引物，前导链的引物一般比冈崎片段的引物略长一些，大约为 10～60 个核苷酸。某些质粒和线粒体 DNA 由 RNA 聚合酶合成引物，其长度可以更长。随后 DNA 聚合酶Ⅲ在引物 3′端上加入脱氧核糖核苷酸，合成前导链。前导链的合成方向与复制叉的移动保持同步。后随链的合成是分段进行的，需要不断合成冈崎片段的 RNA 引物，然后由 DNA 聚合酶Ⅲ加入脱氧核糖核苷酸合成冈崎片段，直至遇到下一个引物或冈崎片段为止，接着，降解引物，并由 DNA 聚合酶Ⅰ补齐引物降解所产生的缺口；最后，DNA 连接酶将冈崎片段连接起来，形成长的后随链单链。

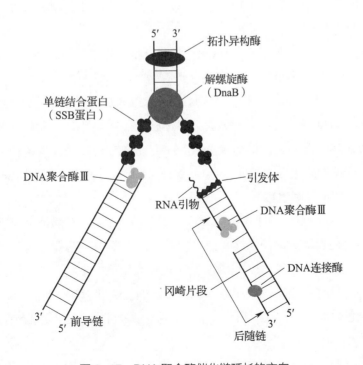

图 3-17　DNA 聚合酶催化链延长的方向

值得注意地是，前导链和后随链的合成是由同一个 DNA 聚合酶Ⅲ完成的。DNA 聚合酶Ⅲ全酶含有两个拷贝的核心酶，每个核心酶可负责一条新链的合成。当前导链上开始 DNA 合成和复制叉向前移动时，后随链模板绕聚合酶向后回折成环，穿过核心酶，从而使两条模板呈相同的 3′→5′ 走向。随着后随链模板在聚合酶中穿行，DNA 聚合酶便从 RNA 引物合成冈崎片段。当合成的 DNA 链到达前一次合成的冈崎片段的 5′ 端时，后随链模板及刚合成的冈崎片段便从 DNA 聚合酶Ⅲ上释放出来。这时，由于复制叉继续前进移动，便又产生了一段单链的后随链模板，它重新环绕 DNA 聚合酶Ⅲ全酶，并通过 DNA 聚合酶Ⅲ开始合成新的后随链冈崎片段。

（3）复制的终止　细菌环状染色体的两个复制叉向前推移，最后在终止区（terminus region）相遇并停止复制。该区含有多个约 22bp 的终止子（terminator）位点。以 *E.coil* 为例，其终止区有 6 个终止子位点，分别称为 *terA* ~ *terF*。有一种称为终止区利用物质的蛋白质（terminator utilization substance，Tus）能特异性地结合这些位点。Tus 蛋白是解螺旋酶 DnaB 蛋白的抑制剂，其分子表面有一个深深的带正电荷的裂缝，正好能与 ter 序列结合形成 Tus-ter 复合物。Tus-ter 复合物只能阻止一个方向的复制叉前移，即不让对侧复制叉超过中点后过量复制。在正常情况下，两个复制叉前移的速度是相等的，到达终止区后就都停止复制；然而如果其中一个复制叉前移受阻，另一个复制叉复制过半后，就受到对侧 Tue-ter 复合物的阻挡，以便等待前一复制叉的汇合。这就是说，终止子的功能对于复制来说并不是必须的，若是人为地将其去除，DNA 复制也能终止，其只是使环状染色体的两半边各自复制。因为两半边的基因方向也正好是相反的，如果让复制叉超过中点后继续复制就可能与转录方向对撞。

当两个复制叉在终止区相遇后，DNA 复制即停止。位于终止区内大约仍有 50 ~ 100bp 序列未被复制。该空缺序列会在两条母链解开后，通过修复的方式填补。但无论如何，最后复制产生的两个子代环状染色体会相互缠绕，成为连锁体（catenane）。此连锁体在细胞分裂前必须解开，否则将导致细胞分裂失败，细胞可能因此死亡。大肠杆菌分开连锁环需要拓扑异构酶Ⅳ（属于Ⅱ型拓扑异构酶）或 XerCD 蛋白参与作用。这两种蛋白质作为位点特异性重组酶，可识别终止区内的 *dif* 位点，切开 DNA 的两条链，在交换后进行再连接。

4. 真核生物 DNA 复制过程

真核生物 DNA 复制与原核生物 DNA 复制的相同点在于它们都是半保留、半不连续复制，复制过程都存在起始、延伸和终止三个阶段，都需要相应功能的酶和蛋白质参与。但真核生物比原核生物复杂得多，其基因组 DNA 也远大于原核生物，在结构上真核生物基因组 DNA 要与五种组蛋白（histone）（H1、H2A、H2B、H3 和 H4）结合，形成核小体（nucleosome），以染色质的形式存在于细胞核中。因此，真核生物 DNA 复制与原核生物 DNA 复制有很多不同之处。

（1）染色质复制　真核生物的基因组 DNA 与组蛋白结合成核小体，以染色质的形式存在。因此，在 DNA 复制过程中需要解决核小体和染色质结构对 DNA 复制构成的障碍。DNA 复制过程中，复制叉向前移动，由于 DNA 双链解旋，核小体结构必然被解聚，复制完成后，核小体则需要在子链上重新组装。由于复制后 DNA 量增加了一倍，因此必须合成新的组蛋白以组装新的核小体。组蛋白的合成与 DNA 复制同步进行。现在一般认为 DNA 复制是半保留的，而组蛋白的合成是全保留的，即在真核生物的复制子上，亲代染色体的核小体被逐个打开，组蛋白以完整的八聚体形式直接转移到子代 DNA 的前导链上，新合成的组蛋白与后随链组装成核小体。这些主要是通过环己酮胺抑制组蛋白合成，在电子显微镜下观察进行实验证明的。

然而随着研究的深入，科学家们发现实际上并非如此。实际上核小体的组装与复制叉蛋白质组分相联系。组蛋白在辅助蛋白 CAF-1 帮助下组成正确的核小体结构，而 CAF-1 通过增殖细胞核抗原（proliferating cell nuclear antigen，PCNA）与复制叉相连接，从而确保复制和染色质结构重建同步进行。CAF-1 含有五个以上亚基，总分子质量 238ku。CAF-1 的功能是和新合成的 H3、H4 结合，因此新形成的 DNA 双链先与（H3）$_2$·（H4）$_2$ 四聚体结合，再加入两个 H2A·H2B 二聚体，从而组成核小体结构。在核小体八聚体解聚和重新装配的过程中，旧的组蛋白八聚体被解聚为（H3）$_2$·（H4）$_2$ 四聚体和 H2A·H2B 二聚体，它们与新合成的（H3）$_2$·（H4）$_2$ 四聚体、H2A·H2B 二聚体一起参与核小体组装，新旧之间是随机装配。

（2）复制起点及复制速度　真核生物的 DNA 具有多复制起点，而原核生物只有一个。真核生物染色体在全部复制完成之前，各个起点不再重新开始复制；而在快速生长的原核生物中，复制起点可以连续开始新的 DNA 复制，虽然只有一个复制单元，但有多个复制叉。真核生物在快速生长时，往往采用更多的复制起点。

真核生物的复制速度比原核生物的慢。例如，细菌 DNA 复制叉的移动速度为 50000bp/min，哺乳类动物复制叉移动速度实际仅为 1000～3000bp/min，相差 20～50 倍，然而哺乳类动物的复制子只是细菌的几十分之一，哺乳动物的复制子大小多为 100～200kb。果蝇和酵母菌的复制子比较小，平均为 40kb，但同一基因组中各复制子的长度相差较大，有的可达 10 倍以上。

（3）DNA 聚合酶　真核生物 DNA 复制需 DNA 聚合酶及多种蛋白因子参与，真核生物 DNA 聚合酶主要有 DNA 聚合酶 α、DNA 聚合酶 β、DNA 聚合酶 γ、DNA 聚合酶 δ 和 DNA 聚合酶 ε 五种酶，其中，polα、polδ 在核内起主要作用，polε 是一种修复酶。polα 与引物酶紧密结合，形成 polα-引物酶复合物，在 DNA 模板上先合成 RNA 引物。与原核生物中引物酶周期性结合复制叉不同，真核生物的 polα-引物酶一直与复制叉相结合，并且间断性地由引物酶合成引物。引物合成后，先由 polα 延长新链，再由延伸能力强的 polδ 或 polε 代替（聚合酶转换）。polδ 需要与一种 PCNA 复制因子结合，PCNA 相当于大肠杆菌 polⅢ 的 β 亚基，能形成滑动夹结构，以增强聚合酶的持续合成能力。在真核生物的复制中，还有两种蛋白因子的参与。复制蛋白 A（replication protein A，RP-A）是真核生物的单链结合蛋白，相当于大肠杆菌的 SSB；复制因子 C（replication factor C，RF-C）是滑动夹装载器，可促使 PCNA 安装及拆卸到 DNA 双链上，还可促进复制体的装配。

（4）RNA 引物和冈崎片段　真核生物复制中的 RNA 引物和冈崎片段均小于原核生物。真核生物的 RNA 引物一般长 10 个核苷酸，而且可能含有 DNA 成分，冈崎片段大小为 100～200 个核苷酸；而原核生物的 RNA 引物为十几至几十个核苷酸，合成的冈崎片段大小为 1000～2000 个核苷酸。

（5）DNA 复制与细胞周期　在真核生物中，DNA 的复制属于细胞周期的一部分。真核生物的一生要经历许多次细胞分裂，而每一次细胞分裂都要经历四个不同的时期，即细胞周期（cell cycle）。细胞周期可分为 DNA 合成前期（G_1 期）、DNA 合成期（S 期）、DNA 合成后期（G_2 期）和有丝分裂期（M 期）。G_1 期占整个细胞周期的大部分，在此期间合成 DNA 复制所需要的引物及延伸所需的底物、复制所需的酶系、辅助因子、起始因子等。DNA 合成期在 S 期，在高等真核生物中 S 期延续数小时，首先是常染色质 DNA 的复制，然后是异染色质的复制。DNA 复制完成后进入有丝分裂的准备期（G_2 期）。G_1 期、S 期和 G_2 期总称为细胞间期。然后细胞进入细胞分裂期。

（6）末端复制与端粒酶　真核生物 DNA 为线状染色体 DNA。线状 DNA 在复制过程中，由于 5′- 磷酸末端引物的切除，新生链 5′- 磷酸末端有缺口；同时，DNA 聚合酶补齐缺口需要有 3′-OH 末端的存在。所以，对于线状 DNA 复制后，存在新生子链 5′- 磷酸末端缩短的问题。假如每次细胞分裂或 DNA 复制都是如此，5′端将会不断缩短，最终导致关键基因的丧失及种系灭绝的危险，但事实并非如此。真核生物通过形成端粒结构及端粒酶（telomerase）来阻止端粒缩短。

端粒是真核生物线性染色体的两个末端具有的特殊结构。对端粒 DNA 序列的分析发现，端粒 DNA 的 3′ 端是由数百个串联重复 GT 丰富的短的寡核苷酸序列组成，如四膜虫的重复序列为 -TTGGGG-，人的端粒序列为 -AGGGTT-。端粒 DNA 序列虽不含功能基因，但对维持染色体的稳定性起着重要作用。如果端粒丧失，染色体之间可能出现端 - 端融合、降解、重排乃至染色体丢失等变化，最后细胞衰亡。

端粒酶是一种能延长端粒末端的核糖蛋白（RNP）酶，主要成分是 RNA 和蛋白质，其含有引物特异识别位点，能以自身 RNA 为模板，合成端粒 DNA 并加到染色体末端，使端粒延长。端粒酶是通常含有 150 个碱基的 RNA 链，其中含有 1.5 拷贝的端粒重复单位为模板。端粒酶具有种属特异性。例如，四膜虫的端粒酶，其 RNA 部分含 159 个核苷酸，其中有一段序列为 5′-CAACCCCAA-3′可作为合成端粒 DNA 3′端 GT 丰富序列 -GGGGTTTT-GGGG- 的模板。人端粒酶的 RNA 含 450 个碱基，其中 5′-CUAACCCUAAC-3′ 为合成 -AGGGTTTTAGGG- 的模板。端粒酶具有逆转录酶活性，利用自身携带的 RNA 作为模板，以脱氧核苷三磷酸（dNTP）为原料，以反转录的方式催化互补于 RNA 模板的后随链

DNA 片段的合成。合成一个重复单位后端粒酶再向前移动一个单位（图 3-18）。这样可以防止细胞分裂时 DNA 复制端粒的缩短。

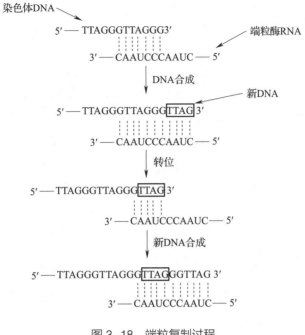

图 3-18 端粒复制过程

端粒、端粒酶和细胞的衰老有密切关系。有人将端粒称为分子钟或有丝分裂钟。在动物的生殖细胞中，由于端粒酶的存在，端粒一直保持一定的长度。体细胞随着分化而失去端粒的活性，主要是因为编码该催化亚基的基因表达受到了阻碍。在缺乏端粒酶活性时，细胞连续分裂将使端粒不断缩短，短到一定程度时，细胞生长停止或凋亡。但是恶性肿瘤细胞当端粒缩短到某种程度时，端粒酶活性又重新出现，对端粒进行补偿，使之永不衰亡，形成恶性增殖。目前，端粒酶是最广谱的肿瘤标记物。

二、反转录作用

DNA 是生物最重要的遗传物质，其储存的遗传信息决定了细胞内外各种蛋白质的氨基酸序列。F.H.Crick 于 1956 年提出"中心法则"（central dogma）（图 3-19），DNA 首先作为模板指导 RNA 的生物合成，然后再由 RNA 直接指导蛋白质的生物合成。这种以 DNA 作为模板合成 RNA 的过程称为转录（transcription）。以 RNA 链为模板合成 DNA 的过程称为反转录（reverse transcription）。催化反转录反应的酶称为反转录酶，也称为依赖 RNA 的 DNA 聚合酶。反转录广泛存在于鸟类劳氏肉瘤病毒、小鼠白血病病毒等致癌病毒中，也存在于正常动物胚胎细胞中。

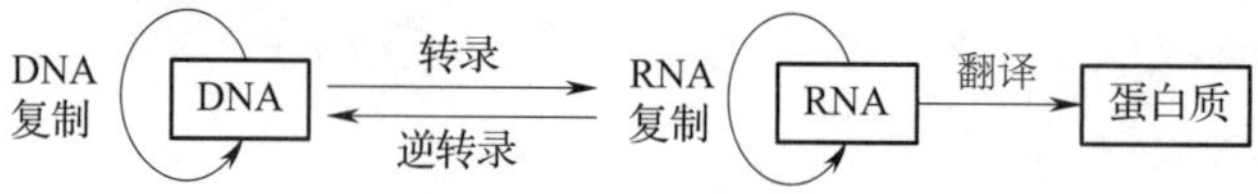

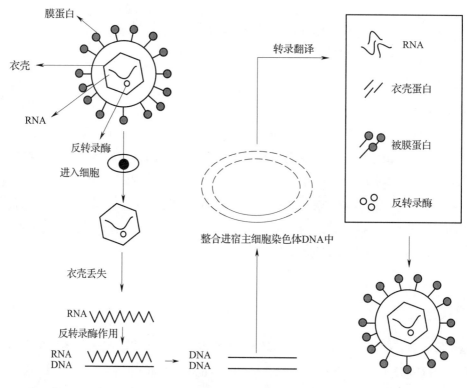

$$\text{DNA复制} \quad \boxed{\text{DNA}} \xrightleftharpoons[\text{逆转录}]{\text{转录}} \text{RNA复制} \quad \boxed{\text{RNA}} \xrightarrow{\text{翻译}} \boxed{\text{蛋白质}}$$

图 3-19　中心法则

1. 反转录的过程

目前已知的致癌的 RNA 病毒都含有反转录酶，因而 RNA 病毒也被称为反转录病毒（retrovirus）。当反转录病毒借助病毒颗粒的表面蛋白和跨膜蛋白进入到宿主细胞后，首先会以反转录病毒携带的基因组 RNA 为模板，结合反转录过程所需要的引物和酶经过反转录合成双链 DNA 分子，即 cDNA。随后，cDNA 分子进入宿主细胞细胞核，在整合酶的作用下，病毒的 cDNA 分子整合到宿主细胞的染色体 DNA 内，称为前病毒（provirus）。前病毒可以继续随着宿主的染色体 DNA 一起进行复制和转录，将致癌信息传递给子代细胞，经转录翻译后产生病毒性蛋白质（图 3-20）。

图 3-20　反转录病毒的生活周期

2. 反转录酶的性质

反转录酶是美国威斯康星大学 Howard Temin 在劳氏肉瘤病毒中发现的，并于 1970 年由 David Baltimore 和 Howard Temin 从致癌病毒中分离出来。反转录酶是一种多功能酶，具有三种酶的活性。

① 具有 RNA 指导的 DNA 聚合酶活性，即以 RNA 为模板，合成与其互补配对的一条 DNA 链，形成 RNA–DNA 杂交分子。

② 具有 DNA 指导的 DNA 聚合酶性，即以新合成的 DNA 链为模板合成互补的 DNA 链，形成 DNA 双链。

③ 具有核糖核酸酶（RNase H 酶）的活性，专门水解 RNA–DNA 杂交分子中的 RNA 链，起着 $3' \rightarrow 5'$ 外切酶和 $5' \rightarrow 3'$ 外切酶的作用。

反转录酶催化的 DNA 合成反应也需要模板和引物，同时也以 4 种脱氧核糖核苷三磷酸（dNTP）作为底物，此外还需要 Mg^{2+}、Mn^{2+}。合成的 DNA 链延伸方向为 $5' \rightarrow 3'$ 方向，这些性质都与 DNA 复制方式类似。

3. 反转录的生物学意义

反转录酶的发现，表明遗传信息可以从 RNA 传到 DNA，从而丰富了中心法则的内容；而且可以从真核生物分离的 RNA 为模板，利用反转录酶合成其相应的 cDNA 以获取目的基因。这种方法已成为生物技术和分子生物学研究中最常见的方法之一，反转录酶作为一种重要的工具酶，在基因工程和蛋白质工程中具有重要的实际意义。

反转录作用的发现不仅是对中心法则内容的进一步补充，他将有助于人们对 RNA 病毒致癌的机制进行深入了解和探究。例如，艾滋病是由反转录病毒 HIV 引起的免疫缺陷性疾病，借助于反转录作用机制，能更好地找到防治艾滋病的方法和途径，为肿瘤防治、癌症治疗等提供坚实的理论支持。

第三节　DNA 损伤及修复与人体营养健康

一、DNA 损伤的概念

生物遗传物质 DNA 的遗传保守性是维持生物物种相对稳定的最主要因素。然而，在长期的生物演进过程中，生物体时刻受到来自内、外环境中各种因素的影响，DNA 的改变不可避免。各种体内或者体外的因素所导致的 DNA 组成与结构变化称为 DNA 损伤（DNA damage）。

二、DNA 损伤的类型

DNA 分子中的碱基、核糖与磷酸二酯键均是 DNA 损伤因素作用的靶点。根据 DNA 分子结构改变的不同，DNA 损伤有碱基脱落、碱基结构破坏、嘧啶二聚体形成、DNA 单链或双链断裂、DNA 交联等多种类型。

1. 碱基损伤与糖基破坏

一些化学试剂可通过对碱基的某些基团进行修饰而改变碱基的理化性质，破坏碱基的结构。例如，① 亚硝酸等可导致碱基脱氨；② 在羟自由基的攻击下，嘧啶碱基易发生加成、脱氢等反应，导致碱基环破裂；③ 具有氧化活性的物质可造成 DNA 中嘌呤或嘧啶碱基的氧化修饰，形成 8–羟基脱氧鸟苷或 6–甲基尿嘧啶等氧化代谢产物。DNA 分子中的戊糖基的碳原子和羟基上的氢可能与自由基反应，由此戊糖基的正常结构被破坏。由于碱基损伤或糖基被破坏，在 DNA 链上可能形成一些不稳定点，最终导致 DNA 链的断裂。

2. 碱基间错配

碱基类似物的掺入、碱基修饰剂的作用可改变碱基的性质，导致 DNA 序列中的错误配对。在正常的 DNA 复制过程中，存在着一定比例的自发的碱基错配发生，最常见的是组成 RNA 的尿嘧啶替代胸腺嘧啶掺入 DNA 分子中。

3. DNA 链断裂

DNA 链断裂是电离辐射致 DNA 损伤的主要形式。某些化学毒剂也会导致 DNA 链断裂。戊糖环的破坏、碱基的损伤和脱落都是引起 DNA 断裂的原因。碱基损伤或糖基的破坏可引起 DNA 双螺旋局部变性，形成酶敏感性位点，特异的核酸内切酶能识别并切割这样的位点，从而造成 DNA 链断裂。DNA 链上受损碱基也可以被另一种特异的 DNA 糖苷酶除去，形成无嘌呤嘧啶位，或称无碱基位点，这些位点在内切酶等的作用下可造成 DNA 链的断裂。DNA 断裂可以发生在单链或双链上，单链断裂能迅速在细胞中以另一条互补链为模板重新合成，完成修复；而双链断裂在原位修复的概率很小，需依赖重组修复，这种修复导致染色体畸变的可能性很大。因此，一般认为双链断裂的 DNA 损伤与细胞的致死性效应有直接联系。

4. DNA 链共价交联

被损伤的 DNA 分子中有多种 DNA 交联形式。DNA 分子中同一条链中的两个碱基以共价键结合，称为 DNA 链内交联。低波长紫外线照射后形成的嘧啶二聚体就是 DNA 链内交联的最典型例子。DNA 分子一条链上的碱基与另一条链上的碱基以共价键结合，称为链间交联。DNA 分子还可与蛋白质以共价键结合，称为 DNA– 蛋白质交联。

以上对各种类型的 DNA 损伤进行了阐述。实际上 DNA 损伤是相当复杂的。当 DNA 受到严重损伤时，在其局部范围所发生的损伤常常不止一种，而是多种类型的损伤复合存在。最常见的是碱基损伤、糖基被破坏和 DNA 链断裂可能同时存在。这样的损伤部位被称为局部多样性损伤部位。

上述 DNA 损伤可导致 DNA 模板发生碱基置换、插入、缺失、链的断裂等变化，并可能影响到染色体的高级结构。就碱基置换来讲，DNA 链中的一种嘌呤被另一种嘌呤取代，或一种嘧啶被另一种嘧啶取代，称为转换；而嘌呤被嘧啶取代或反之，则称为颠换。转换和颠换在 DNA 复制时可引起碱基错配，导致基因突变。碱基的插入和缺失可引起移码突变。DNA 断裂可阻止 RNA 合成过程中链的延伸。而 DNA 损伤所引起的染色质结构变化也可以造成转录异常。所有这些变化均可造成某种或某些基因信息发生异常或丢失，进而导致其表达产物的量与质的变化，对细胞的功能造成不同程度的影响。

三、DNA 损伤的原因

DNA 损伤的诱发因素众多，一般可分为自发性因素与外源因素。自发性因素主要包括机体代谢过程中产生的某些活性代谢物，DNA 复制过程中发生的碱基错配，以及 DNA 本身的热不稳定性等，均可诱发 DNA "自发"损伤。外源因素则主要包括辐射、化学毒物、药物、病毒感染、植物以及微生物的代谢产物等。值得注意的是，体内因素与体外因素的作用，往往是不能截然分开的。通常，外源因素是通过体内因素引发 DNA 损伤的。然而，不同因素所引发的 DNA 损伤的机制往往又是不相同的。

1. 自发性损伤

（1）DNA 复制错误　DNA 复制过程中，碱基的异构互变，4 种 dNTP 之间浓度的不平衡等均可能引起碱基的错配，即产生非 Watson-Crick 碱基对。尽管绝大多数错配的碱基被 DNA 聚合酶的即时校读功能所纠正，但依然不可避免地有极少数的碱基错配被保留下来。DNA 复制的错配率约 $1/10^{10}$。

此外，复制错误还表现为片段的缺失或插入。特别是 DNA 上的短片段重复序列，在真核细胞基因组上广泛分布，导致 DNA 复制系统工作时可能出现"打滑"现象，使得新生 DNA 上的重复序列的拷贝数发生变化。DNA 重复片段在长度方面表现出的高度的多态性，在遗传性疾病的研究上有重大价值。亨廷顿病（huntington disease）、脆性 X 综合征（fragile X syndrome）、强直性营养不良（myotonic dystrophy）等神经退行性疾病均属于此类。

（2）DNA 自身的不稳定性　在 DNA 的自发性损伤中，DNA 结构自身的不稳定性是导致 DNA 损伤的主要因素。当 DNA 过热或者所处的环境 pH 发生变化时，DNA 分子上连接碱基和核糖之间的糖苷键可自发地水解，导致碱基的丢失与脱落，其中以脱嘌呤最为普遍。另外，含有氨基的碱基可能自发发生脱氨基反应，转变为另外一种碱基，如 C 转变为 U 等。

（3）机体代谢过程中产生的活性氧　机体代谢过程中产生的活性氧（reactive oxygen species，ROS）可以直接作用修饰碱基，如修饰鸟嘌呤，产生 8- 羟基脱氧鸟嘌呤等。

2. 外源因素

最常见的导致 DNA 损伤的外源性因素，主要分为物理因素、化学因素以及生物因素。这些因素导致 DNA 损伤的机制各有其特点。

（1）物理因素　最常见导致 DNA 损伤的物理因素是电磁辐射。根据作用原理的不同，通常将电磁辐射分为电离辐射和非电离辐射。紫外线和波长大于紫外线的电磁辐射属于非电离辐射；α 粒子、β 粒子、X 射线、γ 射线等，能直接或间接引起被穿透组织发生电离从而损伤 DNA，属于电离辐射。

紫外线照射导致 DNA 损伤：紫外线属于非电离辐射。按照波长的不同，紫外线可分为 UVA（320~400nm）、UVB（290~320nm）和 UVC（100~290nm）三种。UVA 的能量较低，一般不造成 DNA 等生物大分子损伤。260nm 左右的紫外线，其波长正好在 DNA 和蛋白质的吸收峰附近，容易导致 DNA 等生物大分子损伤。低波长紫外线的吸收可使 DNA 分子中同一条链相邻的两个胸腺嘧啶碱基（T），以共价键连接形成胸腺嘧啶二聚体结构（TT），也称为环丁烷型嘧啶二聚体（图 3-21）。另外，紫外线也可导致其他嘧啶间形成类似的二聚体，如 CT 和 CC 二聚体等。二聚体的形成可使得 DNA 产生弯曲和扭结，影响其双螺旋结构，使得复制与转录过程受到阻碍。此外，紫外线还会导致 DNA 链之间的其他交联或者链的直接断裂等损伤。

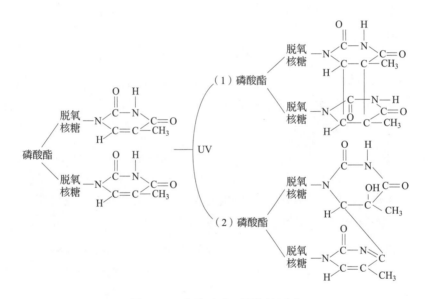

图 3-21 胸腺嘧啶二聚体的形成

同紫外线一样，高能 γ 射线及 X 射线也能与 DNA 分子发生直接的相互作用，但它们对 DNA 的损伤主要是由于产生的电离分子（如水）包围在 DNA 分子周围。自由基就是带有不成对电子的化学物质，这些自由基特别是含氧的自由基具有很高的活性，能够快速与相邻的分子发生作用。当自由基与 DNA 分子发生作用时，可以引起碱基的改变，但更多的情况是引起 DNA 单链或双链的断裂。

（2）化学因素   能引起 DNA 损伤的化学因素种类繁多，主要包括自由基、碱基类似物、碱基修饰物和嵌入染料等。值得注意的是，许多肿瘤化疗药物是通过诱导 DNA 损伤，包括碱基改变、单链或双链 DNA 断裂等，阻断 DNA 复制或 RNA 转录的，进而抑制肿瘤细胞的增殖。因此，对 DNA 损伤，以及后续的肿瘤细胞死亡机制的认识，将十分有助于对肿瘤化疗药物的改进。

① 自由基导致 DNA 损伤：自由基是指能够独立存在，外层轨道带有未配对电子的原子团或分子。自由基的化学性质异常活跃，可引发多种化学反应，影响细胞功能。自由基的产生可以是体外因素与体内因素相互作用的结果，如电离辐射产生羟自由基（·OH）和氢自由基（H·），而生物体内的代谢过程可产生活性氧自由基。·OH 具有极强的氧化性质，而 H· 则具有极强的还原性质。这些自由基可与 DNA 分子发生反应，导致碱基、核糖和磷酸基损伤，引发 DNA 的结构与功能异常。

② 碱基类似物导致 DNA 损伤：碱基类似物是人工合成的一类与 DNA 正常碱基结构类似的化合物，通常被用作抗癌药物或促突变剂。在 DNA 复制时，因结构类似，碱基类似物可取代正常碱基掺入 DNA 链中，并与互补链上的碱基配对，引发碱基对的置换。

③ 碱基修饰剂、烷化剂导致 DNA 损伤：这是一类通过对 DNA 链中碱基的某些基团进行修饰，改变被修饰碱基的配对，进而改变 DNA 结构的化合物。例如，亚硝酸能脱去碱基上的氨基，腺嘌呤脱氨后成为次黄嘌呤，不能与原来的胸腺嘧啶配对，转而与胞嘧啶配对；胞嘧啶脱氨基成为尿嘧啶，不能与原来的鸟嘌呤配对，转而与腺嘌呤配对。这些均能改变碱基的序列。此外，众多的烷化剂如氮芥、硫芥、二乙基亚硝胺等可导致 DNA 碱基上的氮原子烷基化，引起 DNA 分子电荷变化，也可改变碱基配对，或烷基化的鸟嘌呤脱落形成无碱基位点，或引起 DNA 链中的鸟嘌呤连接成二聚体，或导致 DNA 链交联与断裂。这些变化都可以引起 DNA 序列或结构异常，阻止正常的修复过程。

④ 嵌入性染料导致 DNA 损伤：溴化乙锭、吖啶橙等染料可直接插入到 DNA 碱基对中，导致碱基对间的距离增大一倍，极易造成 DNA 两条链的错位，在 DNA 复制过程中往往引发核苷酸的缺失、移码或插入。

（3）生物因素　生物因素主要指的是病毒和霉菌，如麻疹病毒、风疹病毒、疱疹病毒、黄曲霉、寄生曲霉等，其蛋白质表达产物或产生的毒素和代谢产物，如黄曲霉毒素等有诱变作用。黄曲霉毒素主要由黄曲霉产生，在湿热地区的食品和饲料中出现黄曲霉毒素的概率最高。他们存在于土壤，动植物以及各类坚果中，特别是容易污染花生、玉米、稻米、大豆、小麦等粮油产品，是霉菌毒素中毒性最大、对人类健康危害极其突出的一类霉菌毒素。

四、DNA 损伤的后果

DNA 损伤可产生两种后果：一是损伤导致 DNA 的结构发生永久性改变，即突变；二是损伤导致 DNA 失去作为复制和（或）转录的模板。在长期的生物进化中，无论低等生物还是高等生物均形成了自己的 DNA 损伤修复系统，可随时修复损伤的 DNA，恢复 DNA 的正常结构，保持细胞的正常功能。实际上，DNA 损伤的同时即伴有 DNA 损伤修复系统的启动。受损细胞的转归，在很大程度上，取决于 DNA 损伤的修复效果，如损伤被正确修复，细胞的 DNA 的结构恢复正常，细胞就能够维持正常状态；如损伤严重，DNA 不能被有效修复，则可能通过凋亡的方式，清除这些 DNA 受损的细胞，降低 DNA 损伤对生物体遗传信息稳定性的影响。另外，当 DNA 的损伤发生不完全修复时，DNA 发生突变，染色体发生畸变，可诱导细胞出现功能改变，甚至出现衰老、细胞恶性转化等生理病理变化。当然，如果遗传物质具有绝对的稳定性，那么生物将失去其进化的基础，就不会呈现大千世界万物生辉的自然景象。因此，自然界生物的多样性依赖于 DNA 损伤与 DNA 损伤修复之间的良好平衡。

五、DNA 损伤修复概念

DNA 损伤修复（repair of DNA damage）是在多种酶的作用下，生物细胞内的 DNA 分子受到损伤以后恢复结构的现象。DNA 损伤修复的研究有助于了解基因突变的机制、衰老和癌变的原因，还可应用于环境致癌因子的检测。

六、DNA 损伤修复简史

1949 年 A. Kellner 偶然发现灰色链丝菌等微生物经紫外线（UV）照射后如果立即暴露在可见光下则可减少死亡。此后在大量的微生物实验中都发现了这种现象，并证明这是许多种微生物固有的 DNA 损伤修复功能，并把这一修复功能称为光复活。1958 年 R.L. Hill 证明即使不经可见光的照射，大肠杆菌也能修复它的由紫外线所造成的 DNA 损伤，而后又证明其他微生物也有这种功能，当时就把这种修复功能称为暗复活或暗修复。此后发现暗修复普遍地存在于原核生物、低等真核生物、高等真核生物的两栖类乃至哺乳动物中，并证实暗修复包括切除修复和复制后修复两种。1968 年美国学者 J.E. Cleaver 首先发现人类中的常染色体隐性遗传的光化癌变疾病——着色性干皮病（xeroderma pigmentosum，XP）是由基因突变造成的 DNA 损伤切除修复功能的缺陷引起的。这一发现为恶性肿瘤的发生机制提供了一个重要的分子生物学证据，也使 DNA 损伤修复的研究进入了医学领域。

七、DNA 损伤修复途径

细胞内存在多种修复 DNA 损伤的途径或者系统。常见的 DNA 损伤修复系统包括直接修复、切除修复、重组修复以及损伤跨越修复等，值得注意的是，一种 DNA 损伤可以通过多种途径修复，而一种途径也可以同时参与多种 DNA 损伤的修复流程。

表 3-7　常见的 DNA 损伤的修复路径

修复途径	修复对象	参与修复的酶或者蛋白质
光复活修复	嘧啶二聚体	DNA 光裂合酶
碱基切除修复	受损的碱基	DNA 糖苷酶、AP 核酸内切酶
核苷酸切除修复	嘧啶二聚体，DNA 螺旋结构的改变	大肠杆菌中 UvrA、UvrB、UvrC、UvrD，人 XP 系列蛋白质 XPA、XPB 等
错配修复	复制或重组中的碱基配对错误	大肠杆菌中的 MutH、MutL、MutS，人的 MLH1、MSH2、MSH3、MSH6 等
重组修复	双链断裂	RecA 蛋白、Ku 蛋白、DNA-PKcs、XRCC4
损伤跨越修复	大范围的损伤或复制中来不及修复的损伤	RceA 蛋白、LexA 蛋白、其他类型的 DNA 聚合酶

1. 直接修复

直接修复是最简单的一种 DNA 损伤的修复方法。修复酶直接作用于受损的 DNA，将其恢复至原来的结构。

（1）嘧啶二聚体的直接修复　嘧啶二聚体的直接修复称为光修复或者光逆转。这是在可见光（波长 300 ~ 600nm）照射下由 DNA 光裂合酶（DNA photolyase）识别并作用于二聚体，利用光所提供的能量使环丁酰环打开，将嘧啶二聚体解聚为原来的单体核苷酸形式，而完成的修复过程（图 3-22）。

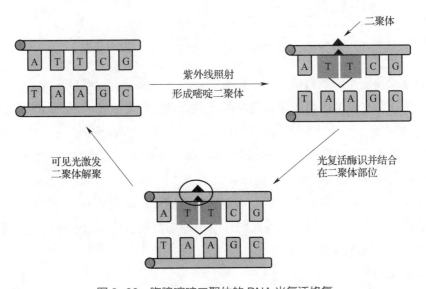

图 3-22　胸腺嘧啶二聚体的 DNA 光复活修复

光复活酶（photoreactivation repair，PR）已在细菌、酵母菌、原生动物、藻类、蛙、鸟类、哺乳动物中的有袋类和高等哺乳类及人类的淋巴细胞和皮肤成纤维细胞中发现。这种修复功能虽然普遍存在，但主要是低等生物的一种修复方式，随着生物的进化，它所起的作用也随之削弱。

光复活过程并不是 PR 酶吸收可见光，而是 PR 酶先与 DNA 链上的胸腺嘧啶二聚体结合成复合物，这种复合物以某种方式吸收可见光，并利用光能切断胸腺嘧啶二聚体间的 C—C 键，胸腺嘧啶二聚体变成单体，PR 酶就从 DNA 上解离下来。

（2）烷基化碱基的直接修复　从 *E.coli* 到人类，所有的生命体都能直接逆转另外一种损伤，即鸟嘌呤 O6 位点的烷基化损伤。当 DNA 被甲基化或者乙基化修饰后，存在于生物体的 *O*6- 甲基鸟嘌呤甲基转移酶（*O*6-methyl-guanine methyl transferase）能够催化这种损伤修复反应，它能直接将甲基或乙基直接从鸟嘌呤的 O6 原子上转移到酶蛋白分子的一个半胱氨酸残基上，从而修复损伤的 DNA，修复的机制如图 3-23。

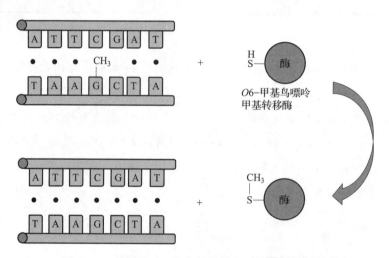

图 3-23　胸腺嘧啶二聚体的烷基化碱基的直接修复

烷基的接受位点是酶蛋白的一个半胱氨酸残基上的硫原子，严格来讲，这意味着甲基转移酶不是真正意义上的酶，正常的化学酶在其所催化的反应完成后酶分子不会发生任何改变。而 *O*6- 甲基鸟嘌呤甲基转移酶的活性在反应完成后不能恢复，所以这一类酶被称之为自杀性酶，因为其在履行完自己的功能后便失活了，因此，这种修复过程是需要代价的，每发生一次修复事件就需要消耗一个蛋白质分子。

值得注意的是，*O*6- 甲基鸟嘌呤甲基转移酶可以被烷基化的 DNA 诱导，至少在 *E.coli* 细胞里是这样的，这表明一直处于烷化剂环境中的细菌细胞比刚出于诱变剂环境中的细菌细胞对 DNA 损伤具有较大的抗性。

2. 切除修复

通过直接逆转修复方式只能修复少量的 DNA 损伤，因为大多数损伤既不是嘧啶二聚体损伤，也不是 O6- 烷基鸟嘌呤损伤，所以必须通过不同的机制来修复这些损伤。切除修复（excision repair）能够消除大多的 DNA 损伤，首先将受损伤的 DNA 切除，然后用新合成的 DNA 进行替换。

切除修复机制包括碱基切除修复和核苷酸切除修复。碱基切除修复机制较为普遍，主要针对碱基轻微改变的 DNA 损伤，如细胞试剂引起的化学修饰；核苷酸切除修复机制主要修复碱基发生重大变化的 DNA 损伤，其中许多损伤会引起 DNA 双螺旋结构的扭曲，这些改变主要是由于细胞外的诱变剂造成的，UV 辐射引起的嘧啶二聚体就是这类损伤的一个典型事例。

（1）碱基切除修复　在碱基切除修复（base excision，BER）中，由 DNA 糖基化酶（DNA glycosylase）识别受损碱基，通过使 DNA 发生扭曲而使受损碱基从碱基对中凸出来，然后水解受损碱基与核糖之间的糖苷键（glycosidic bond），如图 3-24 所示，从而除去受损碱基，产生无嘌呤（apurinic）或无嘧啶（apyrimidinic）的 AP 位点，即没有嘌呤碱基或嘧啶碱基的核糖位点。AP 内切核酸酶（AP endo-nuclease）能够识别 AP 位点，在 AP 位点的 5′ 端一侧将 DNA 链切断或造成缺口（内切核酸酶中 "en-do" 是指该酶能够在内部而不是在游离的末端将 DNA 链切断）。在 E.coli 中，DNA 磷酸二酯酶在 AP 位点处将磷酸戊糖切除，然后由 DNA 聚合酶 I 进行修复合成，按 5′ → 3′ 方向，在降解 DNA 的同时合成新的 DNA 片段，但 DNA 聚合酶不能修复缺口，最后由 DNA 连接酶将切口连接起来，完成损伤修复。不同的损伤碱基可由不同的 DNA 糖基化酶识别，人类至少有 8 种 DNA 糖基化酶。由于 DNA 复制一般不会因碱基受到微小的化学修饰而停止，但可能会引起错码，所以在防止发生突变方面，BER 发挥着重要作用。

真核生物的大多数 BER 过程与原核生物相似［图 3-24 所示］，只是没有 DNA 磷酸二酯酶的参与。AP 位点被切开后，由 DNA 聚合酶 β 填补空隙，同时将磷酸戊糖切除，但该修复方案存在一个基本问题：细菌的 DNA 聚合酶 I 具有编辑校正活性，而 DNA 聚合酶 β 则无此功能，是一种具有错误倾向的酶，平均复制 4000 个核苷酸就会出现 1 次错误，而且自身又不能修复错误。这种情况听起来可能不是很糟糕，但考虑到人类的基因组中每天可能有 2000 ~ 8000 个碱基会受到损伤，如果按 DNA 聚合酶 β 的这种错误概率计算的话，BER 系统每天就会在人类的基因组中引入 5 ~ 20 次突变。

幸运的是，真核细胞具有解决这个问题的方案。2002 年，Kai Ming Chou 和 Yung-Chi Cheng 研究表明，人类的无嘌呤 / 无嘧啶（AP）内切核酸酶（APE1）能够与 DNA 聚合酶 β 共同作用，以校正 DNA 聚合酶 β 产生的错误。已知酵母菌的 APE1 除了具有主要的内切核酸酶活性外，还有 3′ → 5′ 外切核酸酶活性，但 3′ → 5′ 外切核酸酶活性太弱可能没有什么生物学意义。Chou 和 Cheng 的研究表明，对准确配对的核苷酸而言，酵母菌 APE1 的 3′ → 5′ 外切核酸酶活性确实很弱，但遇到末端错配的核苷酸，如当 DNA 聚合酶 β 没有准确填补空隙时，其 3′ → 5′ 外切核酸酶活性会提高 50 ~ 150 倍。当相邻的两条 DNA 链中的一条其末端拥有错配碱基时，DNA 连接酶 I 不能有效地将这两条 DNA 链连接在一起，如图 3-24 步骤（6）中所示的结构。事实上，DNA 连接酶 I 对末端错配 DNA 链的连接效率低于 10%。如果 APE1 确实能够修复由 DNA 聚合酶 β 产生的错配 DNA，那么可以预测：APE1 能够与连接酶协同作用，修复错配的碱基并有效地将 DNA 链连接起来。Chou 和 Cheng 利用由纯化的 DNA 连接酶 I、DNA 聚合酶 β 和 APE1 构成的重组系统，证明 APE1 能够有效地提高连接效率，依据其浓度，连接效率提高 10% ~ 95%。所以，APE1 确实能够修复由 DNA 聚合酶 β 产生的错配。

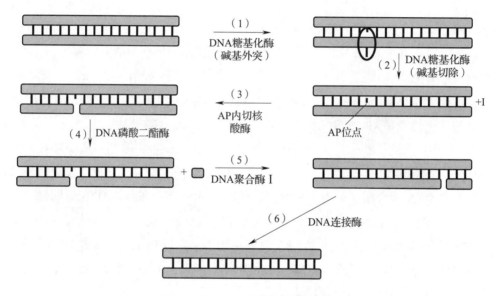

图 3-24　*E.coli* 的碱基切除修复

（1）DNA 糖基化酶使得受损碱基外突；（2）DNA 糖基化酶切除受损的外突碱基，在下方 DNA 链留下一个无嘌呤或者无嘧啶位点；（3）AP 内切核酸酶从 AP 位点 5′ 端一侧切去 DNA 链；（4）DNA 磷酸二酯酶去除 DNA 糖基化留下的 AP- 脱氧核糖磷酸；（5）DNA 聚合酶 I 将填补空隙，并继续向下游修复合成几个核苷酸，DNA 降解的同时将其修复；（6）DNA 连接酶黏合 DNA 聚合酶 I 留下的缺口。

（2）核苷酸切除修复　核苷酸切除修复包括胸腺嘧啶二聚体在内，当碱基受到较大程度的损伤时，会被修复系统直接切除，且无须 DNA 糖基化酶的协助。在核苷酸切除修复（nucleotide excision repair，NER）途径中（图 3-26），切除酶系统识别发生严重损伤的 DNA 链，然后从损伤区域的两侧将 DNA 链断裂，切除包含损伤区域在内的一段寡核苷酸链。*E.coli* 细胞核苷酸切除修复途径中的关键酶是 *uvr*ABC 内切核酸酶，该酶由 3 个多肽组成，分别由 *uvr*A、*uvr*B 和 *uvr*C 基因所编码。*uvr*ABC 内切核酸酶依据受到损伤的是一个碱基（烷基化修饰）还是两个碱基（胸腺嘧啶二聚体），将受损伤的 DNA 链切割成长度为 12 ~ 13nt 的寡核苷酸片段。催化核苷酸切除修复反应的酶是切除核酸酶或切割酶（excinuclease）。在真核细胞中核酸酶切除的寡核苷酸片段的长度为 24 ~ 32nt，而不是 12 聚体或 13 聚体，但不管怎样，都是由 DNA 聚合酶填补空隙、由 DNA 连接酶将切口黏合。

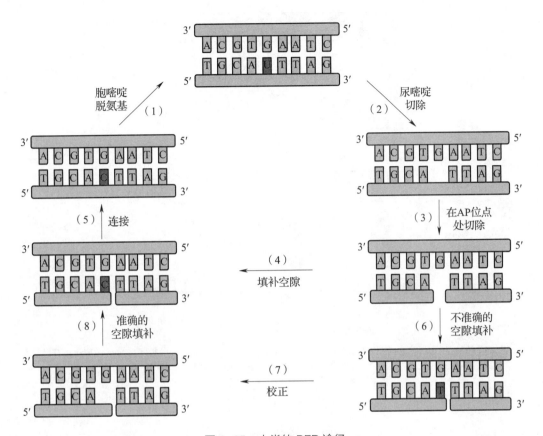

图 3-25　人类的 BER 途径

（1）DNA 分子的下方链中，胞嘧啶发生自发脱氨基作用，使 C 转变为 U；（2）糖基化酶将尿嘧啶切除；（3）APE1 在
无嘧啶位点的 5′ 端一侧将 DNA 链切断；（4）DNA 聚合酶 β 用 C 准确地填补空隙，同时将核糖磷酸切除；
（5）DNA 连接酶 I 黏合切口，使 DNA 恢复到正常状态；（6）DNA 聚合酶偶尔也会出现错误，可能会掺入
错误的 T，而不是正确的 C，在错配碱基的 3′ 端留下一个切口；（7）APE1 利用其 3′ - 外切核酸酶
活性切除错配的 T，产生空隙；（8）DNA 聚合酶 β 准确地掺入能够与 G 配对的 C，
修复错配，然后将 DNA 连接起来，即可恢复到正常状态。

　　有关人类 DNA 修复机制的信息主要来自对先天性 DNA 修复缺陷疾病的研究。这种
DNA 修复失调导致人类疾病的发生，包括 Cockayne 综合征和着色性干皮病（xroderma
pigmentosa，XP），当暴露在阳光下后，与正常人相比，大多数 XP 患者得皮肤癌的概
率高数千倍。事实上，皮肤癌患者的皮肤只是在表面生一些雀斑，然而，如果 XP 患
者免受阳光曝晒，他们患皮肤癌的概率与正常人是相同的，即使将 XP 患者曝晒于阳
光之下，未遭受阳光照射的皮肤几乎不会发生癌变，这些发现充分表明阳光是一种潜
在的诱变剂。有关人类 XP 相关的核苷酸切除修复系统缺陷基因的一般情况如表 3-8
所示。

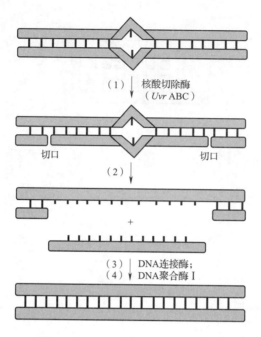

图 3-26   *E.coli* 的核苷酸切除修复

（1）*Uvr*ABC 切除核酸酶在严重受损碱基的两侧对 DNA 链进行切割；（2）切除一段长度为 12nt 的寡聚核苷酸片段。如果是嘧啶二聚体损伤，那么切除的寡聚核苷酸片段将成为 13 聚体而不是 12 聚体；（3）DNA 连接酶；（4）DNA 聚合酶 I 以上方链为模板填补缺失的核苷酸，如同碱基切除修复，最后由 DNA 连接酶完成对切口的黏合。

表 3-8   人类 XP 相关的 DNA 损伤核苷酸切除修复系统缺陷基因

基因名称	基因的染色体定位	编码蛋白质的氨基酸数	编码蛋白质的细胞定位	编码蛋白质的主要功能
XPA	9q22.3	273	细胞核	可能接合受损的 DNA，为切除修复复合物其他因子到达 DNA 受损部位指示方向
XPB	2q21	782	细胞核	在 DNA 切除修复中，发挥解螺旋酶的作用
XPC	3p25	940	细胞核	可能是受损 DNA 的识别蛋白质
XPD	19q13.3	760	细胞核	转录因子 TFⅡH 的一个亚单位，与 XPB 一起，在受损 DNA 修复中，发挥解螺旋酶的功能
XPE	11q12–13 11p11–12	1140 427	细胞核	主要结合受损 DNA 的嘧啶二聚体处
XPF	16p13.12	905	细胞核	结构专一性 DNA 修复核酸内切酶，在 DNA 损伤切除修复中，在受损 DNA 的 5′端切口
XPG	13q33	1186	细胞核	镁依赖的单链核酸内切酶，在 DNA 损伤切除修复中，在受损 DNA 的 3′端切口

为什么 XP 患者对阳光如此敏感？这是因为 XP 患者表皮细胞的 NER 系统发生缺陷，不能有效地修复 DNA 螺旋发生扭曲的损伤，包括嘧啶二聚体损伤。因此，得不到修复的损伤被保留下来并最终导致突变的发生，进而引发癌症。由于 NER 对化学诱导的 DNA 螺旋扭曲损伤也有修复作用，所以预测 XP 患者更易受化学诱变剂的影响而患癌症，事实也确实如此。然而，XP 患者患这些癌症的概率只是略高于正常人，这说明人类细胞内的大部分 DNA 损伤并不是螺旋扭曲，通过 BER 途径即可修复这些轻微的损伤。但是没有修复 UV 损伤的替代途径，因为人类没有光复活修复系统。

人类的 DNA 损伤核苷酸切除修复需要大约 30 多种蛋白质的参与。其修复过程如下：① 由损伤部位识别蛋白 XPC 和 XPA 等，再加上 DNA 复制所需的 SSB，结合在损伤 DNA 的部位；② XPB 和 XPD 发挥解旋酶的活性，与上述蛋白质共同作用在受损 DNA 周围形成一个凸起；③ XPG 与 XPF 发生构象改变，分别在凸起的 3′ 端和 5′ 端发挥核酸内切酶活性，在增殖细胞核抗原（proliferating cell nuclear antigen，PCNA）的帮助下，切除并释放受损的寡核苷酸；④ 遗留的缺损区由 DNA 聚合酶 δ 或 DNA 聚合酶 ε 进行修补合成；⑤由连接酶完成连接。

核苷酸切除修复不仅能够修复整个基因组中的损伤，而且能够修复那些正在转录的基因模板链上的损伤，后者又被称为转录偶联修复（transcription-coupled repair），因此，更具积极意义，在此修复中，所不同的是由 RNA 聚合酶承担起识别损伤部位的任务。

3. 错配修复

到目前为止，我们已经讨论了有关因化学诱变剂造成 DNA 损伤的修复机制，但对于只是由于掺入错误碱基且被校正系统遗漏的错配又将如何获得修复？首先，修复这样的错误十分棘手，因为很难确定哪一条是带有错误核苷酸的新合成链，哪一条是不需要修复的正确的亲本链。在 E.coli 细胞中这个问题很容易解决，因为亲本链具有区别于子链的识别标签，这些标签就是甲基化的腺嘌呤。甲基化酶可以识别 5′–GATC–3′ 序列，然后将甲基转移到腺嘌呤上。该碱基序列广泛分布于整个基因组中，通常每隔 250bp 就会出现一次，邻近于可能出现错配的位点。

GATC 为回文序列结构，其互补链 5′→3′ 方向的序列也是 GATC。当母链甲基化的 GATC 序列被复制后，新合成子链上的 GATC 序列也将发生甲基化修饰，只是甲基化作用会有一定时间的延迟，使子代 DNA 呈半甲基化状态。错配修复系统便会利用这种时间延迟，以亲本链上的甲基为标记，将亲本链和子链区分开来，只对未甲基化子链上的错配进行修复。该修复过程必须在错配发生后不久进行，否则子链也完成甲基化修饰，就无法区分亲本链和子链了。对真核生物的错配修复系统了解得还不是很清楚，编码错配识别蛋白质和切除酶（MutS 和 MutL）的基因都是十分保守的，所以，依赖这些酶的错配修复机制在真核与原核生物中是相似的。然而，在真核生物内并没有发现编码链识别蛋白（MutH）的基因，可能真核生物的错配修复系统并不采用甲基识别策略。现在还不清楚在错配发生处，真核生物细胞如何区分亲本链和子链。

人类细胞错配修复系统失效后会产生严重后果，最为普遍的后果之一就是引发遗传性癌症。例如，遗传性非息肉结肠癌（hereditary nonpolyposis colon cancer，HNPCC），又称 Lynch 综合症，大约每 200 个美国人中就有 1 人患有这种癌症，占所有结肠癌的 15%。HNPCC 患者的特征之一就是微卫星序列不稳定性，也就是说，长度为 1 ~ 4bp 的串联重复序列，即 DNA 微卫星序列在患者的一生中会改变其大小（重复的数目），这是很不正常的现象。就某一给定的微卫星序列而言，其重复数目可能存在着个体差异，但在每个个体的所有组织中应该是恒定的，且在个体的一生中保持不变。微卫星序列不稳定性与错配修复系统之间的关系是在 DNA 复制期间因"打滑"而引起短的重复序列插入过多或过少，导致"泡状结构"的产生，错配修复系统能够识别并修复这些"泡状结构"。当错配修复系统出现故障时，DNA 复制期间的"打滑"就不会获得校正，这样，在细胞分裂进行 DNA 复制时就会导致许多基因发生突变，这种遗传不稳定性可能会引发癌症，特别是控制细胞分裂的基因（癌基因和肿瘤抑制基因）发生突变。有关人类错配修复系统成员的一般情况如表 3-9 所示。

表 3-9　人类错配修复系统成员的一般情况

基因名称	染色体定位	cDNA 全长 /bp	蛋白质全长氨基酸数	主要功能	细胞定位	组织分布
MLH1	3p21.3	2484	756	错配修复	细胞核	大肠、乳腺、肺、脾、睾丸、前列腺、甲状腺、胆囊、心肌
MLH3	14q24.3	4895	1453	错配修复	细胞核	广泛，多见于消化道上皮
PMS1	2q31-33	3121	932	错配修复	细胞核	与 *MLH1* 组织分布一致
PMS2	7p22	2859	862	错配修复	细胞核	与 *MLH1* 组织分布一致
MSH2	2p22-21	3181	934	错配修复	细胞核	广泛，在肠道表达多现于隐窝
MSH3	5q11-12	3187	1137	错配修复	细胞核	在非小细胞肺癌和造血系统恶性肿瘤中表达减少
MSH4	1p31	3085	936	染色体重组	细胞核	睾丸、卵巢
MSH5	6p21.3	2883	834	染色体重组	细胞核	广泛，尤其睾丸、胸腺和免疫系统中高表达
MSH6	2p16	4263	1360	错配修复	细胞核	

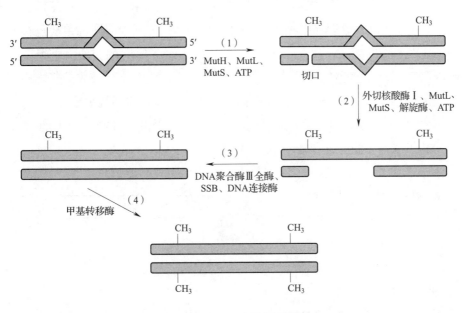

图 3-27　*E. coli* 的错配修复

（1）*mutH*、*mutL* 和 *mutS* 基因产物与 ATP 一起识别错配碱基（中心），依据 GATC 序列缺少甲基基团而
识别出新生子代 DNA 链，在甲基化 GATC 序列对面新链的错误核苷酸的上游引入一个切口；
（2）外切核酸酶 I 与 MutL、MutS、DNA 解旋酶以及 ATP 一起将切口下游包括错配核苷酸在
内的一段 DNA 切除；（3）DNA 聚合酶 III 的全酶在单链结合（SSB）蛋白的协助下，
填补由外切核酸酶产生的缺口，DNA 连接酶将留存的切口黏合；
（4）甲基转移酶将子链的 GATC 序列进行甲基化修饰。甲基化作用一旦完成，
就不能再发生错配修复，因为此时已经无法区分子链和亲本链。

4. 未修复 DNA 损伤的处理

直接修复和切除修复机制都是真正的修复过程，能完全消除 DNA 缺陷。然而，细胞还
存在处理损伤的其他方式，即不需要消除损伤而是简单的避开损伤，即使不是真正的修复
DNA 损伤，但这种方式有时也被称为修复机制，更为科学的说法是损伤旁路机制。当细胞
没有对损伤进行真正修复，且在损伤修复前已完成了 DNA 复制或已完成了 DNA 复制并进
行了细胞分裂时，损伤旁路机制才会发挥作用，在 DNA 复制和细胞分裂过程中，细胞失去
了处理 DNA 损伤的最佳机会，将会面临更大的危险。

（1）重组修复　重组修复（recombination repair）是指依靠重组酶系，将另一端未受损
伤的 DNA 移到损伤部位，提供正确的模板，进行修复的过程，是最为重要的旁路修复机
制，有时也被称为复制后修复。当复制跳过嘧啶二聚体损伤位点时，子链上的缺口必须被
修复，这种修复就是复制后修复。此时切除修复是无效的，因为在子链上对应于嘧啶二聚
体的位置处无完好的 DNA，只是存在一个缺口，所以，重组修复是为数不多的替代途径之
一。图 3-28 描述了重组修复的作用机制。首先，DNA 被复制，嘧啶二聚体会阻碍损伤位
点的模板作用，使复制机构在嘧啶二聚体位点处停止，然而暂停之后，复制机构会跳过该

位点继续进行复制（重新起始 DNA 复制可能需要合成新的引物），从而在子链上留下一个缺口。接着，具有缺口的 DNA 链与另一个子代双链 DNA 分子中的同源单链进行重组，重组需要 *recA* 基因产物的参与，该蛋白质能够促进同源 DNA 链间的交换。重组后的实际效果是填补了子链上对应于嘧啶二聚体的缺口，而在另一个子代双链 DNA 分子上产生新的缺口，然而，由于该双链 DNA 分子上无二聚体，产生的缺口很容易被 DNA 聚合酶和连接酶所填补。值得注意的是 DNA 损伤依然存在，但是细胞至少可以进行 DNA 的复制，迟早会通过真正的 DNA 修复机制修复存在的 DNA 损伤。

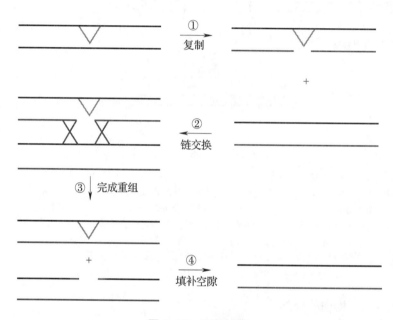

图 3-28　重组修复

用"V"形表示 DNA 分子上的嘧啶二聚体。① 在 DNA 复制时，复制机构会跳过二聚体所在的区域，
在该处留下一个缺口，而互补链正常复制。② 同源链之间发生链交换。③ 重组完成后，
嘧啶二聚体的缺口完成填补，但在另一子代双链 DNA 分子中留下了一个缺口。
带有嘧啶二聚体的双链 DNA 并没有被修复，但成功地完成了复制，可能会在
下一轮 DNA 复制时得到准确的修复。④ 以正常的互补链作为模板，
最后的缺口很容易获得填补。

（2）易错旁路　所谓的易错旁路（error-prone by-pass）是另一条处理 DNA 损伤的途径，在该途径中，DNA 损伤并没有获得真正的修复。在 *E.coli* 细胞中，作为 SOS 应答的一部分，该途径可被 DNA 损伤所诱导，包括 UV 损伤，而且依赖于 *recA* 基因产物的参与。具体的反应步骤如图 3-29 所示；UV 或其他诱变处理以某种方式激活 RecA 辅蛋白酶活性，该辅蛋白酶具有多个靶点，λ 阻遏蛋白就是其中之一，但 *LexA* 基因的产物 LexA 是其主要的靶点，LexA 是许多基因包括修复系统基因的抑制子，当 LexA 被 RecA 辅蛋白酶激活后，LexA 会自我分解，受其抑制的基因将被诱导表达。

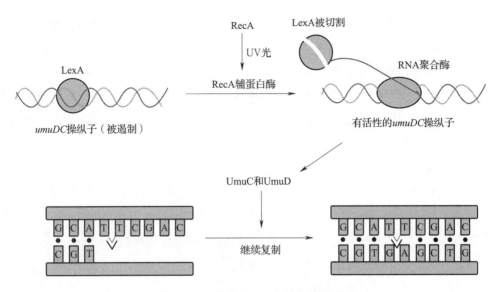

图 3-29 易错（SOS）修复原理图

被诱导的基因 *umuC* 和 *umuD* 组成一个操纵元 *umuDC*。*umuD* 基因的产物 UmuD 可被蛋白酶切割产生 UmuD′，与 *umuC* 基因的产物 UmuC 组成具有 DNA 聚合酶活性的 UmuD2C 复合物，所以该复合物也被认为是 DNA polV。在体外，polV 自身能够引发 DNA 损伤处理的易错旁路，但 polⅢ 全酶和 RecA 蛋白对这个过程具有很大促进作用。这类旁路途径即使不可能正确阅读 DNA 损伤位点，也会完成对损伤位点的复制，从而避免了缺口的产生，但常常会在新合成的 DNA 子链中掺入错误的碱基（因此得名为"易错"）。当 DNA 再次复制时，这些错误得以保持。存在于真核生物内的易错旁路及无差错旁路机制通称为跨损伤合成（translesion synthesis，TLS）。

DNA polV 能够有效地跨过 3 类最为普遍的 DNA 损伤：嘧啶二聚体；UV 引起的相关损伤，如［6-4］光化产物：即一个嘧啶碱基的 6- 位碳原子与相邻嘧啶碱基的 4- 位碳原子发生共价连接；无碱基的 AP 位点。然而，DNA polV 在进行跨损伤合成时，其准确度存在一定的变化。2000 年，Myron Goodman 及同事测定了 DNA polV 在跨损伤如胸腺嘧啶二聚体或［6-4］化产物和 AP 位点合成时 A 和 G 的掺入量。在对应于胸腺嘧啶二聚体的位置处，DNA polV 倾向于掺入 2 个 A，但如果二聚体中包含有胞嘧啶，情况就会出现变化。对应于由两个胸腺嘧啶形成的［6-4］光化产物位置处，DNA polV 倾向于在第一个位点掺入 G、在第二个位点掺入 A，很显然，这不是十分保真的复制。在对应于 AP 位点的位置处，DNA polV 掺入 A 的概率为 2/3、掺入 G 的概率为 1/3。碱基掺入比例以及没有检测到有嘧啶碱基掺入的事实与在体内观察到的情况相一致，表明 DNA polV 确实是体内执行跨损伤合成功能的聚合酶。如果 *umu* 基因确实负责易错旁路，那么可以预测，其中的一个 *umu* 基因发生突变将会使 *E.coli* 细胞降低对突变的敏感性。这些突变细胞仍然会以相同的概率发生 DNA 损伤，但这些损伤不易被转变为突变。

如果细菌细胞在进化过程中没有获得易错旁路，它们将很少发生变异。如果事实如此的话，为什么还要保留这种导致突变的机制？这可能是由于易错旁路系统对细菌而言，其利大于弊，因为即使具有发生突变的危险，易错旁路系统也可以允许有机体复制受损的基因组。有一点是显而易见的，如果因复制失败而要付出细胞死亡的代价，细胞宁愿复制未经修复的损伤 DNA 并进行细胞分裂。这一系列过程中如果产生一个带有 DNA 缺口的子代细胞，此时，切除修复和重组修复都不能发挥作用，从而可能导致细胞的死亡。所以，最终的解决办法就是通过易错旁路系统来避免细胞的死亡。

一定程度的变异对一个物种而言是有利的，这种变异使生物体种群的基因组呈现趋异性，从而使生物个体间对疾病或其他侵害表现出不同的敏感性。当面临新环境的考验时，种群中的某些成员因具有抵抗力而存活下来，从而使种族得以延续。

旁路紫外线激活 RecA 辅蛋白酶，RecA 辅蛋白酶激活 LexA 蛋白，LexA 蛋白进行自我切割，使其从 *umuDC* 操纵元上释放出来。这一过程导致 UmuD 和 UmuC 蛋白的合成，这些蛋白质即使在经常出错的情况下，也能完成对嘧啶二聚体损伤位点的修复。

（3）人类细胞的易错修复和无差错修复　在整个生命进程中，所有的 DNA 修复过程都是十分保守的，或许是因为在生命的开始之处，DNA 损伤就成了生命的一部分，所以 DNA 损伤修复机制的进化要早于生物的分化。易错旁路机制也不例外，人类细胞对 DNA 损伤如嘧啶二聚体的处理系统与原核生物的损伤处理系统类似，这些旁路系统有赖于特殊的 DNA 聚合酶，包括 DNA 聚合酶 ζ、DNA 聚合酶 η、DNA 聚合酶 θ、DNA 聚合酶 ι 和 DNA 聚合酶 κ。DNA 聚合酶 δ 和 DNA 聚合酶 ε 负责前导链的合成，当遇到无结构的 DNA 损伤如嘧啶二聚体时，就会发生停顿，此时 DNA 聚合酶 δ 和 DNA 聚合酶 ε 就会被上述特殊的 DNA 聚合酶所取代。

这些 DNA 聚合酶中某些成员在跨过 DNA 损伤位点时会随机地插入碱基，很显然，这是一种易错策略。但有些聚合酶的出错概率很低，这是一种相对无差错的损伤处理策略。例如，DNA 聚合酶 η 会自动地在子链对应于嘧啶二聚体的位置处插入 2 个 dAMP，即使不能与嘧啶二聚体中的碱基形成互补的碱基对，只要二聚体中的碱基是胸腺嘧啶，该系统就能够做出正确的选择，而胸腺嘧啶二聚体又是嘧啶二聚体最为常见的形式。

1999 年，Fumio Hanaoka 等发现携带 XP 变种（XP variant，XPV）的患者其缺陷基因是编码 DNA 聚合酶 η 的基因，因此，这些患者的嘧啶二聚体损伤不能通过由 DNA 聚合酶 η 催化的、相对错误概率较低的无差错旁路机制处理，而必须通过依赖于包括 DNA 聚合酶 ζ 在内的其他特殊 DNA 聚合酶催化的易错旁路机制获得处理。易错旁路系统在复制嘧啶二聚体时，引入到子代 DNA 链中的突变不会被切除修复系统所消除。然而，由于这些患者具有正常修复系统，所以只有少数的二聚体损伤需要通过易错系统处理。从而解释了 XP-V 细胞对紫外线照射敏感性相对较低的原因。

聚合酶 η 自身不能执行无差错旁路修复功能，当在子链对应于嘧啶二聚体的位置处插入 2 个 A 后，新合成子链的 3′ 端不能与 T 形成碱基对，因为模板链上的 T 被封闭在嘧啶二聚体内。由于没有配对的核苷酸的添加，复制型 DNA 聚合酶（α 和 δ）便不能重新起始 DNA 的合成，另外的 DNA 聚合酶可能是聚合酶 ζ 必须执行 DNA 合成的任务。为什么聚合酶 η 不能简便地继续 DNA 的合成，从而合成足够长的子代 DNA 链，使复制型聚合酶能够重新起始 DNA 的复制？答案在于这是一个易错的过程。尽管"无差错"这一术语用于描述 DNA 聚合酶 η 处理嘧啶二聚体损伤的能力是完全合理的，但该酶在复制正常 DNA 时，是极容易出现错误的。当 Hanaoka、Thomas Kunkel 及同事利用具有裂隙的双链 DNA 分子，在体外检测 DNA 聚合酶 η 的复制保真性时发现，DNA 聚合酶 η 的复制保真性要低于任何已被研究的模板依赖的 DNA 聚合酶：每复制 $18 \sim 380$nt 就会插入一个错误的碱基。相反，DNA 聚合酶 ζ 的准确度要比 DNA 聚合酶 η 高大约 20 倍，因此，对细胞而言，拥有 NER 系统是一件好事，如果没有 NER 系统，DNA 聚合酶 η 只能处理胸腺嘧啶二聚体，而对其他损伤则会束手无策，典型的 XP 患者就是很好的例证。在处理特定类型的 DNA 损伤时，DNA 聚合酶 η 的跨损伤合成具有特异性。在处理嘧啶二聚体损伤时，DNA 聚合酶 η 能够进行跨损伤合成，但不能在 ［6-4］光化产物位点处进行跨损伤合成，DNA 聚合酶 η 也能跨越无碱基的 AP 位点。该酶并不具有真正的无差错特性。模板上存在缺口时。DNA 聚合酶 η 是已知的模板依赖的聚合酶中保真性最差的聚合酶之一。

八、DNA 损伤及其修复的意义

遗传物质稳定性的世代相传是维持物种稳定的主要因素。然而，如果遗传物质是绝对一成不变的话，自然界也就失去了进化的基础，也就不会有新的物种出现。因此，生物多样性依赖于 DNA 损伤与 DNA 损伤修复之间的良好的动态平衡。

1. DNA 损伤具有双重效应

一般认为 DNA 损伤是有害的，然而，就损伤的结果而言，DNA 损伤具有双重效应，DNA 损伤是基因突变的基础。通常，DNA 损伤通常有两种生物学后果。一是给 DNA 带来永久性的改变，即突变，可能改变基因的编码序列或基因的调控序列。二是 DNA 的这些改变使得 DNA 不能用作复制和转录的模板，使细胞的功能出现障碍，重则死亡。从久远的生物史来看，进化是遗传物质不断突变的过程。可以说没有突变就没有如今的生物物种的多样性。当然在短暂的某一段历史时期，我们往往无法看到一个物种的自然演变，只能见到长期突变的累积结果，适者生存。因此，突变是进化的分子基础。

DNA 突变可能只改变基因型，而不影响其表型，并表现出个体差异。目前，基因的多态性已被广泛应用于亲子鉴定、个体识别、器官移植，以及疾病易感性分析等。DNA 损伤若发生在与生命活动密切相关的基因上，可能导致细胞，甚至是个体的死亡。人类常利用此性质杀死某些病原微生物。DNA 突变还是某些遗传性疾病的发病基础。有遗传倾向的疾病，如高血压和糖尿病，尤其是肿瘤，均是多种基因与环境因素共同作用的结果。

2. DNA 损伤修复障碍与多种疾病相关

细胞中 DNA 损伤的生物学后果，主要取决于 DNA 损伤的程度和细胞的修复能力。如果损伤得不到及时正确的修复，就可能导致细胞功能的异常。DNA 碱基的损伤将可能导致遗传密码子的变化，经转录和翻译产生功能异常的 RNA 与蛋白质，引起细胞功能的衰退、凋亡，甚至发生恶性转化。双链 DNA 的断裂可通过同源或非同源重组修复途径加以修复，但非同源重组修复的忠实性差，修复过程中可能获得或者丧失核苷酸，造成染色体畸形，导致严重后果。DNA 交联影响染色体的高级结构，妨碍基因的正常表达，对细胞的功能同样产生影响。因此，DNA 损伤与肿瘤、衰老，以及免疫性疾病等多种疾病的发生有着非常密切的关联，如表 3-10 所示。

表 3-10　DNA 损伤修复系统缺陷相关的人类疾病

疾病	易患肿瘤或疾病	修复系统缺陷
着色性干皮病	皮肤癌、黑色素瘤	核苷酸切除修复
遗传性非息肉性结肠癌	结肠癌、卵巢癌	错配修复、转录偶联修复
遗传性乳腺癌	乳腺癌、卵巢癌	同源重组修复
Bloom 综合征	白血病、淋巴瘤	非同源末端连接重组修复
范可尼贫血	再生障碍性贫血、白血病、生长迟缓	重组跨越损伤修复
Cockayne 综合征	视网膜萎缩、侏儒、耳聋、早衰、对 UV 敏感	核苷酸切除修复、转录偶联修复
毛发低硫营养不良	毛发易断、生长迟缓	核苷酸切除修复

（1）DNA 损伤修复系统缺陷与肿瘤　先天性 DNA 损伤修复系统缺陷病人容易发生恶性肿瘤。肿瘤发生是 DNA 损伤对机体的远期效应之一。众多研究表明，DNA 损伤→DNA 损伤修复异常→基因突变→肿瘤发生是贯穿肿瘤发生发展的重要环节。DNA 损伤可导致原癌基因的激活，也可使抑癌基因失活。原癌基因与抑癌基因的表达失衡是细胞恶变的重要机制。参与 DNA 损伤修复的多种基因具有抑癌基因的功能，目前已经发现这些基因在多种肿瘤中发生突变而失活。1993 年，有研究发现，人类遗传性非息肉性结肠癌（hereditary nonpoly posis colon cancev，HNPCC）细胞存在错配修复与转录偶联修复缺陷，造成细胞基因组的不稳定性，进而引起调控细胞生长的基因发生突变，引发细胞恶变。在 HNPCC 中 *MLH1* 和 *MSH2* 基因的突变时有发生。*MLH1* 基因的突变形式主要有错义突变、无义突变、缺失和移码突变等。而 *MSH2* 基因的突变形式主要有移码突变、无义突变、错义突变以及缺失或插入等；其中以第 622 位密码子发生 C/T 转换，导致脯氨酸突变为亮氨酸最为常见，

结果使 MSH2 蛋白的功能丧失。

　　BRCA 基因（breast cancer gene）参与 DNA 损伤修复的启动与细胞周期的调控。*BRCA* 基因的失活可增加细胞对辐射的敏感性，导致细胞对双链 DNA 断裂修复能力的下降。现已发现 *BRCA1* 基因在 70% 的家族遗传性乳腺癌和卵巢癌病例中发生突变而失活。值得注意的是，DNA 修复功能缺陷虽可引起肿瘤的发生，但已癌变的细胞本身 DNA 修复功能往往并不低下，相反会显著升高，使得癌细胞能够充分修复化疗药物引起的 DNA 损伤，这也是大多数抗癌药物不能奏效的直接原因，所以关于 DNA 修复的研究可为肿瘤联合化疗提供新思路。

　　S. Maynard 等学者认为活性氧诱导的 DNA 损伤有助于致癌、衰老和神经退化，DNA 的氧化损伤可能导致激活癌基因或灭活肿瘤抑制基因的突变，特定的 DNA 损伤与肿瘤的发生密切相关。例如，在多种恶性肿瘤患者的尿液和肿瘤组织中发现了高水平的 8- 氧代葡萄糖和其他氧化损伤。此外，癌症中抗氧化和修复酶的活性可能会改变。因此，可以想象误码率在癌症预防中可能是至关重要的。

　　（2）DNA 损伤修复系统缺陷与遗传性疾病　　着色性干皮病（XP）病人的皮肤对阳光敏感，照射后出现红斑、水肿，继而出现色素沉着、干燥、角化过度，最终甚至会出现黑色素瘤、基底细胞癌、鳞状上皮癌及棘状上皮瘤等瘤变发生。具有不同临床表现的 XP 病人存在明显的遗传异质性，表现为不同程度的核酸内切酶缺乏引发的切除修复功能缺陷，所以病人的肺、胃肠道等器官在受到有害环境因素刺激时，会有较高的肿瘤发生率。然而，在对 XP 的进一步研究发现，一些病人虽具有明显的临床症状，但在 UV 辐射后的核苷酸切除修复中却没有明显的缺陷表型，故将其定名为"XP 变种"（XP variant，XPV）。这类病人的细胞在培养中表现出对 UV 辐射的轻微增高的敏感性，变种的切除修复功能正常，但复制后修复的功能有缺陷。最新的研究发现某些 XP 变种的分子病理学机制是由它对 DNA 碱基损伤耐受的缺陷所致，而不是修复方面的缺陷。

　　共济失调－毛细血管扩张症（ataxia telangiectasia，AT）是一种常染色体隐性遗传病，主要影响机体的神经系统免疫系统与皮肤。AT 病人的细胞对射线及拟辐射的化学因子，如博来霉素等敏感，具有极高的染色体自发畸变率，以及对辐射所致的 DNA 损伤的修复缺陷。病人的肿瘤发病率相当高。AT 的发生与在 DNA 损伤信号转导网络中发挥关键作用的 ATM 分子的突变有关。此外，DNA 损伤核苷酸切除修复的缺陷可以导致人毛发低硫营养不良、Cockayne 综合征和范科尼贫血等遗传病。

　　（3）DNA 损伤修复系统缺陷与免疫性疾病　　DNA 修复功能先天性缺陷病人，其免疫系统常有缺陷，主要是 T 淋巴细胞功能缺陷。随着年龄的增长，细胞中的 DNA 修复功能逐渐衰退，如果同时发生免疫监视功能的障碍，便不能及时清除癌变的突变细胞，从而导致发生肿瘤。因此，DNA 损伤修复、免疫和肿瘤等均是紧密关联的。

　　（4）DNA 损伤修复与衰老　　有关 DNA 损伤修复能力比较研究发现，寿命长的动物，如象、牛等的 DNA 损伤的修复能力较强；寿命短的动物，如小鼠、仓鼠等的 DNA 损伤的修复能力较弱。人的 DNA 修复能力也很强，但到一定年龄后会逐渐减弱，突变细胞数与染色体畸变率相应增加。如人类常染色体隐性遗传的早老症和韦尔纳综合征病人，其体细胞极易衰老，一般早年死于心血管疾病或恶性肿瘤。

Derrick J. Rossi 等研究者发现随着年龄的增长，内源性 DNA 损伤会在野生型干细胞中积累，这可能会导致老化组织在急性应激或损伤后回复稳态的能力减弱，这是衰老的主要生理特征。此外，大量证据表明，氧化应激在机体衰老过程中起重要的作用。衰老的自由基理论提出，衰老可能部分是由于自由基依赖的细胞损伤积累。许多关于氧化损伤和衰老过程的研究是在短命无脊椎动物果蝇和秀丽隐杆线虫或哺乳动物模型系统大鼠和小鼠上进行的。就果蝇和秀丽隐杆线虫而言，结果强烈表明氧化应激和抗氧化防御在寿命中起着关键作用。在大鼠和小鼠中，热量限制（伴随着减少的自由基产生）显著增加了平均寿命并减缓了与年龄相关的下降。在 DNA 修复途径有缺陷的小鼠中观察到加速衰老，如核苷酸切除修复和 DNA 双链断裂（DNA double stand break，DSB）修复、端粒维持和线粒体基因组复制。

📖 本章小结

1. DNA 是生命的主要遗传物质，DNA 的基本组成单位是核苷酸，核苷酸由碱基、戊糖和磷酸组成。

2. DNA 的一级结构是碱基的排列顺序。二级结构为 DNA 双螺旋。

3. DNA 的复制是以半保留方式进行的半不连续复制。

4. DNA 的复制过程可以分为复制的起始、延伸和终止三个阶段。

5. DNA 损伤是指各种体内外因素导致的 DNA 组成与结构上的变化，主要有碱基或戊糖基的破坏、碱基错配、DNA 单链或双链断裂、DNA 链共价交联等多种表现形式。

6. 细胞内在因素，如 DNA 复制中的错配、DNA 结构本身的不稳定性、机体代谢中产生的有害活性分子等，均可诱发 DNA 的"自发"损伤。

7. 细胞拥有 DNA 损伤修复机制，可以修复 DNA 链上的损伤，恢复 DNA 的正常结构。

📝 思考题

1. DNA 只含有 4 种脱氧核苷酸，为什么能够储存大量的遗传信息？

2. DNA 的基本骨架是由哪些物质组成的？

3. DNA 中的碱基是如何配对的？

4. 简述 DNA 双螺旋结构的主要特点？

5. 简述 Z 型 DNA 分子双螺旋结构的特点？

6. 何谓 DNA 的半保留复制？是否所有 DNA 的复制都以半保留的方式进行？

7. 何谓 DNA 的半不连续复制？何谓冈崎片段？请简述冈崎片段合成的过程？

8. DNA 复制时双链是如何解开的？比较 Ⅰ 型和 Ⅱ 型拓扑异构酶的作用特点和生理功能？

9. DNA 的复制过程可以分为哪几个阶段？其主要特点是什么？

10. 真核生物染色体 DNA 的端粒有何功能？它们是如何合成的？DNA 损伤与 DNA 突变之间的差异？

11. 比较 UV 辐射造成的 DNA 损伤与 X 射线或者 γ 射线造成的 DNA 损伤之间的差异。

12. 假如发生了碱基对的错配，如何被有效修复？

第四章

RNA 的生物合成与人体营养健康

学习目标

1. 掌握真核生物 RNA 合成的主要组件。
2. 掌握真核生物不同种类 RNA 合成的过程。
3. 掌握真核生物不同 RNA 转录后加工类型和发生过程。
4. 掌握真核生物 RNA 转录后加工过程的发生机制。
5. 了解真核生物 RNA 转录和转录后加工的偶联过程与机制。
6. 了解人类转录因子的鉴定和功能研究。

DNA 中储存的遗传信息需要通过转录和翻译实现表达。转录是以 DNA 的一条链为模板，以碱基配对的方式合成出与 DNA 模板链互补配对的 RNA 分子的过程。新转录出来的 RNA 通常需要经过一系列加工和修饰才能成为成熟的、能执行功能的 RNA 分子。RNA 所携带的遗传信息也可以用于指导 RNA 或 DNA 的合成。RNA 在基因的编码、解码、调控和表达中发挥多种重要的作用，是生命活动中必不可少的生物大分子。在真核细胞中，90% 的 RNA 存在于细胞质中，10% 存在于其他结构中。RNA 的信息加工和各种细胞功能的发现，已经使 RNA 研究成为最活跃的研究领域之一。

第四章思维导图

第一节　RNA 的结构与分类

RNA 分子是核糖核苷酸的聚合物，每个核糖核苷酸由一分子 D- 核糖、一分子无机磷酸和一分子含氮碱基组成；其中，含氮碱基包括腺嘌呤、鸟嘌呤、胞嘧啶和尿嘧啶四种类型。RNA 分子一般比 DNA 小很多，通常由数十个至上千个核苷酸组成，主要以单链形式存在，也可以通过链内碱基配对形成具有 U 形环的二级结构，还可以折叠成复杂的空间结构。RNA 中的核糖在 C-2′ 位含有羟基，使得其易于被碱水解或产生更多的修饰组分，从而导致 RNA 的主链构象呈现出复杂多样的折叠结构，并成为执行多样化生物功能的结构基础。

和 DNA 一样，RNA 在生命活动中发挥着重要的作用。RNA 可以分为编码 RNA（coding RNA）和非编码 RNA（non-coding RNA）。编码 RNA 是那些从基因组上转录而来、其核苷酸序列可以翻译成蛋白质的 RNA，编码 RNA 仅有信使 RNA（messenger RNA，mRNA）一种。非编码 RNA 不编码蛋白质。非编码 RNA 可以分为两类。一类是确保实现基本生物学功能的 RNA，包括转运 RNA（transfer RNA，tRNA）、核糖体 RNA（ribosomal RNA，rRNA）、端粒 RNA、信号识别颗粒（signal recognition particle，sSRP）RNA 等，它们的丰度基本恒定，故称为组成性非编码 RNA（constitutive non-coding RNA）。另一类是调控性非编码 RNA（regulatory non-coding RNA），它们的丰度随外界环境（应激条件等）和细胞性状（成熟度、代谢活跃度、健康状态等）而发生改变，在基因表达过程中发挥重要的调控作用。

一、编码 RNA

20 世纪 40 年代，科学家发现细胞质内蛋白质的合成速度与 RNA 水平相关。1960 年，F. Jacob 和 J. Monod 等人用放射性核素示踪实验证实，一类大小不一的 RNA 才是细胞内合成蛋白质的真正模板。后来这类 RNA 被证明是在核内以 DNA 为模板的合成产物，然后转移至细胞质内。这类 RNA 被命名为信使 RNA（mRNA）。

在生物体内，mRNA 的丰度最小，仅占细胞 RNA 总重量的 2% ~ 5%。但是 mRNA 的种类最多，约有 10 多个，而且它们的大小也各不相同。mRNA 的平均寿命也相差甚大，从几分钟到几小时不等在真核细胞中，细胞核内新生成的 mRNA 初级产物被称为核不均一 RNA（heterogeneous nuclear RNA，hnRNA）。hnRNA 在细胞核内合成后，经过一系列的转录后修饰，剪接成为成熟 mRNA，最后被转运到细胞质中。

二、非编码 RNA

非编码 RNA（ncRNA）是由 DNA 转录而来，但不能编码蛋白质的 RNA 分子。ncRNA 曾被认为是大规模转录的副产物，鲜有生物学意义。21 世纪初，对人类基因组的初步测序和分析表明，编码蛋白质的 DNA 约占基因组全长的 2%，其余 98% 的 DNA 为非编码序列。2003 年启动的 DNA 元素百科全书（encyclopedia of DNA elements，ENCODE）计划研究结果表明，人类基因组内的 ncRNA 至少 80% 是有生物活性的，而并非之前认为的"垃圾"RNA。随着高通量测序技术的发展，更多生物体的 ncRNA 得到鉴定和功能分析。

ncRNA 通常被分为 2 类：看家 ncRNA（housekeeping ncRNA）和调控 ncRNA（regulatory ncRNAs）（表 9-3）。前者包括转运 RNA（tRNA）、核糖体 RNA（rRNA）、核小 RNA（snRNA）和核仁小 RNA（snoRNA）等，其中 rRNA 含量最高，占总 RNA 的 82% 左右。后者包括微小 RNA（miRNA）、小干扰 RNA（siRNA）、长非编码 RNA（lncRNA）和环状 RNA（circRNA）等，他们通过作用于 DNA、RNA、蛋白质等分子，对转录、翻译等过程起调节作用。近年来，研究者越发意识到调控 ncRNA 在表观遗传控制方面的重要作用，如参与染色质重塑、组蛋白修饰、DNA 甲基化和基因沉默。大量证据表明 ncRNA 广泛参与肿瘤的发生和发展，研究者试图通过 ncRNA 找到癌症的新疗法。高通量测序技术促进了 ncRNA 研究，数据库中序列数量快速增长。但是 ncRNA 种类多、功能复杂，迄今，人们对整个 ncRNA 的了解仍然很少。此时，基因可理解为传递基因型或表型的 DNA 或 RNA 序列。

第二节　RNA 的生物合成

RNA 的生物合成是指以单核苷酸为基础、聚合成核糖核酸链的过程，这是一个将 DNA 的碱基序列转抄成 RNA 序列的过程，即遗传信息由 DNA 流向 RNA 的过程，也被称为转录（transcription）过程。新合成的 RNA 可进一步参与、指导蛋白质的合成过程，促使生物体的遗传信息从基因的储存状态转变为工作状态，也被称为基因表达（gene expression），故基因表达也包含 RNA 的生物合成。转录是生物体 DNA 遗传信息表达的第一步，涉及对应表达基因的识别、选择、局部 DNA 超螺旋结构的处理，需要有 RNA 聚合酶的作用及多种蛋白质的参与。另外，某些 RNA 病毒可以在宿主细胞中以病毒自身的单链 RNA 为模板，在 RNA 依赖的 RNA 聚合酶（RNA-

科学家小故事——
Roger David Kornberg

dependent RNA polymerase）的催化下合成 RNA。下面将围绕真核生物 RNA 的合成进行介绍。

一、RNA 生物合成体系

RNA 的生物合成是基因表达的第一步，也为后续相关步骤提供了功能分子。RNA 的生物合成是由 DNA 依赖的 RNA 聚合酶（DNA-dependent RNA polymerase，简称 RNA 聚合酶或 RNA pol）催化 4 种核糖核苷三磷酸（ATP、GTP、UTP 和 CTP），按碱基配对规律，通过 $3',5'$ – 磷酸二酯键相连，合成一条与模板 DNA 链互补的 RNA 链的过程。RNA 生物合成反应的方向为 $5' \rightarrow 3'$，反应体系中需要 Mg^{2+}、Mn^{2+} 等的参与。与 DNA 复制过程不同的是细胞会根据发育的时期、生存条件或生理需要启动部分基因的转录表达。在转录过程中，按碱基配对规律指导 RNA 合成的 DNA 单链被称为模板链，而与模板互补的不被转录的那段 DNA 单链则称为编码链。另外，在转录的过程中，模板链也可能会发生变换。因此，RNA 转录也被称为不对称转录。mRNA 是翻译的模板，而 tRNA 和 rRNA 则全程参与翻译过程。

真核生物的 RNA 生物合成体系主要包括 RNA 聚合酶，参与转录起始、终止的顺式作用元件和转录因子等。下面将对这些组件一一介绍。

1. RNA 聚合酶

在迄今所研究的所有真核生物细胞核中都含有 3 种 RNA 聚合酶，它们分子质量巨大（相对分子质量 5.0×10^5 以上），都含有两个大亚基和 12~15 个小亚基，分布在细胞核内不同的位置，各自发挥不同的功能。RNA 聚合酶 I 存在于核仁中，主要负责催化合成大的 rRNA 前体（precursor），对 α- 鹅膏蕈碱不敏感；RNA 聚合酶 II 位于核质，主要负责催化合成不均一核 RNA（heterogeneous nuclear RNA，hnRNA）、大多数核内小 RNA（small nuclear RNA，snRNA）等，可以被低浓度的 α- 鹅膏蕈碱迅速抑制；RNA 聚合酶 III 也存在于核质，转录产物主要有 tRNA、5S rRNA 和一些稳定的小分子 RNA，其中包括一种参与 mRNA 前体剪切的 snRNA（U6），还有参与将蛋白质运送到内质网的信号识别颗粒（signal recognition particle，SRP）中的 7S RNA。RNA 聚合酶 III 对 α- 鹅膏蕈碱的敏感性具有种属特异性，例如动物细胞的 RNA 聚合酶 III 能被高浓度的 α- 鹅膏蕈碱所抑制，而酵母菌和昆虫细胞中的却不被抑制。

真核生物中三种 RNA 聚合酶中没有细菌 σ 因子的对应成分，其他核心亚基的氨基酸顺序和 E.coli 的 RNA 聚合酶的核心酶（$\alpha_2\beta\beta'$）同源。此外，所有 3 种真核 RNA 聚合酶还含有 5 种共同的小亚基，其中最大者为两个拷贝，其余均为 1 个拷贝。另外，每种真核 RNA 聚合酶还有 4~7 个特异的亚基。这些亚基的功能目前尚不完全清楚。基因敲除实验研究表明酵母菌 RNA 中的绝大多数亚基是细胞存活所必须的，这提示真核 RNA 聚合酶的每个亚基对于维持其正常功能是必不可少的。

RNA 聚合酶Ⅱ被认为是真核生物中最活跃、最复杂的 RNA 聚合酶。真核 RNA 聚合酶Ⅱ最大亚基 C 端含有若干七肽重复顺序（Tyr-Ser-Pro-Thr-Ser-Pro-Ser），这一序列称为 C 端结构域其在哺乳动物中重复 52 次，对于细胞的存活必不可少。在真核 mRNA 前体合成开始时，CTD 中的 Ser 或 Thr 被磷酸化，并参与转录起始反应。RNA 聚合酶Ⅱ与启动子的结合、启动转录需要多种蛋白因子的协同作用。这通常包括：可诱导因子或上游因子与增强子或启动子上游元件的结合；通用转录因子在启动子处的组装；辅激活因子和（或）中介子在通用转录因子或 RNA 聚合酶Ⅱ复合物与可诱导因子、上游因子之间的辅助和中介作用。

2. 顺式作用元件

顺式作用元件（cis-acting element）是位于转录起始位点上游的，与结构基因串联的特定 DNA 序列，也是转录因子的结合位点，并通过与转录因子结合而调控基因转录的精确起始和转录效率。顺式作用元件包括核心启动子、上游启动子元件（upstream promoter elements）以及远端调控区。一个典型的真核生物基因上游序列结构，如图 4-1 所示。

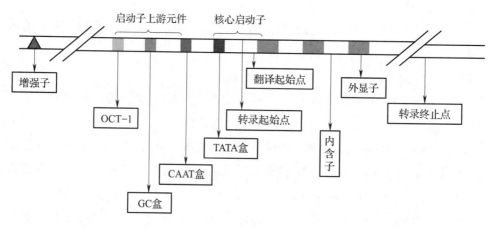

图 4-1　真核生物基因上游序列示意图

OCT-1—ATTTGCAT 八聚体

真核生物转录起始需要 RNA 聚合酶辨认和结合转录起始区上游 DNA 序列，生成起始复合物。其中最重要的就是核心启动子，主要包括 TATA 盒和起始子。真核生物转录起始点上游 -35～-25 区附近是一段富含 AT 的序列，通常包含典型的 TATAA 序列，被称为 Hognest 盒或 TATA 盒（TATA box），也被称为基本启动子（basal promoter）。有的真核蛋白质编码基因启动子区没有 TATA 盒，而使用另一种启动子元件起始子（initiator, Inr），其位于转录起点附近，决定启动子的强度。绝大多数 Inr 在 -1 和 +1 两个位点的核苷酸序列为 CA。对于没有 TATA 盒或 Inr 结构的启动子，它们的转录起始于多个可能位点中的任何一个，其范围经常延伸于 20～200bp 长的范围内，造成转录产生的 mRNA 具有多个选择性 5′端。

位于 TATA 盒上游的 DNA 序列被称为上游启动子元件，多在转录起始点约 –100～–40bp 的位置，CAAT 盒和 GC 盒是比较常见的形式。CAAT 盒的名称来自其共有序列，它是真核基因中最常见的邻近序列元件（proximal sequence element，PSE）之一，一般位于 –80bp 附近。CAAT 盒有一个类似于增强子的特点，即功能和序列方向无关。这个元件对于启动子的转录效率十分重要，它的存在加强了启动子的转录能力，但与启动子的特异性没有直接关系。GC 盒也是比较常见的上游启动子元件，经常以多拷贝出现，其共有序列为 GGGCGG，它的功能也和序列方向无关。GC 盒一般在转录起始区上游 100～200bp 处，长 20～50bp，富含 GC 的序列元件。在脊椎动物 DNA 中，富 CG 区呈特征性非随机分布，人们常称之为"CpG 岛"（CpG islands），如果在克隆的 DNA 片段中发现 CpG 岛，就提示这个片段中可能含有转录起始区。

远端调控区包括增强子（enhancer）、沉默子（silencer）以及绝缘子（insulator）等，其中增强子是位于结构基因附近的一类非编码 DNA 顺式作用元件，能增加同它连锁的基因转录频率。增强子是通过启动子来增加转录的。有效的增强子可以位于基因的 5′端，也可位于基因的 3′端，有的还可位于基因的内含子中，其作用同增强子序列方向无关。增强子的效应很明显，一般能使基因转录频率增加 10～200 倍，有的甚至可以增至上千倍。例如，人珠蛋白基因的表达水平在巨细胞病毒（cytomegalovirus，CMV）增强子作用下可提高 600～1000 倍。增强子和启动子之间的 DNA 序列通过折叠或回折，可以使结合于增强子的蛋白因子和结合于启动子的因子之间相互作用，所以增强子还可以远距离影响启动子的转录起始。沉默子是指位于结构基因附近的、能抑制该基因转录表达的 DNA 序列。沉默子是一种负性调控元件，可在特定组织细胞或某一发育阶段特异性地调控基因转录。绝缘子是指能在基因组内建立独立的转录活性结构域的边界 DNA 序列，该结构能够阻止邻近的增强子或沉默子对其界定的基因的启动子发挥调控作用。

3. 转录因子

真核生物转录起始十分复杂，往往需要多种蛋白因子的协助。研究发现，RNA 聚合酶自身无法直接识别启动子及启动转录，而需要特定因子的协助。把能直接或间接识别或结合在转录上游区段 DNA，并参与调控靶基因转录效率的蛋白质统称为反式作用因子（trans-acting factors）。把能直接或间接结合 RNA 聚合酶的反式作用因子称为转录因子（transcription factors，TFs）。对应于三类 RNA 聚合酶的 TFs 分别称为 TF Ⅰ、TF Ⅱ 和 TF Ⅲ。表 4-1 归纳了参与 RNA 聚合酶Ⅱ转录的 TFs 及其作用。

除了表中列出的这些 TFs，还有与启动子上游元件如 CAAT 盒、GC 盒等顺式作用元件（cis-acting element）结合的蛋白质，称为上游因子（upstream factors），如 C/EBP 结合到 CAAT 盒上，Spl 结合到 GC 盒上。这些上游因子调节 TFs 与 TATA 盒的结合、RNA 聚合酶与启动子的结合及起始复合物的形成，从而协助调节基因的转录效率。

表 4-1 参与 RNA 聚合酶 II 转录的转录因子

转录因子	功能
TFIID	结合 TATA 盒
TFIIA	辅助 TFIID-DNA 复合物
TFIIB	促进 RNA polII 结合作为其他因子结合的桥梁
TFIIE	解螺旋酶
TFIIF	促进 RNA polII 结合及作为其他因子结合的桥梁
TFIIH	蛋白激酶活性，使 RNA polII 大亚基羧基末端磷酸化

可诱导因子（inducible factors）是与增强子等远端调控序列结合的转录因子。它们能结合应答元件，只在某些特殊生理或病理情况下才被诱导产生，如 MyoD 在肌肉细胞分化时高表达，HIF-1 在缺氧时高表达。与上游因子不同，可诱导因子只在特定的时间和组织中表达而影响转录。例如，激素以及作为传递细胞外信息的其他效应物，通过影响可诱导因子和辅助激活因子复合物的组装和活性以及随后在靶基因启动子处转录起始前复合物（pre-initiation complex，PIC）的形成来调节基因的表达。

在 DNA 双链中，与 mRNA 序列相同的那条 DNA 链称作编码链（coding strand）或有义链（sense strand），另一条与 mRNA 序列碱基互补的 DNA 链称作模板链（template strand）或反义链（antisense strand）。基因转录（RNA 合成）与基因复制（DNA 合成）过程相似，但二者之间存在明显的差别。

① 引物需求不同：基因复制时，DNA 聚合酶需要引物才能合成 DNA。而基因转录时，RNA 聚合酶不需要引物就能合成 RNA。

② 底物不同：基因复制时，底物是脱氧核糖核苷三磷酸。而基因转录时，底物是核糖核苷三磷酸。

③ 产物不同：基因复制时，产物是获得 2 条新生链，且每条新生链与模板链结合在一起构成 DNA 双链分子，整个基因组所有 DNA 分子拷贝数增加一倍。而基因转录时，产物是游离的新生链（序列与模板链互补），且以 RNA 单链形式存在，转录的是基因组的某一段序列，可以产生几个到上千个相同的拷贝。

④ 保真性不同：基因复制时，核苷酸错误率为 10^{-10}。基因转录时，核苷酸错误率为 10^{-4}。即基因复制的保真性远远大于基因转录。

基因转录主要包括转录起始、转录延长和转录终止三个阶段，原核基因和真核基因的转录过程基本一致，但是具体生物化学反应和特性具有一定差异，本节将对原核基因转录和真核基因转录分别进行介绍。

二、原核生物基因转录

1. 原核生物 RNA 聚合酶

RNA 聚合酶是一类以 DNA 为模板合成 RNA 的聚合酶，全称是依赖于 DNA 的 RNA 聚合酶（DNA-dependent RNA polymerase，RNAP）。细菌通常只有一种 RNA 聚合酶，负责所有类型 RNA 的合成，包括 mRNA、tRNA、rRNA 等。在大肠杆菌细胞中，RNA 聚合酶的拷贝数约 7000 个。大肠杆菌在营养丰富的条件下，RNA 聚合酶合成 RNA 的速度约 40 个核苷酸 /s。大肠杆菌 RNA 聚合酶以核心酶和全酶两种形式存在，核心酶（core enzyme，$\alpha_2\beta\beta'\omega$）由 2 个 α 亚基、1 个 β 亚基、1 个 β' 亚基和 1 个 ω 亚基组成。全酶（complete enzyme，$\alpha_2\beta\beta'\omega\sigma$）是在核心酶的基础上加一个 σ 亚基。核心酶只具有基本的 RNA 合成能力，而全酶才具有启动转录的功能。在体外，核心酶的转录活性很低，对模板不具有选择性，DNA 的两条链均可被转录。而带有 σ 亚基的全酶具有很高的转录活性，能够特异性地选择 DNA 的一条链作为模板链，合成 RNA 链。大肠杆菌 RNA 聚合酶各亚基的特性如表 4-2 和图 4-2 所示。

α 亚基由 αCTD（C 端）和 αNTD（N 端）两部分组成，两个部分之间是由柔性组件进行连接的。其中 αNTD 与 RNAP 的其余部分进行连接，对于 α 亚基的二聚化和随后 RNA 聚合酶核心复合物的组装是必需的。αCTD 与启动子上游元件进行连接，而由于 α 亚基两部分之间是柔性连接的，所以 αCTD 可以占据启动子上游的不同位置，并影响转录活性。αCTD 结构域是与转录终止 / 反终止蛋白 NusA 相互作用的靶点，调控基因转录活性。αCTD 也是某些转录激活所必需的，并在某些转录起始中发挥作用。

表 4-2　大肠杆菌 RNA 聚合酶各亚基的特性

亚基类型	编码基因	相对分子质量	亚基数	功能
α	rpoA	36500	2	参与其他亚基的组装，识别启动子，调节转录活性
β	rpoB	150600	1	与 DNA 模板结合，具有酶催化活性，催化磷酸二酯键形成
β'	rpoC	155600	1	具有酶催化活性，与 DNA 模板结合，螯合镁离子，防止 DNA 过度负超螺旋
ω	rpoZ	11000	1	与 β 基结合并协助其功能，调节 σ 因子的功能，调节 DNA 的转录活性
σ	rpoD	70300	1	识别启动子，启动 RNA 合成

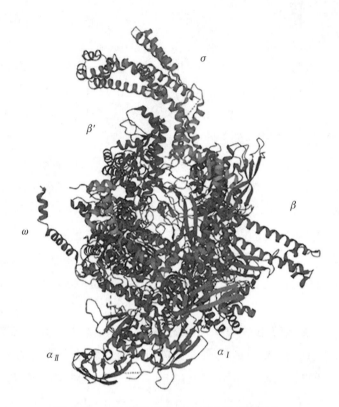

图 4-2　大肠杆菌 RNA 聚合酶全酶晶体结构

β 亚基和 β' 亚基分别由 *rpoB* 和 *rpoC* 编码得到，β 和 β' 亚基都与 DNA 相互作用，是 RNA 聚合酶的活性位点。RNA 聚合酶组装需要 β 亚基 C 端附近的两个保守区域。β 亚基还能与底物核糖核苷酸结合，催化磷酸二酯键的形成。单分子追踪显示，93% 的 β' 分子都与 DNA 结合，只有 7% 在 DNA 链之间自由扩散。β' 参与螯合 RNA 聚合酶催化所需的镁离子，还协调锌离子，以维持其功能构象。此外，β' 的 C 端与 DNA 拓扑异构酶相互作用，以防止 RNA 聚合酶引起过度负超螺旋。

ω 亚基与 RNA 聚合酶 β 基结合，防止其在复性过程中聚集，并协助其加入部分形成的聚合酶复合物。ω 亚基的缺失会改变 σ 因子对启动子的选择性识别，ω 亚基能够调节 σ 因子对核心酶的相对亲和力。ω 亚基还能调节高度负超螺旋 DNA 的转录活性。研究表明 ω 亚基与 ppGpp 依赖性转录之间存在紧密的联系。

大肠杆菌细胞中含有多种不同类型的 σ 因子，RNA 聚合酶通过置换 σ 因子而适应不同环境变化的需要，其中识别组成型启动子 –10 和 –35 元件的类型为 σ^{70}（分子质量为 70ku）。并且，在所有已知的 σ 因子中，σ^{70} 与 RNA 聚合酶核心酶的相互作用最强。σ^{70} 由四个结构域组成，这四个结构域分别能够跟启动子上的不同元件进行连接。σ 亚基的主要功能是识别模板链上的启动子，负责模板链的选择和转录的起始。σ 亚基能够大大提高 RNA 聚合酶对启动子的亲和力，并引导 RNA 聚合酶与启动区结合。σ 亚基在整个转录过程中只在转录开始时作为全酶的亚基组成之一，起始基因的转录。随后，当RNA 链延长了 8～9 个核苷酸时，σ 亚基便从全酶分子上解离下来，在 RNA 链的延长阶段不起作用。

2. 原核基因转录起始

（1）RNA 聚合酶与启动子的结合　原核基因启动区具有两个特征性结构元件：–35 元件和 –10 元件，该两个元件就是核心启动子元件。–35 元件和 –10 元件的保守序列分别是 TTGACA 和 TATAAT，两元件之间的标准距离是 16bp。不同原核生物启动子序列具有一定差异，启动子序列越接近保守序列，且 –35 元件和 –10 元件距离越接近标准距离，启动子活性越强。反之，启动子活性越弱。有时候，核心启动子元件上游还存在 UP 元件，该元件能够大大提高基因的转录效率。除此之外，激活蛋白、起始 NTP（iNTP）、预警素 ppGpp 等也能调控基因的转录活性。RNA 聚合酶全酶首先与 DNA 进行松散结合，然后在 DNA 分子上移动直到发现启动子，并且稳定地结合在启动子上。RNA 聚合酶与 DNA 结合过程中，σ 因子发挥着重要作用。σ 因子含有 Ⅳ 结合域和 Ⅱ 结合域，Ⅳ 结合域能够与 –35 元件保守序列结合，Ⅱ 结合域能够与 –10 元件保守序列结合。从而引导 RNA 聚合酶稳定地结合到启动子上。此时 DNA 仍然保持着闭合的双链状态，因此 RNA 聚合酶和 DNA 形成的复合物称为闭合启动子复合物（closed promoter complex）。当 RNA 聚合酶与启动子稳定结合后，在 σ 因子的作用下，启动子内一小段区域发生暂时性的局部解链，形成转录泡，此时为开放启动子复合物（open promoter complex）（图 4–3）。

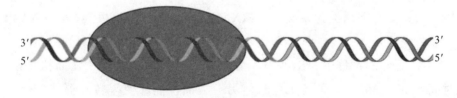

（1）闭合启动子复合物

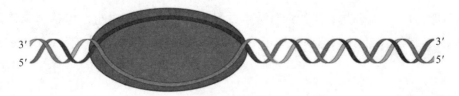

（2）开放启动子复合物

图 4–3　原核 RNA 聚合酶与启动子的结合

（2）转录起始　一旦形成开放启动子复合物，RNA 链的合成也开始，且不需要引物的存在。模板链起始位点的核苷酸通常是 T 或者 C，因此与其互补的 RNA 链的起始核苷酸通常是 A 或者 G。接着下一个 +2 位核苷酸被加入，且两个核苷酸之间通过形成磷酸二酯键的方式连接在一起。此时形成 DNA–RNA–RNA 聚合酶三元复合物，但 RNA 可能解离掉，所以是不稳定的三元复合物（instable ternary complex）。RNA 聚合酶按照 5′→3′ 方向沿着 DNA 分子移动，解链区始终保持着 13 个碱基对的解链长度。依次加入 +3、+4、……位核苷酸，且通过形成磷酸二酯键的方式将相邻两个核苷酸连接在一起。然而转录的起始并非一帆风顺、直接成功，而是要经历一个流产起始期。在流产起始期合成并释放数个 2~9nt 的 RNA 转录物，此时 RNA 聚合酶没有离开启动子，产生的中断转录物与 DNA 模板结合不牢固，从 DNA 链上掉下来并导致转录重新开始，不断从头合成 RNA。当 RNA 聚合酶成功合成一条长度超过 10nt 的 RNA 链，DNA、RNA 和 RNA 聚合酶可以形成稳定的三元复合物（stable ternary complex）。稳定三元复合物的形成标志着转录起始的完成，随后进入 RNA 合成延伸阶段。

3. 原核基因转录延长

转录起始完成后，σ 因子从延伸复合物中释放出来（σ 因子可以被不同的核心酶再利用），核心酶继延伸 RNA 链，将核苷酸逐个添加到正在延长的 RNA 连上。由于 σ 因子的解离，RNA 聚合酶由全酶转变成了核心酶，相应地与 DNA 结合的紧密性也发生了变化。核心酶与 DNA 模板的结合变成了松弛状的非特异性结合，有利于核心酶的移动，同时 β' 亚基的一个结氨酸残基插入到下游 DNA 的小沟内，以阻止 DNA 滑动。RNA 链新生碱基在脱落、排出聚合酶前，有一段碱基与 DNA 模板形成 DNA–RNA 杂交分子，其长度为 8~9nt。聚合酶洞穴所能容纳杂交分子长度为 8~9nt，下游端每新进入一个核苷酸，上游端则被置换出一个 RNA 碱基脱离 DNA 模板链，从 RNA 出口通道离开。

在 RNA 链延伸的过程中，RNA 聚合酶时常发生停顿或倒退，从而执行校对功能。暂停的时间约 20~30s，除了校正，暂停另一方面也能够使得转录等待较慢的翻译过程，从而保持步调一致。在倒退过程中，*Gre* 因子能够激活 RNA 聚合酶的 RNase 活性，切除错配的核苷酸，重新恢复转录。此外，没有 *Gre* 因子，RNA 聚合酶也能够进行校正功能。RNA 聚合酶在 RNA 链延伸过程中发挥着多种功能，包括转录泡附近双链 DNA 的解旋与复旋、RNA 新生链的合成、RNA 新生链的释放、RNA 新生链碱基的校正等。

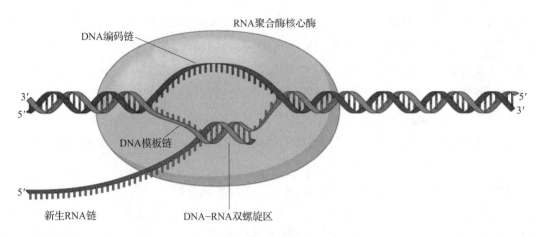

图 4-4　新生 RNA 链的延长

4. 原核基因转录终止

随着 RNA 新生链的延长，当 RNA 聚合酶到达整个基因的转录终点遇到终止信号时，便会停止移动，从 DNA-RNA-RNA 聚合酶三元复合物中解离下来，并释放新生 RNA 链，转录泡处的模板链与编码链重新组合成 DNA 双链。根据 RNA 转录终止时，RNA 聚合酶是否需要辅助因子，终止子分为两类：不依赖 ρ 因子的转录终止子（rho-independent terminator）和依赖 ρ 因子的转录终止子（rho-dependent terminator）。大肠杆菌中，两类终止子约各占一半。

不依赖 ρ 因子的转录终止子又称为内在终止子（intrinsic terminator），不需要任何辅助因子的参与，RNA 核心酶就能够终止基因转录。该类终止子的终止能力主要取决于序列中的两个特殊元件：反向重复序列和富含 A 碱基的序列。在终止位点上游存在一个富含 GC 碱基的、

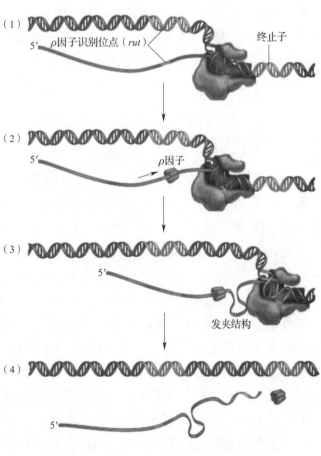

图 4-5　依赖 ρ 因子的转录终止子终止过程

（1）延长的 RNA 出现 *rut* 位点；（2）ρ 因子结合到 RNA 链并追踪 RNA 聚合酶；（3）RNA 聚合酶移动停止，被 ρ 因子捕捉；（4）DNA-RNA 杂合分子解链，RNA 链解离。

长度约 20nt 的反向重复序列。这段序列转录产生的 RNA 序列会形成茎 – 环结构（发夹结构）。发夹结构会降低 DNA–RNA 杂交分子的稳定性，RNA 链便能够从杂交分子中解离下来。紧随反向重复序列之后有一段富含 A 碱基的序列，该序列元件转录后的 RNA 链上为寡聚 U，位于 RNA 链 3′ 端。寡聚 U 的存在使得 rU–dA 氢键结合力非常弱，极易解链，且引起 RNA 聚合酶移动的停顿。在发夹结构的作用下，原本结合很弱的 rU–dA 碱基对更加不稳定。在此双重作用下，RNA 从三元复合物中解离出来，转录终止。此类终止子的终止效率与发夹结构和寡聚 U 的长度呈正相关。

依赖 ρ 因子的转录终止子必须有 ρ 因子的参与才能使转录终止。ρ 因子是由 6 个相同亚基构成的一个开放环形六聚体，分子质量约 27ku，具有 RNA 结合、ATP 水解和解螺旋酶三重活性。DNA 模板链上有 ρ 因子识别位点（rho utilization sites），简称 *rut* 序列。首先，当 RNA 新生链上有 *rut* 序列之后，ρ 因子识别 *rut* 序列并结合到 RNA 链上。接着，ρ 因子按照 5′ → 3′ 方向沿着 RNA 链移动，追踪核心酶，移动所需能量由 ρ 因子水解 ATP 提供。然后，当 RNA 聚合酶停顿在转录终止位点而被 ρ 因子捕捉时，ρ 因子发挥解螺旋酶活性，使 DNA–RNA 杂合分子解旋，RNA 链从三元复合物中解离出来，转录终止。虽然在依赖 ρ 因子的转录终止子中也形成发夹结构，但无多聚 U 元件，无法自我终止。

三、真核生物基因转录

真核生物 RNA 的生物合成（转录）过程复杂，原因之一是真核生物的 RNA 聚合酶（RNA pol）不能直接与模板 DNA 结合，需要辅助因子协助才能与模板结合；其次，真核生物 DNA 模板位于细胞核内，转录产物必须从核内转运到核外才能作为翻译模板；另外，真核生物转录的产物是初级转录产物，需要转录后加工才能成熟为有功能的产物。下列将以 RNA 聚合酶Ⅱ（RNA polⅡ）为例，阐述 RNA 的生物合成过程。

1. RNA 转录起始

在起始阶段，RNA PolⅡ 在一系列 TFⅡ 的参与下形成转录前起始复合物。首先是 TFⅡD 的 TBP 亚基结合到 TATA 盒上，TFⅡD 的另一亚基 TAF 在不同基因不同状态转录时，与 TBP 产生不同搭配。然后在 TFⅡA 和 TFⅡB 的促进和配合下形成 DNA、TFⅡB、TFⅡA、TFⅡD 复合物。这时，TFⅡB 作为桥梁并提供结合表面，促使已与 TFⅡF 结合的 RNA PolⅡ 进入启动子的核心区 TATA 盒后，依赖于 TPⅡE 的 ATPase 活性协同解开局部的 DNA 双链。接着，TFⅡH 进入完成转录前起始复合物的装配。TFⅡH 具有解旋酶的活性，可解开转录起始点附近的 DNA 双螺旋，使之成为开放转录复合物，其蛋白激酶活性则使 RNA polⅡ 的 CTD 磷酸化，导致转录复合物变构而启动转录，同样也有转录空泡结构出现。在合成 60 ~ 70bp 的 RNA 后，TFⅡE 和 TFⅡH 释放，进入转录延长阶段。此后，大多数的 TF 都会从转录前起始复合物脱落

（图 4-6）。催化 CTD 磷酸化的还有周期蛋白依赖性激酶 9（cyclin dependent kinase 9，CDK9），它是延长因子 PTEFb 的组成部分。

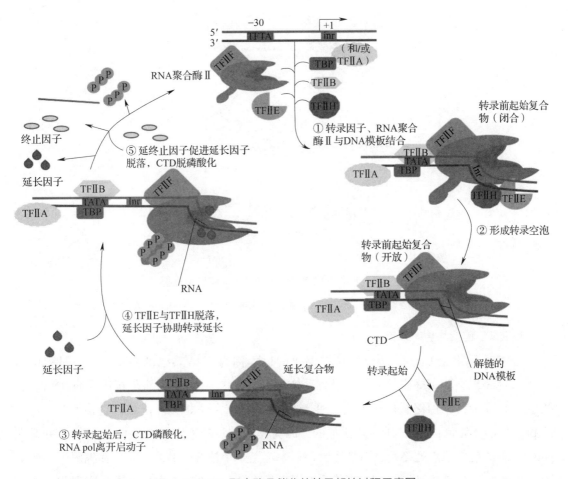

图 4-6　RNA 聚合酶 II 催化的转录起始过程示意图

2. RNA 转录延伸

　　真核生物的转录延伸过程与原核生物基本一致，但需要延长因子（elongation factor，EF）协助，开放转录复合物形成后，RNA pol 即开始按模板链的碱基序列，从 5′→3′ 逐一加入 NTP，生成转录产物。此外，转录和翻译两个过程在不同的亚细胞器完成，不存在同步现象。真核生物与原核生物最大的不同点在于其 DNA 具有核小体结构，RNA pol 在延长过程中可置换核小体，使得转录下游的 DNA 从缠绕的核心组蛋白上解开，并向上游 DNA 回转；上游已完成转录的 DNA 则重新缠绕于转录前方的核心组蛋白，RNA pol 向下游移动直至碰到下一个核小体再次进行置换。在体外转录实验过程中可观察到核小体移位和解聚现象（图 4-7）。

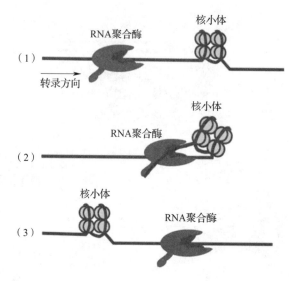

图 4-7　真核生物转录延长中核小体移位示意图

（1）RNA pol 在核小体处遇阻；（2）RNA pol 置换核小体；（3）核小体移位；RNA pol 继续前行。

3. RNA 转录终止

把 RNA 转录至 DNA 模板某一位置停止的过程称为 RNA 转录的终止。这个过程包括 RNA 聚合酶识别转录终止信号、转录复合物解离，释放 RNA 聚合酶及新转录的 RNA。真核生物的转录终止由终止因子参与，并与转录后修饰密切相关。例如，真核生物 mRNA 的 poly（A）尾巴结构是转录后才添加的，因为模板链没有相应的 poly（dT）。转录并非在 poly（A）的起始位点处终止，而是超出几百个至上千个核苷酸后才停止。在编码框架的下游，常有一组共同序列 AATAAA，稍远处下游还有相当多的 GT 序列，这些序列称为转录终止的修饰点（图 4-8），转录产物则相应出现 AAUAAA-GU 序列。转录越过修饰点后会继续转录，但 mRNA 在 AAUAAA-GU 序列之间的断裂点会被核酸内切酶切断，随即加入 poly（A）尾，GU 序列及其下游的转录产物很快被 RNA 酶降解。

RNA pol 没有 $3' \rightarrow 5'$ 核酸外切酶活性的校对（proofreading）功能，因此转录产物中发生的差错比复制要多。由于一个基因可转录出多个 RNA，且转录产物有一定的半衰期，最终会被清除，所以转录产生的差错对细胞的影响比复制也要少得多。

转录生成的产物称为转录本（transcript），真核生物中刚转录出来的未被加工的产物都是初始形式，被称为初始转录本（primary transcript），这些产物往往活性低或稳定性差，需要进行加工修饰之后才能正常发挥作用。例如，真核生物 mRNA 的加帽（capping）过程就发生在转录早期、启动子近侧暂停的时候。只有完成加帽程序，RNA polⅡ才能进入生产性延伸。

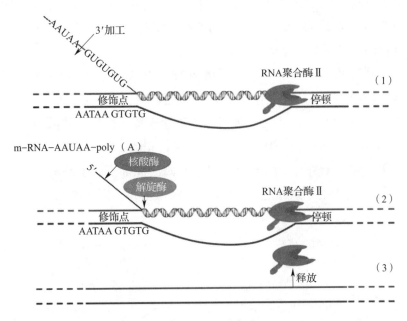

图 4-8　真核生物 mRNA 转录终止及加尾修饰

（1）转录越过修饰点继续转录一段序列，转录产物在断裂点处被切断；
（2）断裂点后的序列被水解；（3）转录完成，RNA pol 释放。

第三节　RNA 转录后加工修饰

RNA 的加工、修饰方式多种多样，有的发生在转录终止之后，有的伴随转录过程进行。所以也把伴随 RNA 转录同时进行的加工过程称为共转录加工（co-transcriptional processing）。

一、mRNA 转录后加工修饰

真核生物中刚转录出来的 mRNA 是分子质量很大的前体，即 hnRNA。hnRNA 分子中大约只有 10% 的部分转变成成熟的 mRNA，其余部分将在转录后的加工过程中被降解。

1. mRNA 前体的 5′ 端加帽

真核生物 mRNA 在其 5′ 端鸟苷的 7 位碳上会加上甲基基团，形成所谓的 m^7G 帽子结构，保护 mRNA 免受 $5′ \rightarrow 3′$ 核酸外切酶的作用，保证 mRNA 分子的稳定性。这种 m^7G 帽子结构对 mRNA 的 3′ 端加工成熟和 mRNA 的输出也有积极的作用，缺少 m^7G 帽子结构的 mRNA 分子不能从细胞核输出到细胞质，这可作为细胞核中 mRNA 质控的一环。在细胞质中，mRNA 分子在翻译装置中进行有效翻译时，需要有功能的 m⁷G 帽子结构的参与。翻译装置中特定的蛋白质会识别并结合 mRNA 的 5′帽子结构，以启动转录过程。下面对 mRNA 前体的 5′端加帽的关键步骤进行介绍。

（1）m⁷G 帽子结构　mRNA 的 5′帽子结构为 7- 甲基鸟苷 5′ – 三磷酸 –5– 多聚核苷酸。该结构含有一个鸟苷，在其第 7 位有甲基化修饰［图 4-9（1）］。在这种结构中，N7- 甲基鸟苷与核糖的 5′ – 碳连接，再与三磷酸盐连接，最后三磷酸盐通过共价键与新生 mRNA 的 5′ – 碳结合在一起［图 2（2）］。这时，mRNA 的 5′端没有了游离的羟基或磷酸，5′端就被保护起来（所有细胞的 5′→3′核酸酶活性都依赖于游离的 5′羟基或 5′磷酸基团）。5′ – 帽子结构中的三磷酸盐称为 5′ –5′三磷酸盐桥［图 4-9（2）］。

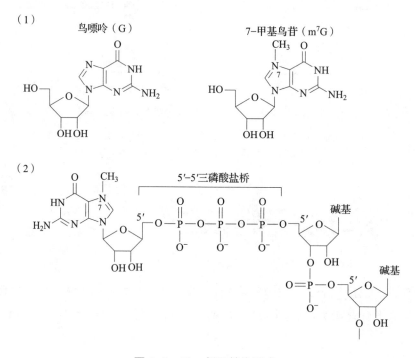

图 4-9　5′ – 帽子结构形成

（1）鸟嘌呤的化学结构（左）、7- 甲基鸟苷（右）和 mRNA 的帽子结构；
（2）7- 甲基鸟苷通过一个 5′ –5′三磷酸盐桥与 mRNA 前体上的第一个核苷酸连接起来。

（2）mRNA 加帽酶　mRNA 的 5′端修饰过程需要三种酶，即 RNA 三磷酸酶、鸟苷酰转移酶和鸟苷 –N7– 甲基转移酶。在酵母菌中，这三种酶由三种基因编码。但是，对更高等的真核生物来说，RNA 三磷酸酶和鸟苷酰转移酶的作用则由一种具有双重功能的酶来完成，这种的酶 N 端含有一个三磷酸酶结构域，而 C 端含有鸟苷酰转移酶结构域。

RNA 三磷酸酶催化加帽反应的第一步，即水解新生 mRNA 前体 5′端核苷酸的 γ- 磷酸。因此，经 RNA 三磷酸酶水解后，mRNA 前体的 5′端仅有两个磷酸基团。

RNA 三磷酸酶分为两个不同的家族。依赖二价阳离子的 RNA 三磷酸酶存在于真菌和原核生物中，而非依赖二价阳离子的 RNA 三磷酸酶则存在于后生生物（多细胞真核生物）和植物。酵母菌 RNA 三磷酸酶 Cet1 属于第一种类型，在发挥作用时需要 Mg^{2+} 或 SO_4^{2-} 离子。小鼠的加帽酶 Mce1 属于第二种类型（M 表示鼠；人加帽酶是 Hce1；见表 4-3）。这些酶在结构上与胱氨酸磷酸酶相似，在它们的活性中心有一个胱氨酸。

鸟苷 –N7– 甲基转移酶可将一个甲基基团，加到 mRNA 前体 5' 端鸟苷的 N7 位上，而在此之前，5' 端鸟苷就已被鸟苷酰转移酶转移到 mRNA 前体上了。在这一过程中，由 S– 腺苷甲硫氨酸提供所需的甲基基团。在鸟苷 –N7– 甲基转移酶的作用下，生成一个 m7GpppRNA（ppp 表示末端的鸟苷与 RNA 其他部分之间的三磷酸基团）和 S– 腺苷高半胱氨酸。

在酵母菌中，催化上述反应的酶是 Abd1，而人则是 Hcm-1（表 4-3）。Abd1 发挥作用时不需要其他酶的辅助，而 Hce1/Cet1–Ceg1 则需要一起发挥作用。

表 4-3　mRNA 5' – 加帽及帽子结合过程中所需要的酶

蛋白质	酶活性	功能
Cet1	RNA 三磷酸酶（酵母菌）	催化 mRNA 前体 5' – 加帽过程中的第一步
Ceg1	鸟苷酰转移酶（酵母菌）	催化 mRNA 前体 5' – 加帽过程中的第二步
Abd1	鸟苷 –N7– 甲基转移酶（酵母菌）	催化 mRNA 前体 5' – 加帽过程中的第三步
Hce-1	RNA 三磷酸酶和鸟苷酰转移酶（人）	催化 mRNA 前体 5' – 加帽过程中的第一步和第二步
Hcm-1	鸟苷 –N7– 甲基转移酶（人）	催化 mRNA 前体 5' – 加帽过程中的第三步
CBP20	在细胞核中结合 5' – 帽子结构，与 CBP80 整合核内不同的 mRNA 合成反应共同形成帽子结构复合物	
CBP80	在细胞核中结合 5' – 帽子结构。与 CBP20 整合核内不同的 mRNA 合成反应共同形成帽子结构复合物	
eIF4E	在细胞质中结合 5' – 帽子结构	启动翻译

（3）5' – 加帽与转录过程偶联　转录合成的新生 mRNA 前体在长约 20 ~ 30 个 nt 时，其 5' 的加帽反应作为第一个 mRNA 前体的修饰事件便开始了。在某种程度上，通过结合 pol II 的 C 端结构域（C-terminal domain，CTD）可招募加帽酶到 pol II 延伸复合物和新生 mRNA 前体上。在酵母菌中，Ceg1 能够结合磷酸化的第 5 位丝氨酸，并招募 Cet1 到 CTD 上。5' – 加帽反应也为正确的 mRNA 前体合成提供了一种检查机制。在 mRNA 前体

长约 20～30 个 nt 后，一些特异的蛋白质会诱导聚合酶 II 的转录停止。这时 RNA polII 的合成速度降低，以便能够有效地招募加帽酶到 mRNA 前体的 5′ 端上。在加帽酶成功招募及 mRNA 前体 5′ 端进行正确的修饰后，加帽酶本身就会解除 polII 的停止，激活转录。在转录延伸阶段，第 5 位丝氨酸进行去磷酸化，使 Hce1/Cet1-Ceg1 解离。这一质控机制保证了只有 mRNA 前体具有正确的 5′–帽子结构时，才能进行下一步的延伸。

（4）5′–帽子结合蛋白　不同的 mRNA 5′–帽子结构的功能，由特异的帽子结合蛋白（cap binding protein，CBP）介导。在细胞质中，帽子结构在翻译起始中发挥着非常重要的作用。真核翻译起始因子 eIF4E 就是一种帽子结合蛋白，它在翻译起始时能够识别帽子结构。

在 mRNA 前体剪切、3′ 端形成和 mRNA 输出过程中，5′–帽子结构在细胞核中的作用由核帽子结合复合物（cap-binding complex，CBC）介导。CBC 是一个异源二聚复合物，由 CBP80 亚基（相对分子质量 8000）和 BP20 亚基（相对分子质量 20000）组成。在进行有效的帽子结合过程中，都需要这两种亚基的参与，而其中的任何一个亚基本身并没有结合帽子结构的活性。在 mRNA 前体通过核孔输出到细胞质中时，eIF4E 就会替代核 CBC。在 mRNA 成熟过程中，CBC 能与许多不同的蛋白质发生互作，由此整合了所有核内的 mRNA 合成反应。

2. mRNA 前体的 3′ 端加尾

在转录之后，mRNA 前体需要通过多种加工修饰，形成可输出的信使核糖核蛋白复合物 mRNP。真核 mRNA 的 3′ 端加工，需要在靠近 mRNA 前体 3′ 端的特异剪切位点上进行切割，随后加上一些腺苷，形成所谓的多聚腺苷尾［poly（A）tail］，这一过程称为多聚腺苷化，poly（A）尾的长短与翻译效率相关。哺乳动物的多聚腺苷尾通常为 200～300 个 nt。mRNA 前体 3′ 端的切割和多聚腺苷化是一个耗能的过程，需要在许多种蛋白因子的协同作用下才得以完成。

（1）多聚腺苷化信号　由位于 mRNA 前体 3′–非编码区（untranslated region，UTR）的序列元件确定切割位置和随后的多聚腺苷化过程。除组蛋白 mRNA 前体之外，所有的真核 mRNA 包括叶绿体或线粒体 mRNA 都含有这种多聚腺苷化信号。但是，多聚腺苷化信号在酵母菌和多细胞生物间并不保守。

在哺乳动物中，mRNA 前体的 3′ 端形成需要三种主要的序列元件［图 4–10（1）］。六聚核苷酸 AAUAAA 是高等生物中主要的多聚腺苷化信号。在 10% 的 mRNA 中，还存在其变异体 AUUAAA。富含 G/U 的下游元件（downstream element，DSE）是第二种序列元件。这一序列信号通常位于距切割位点 30 个 nt 之内，并且在序列组成上差异较大。DSE 能促进切割和多聚腺苷化过程。第三种是存在于 mRNA 前体 3′ UTR 的多聚腺苷化信号和 DSE 之间存在的一个高度特异的切割位点。

在酵母菌中，切割位点的两侧也存在两种序列元件。但是，多聚腺苷化信号在组成上差异更大，并且在切割位点的上游（U-rich sequence upstream，UUE）和下游（U-rich sequence downstream，DUE）都有富含 U 的序列。此外，还存在富含 AU 的效应元件（efficieney element，EE）和富含 A 的定位元件（positioning element，PE），它们在识别多聚腺苷化位点（例如，第一个加 A 的位点，图 4-10）时发挥重要作用。

在哺乳动物中，不仅多聚腺苷化信号很保守，而且多聚腺苷化信号与多聚腺苷化位点之间的距离也高度保守。在哺乳动物和酵母菌中还存在一些功能不清的辅助因子，但它们能特异地作用于每个 mRNA 分子，影响其多聚腺苷化的效率。

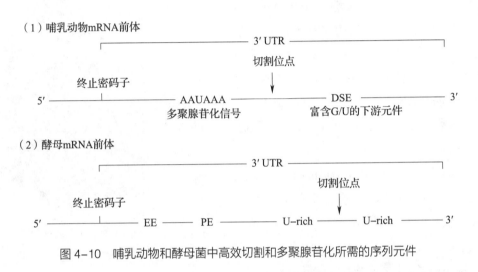

图 4-10 哺乳动物和酵母菌中高效切割和多聚腺苷化所需的序列元件

（2）参与 mRNA 前体 3′端加工的蛋白质 在 mRNA 前体切割和多聚腺苷化时，需要多种不同的蛋白质参与。人们已经对酵母菌和哺乳动物的 3′端加工装置的蛋白质组成进行了研究，发现在这两种装置中存在不同的亚复合物（图 4-11）。哺乳动物中的多蛋白复合物包括切割与多聚腺苷化特异因子（cleavage and polyadenylation specific factor，CPSF）、切割激活因子（cleavage stimulation factor，CstF）、哺乳动物切割因子 I（cleavage factor I，CFI$_m$）和 II（cleavage factor II，CFII$_m$），它们都在多聚腺苷化中发挥一定的功能。CPSF-160 是 CPSF 复合物中的一种蛋白质，能识别并结合在多聚腺苷化信号上，而该复合体中的另外一种蛋白质 CPSF-73 可结合并切割剪切位点。CstF-64 是 CstF 复合物中的一种蛋白质，能结合富含 G/U 的下游序列元件（DSE）。CFI$_m$ 和 CFII$_m$ 可以帮助其他复合物参与 3′端的加工过程。Symplekin 作为一个大框架蛋白，能将单个复合物组织在一起。mRNA 前体经 CPSF-73 切割后，poly（A）聚合酶［poly（A）polymerase，PAP］便开始合成一个 poly（A）尾，并将其加到 mRNA 分子的 3′端上。poly（A）结合蛋白［poly（A）-binding protein，PABP］能结合并覆盖在新合成的 poly（A）尾上，参与调控 poly（A）尾的长度。

① 切割与多聚腺苷化特异因子（cleavage and polyadenylation specific factor，CPSF）：切割与多聚腺苷化特异因子是 3′ 端加工装置中的一种主要的亚复合物。这一蛋白质复合物由 5 种核心蛋白组成（表 4-4）。蛋白质 CPSF-160 直接作用于 mRNA 前体的多聚腺苷化位点；蛋白质 CPSF-73 可作用于切割位点，并切割 mRNA 前体。CPSF 的其他因子在维持复合物的完整性以及与其他 3′ 端加工装置分子间的互作中发挥作用。CPSF 的功能概括起来包括：a. 识别并结合多聚腺苷化信号；b. 识别并在剪切位点处进行切割；c. 协调并作用于多聚腺苷化装置中的有些因子和 poly（A）结合蛋白［一种在 mRNA 合成后覆盖 poly（A）尾的蛋白质，参见如下内容］。

② 切割激活因子（cleavage stimulation factor，CstF）：哺乳动物的 CstF 含有三个亚基，其中，RNA 结合蛋白 CstF-64 能结合富含 G/U 的下游序列元件，而其他两种因子（CstF-50 和 CstF-77）则在正确切割 3′ 端时发挥作用（表 4-4）。

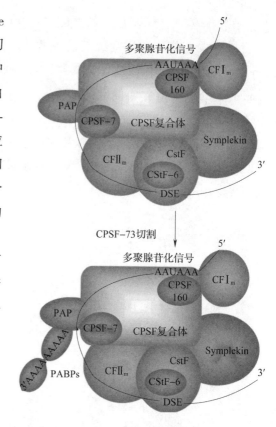

图 4-11　哺乳动物 3′ 端加工装置中的蛋白质复合物及其与 mRNA 前体之间的相互作用

表 4-4　mRNA 前体 3′ 端加工所需的蛋白质复合物

哺乳动物（酵母菌）3′ 端加工所需的蛋白质复合物	哺乳动物（酵母菌）复合物中的蛋白质	功能
CPSF（CPF）	CPSF-160（Cft1p/Yhh1p）	结合多聚腺苷化信号
	CPSF-100（Cft2p/Ydh1p）	结合 mRNA 前体，功能未知
	CPSF-73（Brr5p/Ysh1p）	结合并切割 mRNA 前体
	hFip（Fip1p）	引导 PAP 到正确的多聚腺苷化位点
CstF	CstF-50	参与切割
	CstF-64	结合富含 G/U 的下游元件
	CstF-77	参与切割
CFI$_m$	CFI$_m$-68000	辅助识别多聚腺苷化信号
	CFI$_m$-25000	辅助识别多聚腺苷化信号

续表

哺乳动物（酵母菌）3′端加工所需的蛋白质复合物	哺乳动物（酵母菌）复合物中的蛋白质	功能
CFⅡ$_m$（CFⅠA）	hClp1（Cip1p）	为 CPSF 与 CFⅠ$_m$ 之间提供桥梁
	hPccf11（pcf11p）	作用于 RNA 聚合酶Ⅱ
PAP	一种 poly（A）聚合酶；能将腺苷加到经切割的 mRNA 前体上
PABP	一种 poly（A）结合蛋白；结合并稳定 poly（A）尾；控制 poly（A）尾的长度；调节翻译
Symplekin（Pta1p）	一种框架蛋白，为 3′端加工装置中的每个亚复合物之间提供桥梁

③ 哺乳动物切割因子Ⅰ（cleavage factor Ⅰ，CFⅠ$_m$）和哺乳动物切割因子Ⅱ（cleavage Factor Ⅱ，CFⅡ$_m$）：CFⅠ$_m$ 仅在高等真核生物中存在（m 代表哺乳动物）。该因子含有两个亚基，能直接作用于紧接在多聚腺苷化信号上游的 RNA 序列。它还能促进 3′端加工装置中其他蛋白质间的结合。

哺乳动物 CFⅡ$_m$ 复合物含有两个不同的亚基，且这两种亚基也存在于酵母菌中。人 Clp1（酵母菌中为 hClp1 或 Clp1p）为 CFⅠ$_m$ 和 CPSF 之间建立联系。CFⅡ$_m$ 的第二个亚基是 hPcf11（酵母菌中为 Pcf11p），它可作用于 RNA 聚合酶Ⅱ的 C 端结构域（C terminal domain，CTD），在正确终止转录过程中发挥重要作用。由此可见，CFⅡ$_m$ 也是一种重要的因子，它能将转录过程与下游的 mRNA 加工连接起来。

④ poly（A）聚合酶［poly（A）polymerase，PAP］：在酵母菌和哺乳动物中，由于 PAP 能将 poly（A）尾聚合到经切割 mRNA 前体的 3′端，所以它在多聚腺苷化过程中非常关键。同时，哺乳动物 PAP 在正确切割 mRNA 前体过程中也发挥重要作用。PAP 与 3′端加工装置中包括 CPSF 复合物中的因子之间的相互作用，对于界定正常的 poly（A）长度至关重要（图 4-11）。

⑤ poly（A）结合蛋白［poly（A）–binding protein，PABP］：poly（A）结合蛋白能结合新生的 poly（A）尾，并辅助 poly（A）聚合酶进行正确、有效的多聚腺苷化。PABP 是一种 RNA 结合蛋白，含有几种 RNA 识别基序（RNA recognition motifs，RRM），主要在 poly（A）尾长度的调控过程中发挥作用（图 4-12）。当 poly（A）聚合酶合成出 11～14 个核苷酸的新生 RNA 延伸时，PABP 便与它们结合，直到 poly（A）尾到达最终的长度，而这时的 poly（A）尾已被 PABP 完全覆盖。

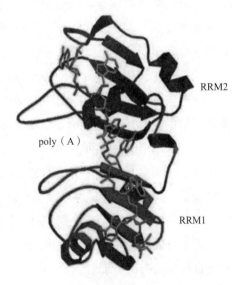

图 4-12　人体细胞内 poly（A）结合蛋白 PABPC1 中 RRM1 和 RRM2 的晶体结构

在所有的真核细胞中，存在特异的核内 PABP（nuclear PABP，PABPN）和细胞内 PABP（cytoplasmic PABP，PABPC）。如上所述，核内 PABP 对控制多聚腺苷化过程非常重要。同时，它在有效运送 mRNA 到细胞质的过程中也发挥重要功能。在细胞质中，胞内 PABP 代替 PABPN 发挥功能。在高等真核生物中，存在几种具有特殊功能的 PABPC。PABPC 不仅在进行有效的翻译过程中发挥作用，同时它也参与 mRNA 的降解过程。

⑥ Symplekin：Symplekin 首先在酵母菌中发现并被命名为 Ptalp。目前，人们认为该蛋白质是一种大框架因子，能作用于大多数 3′端加工装置中的蛋白质。Symplekin 能为每个亚复合物之间提供桥连，使它们更有效、更协调地发挥功能。

除上面提到的蛋白质外，还发现了一些其他因子，它们在 mRNA 前体 3′端的核内加工过程中发挥特殊的功能。

（3）3′端加工修饰与转录终止紧密相连　早期人们认为，转录终止和 3′端加工都依赖于相同基因 3′端的序列信息。由此推断，这两种过程偶联在一起。的确，已有研究表明二者协同进行。因为 RNA 聚合酶 II 的 CTD 为一些转录因子以及在 3′端加工过程中发挥作用的蛋白质提供结合平台，所以它在转录终止和 3′端加工过程中都发挥主要作用。目前有"抗终止子"模型和"鱼雷"模型来解释 3′端加工如何影响转录终止。

（4）交替多聚腺苷化　在最简单的模式中，生物可能识别特异的多聚腺苷化信号，并按照上述步骤对 mRNA 前体 3′端进行加工。然而，3′端的加工却异常复杂，特别是在哺乳动物中尤为明显。多数 mRNA 的 3′ UTR 经常含有许多可用的多聚腺苷化信号。实际上，在多聚腺苷化过程中，会使用一个 mRNA 前体上的数个多聚腺苷化信号，这一现象称为交替多聚腺苷化。使用不同的多聚腺苷化信号可能引起 mRNA 呈不同的表达。例如，在 A 组织中，第一个多聚腺苷化信号的使用会导致 mRNA 中只含一个调控元件 A（a）。这个调控元件 A 可能是一个翻译增强子，可有效促进蛋白质的合成。但在 B 组织中，可能会使用两个或三个多聚腺苷化信号（b、c 或 d）。调控元件 B、C 或 D 可能是一个强翻译沉默子，因此，该 mRNA 翻译成蛋白质的效率非常低（图 4-13）。

已有研究表明人类基因组中一半以上的基因都进行交替多聚腺苷化。通过数个多聚腺苷化信号的交替使用，能形成含有不同 3′ UTR 的 mRNA 分子，有助于增加转录本的多样性。3′ UTR 含有多种序列元件，它们在调节基因表达中发挥重要作用。交替 3′ UTR 的形成会导致这些调控元件包含在其中或发生丢失。3′ UTR 的交替多聚腺苷化会对 mRNA 在细胞中的分布、mRNA 的稳定性以及 mRNA 翻译成蛋白质的过程都产生影响。在大多数情况下，3′ UTR 的交替多聚腺苷化呈组织特异性。例如，对同一个基因的 3′ UTR 来说，大脑中的表达有别于在其他组织或器官中的表达，造成蛋白质的丰度有所不同。并且，3′ UTR 的交替多聚腺苷化也与交替剪切紧密相连，这样不仅会形成不同的 3′ UTR，而且还会形成完全不一样的开放阅读框（open reading frames，ORF）。3′ UTR 的交替多聚腺苷化是个新兴的研究领域，目前还不清楚哪些蛋白因子参与调节这一现象。

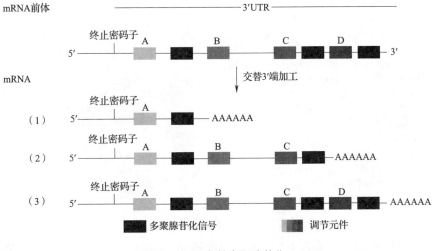

图 4-13　交替多聚腺苷化

（5）胞内多聚腺苷化　除组蛋白 mRNA 之外，所有的真核 mRNA 都会在细胞核中进行多聚腺苷化。但是，多聚腺苷化也能在细胞质中进行。胞内多聚腺苷化是一种重要的基因表达调节机制。例如，在动物早期发育中，母源 mRNA（指那些由母亲合成的 mRNA，它们会在胚胎转录开始前被利用）在卵母细胞中处于非翻译（掩蔽）状态，以保证只在需要的时候才合成为蛋白质。这类 mRNA 通常具有非常短的 poly（A）尾。poly（A）尾的长度可通过胞内多聚腺苷化和去多聚腺苷化的方式进行调节。

需要进行胞内多聚腺苷化修饰的 mRNA，通常在其 3′ UTR 上含有胞内多聚腺苷化元件（cytoplasmic polyadenylation，CPE）。这些元件的共有序列为 5′ -UUUUUAU-3′，它可被细胞质中的 CPE 结合蛋白（CPE-binding protein，CPEB）特异地识别。CPEB 能招募一些蛋白质到 mRNA 分子上，包括核内 3′ 端加工装置中的一些因子（CPSF 和 Symplekin）、掩蔽蛋白、胞内 poly（A）聚合酶 GLD2 以及去腺嘌呤酶 PARN［一种 poly（A）核糖核酸酶，它可去除 mRNA 分子上的 poly（A）尾］。在这一复合体中，PARN 的活性要比 GLD2 的高，导致所形成的 poly（A）尾非常短。具有非常短 poly（A）尾的 mRNA 不会翻译成蛋白质。在各种刺激下，CPEB 进行磷酸化修饰，这时 PARN 便不再与磷酸化的 CPEB 发生相互作用。因此，在 PARN 被去除后，GLD2 便合成新的 poly（A）尾，使 mRNA 能够进行有效的翻译（图 4-14）。因此，胞内多聚腺苷化是一种调节某些 mRNA 翻译的方式。研究表明，许多蛋白因子参与胞内多聚腺苷化与翻译过程的偶联（例如，掩蔽蛋白）。

（6）组蛋白 mRNA 的 3′ 端加工　除编码核心组蛋白的 mRNA 之外，所有真核 mRNA 的 3′ 端都需要进行多聚腺苷化。几种组蛋白会形成具有更高级结构的核小体，在细胞核中用来包装 DNA，形成染色质结构。因此，在 DNA 复制的 S 期，细胞会迅速地合成组蛋白并组装成核小体。生物通过进化已形成了一些特异的蛋白质，包括组蛋白 mRNA 前体的 3′ 端加工装置，它们能协调并快速地合成组蛋白。

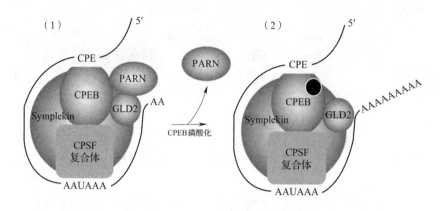

图 4-14　胞内多聚腺苷化

（1）代表持续的去腺苷化，形成短 poly（A）尾，这样的 mRNA 不会翻译成蛋白质；（2）CPEB 被磷酸化后，
PARN 不再与这个复合体发生相互作用，这时 GLD2 便可聚合形成正常的 poly（A）尾。

组蛋白 mRNA 在其 3′端不带 poly（A）尾，而带一个茎环结构。此外，组蛋白还缺少内含子，而对其他 mRNA 分子来说，这些内含子在形成正确 3′端的过程中发挥关键作用。通常，从终止密码子到茎环结构有 14 ~ 50 个 nt，这些核苷酸同样也是形成组蛋白 mRNA 正确的 3′端的重要前提条件。组蛋白 mRNA 前体和其他 mRNA 前体在 3′端加工上的许多特征相似。组蛋白 mRNA 前体会在茎环结构与所谓的组蛋白下游元件（histone downstream element，HDE）之间进行切割，而 HDE 则位于切割位点下游约第 15 个 nt 处。在组蛋白 mRNA 前体切割过程中，第一步是茎环结合蛋白（stem-loopbinding protein，SLBP）结合 mRNA 前体分子中的茎环。之后，HDE 通过碱基互补结合一种称为 U7 小核 RNA 或 U7snRNA 的小非编码性 RNA 分子。U7 小核 RNA 本身作用于一些蛋白质，形成所谓的 U7 小核核糖核蛋白颗粒或 U7snRNP。SLBP 和 U7snRNP 都会招募切割装置到组蛋白 mRNA，这时切割装置会与 mRNA 前体内含子的剪切装置发生重叠。核酸外切酶 CPSF73、CPSF100 和 Symplekin 不仅是组成普通 mRNA 前体加工装置的成分，而且在组蛋白 mRNA 的 3′端加工中也发挥作用。这时，组蛋白 mRNA 的 3′端已经形成，且组蛋白 mRNA 分子从细胞核输出到细胞质以及翻译过程中，SLBP 都一直结合在 mRNA 分子上。

3. mRNA 前体的剪切

真核蛋白质编码基因的编码区由一些插入序列隔断，而它们与蛋白质翻译无关。这些蛋白质编码基因及其 mRNA 前体分子中的非编码性元件称为内含子（intron），而编码元件称为外显子（exon）。在转录后，内含子会从 mRNA 前体中被去除，这一过程称为剪切。剪切必须以单核苷酸的精度去除内含子，以免造成成熟 mRNA 编码区的移码，使它最终翻译成正确的蛋白质。最近几十年的研究发现，在真核细胞核中，存在一些大蛋白质 -RNA 装置，它们能将内含子从 mRNA 前体中剪切掉。这种分子装置称为剪切体，含有 100 多种亚基。

（1）Ⅰ类内含子、Ⅱ类内含子和Ⅲ类内含子　　目前发现生物中存在 3 种不同种类的内含子，它们具有不同的剪切机制。Ⅰ类内含子首先在嗜热四膜虫中发现，这类内含子是组成 rRNA 前体的一部分。Ⅰ类内含子在发挥自我剪切功能时不需要蛋白因子的辅助。目前，Ⅰ类内含子已在多种低等生物的 2000 多个基因中发现。Ⅰ类内含子通过两个磷酰基转移反应实现自我剪切。自我剪切过程需要一个鸟苷酸（GMP、GDP 或 GTP），它通过 3-′羟基基团（hydroxyl group，–OH）作用于 5′剪切位点，启动剪切反应。第二步反应是，5′外显子新生的 3-′羟基基团作用于 3′剪切位点，引起外显子之间进行连接并去除内含子序列。内含子的 3-′羟基基团与位于内含子 5′端下游约 15 个 nt 处的一个核苷酸之间，形成一个环状的内含子和一个截断的 5′端（图 4-15）。

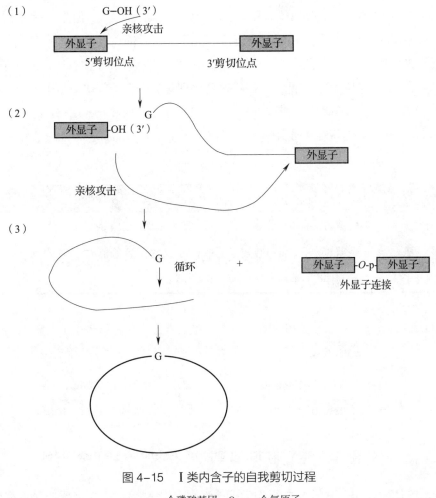

图 4-15　Ⅰ类内含子的自我剪切过程

p——一个磷酸基团　O——一个氧原子

Ⅱ类内含子存在于低等真核生物和高等植物的线粒体与叶绿体基因组中，为一些保守蛋白编码基因的内含子。当前基因组测序结果表明，几乎所有的革兰阳性菌和革兰阴性菌都有Ⅱ类内含子。这类内含子也存在于极少数的古生菌中。Ⅱ类内含子与Ⅰ类内含子相似，也具有自我剪切的功能。不同的是Ⅱ类内含子在自我剪切的过程中不需要鸟苷酸，而与Ⅲ类内含子相似，需要通过两步反应才能完成剪切过程。

Ⅲ类内含子存在于许多真核生物蛋白质编码的mRNA中。这类内含子不具有自我剪切功能，在剪切过程中，需要一个大蛋白质–RNA装置（剪切体）的参与。

（2）mRNA前体的剪切机制　上述三类内含子的剪切机制有一个共同点，即RNA磷酸骨架亲核作用的酯基转移反应不需要能量（表4-5）。在有效的mRNA前体剪切过程中，需要多种保守的内含子序列元件。在酵母菌中，内含子序列对于剪切过程非常关键，它们包括含有GUAAGU序列的5′剪切位点、由AG组成的3′剪切位点以及所谓的支点，通常支点为保守序列（UACUAAC）中的一个A（图4-16）。在后生动物中，5′剪切位点首先是GU，而后是一个嘌呤和AGU。3′剪切位点则与酵母菌的相似，为AG。但是，后生动物的含有腺嘌呤（adenosine，A）的支点序列至今还没有完全确定。除这三种序列元件之外，后生动物在支点与3′剪切位点之间还有一段多聚嘧啶。另外，有些存在于内含子及外显子中，可激活或抑制外显子的剪切过程。因此，人们将这些序列称为内含子剪切增强子（intronic splicing enhancers，ISE）、内含子剪切沉默子（intronic splicing silencers，ISS）、外显子剪切增强子（exonic splicing enhancers，ESE）或外显子剪切沉默子（exonic splicing silencers，ESS）。

表4-5　不同类型的内含子

内含子	作用机制	所存在的生物
Ⅰ类内含子	自我剪切，需要鸟苷酸	嗜热四膜虫及其他低等生物
Ⅱ类内含子	自我剪切，不需要鸟苷酸	低等真核生物、高等植物的线粒体与叶绿体基因组
Ⅲ类内含子	由剪切体进行剪切	真核生物

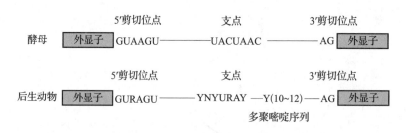

图4-16　在mRNA前体剪切过程中发挥重要功能的保守内含子序列

mRNA前体的剪切通常需要进行先后两个酯基转移过程。第一个反应是，保守支点腺嘌呤的2-′羟基作用位于5′外显子最后一个核苷酸和内含子第一个核苷酸之间的磷酸基团，引起内含子5′磷酸基团与支点2′氧原子之间进行共价结合（第一个酯基转移，图4-17）。这时，5′外显子具有一个自由的3-′羟基基团，该基团作用位于最后一个内含子核苷酸和3′

外显子第一个核苷酸之间的磷酸基团（第二个酯基转移）。最终，通过两个酯基转移反应，将两个外显子连接起来，释放出内含子以及一个套索状结构，而在套索状结构中，5′端通过共价键与支点连接在一起（图 4-17）。

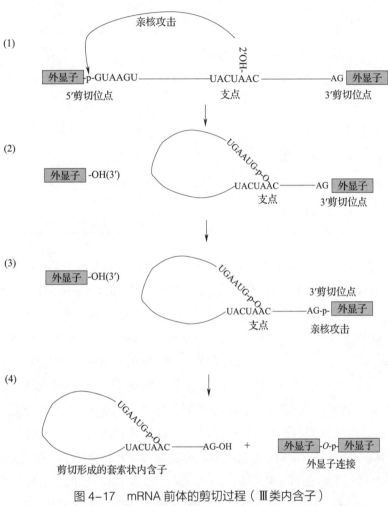

图 4-17　mRNA 前体的剪切过程（Ⅲ类内含子）

p——一个磷酸基团　O——一个氧原子

（3）剪切体　剪切体是一种高度动态化的结构，在一个 mRNA 前体的剪切循环中常发生结构重排。剪切体的主要成分是预成型的特异 RNA–蛋白质复合体，或者是能与多种其他蛋白质结合在内含子不同区域的颗粒物质。剪切体 RNA–蛋白质颗粒含有一种非编码的富含 U 的小核 RNA（U-rich small nuclear RNA，U snRNA），它能与一些 U snRNA 特异结合蛋白结合，形成小核糖核酸蛋白颗粒（small ribonucleoprotein particles，U snRNP）。根据结合的非编码 RNA 的不同，剪切体 U snRNP 可分为如下几类：U1snRNA 形成 U1snRNP，U2snRNA 形成 U2snRNP，以此类推（表 4-6）。在 mRNA 前体剪切过程中，需要 U1 snRNP、U2 snRNP、U3 snRNP、U4 snRNP、U5 snRNP 和 U6 snRNP。

表 4-6　剪切体 U snRNP

U snRNP	剪切体	功能
U1	主要（U2 型）剪切体	结合 5′剪切位点
U2	主要（U2 型）剪切体	作用于支点
U4	主要（U2 型）剪切体	与组成 tri-snRNP 的 U6 发生互作
U5	主要（U2 型）剪切体和次要（U12 型）剪切体	与 U4 和 U6 共同形成 tri-snRNP
U6	主要（U2 型）剪切体	作用于 5′剪切位点；与组成 tri-snRNP 的 U4 发生相互作用
U11	次要（U12 型）剪切体	结合 5′剪切位点
U12	次要（U12 型）剪切体	作用于支点
U4atac	次要（U12 型）剪切体	与组成 tri-snRNP 的 U6atac 发生相互作用
U6atac	次要（U12 型）剪切体	作用于 5′剪切位点；与组成 tri-snRNP 的 U4atac 发生相互作用

剪切体在 mRNA 前体上组装时是逐步进行的，需要结合和释放 U snRNP 以及许多其他非依赖 U snRNP 的剪切因子。在 U1 snRNP 结合到 5′剪切位点后，组装过程由此开始。这种结合反应需要 U1 snRNP 与内含子 5′剪切位点中的互补序列进行碱基配对。此外，一种 SFI 蛋白质（又称支点结合蛋白，branch point binding protein，BBP）可作用于支点区，也参与这一反应。U2 辅助因子（U2 auxiliary factor，U2AF）复合体由 U2AF65 和 U2AF35 组成，可通过 U2AF65 与 SFI 结合，也可通过 U2AF35 与 3′剪切位点的 AG 结合。概括起来，这些因子形成前期的剪切体 E 复合体。在 SFI 和 U2AF 的共同作用下，U2 snRNP 招募到支点区，在那里 U2 snRNP 与支点区进行碱基配对。在 SFI 脱离支点后，形成剪切体 A 复合体，这一复合体又称剪切体前体。在随后依赖 ATP 的反应中，形成剪切体 B 复合体（又称前催化型剪切体）。在剪切体 B 复合体形成之前，需要形成一个由 U4、U5 和 U6 组成的复合体，这个复合体称为 U4/U6.U5Stri-snRNP。在这个复合体中，U4 和 U6 之间进行碱基配对，而 U5 则是通过蛋白质与蛋白质之间的相互作用被招募进入的。在 U4/U6.U5 tri-snRNP 招募到 A 复合体后，便形成剪切体 B 复合体。这时，所有的剪切体 snRNP 都结合到 mRNA 前体上待剪切过程的启动。在随后的剪切体激活过程中，U1 snRNP 和 U4 snRNP 会从 B 复合体上解离下来，形成活化的剪切体。在活化的剪切体中，U6 snRNA 与 5′剪切位点发生碱基配对。之后，在活化的剪切体的作用下，进行剪切过程的第一个催化反应，引起 5′外显子的释放，以及内含子 5′端与支点之间的共价连接。这时的剪切体称为剪切体 C 复合体。剪切体 C 复合体进一步重排之后，便进行第二个催化剪切反应，形成后剪切体复合体，它由套索状结构中的内含子、U2 snRNP、U4 snRNP 和 U5 snRNP 组成。这时，后剪切体复合体开始解离，所有的剪切体组成成分业已就绪，准备进行下一个内含子的剪切反应（图 4-18）。

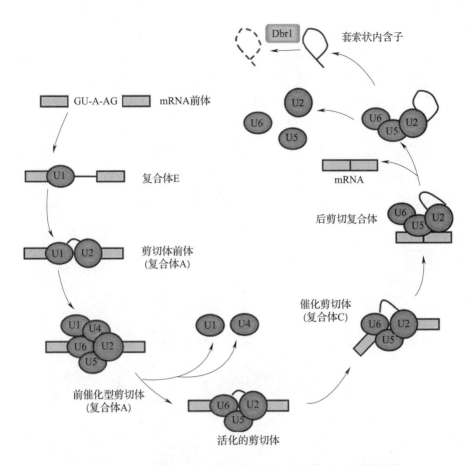

图 4-18 在 mRNA 前体剪切过程中剪切体的装配及其动态结构

在降解套索状结构中的内含子时，需要进行脱支，这样才能被 5′→ 3′ 或 3′→ 5′ 核酸外切酶消化。所需的脱支酶 Dbr1 能破坏套索结构中的 2′,5′ – 磷酸二酯键，然后再通过细胞降解途径对内含子进行消化。

尽管人们已经研究清楚 U snRNP 是如何逐步组装形成每个剪切体复合体的，但是对于一些与 U snRNP 无关的蛋白质的作用还不甚了解。大量的生物化学研究表明，有 100 多种其他蛋白质也参与了剪切过程。

（4）依赖 U12 的次要剪切体　依赖 U2 的剪切体（为主要剪切体）存在于所有的真核生物中，它通过上述的加工步骤，催化去除绝大多数的内含子。除此之外，还有第二种剪切体，它又被称为依赖于 U12 的剪切体（也被称为次要剪切体）。这种次要剪切体仅在一部分真核生物中被发现，它能去除 mRNA 中的 U12 型内含子。

绝大部分 U12 型内含子含有一个由 A（或 G）UAUCCUUU 组成的 5′ 剪切位点，以及一段支点序列 UCCUUAACU（图 4-19）。由于第一个发现的 U12 型内含子 5′ 端带有 AT，其 3′ 端带有 AC，所以这种内含子起初称为 ATAC 内含子。但是，人们后来发现 3′ 剪切位点的

AC 并不保守。

　　除以下两种情况外，次要剪切体对依赖 U12 内含子的剪切反应，在催化过程上与主要剪切体对 U2 型内含子的剪切反应完全一致（图 4-19）。次要剪切体不含 U1 snRNP、U2 snRNP、U4 snRNP 和 U6 snRNP 颗粒，而被 U11 snRNP、U12 snRNP、U4atac snRNP 和 U6atac snRNP 等替代。并且，U11 snRNP、U12 snRNP、U4atac snRNP 和 U6atac snRNP 分别含有独一无二的 U11 snRNA、U12 snRNA、U4atac snRNA 和 U6atac snRNA，以及一些也参与形成 U1 snRNP、U2 snRNP、U4 snRNP 和 U6 snRNP 颗粒的蛋白质和一些次要剪切体 U snRNP 独有的蛋白质。可见，主要剪切体和次要剪切体只共有 U5snRNP。与主要剪切体相比，U11 和 U12 在招募 U12 型内含子之前，先形成一个 U11/U12 di-snRNP 分子。

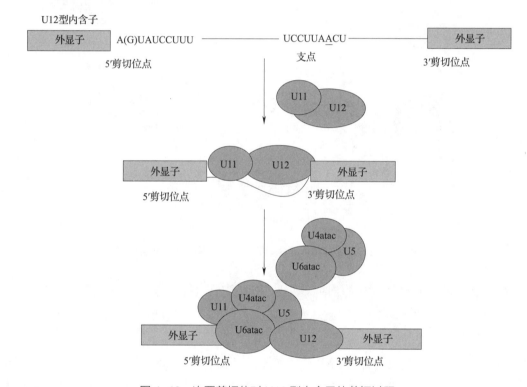

图 4-19　次要剪切体对 U12 型内含子的剪切过程

　　（5）剪切过程与转录和 5′加帽过程偶联　许多内含子的剪切与转录是同时进行的，也就是说 mRNA 前体在 RNA 聚合酶Ⅱ的作用下还没有完全合成时，但第一个内含子就已经被剪切掉了。再者，转录过程也需要形成正确的帽子结构。前面已经提到，帽子结合复合体（CBC）在剪切过程中也发挥重要的功能。CBC 会加强 U1 snRNP 和 5′剪切位点之间的相互作用，并且它通过影响剪切体组装过程中 U1 snRNP 的解离，它还在 U6 snRNP 与 5′剪切位点之间的结合过程中发挥作用（图 4-20）。剪切过程通过 CBC 与帽子结构偶联起来，这样就会确保只有正确加帽的 mRNA 前体才能进行深加工，生成成熟的 mRNA 分子。

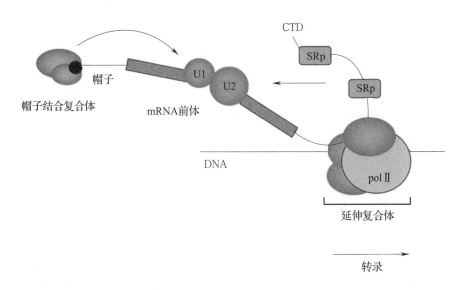

图 4-20　mRNA 前体的剪切过程与转录和 5′ – 加帽过程紧密偶联

同 5′ – 加帽反应相似，RNA 聚合酶 Ⅱ 的 C 端结构域（C-terminal domain，CTD）为那些在转录和剪切过程中具有双重作用的因子提供了结合平台。并且，CTD 的磷酸化在剪切过程中也起着非常重要的作用。许多这种因子不仅参与形成转录复合体，而且也参与形成剪切复合体，因此很有可能它们对两种过程都有影响。富含丝氨酸（serine，S）和精氨酸（arginine，R）的蛋白质（或 SR 蛋白质）是一类重要的分子，它们对剪切和其他 mRNA 成熟过程具有调节作用。SR 蛋白质具有组合式的结构，其 N 端有一个 RNA 识别基序（RNA recognition motif，RRM），而 C 端则有一个富含 SR 的参与蛋白质与蛋白质互作的结构域。SR 蛋白质家族是一类可促进剪切体在 mRNA 前体上进行组装的因子。然而，SR 蛋白质也存在于那些具有转录活性的基因组位点上，并能作用于 polⅡ 的 CTD。目前已经研究清楚几种 SR 蛋白质在转录和剪切过程中发挥特异的功能，并且这一蛋白质家族中的些成员可通过招募一些剪切体的成分到新生成的 mRNA 前体上，将转录与剪切过程偶联起来（图 4-20）。SR 蛋白质也在 RNA 输出和翻译中发挥重要作用。

（6）交替剪切和基因组复杂性　中心法则认为一个基因编码一个多肽，但之后的研究发现一个基因可以简单地将不同的外显子剪切掉或保留在成熟的 mRNA 分子中，从而合成出几种不同的多肽，即所谓的交替剪切现象。人类基因组数据解析结果使人们认识到编码蛋白质的基因数目比预期的要少，这与多数基因能进行交替剪切是分不开的（图 4-21）。一个复杂并且具有重要生物学意义的交替剪切的例子是果蝇的性致死基因。该基因在雌性果蝇中通过性别特异性剪切，会合成有功能的蛋白质，而在雄性果蝇中交替剪切会引入终止密码子，这样所合成的蛋白质就没有生物学功能。

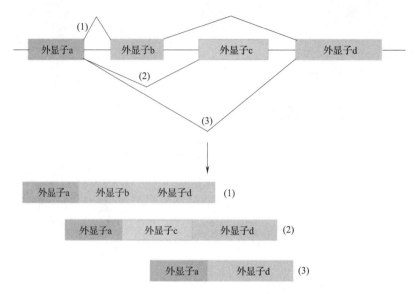

图 4-21　通过交替剪切形成复杂的蛋白质

一个基因可以合成许多不同的蛋白质，它们具有不同的生物化学性质和生物学功能。

　　在交替剪切过程中，需要 mRNA 前体中的序列元件以及一些特异蛋白因子的参与。同时，上面提到的外显子剪切增强子（exonic splicing enhancer，ESE）、外显子剪切沉默子（exonic splicing silencer，ESS）、内含子剪切增强子（intronic splicing enhancer，ISE）和内含子剪切沉默子（intronic splicing silencer，ISS）在交替剪切过程中也都发挥着关键作用。

　　许多 ESE 含有一些结合位点，可结合关键剪切因子即 SR 蛋白质家族成员，这些 SR 蛋白质在剪切和 mRNA 成熟过程中发挥调节功能。SR 蛋白质在交替剪切中的主要功能是招募 U2AF65 到多聚嘧啶序列。如果没有 SR 蛋白质的作用，就不会利用这些剪切位点，并且下一个外显子就会从成熟的 mRNA 中剪切掉。结合 ISE 的蛋白质影响 U1 snRNP 与 5′ 剪切位点之间的结合 [图 4-22（1）]。ESS 和 ISS 在序列组成上呈多样性，有些可为多聚嘧啶序列结合蛋白（polypyrimidine tract binding protein，PTB）、SXL 以及 hnRNP 蛋白质家族成员提供结合平台。许多这些蛋白因子能阻止剪切因子与 mRNA 分子之间的结合，导致不能在剪切位点剪切，使下一个外显子不能保留到成熟的 mRNA 分子中。SXL 和哺乳动物的 PTB 结合到多聚嘧啶序列上后，会与 U2AF65 产生竞争性结合 [图 4-22（2）]。

　　4. mRNA 从细胞核到细胞质的运输

　　由于真核细胞具有细胞核，并且 mRNA 转录与 mRNA 翻译在空间上是分开的，所以一些因子要到达其目的细胞位点，就需要一个高效的、具有选择性的运输系统进行转运。所有在细胞核中发挥作用的蛋白质都必须运送到细胞核中，但 mRNA 则必须由细胞核转运到细胞质，并在那里合成蛋白质。生物通过进化形成了一种称为核孔复合体（nuclear pore complexes，NPC）的特异通道样结构或核孔，这种结构有助于所有的细胞核 – 细胞质之间的转运过程。

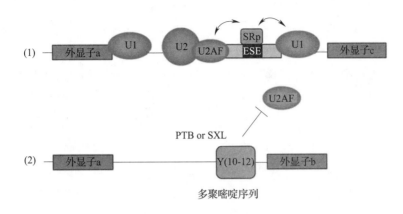

图 4-22　调节交替剪切的实例

（1）外显子剪切增强子（exonic splicingenhancers，ESE）分布在外显子中，为特异的 SR 蛋白质家族成员
提供结合平台；（2）多聚嘧啶序列结合蛋白（polypyrimidine tract binding protein，PTB）
和性致死（sex-lethal，SXL）蛋白拮抗 U2AF 的功能。

在细胞核内进行的 mRNA 成熟过程（转录、加帽、多聚腺苷化和剪切）中，mRNA 会整合到被称为信使核糖核蛋白颗粒（messenger ribonucleoprotein particles，mRNP）的大 mRNA- 蛋白质复合体中。mRNP 的蛋白质组成对于选择正确的输送途径至关重要。同时，mRNP 的蛋白质含量主要依赖于 mRNA 的长度、组成及其二级结构。转接蛋白是组成核 mRNP 的蛋白质成分之一，可为特异的输出受体提供平台，建立 mRNA 和下游输出途径之间的物理连接。尽管也存在一些物种特异性因子，但许多转接蛋白和输出受体，从酵母菌到人通常都很保守。

（1）细胞核输入和细胞核输出　为了解 mRNA 从细胞核到细胞质的输出过程，非常重要的一点就是要弄清楚一般的细胞转运过程，也就是既适用于 mRNA 也适用于蛋白质的转运过程。为此，下面将总结真核细胞的转运现象。

在核质转运中，发挥关键作用的蛋白质是 β- 核转运蛋白质家族，又称 β- 输入蛋白样蛋白。这些蛋白质是转运受体，它们能作用于特定的输送分子。根据输送分子是输入还是输出，这些受体便相应地称为输入蛋白或输出蛋白。输入蛋白可作用于细胞质中的输送分子，通过核孔复合体将其运送至细胞核中。所输送的蛋白质分子通常含有典型的称为核定位信号的（nuclear localization signal，NLS）序列元件，它可作为核输入的条形码。然而，β- 输入蛋白样蛋白并不直接结合 NLS。相反，β- 输入蛋白样蛋白先作用于 α- 输入蛋白，而后者再与 NLS 结合。在细胞核中，Ran/GTP 即一种小 CTP 酶（结合并水解 CTP 的一类蛋白质）的浓度高，结合 CTP 的 Ran 对输入蛋白就会有较高的亲和力。在 Ran/CTP 结合到输入蛋白之后，会释放所运送的分子至细胞核中。之后，输入蛋白 -Ran/GTP 复合体再运回至细胞质中，GTP 进行水解，生成 CDP。然而，Ran/GDP 与输入蛋白间的亲和力较低，这时所运送的分子就会替代输入蛋白，形成新的转运复合体（图 4-23）。

　　与输入蛋白相比，输出蛋白在将分子从细胞核输出到细胞质的过程中发挥作用。在细胞核中，特异的输出蛋白、Ran/GTP 和所运送的分子先形成一个复合体，然后通过核孔复合体将所运送的分子运输到细胞质中。输出蛋白可作用于所运送分子上的核输出信号（nuclear export signal，NES）。Ran/GTP 与输出蛋白的亲和力高，并且只有结合 Ran/GTP 的输出蛋白才能与其所运送的分子发生相互作用。Ran/GTP- 输出蛋白 - 所运送的分子三者形成的复合体，通过 NPC 到达细胞质中，在那里 GTP 进行水解，形成 GDP。由于 Ran/GDP 与输出蛋白的亲和力较低，所以所运送的分子就会从输出受体上被释放出来（图 4-23）。总的来说，细胞中的核质转运过程由 Ran/CTP 的浓度梯度驱动，且 Ran/GTP 在细胞核中的浓度高，而在细胞质中的浓度较低。与之不同，Ran/GDP 则在细胞质中的浓度高，而在细胞核中的浓度较低。

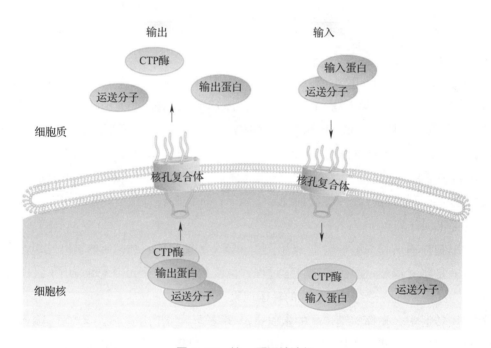

图 4-23　核 – 质运输途径

　　（2）mRNA 输出受体　在后生生物中，由两种称为 TAP 和 p15 的蛋白质形成的复合体（又称 NXFI-NXT1 复合体）是一般 mRNA 的输出受体，它可通过 NPC 促进大多数蛋白质编码 mRNA 的转运（表 4-7）。在酵母菌中，TAP-p15 复合体又称为 Mex67-Mtr2 复合体。与蛋白质输出途径相比，mRNA 输出受体 TAP-p15 复合体在转运分子时不需要水解 GTP。

　　与蛋白质输出受体相似，TAP-p15 能结合有些核孔复合体的成分即核孔蛋白，在 NPC 中心形成一个致密的网，从而在细胞核与细胞质之间建立起渗透性屏障。通过 TAP-p15 与核孔蛋白的直接互作，所运送的 mRNA 分子能够克服这个渗透性屏障，进入细胞质中。

表 4-7　参与 mRNA 输出过程的蛋白质

蛋白质		功能
高等真核生物	酵母菌	
输出受体		
TAP	Mex67p	与 p25 形成复合体，主要的 mRNA 输出受体
P15	Mtr2p	与 TAP 形成复合体，主要的 mRNA 输出受体
Crm1	Crm1p	转运特定 mRNA 的输出蛋白
输出转接蛋白		
ALY/REF	Yra2p	输出受体的转接蛋白
SR 蛋白质家族	SR 蛋白质家族	输出受体的转运蛋白
在其他 mRNA 输出过程中发挥重要作用的蛋白质		
UAP56	Sub2p	RNA 螺旋酶；作用于 ALY/REF，并参与 mRNP 的重塑
Dbp5	Dbp5p	DEAD 盒蛋白；在细胞质中，去除 mRNA 上的输出蛋白
Gle1	Gle1p	核孔复合物的成分之一，它能作用并激活 Dbp5

除一般的 mRNA 输出受体之外，还发现了一些特异的 mRNA 输出受体。CRM1 是个经典的依赖 Ran/CTP 的输出受体（又称为输出素 1）。研究表明，CRMI 参与了几类 mRNA 转录本的输出过程，其中许多转录本在其 3′ 非编码区具有富含 AU 的元件（AU-richelements，ARE）。这种 ARE 可作用于带有核输出信号（NES）的转接蛋白，从而使它与 CRMI 输出途径连接起来（图 4-24）。总的来说，依赖 Ran/GTP 途径和非依赖 Ran/GTP 途径都参与了 mRNA 从细胞核至细胞质的运输过程。

目前，人们只对少数输出转接蛋白的功能有所了解，但生物中还有很多这类蛋白质，它们的功能仍需进步确定。

（3）mRNA 输出的机制　Ran/GTP-Ran/GDP 的浓度梯度可驱动蛋白质的运输过程。但是，输出受体 TAP-p15 的功能并不依赖于 Ran 对 GTP 的水解。该过程中，细胞内依赖 ATP 的 RNA 螺旋酶发挥了非常重要的作用，其在细胞质中能特异性地阻断 mRNA 输出受体与已输出的 mRNA 分子之间的再次结合。输出受体在 mRNP 上释放后，会被运输至细胞核中，在那里它们会再次结合所运送的 mRNA 分子。

一些 RNA 螺旋酶中的 DEAD 盒蛋白质家族成员不仅能解开 RNA 二级结构，而且还能去除结合在 mRNA 上的蛋白质。DEAD 盒蛋白可以水解 ATP，并且不可逆地重塑 mRNP。这种重塑过程会引起运输因子的解离，使得 mRNP 不能再次穿过核孔。Dbp5 在这一过程中发挥关键的作用。Dbp5 属于依赖 ATP 的 DEAD 盒蛋白质家族，与 Gle1 一起形成复合体并分布

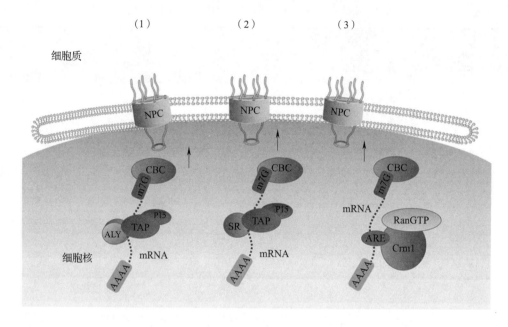

图 4-24　高等真核生物的主要 mRNA 运输途径

（1）主要的 mRNA 输出转接蛋白 ALY/REF 作用于 mRNA 分子；（2）富含丝氨酸（serine，S）和精氨酸（arginine，R）的蛋白质（SR 蛋白）作为 mRNA 的输出转接蛋白；（3）依赖 Ran/GTP 的 mRNA 输出途径。

在核孔上，而 Gle1 可激活 Dbp5 的 ATP 酶活性。当 mRNP 到达核孔的胞内位点后，Dbp5/Gle1 复合体会对 mRNP 进行局域性分子重塑（图 4-25）。然而，可能还有非常多的胞内蛋白质也参与了 mRNP 的分子重塑过程，有待深入解析。

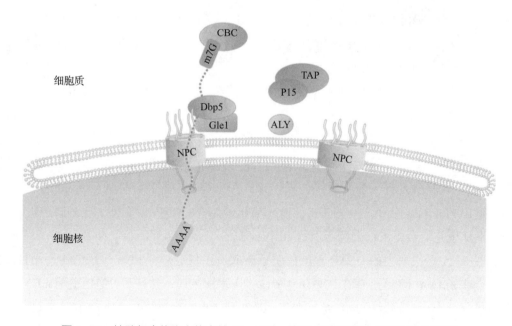

图 4-25　核孔复合体胞内位点处 Dbp5 对 mRNA 蛋白质复合体进行分子重塑

在 mRNA 输出的过程中，输出受体不直接作用于它们所运送的 mRNA 分子，而需要输出转接蛋白的参与。由于输出转接蛋白为 mRNA 与每个输出受体之间建立了连接，所以这类蛋白质通常称为 RNA 结合蛋白。ALY（又称 REF）转接蛋白（酵母菌中为 Yralp）可直接与一般的 mRNA 输出蛋白 TAP-p15（酵母菌中为 Mex67p-Mtr2p）结合。ALY/REF 含有一个 RNA 结合结构域，以及一个与 TAP-p15 作用的位点。并且，ALY/REF 可作为其他 mRNP 蛋白质的结合平台，在 mRNP 形成过程中发挥重要作用（图 4-20）。的确，ALY/REF 可作用于 RNA 螺旋酶 UAP56（酵母菌中为 Sub2p），而 UAP56 参与其他多个 mRNP 合成过程中的步骤。因此，ALY/REF（Yra1p）能将上游的 mRNA 成熟过程与 mRNA 输出过程连接起来。ALYREF 也是组成外显子连接复合体（exon junctioncomplex，EJC）的成分。在剪切体的作用下，EJC 在外显子 – 外显子连接上游约 20 个 nt 处与 mRNA 结合。EJC 可协调 mRNA 的加工与 mRNA 输出过程以及细胞质中的 mRNA 质控过程。

SR 蛋白是另一类主要的输出转接蛋白。SR 蛋白质家族［这类蛋白质富含丝氨酸（serine，S）和精氨酸（arginine，R）］不仅在 mRNA 前体剪切过程中发挥作用，而且还可作为输出转接蛋白参与 mRNA 分子的运输。SR 蛋白的丝氨酸残基进行多次磷酸化修饰，可直接结合 TAP-p15 输出受体。在剪切过程中，SR 蛋白高度磷酸化（许多丝氨酸残基具有磷酸化修饰），这时它与 TAP-p15 之间的亲和力非常低。但是，在剪切过程后，SR 蛋白在特异的磷酸酶（可从蛋白质中去除磷酸化修饰的酶）的作用下，变得低度磷酸化（仅有少数丝氨酸残基具有磷酸化修饰）。低度磷酸化的 SR 蛋白与 TAP-p15 之间具有高亲和力，从而引起 mRNA 输出。SR 蛋白仍会保留在 mRNA 分子上并被运输至细胞质中，在那里 SR 蛋白会从 mRNA 分子上脱落下来，然后又被再次运输至细胞核中。由于 SR 蛋白从转录到核输出过程中都一直结合在 mRNA 分子上，因此，可从 SR 蛋白的磷酸化和去磷酸化上来判断 mRNA 的成熟状态，同时也可作为 mRNA 的输出开关。

（4）mRNP 输出与其他 mRNA 成熟过程偶联　mRNA 输出既与转录过程偶联，同时也与其他在细胞核中进行的 mRNA 成熟过程偶联。在酵母菌中，一种称为 THO 的蛋白质复合体（为更大的 TREX 复合体的一部分）含有 Sub2p 和 Yralp 两个输出因子，该复合体在这一偶联过程中起着关键作用。THO 复合体在染色质与 RNA polⅡ 合成的新生 mRNA 前体之间建立连接，并且让 Sub2p 和 Yralp 两个输出因子结合到 mRNA 前体分子上，这对于 mRNP 的进一步成熟以及 mRNP 从细胞核输出到细胞质的过程都非常重要。

二、rRNA 的转录后加工修饰

真核生物的 rRNA 首先是以更为复杂的初始转录本形式被合成的，然后再被加工成为成熟的 rRNA 分子。在快速生长的细胞中，绝大多数转录活性与 rRNA 的合成有关，因为它的合成与蛋白质合成时所需大量的核糖体紧密相连。真核生物的 28S、18S 和 5.8S 三种 rRNA 由特异的 RNA 聚合酶或短 polⅠ进行转录。polⅠ只转录 rRNA 基因，5S rRNA 由 RNA polⅢ进行转录合成。下面将重点总结参与 RNA 合成的 polⅠ和 polⅢ的主要作用机制。

1. rRNA 的转录

（1）RNA polⅠ 与 polⅡ相似，RNA polⅠ也需要一些基因元件，如启动子来进行 *rRNA* 基因转录的激活和终止子完成终止。真核生物 *rDNA* 的启动子在序列组成上不同，但它们总的结构模式在不同物种间却有相似之处。人 *rDNA* 基因的启动子含有一个位于转录起始位点（+1）–45～+18 处的核心元件以及一个位于 –156～–107 处的上游控制元件（upstream control element，UCE）（图 4–26）。核心元件对于精确的转录起始至关重要，而 UCE 则能调节 rDNA 的转录过程。rDNA 的转录会在位于 rDNA 重复下游的多个终止子（T_1～T_{10}）处终止。同时，紧接在 rDNA 启动子的上游也有一些重复增强子元件。目前，对于这些增强子重复的功能还没有完全了解，但人们发现它们可以激活 rRNA 的转录。增强子重复是在间隔区启动子（spacer promoter，SP）的作用下进行转录的，它位于 *rDNA* 基因启动子的上游。在 *rDNA* 基因启动子的上游，还发现了一个终止子（T_0），T_0 可以终止增强子重复的转录合成。同 polⅡ和 polⅢ一样，polⅠ也需要一些辅助因子才能进行启动子识别、转录延伸和转录终止。

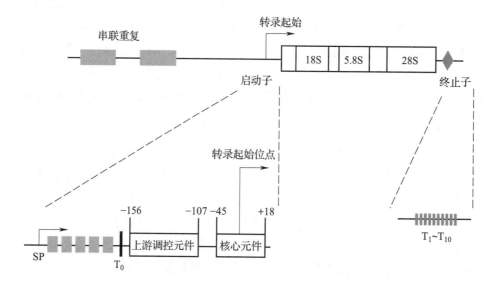

图 4–26　RNA 聚合酶Ⅰ启动子的结构

① polⅠ的转录起始：与 polⅡ相似，polⅠ本身由 14 个单一的亚基组成，分别为 A190、A135、AC140、ABC27、ABC23、ABC14.5、A12.2、ABC10α、AC19、ABC10β、A14、A43、A49 和 A34.5（表 4–8）。polⅠ与 polⅡ和 polⅢ之间共有 5 个亚基（ABC27、ABC23、ABC14.5、ABC10α 和 ABC10β；ABC 分别指聚合酶Ⅰ、聚合酶Ⅱ和聚合酶Ⅲ），polⅠ与 polⅢ之间共有

AC40 和 AC19 亚基，而 polⅡ 则没有这些亚基。所有剩下的"A"亚基是 polⅠ 所特有的。在 polⅠ 的作用下，rRNA 的转录首先从招募和组装 polⅠ 酶与其他转录因子形成起始前复合体（pre-initiation complex，PIC）开始。对于 PIC 的组装，人选择因子 SL1（又称鼠转录始因子 TIF–ⅠB）会招募 polⅠ 到启动子上。SL1 由 TATA 结合蛋白（TATA binding protein，TBP）以及 polⅠ 特异 TBP 相关因子 TAF$_I$110、TAF$_I$63 和 TAF$_I$48 组成（下标 Ⅰ 表示 polⅠ 特有）。在招募过程中，TAF$_I$110 和 TAF$_I$63 可作用于 polⅠ 相关因子 hRRN3（最初在酵母菌中发现，称为 Rrn3p，但在小鼠中则称为 TIF–IA），而 hRRN3 又能作用于 polⅠ 的 A43 亚基和 polⅠ 相关因子 PAF67。值得注意的是，TBP 是一种 DNA 结合蛋白，可结合 polⅡ 启动子中的 TATA 框，但不结合那些缺少 polⅠ 启动子的 TATA 框。TAF$_I$ 能够促进 TBP 与 pol 启动子 DNA 之间的相互作用。TBP 在 PIC 组装过程中发挥主要作用。

尽管 SL1–polⅠ 复合体已经具备基本的转录活性，但要激活转录起始，成为有效的起始，除 SL1 和 polⅠ 之外，还需要上游激活因子 UBF 的参与（图 4–27）。UBF 可形成同源二聚体，能直接作用于 rDNA 启动子的上游控制元件（upstream control element，UCE）。UBF 含有几种所谓的高移动组（high mobility group，HMG）盒，可作用于 DNA 分子使之变形弯曲。实际上，UBF 会引起 UCE 发生 360° 的旋转，这样会激活从启动子进行的转录过程（图 4–28）。由此可见，UBF 的功能与 TBP 在 polⅡ 转录起始过程中的作用相似。UBF 也可与 TAF$_I$48 和 SL1 的 TBP 亚基一起作用于它的酸性 C 端结构域，有助于 PIC 的有效组装。

表 4–8　参与 polⅠ 介导的 rRNA 转录的蛋白质

蛋白质复合体 / 亚基	亚基	功能
RNA 聚合酶Ⅰ（polⅠ）	190、A135、AC140、ABC27、ABC23、ABC14.5、A12.2、ABC10α、AC19、ABC10β、A14、A43、A49 和 A34.5	参与 rRNA 合成
SLI/TIF–IB	TBP、TAF$_I$110、TAF$_I$63 和 TAF$_I$48	作用于 DNA 和 polⅠ
TIF–IA/Rrn3p	hRRN（人）、TIF–IA（鼠）和 Rrn3p（酵母菌）	作用于 polⅠ 的 A43 和 SL1
PAF67（polⅠ 相关因子）	PAF67 和 Paf67（酵母菌）	参与 PIC 组装
UBF（上游结合因子）	UBF	作用于 UCE 并使 DNA 变形弯曲；作用于 SL1
终止因子Ⅰ（termination factor Ⅰ，TTF–Ⅰ）	TTF–Ⅰ	作用于 T$_0$ 并激活转录；作用于终止子并终止转录
PTRF	PTRF	与 TTF–I 一起作用，释放合成的 rRNA 转录本

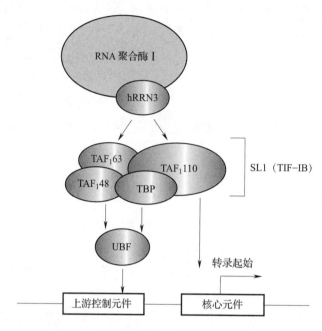

图 4-27 pol I 起始前复合体（PIC）的组成

UBF1 与 UCE 的结合会招募 SL1（TIF–IB）复合体，结合到启动子上。SL1（TIF–IB）复合体含有 TATA
结合蛋白（TBP），能与启动子结合。hRRN3 是一种作用于 pol I 酶的蛋白质。

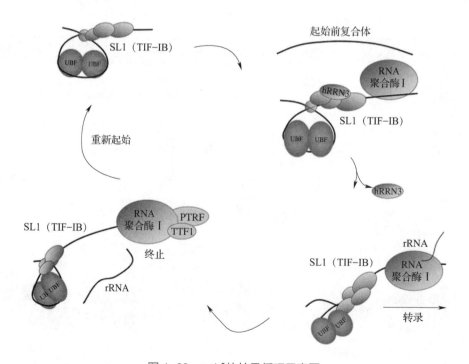

图 4-28 pol I 的转录循环示意图

除上面所提到的因子之外，紧接在启动子上游的终止子序列也对 rDNA 的转录起始有一定的影响。研究表明，当 TTF–I 结合到位于转录起始位点上游的特异终止子时，可激活转录起始。

② 启动子清除、转录本延伸和 polI 的转录终止：形成起始前复合体会使启动子打开，也就是说致密的染色质结构变得松散，这样会使多种参与 polI 转录的蛋白因子能接近 DNA 分子。在接下来的步骤中，聚合酶开始合成 rRNA，但在结合到启动子与起始因子的相互作用下，特别是与 hRRN3 的相互作用下，聚合酶又返回到启动子区，所以它在第一个核苷酸处移动缓慢。这时，它们之间的相互作用变弱，最后聚合酶与启动子的结合也变得松散，这样聚合酶就会进行转录延伸，合成出 rRNA 分子。在聚合酶离开启动子后，起始因子仍保留在启动子上，以便重新作用于另一个 polI 分子。但是，hRRN3 会解离下来并与另一个 polI 分子一起重新形成 PIC（图 4–28）。在细胞分化或生长过程中，这种快速的重新转录起始反应能够保证合成所需的大量 rRNA 分子。

在转录延伸过程中，聚合酶需要沿着紧密包裹的染色质向前移动。许多染色质相关因子能够调整 rDNA 的结构，使得染色质变得松散，这样一来，聚合酶就可以穿过 rDNA 的编码区，合成 rRNA。

在转录区末端，有几种转录终止元件。哺乳动物 TTF–I 能结合终止子并使之弯曲，这样会迫使 polI 停止转录。TTF–I 可以与转录本释放因子 PTRF 一起，诱导转录停止，并且会诱导延伸中的聚合酶从 DNA 模板上解离下来。

③ RNA polI 转录的调节：在不同的条件下，蛋白质合成的速率与核糖体的生物合成联系在一起，而核糖体的合成则由 polI 的 rRNA 转录过程进行调控。几乎所有的细胞信号途径都能影响 rRNA 的合成，以及核糖体的生物合成。通常情况下，rRNA 转录的速率在两个不同的水平上进行调节。第一，所需 *rRNA* 基因的数量会按照细胞对 rRNA 的需要量进行调整。在正常情况下，仅约有 50% 的 *rRNA* 基因具有转录活性。在细胞生长的刺激下，处于沉默状态的 rDNA 重复会被激活，并合成出更多的 rRNA 分子。第二，每个单一基因的转录速率在特异转录因子的作用下，会进行调整。这些因子在细胞高需求 rRNA 的条件下，会进行合成。

对绝大多数的短期调节来说，它们在细胞对快速环境改变的应答中很有效，当然它们对单一 *rRNA* 基因的转录循环过程也有一定的影响。所有的转录步骤，即起始前复合体形成、启动子逃离、转录延伸、转录终止和重新起始等，都受细胞的调控。并且，rDNA 染色质的分子重塑也是 rRNA 转录调节中的一环。概括起来，能够调节 polI 转录的主要方式：一是 polI 转录因子的磷酸化修饰和乙酰化修饰能够影响其活性，同时也能够影响它们在转录循环中的相互作用；二是单个的转录成分如 SL1 或 UBF 的丰度也能调节 polI 的转录。在 polII 的作用下，这些因子的转录同样也受到细胞的调节，从而间接地影响 polI 的转录；三是例如染色质修饰酶类的这些不参与形成 polI 转录装置的组分参与调节 polI 的转录，它们通过够诱导染色质结构发生短暂的改变，从而激活或沉默 rDNA 重复的转录活性。

对主要的 RNA 转录的长期调节来说，它们可以影响单个 *rDNA* 基因的转录沉默或激活，与含有无活性 rDNA 簇的染色质相比，那些含有转录活性 rDNA 簇的染色质在结构上要松散的多，并且含 *rRNA* 基因座的染色质结构受 DNA 修饰以及组蛋白修饰的影响。在 DNA 水平上，CpG 岛（CG 双核苷酸）中胞嘧啶在特异 DNA 甲基转移酶（DNA methyltransferases，DNMT）的作用下，常进行甲基化修饰，这种修饰对 *rDNA* 基因以及其他基因来说，是一种已知的基因沉默标记。在蛋白质水平上，组蛋白可在多处残基上进行甲基化修饰、乙酰化修饰和磷酸化修饰等。随着不同组蛋白（主要是 H3 和 H4）的甲基化修饰状态（无甲基化修饰或多处甲基化修饰），*rDNA* 基因或处于有活性状态或处于无活性的状态。这种表观遗传修饰不仅对 pol I 的转录过程至关重要，而且能影响 pol II 和 pol III 介导的转录过程（图 4-29）。

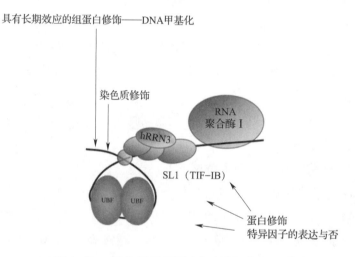

图 4-29　rRNA 转录可通过多种途径进行调控

（2）RNA 聚合酶 III 和 5S rRNA 的转录　在细胞中，pol I 用于转录 28S、18S 和 5.8S 三种 rRNA，而 RNA 聚合酶 III（RNA polymerase III，pol III）则用于转录 5S rRNA 并参与 rRNA 的合成。pol I 是一种特定的 rRNA 合成酶，与之相比，pol III 则是一些非编码性 RNA 的合成酶，它们包括 tRNA、U6 小核 RNA、RNA 酶 P RNA、7SK RNA 和 7SL RNA 以及一些病毒 RNA（表 4-9）。

表 4-9　一些已知的 RNA 聚合酶 III 的转录本

pol III 转录本	功能
5S rRNA	为核糖体大亚基的组成成分；参与翻译过程
tRNA	携带氨基酸到核糖体，并对 mRNA 的遗传密码进行解码
U6 小核 RNA（small nuclear RNA，snRNA）	形成 U6snRNP，参与 mRNA 前体的剪切过程
RNA 酶 P RNA	形成 RNA 酶 P RNA，参与对 tRNA 前体的加工处理

续表

polⅢ转录本	功能
RNA 酶 MRP RNA	形成线粒体 RNA 酶 MRP RNP；参与合成 RNA 引物，用于线粒体 DNA 的复制
7SL RNA	信号识别颗粒（signal recognition particle，SRP）的一部分；可将翻译中的核糖体靶向到内质网
7SK RNA	能结合 P-TEFb 转录延伸因子，参与 polⅡ 介导的转录过程
穹隆体 RNA（vault RNA）	未知功能的胞内穹窿体颗粒的一部分
病毒编码的 RNA	腺病毒 VA-Ⅰ 和 VA-Ⅱ RNA 能抑制细胞的抗病毒因子的活性。埃-巴二氏病毒的 EBER RNA 也由 RNA 聚合酶Ⅲ 转录合成
BC1 和 BC200RNA	存在于哺乳动物的神经元中，可影响 mRNA 的翻译过程。目前，确切的作用还不清楚
短的散在重复 DNA 原件（short interspersed repeated DNA elements，SINE）编码的 RNA	在人基因组中，有一百多万个 SINE。其中，一些可在 polⅢ 的作用下进行转录，生成非编码 RNA

① polⅢ的启动子：与 polⅠ 和 polⅡ 的启动子相比，多数 polⅢ 的启动子需要一些序列元件，它们位于转录区起始位点的下游。根据启动子的结构和所需的因子，可将 polⅢ 转录基因的启动子分为如下三类（图 4-30）。第Ⅰ类启动子的经典例子是许多生物的 *5S rRNA* 基因的启动子。共有三种内部元件参与 *5S rRNA* 基因的有效转录：A 框（+54～+64nt）、中间元件（+67～+72nt）和 C 框（+80～+97nt）。单个元件之间的空间距离对于启动子的功能非常重要。第Ⅱ类启动子是最常见的 polⅢ 启动子，存在于 *tRNA* 基因、病毒基因以及一些基因组中的重复元件中，重复元件通常位于短的散在重复 DNA 元件（short interspersed repeated DNA elements，SINE）中。这种启动子含有两个高度保守区，即 A 框和 B 框，A 框通常位于转录起始位点下游 10～20 个 nt 处，但 A 框和 B 框之间的距离却长短不一。仅有一小部分的 polⅢ 启动子属于第Ⅲ类启动子，并且第Ⅲ类启动子缺少所有的内部序列元件。人 U6 snRNA 和 7SK RNA 的启动子属于第Ⅲ类启动子。人 U6 基因启动子由一个 TATA 框（-30～-25nt）、一个近端序列元件（proximal sequence element，PSE；PSE 位于 -66～-47nt）和一个远端序列元件（distal sequence element，DSE；DSE 位于 -244～-214nt）组成，上述各种元件的相对位置是依据转录起始位点而表示的。

尽管大多数 polⅢ 所转录基因的启动子都属于上述启动子中的某一种，但是一些 PolⅢ 转录基因的启动子结构却明显不同。polⅢ 启动子的结构非常多变，并且启动子的组成模式在真核生物中也是多种多样。

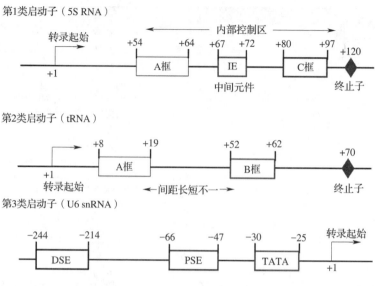

图 4-30　polⅢ 启动子的组成类型

②RNA polⅢ的转录起始和延伸：酵母菌的 polⅢ 聚合酶研究得较为清楚，它由 17 种亚基（表 4-10）组成，其中 10 种亚基是 polⅢ 特有的，它们分别是 C160、C128、Cl1、C17、C25、C37、C53、C82、C34 和 C31，故称之为 C 亚基。polⅠ 和 polⅢ 共有两种亚基，称之为 AC 亚基（AC40 和 AC19），而三种聚合酶共有 5 种亚基，称之为 ABC 亚基（ABC27、ABC23、ABC14.5、ABC10α 和 ABC10β）。

表 4-10　参与 polⅢ 介导的 rRNA 转录过程的蛋白质

蛋白质复合体 / 亚基	亚基	功能
RNA 聚合酶Ⅲ（RNA polymeraseⅢ，polⅢ）	C160、C128、C11、C17、C25、C37、C53、C82、C34、AC40、AC19、ABC27、ABC23、ABC14.5、ABC10α 和 ABC10β	参与 RNA 的合成（例如 5S rRNA、tRNA 和 U6snRNA 等）；C11 与 polⅡ中 TFⅡS 的功能相似，可帮助 polⅢ 穿过停止位点
TFⅢC	TFⅢC220（TFⅢCα）、TFⅢC110（TFⅢCβ）、TFⅢC102（TFⅢCγ）、TFⅢC90（TFⅢCδ）和 TFⅢC63（TFⅢCε）	直接作用于第Ⅱ类启动子；作用于 TFⅢA，参与第Ⅰ类启动子指导的转录过程
TFⅢA	TFⅢA	作用于第Ⅰ类启动子，并招募 TFⅢC 到第Ⅰ类启动子上
TFⅢB	TATA 结合蛋白（TATA binding protein，TBP）、Brf1、Bdp1（在人中为 hsBrf1、hsBrf2 和 hsBdp1）	作用于第Ⅰ和Ⅱ类启动子上的 TFⅢC；作用于第Ⅲ类启动子的 TATA 框。人 hsBrf1 参与第Ⅰ类和第Ⅱ类启动子的转录过程，而 hsBrf2 则参与第Ⅲ类启动子的转录过程

续表

蛋白质复合体 / 亚基	亚基	功能
SNAP	SNAP190、SNAP50、SNAP45、SNAP43 和 SNAP19	作用于第Ⅲ类启动子上的 PSE 以及 TFⅢB 和 polⅢ
Oct-1	Oct-1	为一种转录因子，可结合在第Ⅲ类启动子上的 PSE，激活 polⅢ 的转录过程
STAF	STAF	为一种转录因子可作用于第Ⅲ类启动子上的 PSE，激活 polⅢ 的转录过程

转录起始的作用机制随着启动子的不同而不尽一致。第Ⅰ类和第Ⅱ类的启动子是由一种称为转录因子ⅢC（transcriptionfactorⅢC，TFⅢC）的多亚基复合体进行识别 A 框和 B/C 框（又称 A、B 和 C 区）。人 TFⅢC 由 5 种亚基组成，分别是 TFⅢC220（TFⅢCα）、TFⅢC110（TFⅢCβ）、TFⅢC102（TFⅢCγ）、TFⅢC90（TFⅢCδ）和 TFⅢC63（TFⅢCε）。在这个复合体中，TFⅢC102 参与许多蛋白质 - 蛋白质的相互作用，并形一个 polⅢ 转录装置的骨架，TFⅢC220 是一种序列特异的 DNA 结合蛋白，可识别并作用于 polⅢ 启动子的 B 框，而 TFⅢC63 亚基可作用于第Ⅱ类启动子的 A 框（图 4-31）。

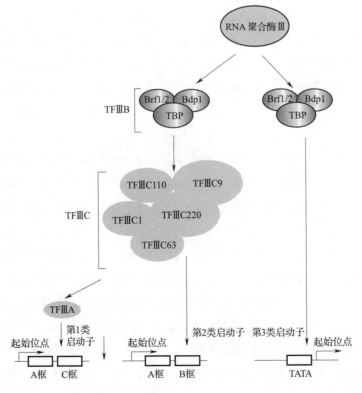

图 4-31 在 polⅢ 介导的转录过程中发挥作用的蛋白质复合物（线条变粗）

　　5S rRNA 基因的第Ⅰ类启动子没有 B 框，生物已通过进化形成了一种特定的转录因子（TFⅢA），它可识别 5S rRNA 基因的 C 框。TFⅢA 是一种单一的多肽，相对分子质量约为50000，它是一种 DNA 结合蛋白，不仅能作用于 C 框，而且还能作用于 5S rRNA 启动子的 A框。TFⅢA 可作为一个接头分子，能使 TFⅢC 被招募到 5S rRNA 的启动子上（图 4-31）。

　　在 TFⅢA 和 TFⅢC 结合到第Ⅰ类和第Ⅱ类的 polⅢ 启动子后（结合两种转录因子是所有 polⅢ 启动子的标志），就会招募 TFⅢB。在所有的真核生物中，TFⅢB 含有 TATA 结合蛋白。酿酒酵母菌的 TFⅢB 包括三种亚基，分别是 TBP、Brf1 和 Bdpl（B double prime1）。所有酿酒酵母菌的 polⅢ 启动子会利用同一种 TFⅢB，但人的 polⅢ 启动子的情况则复杂得多，这一观点与人的 polⅢ 启动子需要转录更为复杂的基因组、以及转录许多种非编码性 RNA 的事实相一致。人的第Ⅰ类和第Ⅱ类启动子利用一种 TFⅢB 复合体，它含有一个称为 hsBrfl 的 Brf1 同源因子。然而，第Ⅲ类启动子特异的 TFⅢB 复合体则含有 hsBrf2，hsBrf1 和 hsBrf2 二者在结构上与 polⅡ 特异的转录因子 TFⅡB 有一定的相关性。可见，人TFⅢB 复合体由 hsTBP、hsBrf1 或 hsBrf2 以及 hsBdp1 组成。只要 TFⅢB 稳定地结合在启动子上，就会招募 polⅢ 到 DNA 分子上。在第Ⅲ类启动子中，TFⅢB 的 TBP 亚基可直接作用于 TATA 框，同时 TFⅢB 也参与打开双链 DNA 分子，并形成所谓的转录泡（环）。在 polⅢ 招募至启动子的过程中，Brf1/2 会作用于 polⅢ 的 C34 亚基（图 4-27）。polⅠ 和polⅡ 在启动子清除过程中会发生停止或被捕获，而 polⅢ 分子从起始复合体上解离时，不会发生停止或被捕获。但是，polⅢ 也会遇到转录基因的停止位点，与 polⅠ 和 polⅡ 相似。polⅡ 可利用特异的延伸因子 TFⅡS 克服这种停止事件的发生。polⅢ 特异的聚合酶亚基 C11含有一个与 TFⅡS 高度同源的分子，在它的帮助下，polⅢ 也能穿过停止位点继续进行转录。polⅠ 和 polⅡ 在转录过程中会利用多种不同的延伸因子。与此不同，polⅢ 在转录本延伸时并不需要其他蛋白质的辅助，推测可能是 C11 具有 TFⅡS 样功能，也可能是因为 polⅢ 转录的基因非常短。

　　③ 第Ⅲ类启动子的起始：因为第Ⅲ类启动子没有 TFⅢA 和 TFⅢC 结合位点，所以这种启动子在没有 TFⅢA 和 TFⅢC 的作用下也能进行有效的转录（图 4-31）。第Ⅲ类启动子带有PSE 和 DSE，可作为其他转录因子的结合位点。多亚基复合体 SNPc 可识别并结合 PSE，这一复合体含有 5 种蛋白质，它们分别是 SNAP190、SNAP50、SNAP45、SNAP43 和 SNAP19。SNAP 复合体在 SNAP190 和 SNAP50 的介导下可直接作用于 DNA 分子。其他的复合体蛋白则参与同一些包括 polⅢ 和 TFⅢB 在内的转录装置蛋白质之间的相互作用（图 4-32）。

　　转录因子 STAF 和 Oct-1 可作用于 DSE 中两种高度保守的序列元件。这两种转录因子为 DNA 结合蛋白，含有激活结构域，可激活 polⅢ 进行转录。Oct-1 转录因子也能作用于SNAPc，并且它自身能与 TFⅢB 复合体的 TBP 一起作用，结合到 DNA 分子上。可见，转录起始复合体中存在多种相互作用，并且在这些作用下，这一复合体会在第Ⅲ类启动子上为polⅢ 提供稳定的作用平台。

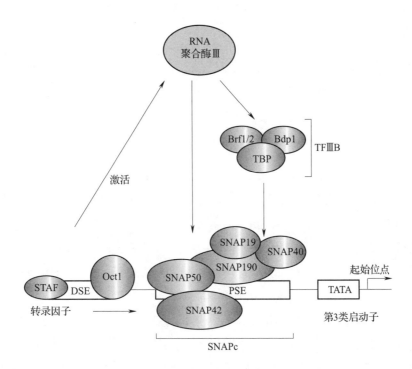

图 4-32　第Ⅲ类 polⅢ 启动子的转录起始

④ 转录终止和重新起始：polⅢ 可将简单的 T 残基延伸识别为终止信号，这在所有真核 RNA 聚合酶中是独一无二的特征。并且 polⅢ 不需要其他因子的帮助就能识别终止位点。但有研究称高等真核生物有一些蛋白质会影响 polⅢ 的终止效率，其中包括 La 蛋白、NF 蛋白以及多种能局部影响 DNA 螺旋结构的异构酶。

有研究表明，在多轮转录过程中，polⅢ 合成每一个 *tRNA* 基因所用的时间约为 35s。但是第一个转录本的转录起始用时却超过 5min。造成这一差异的原因是由于 polⅢ 在没有从 DNA 模板上释放下来就进行循环反应，因此，在多轮转录过程中就避免了耗时的起始步骤。TFⅢA、TFⅢB 和 TFⅢC 这三种转录因子中的每一个都能使 DNA 分子变形（弯曲），这样或许会通过连接一个基因的两个末端以实现内部循环。

2. rRNA 的成熟

在真核生物中，酵母菌已作为强有力的基因模型用于详细研究 rRNA 的成熟及核糖体亚基的组装过程。这两个生物学过程相互交叉，通常情况下，蛋白质大复合体可同时促进 rRNA 的加工和核糖体的组装。在 polⅠ 转录后会生成一个 rRNA 前体，这个 rRNA 前体含有 18S、5.8S 和 28S 三种 rRNA，该前体会进一步加工处理形成单个的 rRNA 分子。rRNA 前体的沉降系数为 35S，故又称 35S rRNA 前体，它含有一个 5′ 外转录间隔区（5′ external transcribed spacer，5′ ETS）、两个内转录间隔区（internal transcribed spacers，ITS1 和 ITS2）和一个 3′ 外转录间隔隔区（3′ external transcribed spacer，3′ ETS）；其中 ITS1 和 ITS2 将三种 rRNA 隔开图（图 4-33）。

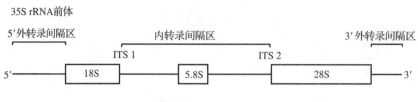

图 4-33　由 rDNA 重复转录生成的 rRNA 前体的结构

一旦 rRNA 前体的转录结束，转录本就会在许多不同的位置上进行广泛的修饰。其中，主要的修饰有假尿嘧啶修饰以及在核糖环 2′ 位的碳原子上进行的甲基化修饰（经常指 2′ –O– 甲基化）。小核仁 RNA（small nucleolar RNA, snoRNA）与 rRNA 分子上的特异序列进行碱基配对，促进上述修饰过程。每种单一的修饰都需要特定的 snoRNA 分子参与。但并不是所有的 snoRNA 都能促进 rRNA 的修饰过程，在多种不同的生物中，一些 snoRNA 会用于 rRNA 前体的剪切。

rRNA 前体的转录终止于 28S rRNA 3′ 端下游约 200nt 处，在那里有终止子序列。但是，35S rRNA 前体的 3′ 端会从 28S rRNA 的 3′ 端开始向外有少数几个核苷酸的延伸，表明所合成 rRNA 前体会在 3′ ETS 中进行剪切加工。在酵母菌中，RNA 酶Ⅲ（即 Rntlp）能加速这一剪切过程。RNA 酶Ⅲ经常以双链 RNA 为模板，而 3′ ETS 的确在 Rntlp 的剪切位点处含有一个稳定的发卡状的二级结构。Rntlp 剪切过程与转录过程同步进行，即剪切时 polⅠ仍在合成 rRNA 分子，并且 Rntlp 剪切是 rRNA 前体加工处理的第一步。

每个 rRNA 的进一步加工成熟还需要进行核内和胞内加工。35S rRNA 前体会在 5′ ETS 的 A0 位进行剪切，生成 33S rRNA 前体，其中 A0 指 18S rRNA 5′ 端上游的 90 个核苷酸 nt 处。33S rRNA 前体会在 A1 位进行快速切割，生成含有成熟的 18S rRNA 5′ 端的 32S rRNA 前体。32S rRNA 前体在 ITS1 的 A2 位处进行切割，生成两个片段，即带有 18S rRNA 的 20S rRNA 前体和带有 5.8S 与 28S rRNA 的 27SA2 rRNA 前体。核糖体小亚基由 20S rRNA 前体生成，而核糖体大亚基则由 27SA2 rRNA 前体生成。20S rRNA 前体输出到细胞质中，在那里会对其 D 切割位点进行切割，生成正确的 3′ 端，由此也合成出成熟的 18S rRNA 分子。27SA2 rRNA 前体会在 A3 位进一步进行切割，其中 A3 位于 ITS1 区 A2 的下游。在酵母菌中，RNA 酶 MRP 能催化这一核苷酸内切反应。切割产物会立即在其两端被截断，生成成熟的 5.8S rRNA 的 5′ 端和成熟的 28S rRNA 3′ 端。在随后的步骤中，rRNA 前体会在 ITS2 中的 C1 和 C2 位进行切割，生成成熟的 28S rRNA 分子。所生成的 5′ 切割产物称为 7S rRNA 前体，在 3′ → 5′ 核酸外切酶的作用下会进一步剪切，生成成熟的 5.8S rRNA 分子（图 4-34）。

3. 小核仁 RNA 参与 rRNA 前体的加工处理

在酵母菌和高等真核生物中，C/D 盒和 H/ACA 盒小核仁 RNA（small nucleolar RNA, snoRNA）都参与 rRNA 前体的加工处理过程。U3 和 U14snoRNA 属于 C/D 盒家族成员，参与 rRNA 前体

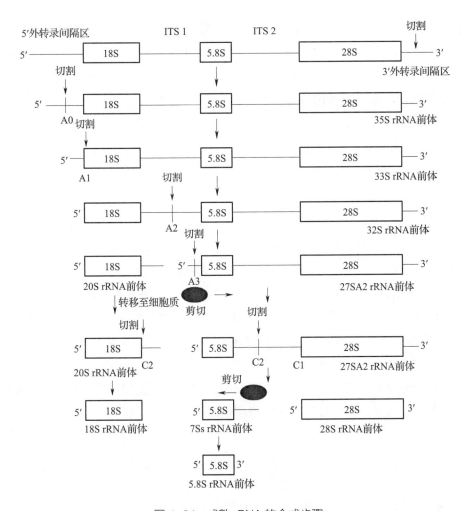

图 4-34　成熟 rRNA 的合成步骤

的切割反应。在哺乳动物和酵母菌中，U3snoRNA 通过碱基配对，可作用于 A1 切割位点上游的 5′ ETS，以及 18S rRNA 中不同的二级结构。同样，U14snoRNA 也参与 rRNA 前体的切割反应，它可通过碱基配对直接作用于 18S rRNA，并影响 rRNA 前体在不同位点进行的切割反应（图 4-34）。然而，U14 同样具有经典的 C/D 盒 snoRNA 的功能，指导进行位点特异的核糖 2′ -O- 甲基化修饰。可见，U14 在 rRNA 成熟过程中具有双重作用。酵母菌 snoR30 和 snR10snoRNA 都是 H/ACA 盒家族成员，参与 rRNA 前体的加工过程。然而，对它们如何作用于 rRNA 前体至今仍不清楚。人们已经发现，这两种 snoRNA 都在假尿嘧啶修饰过程中发挥经典的作用。因此可见，snoR30 和 snR10 同 U14 相似，也具有双重作用。目前，对 snoRNA 在 rRNA 前体成熟过程中的作用还不甚了解，很有可能其他 snoRNA 也发挥双重功能。

　　从酵母菌到人类，核糖体都含有保守的 rRNA 以及大量的核糖体蛋白。同时，核糖体也具有高度保守的组装装置，包括许多不同的 snoRNA 和为数众多的非核糖体蛋白，其中后者参与帮助合成核糖体。前面已经提到，rRNA 前体加工过程是在前核糖体大复合体中进行的，该复合体可作为核糖体组装、rRNA 加工和修饰的作用平台。

在核仁中，RNA 聚合酶 I 或 RNA 聚合酶 III 会合成含有 18S rRNA、28S rRNA 和 5.8S rRNA 的前体以及 5S rRNA 分子，同时也会形成一个称为 90S 前核糖体的大复合体。因为 90S 前核糖体是在早期合成的，含有主要的小亚基核糖体蛋白，所以这一复合体也称为小亚基加工体（small subunit processesome，SSU processesome）。90S 前核糖体含有 35S rRNA 前体、5S rRNA、核糖体蛋白、snoRNA 和数量众多的非核糖体蛋白。在 90S 前核糖体中，首先会对 35S rRNA 前体在 A0 和 A1 位进行第一次切割，并且 rRRNA 分子还会在 snoRNA 的指导下进行一些加工修饰。另外，核糖体的 40S 亚基在这一过程中开始组装。rRNA 前体在核仁中于 A2 位进行切割后，两个核糖体组装过程就会分开，并且 60S 前核糖体和 40S 前核糖体离开核仁，进入核质中。一些 60S 特异的核糖体蛋白会结合到 60S 前核糖体，当然它本身含有 5S rRNA 和 27S rRNA 前体。60S 前核糖体会在核质中进行蛋白质组成重构，这时会有一些核输出因子结合进来。随后，60S 前核糖体通过核孔复合体被输送到细胞质中，进行最后的成熟加工（图 4-35）。因为大多数的 40S 核糖体蛋白已在 90S 前核糖体中，所以仅有一小部分组装因子会结合到 40S 核糖体上，并在其组装和输出到细胞质时，组装因子从 40S 核糖体上解离下来。核糖体生物合成的标志性事件可概括为：90S 前核糖体的组装；60S 前核糖体和 40S 前核糖体的分离；核糖体颗粒从核仁中的输出；核糖体颗粒穿过核孔到细胞质中的运输；核糖体亚基在细胞质中最后的加工成熟。

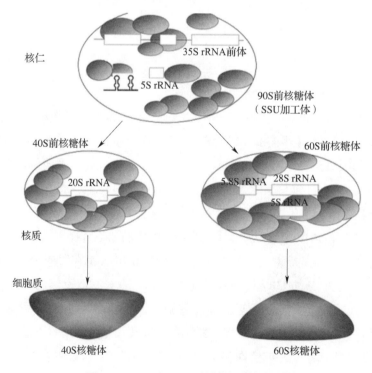

图 4-35　40S 和 60S 核糖体亚基的组装

4. 核糖体亚基的转位

两种前核糖体亚基特别是 60S 前核糖体亚基，是已知最大的需要穿过核孔复合体（nuclear pore complex，NPC）的 RNA- 蛋白质复合体。实际上，60S 前核糖体亚基总的大小是在 NPC 作用直径的范围内，约为 26nm。由此可见，60S 前亚基需要利用多种输出受体和接头分子，以保证能通过 NPC，进行有效的运输。

60S 前核糖体的输出依赖于 Ran 系统和 Crm1 输出系统。Nmd3 是一种保守的蛋白质，含有一个核输出信号（nuclear export signal，NES），可作用于 60S 前核糖体，也作为 Crml 的接头分子。这两种蛋白质通过水解结合在 Ran 上的 CTP，可从 60S 前核糖体上释放出来。除 Nmd3/Crm1 系统之外，还有 Mex67-Mtr2 输出受体系统，该系统不仅参与 mRNP 的输出，而且参与 60S 前核糖体的核 - 细胞质运输过程。第三种蛋白质是 Arxl，它可结合 60S 前核糖体。Arxl 也可作用于 NPC 的一些蛋白质，维持有效的 60S 前核糖体输出（图 4-36）。

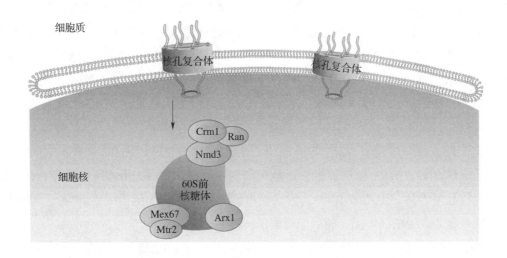

图 4-36　60S 前核糖体从细胞核到细胞质的输出过程

5. rRNA 的修饰

真核 rRNA 需要在多个位点上进行加工修饰。主要修饰包括假尿嘧啶修饰及在核糖 2′ 位的甲基化修饰（2-O- 甲基化）。高度特异的 snoRNA 会与多种蛋白因子一起形成 snoRNP，促进上述两种修饰过程。目前，人们对这些 rRNA 修饰的具体作用所知甚少。对多个 rRNA 修饰位点进行灭活，会显著影响核糖体的生物合成及活性。与 tRNA 的修饰相似，rRNA 的修饰很有可能会影响它的折叠及稳定性。

在所有生物中，rRNA 是高度结构化的分子。它在许多内部碱基配对的作用下，会形成双链 RNA 片段。这些广泛的二级结构可使 rRNA 变得稳定，且它们还对核糖体中进行的多种相互作用至关重要。这些大而广泛结构化的 rRNA 分子可形成核糖体的骨架，使之得以组装。

三、tRNA 转录后加工修饰

转运 RNA（transfer RNA，tRNA）是一类高度结构化的非编码性 RNA，在翻译过程中发挥重要作用。一方面，tRNA 共价结合氨基酸并转运至核糖体，用于蛋白质的合成；另一方面，tRNA 通过它们的反密码子臂可解码遗传信息，而这种反密码子对应一种特定的氨基酸。因为 tRNA 具有重要的细胞功能，所以它们是以高度有序的方式进行合成的，并且通过多种不同的修饰来调节它们的生物活性。刚转录生成的 tRNA 前体一般无生物活性，需要进行剪切、拼接及碱基修饰等过程。

tRNA 的功能之一是携带相应的氨基酸至核糖体，用于合成蛋白质；功能二是解码遗传密码。同许多其他非编码 RNA 相似，tRNA 由 RNA polⅢ转录，生成初级转录本，并进一步加工、修饰生成成熟的功能性 tRNA。tRNA 初级转录本含有一个 5′引导序列和 3′拖尾序列。甚至，一些 *tRNA* 基因也含有内含子，在生成有功能的 RNA 之前需要将其进行剪切。在初级转录本生成后，RNA 酶 P 颗粒会去除 5′引导序列，3′拖尾序列在多种核糖核酸外切酶和内切酶的作用下进行剪切。3′端加工后还能够将 CCA 加到 tRNA3′端上。tRNA 内含子可通过 tRNA 剪切进行切割。

在加工和成熟后，tRNA 分子会在多个位置上过行修饰。最主要的 tRNA 碱基修饰是假尿嘧啶修饰、二氢尿嘧啶核苷修饰和次黄嘌呤核苷修饰。通常情况下，tRNA 修饰会影响其二级结构，且在翻译过程中 tRNA 修饰也和 tRNA 分子与核糖体及 mRNA 分子之间的互作有关。在成熟之后，tRNA 会从细胞核运输至细胞质。输出受体输出素 t 能将核内的 tRNA 分子通过核孔复合体，以依赖 RNA 的方式输出到细胞质。在细胞质中，tRNA 会与其相应的氨基酸一起加载到核糖体上，随后参与翻译。

1. tRNA 的转录

真核 tRNA 通常以单个基因的形式随机分布在整个基因组中。每个 tRNA 的转录单元，都含有可被 RNA 聚合酶Ⅲ（RNA polymeraseⅢ，polⅢ）识别的启动子元件。在 polⅢ 的作用下，可生成 tRNA 初级转录本，通过进一步加工可形成成熟的功能性 tRNA。尽管每个真核 *tRNA* 基因没有形成基因簇，不在基因组上呈线性排布，但有研究表明，许多 *tRNA* 基因至少在空间上是呈簇分布的。人们发现，许多酵母菌的 *tRNA* 基因与核仁有一定的联系，也就是说，tRNA 所在的染色体区域通过细胞骨架牵拉到核仁上，这样使得 *tRNA* 基因能够在核仁中进行局域性转录。核糖体 RNA 的合成及核糖体亚基的组装都在核仁中进行，而 tRNA 的转录与其他翻译因子的合成或许也在此协调进行。再者，至少一些从初级 tRNA 到成熟 tRNA 的加工步骤，只在核仁中进行。为了应对环境条件的变化，细胞不仅需要调整核糖体的合成，而且需要调整 tRNA 的合成。因此，核仁能够协调生成许多用于蛋白质合成的因子。

2. 成熟 tRNA 的加工

tRNA 初级转录本含有一些成熟 tRNA 分子中没有的序列。在多种不同酶的作用下，会从

tRNA 初级转录本的 5′端和 3′端去除一些 RNA 片段。去除的 5′序列称为 5′引导序列（5′ leader sequence），而去除的 3′序列则称为 3′拖尾（3′ trailer）。并且，一些 tRNA 甚至含有数个内含子，需要通过特定的酶进行剪切。然而，tRNA 的剪切与 mRNA 前体的剪切大相径庭，前者需要一个不同的蛋白质剪切装置（图 4-37）。

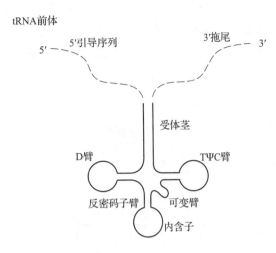

图 4-37　一个未加工的 tRNA 初级转录本示意图

（1）RNA 酶 P 复合体作用下的 tRNA 5′端加工成熟过程　由于 tRNA 初级转录本不含正确的 5′端，所以在 RNA 酶 P 的作用下，需要剪切一小段 RNA 延伸，从而形成有功能的 5′端。参与 tRNA 5′端加工的 RNA 酶 P，在细菌、真核生物和古生菌中均已发现。RNA 酶 P 本身是一种核糖核酸蛋白颗粒（ribonucleoprotein particle，RNP），含有一种非编码性 RNA 分子，在哺乳动物中称为 H1 RNA。与其他 RNP 一样，RNA 酶 P 含有一些具有不同功能的蛋白质，它们在 RNA 分子周围组装排布人 RNA 酶 P 颗粒至少含有 10 种已知的亚基，它们分别是 Rpp14（RNA 酶 P 蛋白 14-RNase P protein 14）、Rpp20、Rpp21、Rpp25、Rpp29、Rpp30、Rpp38、Rpp40、hPop1 和 hPop5。Rpp21、Rpp29、Rpp30、Rpp38 和 hPop5 这五种亚基高度保守，在古生菌中也有其同源体。H1 RNA 在 RNA 酶 P 颗粒的酶活性中处于支配地位，破坏 H1RNA 二级结构会干扰 RNA 酶 P 对 tRNA 的 5′端加工过程。在哺乳动物中，只有当 H1 RNA 与两个蛋白质亚基 Rpp21 和 Rpp29 组装在一起时，RNA 酶 P 才具有活性。目前，人们对于 RNA 酶 P 颗粒如何切割 5′引导序列中两个核苷酸之间的磷酸二酯键仍不清楚。体外实验表明，高等生物的 H1 RNA 在没有其他因子的辅助下，并不具有催化活性。例如，哺乳动物中许多蛋白质亚基可通过促进 RNA 亚基进行正确折叠，识别底物并进行催化反应。同样，RNA 酶 P 颗粒中的蛋白质也具有一些结构特征，可作为其他蛋白质、H1RNA 或 tRNA 底物的骨架分子。

（2）tRNA 的 3′端加工成熟过程　精确的 tRNA 前体末端的剪切及加工，对于 tRNA 在翻译过程中发挥正常作用至关重要。tRNA 前体的 5′端仅在 RNA 酶 P 的作用下就可以进行剪切，而其 3′端的剪切在不同的生物中都需要不止一种酶的参与。一个成熟有功能的 tRNA 分子，在其 3′端带有一个 CCA 的三核苷酸。然而，一些 *tRNA* 基因并不编码 3′ CCA。生物通过进化已经形成了一种特异的加 CCA 酶，它可将功能性三核苷酸加到 RNA 的 3′端。当 CCA 加到 3′端时，3′拖尾就在核酸内切酶 RNA 酶 E 的作用下进行初次切割。之后，剩下的拖尾序列会在核酸外切酶如 RNA 酶 T 或 RNA 酶 PH 的作用下，进行进一步切割。在某些情况下，3′拖尾紧跟在 CCA 序列之后进行切割，而这一切割过程是在核酸内切酶 tRNA 酶 Z 的作用下进行的。tRNA 酶 Z 存在于所有的生物中，同时该酶也参与那些不含 CCA 序列

tRNA 的 3′ 端加工成熟过程（图 4-38）。在加 CCA 三核苷酸之前，tRNA 酶 Z 需要完全去除 3′ 拖尾。tRNA 酶 Z 能够水解 RNA 分子中核苷酸之间的磷酸二酯键，这样会形成一个带有 3′ - 羟基基团和 5′ - 磷酸基团的拖尾片段。

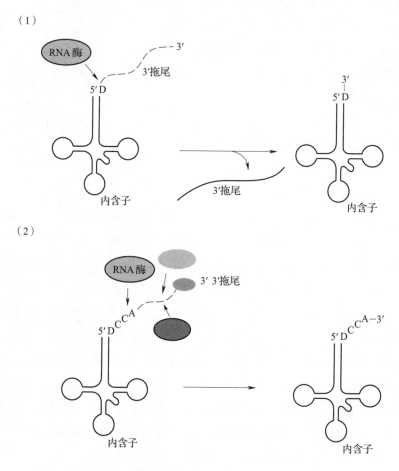

图 4-38　tRNA 3′ 端的加工成熟过程

（1）一些 *tRNA* 基因不编码 3′ 端 CCA，需要加工合成 CCA；
（2）带有特征性 CCA 的 tRNA 分子，以不同的方式进行加工。

在 3′ 端剪切之后，那些基因中不编码 CCA 的 tRNA，就必须加上特征性的 CCA，这一反应是在加 CCA 酶（又称 tRNA 核酸转移酶）的作用下进行的（图 4-39）。这类酶可利用 ATP 或 CTP 作为底物，在 tRNA 的 3′ 端合成 CCA 三核苷酸。加 CCA 酶有两种不同的类型，分别是存在于古生菌中的 I 类酶和存在于真核生物和细菌中的 II 类酶。I 类酶和 II 类酶都包含有一个聚合酶活性的 N 端头结构域、一个颈结构域、一个体结构域以及一个 C 端尾结构域。I 类酶在结构上与真核生物的 poly（A）聚合酶相似，而 poly（A）聚合酶能将 poly（A）尾加到 mRNA 分子的 3′ 端。但是，真核生物仅有 II 类加 CCA 酶。这两类加 CCA 酶通过结构形状和电荷互补，识别 tRNA 分子的颈结构城、体结构域以及尾结构域（图 4-35）。

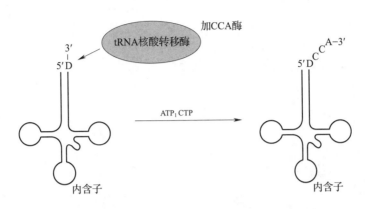

图 4-39　缺少 CCA tRNA 的 CCA 三核苷酸加载

（3）tRNA 剪切　许多 tRNA 基因中含有一些序列元件，在转录后需要去除这些元件，这一过程称 tRNA 剪切。所有的生物都需要进行 tRNA 剪切，才能合成出具有功能的 tRNA。真核生物 tRNA 剪切，需要一些特殊核糖核酸内切酶的参与。真核 tRNA 的内含子通常为 14～60nt，位于反密码子环序列中并将其隔断。下列以酵母菌为例陈述 tRNA 的剪切过程。

首先，在核糖核酸内切酶的作用下，内含子在两个剪切位点处进行剪切。酵母菌 tRNA 核糖核酸内切酶是一种跨膜蛋白质，含有四个亚基。这个异源四聚体由 SEN54、SEN2、SEN34 和 SEN15 组成，具有两个活性中心，其中一个活性中心可在 5′ 剪切位点处进行剪切，而另外一个则在 3′ 剪切位点处进行水解反应。这一内切反应会在两个 tRNA 片段上分别生成一个 5′ - 羟基团和一个 3′ 环磷酸基团。

其次，上述产生的两个 tRNA 片段在特殊 tRNA 连接酶的作用下连接在一起，该过程复杂，需要多种酶的共同参与。起初，3′ -2′ 环磷酸基团被打开，生成一个 2′ - 磷酸基团和一个 3′ - 羟基团。接着，以 GTP 作为磷酸基团的供体，对 5′ - 羟基团进行磷酸化修饰。随后，tRNA 连接酶进行腺苷化（指一个 AMP 分子共价结合到连接酶上），并将 AMP 转移到 5′ 磷酸基团上。这时，tRNA 连接酶会形成 5′ -3′ 磷酸二酯键，将两个 tRNA 片段连接起来。同时，这一反应也会从剪切连接处，释放一个腺苷单磷酸分子。

最后，2′ 磷酸在一种 2′ 磷酸转移酶的作用下，从剪切连接处释放出来，而这时的 tRNA 分子已经成熟，可用来进行蛋白质翻译（图 4-40）。

尽管 tRNA 是一类研究得较为清楚的细胞 RNA 分子，但目前人们对 tRNA 的剪切过程仍没有完全了解，对于许多参与 tRNA 的剪切过程的蛋白质因子的功能仍不清楚。

3. tRNA 修饰

在所有生物中，tRNA 分子都会在多处核苷酸上进行修饰。实际上，基因组中参与 tRNA 修饰酶的数量要比 tRNA 基因本身的数量还要多。到目前为止，已知不同的 tRNA 修饰就达 75 种之多。下面详细介绍一些功能上重要并研究得比较清楚的 tRNA 修饰。

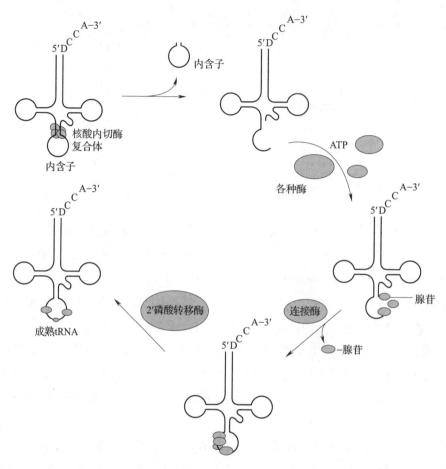

图 4-40　含有内含子 tRNA 的剪切过程

　　许多 RNA 分子中的化学修饰，都可增强 RNA 二级结构的稳定性，因此，这些修饰经常发生在分子中的特定位置上。假尿嘧啶化是一种常见的 tRNA 修饰方式（图 4-41），TΨC 臂就因此修饰而命名，但假尿嘧啶化也可在其他多个位置上进行。假尿嘧啶化修饰在尿嘧啶的 5′ 位，多引入一个氢键供体，这样一来在翻译过程中，它便可与核糖体中的蛋白质和 RNA 分子之间发生互作。核糖体 RNA 中的许多核苷酸，在称为 snoRNP 的特异 RNA-蛋白质复合体作用下，进行假尿嘧啶化修饰，与之不同的是，tRNA 通常会在假尿苷合成酶的作用下，进行假尿嘧啶化修饰。

　　tRNA 分子可在多个位置的核苷酸上进行甲基化修饰。这些修饰包括对 tRNA 糖骨架（2′-O-甲基化）的修饰以及对每个碱基的修饰。甲基化通过位阻现象、封闭氢键或引入正电荷等方式，引起 tRNA 分子结构发生改变。糖骨架的甲基化能稳定 tRNA 分子的结构，可保护 tRNA 免受核糖核酸酶的水解。

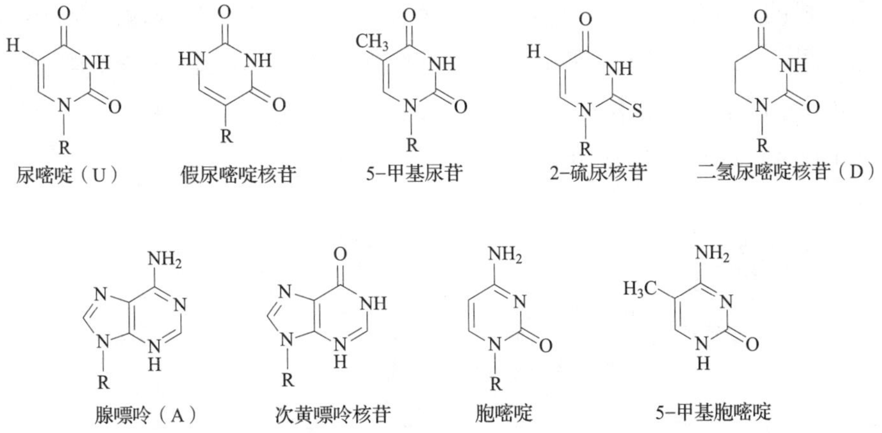

图 4-41　常见的 tRNA 化学修饰

除那些对 tRNA 结构有重要作用的修饰之外，在反密码子摆动处的 34 位（三联密码子的第三位）以及三联反密码子附近的 37 位上，还发现了其他一些修饰。这些修饰能够稳定密码子—反密码子之间的相互作用，对于精确解码遗传密码至关重要。另外，这些位置上的修饰对于识别正确的氨酰 tRNA 合成酶也很重要。通常情况下，谷氨酸 tRNA、赖氨酸 tRNA 和谷氨酰胺 tRNA 第 1 位密码子的尿苷酸 U34 在硫尿酶的作用下，生成 2- 硫尿核苷。

tRNA 的 D 臂以其特征性的二氢尿嘧啶核苷修饰命名。目前，这一修饰的生理作用仍然知之甚少。不过二氢尿嘧啶核苷可使 RNA 骨架变得更为灵活，这样一来有助于 tRNA 分子形成其他构象，二氢尿嘧啶核苷也能增强 tRNA 的化学稳定性。在包括哺乳动物在内的多种生物中，二氢尿嘧啶核苷能保护 tRNA 分子不被细胞核酸酶降解。在人肿瘤组织中，二氢尿嘧啶核苷的水平会升高，表明 tRNA 的稳定性在恶性组织中有所增加，有利于肿瘤进行快速生长。二氢尿嘧啶核苷合成酶（dihydrouridine synthase，DUS）是一类可催化尿苷还原为二氢尿嘧啶核苷的酶。

tRNA 分子中有 100 多个不同的位点可进行化学修饰，而上面仅提到了少数几个。对许多种生物来说，tRNA 修饰对其活力至关重要，表明这些修饰在蛋白质翻译过程中起着重要作用。并且，连续四个碱基的修饰能够延伸遗传密码，这使 tRNA 分子在适应环境条件变化时，变得更加灵活。

4. tRNA 的核输出

在真核生物中，tRNA 在加工和成熟之后需要输出到细胞质中，在那里进行蛋白质翻译。一些研究表明，只有那些完全加工处理的具有正确 5′ 端和 3′ 端的 tRNA 才能输出到细胞质。由此可见，输出装置优先选择那些成熟的 tRNA，形成一种"校读"机制，只让成熟的 tRNA 分子进行输出。

tRNA 可通过输出受体输出素 t（exportin-t）进行输出。输出素 t 是一种 RNA 结合蛋白，能直接作用于 tRNA 分子。tRNA 的核输出信号并不依赖于序列本身，而是由 tRNA 内部的二级结构形成的。在细胞核中，输出素 t 可作用于 Ran-GTP，形成输出素 t-tRNA-Ran-GTP 复合体（图 4-42）。在输出之后，GTP 进行水解，Ran-GDP 就会从复合体上解离下来，导致 tRNA 也从复合体上释放出来。尽管输出素 t 是 tRNA 输出的主要途径，但很有可能还存在其他输出途径，这有待进一步研究。

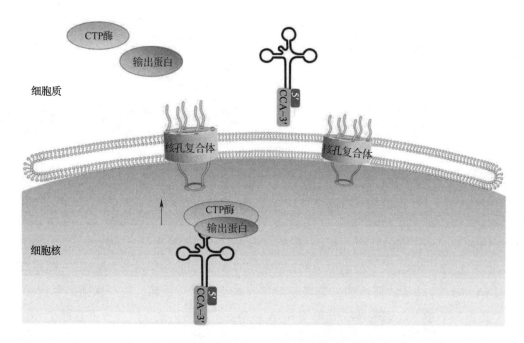

图 4-42　真核细胞 tRNA 从细胞核向细胞质的运输过程

5. tRNA 的三级结构

tRNA 分子具有三叶草样结构，主要包括四个不同的结构域，分别是由 tRNA 5′ 端和 3′ 端形成的受体茎（acceptorstem）、反密码子臂、D 臂或 D 环以及 TΨC 臂四部分组成。除此之外，tRNA 分子通常还有一个更大的或重小的多变臂，它经常位于 TΨC 臂和反密码子臂之间（图 4-43）。受体茎含有 CCA 三核苷酸，在特异的氨酰基 tRNA 合成酶的作用下，共价结合在相应的氨基酸上；反密码子臂能够解码 mRNA 分子上的遗传密码；D 臂或 D 环含有修饰的碱基二氢尿嘧啶核苷（dihydrouridine，D）；TΨC 臂含有一个胸腺嘧啶（thymine，T），其后还有一个特征性的假尿嘧啶（Ψ）。

从不同种的生物到不同界的生物中，所有已知的 tRNA 分子在结构上都相当保守。氨酰基 tRNA 合成酶是如何特异地将一个相应氨基酸加载的？这个问题至今还没有完全清楚。但是，氨酰基 tRNA 合成酶能识别位于受体臂及反密码子臂中经修饰的主要残基，也有报道称该酶还可作用于 D 环。

tRNA 是首先 X 射线晶体衍射方法确定其结构的 RNA 分子之一。对酵母菌和细菌 tRNA 结构的研究表明，tRNA 分子可形成 L- 样四级结构。但是，已知的三叶草结构也存在于晶体结构中。随着 tRNA 的不同，每个臂在其四级结构中或明显或不明显。从晶体结构中能明显看出，上述多种 tRNA 修饰可使 tRNA 的三叶草结构向 L- 样四级结构转换（图 4-43）。

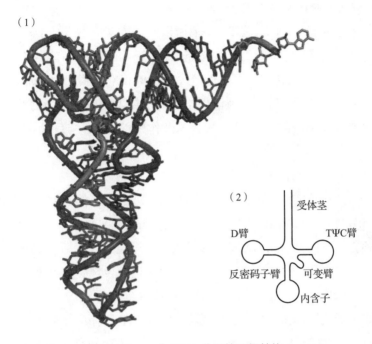

图 4-43　一个 tRNA 分子的三级结构

（1）tRNA 分子的 L 状晶体结构；（2）tRNA 分子的三叶草结构示意图。

四、其他 RNA 的生物合成

1. 微 RNA 的生物合成

（1）微 RNA 的结构特点与功能　微 RNA（microRNA，miRNA）是一类特殊的非编码 RNA，大小为 22 个核苷酸左右。许多 miRNA 仅在合成过程中短暂存在，发挥作用后立刻被分解，故也称为 stRNA（small temporal RNA）。miRNA 序列与 mRNA 的特殊位点，通常是 3′ 端非编码区域（3′ untranslated region，3′ UTR）序列互补而结合，从而调控 mRNA 的表达活性。从蠕虫、果蝇、植物到哺乳动物，miRNA 广泛存在于多细胞生物，在高等生物中已发现上万种 miRNA，人类基因中编码 miRNA 的 DNA 约占 DNA 总数的 1%，约 1/3 的 mRNA 受到 miRNA 的调控。

（2）miRNA 的生物合成　miRNA 的编码基因往往以多拷贝或基因簇的形式存在于某些基因的内含子编码序列中，随同这些宿主基因由 RNA polⅡ催化一起合成。miRNA 的初级转录产物是一个较大的 RNA 分子，长度约为 70 ~ 80 个核苷酸，称为 pri-miRNA，分子内有局部配对的碱基而形成发夹结构类似物，它必须进行转录后加工才能成熟为具有特殊调节功能的结构。

　　pri-miRNA 是 miRNA 的前体，其加工过程是一个多步骤的过程，有属于 RNaseⅢ家族的 Drosha 和 Dicer 这两种核酸内切酶参与。首先，在核内 Drosha 和一种特殊蛋白质 DGCR8 形成复合体，并与 pri-miRNA 结合。DGCR8 含有 RNA 结合域，可稳定此复合物，保证 Drosha 对 pri-miRNA 的切割以除去 5′端和 3′端的部分序列。切割产物与另一个由 Ran GTP 酶和转运蛋白 5 形成的复合体结合，转运至细胞质中，GTP 水解供能释放出切割产物交给 Dicer，Ran GTP 酶和转运蛋白 5 复合体再回至核中。Dicer 是一种双链 RNA 酶，其 N 端具有 RNA 解旋酶活性。Dicer 在细胞质中进一步切割 pri-miRNA，形成近似成熟 miRNA，此时成熟的 miRNA 与一段保留的短链 RNA 成双链结构。最后，RNA 解旋酶催化此双链结构解开，释放出成熟的 miRNA 组装成 RISC，后者靶向结合于 mRNA 3′ – UTR，发挥调节作用。miRNA 与目标 mRNA 互补程度决定 mRNA 的命运。

2. 小核仁 RNA

　　由于第一个发现的 RNA 分布在核仁中的特殊区域，故人们将这类非编码性 RNA 称为小核仁 RNA（snoRNA）。近年来，许多研究已证实 snoRNA 发挥多种功能，且它们的分布不仅仅局限于核仁。不同的 snoRNA 参与多种细胞信号通路，包括其他非编码性 RNA 的加工与修饰、mRNA 前体分子的交替剪切，甚至基因表达的转录后调控等。

　　snoRNA 的基因组结构及其转录　*snoRNA* 的基因组结构与微 RNA 的高度相似。多数 *snoRNA* 基因由蛋白质编码基因的内含子编码。其中，许多基因与核糖体的生物合成有关，但还有一些 *snoRNA* 宿主基因并不是蛋白质编码基因，不生成任何基因产物。在这两种情况下，内含子都是在剪切装置的作用下，从 mRNA 前体中剪切形成，随后内含子 RNA 进行进一步加工，生成 *snoRNA*［图 4-44（1）］。另外，*snoRNA* 基因与宿主基因之间没有关联是非常常见的现象。相反，一些 snoRNA 源自许多与之无关的基因，这些基因可成簇排布，在转录时形成一个较长的多顺反子。经核糖核苷酸内切反应，这个多顺反子便可剪切形成单个的 *snoRNA*［图 4-44（2）］。也有研究发现，许多 snoRNA 由一些单个基因编码［图 4-44（3）］。通常，这类 snoRNA 由 RNA 聚合酶Ⅱ转录合成，并且与其他非编码性 RNA 如小核 RNA 相似，它们都带有超甲基化的 m^3G（tri-methyl-G caps，m^3G-caps）帽子结构。

　　snoRNA 转录完成后，会折叠形成一个特殊的二级结构。根据结构特点，snoRNA 可分为 H/ACARNA 和 C/DRNA（分别又称 H/ACA 盒 snoRNA 和 C/D 盒 snoRNA）两大类，这两类 snoRNA 都能识别并结合在其他 RNA 分子中与之互补的序列上。H/ACA snoRNA 指导 rRNA 分子中的尿嘧啶转换为假尿嘧啶，这一过程称为假尿嘧啶化，RNA 序列中假尿嘧啶化用 Ψ 表示。C/D 盒 snoRNA 能指导靶标 RNA 分子中核糖 2′碳进行甲基化修饰（图 4-45）。*2′ –O–* 甲基化和假尿嘧啶化都影响 RNA 残基的化学性质，由此会改变所修饰 RNA 分子的局部结构，这种结构的改变往往对于假尿嘧啶化或甲基化的 RNA 分子发挥作用至关重要。在真核生物中，几种 snoRNA 既有 H/ACA 盒，又有 C/D 盒，这些 snoRNA 具有双重功能，它们能指导靶标 RNA 分子进行假尿嘧啶化以及甲基化修饰。

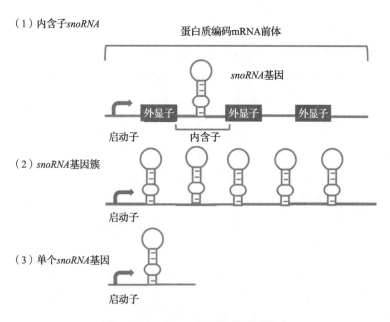

图 4-44　*snoRNA* 基因的基因组结构

（1）内含子 *snoRNA* 基因；（2）*snoRNA* 基因簇。在哺乳动物基因组中，*snoRNA* 聚集在一起形成基因簇；（3）单个 *snoRNA* 基因。一些 *snoRNA* 在它自身启动子的作用下，由单个基因转录合成。

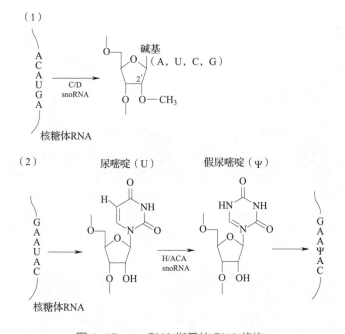

图 4-45　snoRNA 指导的 RNA 修饰

（1）C/D snoRNA 指导核糖 2′ 位碳上羟基的甲基化修饰。（2）尿嘧啶的假尿嘧啶化。H/ACA snoRNA 指导尿嘧啶进行异构化，形成假尿嘧啶，靶标 RNA 分子的假尿嘧啶化用 Ψ 表示。

3. 剪切体小核 RNA

因为剪切体小核 RNA 中富含 U，所以我们通常将它们称为剪切体富含 U 的 snRNA（U-rich snRNA，U snRNA），以区别其他一些小核 RNA，如 7SK RNA。剪切体小核 RNA 与许多蛋白质形成剪切体核心，它对于去除 mRNA 前体中非编码的内含子序列至关重要。剪切体 U snRNA 是真核细胞中最丰富的一类非编码性 RNA，说明在 mRNA 前体剪切时，生物需要大量合成所有的剪切体组成成分。与其他非编码性 RNA 相似，U snRNA 组装形成的 RNA- 蛋白质复合体称为 U snRNP（又称 "snurps"）。主要剪切体通常含有 5 种 snRNA，分别为 U1 snRNA、U2 snRNA、U4 snRNA、U5 snRNA 和 U6 snRNA。

（1）snRNA 转录　U1 snRNA、U2 snRNA、U4 snRNA 和 U5 snRNA 基因都由 RNA 聚合酶Ⅱ 转录，而 U6 snRNA 基因则由 RNA 聚合酶Ⅲ转录。U snRNA 基因在人基因组中以多个重复的形式存在。对 U1 snRNA 和 U2 snRNA 基因启动子的研究发现，它们属于缺少一个特征性的 polⅡ 启动子 TATA 框的 polⅡ 启动子，但它们却含有一个远端序列元件（distal sequence element，DSE）和一个近端序列元件（proximal sequence element，PSE），这两个元件对 snRNA 的转录都很重要（图 4-46）。snRNA 基因 3′ 端具有一个 snRNA 基因特有的 3′ 框，位于 snRNA 编码区下游 200nt 处，参与转录终止过程。snRNA 转录本没有内含子，3′ 端也不会进行多聚腺苷化（表 4-11）。

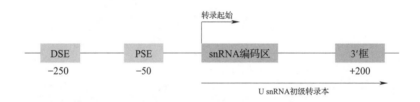

图 4-46　polⅠ 转录的 U snRNA 基因的基因组结构

表 4-11　参与 snRNA 生物合成的因子及其功能

蛋白质复合体	亚基	功能
U snRNA 转录		
RNA 聚合酶Ⅱ	polⅡ 亚基	U snRNA 的合成
RNA 聚合酶 Ⅲ（U6）	polⅢ 亚基	U snRNA 的合成
U snRNA 成熟		
整合因子（integrator）	与 RNA polⅡ、Int 亚基（包括 Int9、Int11）一起形成复合体	snRNA 的 3′ 端剪切和成熟
snRNA 输出		

续表

蛋白质复合体	亚基	功能
Cap 结合复合体（CBC）	CBP80、CBP20	作用于 U snRNA 的 7- 甲基帽子结构
PHAX	—	输出接头分子
Crm1（exportin 1）	与 RanGTP 形成复合体	输出受体
Sm 蛋白核心区组装		
SMN 复合体	Gemin 1（SMN）– Gemin7	Sm 蛋白核心区结构的组装
PRMT5 复合体	PRMT5，Mep50	参与 Sm 蛋白中精氨酸的甲基化修饰
pICln	—	作用于 Sm 蛋白
经超甲基化形成 m3G 帽子结构		
TGS	—	帽子结构的超甲基化
U snRNP 的核输入		
SNP1	—	输入接头分子
Importinβ	与 RanGDP 形成复合体	输入受体

（2）snRNA 成熟　与蛋白质编码基因相似，U1 snRNA、U2 snRNA、U4 snRNA 和 U5 snRNA 在转录过程中，也会通过细胞加帽装置在其 5′ 端加上一个 7- 甲基鸟苷帽子结构。在 snRNA 成熟的过程中，这一帽子结构会进一步加工。在细胞质中，7- 甲基鸟苷帽子结构进一步甲基化，形成三甲基鸟苷帽子结构（tri-methylguanine，$m_3^{2,2,7}G$），这种帽子结构又称为 m_3G 帽子。snRNA 的 3′ 框不仅对于转录终止过程很重要，而且对于启动 3′ 端的成熟反应也很重要。snRNA 基因的转录终止不在 3′ 框上，但在一些情况下，snRNA 前体（pre-snRNA）会在 3′ 框下游延伸几百个核苷酸（图 4-46）。在合成之后，snRNA 的 3′ 端便会由一种特定的蛋白质复合体即整合子（integrator）进行切割，其中整合子含有一些转录因子以及一些参与 U snRNA 3′ 端加工的因子，可见它能将 snRNA 的转录过程及其 3′ 端形成整合在一起。整合子复合体含有 cpsf-100 和 CPSF-73（切割和多聚腺苷化特异性因子）的同源物，它们都是多聚腺苷化装置的组成成分，参与 mRNA 的 3′ 端形成。cpsf-100 和 CPSF-73 参与 poly（A）信号的识别，且 CPSF-73 还参与 mRNA 前体的剪切过程。整合子复合体中的两个同源蛋白，即 Integrator9（Int9）和 Int11，在 snRNA 前体的剪切过程中发挥着相似的作用，在整合子结合到 3′ 框以及 snRNA 前体 3′ 端的剪切过程中，都需要这两种蛋白质的参与（图 4-47）。由此可见，snRNA 的 3 框类似于 mRNA 分子中的多聚腺苷化信号。

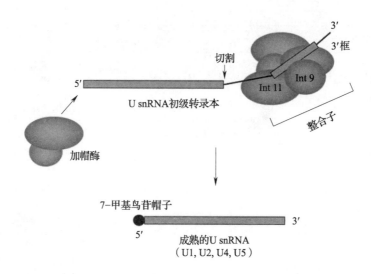

图 4-47　U1 snRNA、U2 snRNA、U4 snRNA 和 U5 snRNA 的成熟过程

（3）snRNA 从细胞核到细胞质的输出过程　输出到细胞质中的 U1 snRNA、U2 snRNA、U4 snRNA 和 U5 snRNA 前体分子，其 5′ 端都带有一个 7- 甲基鸟苷帽子结构。它们会在细胞质中进一步加工，形成有功能的 snRNP。然而，真核细胞的 U6 snRNA 仍停留在细胞核中，且只有在细胞核中才能形成有功能的 U6 snRNP。

在 snRNA 输出过程中，还需要许多其他蛋白质的参与。snRNA 前体带有一个 7- 甲基鸟苷帽子结构，会结合核帽子结合复合体（CBC），而该复合体由 CBP80 和 CBP20（cap binding protein）组成，在 snRNA 输出过程中发挥重要作用。一种称为磷酸化的 RNA 输出接头分子（phosphorylated adapter for RNA export，PHAX），可作用于 snRNA 与 CBC，作为核输出装置的接头分子。PHAX 可作为输出受体 Crml 与 snRNA 之间的桥梁，促进 snRNA 的输出。Crm1 是一个经典的输出因子，在细胞核中能结合 Ran-GTP，之后再结合输出接头分子（图 4-48）。在细胞质中，GTP 水解成 GDP，Ran-GDP 便从 Crml 上解离下来，引起 snRNA 释放。

4. 短链干扰 RNA（siRNA）

1998 年，安德鲁·法尔和克雷格·梅洛在秀丽新小杆线虫（C. elegans）中，证实双链 RNA 分子以序列互补的方式，能有效地抑制基因表达，他们把这种现象称为 RNA 干扰（RNA interference，RNAi）。引起 RNAi 的分子为双链 RNA，这种特殊的分子通常在真核细胞中不存在。然而，长链双股 RNA 分子不具有干扰活性，它们经核糖核酸酶 Dicer 切割后，生成约 21 个核苷酸的双链 RNA，这些 RNA 称为短链干扰性 RNA（short interference RNA）或 siRNA。siRNA 具有两个特征：其一，5′ 端含有一个磷酸基团，它在进一步加工和解链过程中发挥重要作用；其二，siRNA 分子的两个 3′ 端都有两个碱基突出（图 4-49）。RNA 酶Ⅲ（如 Dicer）的剪切产物，都有这两个典型的特征。

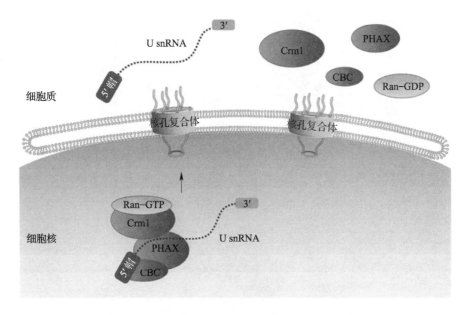

图 4-48　U snRNA 从细胞核到细胞质的输出过程

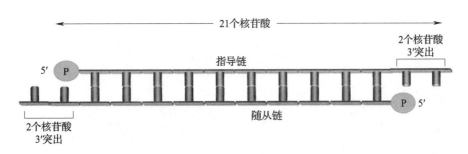

图 4-49　双链 siRNA 分子示意图

siRNA 双链解开，一条链作为指导链，另一链则为随从链，其中随从链最终通过细胞的核酸酶清除降解。随后，指导链整合进 RNA 诱导的沉默复合体（RNA-induced silencing complex，RISC）中，并与 Argonaute 蛋白质家族中的一个成员结合，指导 RISC 与靶标 RNA 分子进行完全互补配对。RISC 复合体具有核糖核酸内切活性（如水解 RNA 分子内部的磷酸二酯键），在 siRNA 指导链与靶标 RNA 分子互补序列的第 10 和 11 位两个核苷酸上进行切割，切割后的靶标 RNA 分子进一步通过细胞降解途径降解清除（图 4-50）。

人们起初认为，siRNA 在哺乳动物中不存在，但可通过转染的方法由外界引入。随着新一代测序技术的问世，人们发现包括哺乳动物在内的许多生物都表达内源性 siRNA，这种内源性 siRNA 主要来源于那些可移动的遗传元件，如转座子、RNA 分子内大的双链发卡结构或假基因（不编码蛋白质的基因）等。目前人们对内源性 siRNA 的生物功能仍然不清楚。尽管 RNAi 最近才被发现，但它现在已被广泛地用来研究基因功能。由于在 RNAi 方面的突出贡献，安德鲁·法尔和克雷格·梅洛被授予了 2006 年诺贝尔生理学或医学奖。

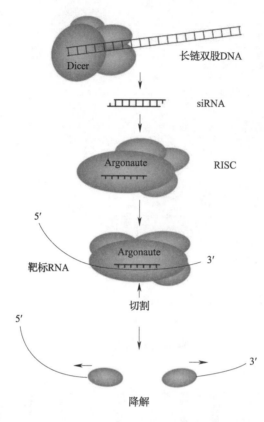

图 4-50　RNAi 干扰途径的机制

第四节　人体常见转录因子的营养健康功能

一、转录因子的概述

　　真核生物转录起始过程十分复杂，往往需要多种蛋白因子的协助，在介导和调控基因表达过程中，除 RNA 聚合酶之外，TF 是在生命过程不同的阶段发挥重要作用的另一类蛋白质分子。过去很长一段时间，TFs 被定义为能参与转录和或能够改变基因表达水平的任何蛋白质。目前广为接受的 TFs 的定义是以序列特异性方式结合 DNA 的、能调节转录的蛋白质，也称为反式作用因子。

　　转录因子存在于所有生物体中，是基因表达调控的关键分子，在生物间具有一定的保守性，不同物种的同一转录因子家族的转录因子具有同样或者类似的结合序列。转录因子在生物中广泛存在，其数量随着基因组的大小的增加而增多，例如在人类基因组中大约有

2600 多个含有 DNA 结合域的蛋白质，其中大部分具有转录因子功能。

　　转录因子一般由 DNA 结合区、转录调控区（包括激活区或抑制区）、寡聚化位点以及核定位信号这 4 个功能区域组成。转录因子通过这些功能区域与启动子顺式元件作用或与其他转录因子的功能区域相互作用来调控基因的转录表达。DNA 结合区（DNA-binding domain）是指转录因子识别 DNA 顺式作用元件并与之结合的一段氨基酸序列，相同类型转录因子 DNA 结合区的氨基酸序列较为保守。转录调控区包括转录激活区（transcription activation domain）和转录抑制区（transcription repression domain）两种，它们决定转录因子功能的差异。转录因子抑制区的作用方式可能有三种：其一，是与启动子的相关位点结合后，能够阻止其他转录因子与该启动子结合；其二，通过对其他转录因子的抑制作用而阻止转录；其三，是通过某种方式改变 DNA 的高级结构（high-order structure）使转录不能进行。核定位信号区（nuclear localization signal，NLS）是转录因子中富含精氨酸和赖氨酸残基的核定位区域，转录因子进入细胞核的过程受该区段控制不同转录因子中 NLS 的数目有所不同，一个转录因子可含 1 个至数个 NLS 功能区。寡聚化位点（oligomerization site）是不同转录因子借以发生相互作用的功能域。它们的氨基酸序列很保守，大多与 DNA 结合区相连并形成一定的空间构象。

　　TFs 的蛋白质序列、调控区域和生理作用在后生动物中往往是高度保守的，这表明全局基因调控网络可能也具有类似的保守性。然而，个体调控序列的转换率（turnover）很高，甚至在更长的时间尺度上，TF 会复制和发散。相同的 TF 可以调节不同细胞类型中的不同基因（例如，乳腺和子宫内膜细胞系中的 ESR1），表明即使在同一生物体内，调节网络也是动态的。确定 TF 如何以不同方式组装以识别结合位点和控制转录是一项艰巨的任务，但对于理解它们的生理作用、解码基因组的特定功能以及绘制复杂生物体中高度特异性的表达程序的编排至关重要。

二、人体常见转录因子的营养健康功能

1. 转录因子分类

　　根据不同的分类标准，可以把 TFs 划分成不同的类别。通常从转录因子的作用特点、调控功能和 DNA 结合结构域的序列相似性等特征对其进行分类。根据作用特点，可以将转录因子划分为通用转录因子（转录起始复合物的构成元件）和序列特异的转录因子。其中通用转录因子广泛地分布在各种类型的细胞中，是转录起始复合物的组成成分，它们包括 TFⅡA，TFⅡB，TFⅡD，TFⅠE，TFⅡF 及 TFⅡH 等，与 RNA 聚合酶形成转录复合体，与启动子结合区域结合，共同实现转录起始过程。序列特异性的转录因子则是一些结合在转录起始位点上游来促进或者抑制特定基因表达的特殊蛋白质分子。它们的结构中包含了一个或者多个 DNA 结合结构域，并通过不同的 DNA 结合结构域识别基因结构附近的特定的

DNA 序列。

　　根据 TFs 在生命活动过程发挥的不同功能可将其分为持续激活的 TFs 和条件激活的 TFs。持续激活的 TFs 在各种细胞组织、各个细胞周期都持续发挥重要作用，例如，Sp1、NF1、CCAAT 等。而条件激活的 TFs 的活化则依赖一定的内部或者外部条件，它又包括细胞异性的 TFs 和信号依赖的转录因子。细胞异性的转录因子通常与细胞的成长分化相关联，它们的表达受到严格的调控，如 GATA、HNF、PIT-1、MyoD、Myfs、HOX、Winged Helix 等。

　　转录因子还可以根据结构进行分类。转录因子的典型结构通常包括 DNA 结合结构域，转录激活结构域等，某些转录因子还存在信号感应结构域，这些结构域决定了转录因子的功能和特性。其中 DNA 结合结构域是转录因子识别并结合到 DNA 序列上的结构和功能单位。人们通常根据转录因子的 DNA 结合结构域的序列相似性和结构相似性，把转录因子分成不同的家族和种类。真核生物的主要 TF 家族最初于 20 世纪 80 年代被鉴定和描述，主要有 C2H2- 锌指（ZF）、同源域（homeodomain）、碱性螺旋 – 环 – 螺旋（basic helix-loop-helix，bHLH）、碱性亮氨酸拉链（basic leucine zipper，bZIP）和核激素受体（nuclear hormone receptor，NHR）。

　　相对于其他序列，TF 对特定结合序列的偏好可以是 1000 倍或更大。由于 TFs 可以通过封闭其他蛋白质（例如，经典的 lambda、lac 和 trp 阻遏物）的 DNA 结合位点来发挥作用，因此单独与特定 DNA 序列结合的能力通常被视为调节转录能力的标记。如果不能清楚了解它们结合的 DNA 序列，就无法从功能上理解这些蛋白质。与 TF 特异性结合的 DNA 通常被概括为 "基序"（motif）——代表给定 TF 偏好的相关短序列集的模型，可用于扫描较长的序列（例如启动子）以识别潜在的结合位点。确定 DNA 结合基序通常是研究 TF 功能的第一步，因为潜在结合位点的识别为进一步分析提供了靶标。人类 TF 的主要类别在其进化轨迹和表达模式方面存在显著差异，因此，持续深入了解 TF 介导的基因调控的重要性是非常必要的。

2. 转录因子功能与人体健康

　　TFs 作为基因转录的主调节器和选择器，对特定细胞类型和发育模式的过程施加控制，并控制特定途径，如免疫反应。TFs 能参与细胞周期调控，特别是一些原癌基因或肿瘤抑制基因，有助于调节细胞周期。TFs 甚至可以用于改变宿主细胞的基因表达，促发发病机制。TFs 也能释放可以产生与受体细胞进行信号传导的分子，使细胞之间发生相互沟通，发挥细胞信号响应的功能。实验研究表明 TFs 可以驱动细胞分化，甚至去分化和转分化，TFs 和 TFs 结合位点的突变是许多人类疾病的基础。下列将以肿瘤蛋白 53（tumor protein 53，p53）和核因子 -κB（nuclear factor of kappa B，NF-κB）为例，简单介绍其与人类健康的关系。

　　（1）p53 的重要生理活性　　p53 是第一个被发现的核内蛋白质，定位于人类 17 号染色体短臂，其介导的相关信号通路对于肿瘤的发生、转移以及代谢调控是非常重要的。正常情况下，野生型 p53 作为肿瘤抑制转录因子，调控其下游基因的表达而抑制肿瘤的发生发展，也被称为"基因组卫士"。但是，在多种肿瘤细胞中 p53 以突变体的形式存在，诱导和促进肿瘤的发生及发展，其中突变 p53 聚集体则是其促进肿瘤发生发展的重要原因之一。由于 p53 是温度敏感型蛋白，其突变后会造成结构不稳定性增加，使包裹在 p53 疏水核心内部的黏附序列暴露在蛋白质表面，从而驱动 p53 聚集体的形成，进而使 p53 失去肿瘤抑制功能。同时突变型 p53 聚集体还会与 p53 同源家族蛋白 p63、p73 及其他蛋白质如 MDM2（murine double minute 2）、热休克蛋白发生共聚集阻碍 p53 同源家族成员行使功能及抑制突变 p53 的有效降解，导致参与调控细胞生长和凋亡的靶基因转录缺陷，增加了肿瘤的耐药性及侵袭能力。由于突变 p53 聚集体在多种肿瘤细胞中普遍存在以及其在肿瘤发生发展过程所发挥的促进作用，因此抑制 p53 聚集可能是恶性肿瘤治疗的一个潜在靶点。

（2）NF-κB 的重要生理活性 NF-κB 是 30 多年前由 David Baltimore 等首先确定的一类在 B 淋巴细胞中和免疫球蛋白 κB 轻链启动子区结合的核因子。作为一种经典的转录因子 NF-κB 对多种的细胞因子具有重要的调控作用。它所调控的基因可以在机体的免疫应答、肿瘤生成和细胞凋亡等很多方面扮演重要角色。目前为止，NF-κB 家族成员已有多个在不同研究中被发现，c-Rel、p50、p52、p65 和 ReIB 这 5 个成员研究较早也较多。其中发现对于细胞炎症相关的功能机制中发挥主要作用的是 p50/p65 异源二聚体，故将 p50/p65 异源二聚体也称为 NF-κB。p50 亚基中含有核定位的信号区，负责核转位，而不负责转录；p65 亚基则含有 DNA 结合域，负责结合启动子改变下游基因转录。当细胞处于功能稳定状态时，NF-κB 位于细胞质中，其 p65 亚基与 κB 抑制蛋白（I-κBα）单体相互结合，p50 亚基的核定位区域被覆盖，则 NF-κB 的复合体整体功能失活相对稳定。当细胞处于缺血缺氧状态时，或受到炎症刺激等因素时，I-κB 发生磷酸化和泛化而被蛋白酶降解，引起 NF-κB 激活并移位至细胞核内，p65 亚基结合于基因启动子区域并诱导基因的活化表达，从而发挥其转录调节功能。最新研究表明 p65 亚基的核转位启动是 NF-κB 信号通路被激活的标志 127-281，NF-κB 信号通路激活后可以通过迅速调节各类细胞因子、趋化因子、黏附分子、免疫受体、转录因子等一系列特异基因的表达而广泛参与多种生理病理过程，在机体的炎症反应、免疫应答、细胞分化凋亡以及其他应激反应方面都有着十分关键和重要的作用。目前研究认为 NF-κB 通路的激活与否成为对帕金森病慢性炎症中小胶质细胞激活的关键，抑制 NF-κB 通路可能是更有效治疗帕金森病的一种手段。

📚 本章小结

RNA 的生物合成过程也被称为转录过程，是以 DNA 双链中的一条链为模板，在 RNA 聚合酶催化下合成 RNA 的过程。RNA 转录是不对称的过程。真核生物转录过程比原核生物复杂得多，尤其是在转录起始阶段更复杂，需要顺式作用元件与反式作用元件、多种蛋白质因子的协同或相互作用。真核生物的转录延长过程与原核生物类似，但需要延长因子的协助；另外真核生物 RNA pol 前移过程会置换核小体，并存在核小体发生移位或解聚现象。真核生物的转录终止由终止因子参与，并与转录后加工修饰密切相关，与原核生物也存在差异。真核生物中刚转录出来的未被加工的产物都是初始形式，被称为初始转录本，这些产物往往活性低或稳定性差，需要进行加工修饰之后才能正常发挥作用。hnRNA 的转录后修饰加工包括 5′ 端加帽、3′ 端加 poly（A）尾、前体剪切、外显子连接以及核苷酸的甲基化修饰等内容。rRNA 的初级转录产物也会经过剪切和碱基修饰等过程。刚转录生成的 tRNA 前体一般无生物活性，需要进行剪切、拼接及碱基修饰等过程。转录因子在真核生物转录过程，尤其是转录起始阶段发挥着重要的作用，能直接或间接结合 RNA 聚合酶，是基因转录的主调节器和选择器。转录因子能对特定细胞类型和发育模式的过程施加控制，并控制特定途径，如免疫反应。转录因子甚至可以用于改变宿主细胞的基因表达，促发发病机制。转录因子及其结合位点的突变是许多人类疾病的基础。

📝 思考题

1. 简述真核生物聚合酶的主要特点。
2. 简述真核生物 RNA 转录起始的特点和过程。
3. 简述真核生物转录延长的过程和特点。
4. 简述真核生物 rRNA 的转录后加工过程。
5. 简述真核生物 RNA 的修饰类型。
6. 简述真核生物 mRNA 的转录后加工修饰类型。
7. 简述 tRNA 的转录后加工修饰类型。

第五章
蛋白质与人体营养健康

学习目标

1. 掌握真核生物、原核生物蛋白质合成。
2. 了解蛋白质的营养学意义。
3. 了解蛋白质的消化和吸收过程。
4. 掌握参与蛋白质生物合成的主要分子的种类、作用、原理和功能。
5. 了解蛋白质组学的基本方法。
6. 掌握蛋白质生物合成的分子基础。
7. 掌握蛋白质消化吸收的过程。

蛋白质作为我们日常饮食中不可或缺的重要营养素之一，一直以来都备受关注。它不仅是构建和维护人体组织的基本组成部分，还在身体的各种生理过程中扮演着至关重要的角色。从细胞代谢到免疫系统的运行，再到肌肉生长和修复，蛋白质在人体健康和生存中扮演着不可或缺的角色。

第五章思维导图

蛋白质是由氨基酸构成的，通过饮食摄入不同类型的蛋白质，我们为身体提供了各种必需的氨基酸，这对于维持身体正常功能至关重要。

从营养角度讲，蛋白质并不仅是数量的问题，质量同样至关重要。不同的蛋白质源提供了不同类型的氨基酸，因此多样化的膳食是确保获得足够的各种氨基酸的关键。此外，蛋白质的摄入还需要与总能量摄入相协调，以满足身体的需求。在今天的社会中，有许多不同的蛋白质来源可供选择，包括动物性蛋白质，如肉、鱼和乳制品，以及植物性蛋白质，如豆类、坚果和谷物。在本章中，我们将深入探讨蛋白质在营养学领域的各个方面，包括其不同类型、来源、摄入建议以及与健康相关的关键议题。通过更深入的理解蛋白质的作用和重要性，更好地满足身体的营养需求、维护健康、促进生活质量的提高。

第一节　蛋白质的分子组成

蛋白质一词源自希腊语"proteos"，意思是"主要"或"首先发生"。蛋白质最早是在 19 世纪初被发现的，当时科学家将其描述为含氮并且对生命至关重要的食物的一部分。现研究表明，蛋白质的质量大约占到细胞干重的一半。人体中的蛋白质始终处于不断分解和不断合成的动态平衡中。成人体内每日约有 3% 的蛋白质被更新，其中，肠道和骨髓中的蛋白质更新得更快。蛋白质在人体中有着诸多的功能，本节首先介绍蛋白质的组成。

一、氨基酸

氨基酸是蛋白质的构成单元。氨基酸的基本化学结构如图 5-1 所示，在一个 α 碳原子上，分别连接着一个氨基、一个羧基、一个氢原子和一个侧链基团。通常这个侧链基团被称为 R 基团。依据侧链基团的不同，氨基酸展示出不同的性质。通常来讲，人体的蛋白质由 20 种氨基酸构成（表 5-1）。在营养学领域，根据人体是否可以合成以及合成速度是否能满足人体需要，将氨基酸分为必需氨基酸、条件必需氨基酸和非必需氨基酸。

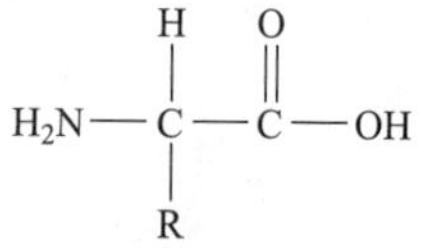

图 5-1　氨基酸结构通式

必需氨基酸是指人体不能合成或者合成速度不能满足机体需要，必须要从食物中直接获得的氨基酸。通常认为必需氨基酸有 8 种，包括异亮氨酸、亮氨酸、赖氨酸、甲硫氨酸、苯丙氨酸、苏氨酸、色氨酸和缬氨酸。对于婴儿来说，组氨酸也是必须氨基酸。FAO 和 WHO 在 1985 年首次将组氨酸的需要量确定为 $8 \sim 12mg/（kg \cdot d）$，所以也有教材中将组氨酸列为必需氨基酸。但是也有人认为人体中组氨酸的储存量很大，而人体对其需要量相对又较少，因此没有必要将组氨酸列为必需氨基酸。

除了必需氨基酸外，还有一部分氨基酸被称为条件必需氨基酸。人体在创伤、感染及某些消耗性疾病状态下，一些本可自身合成的但不能满足机体需要，必须从食物中获得的氨基酸称为条件必需氨基酸。条件必需氨基酸有两个特点：首先，在合成氨基酸中用其他氨基酸作为碳的前体，并且只限于某些特定器官，这是与非必需氨基酸在代谢上的重要区别。

表 5-1 人体中的氨基酸

英文缩写	中文名	亲疏水	相对分子质量	R 基团
Gly	甘氨酸	亲水性	75.07	—H
Ala	丙氨酸	疏水性	89.09	—CH_3
Val	缬氨酸	疏水性	117.15	—CH—$(CH_3)_2$
Leu	亮氨酸	疏水性	131.17	—CH_2—$CH(CH_3)_2$
Ile	异亮氨酸	疏水性	131.17	—$CH(CH_3)$—CH_2—CH_3
Phe	苯丙氨酸	疏水性	165.19	—CH_2—C_6H_5
Trp	色氨酸	疏水性	204.23	—C_8NH_6
Tyr	酪氨酸	亲水性	181.19	—CH_2—C_6H_4—OH
Asp	天冬氨酸	酸性	133.10	—CH_2—COOH
Asn	天冬酰胺	亲水性	132.12	—CH_2—$CONH_2$
Glu	谷氨酸	酸性	147.13	—$(CH_2)_2$—COOH
Lys	赖氨酸	碱性	146.19	—$(CH_2)_4$—NH_2
Gln	谷氨酰胺	亲水性	146.15	—$(CH_2)_2$—$CONH_2$
Met	甲硫氨酸	疏水性	149.21	—$(CH_2)_2$—S—CH_3
Ser	丝氨酸	亲水性	105.09	—CH_2—OH
Thr	苏氨酸	亲水性	119.12	—$CH(CH_3)$—OH
Cys	半胱氨酸	亲水性	121.16	—CH_2—SH
Pro	脯氨酸	疏水性	115.13	—C_3H_6
His	组氨酸	碱性	155.16	—CH_2—C_3H_3N
Arg	精氨酸	碱性	174.20	—$(CH_2)_3$—$NHC(NH)NH_2$

有些条件必需氨基酸（如酪氨酸）的前体是一种必需氨基酸（苯丙氨酸）；而其他条件必需氨基酸（如精氨酸、脯氨酸和甘氨酸）的前体则是一种非必需氨基酸；还有一些其他条件必需氨基酸（如半胱氨酸）需要必需氨基酸（甲硫氨酸）和非必需氢基酸（丝氨酸）两者作为前体。在代谢水平上，机体合成条件必需氨基酸的能力受适宜氨基酸前体的可利用性所限制。其次，条件必需氨基酸合成最高速度可能是有限的，并可能受发育和病理生理因素所限制。出生体重非常低的婴儿不能合成半胱氨酸和脯氨酸，并可能缺乏合成足量甘氨酸的能力。人类营养上已经明确的必需氨基酸、非必需氨基酸以及条件必需氨基酸见表 5-2。

表5-2   氨基酸的分类

必需氨基酸		非必需氨基酸		条件必需氨基酸	
异亮氨酸	isoleucine（Ile）	天冬氨酸	aspartic acid（Asp）	半胱氨酸	L（t）–Cysteine（cys）
亮氨酸	leucine（Leu）	天冬酰胺	asparagine（Asn）	酪氨酸	tyrosine（Tyr）
赖氨酸	lysine（Lys）	谷氨酸	glutamic acid（Glu）		
甲硫氨酸	methionine（Met）	谷氨酰胺	glutamine（Glu）		
苯丙氨酸	phenylalanine（Phe）	甘氨酸	glycine（Gly）		
苏氨酸	threonine（Thr）	脯氨酸	proline（Pro）		
色氨酸	tryptophan（Trp）	丝氨酸	serine（Ser）		
缬氨酸	valine（Val）	丙氨酸	alanine（Ala）		
组氨酸（婴儿）	histidine（His）	精氨酸	arginine（Arg）		
		胱氨酸	cystine（cys）		

注：组氨酸为婴儿必需氨基酸。

二、肽和肽键

在蛋白质分子中，氨基酸之间是以肽键（peptide bond）相连的。肽键是一个氨基酸的羧基于另一个氨基酸的氨基形成的酰胺键。两个氨基酸之间相接的化学键称之为肽键。由两个氨基酸形成的肽称之为二肽（图5-2）。通常，十个氨基酸以下的称之为寡肽，需要注意，这种叫法目前并没有得到所有研究者的认可，人们有时候也会将十几个氨基酸残基构成的肽称之为寡肽。

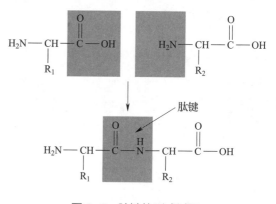

图5-2   肽键的形成过程

三、蛋白质的结构

对于蛋白质的结构，绝大多数生物化学教材中都有较为明确的记载，此处不做赘述，对于营养学来讲，消化过程实际上就是破坏蛋白质结构的一个过程，因此，蛋白质结构是否容易破坏，一定程度上还对蛋白质的营养有着一定的影响。在学习营养学中，应该注意蛋白质结构对于消化的影响。

第二节　蛋白质的生物合成

蛋白质的生物合成是以 mRNA 为模板合成蛋白质的过程。由于在 mRNA 中的核苷酸排列顺序和蛋白质中的氨基酸排列顺序是两种不同的分子语言，所以蛋白质的生物合成过程也称为翻译（translation）。蛋白质合成不仅需要 mRNA 作为合成蛋白质的模板，这还需要 tRNA 作为氨基酸的"搬运工具"，以及核糖体作为氨基酸互相缩合成肽链的"装配机"（图 5-3）。新合成的肽链本身并没有生物活性，需要经过折叠和加工修饰过程，才能转变成有活性的蛋白质。生物合成的蛋白质还需要经过转运过程输送到特定部位，以行使其生物学功能。

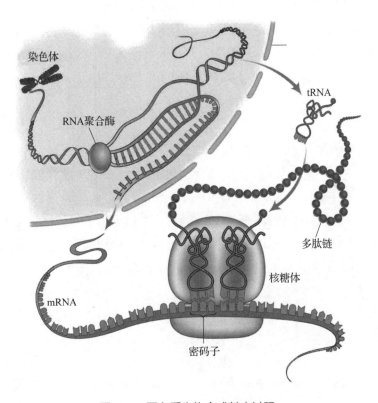

图 5-3　蛋白质生物合成基本过程

一、蛋白质生物合成体系

1. 翻译的模板——mRNA

1960 年，Francois Jacob 和 Matthew Meselson 确定了蛋白质是在细胞质中的核糖体上

合成的。这表明细胞核里的染色体 DNA 和细胞质中的核糖体之间必然有一种联系的桥梁，即细胞内存在一种将细胞核里的遗传信息转移到细胞质的物质。1961 年，Francois Jacob 和 Jacques Monod 提出了信使 RNA（mRNA）假说，即细胞内有一类充当信使的 RNA 分子，每一种信使 RNA 的核苷酸序列对应于 DNA 上一段特定的序列。随后，Sydney Brenner、Francois Jacob 和 Matthew Meselson 通过精心设计的 T_2 噬菌体侵染大肠杆菌的实验证实了信使 RNA 的存在。这一经典实验过程为：首先，将大肠杆菌放在含有 $^{15}NH_4Cl$ 和 $^{13}C-$ 葡萄糖的培养基上培养几代，利用重同位素标记的碳源和氮源合成糖类、蛋白质和核酸等物质，从而使大肠杆菌中核糖体等各个部分均被重同位素标记。然后，用 T_2 噬菌体感染大肠杆菌，并将大肠杆菌转移到正常的不含重同位素的培养基上进行培养，同时，将放射性标记的 $^{14}C-$ 尿嘧啶或 $^{32}P-$ 尿嘧啶加到培养基中去标记新合成的 RNA。最后，在 T_2 噬菌体感染菌体一段时间后，裂解细菌，对核糖体进行氯化铯密度梯度离心分析。实验结果表明，T_2 菌体感染的细菌没有制造新的非重同位素标记的核糖体，而是利用重同位素标记的核糖体合成新的病毒蛋白质。T_2 噬菌体感染后合成了放射性标记的 RNA，这种新合成的 RNA 同细菌内旧的核糖体结合。进一步，分离获得放射性标记的 RNA，发现其能同 T_2 噬菌体 DNA 发生杂交，而不能同大肠杆菌 DNA 杂交。这些实验结果证明 mRNA 假说是正确的。

2. 阅读框架

mRNA 从 5′ 端到起始密码子 AUG 间的序列称 5′ – 非翻译区（5′ –untranslatedregion，5′ –UTR），其中含有调控翻译的序列；从起始密码子到终止密码子间的区域称为编码区，也称开放阅读框（open reading frame，ORF），此区域的密码子编码肽链的氨基酸残基序列，也就是肽链的合成从起始密码子开始，到终止密码子结束；从终止密码子到 3′ 端区域称 3′ – 非翻译区（3′ –UTR）。mRNA 在所有细胞内执行着相同的功能，即通过开放阅读框内的三联体密码，指导蛋白质肽链在核糖体上进行生物合成（图 5-4）。

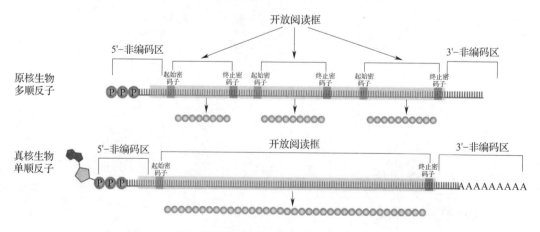

图 5-4　原核与真核生物的开放阅读框（ORF）示意图

3. 密码子

在肽链生物合成中，mRNA 开放阅读框的核苷酸序列指导肽链的合成，决定氨基酸残基的顺序，这种翻译是通过遗传密码（genetic code）来实现的。核酸分子中只有 4 种碱基，要为蛋白质分子的 20 种氨基酸编码，一个碱基不可能编码，两个碱基决定一个氨基酸，也只能编码 16 种氨基酸，如果是 3 个碱基决定一个氨基酸，就可以编码 64 种氨基酸（$4^3=64$），这是编码氨基酸所需要碱基的最低数目。通过大量实验研究证明：在 mRNA 的开放阅读框，从起始密码 AUG 开始，沿着 $5'→3'$ 的方向，每 3 个相邻的碱基组成一个密码子（codon），也称为三联密码子，每个密码子对应一种氨基酸（表 5-3）。

表 5-3　氨基酸密码表

第一位 （5′端）	第二位				第三位 （3′端）
	U	C	A	G	
U	UUU 苯丙氨酸	UCU 丝氨酸	UAU 酪氨酸	UGU 半胱氨酸	U
	UUC 苯丙氨酸	UCC 丝氨酸	UAC 酪氨酸	UGC 半胱氨酸	C
	UUA 亮氨酸	UCA 丝氨酸	UAA 终止密码	UGA 终止密码	A
	UUG 亮氨酸	UCG 丝氨酸	UAG 终止密码	UGG 色氨酸	G
C	CUU 亮氨酸	CCU 脯氨酸	CAU 组氨酸	CGU 精氨酸	U
	CUC 亮氨酸	CCC 脯氨酸	CAC 组氨酸	CGC 精氨酸	C
	CUA 亮氨酸	CCA 脯氨酸	CAA 谷氨酰胺	CGA 精氨酸	A
	CUG 亮氨酸	CCG 脯氨酸	CAG 谷氨酰胺	CGG 精氨酸	G
A	AUU 异亮氨酸	ACU 苏氨酸	AAU 天冬酰胺	AGU 丝氨酸	U
	AUG 异亮氨酸	ACC 苏氨酸	AAC 天冬酰胺	AGC 丝氨酸	C
	AUA 异亮氨酸	ACA 苏氨酸	AAA 赖氨酸	AGA 精氨酸	A
	*AUG 甲硫氨酸	ACG 苏氨酸	AAG 赖氨酸	AGG 精氨酸	G
G	GUU 缬氨酸	GCU 丙氨酸	GAU 天冬氨酸	GGU 甘氨酸	U
	GUC 缬氨酸	GCC 丙氨酸	GAC 天冬氨酸	GGC 甘氨酸	C
	GUA 缬氨酸	GCA 丙氨酸	GAA 谷氨酸	GGA 甘氨酸	A
	GUG 缬氨酸	GCG 丙氨酸	GAG 谷氨酸	GGG 甘氨酸	G

注：*：起始密码子。

从原核生物到真核生物，目前所发现的遗传密码有以下特点。

（1）方向性　mRNA 分子中的起始密码子位于 5′端，而终止密码子位于 3′端，每个密码子的 3 个核苷酸序列也是 $5'→3'$ 方向，不能倒读。这种方向性决定了蛋白质翻译过程从

N 端向 C 端进行。

（2）连续性　开放阅读框区内的两个密码子之间，没有任何"标点"等信息将其隔开，从 AUG 开始，连续不断的一个密码子接一个密码子，从 5′→3′ 方向编码，直到终止密码子结束，这就是遗传密码的连续性。如果在 mRNA 的编码区中，插入 1~2 个或缺失 1~2 个碱基，就会改变原有的密码子组成，导致移码（frame shift）。由移码引起的突变称移码突变。

（3）简并性（degeneracy）　在 64 种密码子中，UAA、UAG、UGA 这 3 个密码子是肽链合成的终止密码子，当肽链合成到此位置时，肽链合成宣告结束。除了 3 个终止密码子外，余下 61 密码子可以编码 20 种氨基酸，因此，一个氨基酸的密码子可以有一个或多个密码子。仅有 1 个密码子的氨基酸有 Met 和 Trp，若 AUG 是在开放阅读框的 5′ 端第一个密码子，此时它就是肽链合成的起始密码子；有 2 个密码子的有 Asn、Asp、Cys、Gln、Glu、His、Lys、Phe 和 Tyr；有 3 个密码子的氨基酸是 Ile；有 4 个密码子的包括 Gly、Ala、Thr 和 Val；有 6 个密码子的是 Arg、Leu 和 Ser，这三者是具有最多密码子的氨基酸。同一种氨基酸有两个或更多密码子的现象称密码子的简并性。对应于同一种氨基酸的不同密码子称同义密码子。

（4）摆动性（wobble）　反密码子（anticodon）的第一位碱基与密码子的第三位碱基配对时，有时会出现不遵从碱基配对规则的现象，称为遗传密码的摆动性。在 tRNA 反密码子中除 A、U、G、C 四种碱基外，还经常在第一位出现次黄嘌呤。次黄嘌呤的特点是可以与 U、A、C 三者之间形成碱基配对，这就使得带有次黄嘌呤的反密码子，可以识别更多的简并密码子。

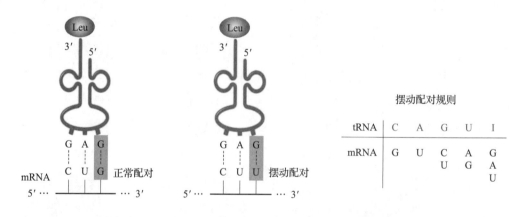

图 5-5　反密码子与密码子摆动配对示意图及摆动配对规则

反密码子中的 U 可以和密码子中的 A 或 G 配对；G 可以和 U 或 C 配对。由于摆动性的存在，细胞内只需要 32 种 tRNA，就能识别 61 个编码氨基酸的密码子。

密码子的专一性基本上取决于前两位碱基，第三位碱基起的作用有限。所以，几乎所有氨基酸的密码子，都可以用 N_1N_2（U/C）和 N_1N_2（A/G）来表示。

（5）通用性　不论高等或低等生物，从细菌到人类，都拥有一套共同的遗传密码，这种现象称密码的通用性。但近年来发现，线粒体的编码方式与通用遗传密码有所不同。脊椎动物线粒体的特殊摆动性，使其 22 种 tRNA 就能识别全部氨基酸密码子，而正常情况下至少需要有 32 种 tRNA。如在线粒体的遗传密码中，AUA、AUG、AUU 为起始密码，AUA 也可为甲硫氨酸密码子，UGA 为色氨酸密码子，AGA、AGG 为终止密码等。

4. tRNA 转运氨基酸

在核糖体中，mRNA 作为模板指导肽链的生物合成。肽链合成过程中，氨基酸本身并不识别 mRNA 上的密码子。tRNA 作为蛋白质生物合成的接合体，能携带氨基酸和识别 mRNA 上的密码子。tRNA 上的反密码子与 mRNA 上的密码子可以匹配而互相识别。一种氨基酸结合到一种特定 tRNA 分子上，受 AA-tRNA 合成酶、氨基酸结构和 tRNA 结构三者共同决定的。

在原核生物中，有一类能特异识别 mRNA 模板上起始密码子的 tRNA 被称为起始 tRNA（简写 tRNA$_i^{Met}$）。原核细胞中有一种特异的甲酰化酶，催化 N^{10}- 甲酰四氢叶酸转甲酰基生成甲酰甲硫氨酸 -tRNA（fMet-tRNA$_i^{Met}$），后者仅参与翻译起始，而不参与肽链的延伸过程。但真核细胞中不存在甲酰甲硫氨酸（图 5-6）。

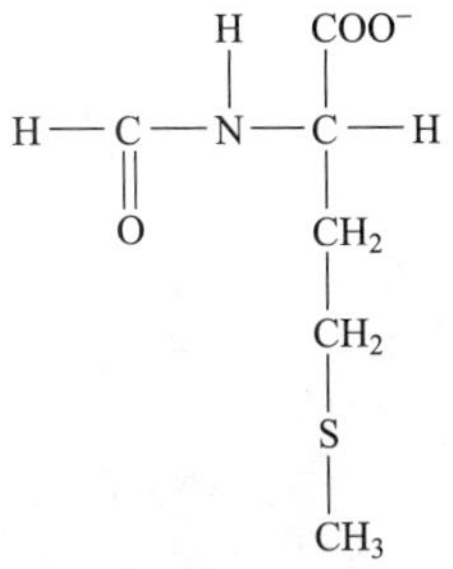

图 5-6　甲酰甲硫氨酸（fMet）结构示意图

5. rRNA 与核糖体

核糖体（ribosome）由大、小两个亚基组成，每种亚基包含一种或几种 rRNA 以及许多功能不同的核糖体蛋白（ribosomal protein，rp）。大、小亚基所含的蛋白质分别称为 rpL 和 rpS。这些蛋白质与 rRNA 存在于核糖体中，对蛋白质的生物合成发挥重要作用。

（1）原核生物核糖体　原核生物核糖体（70S）分别由小亚基（30S）与大亚基（50S）所组成。此处 S（svedberg unit）是表示生物大分子或复合体的大小单位，它与分子或复合体的质量和形状有关。原核生物核糖体中共有 3 种 rRNA，分别是 5S rRNA、16S rRNA 和 23S rRNA。其中 30S 小亚基中含有 16S rRNA 和 20 多种蛋白质。50S 大亚基中含有 5S rRNA、23S rRNA 和 30 多种蛋白质（图 5-7）。

核糖体至少有 4 个活性部位：mRNA 结合部位、AA-tRNA 结合部位（A 位）肽基 tRNA 结合部位（P 位）和肽键形成部位（转肽酶中心位）。核糖体大、小亚基间存在裂隙，该裂隙便是 mRNA 结合部位。A 位（aminoacyl site）是核糖体结合氨基酰 -tRNA 的氨基酰位。P 位（peptidyl site）是结合肽酰 -tRNA 的肽酰位。肽键形成位就在 A、P 位之间，在转肽酶（peptidyl transferase）的作用下，肽酰基被转移到位于 A 位的氨基酰 -tRNA 的氨基上，两者形成肽键。这样，A 位上的氨基酸就被添加到肽链中，使肽链延长（图 5-8）。原核生物核糖体上还有一个 E 位（exit site），它是排出空载 tNRA 的排出位，但真核生物核糖体上没有 E 位。

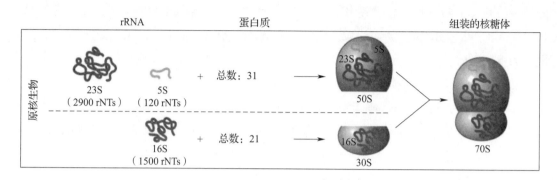

图 5-7   原核生物核糖体组成

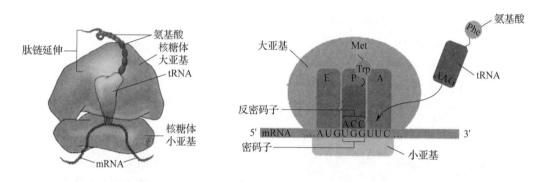

图 5-8   核糖体与 mRNA 的结合以及翻译过程中核糖体的结构模式

（2）真核生物核糖体   真核生物核糖体结构与原核相似，但组分更为复杂。真核生物核糖体（80S）分别由小亚基（40S）与大亚基（60S）所组成。真核生物核糖体具有 4 种 rRNA，分别为 5S rRNA、5.8S rRNA、18S rRNA 和 28S rRNA。40S 小亚基中含有 18S rRNA 和 30 种蛋白质，60S 大亚基中含有 5S rRNA、5.8S rRNA、28S rRNA 和 40 种左右的蛋白质（图 5-9）。

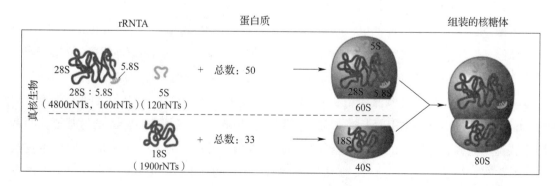

图 5-9   真核生物核糖体组成

（3）多聚核糖体　细胞内，核糖体像一个能沿 mRNA 模板移动的机器，执行着肽链合成的功能，一条 mRNA 链上，一般间隔 40 个核苷酸结合有一个核糖体，（图 5-10）因此，mRNA 链上可以结合多个核糖体形成多聚核糖体（polyribosome 或 polysome）。

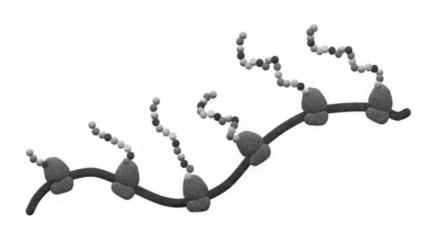

图 5-10　多聚核糖体示意图

二、原核生物蛋白质合成过程

蛋白质生物合成的早期研究是利用原核大肠埃希氏菌的无细胞体系（cell-free system）进行的，所以人们对原核生物的蛋白质合成过程了解较多。蛋白质合成过程可以分为 4 步反应：① 氨基酸的活化；② 肽链合成的起始；③ 肽链的延长；④ 肽链的终止，后 3 步均在核糖体上进行。

1. 氨基酰 –tRNA 合成

肽链合成中，氨基酸本身不能入核糖体，必须结合到特定 tRNA 上，才能被带到 mRNA– 核糖体复合体上。AA–tRNA 合成酶催化氨基酸活化后，再连接到 tRNA 分子上，形成氨基酰 –tRNA，这一过程称氨基酸活化。已结合了不同氨基酸的氨基酰 –tRNA 用氨基酸的三字符代号表示，如 Ala–tRNA^{Ala} 代表 tRNA^{Ala} 的氨基酸接纳臂上已结合有丙氨酸。氨基酰 –tRNA 合成酶所催化反应的反应式如下：

① 氨基酸 + ATP → 氨基酰 –AMP + PPi　　　　　　　　　　　　　　　　（1）

② 氨基酰 –AMP + tRNA → 氨基酰 –tRNA + AMP　　　　　　　　　　　　（2）

总反应式：氨基酸 + tRNA + ATP → 氨基酰 –tRNA + AMP + PPi　　　　　（3）

氨基酸是通过其羧基（—COOH）与腺苷上的羟基（—OH）连接。因此，连接反应是一个酯化反应。反应过程如图 5-11 所示：

形成氨基酰 –tRNA 有两方面的意义：① tRNA 结合的氨基酸是活化状态，有利于在核糖体形成肽键；② tRNA 将携带的活化氨基酸转送到核糖体特定位置，通过其反密码子与

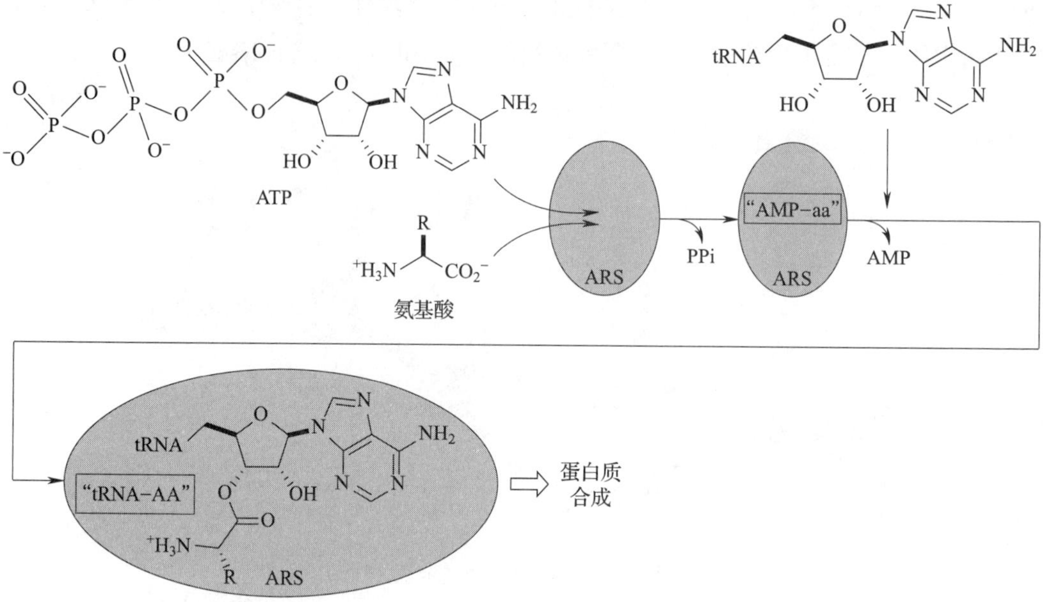

图 5-11   氨基酰 –tRNA 的合成过程

mRNA 上的密码子互相识别，将活化的氨基酸掺入到正在合成肽链的合适位置中。也就是说，氨基酰 –tRNA 的形成，不仅为肽链的合成解决了能量问题，而且还解决了专一性问题。

每一种氨基酸都有与之对应的氨基酰 –tRNA 合成酶，该酶既能够识别相应的氨基酸，又能识别与此氨基酸相对应的 RNA 分子。另外，氨基酰 –tRNA 合成酶具有校对功能，如果形成的氨基酰 –tRNA 产物不是正确的对应关系，则该酶会立刻启动校对功能活性，将上述氨基酰 –tRNA 产物水解。在氨基酰 –tRNA 合成酶上述双重功能的监控下，可使翻译过程的错误频率得以有效降低。

2. 翻译起始

蛋白质翻译过程中肽链的起始（initiation）、延长（elongation）和终止（termination），这 3 个阶段都是在核糖体上完成的。原核生物蛋白质生物合成过程涉及众多的蛋白质因子（表 5-4）。

肽链合成的起始，需要核糖体结合于 mRNA 分子上，并定位在起始密码 AUG 位置，这一过程需要核糖体 30S 小亚基、50S 大亚基、mRNA、fMet–tRNA$_i^{fMet}$、起始因子（initiation factor，IF）、GTP 和 Mg^{2+} 共同参与完成。

（1）核糖体大、小亚基分离   肽链合成是一个连续过程，上一轮合成的终止紧接下一轮合成的起始。因此，合成起始首先需将大、小亚基分开。IF-3 通过与小亚基结合而解离核糖体，阻止大小亚基再结合。IF-3 和 IF-1 与小亚基结合，进一步促进大小亚基分离。

表 5-4　原核生物蛋白质生物合成过程相关蛋白因子及功能

种类		生物学功能
起始因子	IF-1	占据 A 位防止结合其他 tRNA
	IF-2	促进 fMet-tRNA$_i^{fMet}$ 与小亚基结合
	IF-3	促进大、小亚基分离，提高 P 位对结合 fMet-tRNA$_i^{fMet}$ 的敏感性
延长因子	EF-Tu	促进氨基酰 -tRNA 进入 A 位，结合并分解 GTP
	EF-Ts	调节亚基
	EF-G	有转位酶活性，促进 mRNA- 肽酰 -tRNA 由 A 位移至 P 位，促进 tRNA 卸载与释放
释放因子	RF-1	特异识别 UAA、UAG，诱导转肽酶转变为酯酶
	RF-2	特异识别 UAA、UGA，诱导转肽酶转变为酯酶
	RF-3	可与核糖体其他部位结合，有 GTP 酶活性，能介导 RF-1 及 RF-2 与核糖体的相互作用

（2）小亚基定位于 mRNA　一条 mRNA 链上有多个 AUG，翻译起始时，核糖体小亚基与 mRNA 结合时必须识别起始密码子 AUC，从而依正确的 ORF 准确地翻译出蛋白质。在 mRNA 的起始密码子 AUG 上游 10 个碱基左右的位置，有一段富含嘌呤碱基核苷酸序列，该序列被称为 SD 序列（shine-dalgarno sequence），它能与小亚基中所含有的 16S rRNA 3′ 端的一段序列呈碱基互补性的结合，并使紧邻的下游起始密码子 AUG 能够与 fMet-tRNA$_i^{fMet}$ 的反密码子进行配对，从而将核糖体小亚基结合在起始密码子 AUC 附近（图 5-12）。此外，SD 序列与起始 AUG 之间核苷酸序列可被核糖体小亚基中的 rpS-1 蛋白识别并结合。通过上述 RNA-RNA、RNA- 蛋白质间相互作用，可使小亚基在 mRNA 起始密码子 AUG 位置定位。

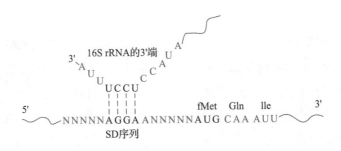

图 5-12　原核生物 mRNA 的 SD 序列

（3）fMet–tRNA$_i^{fMet}$ 的结合　翻译起始时，核糖体 A 位被 IF–1 占据，不与任何氨基酰 –tRNA 结合。fMet–tRNA$_i^{fMet}$ 与结合了 GTP 的 IF–2 一起，识别并结合对应于小亚基 P 位，并与 mRNA 序列上的起始密码子 AUG 结合，这也帮助促进 mRNA 的准确就位。

（4）核糖体大亚基结合　上述结合了 mRNA 、fMet–tRNA$_i^{fMet}$ 的小亚基与核糖体大亚基结合，同时结合于 IF–2 的 GTP 被水解，释放的能量促使 3 种 IF 释放，形成由大小亚基、mRNA、fMet–tRNA$_i^{fMet}$ 组成的翻译起始复合物。此时，结合起始密码子 AUG 的 fMet–tRNA$_i^{fMet}$ 占据核糖体 P 位，而 A 位留空，等待与 A 位密码子相对应的第二个 AA–tRNA 进入该部位，为延长阶段的进位做好准备（图 5–13）。

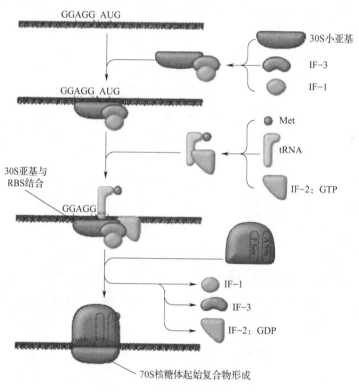

图 5–13　原核生物翻译起始

3. 翻译延伸

三元起始复合物形成后，与起始密码子紧邻的下游密码子被其氨基酰 –tRNA 的反密码子识别并结合进入 AA–tRNA 结合部位（A 位），肽链合成的延长反应阶段就开始。肽链延长过程可分为 3 个步骤：进位、成肽和转位。在核糖体每完成上述 3 个步骤，就会在肽链的 C 端加上一个氨基酸残基，故肽链的延长是上述 3 个步骤反复循环的过程，此过程也称核糖体循环。在核糖体循环过程中，需要一些蛋白因子参与，这些蛋白因子称为延长因子（elongation factor，EF）在原核细胞中，有 EF–Tu、EF–Ts 和 EF–C 参与核糖体循环。

（1）进位（entrance）　又称注册（registration），即与第二个密码子对应的氨基酰–tRNA与EF–Tu–GTP结合，形成的二元复合物进入核糖体，将氨基酰–tRNA引领定位在核糖体的A部位，此时，AA–tRNA的反密码子与对应mRNA的密码子之间呈碱基互补关系，否则，该AA–tRNA将退出A部位。EF–Tu与核糖体结合后，就表现出GTP酶活性，将其结合的GTP水解成GDP而引起三维结构改变，同时EF–Tu–GDP与氨基酰–tRNA分开，并从核糖体上脱离下来。在胞质浆，通过EF–Ts的参与，EF–Tu–GDP的GDP被GTP交换，形成的EF–Tu–GTP准备参与另一次进位。此时，核糖体上结合着mRNA和两个氨基酰–tRNA，一个在P部位（fMet–tRNA$_i^{fMet}$），一个在A部位（氨基酰$_2$–tRNA）（图5–14）。

（2）成肽（formation of peptide bond）　此时，位于两个氨基酰附近的转肽酶，也称肽酰转移酶（peptidyl transferase），将fMet–tRNA$_i^{fMet}$的甲酰氨酰从核糖体的P部位移至A部位，并与A部位氨基酰$_2$–tRNA的氨基酰$_2$的氨基形成肽键。第一个肽键形成后，核糖体的A部位是二肽酰–tRNA，P部位是tRNA$_i^{fMet}$（不携带fMet）（图5–15）。

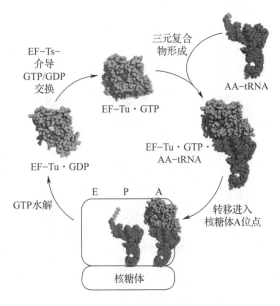

图5–14　原核生物蛋白质翻译的进位

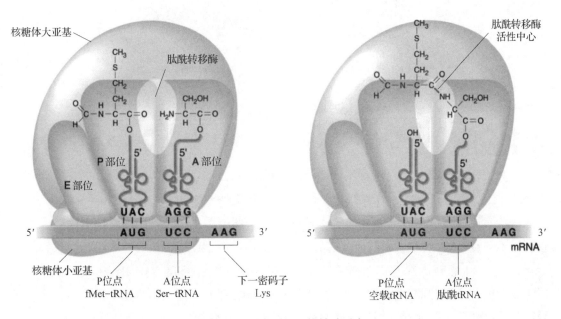

图5–15　蛋白质翻译的转肽反应

（3）移位（translocation）　在转肽反应完成以后，A 位点上是肽酰 RNA，P 位点上是空载 tRNA。这时，在 EF-G 的催化下，A 位点上的肽酰 –tRNA 在结合的 mRNA 上移动 1 个密码子的距离，肽酰 –tRNA 进入 P 位点，同时空载 –tRNA 进入 E 位点并可以从核糖体上脱离。

在移位反应中，反密码子与密码子的相互作用对于保持移位反应的精确性和防止 ORF 发生偏移十分重要。EF-G 也具有 Gtpase 活性，其大小、形状和电荷分布与 EF-Tu 十分相似。EF-G 和 EF-Tu 的核糖体结合部位存在部分重叠，所以它们只能交替与核糖体结合，循环催化移位和进位反应。EF-G 只有结合了 GTP 才能进入核糖体，然后 GTP 水解产生 EF-G+GDP 复合物，该复合物与核糖体结合后发生构象变化，将肽酰 –RNA 从 A 位点推动至 P 位点，同时空载的 tRNA 从 P 位点移进到 E 位点（图 5-16）。这一过程中 tRNA 与 mRNA 通过密码子、反密码子的碱基配对结合在一起，因此 mRNA 也就随之发生移位。在移位完成以后，EF-G+GDP 复合物从核糖体中释放出来，开始下一轮肽链的延伸反应。

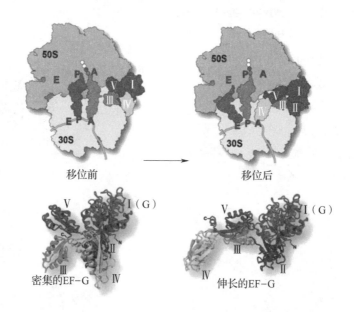

图 5-16　原核生物翻译过程中的移位反应

4. 翻译终止

在肽链合成过程中，当核糖体移动使其 A 部位对应 mRNA 的终止密码子时，翻译就进入终止阶段。这一过程除了需要终止密码子外，还需要一些释放因子（release factor，RF）。在大肠埃希氏菌中，当终止密码子进入核糖体的 A 部位后，由于细胞通常没有能够识别终止密码子的 tRNA，此时产生肽链合成的延宕。在延宕的过程中，核糖体 A 部位就被释放因子识别，RF-1 能够识别 UAA 和 UAG，RF-2 能够识别 UAA 和 UGA，RF-3 不识别终止密码子，但能刺激另外两个因子的活性。当释放因子识别在 A 位上的终止密码子后，改变核糖体的肽酰转移酶的属性，由肽酰转移酶活性转变为酯酶活性，将 P 部位肽酰 –tRNA 的肽链 C 端酯键水解，同时释放出合成完毕的肽链。在 RF 的作用下，mRNA 和 tRNA 从核糖体上脱落下来。核糖体在 IF 的作用下解离，30S 小亚基又可以进入另一轮肽链合成的起始过程（图 5–17）。

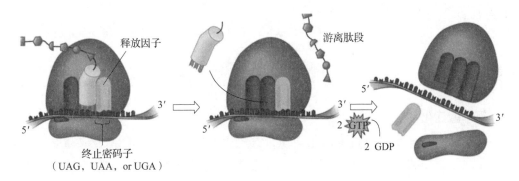

图 5–17　翻译终止和肽链释放

三、真核生物蛋白质合成过程

真核生物蛋白质生物合成过程与原核生物蛋白质生物合成过程基本相似，分 4 步反应：氨基酸活化、起始、延长和终止。但两者之间也存在差异，尤其是在起始阶段存在较大差异。参与真核生物蛋白质合成需要更多的蛋白因子（表 5–5）。

表 5–5　参与真核生物翻译的各种蛋白因子及生物功能

	种类	生物学功能
起始因子	eIF–1	多功能因子，参与翻译的多个步骤
	eIF–2	促进 Met-tRNAi^{Met} 与小亚基结合
	eIF–2B	结合小亚基，促进大、小亚基分离
	eIF–3	结合小亚基，促进大、小亚基分离，介导 eIF–4F 复合物 –mRNA 与核糖体小亚基结合
	eIF–4A	eIF–4F 复合物成分，有 RNA 解螺旋酶活性，解除 mRNA 5′ 端的发夹结构，使其与小亚基结合
	eIF–4B	结合 mRNA，促进 mRNA 扫描定位起始 AUG
	eIF–4E	eIF–4F 复合物成分，结合 mRNA 5′ – 帽子
	eIF–4G	eIF–4F 复合物成分，结合 eIF–4E、eIF–3 和 PAB
	eIF–5	促进各种起始因子从小亚基解离，进而结合大亚基
	eIF–6	促进核糖体分离成大、小亚基

续表

种类		生物学功能
延长因子	eEF1-α	促进氨基酰–tRNA 进入 A 位，结合分解 GTP，相当于 EF–Tu
	eEF1-$\beta\gamma$	调节亚基，相当于 EF–Ts
	eEF–2	有转位酶活性，促进 mRNA–肽酰–tRNA 由 A 位移至 P 位，促进 tRNA 卸载与释放，相当于 EF–G
释放因子	eRF	识别所有终止密码子，具有原核生物各类 RF 的功能

1. 氨基酸活化

AA–tRNA 合成酶是一类古老的蛋白质，真核生物的氨基酰–tRNA 合成与原核的极为相似，其催化反应机制与原核相同。每一个氨基酸连接到相应 tRNA 上均需消耗 1 分子 ATP，并释放出焦磷酸（PPi），因此相当于消耗 2 分子 ATP（ADP+Pi）。真核生物中有 50 多种 tRNA，即每个氨基酸可以与 2~6 种相应的 tRNA 特异性结合。人们将能装载同一种氨基酸的不同 tRNA 称为同工接受体（isoacceptor）。与同一氨基酸结合的所有同工接受体均可被相同的氨基酰–tRNA 合成酶所催化，因此只需 20 种氨基酰–tRNA 合成酶就能催化氨基酸以酯键连接到各自特异的 tRNA 分子上。可见氨基酰–tRNA 合成酶对 tRNA 的选择性较对氨基酸的选择性低。氨基酰–tRNA 合成酶具有校正活性（proofreading activity），即酯酶活性，能把错配连接的氨基酸水解下来，再连上正确的氨基酸。

2. 翻译起始

真核生物翻译起始复合物的装配所需要的起始因子种类更多更复杂。真核生物 mRNA 与原核生物的不同，显著的特征是它具有 5′端帽子和 3′端 poly（A）尾结构，起始 tRNA 先于 mRNA 结合在小亚基上，与原核生物的装配顺序不同。真核生物 mRNA 不含有 SD 序列，但真核生物的翻译起始密码子（AUG）位于 5′端的一段短的通用序列 CCRCCAUGG（R 是嘌碱基 A 或 G）中，该保守序列称为 Kozak 序列（Kozak consensus sequence），该序列参与指导核糖体 40S 小亚基的识别与定位。具核生物的起始内于有：eIF–1，eIF–2，eIF–3，eIF–4，eIF–5 和 eIF–6，其中 eIF4 家族又有 eIF–4A，eIF–4B，eIF–4C，eIF–4E，eIF–4F 和 eIF–4G 等。它们的作用就是为了形成完整的大、小亚基，mRNA 和 Met–tRNA$_i^{Met}$ 翻译起始复合物。

（1）核糖体大、小亚基分离　起始因子 eIF–2B、eIF–3 与核糖体小亚基结合，在 eIF–6 参与下，促进 80S 核糖体解离成大、小亚基。

（2）Met–tRNA$_i^{Met}$ 定位结合于小亚基 P 位　在 eIF–2B 的作用下，eIF–2 与 GTP 结合，再与 Met–tRNA$_i^{Met}$ 共同结合于小亚基，经水解 GTP 而释放出 GDP–eIF–2，从而使 Met–tRNA$_i^{Met}$ 结合于小亚基的 P 位，形成 43S 前起始复合物。

（3）mRNA 与核糖体小亚基定位结合　Met–tRNA$_i^{Met}$– 小亚基沿着 mRNA，完成从 5′端向 3′ 端的起始密码子扫描定位，Met–tRNA$_i^{Met}$ 的反密码子与 AUG 配对结合，形成 48S 前起始复合物。

小亚基 –Met–tRNA$_i^{Met}$ 复合体不会将阅读框内部的 AUG 错认为起始密码子，这是由于 eIF–4F 复合物，也称为帽结合蛋白（cap–binding piotein，CBP）复合物的特殊作用。eIF–4F 复合物包括了 eIF–4E、eIF–4G、eIF–4A 等各组分，这些组分有的负责结合 mRNA 的 5′ – 帽结构（eIF–4E），有的结合多聚 poly（A）尾结合蛋白 [poly（A）binding protein，PAB]（eIF–4G），帮助 Met–tRNA$_i^{Met}$ 识别起始密码子。此外，核糖体中的 rRNA 和蛋白质也参与对起始密码子周围序列的识别，以决定真正的肽链合成起始点。真核生物的起始密码子常位于 Kozak 共有序列 CCRCCAUGG（R 为 A 或 G）中，为 18S rRNA 提供识别和结合位点。

（4）核糖体大亚基结合　一旦 48S 复合物定位于起始密码子，eIF–2 上结合的 GTP 即在 eIF–5 的作用下水解为 GDP 并从 48S 起始复合物中解离，继而导致其他起始因子离开 48S 前起始复合物。此时 60S 核糖体大亚基即可结合到 48S 前起始复合物，完成了 80S 起始复合物的最后装配（图 5–18）。

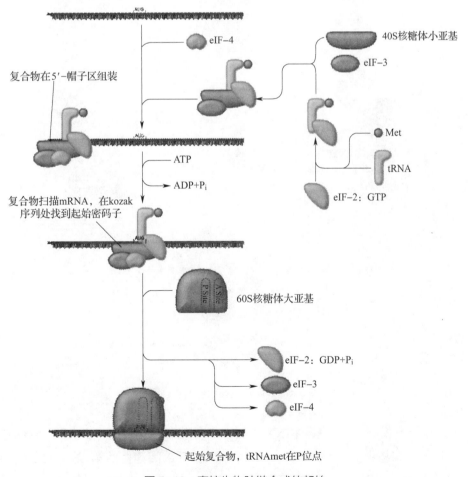

图 5–18　真核生物肽链合成的起始

3. 翻译延伸

真核生物肽链延长过程与原核生物基本相似，只是反应体系和延长因子不同。真核细胞肽链延长需要 3 种延长因子，即 eEF1-α、eEF1-$\beta\gamma$ 和 eEF2，它们与原核细胞中相对应的因子 EF-Tu、EF-Ts、EF-G 的功能相似。

翻译起始复合物形成后，核糖体从 mRNA 的 5′ 端向 3′ 端移动，依据密码子顺序，从 N 端开始向 C 端合成多肽链。这是一个在核糖体上重复进行的进位、成肽和转位的循环过程，每完成 1 次，肽链上即可增加 1 个氨基酸残基。该过程与原核生物肽链延长相似，也被称为核糖体循环（ribosomal cycle）。这一过程除了需要 mRNA、tRNA 和核糖体外，还需要数种延长因子以及 GTP 等参与（图 5–19）。

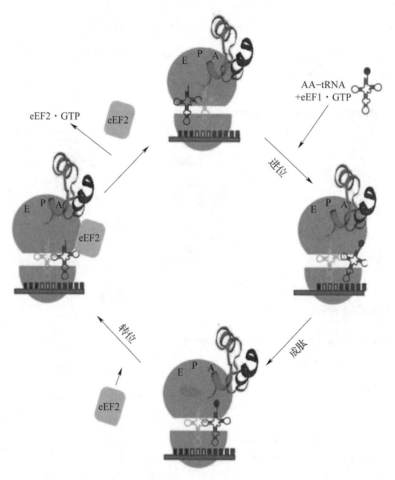

图 5–19　真核生物肽链延长过程

（1）进位　是指一个氨基酸 –tRNA 按照 mRNA 模板的指令进入并结合到核糖体 A 位的过程。起始复合物中的 A 位是空闲的，并对应着开放阅读框的第二个密码子，进入 A 位的氨基酰 –tRNA 种类即由该密码子决定。氨基酰 –tRNA 进位时需要先形成 GTP 复合物，这一三元复合物（氨基酰 –tRNA–GTP）的形成需要 eEF1-α 和 eEF1-β。核糖体对氨基酰 –tRNA 的进位有校正作用。肽链生物合成以很高速度进行，正确的氨基酰 –tRNA 能迅速发生反密码子 – 密码子互补配对结合而进入 A 位。反之，错误的氨基酰 –tRNA 因反密码子 – 密码子不能配对结合，而从 A 位解离。这是维持肽链生物合成的高度保真性的机制之一。

（2）成肽　指肽基转移酶（转肽酶）催化两个氨基酸间肽键形成的反应。在起始复合物中，肽基转移酶催化 P 位上的起始 tRNA 所携的甲硫氨酰与 A 位上新进位的氨基酰 tRNA 的 α– 氨基结合，形成二肽。第一个肽键形成后，二肽酰 –tRNA 占据着核糖体 A 位，而卸载了氨基酸的 tRNA 仍在 P 位。从第三个氨基酸开始，肽基转移酶催化的是 P 位上 tRNA 所连接的肽酰基与 A 位氨基酰基间的肽键形成。需要指出的是，肽基转移酶的化学本质不是蛋白质，而是 RNA，因此属于一种核酶。原核生物核糖体大亚基中的 23S rRNA 具有肽基转移酶的活性，在真核生物中，该酶的活性位于大亚基的 28S rRNA 中。

（3）转位　是指核糖体沿着 mRNA 的移位。成肽反应后，核糖体需要向 mRNA 的 3'端移动一个密码子的距离，方可阅读下一个密码子。转位需要 GTP，此过程需要延长因子 eEF2 的帮助。该延长因子的含量和活性直接影响蛋白质合成速度，因此在细胞适应环境变化过程中是一个重要的调控靶点。移位的结果是：① 成肽后位于 P 位的 tRNA 所携带的氨基酸或肽在反应中交给了 A 位上的氨基酸，空载的 tRNA 从核糖体直接脱落；② 成肽后位于 A 位的带有合成中的肽链的 tRNA（肽酰 –tRNA）转到了 P 位上；③ P 位得以空出，且准确定位在 mRNA 的下一个密码子，以接受一个新的对应的氨基酰 tRNA 进位。

经过第二轮进位 – 成肽 – 转位，P 位出现三肽酰 –tRNA，A 位空留并对应于第四个氨基酰 –tRNA 进位。重复此过程，则有三肽酰 –tRNA、四肽酰 –tRNA 等陆续出现于核糖体 P 位，A 位空留，开始下一氨基酰 –tRNA 进位。这样，核糖体从 5'→ 3'阅读 mRNA 中的密码子，连续进行进位、成肽、转位的循环过程，每次循环向肽链 C 端添加一个氨基酸，使肽链从 N 端向 C 端延长。

4. 翻译终止

真核细胞肽链合成的终止仅有一个释放因子 eRF，eRF 可识别 UAA、UAG、UCA 3 个终止密码子，并需要 GTP 供能，使肽链从核糖体上释放。eRF 的结合可触发核糖体构象改变，将肽基转移酶活性转变为酯酶活性，水解肽链与结合在 P 位上的 tRNA 之间的酯键，释放出合成的肽链，并促使 mRNA、tRNA 及 RF 从核糖体上脱离。mRNA 和各种蛋白因子及其他组分都可以被重新利用。

在肽链延长阶段中，每生成一个肽键都需要直接从 2 分子 GTP（进位与转位各 1 分子）获得能量，即消耗 2 个高能磷酸键化合物，加上合成氨基酰 –tRNA 时，已消耗了 2 个高能磷酸键，所以在蛋白质合成过程中，每生成 1 个肽键，平均需消耗 4 个高能磷酸键。任何步骤出现不正确连接都需消耗能量来水解清除；这些能量用于维持遗传信息从 mRNA 到蛋白质的翻译过程的高度保真性，肽链合成的出错率低于 10^{-4}。此外在翻译起始复合物形成时还需要消耗能量，蛋白质生物合成是体内最大的耗能过程。

真核细胞线粒体中的部分蛋白质，如细胞色素 C 和细胞色素 B 复合物组分的多肽，是在线粒体中合成的，线粒体中合成蛋白质的机制与原核生物蛋白质合成机制相似。真核生物与原核生物蛋白合成既有共性，又存在差异（表 5-6）。

表 5-6　真核与原核生物蛋白质生物合成过程的比较

	真核生物	原核生物
遗传密码	相同	相同
翻译体系	相似	相似
转录与翻译	不偶联	偶联
起始因子	多，起始复杂	少
mRNA	Kozak 序列、单顺反子	SD 序列、多顺反子
核糖体	80S	70S
起始 tRNA	Met-tRNAi^{Met}	fMet-tRNAi^{fMet}
起始阶段	9~10 种 eIFs，ATP	3 种 IFs，ATP，GTP
延长阶段	eEF1-α、eEF1-$\beta\gamma$、eEF2	EF-Tu，EF-Ts，EF-G
终止阶段	1 种 eRF	3 种 RF-1，RF-2，RF-3

四、翻译后加工

蛋白质的翻译后加工（post-translational processing）也称为翻译后修饰（post-translational modification），包括氨基酸残基的修饰、N 端 fMet 或 Met 的切除、二硫键的形成、多肽链的剪切、蛋白质的折叠等不同类型。一般来说，翻译后的多肽链都需要经过一系列的翻译后加工才能够成为具有功能活性的成熟蛋白质。

1. 氨基酸残基的修饰

氨基酸的修饰作用包括糖基化、甲基化、乙酰化、磷酸化、乙酰化等多种类型。同一蛋白质可能同时发生多种氨基酸的修饰作用，不同修饰组合下的蛋白质功能可能不同，因此氨基酸修饰也增加了蛋白质类型的多样性。

糖基化（glycosylation）是在糖基化酶（glycosylase）作用下，糖分子以共价结合形式加入蛋白质形成糖蛋白的过程。分泌蛋白、膜蛋白、激素、抗体等都是糖蛋白。

甲基化（methylation）是在 N- 甲基转移酶（methyltransferase）的作用下，将甲基（—CH$_3$）

转移给蛋白质特定氨基酸侧链的过程。甲基化若发生在精氨酸、组氨酸及谷氨酰胺侧链的 N 原子，称为 *N*- 甲基化。甲基化若发生在谷氨酸、天冬氨酸侧链羟基 O 原子，称为 *O*- 甲基化。

乙酰化（acetylation）是在乙酰化酶（acetylase）作用下，将乙酰基团（—$COCH_3$）从乙酰辅酶 A 转移给自由 α- 氨基或者赖氨酸侧链 ε- 氨基的过程。

磷酸化（phosphorylation）是在蛋白激酶（protein kinase）作用下，磷酸基团从 ATP 转移给蛋白质特定氨基酸侧链的过程。能够发生磷酸化的氨基酸只有三种，分别为丝氨酸、苏氨酸和酪氨酸。磷酸化能够使得蛋白质更容易与其他蛋白质结合成多蛋白质复合物。

泛素化（ubiquitination）是泛素分子在泛素激活酶、结合酶、连接酶等作用下，对蛋白质赖氨酸残基侧链进行修饰的过程。

2. N 端 fMet 或 Met 的切除

原核生物 N 端的甲酰甲硫氨酸和真核生物 N 端的甲硫氨酸往往在多肽链合成结束之前就被切除。因此，多肽链的第一个氨基酸具有多样性。

3. 二硫键的形成

二硫键（—S—S—）是两个半胱氨酸残基通过侧链上的巯基（—SH）缩合反应形成的，产生一个胱氨酸残基。若两个半胱氨酸位于同一条多肽链，为链内二硫键；若两个半胱氨酸位于两条多肽链，为链间二硫键。二硫键有助于维持蛋白质结构和功能的稳定性。

4. 多肽链的剪切

多肽链的剪切主要包括信号肽的切除和非必要肽段的切除。信号肽（signal peptide）也称为前导肽（leader peptide），是新生多肽链 N 端的一段长约 15 ~ 30 个氨基酸的短小肽段。信号肽在蛋白质翻译和运输过程中具有重要作用。信号肽被信号肽酶（signal peptidase）切除之后，蛋白质经过其他加工修饰，转变为成熟的蛋白质。一些多肽类激素（如胰岛素）和酶（如胰蛋白酶）的前体往往要经过翻译后剪切，除去内部部分非必要肽段，才能转变为成熟的有功能的蛋白质。

5. 蛋白质的折叠

一般情况下，新生多肽链首先折叠成二级结构，再进一步折叠成三级结构，才能表现出相应的生物学功能活性。虽然一部分多肽链在合成完成之前已经开始折叠，但是大部分多肽链都是合成完成后进行折叠。若蛋白质折叠错误会导致蛋白质功能损伤，甚至会引起疾病，如帕金森病。大多数蛋白质只有在分子伴侣的协助下才能完成正确折叠。分子伴侣能够在细胞内辅助新生肽链的正确折叠，防止或消除肽链错误折叠，但它本身并不是最终功能蛋白的组成成分。目前研究较多的分子伴侣包括热休克蛋白（heat shock protein）家族和伴侣蛋白（chaperonin）家族。

第三节　蛋白质的营养健康价值

一、蛋白质的营养学意义

　　蛋白质是最为基本的一种物质，人体中含有成千上万种蛋白质，每一种蛋白质都有其特定的序列和结构以及特殊的功能。如一些作为酶存在于人体中，催化各种生物化学反应，还有一些则充当激素，调节人的生理活动，蛋白质也可以作为抗体，保护人体免受异物侵害。蛋白质是细胞内水分和离子的重要通道（其可以通过吸收和释放氢离子、转运分子和水来维持水分平衡）。最后，蛋白质将许多关键物质（例如，氧气、维生素和矿物质）运送到全身的靶细胞。图 5-20 展示了蛋白质的一些功能。本书中接下来将对其部分功能做较为详细的介绍。

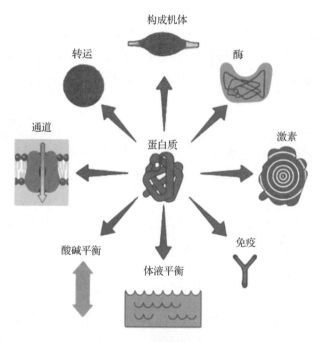

图 5-20　蛋白质的功能

1. 构成机体组织

　　人体的任何组织和器官都以蛋白质作为重要的组成部分。人的生长过程也是体内蛋白质不断增加的过程。人体不同的组织和器官中含有多种蛋白质，如胶原蛋白，其在显微镜下看起来像一个密密麻麻的长杆，胶原蛋白是哺乳动物中含量最丰富的蛋白质，可赋予皮肤和骨骼弹性。角蛋白是头发指甲的重要组成成分。对于一个典型的哺乳细胞（HeLa 细胞），其体积大约是 $3000\mu m^3$，其大约含有 10^{10} 个蛋白质，可见蛋白质是人体的重要组成成分。

2. 调节生理功能，参与生命活动

蛋白质还具有一系列的功能，如催化、激素、免疫、转运等。

（1）催化　酶是催化或加速化学反应的蛋白质。细胞中含有多种酶，每一种酶都有其特殊的功能。如在消化过程中，酶可以将碳水化合物分解为单糖，将蛋白质分解为氨基酸，将脂肪分解为脂肪酸，从而使他们可以被人体吸收，细胞中的某些酶可以将这些营养元素转化为能量，从而支持细胞的代谢。

（2）激素　激素是一种化学信使，它由人体的一些细胞分泌，可以作用于人体其他部位的细胞。蛋白质激素执行许多重要的调节功能。例如，胰岛素是一种蛋白质激素，在调节血糖方面起着关键作用。它响应血糖水平的升高而从胰腺中释放出来，并努力降低血糖水平。1 型糖尿病患者必须注射胰岛素以控制血糖水平。目前正在研究吸入式胰岛素和胰岛素药丸在预防和治疗糖尿病方面的有效性。促甲状腺激素和瘦素是蛋白质也是人体重要的蛋白质激素。垂体产生促甲状腺激素，刺激甲状腺产生甲状腺激素。甲状腺激素（一种氨基酸酪氨酸的修饰形式）可增加人体的代谢速率。瘦素是由脂肪细胞产生的，在控制食物摄入、能量消耗、新陈代谢和体重方面起着重要的作用。

（3）免疫　免疫功能是蛋白质的一个极其重要的功能，也是营养学中最为广泛讨论的一个功能。抗体是一类能与抗原特异性结合的免疫球蛋白，可以攻击细菌或病毒引起的感染。每种蛋白质抗体都有特定的形状，可以攻击并摧毁特定的外来入侵者。一旦人的免疫系统学习如何制作某种抗体，身体就会通过免疫反应，快速抵抗，启动自我保护。当一个人的饮食中蛋白质含量不足时，其身体可能无法制造所需数量的抗体，则会使得免疫反应减弱，感染和疾病的风险增加。

（4）转运　许多物质通过穿过细胞膜内的膜蛋白所构成的通道转运到细胞内。一些蛋白质在细胞膜中形成通道，可以使物质快速通过细胞膜，但是不需要额外的能量；而另一些转运蛋白则需要消耗一定的能量，才能使物质进入细胞内。蛋白质还充当载体，在血液中运输许多重要物质，保证这些物质在身体内的传递，例如，某些脂蛋白可以和脂质结合在一起，这样脂质颗粒就可以携带在血液中，运送到全身；再例如人们所熟知的转铁蛋白可以和铁结合，保证铁的转运和储存。

3. 供给能量

通常条件下，供给能量并不是蛋白质的主要功能，但是在人体中，也有一小部分氨基酸最终不能被合成蛋白质，而是被分解，产生热量。人体中每天所需要能量的 10%～15% 来源于食物中的蛋白质。但是在特殊情况下，当糖和脂类摄入不足时，蛋白质的分解代谢增强，来供给机体所需要的能量。每克蛋白质大约提供 16.7kJ 的能量，因此利用蛋白质作为能量来源是非常不经济的。

4. 肽类的特殊生理功能

近年来，在食品领域，有关于蛋白质的研究，人们十分关注活性肽的研究。肽不仅可以作为氨基酸的供体，还具有了一些特殊的功能。研究者为肽的各种功能做了较为全面的研究。从营养与功能食品的角度来讲，这些功能主要包括参加机体的免疫调节，促进矿物质吸收、抗氧化、降血压等。

（1）参与机体的免疫调节　广义的免疫调节肽是所有具有免疫调节活性的肽类分子的统称，狭义的免疫调节肽一般是指具有免疫调节活性的分子质量相对较小的小（寡）肽。免疫调节肽的种类较多，包括动物"神经－内分泌－免疫"系统中的一些肽类激素和肽类免疫调节分子，从动物（人）组织器官中提取的一些生物活性肽、从微生物体内和植物组织器官中提取的一些生物活性肽、食物蛋白酶解产生的一些小（寡）肽以及通过化学法合成或 DNA 重组产生的一些小（寡）肽等。免疫调节肽的分类方式多种多样，可按生物物种（如动物、植物、微生物等）、获取方式、在生物体中的存在部位、前体蛋白质种类、免疫调节效果（刺激/抑制）等来进行划分。

目前，免疫调节肽可通过调节机体免疫器官（组织）的生长发育、免疫细胞的活性与功能、迟发型变态反应、抗体产生、细胞因子的分泌与表达以及免疫相关信号分子的释放等来调节机体免疫功能，在保证动物（人）健康中具有重要作用。此外，免疫调节肽的来源广、种类多。但目前看来，免疫调节肽调节机体免疫功能的机制仍不清楚，研究工作滞后。今后除了通过各种科学途径进一步丰富免疫调节肽数据库外，还应该加大免疫调节肽调节机体免疫功能的机制研究，只有在了解其调节机制和进行全面的安全评价后，免疫调节肽产品才有可能用于临床实践。

（2）降血压肽　高血压是最常见的流行病和心血管疾病之一，与人类多种脏器并发症有紧密联系。近年来，国内外学者对食源性降血压肽进行了大量的研究，每年都有数量众多的新型、显著 ACE 抑制活性的降血压肽被发现。有些研究者认为，与化学合成降血压药物相比，食源性降血压肽具有高效的降压效果、无毒性、无副作用等优点，且对血压正常者无不良影响，因此有相当一部分人对降血压肽进行下一步的研究。研究热点主要集中在降血压肽的降血压分子机制、体内外生理活性检测、低成本制备技术，以及其构效关系上。

（3）促进矿物质吸收　酪蛋白磷酸肽是典型的可以促进矿物质吸收的肽，酪蛋白磷酸肽是近年发现的。通常是以乳品中的酪蛋白为原料，利用酶解方法，提取出特定的肽片段。肽可以与铁、钙等相互作用，体外实验已经证明，它能在碱性条件下防止钙与磷酸发生沉淀，促进矿物质吸收，从而可以达到预防骨质疏松、龋齿等功能。

（4）清除自由基　人体细胞在代谢过程中会产生大量的活性氧（reactive oxygen species，ROS），机体的抗氧化防御系统可以有效地清除这些 ROS，即正常情况下，ROS 的产生和消除处于一种微妙的平衡状态。当 ROS 产生过多或机体抗氧化防御系统失效时，这种平衡就会被打破，机体将处于氧化应激状态。由过量 ROS 引起的氧化应激会破坏细胞的氧化还原稳态，诱导细胞自噬，引发细胞凋亡，并引起不可逆的组织损伤。已经证实，氧化应激引起的损害可导致癌症、糖尿病、炎症、心血管疾病、哮喘以及阿尔茨海默病等多种慢性疾病。一些肽可以清除活性氧自由基。最为广泛研究的一种抗氧化肽就是谷胱甘肽，它的分子结构中还有一个活泼的巯基，这个结构可以使得谷胱甘肽具有一系列的功能。

二、蛋白质参考摄入量的测定方法

长期以来，人们一直关注蛋白质的需求量。1985 年，FAO/WHO/UNU 联合总结了之前人们所做的工作，在之前发布数据的基础上，发布了能量与蛋白质需求报告。该报告主要依据氮平衡的计算方法对人们的蛋白质需要量进行计算。但是，随着科技的发展，尤其是稳定同位素标记方法的发展，对氮平衡提出的数据提出了质疑。基于同位素标记方法的研究认为氮平衡方法测得的数据严重低估了成年人蛋白质需求量。为了让读者更加准确地了解蛋白质需要量的概念，本书中对这些不同方法进行较为详细的描述。

1. 利用氮平衡测定蛋白质参考摄入量

长期以来，人们对于蛋白质和氨基酸的需求量做了大量的研究，这其中氮平衡是最为经典的测定方法。利用氮平衡测定蛋白质和氨基酸需要量的基本理念是因为蛋白质是人体中最为主要的含氮物质，同时氮元素在蛋白质中的比例相对较为恒定，所以以氮作为人体获取和损失蛋白质的代名词。通过测定氮元素量的变化，则可以计算出蛋白质的需求量。同时，本方法还有着一个假设，即健康的成年人中应该完全保持氮平衡，健康的儿童则应该保持氮的最大增量，如果受试者存在氮减少，或者没有充分增加，都是饮食不足导致的。这些假设实际上并不完全准确，因为到目前为止，仍然没有结论可以完全支持蛋白质平衡即健康的说法。也就是说如果一个成年人维持了氮平衡，我们无法判断其一定就是健康的。然而，由于并没有更好的方法直接做评估，因此，氮平衡仍然是非常重要的方法。而且，到目前为止，仍然是主要的评估蛋白质和氨基酸需求的方法

对于测定氮损失量的方法，在实际测量过程中有着一些难度。对于氮的摄入量可以通过测定食物中的氮来测量，但是当大规模的调查中，总会出现一定的随机误差，例如食用食物过程中在碗底出现残留物等，虽然这种随机误差不太可能影响均值，但其有很大可能高估了摄入量，从而导致了错误的正氮平衡。另一方面，人体中氮的损失主要是通过尿液发生的，尿液可以准确测量，同时，粪便中也有一定的氮，也可以通过收集粪便来测量。但是，氮的损失还可能通过汗液散发到体外，或者通过皮屑、头发、指甲损失。在氮平衡的研究中，有相当一部分研究是将这部分损失忽略掉的。显然，氮平衡技术具有一定的技术缺陷，可能导致所测得的蛋白质和氨基酸的需求量偏低。但是通过适当的数学方法，可以在一定程度上估算出蛋白质的需求量。

2. 利用碳平衡测定蛋白质参考摄入量

碳平衡方法是另外这一种较为主要的计算蛋白质和氨基酸的需求量的方法。碳平衡法

基于这样的假设，成年人对特定必需氨基酸的需求是该氨基酸在饮食上的摄入量。对于某些必需氨基酸，例如亮氨酸，到目前为止，主要的损失途径是氧化，而这可以通过使用羧基中的同位素标记（例如，^{13}C标记的亮氨酸）来定量。静脉内注入标记的氨基酸，通常先进行一次推注，然后血浆中氨基酸的同位素富集升至平稳值。接下来对呼吸中标记的二氧化碳的呼出速率进行测量，从而可以根据简单的前体与产物的关系来计算氧化速率，得到亮氨酸的消耗量，最终确定亮氨酸的需求量。

原则上，恒定输注方法要求始终保持代谢稳定状态。该要求对进行研究的方式具有重要影响。由于输液管线和血液采样，该对象被限制在活动受限的床上或椅子上，而且还防止了CO_2产生速率的大变化。通常需要通过床上的通风橱系统来频繁或连续地监测CO_2的产生，但是，这样一来就限定了受试者的活动，目前尚不清楚这一限制在多大程度上影响测试氨基酸的代谢。总体来说，碳平衡方法几乎没有严重的潜在错误。对于支链氨基酸，即人体储存量较小的氨基酸可以较容易得到结果，但是对于其他氨基酸，由于无法知道人体的储存量，所以难以用此种方法测定蛋白质需求量。

3. 利用氨基酸指示法测定蛋白质参考摄入量

氨基酸指示法还依赖于稳定的同位素来测量氨基酸氧化，但与碳平衡法不同之处在于，它可以测量除氨基酸以外的其他氨基酸的氧化。该方法背后的理论是，如果饮食中的一种氨基酸低于需求量（即是限制性的），那么所有其他必不可少的氨基酸将无法完全用于蛋白质合成，因此会氧化多余的氨基酸。随着限制性氨基酸量的增加，其他氨基酸将被逐渐更好地利用，并且它们的氧化速率将在达到测试氨基酸需求时逐渐下降至下限。高于此的摄入量应不再影响氨基酸的氧化。测试氨基酸，应保持较低且恒定。目的是检测曲线中"指标"氨基酸相对于测试氨基酸摄入量的氧化的"断点"（图5-21）。

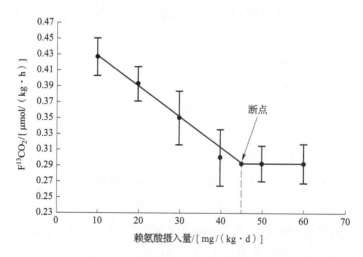

图5-21　膳食赖氨酸摄入量的断点分析

图中横坐标为赖氨酸的摄入量，纵坐标为^{13}C标记的苯丙氨酸氧化量。

图中当赖氨酸摄入量达到45mg/（kg·d）时，达到了"断点"。

这种方法最初用于研究猪的氨基酸需求，但现在已经应用于人类的研究。与碳平衡方法相比，该技术具有若干理论和实践优势，但需要权衡这种优势与该方法某些方面所引起的关注。可以认为氨基酸指示方法是目前最为准确的方法，然而，由于这个实验巨大的消耗和费用，到目前为止，仅有一个小组完成了此项研究，他们基于 ^{13}C 标记的亮氨酸的氧化和赖氨酸、苏氨酸和甲硫氨酸的平衡报告结果。

以上三种方法是目前最广泛认同的方法，目前的人类蛋白质需求量也是基于以上方法得到的。但是需要注意，以上方法需要同时考虑人群、气候、健康情况、年龄和饮食方式等多种问题，同时，以上方法，都存在某些假设，因此需要理性地对这些方法进行认识。在对于婴儿、病人、老年人甚至个体的研究中，需要对以上方法进行仔细地比较，以保证结论的正确性。

三、蛋白质的参考摄入量

蛋白质的需求量是一个较为复杂的问题。粮食及农业组织，世界卫生组织和联合国大学（FAO/WHO/UNU）将膳食蛋白质的"安全"每日摄入量定义为每千克体重 0.8g 高质量蛋白质，或对于一个 70kg 的男性为 58g/d，对于一个 57kg 的女性为 47g/d。对于蛋白质的需求量，我们应该明确，目前所确定的需要量是对一个群体而言，真正的每个人的蛋白质需求量或者一些特殊群体的需求量是会有一定差异的。通常来讲，人们认为年龄、气候、性别等因素都会影响着蛋白质需求量，接下来我们会对集中较为普遍的情况予以说明。

1. 成年人的蛋白质参考摄入量

成年人的蛋白质需求可以定义为在能量平衡期间适当的身体组成和适度的身体活动下，允许氮平衡（氮平衡为零）的最小摄入量。实际上，绝大多数研究中所指出的"适当"身体和体重平衡条件并没有经过严格的测量。但是即使这种氮平衡的方法没有经过严密逻辑的认证，但是目前，对于人类来讲，还没有更好的代替方法，因此我们一直以来都是采用此种方式进行。2000 年中国营养学会制定的成年人蛋白质推荐量主要是依据我国学者 1984 年报道的 16 名成年人氮平衡实验的结果，即成年人蛋白质估计平均需要量（estimate average requirement，EAR）为 0.92g/（kg·d），RNI 为 1.16g/（kg·d）。根据体重代表值最终确定中国成年人蛋白质 RNI 男女分别为 75g/d 和 65g/d。随着循证医学的发展，人们采用 Meta 分析来评估蛋白质需要量。2003 年美国 Rand 等通过 Meta 分析，纳入 19 项氮平衡试验的研究结果，提出蛋白质的 EAR 和 RNI 分别为 0.65g/（kg·d）和 0.83 g/（kg·d）。美国 2005 年修订蛋白质 EAR 和 RNI 时即采用了该项研究结果。

2010 年中国营养学会启动了中国居民膳食营养素参考摄入量的修订工作，根据国内几项稳定性同位素示踪技术研究人体蛋白质需要量的结果最后制定了我国成年人蛋白质的 EAR 为 0.9g/（kg·d），RNI 为 1g/（kg·d）；根据体重代表值最终确定中国成年男、女蛋白质 RNI 分别为 65g/d 和 55g/d。修订值比 2000 版膳食营养素参考摄入量（dietary reference intakes，DRIs）中蛋白质的推荐量每天降低了 10g。中国营养学会从 2020 年 8 月启动了《中国居民膳食营养素参考摄入量（2013 版）》的修订工作，《中国居民膳食营养素参考摄入量（2023 版）》对包括能量、营养素及其他膳食成分，进行了修订与确认，并于 2023 年 9 月对外发布。新版的中国居民膳食指南中制定了我国成人根据体重代表值，男、女蛋白质 RNI 分别为 65g/d 和 55g/d。这一数值与《中国居民膳食营养素参考摄入量（2013 版）》持平。

2. 老年人的蛋白质参考摄入量

老年人的蛋白质摄入量一直是人们所关心的问题，老年人随着年龄的增长，出现了基础代谢率下降，消化能力减弱等一系列的问题，因此，有人认为蛋白质的摄入量会有一些的改变。但是到目前为止，人类尚未得到一个令人满意的答案。其中一个重要的原因就是与年轻人相比，对于老年人的实验设计有着诸多的限制。WHO 的联合报告总结了对于老年人蛋白质需要量的研究，认为老年人的蛋白质摄入量应当高于 0.75g/kg。但这种结论并未得到认同。2023 版 DRIs 修订了我国 65 岁及以上老年人对蛋白质的需要量，其推荐摄入量从 0.98g/（kg·d）提高至 1.17g/（kg·d）。

3. 孕妇和乳母的蛋白质参考摄入量

妊娠期和哺乳期妇女的营养也是人们极为关心的一个问题。孕妇和乳母不仅要满足自身的营养需求，还需要满足胎儿的生长发育需求。保证孕妇和乳母的营养可以预防母体和胎儿出现营养缺乏和相关的并发症。孕妇必须要摄入足够的蛋白质满足胎儿的生长发育。足月的胎儿体内含有 400～800g 蛋白质，加上胎盘以及孕妇自身组织增长的需要，共需要大约 900g 蛋白质，这些蛋白质都应该来自于食物。中国营养学学会参考了相关的研究，建议妊娠早、中、晚期的妇女应该增加 5g、15g、20g 的每日蛋白质摄入量，其中优质蛋白质应该占 1/3 以上。

对于乳母来讲，产后就进入了哺乳期，其在产后一天泌乳量大约是 50mL，第 2 天大约增加到 100mL，到了第 2 周则可以增加到 500mL/d 左右，以后正常的乳汁分泌量大约为 750～850mL/d。这就意味着，在正常情况下，每天大约从乳汁中排除 10g 的蛋白质。乳母摄入的蛋白质转化成乳汁的效率为 70%。而且当摄入的蛋白质质量较差的时候，蛋白质的质量则认为较低。因此中国营养学会建议乳母的蛋白质摄入量在正常妇女的基础上，每天增加 20g。同时建议乳母应该多吃瘦肉、豆类等油脂蛋白。

4. 婴幼儿的蛋白质参考摄入量

婴幼儿时期一般指的是 0～3 岁的时期，这一阶段，人体在迅速地生长发育，是关系到人体健康的重要时期。婴幼儿时期，消化系统尚处于发育阶段，功能不够完善，对于食物的消化吸收和利用都有着一定的限制。因此一般需要足量的优质蛋白质。如果婴幼儿时期的蛋白质供给量不足的时候，会出现抵抗力下降、消瘦、腹泻、水肿、贫血等症状。中国营养学会建议婴儿的蛋白质摄入量为 1.5～3.0g/kg d，1～2 岁幼儿为 35g/d，

2～3岁幼儿为40g/d。

总体来讲，目前我们对于蛋白质的需求量主要是基于群体研究，整个研究中都有着较大的不足，即使现在，这部分研究目前进展并不十分迅速。因此，整体来讲这部分研究有待进一步的深入。

四、膳食氨基酸参考摄入量

关于成人必需氨基酸需求及其模式，1985年后有过许多补充意见，1996年有一次大范围的讨论，认为1985年FAO/WHO/UNU报告中Rose的氨基酸需要量实验设计存在提供给受试者能量过高的问题，而能量过高或过低都可以影响1.5～2mg/（kg·d）的氮需要，故认为之前结果偏低。报告还提出氮平衡试验中，如摄入蛋白质的量越接近必需的蛋白质丢失水平，蛋白质的效价越高，故蛋白质的摄入量对于氮的需要量测定有着较大的影响。同时，报告也论及氮平衡与蛋白质平衡之间不能完全看作是一致的过程，非必需的含氮化合物，包括非必需氨基酸、尿素氮也会影响实验结果。2007年，WHO/FAO/UNU考虑了不同方法包括氮平衡及稳定性同位素技术研究必需氨基酸需要量的结果，提出了成人必需氨基酸的平均需要量EAR（表5-7）。

表5-7　2007年WHO/FAO/UNU各人群必需氨基酸的平均需要量　　单位：mg/（kg·d）

年龄/岁	组氨酸	异亮氨酸	亮氨酸	赖氨酸	含硫氨基酸	芳香族氨基酸	苏氨酸	色氨酸	缬氨酸
0.5～	22	36	73	64	31	59	34	9.5	49
1～	15	27	54	45	22	40	23	6.4	36
3～	12	23	44	35	18	30	18	4.8	29
11～	12	22	44	35	17	30	18	4.8	29
15～	11	21	42	33	16	28	17	4.5	28
>18	10	20	39	30	15	25	15	4	26

五、蛋白质营养不良评价

蛋白质是人体必需的宏量营养素，长期蛋白质摄入不足会使机体处于负氮平衡状态，持续处于蛋白质分解大于合成的阶段，对于生长发育期的儿童青少年来说会严重影响身体的正常发育，当人体蛋白质丢失超过20%时，生命活动就会被迫停止。但是，蛋白质的摄入并非越多越好，尽管目前蛋白质没有可耐受最高摄入量，但是人们每日摄入的蛋白质以不超过推荐供给量的两倍为宜。对于一些特殊情况下的人群，如生长阶段的儿童，某些特殊病人或者某些生理状态下的人群，也应该用一些生理生化指标来评价营养状况。

1. 血液指标

血浆（清）蛋白是评价蛋白质营养状况常用的生物化学指标，血浆蛋白对蛋白质营养状况变化的灵敏性受其代谢周期、代谢率大小的影响。半衰期短，代谢率小者，则比较灵敏。

（1）总蛋白　血清总蛋白具有维持血液正常胶体渗透压和 pH，运输多种代谢物、免疫以及营养等多种功能。总蛋白本身代谢库较大，而且受球蛋白变化影响，不够灵敏。参考值为 60~80g/L，<60g/L 为缺乏。

（2）清蛋白　清蛋白是维持血浆胶体渗透压、缓冲酸碱平衡，并起重要营养作用的蛋白质。由于清蛋白代谢库较大且半衰期长（14~20d），因此清蛋白不能灵敏地反映机体蛋白质营养状况的短期变化。参考值为 35~55g/L，30~35g/L 为轻度缺乏，25~30g/L 为中度缺乏；<25g/L 为重度缺乏。当清蛋白低于 28g/L 时，会出现水肿。

（3）血浆前清蛋白　血浆前清蛋白半衰期短，对蛋白质摄入量的改变敏感，当蛋白质营养不良时，前清蛋白浓度迅速下降。因此，可作为蛋白质营养状况的指征。参考值为 250~500mg/L，150~250mg/L 为轻度缺乏，100~150mg/L 为中度缺乏，<100mg/L 为重度缺乏。

（4）转铁蛋白　转铁蛋白是一种 β 球蛋白，主要在肝脏合成。转铁蛋白半衰期较短，约为 8~10d，但在体内的代谢率非常小，因此血清中转铁蛋白能快速反映机体蛋白质的营养状况。但是转铁蛋白和清蛋白一样，容易受到多种因素的影响。参考值为 2~4g/L，1.5~2g/L 为轻度缺乏，1~1.5g/L 为中度缺乏，1g/L 为重度缺乏。

（5）血浆视黄醇结合蛋白　血浆视黄醇结合蛋白半衰期约为 12h，是运输维生素 A 的特殊蛋白。是评价蛋白质营养不良急性变化的敏感指标。参考值为 40~70μg/L，由于此指标高度敏感，即使在很小应激情况下，也会发生变化，因而临床很少使用。

（6）血浆纤维结合蛋白　纤维结合蛋白在蛋白质缺乏时并不能迅速反应，而在恢复时则变化较快，可能对于蛋白质营养状况的康复有灵敏的预测意义。血浆纤维结合蛋白参考值为 200~280mg/L。

（7）甲状腺激素视黄质运载蛋白　甲状腺激素视黄质运载蛋白又称甲状腺激素蛋白、甲状腺激素结合前清蛋白。存在于血浆中的一类运载蛋白，可以同时结合甲状腺激素和视黄质。半衰期约为 2d，机体代谢库为 0.01g/kg 体重。甲状腺激素视黄质运载蛋白的参考值为 0.16~0.4g/L，0.11~0.16g/L 为中度缺乏，<0.11g/L 为重度缺乏。

（8）血清氨基酸比值　血清氨基酸比值（serum amino acid ratios，SAAR）是衡量血清游离氨基酸的模式发生变化的重要指标，空腹状态下血亮氨酸、异亮氨酸等必需氨基酸减少，而其他非必需氨基酸正常或相对增高。这一改变主要在浮肿型蛋白质—能量营养不良的儿童中常见，消瘦型蛋白质—能量营养不良的儿童 SAAR 变化不明显。SAAR<2 为正常，>3 为蛋白质营养不良。

$$SAAR=\frac{甘氨酸+丝氨酸+谷氨酸+牛磺酸}{异亮氨酸+亮氨酸+缬氨酸+甲硫氨酸} \tag{5-1}$$

2. 尿液指标

（1）尿肌酸酐（肌酐）　尿中肌酐是肌肉肌酸的代谢产物，尿肌酐间接反映肌肉的数量和活动。参考值为男性 20 ~ 26mg/（24h · kg 体重）（7 ~ 18mmol/24h），女性 14 ~ 22mg/（24h · kg 体重）（5.3 ~ 16mmol/24h）。当蛋白质缺乏时，尿肌酐含量降低。尿肌酐超过正常范围时，反映食物蛋白质摄入过量或肾功能不全。

（2）尿肌酸酐 / 身高指数（urinary ceratinine/height index，CHI）　CHI 是 24h 尿肌酸酐和同性别、同身高的成年人 24h 预期尿肌酸酐的比值。3 个月 ~ 17 岁的 CHI 参考值为 >0.9；0.5 ~ 0.9 为不足；<0.5 为缺乏。

（3）3- 甲基组氨酸　尿中 3- 甲基组氨酸反映肌肉中肌纤蛋白数量及代谢状况，参考值为男性 5.2 ± 1.2μmol/（kg · d），女性 4 ± 1.3μmol/（kg · d）。

（4）羟脯氨酸　羟脯氨酸是存在于胶原蛋白的特异氨基酸。对儿童来说，尿羟脯氨酸反映体内胶原蛋白的合成及代谢情况。尿羟脯氨酸结合体重和尿肌酐可以计算尿羟脯氨酸指数，用于评价儿童蛋白质营养状况的生物化学指标。3 个月 ~ 10 岁儿童，尿羟脯氨酸指数 >2.0 为正常，<1.0 为严重缺乏，1.0 ~ 2.0 为轻度缺乏。

$$尿羟脯氨酸指数 = \frac{尿羟脯氨酸指数（μmol/L）× 体重（kg）}{尿肌酐（μmol/L）} \quad （5-2）$$

除了以上主要的评价指标外，肌肉功能的测试包括通过电刺激评价骨骼肌功能、握力测试，以及免疫功能指标，如总淋巴细胞总数、T 淋巴细胞、细胞因子、皮肤迟发性超敏反应等也可用于蛋白质营养状况的综合评价。

第四节　蛋白质的消化吸收及质量评价

与碳水化合物和脂质消化相比，蛋白质消化要复杂一些，因为多种酶和组织参与了蛋白质分解为最终产物的过程。与碳水化合物和脂肪消化的情况相比，与蛋白质消化有关的激素的调节也更为复杂。为了使身体吸收蛋白质，必须首先将其分解为小肽和游离氨基酸。这在胃中有限地发生，大部分水解和吸收发生在小肠中。除了非常少量的具有生理活性的小肽片段外，消化和吸收过程最终还为循环血液提供了主要的游离氨基酸。在吸收状态下，氨基酸通过门静脉血从小肠直接运输到肝脏，随后运输到其他器官。

蛋白质消化和吸收主要方面的总体概念图如图 5-22 所示。消化和吸收的正常事件分为与生理事件相对应的阶段，其主要包括六个阶段，本章将会对前四步内容予以探讨：

（1）蛋白质在胃中被水解成肽。

（2）通过胰蛋白酶的作用将蛋白质消化成较小的肽，胰蛋白酶以酶原的形式分泌并在小肠腔内被激活，然后再进行消化。

（3）顶端（刷状边界）膜肽酶水解寡肽中的肽键，并通过肠上皮细胞的刷状边界膜转运氨基酸，二肽和三肽。

（4）肠细胞中的胞质肽酶进一步消化二肽和三肽。

（5）肠上皮细胞内某些氨基酸的代谢。

（6）氨基酸穿过肠细胞的基底外侧膜转运到组织液中，氨基酸从该组织液进入静脉毛细血管，从而进入门静脉。

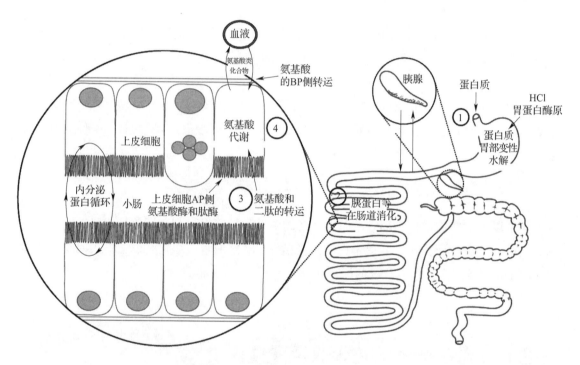

图 5-22　蛋白质的消化吸收系统

一、蛋白质的消化

1. 蛋白质在胃部的消化

胃是参与蛋白质消化的第一个主要器官。胃壁细胞分泌一种富含盐酸（HCl）的液体，其 pH 为 $0.8 \sim 0.9$，当与胃中的其他成分混合时，可在消化过程中提供非常酸性的环境（pH $1.5 \sim 2.5$）。关于蛋白质消化，胃液的酸度具有两个主要功能。首先，它将胃蛋白酶以酶原形式激活，并为其蛋白水解酶活性创造有利的 pH。其次，胃液的酸度可以将蛋白质变性。变性是蛋白质的拉直和卷曲，从而允许更多地使用蛋白水解酶。HCl 也可能直接水解蛋白质，但程度可能并不明显。

胃蛋白酶是一种关键的酶，在 HCl 解开或线性化某种程度的蛋白质后，它便开始蛋白质的水解过程。黏膜主要分泌酶原形式的胃蛋白酶。HCl 通过丢失一部分 NH_2 末端氨基酸序列来刺激胃蛋白酶原向胃蛋白酶的转化。

胃蛋白酶活性的最佳 pH<3.5。当 pH 升高到 5.0 以上时，胃蛋白酶的活性迅速下降。与其他消化蛋白水解酶一样，胃蛋白酶在特定的肽键处裂解蛋白质和肽。胃蛋白酶催化涉及芳香族氨基酸（例如，苯丙氨酸、色氨酸和酪氨酸）羧基的肽键处水解。一些证据表明它可能会裂解亮氨酸和酸性氨基酸的位点（表 5-8）。

表 5-8 蛋白消化酶

酶	器官	内切／外切	酶解氨基酸位点
胃蛋白酶	胃	内切	精氨酸、苯丙氨酸、色氨酸、酪氨酸
胰蛋白酶	胰腺	内切	精氨酸、赖氨酸
胰凝乳蛋白酶	胰腺	内切	苯丙氨酸、色氨酸、酪氨酸
羧肽酶 A	胰腺	外切	苯丙氨酸、色氨酸、酪氨酸和脂肪族氨基酸
羧肽酶 B	胰腺	外切	精氨酸、赖氨酸
氨基酸酶	小肠	外切	全部氨基酸

2. 蛋白质在肠道的消化

蛋白质在胃中部分水解后，多肽和氨基酸进入近端小肠。这些尚未完全水解的蛋白质刺激黏膜肠上皮细胞分泌胆囊收缩素，胆囊收缩素随后到达胰腺，并与腺泡细胞结合，并刺激胰腺分泌多种酶和酶原。这些分泌物通过胰管输送到小肠。同时，胃部的消化或食物的视觉和气味刺激会引起副交感神经的兴奋，从而刺激胰腺腺细胞释放酶和酶原。像胃中胃腺释放的胃蛋白酶原一样，所有胰蛋白酶都以酶原形式释放。人体之所以分泌酶原，然后当蛋白酶原被分泌到肠腔后再激活，是由于其可以有效地防止其在胰腺等位置水解，损伤组织。

胰腺分泌的主要酶原是胰蛋白酶原 1、胰蛋白酶原 2、蛋白酶原、胰凝乳蛋白酶原、羧肽酶 A 和羧肽酶 B。激活级联反应的起始步骤是由肠肽酶（也称为肠激酶）催化的。肠内肠肽酶从胰蛋白酶原 2 上切割掉一个氨基末端的八肽 Ala–Pro–Phe–Asp–Asp–Asp–Asp–Lys，也可以在胰蛋白酶原 1 切割出同一八肽（Ala–Pro–Phe–Asp–Asp–Asp–Asp–Lys）或五肽（Asp–Asp–Asp–Asp–Lys）。从而激活胰蛋白酶原 1 和胰蛋白酶原 2。

胰蛋白酶也是丝氨酸蛋白酶家族的成员，其激活主要是 pH 的改变所形成的。胰腺碳酸氢盐分泌到肠腔中，中和食糜中的胃酸，使肠内容物的 pH 达到 6~7，达到了胰蛋白酶的最佳工作条件。近年来的研究发现，在豆类（豌豆、豆类和小扁豆）和谷物（小麦、荞麦和米糠）中都含有胰蛋白酶抑制剂，这些小分子质量抑制剂的存在会降低营养价值。通常这些胰蛋白酶抑制剂可通过湿加热在很大程度上失活，或通过蛋白质浓缩和分离期间使用的加工技术（例如大豆蛋白）除去。在食品研究中应当予以注意。

胰腺酶可分为两种类型：丝氨酸蛋白酶和羧肽酶。胰蛋白酶、胰凝乳蛋白酶和弹性蛋白酶都是丝氨酸内肽酶。它们被归类为内肽酶，因为它们水解多肽的内部肽键。由于它们的催化机制，它们被归类为丝氨酸蛋白酶，其在催化位点涉及丝氨酸残基。丝氨酸蛋白酶通常以失活的酶原或酶原形式合成。这些丝氨酸蛋白酶中的每一种都催化肽键的水解，但是对于可裂解肽键侧翼的侧链具有不同的选择性或偏好。

羧肽酶是外肽酶，其一次从底物的 C 端切下一个氨基酸。这些外肽酶可以水解内肽酶的产物，形成具有 2~8 个氨基酸残基的多肽。羧肽酶 A 和 B 是金属酶，其在活性位点需要 Zn^{2+}，其中阳离子起路易斯酸的作用。羧肽酶 B 优先切割肽的 C 端赖氨酸或精氨酸残基，而羧肽酶 A 选择性水解大多数 C 端氨基酸，脯氨酸、赖氨酸和精氨酸除外，其中优先选择缬氨酸、亮氨酸、异亮氨酸和丙氨酸。羧肽酶 A 和羧肽酶 B 都不容易裂解与脯氨酸残基连接的 C 端氨基酸。

这些胰腺酶在小肠内腔中共同发挥作用，水解蛋白质中的许多肽键，并有效地消化蛋白质以产生小肽（2~8 个残基）和游离氨基酸。此外，人类的上消化道含有活性菌群，细菌在食物尤其是某些内源蛋白质中消化分解。尽管结肠中菌群的大小远大于上消化道中的菌群，但有大量证据表明上消化道中有微生物活动，这一结论需要更多的实验证据，可能与细菌酶在一定程度上补充了哺乳动物蛋白酶有关。

3. 蛋白质在细胞表面的降解

胰腺水解的产物是游离氨基酸、二肽和三肽以及称为寡肽的较大的肽片段。游离氨基酸、二肽和三肽通过特定载体转运穿过吸收性上皮细胞刷状缘膜。大多数的寡肽不会转运，但必须通过上皮刷缘膜结合酶进一步水解。人类具有多种刷状缘肽酶：① 氨肽酶 A（APA）水解氨基末端含谷氨酸、天冬氨酸的寡肽；② 氨肽酶 N（APN）主要水解由 2~8 个氨基酸残基组成的寡肽；③ 膜甘氨酰亮氨酸肽酶（mGLP）、锌稳定性天冬氨酰赖氨酸肽酶（ZnALP）主要水解二肽；④ 二肽基肽酶（DPPIV）水解氨基酸末端含丙氨酸、脯氨酸、亮氨酸残基的二肽；⑤ γ 谷氨酰转移酶（γGT）与氨基酸吸收和二肽转运有关；⑥ 羧基肽酶（CP）水解羧基末端含有脯氨酸的寡肽。

经过人体刷状缘肽酶的水解，蛋白质最终被水解成氨基酸、二肽和三肽。对于大多数的二肽和三肽，将会被转运到细胞中，在细胞中进行下一步的水解，最终形成氨基酸。大多数蛋白质以游离氨基酸的形式离开基底外侧膜到达门静脉。某些二肽（如肌肽）以及一小部分（约 1%）的不完全消化的腔内蛋白质和肽可能会完整地进入门静脉。

二、蛋白质的吸收

蛋白质消化后需要被吸收才能被人体所利用。人体的消化产物主要为游离氨基酸、二肽和三肽。他们通过小肠的转运系统，通过不同的机制，进入体内，被人体所利用。本节中，我们首先会系统地介绍氨基酸的转运和吸收机制，然后我们会对二肽和三肽的转运进行讨论。

1. 氨基酸转运

氨基酸的转运主要发生在小肠内腔中。肠道上皮细胞的基底外侧膜上有着复杂的蛋白质体系，作为"运输系统"转运氨基酸。这些"运输系统"通常被称为转运蛋白，是由一个或多个转运蛋白亚基形成的生理功能单元。每种转运蛋白亚基类型均有特定基因编码。转运系统活性可能是由于单个转运蛋白的作用或转运蛋白在膜内的多聚体排列而引起的。表5-9列出了转运体。

肠氨基酸运输是一个较为复杂的过程，我们可以将表中的运输系统分为三种，分别转运中性氨基酸、酸性氨基酸和碱性氨基酸。具有相似结构的氨基酸在共同使用同一种转运系统时，相互间具有晶振估计值，这种竞争的结果使含量高的氨基酸相应地被吸收多一些，从而保证了肠道能够按照食物中氨基酸含量比例进行吸收。如果膳食中过多加入某一种氨基酸，则会导致其他氨基酸的吸收量减少。如过多添加亮氨酸，则会导致异亮氨酸和缬氨酸的吸收减少，从而导致食物蛋白质的营养下降。

有相当一部分氨基酸不经过代谢地通过肠细胞，可以在肠细胞中用于蛋白质合成，可以被部分（或完全）氧化以产生能量，也可以通过中间代谢转化为其他氨基酸或代谢物，随后穿过基底外侧膜将其转运出细胞。在基底外侧膜转运到组织液中后，氨基酸移动到绒毛毛细血管中，并通过门静脉循环到达肝脏，如图5-22所示。某些吸收的氨基酸被肠上皮细胞自身使用，最具代表性的是谷氨酰胺，谷氨酰胺被用作肠上皮细胞的主要燃料来源，代替了葡萄糖。肠上皮细胞基底外侧膜转运蛋白还从血液循环中吸收维持肠上皮细胞的氨基酸，尤其是在餐后状态。

表5-9 氨基酸和肽转运体

名称（缩写）	基因	转运氨基酸	离子	表达位置
EAAT3	*SLC1A1*	L-谷氨酸、D/L-天冬氨酸、胱氨酸（二硫化物）	H^+、Na^+、K^+	小肠
ASCT1	*SLC1A4*	丙氨酸、丝氨酸、苏氨酸、半胱氨酸、谷氨酰胺	Na^+	小肠
ASCT2 或 ATB0	*SLC1A5*	丙氨酸、丝氨酸、苏氨酸、半胱氨酸、谷氨酰胺、支链中性氨基酸	Na^+	小肠、结肠
CRTR	*SLC6A8*	肌酸	Na^+ Cl^-	小肠
GLYT1	*SLC6A9*	甘氨酸	Na^+ Cl^-	小肠
ATB0+	*SLC6A14*	中性和二元，精氨酸，D-丝氨酸	Na^+ Cl^-	结肠
B0AT1	*SLC6A19*	中性、谷氨酰胺	Na^+	小肠
SIT1	*SLC6A20*	脯氨酸、肌氨酸、哌可酸盐	Na^+	小肠、结肠

续表

名称（缩写）	基因	转运氨基酸	离子	表达位置
CAT-1	*SLC7A1*	精氨酸、鸟氨酸、赖氨酸、组氨酸、二碱基	—	小肠、结肠
PEPT1	*SLC15A1*	二肽和三肽、肌肽、β-内酰胺抗生素	H^+	小肠
TAT1	*SLC16A10*	芳烃、左旋多巴	—	小肠
OCTN2	*SLC22A5*	左旋肉碱、乙酰左旋肉碱	Na^+	小肠
PAT1	*SLC36A1*	脯氨酸、甘氨酸、β-丙氨酸、GABA、牛磺酸、D-丝氨酸	H^+_3	小肠、结肠
SNAT2	*SLC38A2*	丙氨酸、天冬酰胺、半胱氨酸、谷氨酰胺、甘氨酸、组氨酸、甲硫氨酸、脯氨酸、丝氨酸	Na^+	小肠
SNAT4	*SLC38A4*	丙氨酸、天冬酰胺、半胱氨酸、甘氨酸、苏氨酸	Na^+	小肠
SNAT5	*SLC38A5*	谷氨酰胺、组氨酸、丝氨酸、天冬酰胺、丙氨酸	$Na^+ H^+$	小肠（隐窝细胞）
LAT4	*SLC43A2*	支链氨基酸、苯丙氨酸	—	小肠

近年来有研究发现，单一饮食中，蛋白质的消化和氨基酸在消化道吸收的速度与食物中蛋白质的类型有关，并且会影响到餐后蛋白质的合成、分解和沉积。根据不同蛋白质对餐后氨基酸、蛋白质代谢快慢不同，可以将食物蛋白质分为快膳食蛋白和慢膳食蛋白。影响蛋白质吸收的因素有很多，目前对于蛋白质吸收速度不同所引起的餐后蛋白质动力学的研究是非常欠缺的。

2. 氨基酸吸收的调节

胃肠道的主要作用之一是保持氨基酸向饮食有机体的净正流动。为了确保这一点，小肠能够适应性地上调其氨基酸吸收能力。随着饮食蛋白质含量和人体生理状态在几天内发生变化，肠会自适应地调节其吸收氨基酸的能力。这种变化发生在组织和细胞水平上。如在动物水平上，人们已经验证，当甲状腺功能亢进、肿瘤形成和泌乳等过程中，氨基酸的吸收量都会增加。

在单个细胞中转运蛋白的上调以及普遍的黏膜增生的共同作用，小肠可以将其吸收能力提高数倍。同样的，如果食物摄入受到限制，消化道的吸收能力会降低很多。如肠道外喂养的情况下（即通过消化道以外的途径施用营养物，例如，通过静脉内输注），随着肠萎缩逐渐发生，肠的吸收能力会严重降低。

响应肠腔内的特定肽、氨基酸和生长因子，单个肠上皮细胞上调氨基肽酶和特定膜转运蛋白的基因表达，导致这些酶和转运系统在细胞膜中的丰度增加。谷氨酰胺的摄入是许多肠细胞功能的关键因素。当人体在饥饿等条件下，人体谷氨酰胺转运蛋白的表达量将会下降。当人体处于局部缺血或受损的情况下，其表达量则有所上升。

同时，我们应该还要注意，一部分非蛋白氨基酸也会通过这些转运体进入体内。肌酸通过肌酸转运蛋白吸收。肠腔内的肌酸通过激活绒毛肌动蛋白－肌球蛋白的运动性事件而增强了其他营养物质（例如，其他氨基酸和葡萄糖）的跨上皮吸收。β－丙氨酸和牛磺酸通过氨基酸（PAT1）系统吸收。GABA 通过氨基酸（PAT1）系统运输，而 I-DOPA 通过 T（TAT1）系统转运。

吸收的氨基酸绝大多数是 L 型的氨基酸。D 型和 L 型的氨基酸同样也需要予以一定的重视。食品的工业加工会引起所有氨基酸的少量外消旋化，从而产生了 D 型氨基酸。一小部分源自植物和细菌的天然存在的 D 型氨基酸。这些氨基酸可能通过氨基酸转运体进入体内。有关于这部分的研究，仍然需要深入。

3. 肽转运

除游离氨基酸外，蛋白质水解的二肽和三肽产物也跨吸收性肠上皮细胞的顶膜转运。实际上，与同等的游离氨基酸混合物相比，二肽和三肽的吸收效率更高。二肽和三肽主要是通过 PepT1 进行转运。PepT1 可以转运蛋白吸收大多数由 L- 氨基酸组成的二肽和三肽，以及各种拟肽药物，例如，氨基 β－内酰胺类抗生素、血管紧张素转化酶抑制剂、血管紧张素受体阻滞剂、抗病毒和抗癌药。

肽的吸收可能具有相当重要的意义。对于胰腺功能不全的患者，喂养部分水解的蛋白质，可以较为有效的保证蛋白质的吸收。同时，人们也发现，在诸如克罗恩病和溃疡性结肠炎之类的慢性炎性疾病的情况下，结肠和小肠 PepT1 水平都大大上调。尚不清楚这些调节的机制，有待进一步研究。另一个肽转运蛋白 PepT2 在肾脏和其他组织中表达，但对于肽的肠转运并不重要。

三、常见的食源性蛋白质

所有生物都包含蛋白质，但是生物的蛋白质含量会有所不同。通常，动物性食品比植物性食品含有更多的蛋白质。这主要是由于动物的骨骼肌等组织需要较大量的蛋白质。美国人食用的蛋白质中约有 65% 源自动物。相比之下，许多非洲和亚洲社会仅约 20% 的蛋白质来自动物。以下是不同类型的蛋白质及其蛋白质含量的一般概述。

1. 动物性蛋白（红肉）

动物肉蛋白与人骨骼肌蛋白非常相似，包括肌球蛋白、肌动蛋白、肌钙蛋白和其他蛋白。通常，以干重计，动物肉的蛋白质含量超过 80%。除了蛋白质之外，肉还提供铁、硒和维生素 B_{12}。肉是肌酸、肌肽和 β－丙氨酸的最佳食物来源之一。但是，肉通常是饮食中脂肪的来源。鸡倾向于在皮下储存更多的脂肪，而母牛的脂肪组织遍布整个肌肉组织，这在视觉上是显而易见的。去除鸡胸或大腿的皮肤会大大降低脂肪含量并增加蛋白质含量（占总能量的百分比）。牛肉可以修剪可见脂肪以降低其脂肪含量，但是这样就会降低其在味觉上带给人们的感受。

2. 鱼肉蛋白（白肉）

鱼肉蛋白与哺乳动物肉蛋白非常相似，但有一些差异。例如，在显微镜下，鱼肌原纤维的条纹状外观与哺乳动物相似，并且包含相同的蛋白质。然而，鱼的骨骼肌组织较短，纤维排列在结缔组织片之间。鱼肉中的脂肪含量通常较低。对于消费者来说，选择低脂肪的肉类会更健康。但是需要注意，某些鱼肉罐头等脂肪含量是很高的。

3. 牛乳蛋白

牛乳蛋白包括酪蛋白和乳清蛋白。酪蛋白约占牛乳中基于氮的质量的78%，乳清为17%。酪蛋白是球形磷蛋白的一个家族。而乳清主要由β-乳球蛋白、乳清蛋白、免疫球蛋白和其他清蛋白组成。最丰富的乳清蛋白是β-乳球蛋白，它富含赖氨酸、亮氨酸、谷氨酸和天冬氨酸，而免疫球蛋白主要是免疫球蛋白M（IgM）、IgA和IgG。乳清和酪蛋白是蛋白质补充剂中最常见的蛋白质，其来源包括乳清蛋白浓缩物（WPC；80%蛋白质干重）和乳清蛋白分离物（WPI；90%蛋白质干重）。乳清往往比其他蛋白质（包括消化较慢的酪蛋白）消化和吸收更快。主要区别在于，乳清蛋白比酪蛋白对酸更稳定，这导致乳清从胃快速移动到小肠，而酪蛋白形成凝胶并显著减慢转运时间。

4. 卵蛋白

蛋清中主要包括卵清蛋白、伴清蛋白、卵类黏蛋白、抗生物素蛋白、黄素蛋白、载脂蛋白、"蛋白酶抑制剂"、卵黏蛋白和球蛋白。蛋白质总计约占液态蛋清的11%~12%。同时，由于蛋黄的高脂质含量，发现许多蛋黄蛋白以乳化脂蛋白的形式存在。蛋黄富含脂肪，因此蛋清比整个蛋黄具有更高的蛋白质浓度。一个完整的鸡蛋将含有6g蛋白质，一个蛋清将具有3~4g蛋白质。

5. 小麦蛋白

小麦中的四个主要蛋白质部分是清蛋白、球蛋白、麦醇溶蛋白和谷蛋白。当谷物中的麦醇溶蛋白和谷蛋白与水混合时，它们就会形成面筋，从而形成结构性网络，使面包得以膨大。面筋蛋白富含谷氨酰胺，而赖氨酸、甲硫氨酸和色氨酸的含量相对较低。一些个体对肠中的麸质具有敏感性和或过敏反应，导致腹泻和吸收不良问题（麸质敏感性肠病）。面筋是否对其他健康状况负责还存在争议。

6. 大豆蛋白

大豆蛋白通常是复杂的多蛋白球蛋白，大豆蛋白是除甲硫氨酸和色氨酸以外的所有必需氨基酸的良好来源。大豆分离蛋白（SPI）可应用在增白剂、乳品等多种行业使用。经常发现大豆蛋白与异黄酮分子（如染料木素和黄豆苷元）有关，它们可能具有促进健康的特性，被认为是保健食品（大豆分离蛋白为在某些蛋白质补品中使用，是比谷物蛋白更经济的蛋白质成分）。

四、蛋白质的质量评价

评价食物蛋白质的营养价值对于食品品质的鉴定、新资源食品的研究与开发、指导人群膳食等方面都是十分必要的。各种食物的蛋白质含量、氨基酸模式等不一样，人体对其消化吸收和利用也存在着差异。所以营养学，主要是从食物的蛋白质含量、消化吸收程度和被人利用程度三方面来全面地评价食品蛋白质的营养价值。

1. 蛋白质的含量

虽然蛋白质的含量不等于质量，但是没有一定的数量，再好的蛋白质质量也是有限的，所以蛋白质的含量是食物蛋白质营养价值的基础。食物中的蛋白质含量一般采用凯氏定氮的方法测量。主要是测定食物中的氮含量，再乘以由氮换算成的蛋白质的换算系数就可以得到食物的蛋白质含量。换算系数对于同种食物来说，一般是不变的，是根据氮占蛋白质的百分比而计算出来的。一般来说，食物中氮含量占到蛋白质的 16%，所以其倒数就是 6.25，由氮计算蛋白质含量的换算系数也就是 6.25。

2. 蛋白质的消化率

蛋白质的消化率不仅反映了蛋白质在消化道内被分解的程度，同时还反映了消化后氨基酸和肽的吸收程度。由于蛋白质在食物中的存在形式、结构各不相同，食物中含有不利于蛋白质吸收的其他因素的影响，不同食物，或者同一种食物的不同加工方式，其蛋白质的消化率都有差异。如动物性食品中的蛋白质消化率一般高于植物性食品（表 5-10）。大豆在整粒子食用时，消化率仅为 60%，加工成豆腐后，消化率则可以提升到 90% 以上。一般认为，这是由于加工中除去了纤维素和不利于吸收消化的蛋白质。

表 5-10　蛋白质的消化率　　　　　　　　　单位：%

食物	真消化率	食物	真消化率	食物	真消化率
鸡蛋	97 ± 3	大米	88 ± 4	大豆粉	87 ± 7
牛乳	95 ± 3	面粉（精制）	96 ± 4	菜豆	78
肉、鱼	94 ± 3	燕麦	86 ± 4	花生酱	88
玉米	85 ± 6	小米	79		

测定蛋白质消化率时，无论以人还是动物为实验对象，都必须检测实验过程中摄入的食物氮、排出体外的粪氮和粪代谢氮，再用如下公式计算。粪氮代谢是指肠道内源性氮，是在实验对象完全不摄入蛋白质时，粪中的含氮量。成人 24h 内粪代谢氮一般为 0.9~1.2g。

$$蛋白质真消化率 = \frac{食物氮 - (粪氮 - 粪代谢氮)}{食物氮} \times 100\% \qquad (5-3)$$

上式计算结果是食物蛋白质的真消化率。在实际工作中，经常会不考虑粪代谢氮，这样可以很大程度地简化实验，同时测定的结果比真消化率低，具有一定的安全性，这种消化率称为表观消化率。

$$蛋白质表现消化率 = \frac{食物氮 - 粪氮}{食物氮} \times 100\% \qquad (5-4)$$

3. 蛋白质的利用率

衡量蛋白质的利用率指标有很多，各个指标从不同的角度反应蛋白质被利用的程度，下面介绍几种常用的指标。

（1）生物价　蛋白质生物价是反映食物蛋白消化吸收后，被机体利用程度的指标，生物价越高，表明被机体利用程度越高，其最大值为 100，计算公式如下：

$$生物价 = \frac{储留氮}{吸收氮} \times 100 \qquad (5-5)$$

$$吸收氮 = 食物氮 - (粪氮 - 粪代谢氮)$$

$$储留氮 = 吸收氮 - (尿氮 - 尿内源性氮)$$

尿氮和尿内源性氮的检测方法和原理同粪氮、粪代谢氮一样。生物价对于指导肝、肾病人的膳食有着很高的意义。生物价高，表明食物蛋白质中的氨基酸主要用来合成人体蛋白质，极少有过多的氨基酸经过肝肾代谢，从尿液中排出，从而大大减少肝、肾的负担。

（2）蛋白质净利用率　蛋白质净利用率是反应食物蛋白质被利用程度的重要指标，它把食物蛋白质的消化和利用两个方面都做了较为全面的概括。

$$蛋白质净利用率 = 消化率生物价 \times 生物价 = \frac{储留氮}{消化率生物价吸收氮} \times 100\% \qquad (5-6)$$

4. 氨基酸模式

评价一种食物的蛋白质质量的优劣，除了对其蛋白含量的测定外，还要考虑氨基酸的比例。这需要有一个标准的氨基酸含量或比例作为参考，这就是氨基酸评分模式（amino acid scoring pattern）。

氨基酸评分模式的发展经历了很长一段时间。1946 年 Block 和 Mitchell 首先建议将鸡蛋中的氨基酸组成作为标准，用来评价蛋白质的质量。FAO 于 1957 年首次采用，并在 1965 年进行了修改。但是由于鸡蛋中必需氨基酸含量相对较高，导致许多食物的氨基酸评分值偏低。1973 年 FAO/WHO 联合专家委员会在 1965 年氨基酸评分模式的基础上结合氮平衡实验、放射性核素测定等技术，并考虑其他一系列因素，提出了以人体氨基酸需要量为基础的氨基酸评分模式。

FAO/WHO 联合专家委员会在 1973 年建议的氨基酸评分模式被各个国家广泛采用，但随着应用的增加和方法的进展，也显示了其部分局限性，由于该模式是各个不同的年龄组用同一个模式，而没有考虑到学龄前儿童对必需氨基酸的需要量要高于成年人这一事实。2007 年 WHO/FAO/UNU 专家委员会修订了不同年龄组的氨基酸评分模式，并分别建议了婴儿、学龄前儿童、学龄儿童和成人的氨基酸模式（表 5-11），这表明一种食物的蛋白质质量可因消费者的年龄段不同而不同。FAO/WHO/UNU 专家组还认为满足儿童氨基酸模式的膳食和蛋白质同样可很好地满足成年人的需要，反之则不然。

表 5-11　不同年龄组的氨基酸评分模式　　　　　　　　单位：mg/g

氨基酸种类	不同年龄段的氨基酸评分					
	0.5 岁	1~2 岁	3~10 岁	11~14 岁	15~18 岁	>18 岁
组氨酸	20	18	16	16	16	15
异亮氨酸	32	31	30	30	30	30
亮氨酸	66	63	61	61	60	59
赖氨酸	57	52	48	48	47	45
甲硫氨酸 + 胱氨酸	27	25	23	23	23	22
苯丙氨酸 + 酪氨酸	52	46	41	41	40	38
苏氨酸	31	27	25	25	24	23
色氨酸	8.5	7	6.6	6.6	6.3	6.0
缬氨酸	43	41	40	40	40	39

运用氨基酸评分法（amino acid score，AAS）可以较直观地对食物蛋白质进行评价。评分结果可以用商值来表示，也可以用百分数表示。一般是测定食物中比较容易缺乏的氨基酸，特别是赖氨酸、含硫氨基酸、苏氨酸和色氨酸等。评分最低的氨基酸称为限制氨基酸，并可按评分高低分为第一、第二、第三限制氨基酸。通过计算氨基酸评分，可以评价此食物氨基酸组成的缺陷，并采取互补的方式来提高混合膳食中蛋白质质量。

氨基酸评分（AAS）的计算公式如下：

$$AAS = \frac{每克待测蛋白质中必需氨基酸含量（mg）}{每克参考蛋白质中必需氨基酸含量（mg）} \times 100\% \qquad (5-7)$$

5. 蛋白质消化率校正后的氨基酸评分法

氨基酸评分法比较简单，只要有食物蛋白质氨基酸资料，即可与理想或参考蛋白质氨基酸模式进行比较计算氨基酸评分，对蛋白质的营养价值做出评价；但这种方法的缺点是没有考虑食物蛋白质的消化率。故 1989 年 FAO/WHO 将食物蛋白质消化率纳入氨基酸评分，建立了一种新方法，称经消化率校正氨基酸评分法（protein digestibly correct amino acid score method，PDCAAS）。这种方法可以取代蛋白质功效比值（PER），对除了孕妇和婴儿以外所有人群的食物蛋白质进行评价（表 5-12）。

表 5-12　几种常见食物蛋白质的 AAS 和 PDCAAS

食物种类	真消化率 /%	AAS	PDAAS
酪蛋白	99	1.19	0.99
鸡蛋	100	1.19	1.00
牛肉	98	0.94	0.92
豌豆粉	88	0.79	0.69
菜豆	83	0.82	0.68
浓缩大豆蛋白	95	1.04	0.95
大豆分离蛋白	98	0.94	1.00
向日葵籽蛋白	94	0.39	0.37
小麦麦麸	96	0.26	0.25
花生粉	94	0.55	0.52
全麦	91	0.44	0.40
燕麦片	91	0.63	0.57

6. 可消化必需氨基酸评分法

2013 年 FAO 膳食蛋白质质量评估的专家咨询会认为蛋白质消化率和氨基酸消化率存在较大的差别，建议采用可消化必需氨基酸评分（digestible indispensable amino acid score，DIAAS）替代 PDCAAS 来评价蛋白质质量。必需氨基酸消化率应来自人体回肠必需氨基酸真消化率，在人体资料不易获取的情况下，可采用以生长期的猪为研究对象获得的回肠必需氨基酸消化率，其次可采用生长期的大鼠来测定。针对不同人群提出的 DIAAS 氨基酸评分模式见表 5-13，其中出生半年内的婴儿氨基酸评分模式采用 2007 年 WHO/FAO/UNU 报告中母乳必需氨基酸含量；0.5 ~ 3 岁儿童氨基酸评分模式采用 0.5 岁儿童的氨基酸评分模式；其他人群采用表中 3 ~ 10 岁儿童的氨基酸评分模式。

$$DIAAS = \frac{每克膳食蛋白质中可消化的必需氨基酸含量（mg）}{每克参考蛋白质中相同的可消化的必需氨基酸含量（mg）} \times 100\% \quad (5-8)$$

除了上述方法外，还有一些其他的方法，如蛋白质值、精蛋白比值等。一般使用的比较少，本节不多做赘述。

表 5-13 不同人群 DIAAS 评分模式 单位：mg/g

必需氨基酸	婴儿（0~6 个月）	儿童 0.5~3 岁	其他
组氨酸	21	20	16
异亮氨酸	55	32	30
亮氨酸	96	66	61
赖氨酸	69	57	48
甲硫氨酸 + 胱氨酸	33	27	23
苯丙氨酸 + 酪氨酸	94	52	41
苏氨酸	44	31	25
色氨酸	17	8.5	6.6
缬氨酸	55	43	40

📚 本章小结

人体的蛋白质由 20 种氨基酸构成。在营养学领域，根据人体是否可以合成以及合成速度是否能满足人体需要，将氨基酸分为必需氨基酸、条件必需氨基酸和非必需氨基酸。

蛋白质生物合成的分子基础以及真核生物和原核生物蛋白质合成的区别。蛋白质参考摄入量的测定方法包括：利用氮平衡测定、利用碳平衡测定和利用氨基酸指示法测定。蛋白质的摄入量与年龄、气候、性别等因素都有关系，一般成年人的摄入量为每千克体重 0.8g/d。蛋白质主要在胃部和肠道进行消化，整个消化过程中有着多种酶的参与。蛋白质的主要吸收场所是小肠，在蛋白质的吸收过程中，有着多种转运体的参与。可以采用蛋白质的消化率、蛋白质的利用率、氨基酸模式和消化率校正后的氨基酸评分法对蛋白质的质量进行评价。

📝 思考题

1. 真核生物和原核生物蛋白质合成的区别是什么？

2. 请设想随着科技发展，人们可以通过哪些方法确定适合每一个人的氨基酸测定方法？

3. 请思考并总结，蛋白质消化过程中有哪些酶参与？

4. 请思考如何评价某一种食品是否可以作为优质蛋白补充剂？

5. 请思考如何综合评价蛋白质缺乏？

6. 请思考如何提高蛋白质的利用效率？

第六章
酶与人体营养健康

学习目标

1. 掌握酶的分子结构与功能。
2. 掌握酶促反应的特点及影响酶促反应速率的因素。
3. 了解米氏常数的应用。
4. 了解酶在食品科学、医疗实践中的应用。

生物体内的绝大多数化学反应由一类重要的生物催化剂（biocatalyst）催化进行，该类生物催化剂被称为酶（enzyme）。在酶的催化下，生物体内的新陈代谢及其他生命活动所涉及的各种化学反应在极为温和的条件下高效且特异性地进行，并受到严格调控。酶是正常机体不能缺少的生物分子，研究酶的结构、功能、性质及作用机制对于阐明生命现象的本质具有十分重要的意义。

第六章思维导图

酶学的相关研究成果不仅被用来指导工农业生产，在疾病诊断和治疗方面也有所应用。所以，关于酶的研究不仅对生产生活有重要意义，对人体健康也影响深远。

拓展阅读——酶的应用

第一节　概述

一、酶的化学本质

酶是由活细胞产生的、对底物具有催化功能的一类蛋白质。除了部分具有催化活性的核酸分子，绝大部分酶的化学本质是蛋白质。这些酶与其他蛋白质一样，具有一级、二级、三级乃至四级结构。

证明酶的化学本质是蛋白质的主要事实依据是：

① 酶经酸碱水解后生成氨基酸，能够被蛋白酶水解而失活。

② 作为具有空间结构的生物大分子，能够引起蛋白质变性的因素都可以使酶失活。

③ 酶是两性电解质，不同 pH 下呈现不同的离子状态，在电场中向某一电极泳动，具有特定的等电点。

④ 酶具有不能通过半透膜等胶体的性质。

⑤ 酶与蛋白质一样，具有化学呈色反应。

酶与其他蛋白质的不同之处在于，酶在空间结构上有特定的具有催化功能的区域。酶的分子结构决定其功能，酶蛋白的结构差异是其形成不同功能特点的基础。

二、酶的分类

酶的不同结构和组织形式，使其具有不同的功能。有的酶由一个完整的蛋白质分子发挥作用，有的酶则是在一个蛋白质分子内形成多种酶活性的有序组合，也有不同酶通过形成复合物而形成多种酶活性的有序组合。根据酶蛋白分子的特点，酶可以被分为以下 4 类。

1. 单体酶（monomeric enzyme）

由一条多肽链构成的酶，如溶菌酶、牛胰核糖核酸酶、羧肽酶 A 等。也存在由多条肽链组成的单体酶，如胰凝乳蛋白酶由 3 条肽链以二硫键共价结合组成一个整体。单体酶的相对分子质量在（$13 \sim 35$）$\times 10^3$。单体酶种类较少，一般多是催化水解反应的酶。

2. 寡聚酶（oligomeric enzyme）

由多个相同或不同的亚基以非共价键连接组成的酶。大多数寡聚酶含有偶数亚基，如蛋白质激酶 A 和磷酸果糖激酶 -1 均含有四个亚基；但个别寡聚酶含有奇数亚基，如荧光素酶和嘌呤核苷酸磷酸化酶均含有 3 个亚基。寡聚酶的亚基以次级键结合，彼此容易分开。寡聚酶的相对分子质量通常在 3.5×10^4 以上。大多数寡聚酶是调节酶，在代谢调控中起重要作用。

3. 多酶体系（multienzyme system）

由几种不同功能的酶彼此聚合形成的多酶复合物（multienzyme complex）。多酶体系的催化过程是一组连续反应，在该过程中上一个酶的产物会成为下一个酶的底物。多酶体系的几种酶靠非共价键彼此嵌合而成。这类多酶体系相对分子质量很高。如脂肪酸合成中的脂肪酸合成酶系，由 7 种酶和一个酰基携带蛋白构成，相对分子质量为 2.2×10^5。

4. 多功能酶（multifunctional enzyme）

也称串联酶（tandem enzyme），具有一条肽链，但有多种催化功能。肽链中的每一个结构域具有一种催化功能。

三、酶的分子组成

根据酶的分子组成，可分为单纯酶和结合酶。单纯酶（simple enzyme）是仅由氨基酸残基组成的酶。单纯酶水解后仅生成氨基酸，如淀粉酶、脂酶、核糖核酸酶、脲酶等。结合酶（conjugated enzyme）是由蛋白质部分（即酶蛋白，apoenzyme）和非蛋白质部分（即辅助因子，cofactor）共同组成。其中，酶蛋白主要决定酶催化反应的特异性及其催化机制；辅助因子主要决定酶催化反应的性质和类型。酶蛋白和辅助因子结合形成的复合物即全酶（holoenzyme）。酶蛋白或辅助因子单独存在时均无催化活性，只有全酶才有催化作用。

酶的辅助因子按其与酶蛋白结合的紧密程度与作用特点不同可分为辅酶（coenzyme）与辅基（prosthetic group）。辅酶和酶蛋白以非共价键疏松结合，通过透析或超滤的方法可以除去。在酶促反应中，辅酶作为底物接受质子或基团后与酶蛋白分离，参加另一酶促反应并将所携带的质子或基团转移出去。如辅酶Ⅰ和辅酶Ⅱ等。辅基和酶蛋白以共价键紧密结合，不能通过透析或超滤除去，需要一定的化学处理才能分离。如丙酮酸氧化酶中的黄素腺嘌呤二核苷酸（FDA）、细胞色素氧化酶中的铁卟啉，都属于辅基。所以，在酶促反应过程中，辅基不能与酶蛋白分离。

酶的辅助因子常为复合有机化合物、金属有机化合物或金属离子。作为辅酶因子的有机化合物多为 B 族维生素的衍生物或卟啉化合物，它们在酶促反应中主要参与传递电子、质子（或基团）或起运载体作用（表 6-1）。金属离子是最常见的辅助因子，如 Fe^{2+}（Fe^{3+}）、K^+、Na^+、Mg^{2+}、Cu^{2+}（Cu^+）、Zn^{2+}、Mn^{2+} 等（表 6-2）。约三分之二的酶含有金属离子。有些酶可以同时含有多种不同类型的辅助因子，如细胞色素氧化酶既含有血红素又含有 Cu^+/Cu^{2+}，琥珀酸脱氢酶同时含有铁和 FAD。

金属离子可以通过不同方式发挥辅助因子的作用。

① 作为酶活性中心的组成部分，参与催化反应，使底物与酶活性中心的必需基团形成正确的空间排列，有利于酶促反应的发生。

表 6-1　转移电子、原子和基团反应中的辅酶及辅基

缩写	辅酶	辅基	转移的基团	所含维生素
NAD⁺	尼克酰胺腺嘌呤二核苷酸（辅酶Ⅰ）		H 原子、电子	维生素 PP
NADP⁺	尼克酰胺腺嘌呤二核苷酸磷酸（辅酶Ⅱ）		H 原子、电子	维生素 PP
FMN		黄素单核苷酸	H 原子	维生素 B_2
FAD		黄素腺嘌呤二核苷酸	H 原子	维生素 B_2
TPP	焦磷酸硫胺素		醛基	维生素 B_1
PLP	磷酸吡哆醛		氨基	维生素 B_6
CoA	辅酶 A		酰基	泛酸
FH_4	四氢叶酸		一碳单位	叶酸

表 6-2　金属离子作为一些酶的辅助因子

金属离子	含有或需要金属离子的酶
Fe^{2+} 或 Fe^{3+}	过氧化氢酶
Fe^{2+} 或 Fe^{3+}	过氧化物酶
K^+	丙酮酸磷酸激酶
Na^+	质膜 ATP 酶
Mg^{2+}	磷酸水解酶
Cu^{2+}（Cu^+）	酪氨酸酶、漆酶、抗坏血酸氧化酶
Zn^{2+}	乙醇脱氢酶、碳酸酐酶、羧肽酶
Mn^{2+}	固氮酶、精氨酸酶

② 作为连接酶与底物的桥梁，形成三元复合物。

③ 中和电荷，减小静电斥力，有利于底物与酶的结合。

④ 通过与酶结合，稳定酶的空间构象及酶的活性中心。

⑤ 在反应中传递电子。

有的金属离子与酶结合紧密，提取过程中不易丢失，这类酶称为金属酶（metalloenzyme），如碱性磷酸酶（含 Mg^{2+}）等。有的金属离子虽为酶的活性所必需，但与酶的结合并不紧密（可逆结合），甚至仅与底物相连接，这类酶称为金属激活酶（metal activated enzyme）。如己糖激酶从 ATP 转移磷酸基团时形成的中间复合物是 Mg^{2+}-ATP- 酶。

四、酶的活性中心

　　酶分子中存在有各种化学基团，其中与酶活性密切相关的基团，称为酶的必需基团（essential group）。常见的必需基团有丝氨酸残基的羟基、组氨酸残基的咪唑基、半胱氨酸残基的巯基以及酸性氨基酸残基的羧基等。有的必需基团位于酶的活性中心内，有的必需基团位于酶的活性中心外。具有酶活性的蛋白质通常是由几百个氨基酸组成的球蛋白，酶分子与底物发生直接作用的部分仅是一小部分氨基酸侧链，这些与酶催化活性有关的氨基酸侧链被称为酶的活性中心（active center）或活性部位（active site）。酶的活性中心是酶分子中能与底物特异地结合并催化底物转变为产物的具有特定三维结构的区域。位于酶活性中心内的必需基团分为结合基团（binding group）和催化基团（catalytic group）。前者决定酶的专一性，负责与底物结合；后者决定酶的催化能力，负责催化底物键的断裂形成新键。有些酶的结合基团同时兼具催化基团的功能。活性中心内的必需基团在一级结构中可能距离很远，但在三维空间结构中相互接近，共同组成酶的活性中心（图6-1）。酶活性中心外的必需基团虽然不直接参与结合底物和催化作用，却是维持酶活性中心的空间构象所必需的。

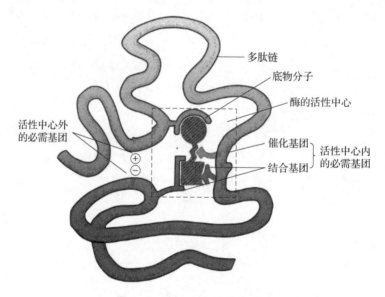

图6-1　酶的活性中心示意图

　　酶的活性中心一般具有以下共同特点。

　　① 酶的活性中心通常只占酶分子的很小部分，很多酶都是由几百个氨基酸残基组成，而其活性部分通常也只有几个氨基酸残基构成。这其中酶分子的催化部位一般只由2~3个氨基酸残基组成，而结合部位的残基数可能是1个或数个。

　　② 酶的活性中心是一个三维结构。酶的活性部位的氨基酸残基在一级结构上可能相距甚远，通过肽链的盘绕、折叠在空间上靠近，并形成酶的空间结构。所以，酶的高级结构

的破坏会引起酶的失活。

③ 酶的活性部位在酶与底物结合过程中发生构象改变。酶在发挥作用时，底物分子和酶分子有时是同时发生构象的变化才能够互补，这时催化基团的部位也正好处于底物键断裂和将生成新键的适当位置。该过程即为诱导契合（induced-fit）。

④ 酶的活性中心是酶分子中具有三维结构的裂隙或凹陷区域，多为氨基酸残基的疏水基团组成，形成疏水"口袋"（图 6-1）。这种微环境可排除水分子的干扰，有利于结合基团与底物结合、催化基团催化反应。

⑤ 酶与底物形成酶 - 底物复合体主要通过次级键。

⑥ 酶的活性中心具有可运动性。在酶变性过程中，相较于酶的整体构象，酶的活性中心首先受到影响，继而发生活性的丧失。所以，相对于整个酶来说，酶的活性中心具有可运动型。

五、酶的分类与命名

迄今为止，随着生物化学、分子生物学等生命学科的发展，已经有超过 5000 多种酶被发现。1955 年，国际酶学委员（Enzyme Commission，EC）会由国际生物化学联合会（International Union of Biochemistry，IUB）成立，其职责为：制定酶及辅酶的分类和命名、活性单位和标准测定方法、描述酶动力学过程中的符号。1961 年，酶学委员会发布了一份包含 712 种酶的报告。1992 年，发布 3196 种酶。国际酶学委员会（Enzyme Commission，EC）制定了一套系统命名方案及分类方法，决定每一种酶应有一个习惯名称和一个系统名称。

1. 习惯命名法

1961 年以前使用的酶的名称为习惯名，主要依据以下原则：

① 根据酶作用的底物命名，有时加上来源以区别不同来源的同一类酶。如淀粉酶、胰蛋白酶。

② 根据酶催化反应的性质及类型命名。如转移酶、还原酶。

③ 有的酶结合以上两个原则来命名。如琥珀酸脱氢酶。

2. 系统命名法

国际系统命名法的原则是以酶所催化的整体反应为基础，在名称中标明酶的底物及催化反应的性质。如一种酶催化两种底物，则应在其系统命名中包括两种底物的名称，以"："隔开。例如，底物是水，则可省略不写。例如，脂肪酶的系统命名为"脂肪：水解酶"，谷丙转氨酶的系统命名为"丙氨酸：α- 酮戊二酸氨基转移酶"。

3. 六大酶类

基于酶催化反应的类型，国际酶学委员会将酶分为氧化还原酶类、转移酶类、水解酶类、裂合酶类、异构酶类和连接酶类。

（1）氧化还原酶　氧化还原酶是通过转移氢、电子或通过添加氧，来还原底物或氧化的酶。氧化还原酶所催化的反应可以由以下反应通式表示：

$$AH_2 + B \rightleftharpoons A + BH_2 \tag{1}$$

如氨基酸氧化酶、过氧化氢酶及乳酸脱氢酶等均属于氧化还原酶。

（2）转移酶　转移酶是从底物上除去基团（不包括 H），并将该基团转移到受体底物上的酶。所转移的基团可以是甲基、酰基、糖苷、氨基及磷酸基等。其反应通式为：

$$A + BC \rightleftharpoons AC + B \tag{2}$$

如己糖激酶、谷丙转氨酶等属于转移酶类。该大类中还有转移羧基、醛或酮基、含硫基、酰基、糖苷基的酶。

（3）水解酶　水解酶是以水为第二底物的酶，水参与共价键的断裂。如蛋白质中的肽键、碳水化合物中的糖苷键、脂质中的酯键及核酸中的磷酸二酯键。

$$AB + H_2O \rightleftharpoons AOH + BH \tag{3}$$

水解酶类的发现最早，种类也多，如蔗糖酶、淀粉酶、胃蛋白酶、脂肪酶等均属于此类。

（4）裂解酶　裂解酶是从底物上去除基团（非水解）以在产物中形成双键的酶，或者逆向地将基团添加到双键上。

$$AB \rightleftharpoons A + B \tag{4}$$

常见的有 C—C、C—O、C—N、C—S 裂解酶。如 L- 组氨酸氨裂解酶。

（5）异构酶　异构酶是引起底物上一个或者多个基团重排而不改变产物原子组成的酶。催化不对称基团反转的异构酶分别称为"消旋酶"或"差向异构酶"，这取决于底物是否含有一个或多个不对称中心。

$$A \rightleftharpoons B \tag{5}$$

如磷酸丙糖异构酶等。

（6）连接酶　连接酶是催化两个分子共价连接的酶，与 ATP、UTP 或 CTP 中断裂的焦磷酸键相结合。

$$A + B + ATP \rightleftharpoons AB + ADP + Pi \tag{6}$$

这类酶包括生成 C＝O、C＝S、C＝N、C＝C 和磷酸酯键五个亚类。如 L- 酪氨酰 -tRNA 合成酶。

以上为国际酶学委员会对酶的系统分类，根据该分类进一步对酶进行编号。酶所催化的氧化还原类、转移酶类、水解酶类、异构酶类和连接酶类分别用 1、2、3、4、5、6 表示，这六大类又分为若干亚类，各亚类再细分为次亚类，并采用四位数字编号系统，编号前冠以 EC（Enzyme Commission）。如 L- 乳酸：NAD^+ 氧化还原酶，编号为 EC 1.1.1.27，其中第一个"1"代表氧化还原酶，第二个"1"代表作用于 CHOH 基团，第三个"1"代表受体是 NAD^+ 或 $NADP^+$，"27"表示 NAD^+ 或 $NADP^+$ 为受体分类中的排号。该命名方式相当严格，新发现的酶都可按照此系统编号，一种酶只能有一个名称和编号。通过该编号，可以得到该酶的类型和反应性质，在《酶学手册》（*Enzyme Handbook*，Thoms E. Barm，

1969 年）中具体表明了酶的编号、系统命名、习惯命名、反应式、酶的来源、酶的性质等内容。

第二节　酶促反应的特点及影响因素

在一个化学反应体系中，只有具有较高能量且处于活化态的分子即活化分子（activation molecule）才能发生化学反应。活化分子比一般分子高出的能量被称为活化能（activation energy，Ea），即一定温度下 1mol 底物进入活化状态所需要的自由能（free energy）。由于催化剂能与底物迅速结合成过渡态，因此在有催化剂存在的情况下，反应所需的活化能被降低，反应速率加快。

相较于一般催化剂，酶有如下共性：

① 在化学反应前后都没有质和量的变化，只能催化热力学允许的化学反应。

② 酶能降低反应的活化能。

③ 酶只能加速反应的进程，而不改变反应的平衡点，即不改变反应的平衡常数。

但是，由于大多数酶的化学本质是蛋白质，因此酶促反应又具有不同于一般催化剂催化反应的特点和反应机制。

一、酶促反应的特点

酶作为生物催化剂受到多种因素调节控制，与一般非生物催化剂比较有以下几个特点：

1. 高效催化性

生物体内的大多数反应，在没有酶的情况下，几乎不能发生。在相同 pH 及温度条件下非酶催化反应速度很低，既不易观察，也难以测量。在可比较的情况下，同一反应发生时，酶的催化使其效率高 $10^8 \sim 10^{20}$ 倍，而一般无机催化剂也比自发反应高 $10^7 \sim 10^{13}$ 倍。例如，在过氧化氢分解成水和氧的反应中，无催化剂时反应的活化能为 75312J/mol；用胶体钯做催化剂时，反应的活化能降至 48953J/mol；用过氧化氢酶催化时，反应活化能降低至 8368J/mol。又如，无催化剂时，蔗糖水解所需活化能为 1339.8kJ/mol；用 H^+ 作催化剂时，活化能降低为 104.7kJ/mol，用蔗糖酶则只需要 39.4kJ/mol。并且，据报道，如果没有各种酶类参与催化作用，人的消化道要消化简单的午餐需要大约 50 年。经实验分析，一般的肉类在肉食动物的消化道内只要几个小时就可完全被消化。由此可见，酶具有极高的催化效率。

2. 专一性

酶对其所催化的底物（substrate）和反应类型具有严格的选择性。一种酶只作用于一种或一类化合物，或一种化学键，催化一定的化学反应并产生一定结构的产物，这种现象被称为酶的特异性（specificity）或专一性。

例如，凝血酶只水解羧基端 L- 精氨酸残基，专一性很高，对于水解的肽键羧基一端和氨基一端都有严格要求。

3. 酶活性的调节与调控

体内酶的活性和浓度受代谢物和或激素的调节。从结果来看，酶活性的调节有激活和抑制两种方式；从机制来看，酶活性调节有变构调节和化学修饰调节。酶在体内既可以合成，也可以降解。所以，机体主要通过诱导或抑制酶的合成，或者调节酶的降解，以实现对酶浓度的调节。由于酶活性和浓度的精确调节，机体可以适应内外环境的变化，维持机体内部化学反应的有序性，使新陈代谢正常进行。

4. 不稳定性

酶是由细胞产生的生物大分子。所以，在强酸、强碱、高温或重金属存在等条件作用下，酶可因蛋白质变性而失去催化活性。因此，酶促反应通常是在常温、常压和接近于中性的缓冲体系中进行。

二、影响酶促反应的因素

酶是具有高效性、专一性等特点的生物催化剂，目前发现一些因素是影响酶促反应的关键。

1. 酶的专一性

一些酶仅对一种特定结构的底物起催化作用，并且产生具有特定结构的产物，这种极其严格的选择性称为绝对专一性（absolute specificity）。如脲酶仅水解尿素，对甲基尿素无反应；麦芽糖酶仅作用于麦芽糖，而对其他双糖没有催化作用。一些酶对立体异构体有选择性，仅可催化立体异构体中的一种，产生特定的产物，这种特异性称为立体异构专一性（stereospecificity）。如乳酸脱氢酶仅催化 L- 乳酸脱氢而对 D- 乳酸无作用；精氨酸酶只催化 L- 精氨酸水解产生 L- 鸟氨酸和尿素，而对 D- 精氨酸无效；淀粉酶只水解淀粉的 α-1,4- 糖苷键，却不能水解纤维素的 β-1,4- 糖苷键；琥珀酸脱氢酶只能催化琥珀酸生成延胡索酸，而不生成顺 - 丁烯二酸。酶的立体异构专一性非常普遍。

部分酶可以催化一类化合物或一种化学键，这种对底物分子不太严格的选择性被称为相对专一性（relative specificity）。如消化系统的蛋白酶仅对构成肽键的氨基酸残基种类有选择性，而对具体的蛋白质无严格要求；蔗糖酶不仅水解蔗糖也可以水解棉子糖中的同一种糖苷键。人体内有多种蛋白激酶，它们均催化底物蛋白质丝氨酸或苏氨酸残基上的磷酸化，对其两侧的共有序列的要求既相似又各不相同。

关于酶作用专一性的假说有"锁匙学说"（lock and key）及"诱导契合"假说（induced-fit hypothesis），后者受到广泛认可。"诱导契合"假说于 1958 年由考斯兰德（Koshland）提出，认为酶在发挥催化作用之前必须先与底物结合，这种结合并非锁和钥匙的机械结合，而是在酶与底物相互接近时其结构相互诱导、变形和适应，进而结合成酶 – 底物复合物（图 6-2）。此假说被 X 射线衍射分析验证，证明酶和底物结合时发生显著的构象变化。

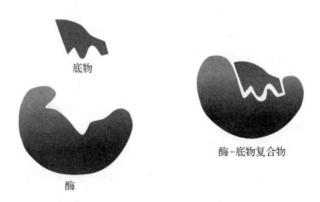

图 6-2　酶与底物结合的诱导契合作用

酶与底物相互诱导契合形成过渡态复合物过程中，过渡态底物与酶的活性中心以次级键（氢键、离子键、疏水键、范德华力）相结合，这一过程是释能反应，所释放的能量称为结合能（binding energy）。结合能可以抵消一部分活化能，是酶促反应降低活化能的主要能量来源。酶与过渡态底物结合时可生成数个次级键，每形成一个次级键，可以提供 4 ~ 30kJ/mol 的结合能。

2. 邻近效应与定向排列

邻近效应与定向排列可以影响酶的反应速率。如果酶催化两个底物相互作用，那么限制它们在酶活性中心的运动则有利于反应。结合能的释放可使两个底物聚集到酶的活性中心部位，并与酶活性中心内的结合基团稳定地结合，进入最佳的反应位置和最佳的反应状态（过渡态）。同时，这两个过渡态分子的相互靠近形成正确定向关系。这种现象称为邻近效应（proximity effect）和定向排列（orientation arrange）。其中，邻近效应是指酶与底物结合形成复合物以后，底物与底物之间、酶的催化基团与底物之间结合于同一分子，从而使底物的有效浓度极大升高，加快反应速率。定向排列是指酶活性中心的相关基团和底物的反应基团正确定向排列，同时使反应基团之间的分子轨道以正确方向严格定位，使酶促反应易于进行。该过程是将分子间的反应转变成类似分子内的反应，使反应速率显著提高。当酶催化单个底物反应时，邻近效应和定向排列可使酶的催化基团与底物的反应基团更容易接触。X 射线衍射分析已经证明在溶菌酶及羧肽酶中存在着邻近效应和定向排列作用。

3. 活性部位微环境

非极性介质和水性介质对化学基团的反应活性和化学反应的速率影响很大，这是由于非极性环境中介电常数较水性介质低，并且带电基团间的静电作用在非极性环境中要显著高于在极性环境中。所以，酶的活性中心中的疏水"口袋"，大大利于酶促反应的发生。

这可使底物分子脱溶剂化（desolvation），排除周围大量水分子对酶和底物分子中功能基团的干扰性吸引或排斥，防止两者形成水化膜，利于底物和酶分子的密切接触与结合。酶与底物相互作用这种现象称为表面效应（surface effect）。

4. 共价催化

酶促反应中，底物可与酶形成瞬时共价键，因而很容易反应形成产物和游离的酶，这种方式称为共价催化（covalent catalysis）。共价催化是通过亲核催化作用或亲电子催化作用进行。亲核催化（nucleophilic catalysis）是酶活中心亲核基团（如丝氨酸蛋白酶的 Ser–OH、巯基酶的 Cys–SH、谷氨酰胺合成酶的 Tyr–OH 等）未共用的电子攻击过渡态底物上具有部分正电性的原子或基团，形成瞬间共价键。亲电子催化（electrophilic catalysis）是酶活性中心内亲电子基团与富含电子的底物形成共价键。由于酶分子的氨基酸侧链缺乏有效的亲电子基团，亲电子催化常常需要缺乏电子的有机辅助因子或金属离子参加。

5. 广义酸碱催化

有些酶可通过广义酸碱催化（general acid–base catalysis）机制催化底物发生反应。广义酸碱催化（即质子转移）是生物化学最常见的反应。酶具有两性解离的性质，所含有的多种功能基团具有不同的解离常数。即使同一种功能基团，在处于不同的微环境时，其解离程度也有差异。酶活性中心内，有些基团是质子供体（酸），有些基团是质子受体（碱），这些基团在酶活性中心的准确定位有利于质子的转移。

实际上酶促反应常常涉及多种催化机制。例如，胰凝乳蛋白酶的催化部位由三个氨基酸残基组成，即 His57、Asp102 和 Ser195。195 位的丝氨酸残基上—OH 是催化基团，此—OH的氧原子含有未配对电子，在 57 位组氨酸残基催化的帮助下，对肽键进行亲核攻击，使其断裂。胰凝乳蛋白酶与肽链羧基侧形成共价的酰基酶，后者再水解生成游离的酶。

6. 多元催化与协同效应

在酶催化反应中，经常是几个基元催化反应配合在一起共同起作用。如在胰凝乳蛋白酶催化肽键水解，包括亲核催化和碱催化共同作用。酶催化底物反应的同时，酶分子中多功能基团（包括辅酶或辅基）的协同作用也可以大大提高酶的催化效率，反应速率可提高到 $10^2 \sim 10^5$ 倍。

综上所述，影响酶促反应的因素有很多。这些因素可能同时在同一反应中起作用，也可能仅有一个或几个因素参与到反应中；影响不同酶发挥作用的因素不同。

第三节 酶促反应动力学

酶促反应动力学（kinetics of enzyme-catalyzed reactions）是研究酶促反应的速率以及各种因素对酶促反应速率影响的科学。酶促反应速率受底物和酶浓度、温度、pH、激活剂、抑制剂等多种因素影响。酶促反应动力学的研究对理论研究和实践应用都有一定的意义。

一、酶促反应的衡量

1. 酶活性

酶活性是指酶催化化学反应的能力。酶活性通常以酶促反应速率的大小为衡量，而酶促反应速率的大小可用单位时间内底物的减少量或产物的生成量表示。在实际工作中，常以测定单位时间内产物的生成量作为衡量酶活性的标准。

1961 年，酶学委员会规定采用统一单位 IU（international unit）来表示酶活性，并定义一个国际单位为在规定条件下（如一定温度、pH 和足够的底物量等）每分钟催化 $1\mu mol$ 底物转变为产物所需的酶量。1979 年，酶学委员会推荐以开特（katal, Kat）来表示酶活性单位。1 开特指在特定条件下每秒钟将 1mol 底物转化成产物所需要的酶量。其中，$1IU=16.67 \times 10^{-9}Kat$。在酶的纯化过程中常用比活性（specific activity）来比较酶的纯度。比活性单位是指每毫克蛋白质所含酶的单位数。比活性越高，表示其纯度也越高。

$$比活性 = \frac{活力（IU）}{mg\ 蛋白} = \frac{总活力（IU）}{总蛋白（mg）} \tag{6-1}$$

2. 初速率

对酶促反应初速度（initial velocity）的测定是研究酶促反应速率最简单的方法，该方法可以防止实验进行过程中各种因素的干扰。酶促反应初速度是指反应刚刚开始各种影响因素尚未发挥作用时的酶促反应速率。

3. 底物或产物的变化量

可采用直接测定法或间接测定法对酶促反应中的底物或产物的变化量进行检测。

有些酶促反应的底物或产物可以不用任何辅助反应便可直接测定。直接检测底物和产物量的变化，即为直接测定法（direct assay）。例如，利用尿酸在 282~292nm 处有特异吸收峰，在尿酸酶作用下产物在此吸光度下无吸收峰，则可利用吸光度的变化计算血清尿酸含量。目前该方法被应用于临床。

有些酶促反应的底物或产物不能直接被测定，则可使用某些辅助试剂检测。这样的测定方法即为间接测定法（indirect assay）。如酶促反应的直接产物和底物不能直接检测，可以检测反应体系中的其他物质。例如，二氢乳清酸脱氢酶催化二氢乳清酸与泛醌反应，生成乳清酸和泛醇，泛醇再与氧化型 2,6- 二氯酚靛酚（在 610nm 处有吸收）反应，生成还原型 2,6- 二氯酚靛酚（在 610nm 处无吸收），因此检测反应液在 610nm 处吸光度下降的程度，可反映泛醇的生成量。还可以利用酶偶联法测定反应的底物或产物量的变化：在一个初始酶促反应的基础上，再偶联其他酶促反应并对偶联反应的产物进行检测和间接反应待测酶促反应的底物（或产物）的变化量。这种方法即为酶偶联测定法（enzyme-linked assay）。例如，测定丙氨酸转氨酶的活性可以将其与乳酸脱氢酶（指示酶）偶联，通过检测 NADH 在波长 340nm 处吸收峰的下降来计算丙氨酸转氨酶的活性。

二、底物浓度对酶促反应速率的影响

1. 米-曼氏方程的建立

1903 年，Victor Henri 用蔗糖酶水解蔗糖进行实验，研究底物浓度与反应速率的关系。当酶浓度不变时，可以测出不同底物浓度下酶促反应的速率，以反应速率对底物浓度作图（图 6-3），可以看出：当底物浓度较低时，反应速率与底物浓度成正比，表现为一级反应；当底物浓度逐渐升

拓展阅读——酶促反应机制的发展

高，反应速率不再以正比升高，反应表现为混合级反应；当底物浓度达到一定程度后，对反应速率的影响变小，最后反应速率与底物浓度几乎不相关，反应速率也达到最大（v_{max}），表现为零级反应。根据该规律，Victor Henri 等提出中间络合物学说。该学说认为，酶（E）与底物（S）生成酶-底物中间复合物（ES），然后 ES 分解为产物（P），并使 ES 中的酶游离出来。该学说的动力学模型可表示为：

$$E+S \rightleftharpoons ES \rightarrow E+P \tag{7}$$

中间络合物学说可以解释该反应规律。假设酶浓度不变，当底物浓度很小时，酶未被底物充分饱和，反应速率与底物正相关；当底物浓度变大，根据质量作用定律，ES 生成量变大，反应速率增高；当底物浓度很高时，溶液中的酶全部被底物饱和，底物的增加不再引起 ES 的升高，酶促反应速率不再与底物相关，则反应速率达到最大。

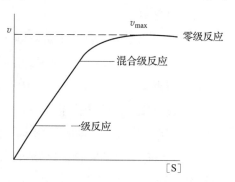

在此基础上，1913 年德国科学家 Michaelis L 和 Menten M 通过大量实验及数学处理，假定 E+S $\rightleftharpoons$

图 6-3　底物浓度对酶催反应初速率的影响

ES 迅速建立平衡，底物浓度远大于酶浓度下，得出单底物反应中底物浓度与酶反应速率之间的定量关系：

$$v = \frac{v_{max} \cdot [S]}{K_s + [S]} \tag{6-2}$$

即米-曼氏方程，简称米氏方程（Michaelis equation）。

式中　v——反应速率；

　　v_{max}——酶完全被底物饱和时的最大反应速率；

　　$[S]$——底物浓度；

　　K_s——ES 的解离常数。

1925 年，Briggs 和 Haldane 提出稳态概念以修正米氏方程。首先，酶促反应分为两步：

$$E+S \underset{k_2}{\overset{k_1}{\rightleftharpoons}} ES \tag{8}$$

$$ES \underset{k_4}{\overset{k_3}{\rightleftharpoons}} P+E \tag{9}$$

两步反应均可逆，其正反应和逆反应速率常数分别为 k_1、k_2、k_3、k_4。

稳态是指在反应进行了一段时间以后，系统生成的复合物 ES 由零逐渐增加到一定数值，在一定时间内，复合物 ES 既不断生成也不断分解，当系统中 ES 的生成速率和分解速率相等时，ES 浓度保持不变的状态，即为稳态（图 6-4）。此时，$\dfrac{\mathrm{d}[ES]}{\mathrm{d}t}=0$。

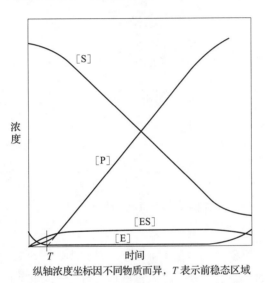

纵轴浓度坐标因不同物质而异，T 表示前稳态区域

图 6-4　酶反应过程中各种浓度与反应时间的曲线

在稳态下，ES 的生成速率 $\mathrm{d}[ES]/\mathrm{d}t$ 应与 $E+S \overset{k_1}{\longrightarrow} ES$ 和 $E+P \overset{k_4}{\longrightarrow} ES$ 有关。但是在反应初速度阶段，产物浓度低，$E+P \overset{k_4}{\longrightarrow} ES$ 的反应速率也极小，则 ES 的生成速率只与 $E+S \overset{k_1}{\longrightarrow} ES$ 有关。ES 的生成速率可以表达为：

$$\frac{\mathrm{d}[ES]}{\mathrm{d}t}=k_1([E]-[ES]) \cdot [S] \tag{6-3}$$

式中　[E]——酶的总浓度；

　　　[ES]——酶与底物的络合物浓度；

[E]–[ES]——未与底物结合的酶的浓度；

　　　[S]——底物浓度。

通常情况下，底物浓度远大于酶浓度，所以与酶结合的底物浓度极低，[ES] 可以忽略不计。所以 $[S]-[ES] \approx [S]$。ES 的分解速率 $-\mathrm{d}[ES]/\mathrm{d}t$ 则与 $ES \overset{k_2}{\longrightarrow} S+E$ 及 $ES \overset{k_3}{\longrightarrow} P+E$ 有关，则 ES 的分解速率可以表达为：

$$-\frac{\mathrm{d}\,[\,\mathrm{ES}\,]}{\mathrm{d}t}=k_2\,[\,\mathrm{ES}\,]+k_3\,[\,\mathrm{ES}\,] \tag{6-4}$$

在稳态下，ES 的生成速率和分解速率相等，则式（6-3）= 式（6-4）

$$k_1\,([\,\mathrm{E}\,]-[\,\mathrm{ES}\,])\cdot[\,\mathrm{S}\,]=k_2\,[\,\mathrm{ES}\,]+k_3\,[\,\mathrm{ES}\,]$$

处理可得：

$$\frac{([\,\mathrm{E}\,]-[\,\mathrm{ES}\,])\cdot[\,\mathrm{S}\,]}{[\,\mathrm{ES}\,]}=\frac{k_2+k_3}{k_1} \tag{6-5}$$

设定 K_m 表示 $K_m=\dfrac{k_2+k_3}{k_1}$

$$\frac{([\,\mathrm{E}\,]-[\,\mathrm{ES}\,])\cdot[\,\mathrm{S}\,]}{[\,\mathrm{ES}\,]}=K_m$$

则经处理可得

$$[\,\mathrm{ES}\,]=\frac{[\,\mathrm{E}\,]\,[\,\mathrm{S}\,]}{K_m+[\,\mathrm{S}\,]} \tag{6-6}$$

由于酶促反应速率（v）与 $[\,\mathrm{ES}\,]$ 成正比，即：

$$v=k_3\,[\,\mathrm{ES}\,] \tag{6-7}$$

将式（6-6）带入式（6-7）可得：

$$v=k_3\frac{[\,\mathrm{E}\,]\,[\,\mathrm{S}\,]}{K_m+[\,\mathrm{S}\,]} \tag{6-8}$$

当系统中 $[\,\mathrm{S}\,]$ 极高时，所有酶都被底物饱和生成 ES，即 $[\,\mathrm{E}\,]=[\,\mathrm{ES}\,]$，酶促反应达到最大速率 $v_{\max}$，则：

$$v_{\max}=k_3\,[\,\mathrm{ES}\,]=k_3\,[\,\mathrm{E}\,] \tag{6-9}$$

将公式（6-9）带入公式（6-8），即得根据稳态理论推导的动力学方程式：

$$v=\frac{v_{\max}\cdot[\,\mathrm{S}\,]}{K_m+[\,\mathrm{S}\,]} \tag{6-10}$$

公式（6-2）和公式（6-10）均为米氏方程，K_m 为米氏常数。该方程表明，已知 K_m 和 $v_{\max}$ 时，酶反应速率和底物浓度之间的定量关系。

从式（6-10）中可以看出，当反应速率达到最大速率一半时，即 $v=\dfrac{v_{\max}}{2}$，经推导可以得到 $[\,\mathrm{S}\,]=K_m$

由此可以看出 K_m 值的意义为当酶促反应速率达到最大反应速率一半时底物的浓度，单位是 mol/L，与底物浓度的单位一致。若以 $[\,\mathrm{S}\,]$ 作横坐标，v 作纵坐标作图，则可得一条双曲线（图 6-5）。

2. 米氏常数的意义

K_m 是酶的一个重要的动力学特征常数，其大小只与酶的性质有关，而与酶浓度无关。所以，可以用来鉴定不同来源，或相同来源但

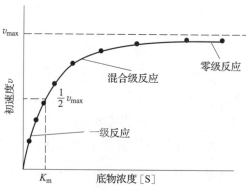

图 6-5　米氏方程曲线

在不同发育阶段的，或不同生理状况下催化相同反应的酶是否为同一种酶。在实际应用中，也可用来确定酶促反应适宜使用的底物浓度。各种酶的 K_m 相差较大，大多数介于 $10^{-6} \sim 10^{-1}$ mol/L。表 6-3 列举了部分酶的 K_m。

表 6-3 一些酶的 K_m

酶	来源	底物	K_m/（mmol/L）
脂酶	马肝	丁酸丁酯	22
脂肪酶	猪胰	甘油三丁酯	0.6
胆碱酯酶	电鳗	乙酰胆碱	0.46
蔗糖酶	酵母菌	蔗糖	28
肌激酶	兔肌	腺三磷	0.33
肌酸激酶	兔肌	腺三磷	0.60
膦酸甘油酸激酶	酵母菌	ATP	0.11
碱性磷酸酯酶	文昌鱼	对-硝基苯磷酸盐	0.5
黄嘌呤氧化酶	牛乳	黄嘌呤	0.05
乳酸脱氢酶	心肌	丙酮酸	0.017
己糖激酶	酵母菌	ATP	0.095
苹果酸脱氢酶	心肌	苹果酸	0.055
丁酰辅酶 A 脱氢酶	牛肝	丁酰 –CoA	0.14
丁酰辅酶 A 脱氢酶	酵母菌	丁酰 –CoA	0.058
磷酸己糖异构酶	酵母菌	葡萄糖 -6- 磷酸	0.7

K_m 是由酶的作用中心同底物分子的结合速率而定的特征值，其数值大小与酶分子或底物分子的性质和结构相关。不同来源的酶和底物分子测得的 K_m 不同。在使用酶的过程中，即使有其他杂质，只要酶和底物性质不变，在规定情况下，可以得到基本相同的 K_m。

K_m 作为酶的特征值可以应用于以下方面：

① 作为酶与底物亲和力的一个量度：当 $k_3 \ll k_2$ 时，$K_m = \dfrac{k_2 + k_3}{k_1} \approx \dfrac{k_2}{k_1} = K_S$，即中间产物 ES 解离为该酶促反应的限速步骤，$K_m$ 等于 ES 的解离常数，反映酶与底物亲和力的大小。当 $k_3 > k_2$ 时，K_m 不等于 K_S，此时 K_m 为中间产物 ES 的解离常数，此时 K_m 越大说明中产物越易

解离，酶与底物的亲和力越小；而 K_m 越小则说明酶与底物的亲和力越大。

② 判断酶的最适底物：有的酶可以作用于多种底物，其中 K_m 最小的底物，就是该酶的最适底物，即天然底物。

③ 了解酶的底物在体内具有的浓度水平：一般情况下，酶的天然底物在体内的浓度水平接近它的 K_m。

④ 判断酶是否为同工酶：当同工酶的氨基酸序列差异不大时，对同一底物的 K_m 值通常是相同的，而异源的同工酶对同一底物的 K_m 值往往是不同的。

⑤ 判断在细胞内酶的活性是否受到底物控制：如 K_m 远小于底物浓度，即 $K_m \ll [S]$，且反应速率没有明显变化，则表明该酶在细胞内处于底物所饱和的状态；如 $K_m \gg [S]$，则反映速率对底物浓度的变化极为敏感。

3. 米氏方程中 K_m、v_{max} 的测定

（1）Lineweaver–Burk 方程　林 – 贝氏作图法是求得 K_m、v_{max} 最常用的方法，该方法又称双倒数作图法。将米氏方程两边同时取倒数，并加以整理，即得一线性方程式，即林 – 贝氏方程（Lineweaver–Burk 方程）：

$$\frac{1}{v} = \frac{K_m}{v_{max}} \cdot \frac{1}{[S]} + \frac{1}{v_{max}} \tag{6-11}$$

以 $\frac{1}{v}$ 对 $\frac{1}{[S]}$ 作图，可得一条直线，该直线斜率为 $\frac{K_m}{v_{max}}$，截距分别为 $-\frac{1}{K_m}$ 和 $\frac{1}{v_{max}}$。见图 6-6。

（2）Hanes–Woolf 方程　将米氏方程重排后可得：

$$\frac{[S]}{v} = \frac{[S]}{v_{max}} + \frac{K_m}{v_{max}} \tag{6-12}$$

以 $\frac{[S]}{v}$ 对 $[S]$ 作图，可得一条直线，斜率为 $\frac{1}{v_{max}}$，截距为 $-K_m$ 和 $\frac{K_m}{v_{max}}$。见图 6-7。

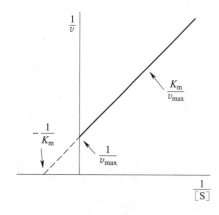

图 6-6　双倒数作图法

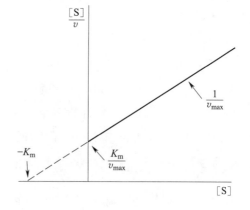

图 6-7　双倒数作图法

（3）Eadie-Hofstee 方程　米氏方程可改写为：

$$v = v_{\text{max}} - K_{\text{m}} \cdot \frac{v}{[\text{S}]} \qquad （6-13）$$

以 v 对 $\dfrac{v}{[\text{S}]}$ 作图，可得一条直线，斜率为 $-K_{\text{m}}$，纵轴截距为 v_{max}。图 6-8。

以上方法以林 - 贝氏方程最为常用，选择时主要考虑数据点能够尽可能的落在一条直线上，且在该直线上分布均匀。目前也有很多软件可以直接计算米氏方程的原始形式，得到匹配最佳的 K_{m}、v_{max}。

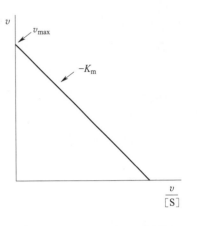

图 6-8　Eadie-Hofstee 作图法

三、酶浓度对酶反应速率的影响

酶浓度升高可以增加酶促反应速率。当底物浓度远大于酶浓度，即 $[S] \gg [E]$ 时，酶促反应速率随着酶浓度的增加而增大 [图 6-9（1）]，即 $[E]_1 > [E]_2 > [E]_3$ 情况下，酶促反应速率随底物浓度增加而增大，但并不影响 K_{m}。由于底物浓度远大于酶浓度，则反应中 $[S]$ 浓度变化量可以忽略不计，反应速率 v 与 $[E]$ 呈线性关系 [图 6-9（2）]。

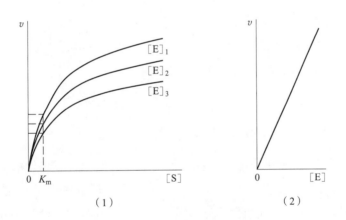

图 6-9　酶浓度与反应速率的关系

四、温度对酶促反应速率的影响

温度对酶反应的影响，与大多数化学反应类似，随着反应体系温度的增加底物分子的热运动加快，酶促反应速率增高；但是另一方面，温度过高则使酶蛋白变性，酶促反应速率下降。大多数酶的变性温度为 60℃，至 80℃时变性不可逆。酶促反应速率最大时反应体系的温度称为酶反应的最适温度（optimum temperature）。

每种酶都有自己的最适温度，但是酶的最适温度不是酶的特征常数。由于酶在短时间内能够耐受较高的温度。所以，反应时间短，最适温度高；反应时间长，最适温度低。酶在温度低的情况下活性低，而在温度回升时活性恢复，该特征被用于低温条件保存酶、菌株和细胞等生物材料。通常情况下，动物细胞内酶的最适温度在 35~40℃，植物细胞酶的最适温度在 40~50℃，微生物中酶的最适温度差距很大。

固体状态的酶要比在溶液中的酶对温度的耐受力高。所以，酶的冻干粉在冰箱中能保存几个月甚至更长的时间，但是酶在溶液状态下仅能保存几天至几周便会失活。酶制剂常以固体保存为佳。

五、pH 对酶促反应速率的影响

化学本质为蛋白质的酶具有两性解离性质，受 pH 影响，酶分子中可解离的基团呈现不同的解离状态。酶活性中心的一些基团需要在适宜的 pH 范围内保持特定的解离状态才能表现酶活性，其活性中心外的基团也只有在一定的解离状态下才能维系酶的构象，底物和辅助因子也受到 pH 的影响。酶催化活性最高时反应系统的 pH 称为酶的最适 pH。如人体内大多数酶的最适 pH 在 6.5~8.1，胃蛋白酶的最适 pH 为 1.8，精氨酸酶的最适 pH 为9.8。

酶的最适 pH 不是酶的特征常数，反应温度、时间、底物的性质和浓度、缓冲液的性质及浓度、介质的离子强度或酶的纯度等均为影响因素，并且，不同的酶由于其分子构成不同，解离的 pH 范围不同，所以最适的 pH 也不同。

六、激活剂浓度对酶促反应速率的影响

酶的激活剂（activator）是指能够使酶从无活性到有活性，或者使酶活性增加的物质，大多为无机离子或简单的有机化合物。酶的激活剂通常是金属离子，如 K^+、Mg^{2+}、Ca^{2+}、Na^+、Zn^{2+}、Fe^{2+} 等；也有一些无机阴离子如 Cl^-、Br^-、I^-、CN^- 等可用作酶的激活剂；某些小分子有机化合物也有激活作用，如胆汁酸盐是胰脂酶的激活剂。

酶的激活剂可以分为必需激活剂和非必需激活剂。如果必需激活剂缺乏，则无法测定到酶活性。大多数金属离子为必需激活剂。非必需激活剂可以提高酶的催化活性，但并不是必需的。

七、抑制剂对酶促反应速率的影响

酶的失活作用（inactivation）是指使酶蛋白变性而引起酶活力丧失的作用。酶的抑制作

用（inhibition）是指酶的必需基团化学性质的改变，在该过程中酶未变性，但酶活力降低或丧失。引起抑制作用的物质称为抑制剂（inhibitor）。酶的抑制剂通常通过与酶活性中心的必需基团结合，而抑制酶的活性。通过对酶抑制剂的研究，可以为医药设计及农药生产提供理论依据。

第四节　酶与人体营养健康

　　近几十年，酶学研究取得了很大发展。一方面，我们对酶和生命活动在分子水平的关系越发了解，这使酶在细胞代谢调节及分化、酶生物合成、酶的起源和催化等方面的机制不断被阐明。另一方面，酶学研究也促进了酶的应用。所以酶学正向着酶的分子生物学研究和酶工程两个方向发展。其中，酶工程的主要目的在于解决如何更高效、经济地生产和使用酶。所谓酶工程（enzyme engineering）是以现代酶学、现代生物学（包括生物化学、为生物学、遗传学及分子生物学等）理论知识为基础，结合化学工程、计算机等现代成果，将酶有效地应用于生产实践的一种技术体系。酶学的研究成果被广泛用来指导工农业生产和医学实践。酶技术在食品保鲜、食品安全和质量控制、原材料的有效利用等食品加工方面得到广泛应用。酶也可以作为疾病诊断和治疗的靶点或成为治疗用的药物，指导医学实践。

一、酶在食品科学中的应用

　　在很多生物原材料中，酶天然存在，其本身或在加工过程中影响食品的功能特性，对食物产生有益或有害的影响。一方面，一些酶在食品加工中产生积极影响，可用于回收副产品、开发新食品、实现更高的提取率，或在风味、质地等方面提高食品质量。另一方面，食品或微生物中存在的酶也会引起食物变质等不利影响。如水果和蔬菜中多酚氧化酶引起的酶促褐变反应，或由内源性脂肪酶和脂肪氧化酶引起的酸败。所以，在大多数食品加工过程中，都需要注意对酶活性的控制。

拓展阅读——酶在食品工业中的应用

1. 酶在食品加工中的应用

　　酶在食品中的应用主要基于以下一些特性，如特异性、温和条件和低浓度下的有效性、安全性、易于控制（灭活或去除）。因此，酶既被应用于食品加工以达到良好的效果、维持或增加食品的可用性和质量，也通过使用酶抑制剂来对抗酶的有害作用。目前，应用于食品加工中的酶主要为以下几种。

　　（1）蛋白酶（proteases）　蛋白酶/蛋白水解酶是食品加工中使用最广泛的一类酶。蛋白酶通过催化肽键的裂解使蛋白质或肽水解。蛋白酶在食品加工中的应用主要包括：以肌肉或蔬菜为原料生产蛋白质水解物、啤酒的生产和防冻、牛乳凝结及干酪制作、食品脱苦、小麦面筋改性、肉的嫩化等。在水产工业中，蛋白酶也被用来去鳞、去虾皮和血管，从废物中回收蛋白质，分离色素和生产香料。2013 年 Bagnasco 等使用食品级蛋白酶复合物（鲜味酶和风味酶）使大米中粉（碾米的副产品）生产鲜味。

（2）碳水化合物酶（carbohydrases） 在食品工业中，碳水化合物酶被广泛用于淀粉等碳水化合物的改性，是水解酶的一种。碳水化合物酶包括淀粉酶、葡聚糖酶、支链淀粉酶、半乳糖苷酶、乳糖酶、麦芽糖酶、纤维素酶、转化酶、蔗糖酶、果胶酶和果糖苷酶等，单独或组合使用这些酶可以用于糖果的生产、酒精饮料的开发、咖啡加工等。还有由多种碳水化合物酶组成的商业酶（纤维素酶及半纤维素酶、阿拉伯糖酶、木聚糖酶等）被用于谷物和蔬菜的加工。一些酶如 α- 淀粉酶、半纤维素酶、戊聚糖酶和木聚糖酶被用于面包制作以减少其老化。

除了这些传统用途外，碳水化合物酶还被用来提高食品加工中副产品的价值。利用碳水化合物酶，通过降解细胞壁多糖将细胞间成分从基质中释放出来。如 Tsopmo 等通过研究发现一些细胞壁多糖降解酶（viscozyme®L、α- 淀粉酶、淀粉葡萄糖苷酶和 celluclast®）具有影响燕麦麸分离蛋白产量的能力，可用于制备具有抗氧化特性的蛋白质水解物，并且发现戊聚糖复合酶和淀粉葡萄糖苷酶更有效。戊聚糖复合酶被发现可以生产更高产量的富含抗氧化剂的优质芦笋汁。将碳水化合物酶（果胶酶和单宁酶）应用于葡萄渣，可以释放酚类化合物来提高产品的抗氧化能力和营养价值。

（3）脂肪酶（lipases） 脂肪酶通过水解脂质分子中的特定酯键来分解脂质。食品材料中的脂质主要是中性脂肪，水解将产生甘油二酯、甘油一酯、游离脂肪酸和甘油的混合物。在商业上脂肪酶广泛用于制造干酪及调味剂和其他乳制品、糖果产品以及食品风味开发，如肉类、蔬菜、水果、烘焙食品、乳制品和啤酒。在面包制作过程中脂肪酶被用来提高面团强度和稳定性。在油脂工业中脂肪酶用于催化水解、酯化和酯交换反应以生产定制的脂质（或结构化脂质），如仿可可脂。脂肪酶还被用于合成具有健康益处的食品。如 Mellou 等使用来自南极洲假丝酵母（*Candida antarctica*，Novozyme 435）的脂肪酶与芦丁和柚皮苷合成油酸酯，显示出抗肿瘤特性。该菌株的脂肪酶还用于合成硬脂酸、棕榈酸、亚油酸、亚麻酸等，作为食品抗氧化剂以保护油基食品免受氧化损坏。Torres 等还描述了一种单步脂肪酶催化的酚类抗氧化剂 α- 生育酚和白藜芦醇的酰化反应物，以提高它们的热稳定性和氧化稳定性。

（4）转谷氨酰胺酶（transglutaminases） 转谷氨酰胺酶被用于食品蛋白质中的谷氨酰胺和赖氨酸残基之间形成交联来改善食品的功能特性，如质地、外观以及风味。转谷氨酰胺酶可以将小块肉、鱼或肉的下脚料重组为大块。转谷氨酰胺酶还可以用于延长某些食品的保质期或降低过敏性，例如，源自乳清蛋白、大豆蛋白、小麦粉和小麦面筋的食品。食品工业中商业使用的转谷氨酰胺酶主要来自微生物，可以替代哺乳动物，降低成本。转谷氨酰胺酶还可以通过与赖氨酸的共价交联，减少来自氨基酸的游离氨基可用性与食物中的还原糖反应，减少美拉德褐变。

（5）氧化还原酶（oxidoreductases）　氧化还原酶催化底物的氧化或还原反应。食品工业中重要的氧化还原酶包括葡萄糖氧化酶、脂肪氧化酶、过氧化氢酶、过氧化物酶、多酚氧化酶、黄嘌呤氧化酶和巯基氧化酶等。葡萄糖氧化酶通过消耗氧气催化葡萄糖氧化，可应用于蛋粉脱糖以及饮料顶部空间氧气的去除。乳酸脱氢酶可以催化乳酸和丙酮酸之间的相互转化，形成有助于乳制品风味和质地发展的乳酸，如酸乳、干酪和酸面包等。过氧化物酶在食品加工中可以用作水果和蔬菜烫漂程度的指标。脂肪氧化酶可以将氧原子结合到底物（如不饱和脂肪酸）的 C ═ C 键上，这种作用被用来影响食品风味和颜色。苯醌还原酶通过减少食物中的醌，起到抗癌和抗诱变等作用。

（6）葡萄糖异构酶（glucose isomerase）　在食品工业中，葡萄糖异构酶被用于生产高果糖玉米糖浆。该酶通过催化 D- 葡萄糖可逆异构化为 D- 果糖。高果糖玉米糖浆主要用作饮料中的甜味剂，生产糖果、果酱和果冻、罐头等，在烘焙食品中也被用作做普通糖或蔗糖的替代品。

2. 酶抑制剂在食品科学中的应用

在食品工业中，酶不仅被广泛用作加工助剂，也需要控制酶促反应影响加工或储存期间食品中酶的行为，以减少酶促反应在食品加工中的负面效果，确保食品质量和安全。对于酶抑制的研究主要在于通过控制关键中间阶段使反应终止来抑制酶活性。研究酶抑制作用的重点在于酶促反应是快速、完全和不可逆的。

目前，控制食品中酶活性通常使用物理方法，如热处理（巴氏杀菌或灭菌）或低温处理（冷冻或冷藏），以及一些化学试剂（还原剂、螯合剂和酸化剂），例如，EDTA 和抗坏血酸可用于控制水果和蔬菜中多酚氧化酶引起的酶促褐变。从机制上讲，酶抑制剂可以分为两大类。一类是不可逆抑制剂，通过作用于共价键起到抑制作用；另一类为可逆抑制剂，通过作用于非共价键起作用。不可逆抑制剂对反应的抑制速率和程度主要取决于抑制剂的浓度、酶的浓度和酶上修饰的特定基团，以及 pH 和温度。而可逆抑制剂由于形成了非共价复合物，抑制速度非常快，在应用中，可以通过去除抑制剂（通过透析或者凝胶过滤）来逆转抑制作用。相比于被发现的数量，真正用于生产实践的酶抑制剂并不算多，原因是一些内源性酶抑制剂具有不良作用，必须限制其活性以确保食品质量和安全。有些酶抑制剂被发现是抗营养化合物（如丝氨酸蛋白酶抑制剂），而有些可能会对食品加工中预期的酶促作用产生负面影响。

二、酶在医疗实践中的应用

1. 酶与疾病的发生、诊断

当体内酶发生异常时，机体的物质代谢必然受到影响，甚至引起疾病发生。所以，许多疾病常伴随有酶的改变，临床上可以通过测定组织器官、体液、血液中的一些酶活性或量的变化监测某些疾病的发生。

酶异常会引起一些相关疾病。基因突变可能造成一些酶的先天性缺陷并导致相关疾病发生。如酪氨酸酶缺陷引起白化病，苯丙氨酸羧化酶缺陷引起苯丙酮尿症，葡萄糖 –6– 磷酸脱氢酶缺陷引起溶血性贫血，肝细胞中葡萄糖 –6– 磷酸酶缺陷可引起 Ⅰ 型糖原贮积症。除酶的基因突变，酶原异常激活和酶活性异常改变也可引起疾病发生。如胰腺中胰蛋白酶原被激活，引起急性胰腺炎。酶的抑制剂通过影响酶活性而诱发疾病。如有机磷农药抑制胆碱酯酶活性产生乙酰胆碱堆积的临床症状。一些原发性疾病会引起酶活性的改变，并且进一步加重病情和引发继发症或合并症。如严重肝病时，肝合成的凝血因子减少，血液凝固受到影响；肝糖原合成与分解的酶活性下降，引起饥饿性低血糖；慢性酒精中毒，乙醇、乙醛的氧化产生过量的 NADH，抑制三羧酸循环并激活脂肪酸和胆固醇的生物合成，引起脂肪肝和动脉硬化。

酶活性改变也可作为疾病的诊断标准。组织器官损伤可使其组织特异性的酶释放入血，有助于组织器官疾病的诊断。如急性肝炎时血清丙氨酸转氨酶活性升高；急性胰腺炎时血、尿淀粉酶活性升高；前列腺炎和前列腺癌患者血清酸性磷酸酶含量增高；骨癌患者血中碱性磷酸酶含量升高；卵巢癌和睾丸肿瘤患者血中胎盘碱性磷酸酶升高。因此，测定血清中酶的增多或减少可用于辅助诊断和预后判断。

临床上还可以通过检测同工酶来诊断某些疾病。同工酶（isoenzyme）是指由不同基因在同一器官中产生的酶的不同蛋白质形式，催化的化学反应相同，但酶分子的结构、理化性质乃至免疫学性质不同的一组酶。动物的乳酸脱氢酶（lactate dehydrogenase，LDH）是一种含锌的四聚体酶，催化乳酸与丙酮酸之间的氧化还原反应。LDH 的亚基有两种类型：骨骼肌型（M 型）和心肌型（H 型）。两型亚基以不同的比例组成五种同工酶。同工酶在生物体内的表达分布具有时空特异性。同工酶存在于同一个体的不同组织，以及同一细胞的不同亚细胞结构。同一个体不同发育阶段和不同组织器官中，编码不同亚基的基因开放程度不同，合成的亚基种类和数量不同，形成不同的同工酶谱。这就使检测血清中的同工酶谱的变化有重要的临床意义。当组织细胞病变时，该组织细胞特异的同工酶可释放入血。因此，血浆同工酶活性、同工酶谱分析有助于疾病诊断和预后判定。例如，肌酸激酶（creatine kinase，CK）是由 M 型（肌型）和 B 型（脑型）亚基组成的二聚体酶。脑中含有 CK1（BB 型），心肌中含 CK2（MB 型），骨骼肌中含有 CK3。CK2 仅见于心肌，且含量很高，约占人体总 CK 含量的 14% ~ 42%。正常血液中的 CK 主要是 CK3，几乎不含 CK2。心肌梗死后 3 ~ 6h，血中 CK2 活性升高，12 ~ 24h 达到峰值（升高近 6 倍），3 ~ 4d 恢复正常。因此，CK2 常作为临床心肌梗死的早期诊断指标。

2. 酶与疾病治疗

人们很早就开始利用酶作为药物治疗疾病，酶作为药物最早用于助消化。现在，可以通过服用胃蛋白酶、胰蛋白酶、胰脂肪酶、胰淀粉酶等缓解消化腺分泌功能下降引起的消化不良。过去的几十年对酶的深入了解，使酶的制备和纯化工艺都有了巨大进步，酶疗法（enzyme therapy）也迅速发展起来。酶的活性缺失，会导致有害底物和代谢物的积累，而使用外部生产的重组酶代替天然酶，可以作为疾病的治疗方法之一。酶疗法可以定义为：使用催化生物球状蛋白，以其天然形式或者与特定的性能增强化合物相融合，来介导特定生物化学反应的催化，这些反应在体内具有治疗作用，以治疗各种并发症。目前，酶疗法可以治疗的酶缺乏症，包括戈谢病、法布里病、庞贝病、亨特综合征、Hurler‑Scheie 综合征、Sly 综合征、Morquio A 综合征、Tay-Sachs 病、Wolman 病、腺苷脱氨酶 – 严重联合免疫缺陷、低磷酸酯酶症、异染性脑白质营养不良、鞘磷脂酶缺乏症、高胱氨酸尿症、Maroteaux-Lamy 综合征、α- 甘露糖苷中毒和 2 型蜡样脂褐质沉积症等。胰腺酶替代疗法，即使用酶来治疗胰腺外分泌功能不全，胰腺外分泌功能不全可发生在囊性纤维化、慢性胰腺炎和乳糜泻等多种疾病中。此外，酶的治疗用途还可以应用于癌症治疗，改善肠易激综合征患者的生活，对抗抗生素耐药性微生物感染和基因治疗。

有些酶可以用于清洁伤口和抗炎。在用于清洁化脓伤口的洗涤液中，加入胰蛋白酶、溶菌酶、木瓜蛋白酶等可加强伤口的净化、抗炎和防止浆膜粘连等。在某些外敷药中加入透明质酸酶可以增强药物的扩散作用。然而，酶疗法也存在一些问题。如靶向溶酶体的修饰，某些组织中酶的功能受到限制，酶难以渗透血脑屏障，酶的免疫原性带来的副作用，酶的高成本以及酶较短的半衰期等。但是，酶疗法在一些罕见疾病中的作用，以及酶在制药行业中的潜力仍不可小觑。

3. 酶与药物生产

有些药物通过抑制或激活体内某种酶的活性起治疗作用。如在加拿大、中国和欧洲的一些国家被用作抗糖尿病药物的阿卡波糖，可以抑制淀粉分解酶如 α- 葡萄糖苷酶。有些药物通过酶的竞争性抑制作用，在临床上预防和治疗感染性疾病。如磺胺类药物作为广谱抗菌药的基础就是与细菌竞争结合二氢叶酸合成酶的活性中心，抑制二氢叶酸和四氢叶酸的合成，干扰一碳单位代谢，从而达到抑制细菌生长的目的。一些药物通过抑制某些酶的活性，纠正体内代谢紊乱。如抗抑郁药通过抑制单胺氧化酶而减少儿茶酚胺的灭活，治疗抑郁症。洛伐他汀通过竞争性抑制 3- 羟基 -3- 甲基戊二酸单酰辅酶 A（HMG-CoA）还原酶的活性，抑制胆固醇的生物合成，降低血胆固醇。给新生儿服用苯巴比妥可诱导肝细胞 UDP- 葡萄糖醛酸基转移酶的生物合成，减轻新生儿黄疸，防止出现胆红素脑病。

4. 酶在分析检测方面的应用

有些酶可作为酶偶联测定法中的指示酶或辅助酶。若偶联一种酶，这个酶即为指示酶（indicator enzyme）；若偶联两种酶，则前一种酶为辅助酶（auxiliary enzyme），后一种酶为指示酶。例如，临床上测定血糖时主要使用葡萄糖氧化酶法，通过测定红色醌类化合物在 505nm 处的吸光度即可计算出血糖浓度，此反应中的过氧化物酶即为指示酶。

有些酶可作为酶标记测定法中的标记酶。临床上常需检测许多微量分子，过去一般都采用免疫同位素标记法，鉴于同位素应用限制，现今多以酶标记代替同位素标记。例如，酶联免疫吸附测定法（enzyme-linked immunosorbent assays，ELISA）就是利用抗原 - 抗体特异性结合的特点，将标志酶与抗体偶联，对抗原或抗体作出检测的一种方法。常用的标记酶有辣根过氧化物酶、碱性磷酸酶、葡萄糖氧化酶、β-D- 半乳糖苷酶等。

5. 酶与生物医学工程

某些专一性工具酶的出现，使酶成为分子生物学研究的重要工具。限制性内切酶的发现，促进了 DNA 重组技术的诞生。1969 年一种栖热水生菌（*Thermus aquaticus*）从美国黄石国家森林公园火山温泉中被分离，该菌可以在 70～75℃环境中生长，从该菌的 YT1 株中提取到耐热的 Taq DNA 聚合酶，其最适温度为 72℃，95℃时半衰期为 40min，因为此性质，该酶被普遍用于分子生物学实验中。类似的，Ⅱ型限制性内切酶、DNA 连接酶、逆转录酶、DNA 聚合酶等多种酶成为了基因工程常用的工具酶。

📚 本章小结

酶是由活细胞产生的、对底物具有催化功能的一类蛋白质。除有少数具有催化活性的 RNA 分子外，绝大多数酶的化学本质是蛋白质。根据酶的分子组成，可以将酶分为单纯酶和结合酶，其中，单纯酶仅由氨基酸残基组成，结合酶由酶蛋白和辅助因子组成。酶蛋白决定酶催化反应的特异性及其催化机制，辅助因子决定催化反应的性质和类型。只有全酶才能发挥催化作用。酶的辅助因子分为辅酶和辅基，常为复合有机物或金属有机化合物，或金属离子。酶的活性中心是酶分子中能与底物特异地结合并催化底物转变为产物的具有特定三维结构的区域。位于酶的活性中心内的必需基团可分为结合基团和催化基团，前者与底物结合决定酶的专一性，后者作用于底物的键而形成新键。基于酶催化反应的类型，国际酶学委员会将酶分为氧化还原酶类、转移酶类、水解酶类、裂解酶类、异构酶类和连接酶类，制定了一套系统命名方案，决定每一种酶有一个习惯命名和一个系统命名。

酶不同于一般催化剂的特点有高效催化性、专一性、酶活性受代谢物及激素的调节以及不稳定性。其中，用"诱导契合"假说解释酶的专一性被人们广泛接受。该学说认为，酶在发挥作用之前与底物相互接近时其结构相互诱导、变形和适应，进而结合成酶 - 底物复合物。影响酶促反应的因素有很多，如酶促反应中的邻近效应与定向排列、活性部位微环境的影响、共价催化、广义酸碱催化、多元催化与协同效应等。影响不同酶发挥作用的因素不同。

酶促反应动力学是研究酶促反应的速率及各种因素对酶促反应速率影响的科学。酶促反应受到底物浓度、酶浓度、温度、pH、激活剂及抑制剂多种因素的影响。米氏方程可以定量地解释单底物酶促反应中 v 与［S］的关系。米氏常数 K_m 是酶的特征常数。采用林 - 贝氏作图法可以求得 K_m 和 v_{max}。

酶与人体健康的关系非常密切。一方面，酶被应用于食品科学中，在食品加工中被用来达到良好的效果，维持或增加食品的可用性和质量，如蛋白酶、碳水化合物酶、脂肪酶、转谷氨酰胺酶、氧化还原酶及葡萄糖异构酶等均在食品加工中被广泛应用。在食品科学中，也通过使用酶的抑制剂来对抗酶的有害作用，酶的抑制剂主要分为不可逆抑制剂和可逆抑制剂。另一方面，酶也可以应用于医学实践。许多疾病的发生发展常伴随着体内酶的变化，所以许多酶被用于疾病的诊断和鉴别。随着酶的制备和纯化工艺的提高，酶疗法也被越来越多地用于疾病治疗。

思考题

1. 名词解释

① 酶；② 单体酶；③ 寡聚酶；④ 多酶体系；⑤ 多功能酶；⑥ 单纯酶；⑦ 结合酶；⑧ 酶的活性中心；⑨ "诱导契合"假说；⑩ 酶的邻近效应；⑪ 酶的定向排列；⑫ 开特单位；⑬ 林－贝氏方程；⑭ 酶反应的最适温度；⑮ 酶的激活剂；⑯ 酶的失活作用；⑰ 同工酶。

2. 证明酶的化学本质是蛋白质的依据有哪些？

3. 辅酶与辅基有何不同？

4. 金属离子可以通过哪些方式发挥辅助因子的作用？

5. 酶的活性中心具有哪些特点？

6. 在国际酶学委员会对酶的系统命名中，酶分为几大类？举例说明酶的作用特点。

7. 试比较酶与一般催化剂的异同。

8. 何为酶的专一性，酶分为哪几类，如何解释酶的专一性？

9. 试述酶作用的"邻近效应"和"定向排列"。

10. 何为米氏方程，米氏方程推导的过程基于哪两个基本假设？

11. 米氏常数 K_m 的意义是什么，米氏常数可以应用于哪些方面？

12. 计算题：一个复合米氏方程动力学的酶促反应，其 K_m 为 1×10^{-6} mol/L。底物浓度为 0.1mol/L 时，反应初速率为 0.1μmol/（L·min）。请问，当底物浓度分别为 10^{-2} mol/L、10^{-3} mol/L 和 10^{-6} mol/L 时反应初速率是多少？

13. 简述酶在食品加工中的应用。

14. 目前应用于食品科学中的酶制剂有哪些？从机制方面讲，酶抑制剂可以分为几类？

15. 请从酶与疾病发生与诊断、药物生产、分析检测及酶在生物医学工程中的应用方面，简述酶在医疗实践中的应用。

第七章
糖类与人体营养健康

学习目标

1. 掌握糖类物质的定义及分类。
2. 掌握糖类物质结构特征及其意义。
3. 掌握葡萄糖在体内的糖酵解过程及其生理学意义。
4. 掌握糖类物质体内代谢方式及代谢过程。
5. 掌握三羧酸循环过程及其生理学意义。
6. 掌握磷酸戊糖途径代谢过程及其生理学意义。
7. 了解糖类物质的营养价值、生理功能及生物活性。
8. 了解糖代谢障碍产生原因及预防治疗措施。

　　糖类（碳水化合物），作为广泛存在于生命体中的一类生物大分子，一直被认为是生命体贮藏能量的主要物质形式。然而，随着对于糖类物质分子结构及其生物活性的不断研究，糖类物质的生物学功能逐渐被揭示，进而与核酸、蛋白质、脂质一起并称为对人体健康有重要影响的四类生物大分子之一。类似于其他生物大分子的研究过程，糖类的研究也经历了两个阶段，第一个阶段是从化学角度出发，以糖类的分子结构为研究重点的"糖化学（glycochemistry）"，第二个阶段则是从生物学角度出发，以糖类物质的生物学功能为研究重点的"糖生物学（glycobiology）"。与此同时，随着相关研究的深入，糖化学和糖生物学也成为了 21 世纪生命科学及相关学科的重要研究领域之一。相较于核酸与蛋白质，糖类物质的结构信息更为复杂，生物活性也更为多样化，在生命体中扮演着重要的

第七章思维导图

角色，与机体的健康具有密切的联系。因此，在本章内容中，将系统介绍糖类物质的定义、分类、结构、代谢及其营养健康功能等基础知识，从营养生物化学角度阐述糖类物质在机体健康中的重要作用，为未来从事糖类物质的基础及应用研究的学者提供理论及知识支撑。

第一节　概述

一、糖类的定义

19 世纪，根据化学分析检测发现，当时所有已知糖的分子式为 $C_n(H_2O)_m$，因此，当时将糖类物质定义为碳的水合物，即碳水化合物（carbohydrates）。随着更多糖类物质的发现，有些糖类物质的分子式并不能满足 $C_n(H_2O)_m$，如糖醛酸、鼠李糖（6- 脱氧 -L- 甘露糖）、杂环糖（氮杂糖、硫杂糖）等，因此，"碳的水合物"的定义并不能准确涵盖所有的糖类。

从化学的角度出发，可以将糖定义为多羟基醛或多羟基酮及其衍生物、聚合物的总称。在有机化学中，把带有羟基（—OH）的化合物称为醇类，带有羰基（C＝O）的化合物则被称为醛类或酮类。糖类物质是指同时含有羰基和多个羟基，而不含有苯环的化合物，含有醛基和酮基的糖类则被称为醛糖或酮糖。在这个定义中，涵盖了符合及不符合"碳的水合物"的各种单糖，同时也包含由单糖构成的二糖、寡糖、多糖等大分子糖类物质。

二、糖类的分布

糖类物质广泛的存在于生物界，包括植物、动物和微生物。糖类物质按照干重计算可以占到植物的 85%～90%，细菌的 10%～30%，动物的 2% 左右。虽然动物体内的糖含量不高，但是其在动物的生命活动中发挥着重要的生物活性作用。糖类物质是地球上数量最多的一类有机化合物，地球的生物量干重的 50% 以上是由葡萄糖的聚合物构成的，如纤维素、半纤维素、淀粉等。地球上糖类物质的根本来源是绿色细胞进行光合作用，将太阳能转化为化学能存储于糖类物质中。

糖类物质也是食品中的主要成分，它存在于所有的谷物、蔬菜、水果，以及其他人类可食的动物、植物、微生物中，是人类膳食结构中重要的营养组分之一，同时也对食物的质构、口感、风味等发挥着重要的作用。

三、糖类的生物学作用

作为生命体中的一类重要的生物大分子，糖类物质在生物机体中扮演着重要的角色，发挥着各种生物学功能，主要包含以下几个方面：① 能源物质：糖类物质可以在生物体内通过生物氧化代谢释放能量，为生命活动提供能量供给，与此同时，糖类物质也可以作为能源储存载体，如淀粉、糖原等；② 结构组分：糖类物质以纤维素、半纤维素、果胶等形式广泛存在于植物的根、茎、叶中，是构成植物细胞壁的主要成分，而肽聚糖则是微生物细胞壁中的主要组成物质，同时糖类物质也以壳多糖（几丁质）的形式存在于甲壳类及有些昆虫的外骨骼中，作为其主要构成组分；③ 生物中间体：有些糖类物质是机体内代谢的重要生物中间体，参与机体内其他生物分子的合成代谢，如氨基酸、脂肪酸和谷氨酸的合成，糖类物质可作为其转化合成的碳骨架化合物；④ 信息分子：糖复合物是一类在生命体中分布广泛的复合糖类物质，在这类物质中，糖链部分通常发挥着信号分子的作用，如糖蛋白、脂多糖及其他糖缀合物，这些物质在细胞的识别、机体免疫保护、代谢调控、器官衰老、细胞分化及癌变等过程中，发挥着重要的作用，这也是糖类生物学的重要研究内容。

作为食物中的糖类物质，不仅提供了人体日常所需能量的70%，同时还在食物的感官及功能营养方面发挥着重要的作用，主要包含以下几个方面：① 风味调节：单糖、二糖及部分寡糖本身具有一定的甜度，可以调节食物的口感；② 色泽调节：糖类物质在食品的加工过程中参与各类呈色反应，如美拉德反应及焦糖化反应；③ 质构调节：如果胶、淀粉类物质，在食物成熟过程中，对其质构特性发挥着重要的作用；④ 营养健康功能：如可溶性膳食纤维对于肠道蠕动，肠道菌群的调控，以及植物功能多糖或寡糖的抗氧化、抗炎等生物功能。

糖类物质作为一种广泛存在于各类生命体中的天然生物大分子物质，长期以来被认为仅是一种能量物质或组织支持组分，而随着糖化学及糖生物学的发展，人们逐渐认识到糖类物质广泛参与生物合成反应及细胞间的识别、受精、胚胎形成、神经细胞发育、细胞增殖、病毒及细菌感染等生命现象和生理过程，这也使糖类成为继核酸、蛋白质之后，探索生命奥秘的又一个重大前沿课题。

第二节　糖类的分类及结构

一、糖类的分类

糖类物质的种类多种多样，来自不同原料的糖类在分子结构、理化特性及生物活性方面存在着很大的差异。糖类物质是由单糖构成的，而构成糖类物质中单糖的数目就被称为聚合度（degree of polymerization，DE）。通常根据聚合度将糖类物质分为单糖、寡聚糖（寡糖、低聚糖）、多聚糖（多糖）。

1. 单糖

单糖是指聚合度为 1 的糖类物质，也指不能再被简单地水解成更小分子的糖类，是糖类物质的最小单位，也是构成其他糖类物质的基本单元。常见的单糖种类有很多，可以根据单糖中碳原子的数量，将单糖进行分类，例如，三碳糖（甘油醛、二羟基丙酮等）、四碳糖（赤藓糖、苏糖等）、五碳糖（核糖、阿拉伯糖、木糖、来苏糖等）、六碳糖（葡萄糖、果糖、甘露糖、半乳糖、阿洛糖、阿卓糖、古洛糖、艾杜糖、塔罗糖等）；同时也可以根据单糖结构中氧化数最高的 C 原子是醛基还是酮基，将单糖分为醛糖和酮糖，葡萄糖、甘露糖和半乳糖等都属于醛糖，而果糖、木酮糖和赤藓酮糖则都属于酮糖；根据单糖官能团的修饰，也可以将单糖分为糖醇（木糖醇、甘露糖醇等）、杂环糖（氮杂糖、硫杂糖等），以及其他单糖衍生物，如脱氧单糖（鼠李糖、岩藻糖、脱氧核糖等）、糖醛酸（半乳糖醛酸、葡萄糖醛酸等）、氨基糖（氨基半乳糖）、乙酰基糖（N- 乙酰 -D- 氨基葡萄糖等）。

2. 寡糖

寡糖又被称为低聚糖，这个名词是 1930 年 B.Helgerich 等首先提出的，最初的含义是指两个以上的单糖分子通过脱水反应而形成的结晶类糖类。然而对于寡糖的聚合度数量一直没有统一的定论，Tollens 编撰的《碳水化合物手册》和 F.K.Beilstein 编撰的《有机化学手册》认为寡糖的聚合度不超过 6，而 1963 年公布的《碳水化合物命名暂行规定》中则指出，寡糖是指每分子糖类聚合物经过水解后产生数目较少的单糖单位的化合物，并没有限定单糖的个数。因此，寡糖与多糖之间并没有明确的界限，目前普遍认为聚合度在 2～10 的糖类物质为寡糖。

双糖是最简单的寡糖，日常生活中比较常见，也比较容易制备和获取。如麦芽糖可以从淀粉水解产物中大量制备，纤维二糖可以从纤维素中制备，乳糖普遍存在于各种哺乳动物的乳汁中，是为幼体提供能量的主要来源，蔗糖则主要从甜菜和甘蔗中大量制备生产，同时其也存在于许多其他的植物中，特别是各类水果中。

三糖也是自然界中常见的寡糖之一，如麦芽三糖、人参三糖、松三糖、棉子糖（也被称为蜜三糖）、龙胆三糖等。作为益生元的水苏糖属于四糖，除此之外，聚合度更大的寡糖在自然界中则很少以游离的形式存在，其结构也更为复杂，并会与蛋白质、脂类或其他化合物结合，形成糖缀合物，发挥重要的生物活性，例如，阿卡糖（acarbose），是由两个葡萄糖，一个 4- 氨基 -4,6- 二脱氧葡萄糖及一个四羟基化环乙烯构成，是很好的 α- 淀粉酶抑制剂，已成为重要的糖尿病治疗药物，除此之外，链霉素、新霉素、红霉素也都属于寡糖衍生物。

3. 多聚糖

多聚糖即多糖，相对于单糖和寡糖而言，多糖是指聚合度 >10 的糖类物质，因此，多糖属于生物大分子。多糖在自然界分布极为广泛，如作为动植物骨架结构重要组分的纤维素、几丁质和黏多糖等，以及作为动植物能源储存组分的糖原、淀粉和菊根粉等。在自然界中，90%以上的碳水化合物是以多糖的形式存在的。与单糖和寡糖不同，作为高聚合物的多糖，其本身的分子质量并不明确，属于多分散分子，通常用平均分子质量代表其大小。由于多糖分布广泛，来源丰富，种类多种多样，因此，针对多糖的分类进行了进一步的细化，具体内容介绍如下。

（1）按来源分类　多糖根据来源可以分为植物多糖、动物多糖和菌多糖。

植物多糖是指来源于植物的多糖物质，最为常见的为纤维素、淀粉、黏液质、果聚糖和树胶。纤维素是由葡萄糖构成，聚合度在 3000～5000，分子结构呈直线状，不易被稀酸或碱水解，由于不含有水解纤维素的酶类，人体和食肉动物本身是无法直接消化吸收纤维素的；淀粉广泛存在于植物体中，特别是禾本科植物的果实及一些植物的根、茎及种子中，淀粉由葡萄糖构成，包括直链结构和支链结构；黏液质是植物种子、果实、根、茎和海藻中存在的一类黏多糖，可溶于热水，冷却后呈胶状，如车前种子中的车前子胶；果聚糖在高等植物及微生物中均有存在，如菊科植物中的菊糖（菊淀粉）、中药麦冬中的麦冬多糖、桔梗中的桔梗多糖等都属于果聚糖类多糖；树胶是植物在受伤害或病菌入侵后分泌的一类半流体糖类物质，干燥后呈透明块状物，如阿拉伯胶、桃树胶等。

菌类多糖是指来源于细菌、真菌等各种微生物的多糖，在微生物的生长代谢中，会合成分泌各种类型的多糖物质，如细菌的荚膜多糖、胞外多糖，真菌子实体、菌丝体以及发酵液中的各种多糖等。

动物多糖是指来源于动物的多糖物质，主要有肝素、甲壳素、透明质酸和硫酸软骨素等。许多的动物多糖已经证明有多种生物活性，例如，肝素具有抗凝血和改善微循环的作用，软骨素具有抗肿瘤及治疗骨硬化症的功效，透明质酸和壳聚糖等具有良好的生物相容性等。

（2）按单糖组成分类　多糖的单糖组成可以是一种单糖，也可以是多种单糖，根据多糖中单糖组成种类的差异，可以将多糖分为均聚糖和杂聚糖：均聚糖是指由一种单糖构成的多糖，例如，纤维素和淀粉，都是只由葡萄糖构成的；杂聚糖则指由两种及两种以上的单糖构成的多糖，例如，果胶类多糖、半纤维素等，单糖组成中包含有多种单糖。

（3）按溶解性分类　根据多糖在水中的溶解性可以将其分为水溶性多糖和非水溶性多糖，水溶性多糖，如果胶、树胶、菊糖、黏多糖等；非水溶性多糖，如植物中的纤维素和半纤维素、动物甲壳中的甲壳素等。

（4）按非糖基团分类　按照是否含有非糖基团可以将多糖分为纯粹多糖和复合多糖。纯粹多糖是指不含有非糖基团的多糖，也就是一般意义上的多糖，例如，果胶、纤维素、淀粉等；复合多糖则指含有非糖基团的多糖，如糖蛋白、脂多糖等。

（5）按生理功能分类　按照生理功能分类可以将多糖分为储存多糖和结构多糖。储存多糖是用来储存碳源和能源的糖类物质，淀粉和糖原是动植物最主要的储存多糖；结构多糖具有硬性和韧性，是构成细胞壁的必要组分，如纤维素和半纤维素等。除此之外，随着多糖生物活性的不断发现，功能多糖未来也将是多糖生理功能分类中的重要组成部分之一。

二、糖类的结构

1. 单糖结构

糖类物质的定义为多羟基醛或多羟基酮，以及其衍生物、聚合物的总称，而单糖作为糖类物质的最基本的组成单元，在结构上也体现出相关的特征。通常在分析单糖结构的过程中，会从单糖的化学结构、单糖的构型以及单糖的构象三个角度进行分析。因此，在本节的内容中，将从这三个方面系统地介绍单糖的结构信息。

（1）单糖的化学结构　通常将含有醛基的单糖称为醛糖，将含有酮基的单糖称为酮糖。根据糖类物质的定义，最简单的单糖包括丙醛糖（甘油醛）和丙酮糖（二羟基丙酮），其分子结构如图 7-1 所示。随着组成单糖碳原子数的增加，进而有丁糖、戊糖、己糖等。

单糖的结构有 D- 型和 L- 型两种，其是指单糖的两个对映体结构，其虽然在分子式、物理及化学结构上基本相同，但生物活性往往具有较大差异。单糖的 D- 型和 L- 型判断，通常会以甘油醛作为标准物质进行对比判断，如图 7-2 所示甘油醛的对映体结构。具体而言，通过比对单糖分子中距离羰基最远的不对称碳原子上的—OH 的空间排布与甘油醛的异同，如果与 D- 甘油醛相同，即—OH 在不对称碳原子的右边，则为 D- 型；然而如果与 L- 甘油醛相同，即—OH 在不对称碳原子的左边，则为 L- 型。

图 7-1　丙醛糖及丙酮糖　　　　　图 7-2　甘油醛的对映体结构

天然存在的单糖大多是 D- 型的，所有的醛糖也都可以看成是由甘油醛的醛基碳下端逐个插入手性碳原子延伸而成的。图 7-3 是 3~6 个碳原子的 D- 醛糖的 Fisher 投影式及其名称。

葡萄糖是典型的 D- 醛糖，还有 4 个手性碳原子，理论上应该有 16（2^4）种对映异构体。目前葡萄糖的 16 种对映异构体都已经得到，其中只有 3 种是天然存在的，即 D- 葡萄糖、D- 半乳糖、D- 甘露糖，其他的 13 种则是通过人工方法转化合成的。从葡萄糖等 D- 醛糖的 Fisher 投影式中可以看出，其还有醛基和大量的羟基，醛基可以氧化形成羧基（葡

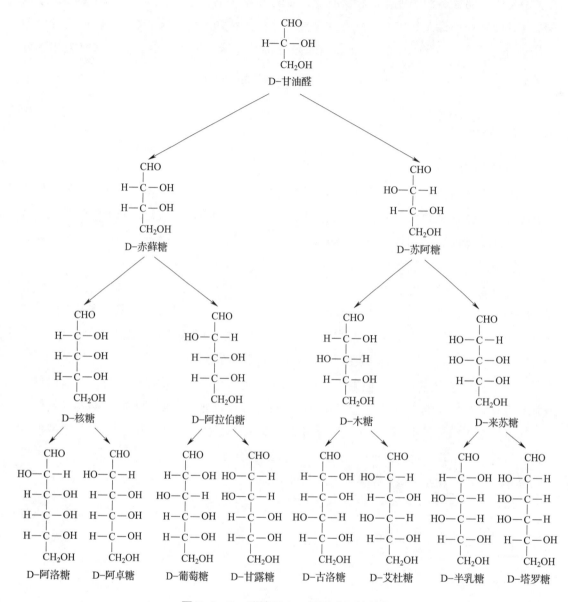

图 7-3 D- 醛糖 Fisher 投影式及其名称

萄糖酸），也可以还原形成糖醇（葡萄糖醇、木糖醇等），同时羟基也可以与乙酸酐等发生酯化反应，形成乙酰基衍生物等。

相比于醛糖，酮糖可以被称为具有相同碳原子数的醛糖的异构体，从化学结构上来看，酮糖的羰基理论上可以连接在任何一个二级碳上，但是在天然产物中，绝大多数酮糖的羰基都连接在二号位的碳上，也被称为 C2 酮糖。由于酮糖比相应的醛糖异构体少了一个不对称中心，因此其异构体的数目也要比相应的醛糖少一半。图 7-4 给出了 3～6 个碳原子的 D- 酮糖的 Fisher 投影式及其名称。

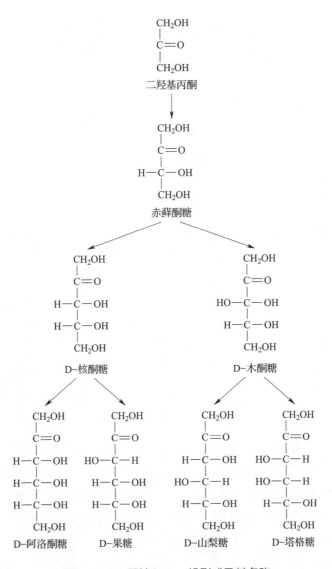

图 7-4　D- 酮糖 Fisher 投影式及其名称

　　果糖为典型的 D- 酮糖，易溶于水，常以游离状态存在于水果和蜂蜜中，是蔗糖的一个组成单元，在动物的前列腺和精液中也含有相当量的果糖。果糖是所有天然糖类物质中最甜的一类物质，被广泛地应用于食品工业中，如糖果、糕点、饮料等的制作。

　　（2）单糖的构型　单糖的链状结构和环状结构，实际上是单糖的同分异构体，而环状结构尤为重要，以葡萄糖为例，在晶体状态或水溶液中，绝大部分是环状结构。与此同时，在水溶液中，单糖的链状结构和环状结构是可以互变的，糖的水溶液中总含有少量的自由醛基（环状结构为半缩醛），所以呈现出醛的性质。通常在单糖结构表示的过程中，采用 Fisher 投影式表示单糖的链式结构，而采用 Haworth 透视式表示单糖的环状结构。

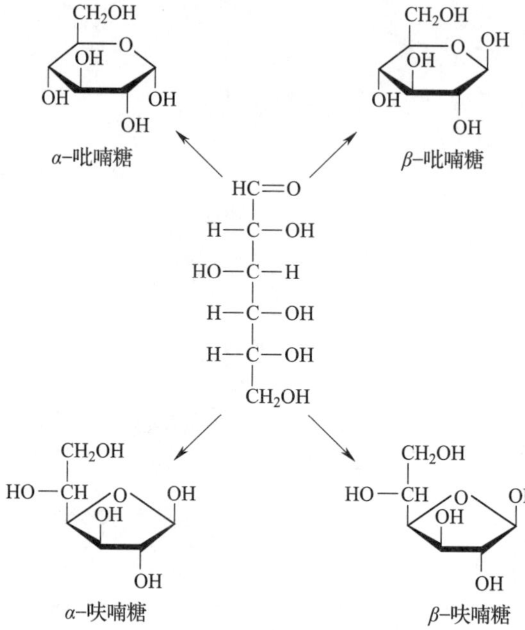

图 7-5 单糖半缩醛结构及其构型

单糖的构型包含两个层面的定义：一方面是前面提到的 D/L 构型，其是指单糖分子中距离羰基碳原子最远的那个不对称碳原子的四个取代基在空间的相对取向，通常以甘油醛的 C2 为参照，与其相同则为 D- 型糖，反之，则为 L- 型糖；另一方面是指单糖的端基异构体的构型，由于单糖的环状结构中，其第一个碳原子是不对称碳，与其相连的—H 和—OH 的位置有两种可能的排列方式（—OH 可在碳原子的左边或者右边），因而就有了两种构型的可能，通常将其称为 α- 型和 β- 型。决定 α- 型和 β- 型的依据和决定一个糖的 D/L 型的依据相同，同时以分子末端的—CH₂OH 邻近不对称碳原子的—OH 的位置作为依据，凡是单糖分子的半缩醛羟基（C1 上的—OH）和分子末端—CH₂OH 邻近不对称碳原子的—OH 在碳链同侧的称为 α- 型，在异侧则称为 β- 型。在这种确定单糖构型的过程中，C1 被称为异头碳原子，α- 型和 β- 型两种不同形式的异构体被称为异头物。如图 7-5 所示 α- 吡喃糖、α- 呋喃糖、β- 吡喃糖和 β- 呋喃糖。

（3）单糖的构象 构象是由于绕 C—C 单键旋转而引起的组成原子或基团在空间排列上的特定形象。在单糖分子中，C—C 单键的旋转受相邻碳上取代集团之间的非共价相互作用，只允许其采用某种或某几种构象，即占优势的构象。与旋光异构体不同，不同的构象体通常不能分离出来，它们之间具有快速互变性。

呋喃糖环主要构象异构体为信封形（envelope，E）与半椅形（twist，T）。呋喃糖和吡喃糖的特定构象用相同的方法标示。用字母标示构象形式，例如 E、T，其前面是位于环平面上环原子的编号，后者是环平面下环原子的编号，环氧原子用 O 来标示。为了强调与环相关的位置，前面的数字总是上标，而后者用下标，例如 $^2T_3$。然而，由于信封形构象只有一个原子在环上面或下面，所以字母 E 只带有一个上标或下标。图 7-6 为呋喃糖的信封形及半椅形构象。

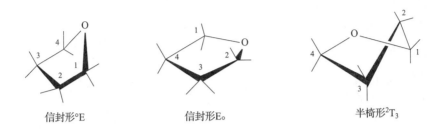

信封形°E　　　　　　　信封形E。　　　　　　半椅形$^2T_3$

图 7-6　呋喃糖的信封形及半椅形构象

呋喃糖环最稳定的构象体为信封形与半椅形，它们可分别以 10 种排列形式存在。由于 E、T 构象之间的低能垒，呋喃糖形成的构象体能够在二者之间迅速转换，稍占优势的半椅形构象体可以迅速通过一信封构象（由于具有两个重叠的碳原子，较不占优势）转换成另一半椅形构象。由于两个重叠碳原子之间的相互作用大于一个碳原子与一个氧原子之间的相互作用，环氧原子倾向于占据环平面的位置，而令碳原子折叠，形成半椅形构象。

吡喃糖环的构象形态主要为两种椅形构象（chair，C），同时还包含多个次要异构体，包括 6 个船形（boat，B），12 个半椅形（half-chair，H），以及 6 个扭船形（skew，S）。为了标示每一种形式，类似呋喃糖，位于吡喃糖环平面上面的环原子编号放在标示形式的字母（C、B、H、S）前面，在糖环平面下面的环原子编号放在字母的后面，环氧原子标示为 O。同时为了强调原子同环平面相对的位置关系，前者标示用上标，后者标示用下标表示。如图 7-7 中吡喃糖各种构象图。

虽然有 4 个或者更多碳原子的游离单糖主要以环状形式存在，但是其某些衍生物，例如，二硫缩醛完全是非环的。与此同时，更高级糖以环状形式存在时，但其环外侧链的构象可能影响整个分子的物理及化学性质，因此，对于单糖及其衍生物而言，其分子中存在的足够长的碳链的构象也是其重要的结构信息。通常在单糖及其衍生物中，烃链主要以平面 Z 字形构象存在（例如，半乳糖醇），同时糖中的羟烷基链的构象也会由于羟基间的强排斥作用而复杂化，如木糖醇的镰形构象。

2. 寡糖及多糖结构

寡糖及多糖是单糖通过糖苷键连接形成的糖类聚合物，其主要区别在于聚合度大小的差异，因此其分子结构的本质类似，主要指的是以单糖为单体的连接方式（糖苷键连接位点、糖苷键构型、主支链结构等）、聚合度、修饰基团、高级结构信息等。本节内容将系统介绍寡糖及多糖分子结构的基础信息。

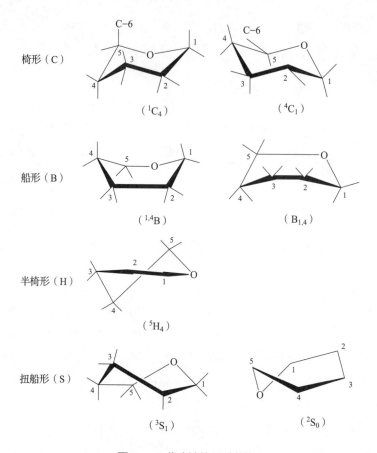

图 7-7　吡喃糖的四种构象

（1）寡糖及多糖一级结构　多糖的分子结构可以被认为是多个一级结构的重复单元所构成，而对于寡糖而言，其由于聚合度较小，所以一般不存在重复的结构单元，其结构信息与多糖的一级结构重复单元可类比分析。如图 7-8 所示，在多糖的一级结构重复单元中，通常包括以下信息。

① 单糖组成：组成多糖一级结构重复单元的单糖种类，以及各种单糖所占的比例，不同来源的多糖，其单糖组成的差异很大，植物多糖中常见的单糖组成包括葡萄糖、果糖、

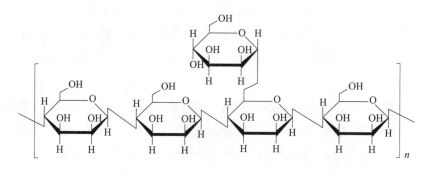

图 7-8　寡糖 / 多糖一级结构示意图

甘露糖、半乳糖、木糖、阿拉伯糖、岩藻糖、鼠李糖、半乳糖醛酸、葡萄糖醛酸等。单糖组成是多糖分子结构的基本信息，可以在一定程度上反映多糖的来源（植物、动物、微生物等）、属性（中性糖、酸性糖）等信息。

② 单糖残基的排列顺序：在杂聚糖中，由于构成寡糖或多糖的单糖种类较多，因此其排列顺序就成为其分子结构的基础信息之一，然而由于糖类物质分子质量较大，单糖分子结构相似度高，因此目前还很难准确地确定杂聚糖的单糖残基排列顺序。

③ 单糖残基之间的连接位点：单糖和单糖之间是通过糖苷键进行连接，由于单糖属于多羟基化合物，因此糖苷键在单糖之间的连接位点会有多种形式，如淀粉中的 1,4- 糖苷键和 1,6- 糖苷键、甘露聚糖中的 1,2- 糖苷键、银耳多糖和黑木耳多糖中的 1,3- 糖苷键等。如图 7-8 所示，其中的每个单糖都具有 5 个—OH，都可以作为糖苷键的连接位点，因此，在两个单糖连接过程中，就会存在多种糖苷键的连接方式，这也是多糖结构多样化的重要原因之一。

④ 糖苷键的构型：糖苷键的构型可以分为 α 型和 β 型，通常由提供半缩醛（酮）羟基的构型决定，如淀粉中的糖苷键通常为 α 型，而纤维素中的糖苷键则为 β 型。糖苷键构型的差异，一方面增强的多糖分子结构的多样性，另一方面也为多糖的生物降解的特异性提供了分子基础，例如，人体内缺乏水解 β-1,4- 糖苷键的酶，因此，无法直接利用自然界中大量的木质纤维素。

⑤ 支链结构：不同于核酸及蛋白质，多糖的分子结构中存在支链结构，支链的连接位点，以及支链的聚合度在不同多糖中存在很大差异，这也进一步丰富了多糖的结构多样性。

⑥ 修饰基团：类似于核酸中碱基的甲基化或乙酰化修饰，在多糖分子结构中，由于含有大量的羟基，因此也存在各种可能的修饰基团，例如，硫酸酯化、乙酸酯基、磷酸酯基、甲基化、酰胺化等。这些修饰基团不仅丰富了多糖的结构，同时也赋予了多糖特殊的理化及生理活性，如硫酸软骨素就是一类硫酸酯化修饰的多糖，具有止痛，促进软骨再生的功效，以及含有乙酰化修饰的透明质酸，被称为理想的天然保湿因子。

寡糖的分子结构，或多糖一级结构重复单元的结构信息主要包含上述几个方面，即单糖组成、单糖残基排列顺序、单糖残基之间的连接位点、糖苷键的构型、支链的连接位点及聚合度，以及单糖残基的修饰基团等，在每个层面上结构信息的多样化都增强了多糖 / 寡糖分子结构的复杂性，而这种结构上的复杂性在赋予多糖 / 寡糖多样化生物活性分子基础的同时，也提高了多糖 / 寡糖分子结构解析研究的难度。

（2）多糖的高级结构 多糖在一级结构（链式结构）的基础上，类似于核酸链和肽链，也存在链式结构通过次级键而形成的高级结构，通常将其分为二级结构、三级结构和四级结构，具体内容介绍如下。

① 多糖二级结构：核酸的二级结构为 DNA 的双螺旋结构，蛋白质的二级结构是指具有一定规律性氢键结构的肽链骨架的空间排布，并不涉及肽链构象和与其他肽段的关系。

多糖的二级结构是指多糖主链间以氢键为主要次级键而形成的有规则的构象。多糖的二级结构只关系到多糖分子主链的构象，而不涉及侧链的空间排布。在多糖链中，糖环的几何形状基本上是硬性的，各个单糖残基绕糖苷键旋转而相对定位，可决定多糖的整体构象。单糖残基的旋转受相邻糖环之间的空间位阻以及相邻单糖残基间的非共价相互作用的限制，由于含竖位基团的糖苷键和邻近横位含加大取代基的糖苷键限制了旋转角的大小，因此，多糖分子链较为僵硬。多糖二级结构形式主要依赖于初级结构的排布，多糖分子通常呈无规则卷曲和有序构象两种类型。在溶液中，由于一个多糖具有很多结合键，因此多糖呈无规则卷曲构象，而在晶体结构中，由于键间和链内的相互作用以保持构象的稳定，多糖呈有序构象。

②　三级结构：多糖的三级结构是指多糖链由于分子结构中的羟基、羧基、氨基以及相关修饰基团之间的非共价相互作用而形成的有序的、空间规则而粗大的构象。在多糖一级和二级结构中，不规则和较大的粉质结构，将阻碍三级结构形成，而且溶液温度和离子强度改变也会影响三级结构的样式。

③　四级结构：多糖的四级结构也被称为亚单位现象，是指多糖链间由非共价链结合形成的聚集体。多糖链的聚集作用能在相同的分子间进行，也可以在不同的多糖链间进行。

由于多糖结构的多糖性及复杂性，导致多糖一级结构及高级结构解析困难，相关内容还需要进一步的分析和探究。

三、糖类结构的复杂性及其意义

核酸、蛋白质和多糖是三大生物大分子，而且都属于链式结构分子。随着生物化学及分子生物学的发展，关于核酸和蛋白质的相关研究也发展成为基因组学及蛋白质组学，在研究基础、研究技术、研究工具等方面，多糖与核酸和蛋白质相关研究还存在很大差距。

如表 7-1 所示，通过对比核酸，蛋白质和多糖三大生物大分子的相关结构信息可以看出，相较于核酸和蛋白质，多糖的分子结构要更为复杂和多样化，主要体现在以下几个方面：① 构成单体方面：对于 DNA 而言，只有四种脱氧核糖核苷酸，蛋白质则是由 20 种氨

表 7-1　三种生物大分子结构信息汇总

	核酸（DNA）	蛋白质	多糖
构成单体	脱氧核糖核苷酸（4 种）	氨基酸（20 种）	>20 种
单体连接方式	3,5- 磷酸二酯键	肽键	糖苷键
支链结构	无	无	有
高级结构	有	有	有

基酸构成的，而构成多糖的单糖种类丰富多样，其种类远大于核酸和蛋白质的构成单体种类；② 单体的连接方式方面：核酸和蛋白质分别只有一种连接方式，而多糖则是由多种糖苷键连接而成，包括不同的糖苷键连接位点和构型，极大地丰富了多糖结构的多样性；③ 支链结构方面：核酸和蛋白质本身都不含有支链，而多糖的支链结构丰富，在支链连接位点及支链结构方面体现出多样性的差异；④ 高级结构方面：核酸和蛋白质的高级结构相对研究得比较清楚，在研究技术及数据库方面已经有较为成熟的积累，而多糖受制于一级结构的复杂性，以及其在溶液中的柔性分子特性，导致其高级结构解析困难，目前还没有成熟的方法及技术能够完成多糖高级结构的准确解析。

因此，相较于核酸和蛋白质，多糖的分子结构极为复杂，极大地提高了多糖分子结构解析的难度。另一方面，核酸和蛋白质作为链式分子，其在生物合成方面遵循中心法则，而多糖虽然也是链式分子，但其生物合成规则仍不清楚，多糖的生物合成依然是相关研究领域的重要难点之一。两个相同的氨基酸只能组成一个二肽，而两个相同的单糖则能合成十一种不同的二糖，六种单糖形成带分支的六糖寡糖有 10^{12} 种，与此同时，单糖残基上还可以连接硫酸基团、乙酯基团、磷酸基团、甲基等，进一步加剧了多糖一级结构的复杂性，使多糖成为最为复杂的生物大分子之一。

多糖复杂的分子结构提高了其结构解析的难度，导致多糖相关研究很难深入开展。然而，生物分子需要具备某种活性必须有特定的分子结构基础，从这个角度考虑，相较于核酸和蛋白质，多糖多样化的分子结构，为其多种多样的生物活性功能提供了充足的分子结构基础，这也是多糖在生命活动的各个领域都能发挥重要生理活性的原因之一。因此，多糖结构的复杂性，是其作为多功能生物分子的基础条件之一，而随着对其研究和认识的深入，多糖在生命活动中所扮演的各种重要角色将逐渐被揭示，进而指导多糖的功能化开发及应用。

第三节　糖类的营养健康价值

一、糖类的基础营养功能

蛋白质、脂质、糖类、维生素、矿物质、水、膳食纤维是人体必需的 7 大类营养素，这其中，相对于膳食纤维（其本身也是一类重要的糖类物质），糖类营养素更强调其作为重要能量物质的营养素属性。糖类是人类获取能量最经济和最主要的来源，在体内消化后主要以葡萄糖的形式被吸收，并迅速氧化为机体提供能量，氧化的终产物是 CO_2 和 H_2O。每克葡萄糖氧化分解后可以产生 16.7kJ 的能量。葡萄糖在体内释放能量较快，供能也快，是神经系统和心肌的主要能源，也是肌肉活动时的主要燃料，对维持神经系统和心脏的正常功能，增强耐力，提高工作效率都有重要意义。糖原是肌肉和肝脏中糖类物质的储存形式，肝脏约储存了机体 1/3 的糖原。

膳食中糖类的主要来源是谷物（小麦、水稻、玉米等）、根茎作物（马铃薯、红薯、木薯等）、糖料作物（甘蔗、甜菜等）、豆类（大豆、绿豆、豌豆等）、蔬菜（南瓜、番茄等）、水果（苹果、香蕉、柿子等），以及乳制品（牛乳、酸乳、干酪等）。无论是发达国家还是发展中国家，糖类物质的主要来源都是谷物类食物，约占总糖类物质消耗的 50% 以上。一些发展中国家，糖类物质的食物来源单调，主要为大米、薯或玉米，而在发达国家中，糖类物质的来源则相对多元化一些，包括谷物食品、乳制品、水果、饮料、糖果等。在现阶段生产力的发展水平下，人体一般是不会出现糖类物质缺乏的情况，与此同时，短期内的糖类物质缺乏也不会出现明显的缺乏症状，但有可能会出现代谢或肠功能紊乱。相关研究证明膳食中糖类物质的供能比 >80% 或 <40% 是不利于健康的两个极端。由于个体生存环境、饮食习惯、生长阶段、身体状态存在很大的差异，人体糖类物质的适宜需求量目前还并不明确，但是由于高蛋白、高脂肪膳食在许多方面对健康有不利的影响，因此许多国家把糖类物质作为膳食的主体，推荐其占总能量的比例为 50% ~ 60%。

二、糖类的生理功能

糖类物质除了基础的营养功能之外，还具有其他重要的生理功能，例如，糖类物质是构成细胞和组织的重要物质，同时参与营养素的代谢、分子识别、肠道功能调节等生理过程，具体内容分类介绍如下。

1. 组织构成

糖类物质是构成机体组织的重要物质，细胞含糖类物质约 2% ~ 10%，主要以糖脂、糖蛋白等糖复合物的形式，分布在细胞膜、细胞器膜、细胞质及细胞间质中。糖复合物还广泛存在于各种组织中，如脑和神经组织中含有大量的糖脂，肾上腺、胃、脾、肝、肺、胸腺、视网膜、红细胞、白细胞等也都含有糖脂。糖与蛋白质结合而成的糖蛋白，如黏蛋白和类黏蛋白，是构成软骨、骨骼和眼球角膜、玻璃体的组成成分，与此同时，消化道、呼吸道分泌的黏液中也含有糖蛋白，激素中的甲状腺激素、促甲状腺激素、促卵泡成熟激素、黄体生成激素、绒毛膜促性腺激素、促红细胞生成素，酶类中的蛋白酶、核酸酶、糖苷酶、水解酶等也都含有糖类物质。

2. 血糖调节

糖类物质摄入多，血糖上升得高，食物对于血糖的影响主要在于食物消化吸收速率和利用率。糖类物质的含量、类型和摄入总量是影响血糖的主要因素。不同的糖类物质，即使摄入的总量相同，也会产生不同的血糖反应。食物中消化快的淀粉、蔗糖及一些单糖成分等，可以很快在小肠吸收并升高血糖水平。然而，对于一些抗性淀粉、膳食纤维、寡糖等物质，在膳食摄入后不会在短时间内显著升高血糖，其对血糖的影响是一个持续、缓慢的过程，这主要是因为这类糖类物质只有进入结肠后经过肠道微生物的发酵后才能被人体吸收利用，因此血糖对其应答过程缓慢而平稳，这也是在糖尿病人的膳食过程中，合理使用和选择糖类物质类型及用量的关键原因。

3. 节约蛋白质及抗生酮作用

在膳食过程中，当糖类物质供应不足时，机体为了满足自身对于葡萄糖的需要，会通过糖原异生作用产生葡萄糖，进而避免通过消耗蛋白质来提供能量；而当机体内糖类物质供应充足时，体内有足够的能量物质供给，也有利于氨基酸的主动转运和也有预防蛋白质消耗的作用。与此同时，脂肪在体内分解代谢的过程中，也需要葡萄糖的协同作用，但膳食中糖类物质供应不足时，体内脂肪或食物脂肪会被动员并加速分解为脂肪酸，并进一步转化提供能量。在这个代谢过程中，由于草酰乙酸不足，脂肪酸并不能彻底的氧化，进而导致代谢过程中产生过多的酮体，如果酮体不能被及时氧化代谢而在体内蓄积，将会导致产生酮血症和酮尿症。因此，在膳食中补充充足的糖类物质可以防止上述现象的发生，这也被称为糖类物质的抗生酮作用。

4. 分子识别作用

在糖复合物中，如糖蛋白和糖脂类物质中，糖类物质一般发挥细胞间信号识别的功能。例如细胞膜上的糖蛋白对于细胞间的识别和黏附具有重要作用，在红细胞的细胞膜上，糖蛋白的糖链可以识别与其自身血型异同的红细胞，这种糖链是由 14 个单糖分子组成的，A 型血对应的糖链末端是 $N-$ 乙酰半乳糖胺，B 型血则对应半乳糖，AB 型血则含有这两种单糖分子，O 型血不含有这两种单糖分子，其糖链只有 13 个单糖分子。除此之外，糖类物质在酶、抗体、激素等发挥过程中也扮演了重要的信号识别功能。

5. 解毒作用

在肝糖原丰富时，机体对于某些有害物质（如细菌毒素）的解毒作用更强，而肝糖原不足时，机体对于酒精、砷等有害物质的解毒作用会显著下降，与此同时，肝脏中的葡萄糖醛酸也具有一定的解毒功能。

6. 增强肠道功能

膳食纤维类多糖的发酵是在结肠内的消化降解的过程，发酵过程中会形成氢、甲烷、二氧化碳、短链脂肪酸等，而短链脂肪酸可以作为肠道微生物的碳源，促进肠道菌群的生长。与此同时，糖类物质对于肠道菌群的调节具有一定的定向性，例如，果聚糖类寡糖可以定向促进双歧杆菌的生长，而双歧杆菌是人体重要的益生菌，对机体健康具有重要作用。此外，多糖类物质，在肠道消化过程中，可以通过吸水膨胀，增加粪便容积、促进肠道蠕动、增强饱腹感等发挥促进肠道健康的功能。

三、糖类的生物活性

随着人们对于糖类物质认识的逐渐加深，越来越多的研究发现，外源性多糖对正常机体产生明显的生物效应，对于患病机体也可以产生有效的治疗作用，目前已发现数百种具有确切药物效应的多糖物质，涉及的生物活性包括提高免疫功能、抗肿瘤、抗氧化、抗衰老等。糖类物质在作为功效物质发挥其生物活性的过程中主要有以下几点优势：① 良好的生物相容性：糖类物质一般都具有较好的水溶性，保证了其在机体内较好的生物相容性；② 安全性：大多数天然糖类物质都是有机体的组成成分，安全性较高；③ 丰富的结构基础：糖类物质结构复杂，为其多样化的生物活性、细胞信号识别等功能提供了结构基础，与此同时糖类物质中大量的羟基基团，也为其结构修饰及衍生活性物质的开发提供了条件；④ 来源丰富：糖类物质的来源丰富，广泛存在于植物、动物、微生物中，为其研究开发提供了丰富的样本支持。

1. 免疫调节作用

免疫是动物和人体的一种生理功能，依靠这种功能识别"自己"和"非己"成分，从而破坏和排斥进入机体的抗原物质（如病菌等），或人体本身所产生的损伤细胞和肿瘤细胞等，以维持人体的健康，抵抗或防止微生物或寄生物的感染或其他所不希望的生物侵入。免疫涉及特异性免疫成分和非特异性免疫：非特异性不需要事先暴露，可以立刻响应，可以有效地防止各种病原体的入侵；特异性免疫是在主体的寿命期内发展起来的，是专门针对某个病原体的免疫。

多糖或寡糖对免疫系统有重要的调节作用，能激活巨噬细胞、T淋巴细胞、B淋巴细胞、自然杀伤细胞等免疫细胞，促进细胞因子的生成，活化补体等。研究表明灵芝胞内多糖和银耳多糖能显著增强单核吞噬细胞的吞噬功能，其作用强度与剂量呈正相关。羧甲基茯苓多糖、黄芪多糖、猕猴桃多糖、猴头菌多糖可明显提高正常小鼠腹腔巨噬细胞的吞噬能力，使吞噬百分数及吞噬指数增加。银耳多糖能促进刀豆素诱导的淋巴细胞增殖，但不影响氢化可的松（一种抗炎药物）对淋巴细胞增殖反应的抑制作用。从灵芝中提取的灵芝多糖是灵芝扶正固本的有效成分，女贞子黏多糖可以使小鼠脾淋巴细胞对刀豆球蛋白A刺激的增殖反应增强。通过给小鼠腹腔注射银耳多糖能明显增加小鼠血清溶血素抗体含量，枸杞多糖、柴胡多糖和猕猴桃多糖均可增强自然杀伤细胞的细胞活性。

2. 抗肿瘤作用

多糖抗肿瘤作用的主要机制之一就是提高机体的免疫功能，同时也与其影响细胞代谢、抑制肿瘤细胞周期、抑制肿瘤组织中相关酶的活力有关。从真菌、细菌、酵母菌、地衣、高等植物和海洋生物中提取的多糖，绝大多数都具有一定的抗肿瘤活性，某些多糖还能对抗化学试剂导致的致癌作用。多糖作为抗癌剂最大的优点在于其低毒副作用，与化疗药物联合应用可以对抗化疗药物的骨髓抑制等不良副作用。此外，多糖是细胞主要成分之一，能够强化正常细胞抵御致癌物的侵袭，提高机体的免疫力。研究表明，大多数多糖抗肿瘤作用机制不是通过直接杀伤肿瘤细胞或抑制肿瘤细胞增殖，而是通过增强宿主的免疫系统来发挥作用的，这是由于细胞免疫在抗肿瘤免疫治疗中发挥了重要的作用。有些多糖能够提高巨噬细胞吞噬功能，诱导白介素 –1（IL–1）和肿瘤坏死因子（TNF）的产生，激活免疫细胞，在抗肿瘤中发挥积极作用。

香菇多糖能增强肿瘤患者自然杀伤细胞、淋巴因子激活杀伤细胞、细胞毒性 T 细胞以及单核巨噬细胞的活性，并诱导白介素等细胞因子的产生，具有很好的抗肿瘤活性，相关香菇寡糖类药物在临床上已得到较为广泛的应用。姬松茸多糖能够干扰人的白血病细胞的细胞周期，对白血病细胞的增殖具有直接的抑制作用。人参多糖能与 IL–2 联合应用，对肿瘤细胞能够发挥极强的杀伤和抑制作用，其机制可能是人参多糖诱导产生的细胞因子能够增强 IL–2 对 T 细胞和自然杀伤细胞的细胞功能。螺旋藻多糖在体外能显著抑制 B37 乳腺癌细胞和 K562 白血病细胞，在体内能抑制肝癌、肉瘤细胞等。灰树花多糖和银杏叶多糖对小鼠 S180 肿瘤细胞具有明显的抑制作用，并认为灰花树多糖可以直接杀死肿瘤细胞。银杏外种皮多糖在体外对白血病细胞 HL–60 的增殖具有明显的抑制作用，其机制与银杏外种皮多糖诱导 HL–60 细胞凋亡，以及抑制抗凋亡基因 Bcl–2 的表达有关。银耳多糖、树舌多糖和云芝子实体多糖能显著抑制小鼠 HepA 肝癌细胞，其作用机制与提高抗癌基因表达、增强淋巴因子激活杀伤细胞活性、调节免疫有关。黄桃果肉多糖和山药多糖对小鼠肺癌细胞 Lewis 具有明显的抑制作用。商陆多糖和黑柄碳角菌种提取的多糖能提高巨噬细胞的吞噬能力，并诱导产生 IL–1，对肿瘤细胞的增殖发挥抑制作用。此外，枸杞多糖、云芝多糖、红毛刺五加多糖、猪苓多糖和甘草多糖等也具有一定的抗肿瘤作用。

3. 抗病毒作用

微生物的细胞壁通常都具有 β–1,3– 葡聚糖结构，而自然界中葡聚糖多以 β–1,3 结构聚合而成，该结构可能是动植物产生宿主防御机制的触发基础，因而具有广谱免疫调节作用。多糖类物质可以通过类似的免疫调节机制增强宿主的免疫功能，以抵抗病原体的侵袭。

多糖对艾滋病毒表现出一定的抑制作用，并能组织其与健康细胞结合。人类免疫缺陷病毒（human immune deficiency virus，HIV）通过其包膜上的糖蛋白作用于靶细胞 CD4+，硫酸化多糖能直接与糖蛋白结合，从而对糖蛋白起到"遮盖效应"，消除了人体 HIV 细胞病变。多糖也能有效抑制感染了 HIV 的细胞与正常细胞表面结合，阻止合胞体（含有由一层细胞膜包绕的多个核的一团细胞质，这通常是由于发生了细胞融合或一系列不完全细胞分裂周期所致）的形成。香菇多糖能促进 HIV 感染者外周血单个核细胞分泌 IL–2、IL–12 和 γ 干扰素（IFN–γ），抑制 IL–4、IL–10 和 TNF–α 分泌，与此同时，香菇多糖对泡状口炎病毒感染引起的小鼠脑炎有显著的预防作用，对阿拉伯病毒和十二型腺病毒感染也有一定的治疗效果。从海洋红藻分离的硫酸半乳聚糖能在体外抑制 HIV-1 和 HIV-2 引起的细胞病变，同时抑制合胞体的形成，对囊膜病毒表现出一定的抑制作用。此外，灰树花多糖、裂隙菌多糖和灵芝多糖等也具有抗 HIV 作用。

多糖对肝炎病毒显示出较强的抑制作用。香菇多糖和灵芝多糖等对慢性肝炎具有显著疗效，酿酒酵母葡聚糖能增强宿主对鼠肝炎病毒的抵抗力，使肝细胞坏死病变明显减轻，并使血清谷丙转氨酶恢复正常，同时对单纯疱疹病毒和脑脊髓炎病毒也有一定的抵抗作用。紫菜多糖、猪苓多糖和云芝子实体多糖可以明显阻止实验动物肝脏病变的发生，抑制血清谷丙转氨酶升高，与此同时，γ- 球蛋白含量在经过云芝多糖治疗后明显升高。银耳多糖可通过促进肝脏 DNA 的合成，保证正常小鼠和部分肝脏切除小鼠肝蛋白的合成。多糖还对其他许多病毒表现出抑制作用，如甘草多糖对牛艾滋病毒、柯萨奇病毒、腺病毒和疱疹病毒等多种病毒具有明显的抑制作用，既可以直接杀灭活病毒，同时又可以阻止病毒吸附和进入细胞，还能诱生人全血细胞、单核细胞和扁桃体细胞分泌 IFN-α 和 IFN-γ。黄精多糖具有明显的抗单纯疱疹病毒作用。在已经发现的抗病毒多糖中，活性最强的就是硫酸化多糖，如牛膝多糖中引入部分硫酸基后，就具有较强的抗乙肝病毒活性；香菇多糖引入硫酸基团后，针对 HIV 产生的细胞病变能发挥一定的作用，且通常其活性与引入的硫酸基团的数量呈正相关。

4. 抗溃疡作用

胃肠黏液中含有糖蛋白和黏多糖，它们的存在可以阻止胃酸、胃蛋白酶等与胃肠黏膜接触，并能与细菌结合，阻止其与胃黏膜上的多糖受体相吸附。当胃肠功能异常时，胃酸、胃蛋白酶就易与胃肠黏膜接触，且幽门螺杆菌也会趁机而入侵犯黏膜，从而引起胃炎，胃肠溃疡。市场上销售的用于治疗胃溃疡的药物胃舒宁片，防胃肠溃疡疗效显著，它的主要成分是白及胶，而白及胶组分为葡萄糖甘露聚糖。白及胶口服后在胃肠道中能迅速与胃肠液作用形成胶浆，均匀分布在胃肠黏膜及溃疡表面上形成保护膜。除此之外，人参果胶、糊精和鹿茸多糖等也有一定的降低胃酸和抑制胃蛋白酶活性的作用，是潜在的抗溃疡功能多糖。

5. 抗衰老作用

免疫学说认为随着年龄的增加，机体免疫功能逐渐下降或紊乱，胸腺萎缩，T 细胞衰减，进而导致机体衰老，寿命缩短。一些多糖能从整体上提高机体的免疫功能，清除自由基，因此在一定程度上能够发挥延缓衰老和防止老年病的作用。牛膝多糖在体内 / 体外实验中显示出能够提高老年小鼠 T 淋巴细胞增殖能力，促进 IL-2 等细胞因子的分泌，并可以启动和活化巨噬细胞以增强老年老鼠的免疫能力，从而发挥延缓衰老的作用。

自由基学说认为过多的自由基可以诱发组织老化和一些老年病的发生，自由基清除剂可以通过抑制自由基连锁反应，从而保护机体不受自由基损害，发挥抗衰老作用。银杏多糖对超氧自由基有一定的清除作用，1mg 银杏多糖与 0.05mg 维生素 C 的清除率相当，表明银杏多糖具有潜在的抗衰老作用。从紫芝的子实体中提取多糖，发现其对衰老的各种生理和生化表现都有一定的调整作用，并能延长细胞和小鼠的寿命。波叶大黄多糖能明显延长果蝇的平均寿命，具有延缓衰老的作用。枸杞多糖能缩短果蝇发育期，提高果蝇以及小鼠的平均寿命，有效对抗自由基过氧化，使受损伤的膜电力学功能发生逆转效应，同时可促进小鼠脾脏细胞转化和增加 IL-2 细胞因子分泌，促进 IL-2 活性提高等。灵芝多糖和银耳多糖可增加青年小鼠 IL-2 的分泌能力，并在一定程度恢复老龄小鼠 IL-2 的合成能力，并部分拮抗氢化可的松和环孢霉素 A 对 IL-2 产生的抑制效应。甘蔗多糖可使小鼠脾脏及淋巴结等免疫组织细胞中粗面内质网增生扩张，核糖体增加，溶酶体结构增多，线粒体呈现活跃状态，对补体也有一定的激活作用，还能延长 X 射线照射后动物的生存时间。从中药黄精中提取的一种小分子中性多糖，在动物实验中显示出较好的延长果蝇寿命的生物活性，同时还能促进老龄大鼠学习和记忆能力，改善老龄大鼠血浆 SOD 活性、肝脏脂褐素含量、心脏过氧化物脂质含量和脑组织 B 型单胺氧化酶活性等与衰老密切相关的生物化学指标，与对照药物喜得镇（甲磺酸双氢麦角毒碱片）相比，具有疗效相同而副作用小的特点。此外，从黄芪、枸杞和人参等中药中提取的多糖也都表现出了一定的抗衰老作用。

6. 抗动脉粥样硬化作用

多糖具有抗凝血和降血脂的作用，能使动脉粥样硬化病程减慢、病变减轻。海藻多糖和皮果衣多糖具有降血压的功能。以海带多糖膳食干预高血脂和动脉硬化症三黄鸡，在 4 周的实验过程中，能降低血清胆固醇和甘油三酯含量，并使主动脉粥样硬化斑块发生率下降，斑块面积缩小。褐藻多糖是一种酸性多糖，在大鼠胆固醇饲料中添加 5% 的褐藻酸钾盐，能够使大鼠血清胆固醇上升率下降 20%，使肝脏胆固醇含量上升率降低 10%，并能改善小鼠体内的微循环。正常和高血脂病模型小鼠腹腔注射南瓜多糖水溶液后，两种小鼠血清甘油三酯和低密度脂蛋白胆固醇均下降，高密度脂蛋白胆固醇升高，表明南瓜多糖可以改善脂质代谢。茶叶多糖和昆布多糖等具有抗凝血和抗血栓作用，也是潜在的抗动脉粥样硬化的功能多糖开发原料。

7. 抗炎作用

抗炎活性的多糖，在国外研究较多的是细菌的荚膜多糖，其中脆弱类杆菌荚膜多糖的抗感染活性研究较为深入。该多糖的结构重复单位是 4 个糖基的单元：3 个吡喃半乳糖基骨架连接一个呋喃半乳糖支链，具有带正电荷的氨基和带负电荷的羧基，因此具有两性电离的特征，被称为两性离子多糖。基于在电场中的迁移率的差异，可将脆弱类杆菌的荚膜多糖分为两种组分，即 PSA 和 PSB。这些荚膜多糖居于细菌表面形成脆弱类杆菌的所谓荚膜多糖复合物，具有显著的生物活性。PSA 活性较强，在体外具有 T 细胞增殖活性，在体内具有抗脓肿形成作用。PSA 还具有促有丝分裂能力，但与脂多糖、伴刀豆球蛋白和葡萄球菌肠毒素 A 等超抗原不同。细胞排除实验表明，大鼠脾细胞中的 CD4+ 细胞亚群是在体外对 PSA 的主要反应细胞。

来源于真菌细胞壁的 β-1,3- 葡聚糖也具有抗炎作用。服用可溶性 β-1,3- 葡聚糖能够显著增加动物体内参与循环的中性粒细胞数量，还可提高单核细胞和中性粒细胞抗微生物的活力，增强巨噬细胞的功能，并刺激骨髓造血。服用 PGG 葡聚糖（一种高度纯化的具有 β-1,3- 分支的葡聚糖）的动物进行血培养，和对照组相比，可检出较少的微生物数量。一次性注射 PGG- 葡聚糖的小鼠或大鼠，白细胞总数出现暂时性升高，即使在感染后 4h 后服用 PGG- 葡聚糖也能显著地降低死亡率。来自一种菌丝体的胞外多糖，也具有抗炎活性，腹腔注射能够显著提高小鼠对产单核李斯特菌感染的抵抗力，在体内能够诱导淋巴细胞的增殖。当发生急性炎症时，炎症因子与抗炎症因子间存在着平衡关系，影响着炎症发生的进程。当机体感染细菌后，多种炎症介质迅速释放，包括 TNF-α，IL-I，IL-6，IL-8；数小时后抗炎症因子如 IL-10，MCP-I 产生，以对抗炎症反应。此外，这些细胞因子能够直接抑制炎症因子的生成或促进特定细胞因子抑制剂的合成，如 IL-I 受体和可溶性 TNF 受体；也可下调趋化因子及其受体和 Th1 型细胞因子，如 IL-2，IFN-γ 的水平。多糖的抗炎的机制一般认为是促进免疫细胞的活性，下调炎症因子如 TNF-α，IL-I，IL-6，IL-8，上调抗炎症因子如 IL-10，MCP-1 等，如 PGG- 葡聚糖能对患菌血症机体的淋巴细胞和单核细胞产生的前炎症因子进行调节，服用 PGG- 葡聚糖的小鼠，其淋巴细胞和单核细胞在体外经脂多糖或超抗原刺激，产生的 TNF-a 及其他致炎因子显著减少。

8. 抗凝血作用

多糖抗凝机制较复杂，对凝血的各个环节均有作用，包括抑制凝血酶原转变为凝血酶，抑制凝血酶活性，妨碍纤维蛋白原转变为纤维蛋白，防止血小板聚集和破坏等；可明显延长其特异性血栓及纤维蛋白血栓的形成时间，降低血小板黏附率和血液黏度，具有明显的抗血栓形成作用。肝素用于治疗与预防凝血性疾病已有数十年，它主要通过增强抗凝血酶的作用抗凝血；硫酸皮肤素主要通过肝素辅助因子 II 发挥抗凝血功效。最近发现，褐藻硫酸脱氧半乳聚糖比肝素更易吸收，使用剂量更小，清除率更高，抗凝血酶和抗血栓形成活性更强。硫酸化半乳糖体和硫酸化脱氧半乳聚糖与凝血因子相互作用，对其目标蛋白酶均具有特异性。硫酸化多糖肝素使组织端释放组胺降解酶二胺氧化酶（DAO）进入血液循环，增加血浆 DAO 的活性，有望治疗深部静脉血栓形成的特发症。

9. 抗补体作用

补体是血液中一组具有酶原活性的系列蛋白质物质，它能协同抗体杀死病原微生物或协助、配合吞噬细胞杀灭病原微生物。补体系统是机体的重要免疫系统，可直接杀伤和溶解细菌或靶细胞、中和病毒，还具有调理免疫复合物的作用，趋化功能和调节 T 细胞、B 细胞免疫功能等作用。不同的多糖对补体有不同的作用，大部分多糖能活化补体系统的经典途径及变更途径，增加巨噬细胞非特异性，并增强中性粒细胞对肿瘤结节的浸润。酸性多糖使 IL-1、集落刺激因子和 IL-3 的诱导力显著增加，加速了免疫活性细胞的成熟、分化和繁殖，进而使机体的淋巴细胞因子大量增加。从米糠和水稻胚乳中经热水浸提的水溶性多糖，具有比当归多糖更强更有效的抗补体活性。

10. 降血糖作用

一般多糖都有降血糖的作用。有些多糖是 β 受体激动剂，通过第二信使将信息传至线粒体，从而使糖的氧化利用加强，具有降血糖的作用；有些多糖主要通过其受体调节糖代谢激素水平和酶的活性，并通过抗氧化作用和提高机体免疫力等途径，增加糖利用，抑制糖异生，达到改善糖代谢紊乱和胰岛素抵抗的作用。如百合多糖可修复胰岛 β 细胞，增强分泌胰岛素功能，降低肾上腺皮质激素分泌，促进肝脏中血糖转化为糖原，从而降低血糖。茶多糖通过提高机体抗氧化功能和增强肝脏葡萄糖激酶的活性发挥降血糖作用。还有许多其他植物多糖也具有降血糖的功能，例如，从甘蔗中提取的一种多糖可以降低小鼠血糖水平，人参多糖也能降低正常小鼠和四氧嘧啶所致的糖尿病模型小鼠的血糖，灵芝多糖可以通过促进胰岛素的分泌发挥降血糖作用，玉米穗中提取的多糖和螺旋藻多糖也能改善糖尿病模型小鼠的高血糖症。

11. 其他活性

多糖除具有上述主要的生物活性以外，还有其他方面的功效，如抗辐射、促皮质激素作用、镇静剂作用，甚至在生态环境治理方面也具有一定的生物活性作用。

从冬虫夏草中提取的多糖可以提高小鼠 γ 射线照射的保护指数，具有一定的抗辐射作用。银耳和银耳孢子多糖有较好的抗辐射作用，同时能升高由环磷酰胺引起的白细胞降低。紫菜多糖、柴胡多糖和猪苓多糖具有对辐射损伤的保护作用。与此同时，多糖还具有组织放射性元素和毒素吸收作用，如海藻酸钠能降低锶（Sr）在老鼠消化道的吸收，减少其在骨骼中的积累。从光假孢杆菌中提取的促皮质糖，具有类似皮质激素和促皮质激素的作用，其作用机制可能是作用于下丘脑，促进垂体释放促皮质激素和改善肾上腺皮质功能，临床上对于急慢性风湿性关节炎也有一定的效果。此外，从巴拿马沙门菌体提取的沙门菌多糖也有类似于肾上腺皮质激素和促肾上腺皮质激素的作用，而乳酸多糖能促使人体细胞 $\beta-$ 皮质醇干扰素和去甲肾上腺素的产生，具有镇静剂功用。除此之外，蓝藻胞外多糖在荒漠微生物结皮中起关键作用，一方面能在夏季 7~8 月保持土壤湿润，另一方面能保持结皮的微生物群落；蓝藻胞外多糖具有在沙漠成土和提高植物抗盐碱性方面的功能。木耳硒多糖可降低动物组织中汞、铅含量，且效果好于亚硒酸钠。原甲藻中多糖对镉、铜、铅、镍、锌及银离子均有较强的吸附作用。壳聚糖对金属离子的络合吸附，使其在废水处理中作为金属离子的螯合剂和活性污泥絮凝剂而得到广泛应用。

多糖广泛的来源、复杂的分子结构等为其多样化的生物学功能提供了基础，随着对于多糖生物功能研究的不断深入，多糖广泛而复杂的生物活性被揭示，进而也成为未来功能食品及药物开发的研究热点之一。

第四节　糖类物质的消化、吸收与代谢

人类食物中的糖类物质主要有淀粉、糖原、蔗糖、乳糖、麦芽糖、葡萄糖、果糖和纤维素等，果糖、葡萄糖等单糖可以被人体直接吸收，而其他的多糖及寡糖则需要在消化道内通过水解酶的酶解转化后，以单糖的形式被人体吸收利用。与此同时，作为机体供能的主要物质，糖类物质在消化吸收后在体内的代谢过程也是一个复杂的过程，涉及多种代谢路径。本节内容将较为系统地介绍糖类物质的消化吸收及其在机体内的代谢过程。

一、糖类物质的消化和吸收

1. 糖类物质的消化

糖类物质的消化过程涉及整个消化系统，多种消化酶参与到这个过程中，如 $\alpha-$ 淀粉酶、$\beta-$ 淀粉酶（存在于植物和微生物中）、葡萄糖淀粉酶和果胶酶（存在于微生物及哺乳动物的消化道内）、纤维素酶（主要存在于食草动物的消化系统中）等。下面将从不同消化部位分别介绍糖类物质的消化过程。

（1）口腔内的消化　糖类物质的消化从口腔开始，口腔内的消化主要是机械性消化，伴随着少量的化学性消化。口腔内的消化能反射性地引起胃、肠、胰、肝、胆囊等器官的活动，为进一步消化做好准备。唾液是由口腔内的唾液腺分泌的混合液，其中的 $\alpha-$ 淀粉酶作用于淀粉，使淀粉部分水解，生成葡萄糖、麦芽糖和淀粉糊精。由于食物在口腔中停留的时间很短，所以淀粉在口腔内消化较少，唾液淀粉酶进入胃后，由于 pH 下降导致酶迅速失活，口腔对于食物的消化作用结束。

（2）胃的排空　胃具有暂时储存食物和消化食物的功能。胃黏膜内有胃腺，可以分泌无色透明的酸性胃液，成年人每天可分泌 1.5 ~ 2.5L 胃液。胃液中含有三种主要的成分，分别是盐酸、胃蛋白酶和黏液。胃液分泌受不同食物的影响，蔬菜、蛋白质类食物促进胃液分泌的作用较强，糖类物质也有促进胃液分泌的作用，脂肪类食物则会抑制胃液的分泌，使食物在胃内的停留时间增长。食物由胃进入小肠的过程称为胃的排空，一般食物进入胃后 5min 就开始有部分食物开始排入十二指肠，但完全排空一般需要 4h 以上。胃排空的时间与食物的量和属性有关，流体食物比固体食物排空快，各类食物中糖类物质的排空较快，蛋白质较慢，脂肪最慢，通常混合性食物的排空时间为 4 ~ 5h。

（3）小肠内彻底消化　淀粉的消化主要在小肠进行。在小肠中，胰液中的 $\alpha-$ 淀粉酶

从淀粉的内部水解 α-1,4- 糖苷键，将淀粉分解为麦芽糖，麦芽三糖以及含分支的异麦芽糖和 α- 临界糊精。α- 临界糊精是由 $4 \sim 9$ 个葡萄糖组成的，与异麦芽糖一样，其分支结构由 α-1,6- 糖苷键构成。小肠黏膜的刷状缘含有 α- 葡萄糖苷酶、麦芽糖酶、异麦芽糖酶和 α- 临界糊精酶。α- 葡萄糖苷酶可以把麦芽糖和麦芽三糖水解成为葡萄糖，α- 临界糊精酶能把异麦芽糖和 α- 临界糊精水解为葡萄糖。小肠黏膜上皮细胞内还存在 β- 葡萄糖苷酶，可以水解蔗糖和乳糖。糖类物质在小肠内，通过胰液和小肠液中的多种消化酶作用被分解成为单糖，终产物通常为葡萄糖、果糖、半乳糖等，进而被机体吸收利用。

（4）大肠内的细菌活动　大肠分泌的碱性黏液几乎不含消化酶类，但是大肠中含有大量的肠道微生物，这些肠道微生物可以将消化过程中未被转化的糖类物质进行发酵，产酸、气、短链脂肪酸，一方面作为肠道菌群生长的原料，另一方面也发挥调节机体健康的重要作用，例如，乙酸可进入血液并被肝脏、肌肉和其他组织吸收，丙酸在反刍动物中是葡萄糖的前体，丁酸能够调节上皮细胞的更新，从而影响细胞凋亡。食物残渣在大肠内停留的时间与膳食纤维的含量有关，膳食纤维能够促进肠道蠕动，其含量越高，食物残渣在肠道内停留的时间越短。

2. 糖类物质的吸收

糖类物质在被消化系统转化为单糖以后才能被机体吸收利用。食物在小肠内停留的时间为 $3 \sim 8h$，糖的吸收部位主要在小肠上段（十二指肠和空肠），当食物的消化液到达回肠时，通常其中的糖类物质已经吸收完毕。单糖首先进入肠黏膜上皮细胞，再进入小肠壁的门静脉毛细血管，会合于门静脉后进入肝脏，最后再进入大循环，被运送到全身的各个器官。虽然所有的单糖都可以被机体吸收，但是其吸收速率不同，如果以葡萄糖的吸收率为 100 进行评价，则常见的各种单糖的相对吸收率如下：D- 半乳糖（110）、D- 葡萄糖（100）、D- 果糖（43）、D- 甘露糖（19）、D- 木酮糖（15）、L- 阿拉伯糖（9）。果糖、甘露糖、木酮糖和阿拉伯糖可能通过单纯扩散作用进入小肠上皮细胞，所以相对吸收速率较慢，而葡萄糖和半乳糖的吸收还存在着主动吸收过程，所以吸收速率较快。二糖、寡糖和多糖不能被机体直接吸收利用，需要由肠道微生物分解，以二氧化碳、甲烷、有机酸、氢气等物质的形式释放或参与机体的代谢过程。

糖类物质在机体的转运可以分为主动转运和被动转运：① 主动转运：在小肠上皮细胞有协助扩散系统，通过一种载体将葡萄糖 / 半乳糖与钠离子转运进入细胞，此过程由离子梯度提供能量，离子梯度则由 Na^+-K^+-ATP 酶维持，同时细菌中有些糖与氢离子协同转运。另一种主动转运方式是基团运送，如大肠杆菌先将葡萄糖磷酸化后再转运，由磷酸烯醇式丙酮酸提供能量。与此同时，果糖则通过一种不需要钠离子的易化扩散进行主动转运。② 被动转运：葡萄糖进入红细胞、肌肉和脂肪组织是通过膜上的专一受体进行转运，红细胞受体可以转运多种 D- 型单糖，不能转运 L- 型单糖。这种受体的本质是蛋白质，其转运速率决定了肌肉和脂肪组织利用葡萄糖的速率。

二、糖的分解代谢

糖的分解代谢主要指的是葡萄糖在体内的分解与合成代谢。人和动物体内糖的分解代谢主要有以下三条途径：① 在无氧条件下的无氧分解，即糖酵解过程；② 在有氧情况下的有氧氧化；③ 磷酸戊糖途径。在这其中，有氧氧化是糖分解代谢的主要途径。

1. 糖的无氧分解

糖酵解（glycolysis）是酶将葡萄糖降解成丙酮酸，并生成 ATP 的过程。它是动植物及微生物细胞中葡萄糖分解产生能量的共同代谢途径。糖酵解过程在细胞液中进行，多数反应步骤需要 Mg^{2+} 参与。在酶解过程中，所有的中间产物都是磷酸化的，可防止其从细胞膜渗漏，保存能量，并有利于与酶的结合，提高反应的效率。糖酵解过程可以分成两个阶段，共 10 步酶促反应，前 5 步是准备阶段，葡萄糖被分解为三碳糖，消耗 2 分子 ATP；后 5 步是放能阶段，三碳糖生成丙酮酸，产生 4 分子 ATP。糖酵解的具体的酶解反应过程如下。

（1）葡萄糖的磷酸化　葡萄糖由己糖激酶（hexokinase，HK）或葡萄糖激酶（glucokinase，GK）催化产生 6- 磷酸葡萄糖，此反应不可逆。己糖激酶是糖酵解过程中的第一个调节酶，受 6- 磷酸葡萄糖和 ADP 的别构抑制。葡萄糖激酶存在于肝脏中，只作用于葡萄糖，不受 6- 磷酸葡萄糖的别构抑制。肌肉的己糖激酶米氏常数（K_m）为 0.1mmol/L，而肝脏中的葡萄糖激酶的 K_m 为 10mmol/L，平时细胞中的葡萄糖浓度是 5mmol/L，因此只有当葡萄糖浓度相当高时，葡萄糖激酶才发挥作用，生成的 6- 磷酸葡萄糖用于合成糖原，降低血糖浓度。葡萄糖激酶是诱导酶，胰岛素可诱导其合成。

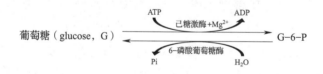

图 7-9　葡萄糖的磷酸化

（2）6- 磷酸葡萄糖异构化形成 6- 磷酸果糖　6- 磷酸葡萄糖（G-6-P）在磷酸葡萄糖异构酶（glucose phosphate isomerase）催化下转变为 6- 磷酸果糖（F-6-P），反应可逆。

（3）6- 磷酸果糖形成 1,6- 二磷酸果糖　6- 磷酸果糖由磷酸果糖激酶（phosphofructokinase，PFK）催化生成 1,6- 二磷酸果糖，磷酸果糖激酶在催化过程中需要 Mg^{2+} 参与，是糖酵解的限速酶。PFK 是别构酶，调节物较多，如 ATP、柠檬酸、磷酸肌酸、脂肪酸等是负调节物，而 2,6- 二磷酸果糖、AMP、ADP、磷酸、cAMP 等是正调节物。

（4）1,6- 二磷酸果糖裂解生成 3- 磷酸甘油醛和磷酸二羟丙酮　1,6- 二磷酸果糖由醛缩酶（aldolase）催化裂解生成 3- 磷酸甘油醛和磷酸二羟丙酮，反应过程可逆。

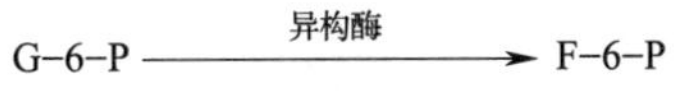

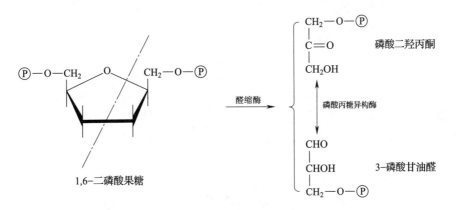

G-6-P $\xrightarrow{\text{异构酶}}$ F-6-P

图 7-10 6- 磷酸葡萄糖的异构化

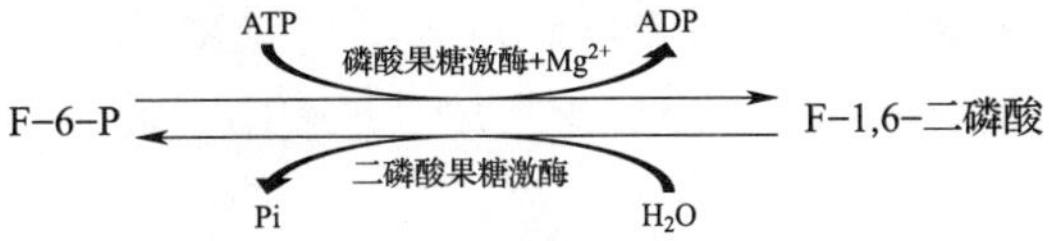

F-6-P $\underset{\underset{\text{Pi}}{\overset{\text{二磷酸果糖激酶}}{\rightleftharpoons}}}{\overset{\overset{\text{ATP \quad 磷酸果糖激酶+Mg}^{2+} \quad \text{ADP}}{}}{\longrightarrow}}$ F-1,6-二磷酸

图 7-11 1,6- 二磷酸果糖的形成

1,6-二磷酸果糖 $\xrightarrow{\text{醛缩酶}}$

$CH_2—O—\text{P}$
$C=O$ 磷酸二羟丙酮
CH_2OH

磷酸丙糖异构酶

CHO
$CHOH$ 3-磷酸甘油醛
$CH_2—O—\text{P}$

图 7-12 1,6- 二磷酸果糖的裂解及产物的异构转化

（5）磷酸二羟丙酮转化变成 3- 磷酸甘油醛 磷酸二羟丙酮和 3- 磷酸甘油醛在磷酸丙糖异构酶（triose phosphate isomerase）催化作用下可以相互转变，达到平衡时，磷酸二羟丙酮占 96%，3- 磷酸甘油醛占 4% 左右。由于只有 3- 磷酸甘油醛才能进入糖酵解途径继续进行氧化，所以 3- 磷酸甘油醛会被不断消耗，该反应过程可以顺利进行。

糖酵解到这一步后，完成了第一阶段的反应，共消耗 2 分子 ATP，产生了 2 分子的 3- 磷酸甘油醛。在后续的第二阶段反应中，主要包括氧化还原反应和氧化磷酸化反应，反应生成丙酮酸及 ATP。

（6）3- 磷酸甘油醛氧化生成 1,3- 二磷酸甘油酸 磷酸甘油醛脱氢酶（glyceraldehyde-3-phosphate dehydrogenase，GAPDH）催化 3- 磷酸甘油醛的氧化和磷酸化反应，主要是由 NAD^+ 和无机磷酸参与实现的。反应可以分为两个部分，即放能的氧化反应，以及耗能的磷酸化反应。

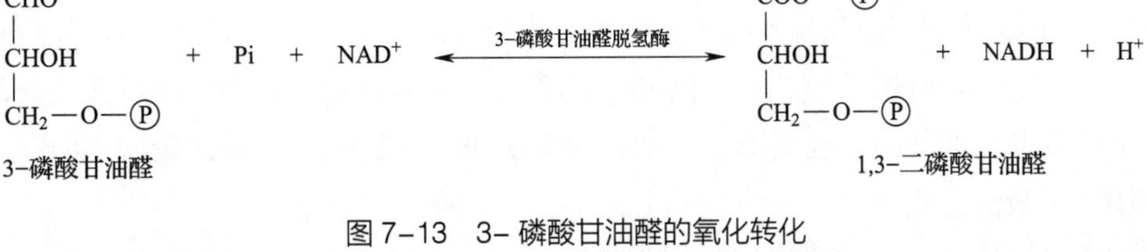

CHO
$CHOH$ $+$ Pi $+$ NAD^+ $\xleftarrow{\text{3-磷酸甘油醛脱氢酶}}$
$CH_2—O—\text{P}$
3-磷酸甘油醛

$COO\sim\text{P}$
$CHOH$ $+$ NADH $+$ H^+
$CH_2—O—\text{P}$
1,3-二磷酸甘油酸

图 7-13 3- 磷酸甘油醛的氧化转化

（7）1,3- 二磷酸甘油酸生成 3- 磷酸甘油酸 在磷酸甘油酸激酶（phosphoglycerate Kinase，PGK）的催化下，1,3- 二磷酸甘油酸 C1 上的高能磷酸根转移给 ADP 生成 ATP，

同时生成 3- 磷酸甘油酸，这种底物氧化过程中产生的能量直接将 ADP 磷酸化生成 ATP 的过程称为第五水平磷酸化。在本步骤中，PGK 催化的反应是可逆的。

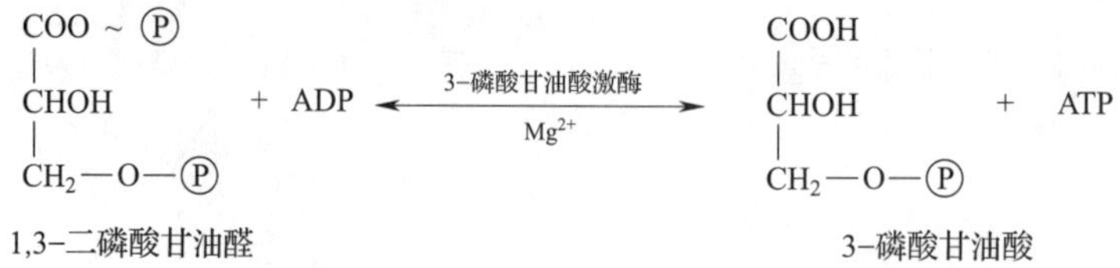

图 7-14　3- 磷酸甘油酸的生成反应

（8）3- 磷酸甘油酸转变为 2- 磷酸甘油酸　在磷酸甘油酸变位酶（mutase）的催化下，3- 磷酸甘油酸转化生成 2- 磷酸甘油酸，此反应过程需要 Mg^{2+} 的参与。

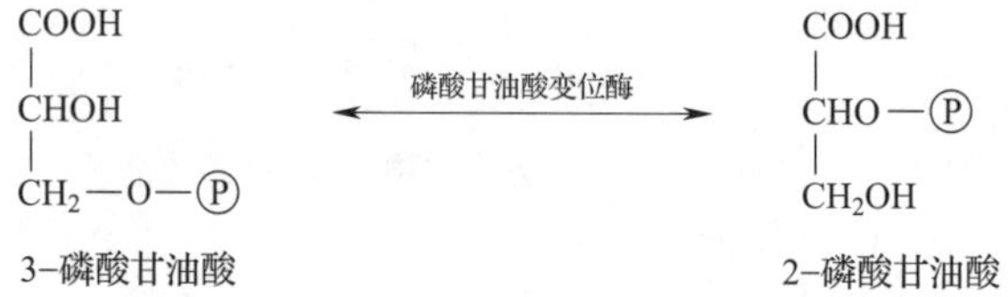

图 7-15　2- 磷酸甘油酸的生成反应

（9）2- 磷酸甘油酸脱水生成磷酸烯醇式丙酮酸　在烯醇化酶（enolase）的催化作用下，2- 磷酸甘油酸脱水生成磷酸烯醇式丙酮酸（PEP），此反应过程需要 Mg^{2+} 或 Mn^{2+} 的参与，反应过程可逆。

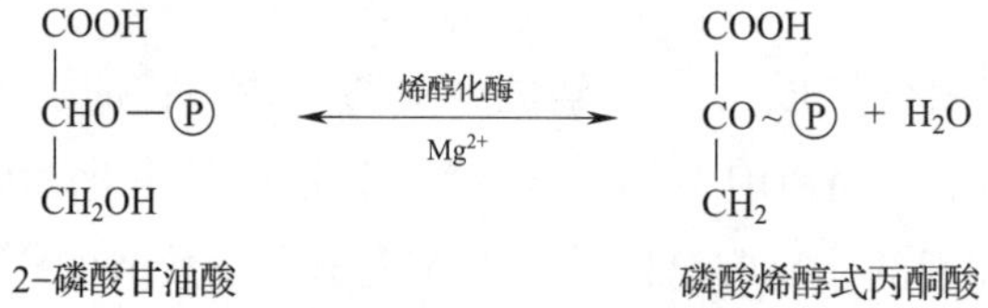

图 7-16　磷酸烯醇式丙酮酸的生成反应

（10）磷酸烯醇式丙酮酸转化为丙酮酸　磷酸烯醇式丙酮酸由丙酮酸激酶（pyruvate kinase）催化生成丙酮酸，需要 Mg^{2+} 和 Mn^{2+} 的参与，反应过程不可逆。丙酮酸激酶是别构酶，其活性受长链脂肪酸、乙酰 CoA、ATP 和丙酮酸的抑制，而 1,6- 二磷酸果糖和磷酸烯醇式丙酮酸可激活此酶。

通过糖酵解过程，葡萄糖被转化成丙酮酸，而丙酮酸在后续的代谢过程中，通常有三种方式：① 乳酸菌及肌肉中供氧不足时，丙酮酸接受 3- 磷酸甘油醛脱氢时产生的 NADH+H⁺，在乳酸脱氢酶的催化作用下，被还原生成乳酸，在运动过程中骨骼肌产生的大

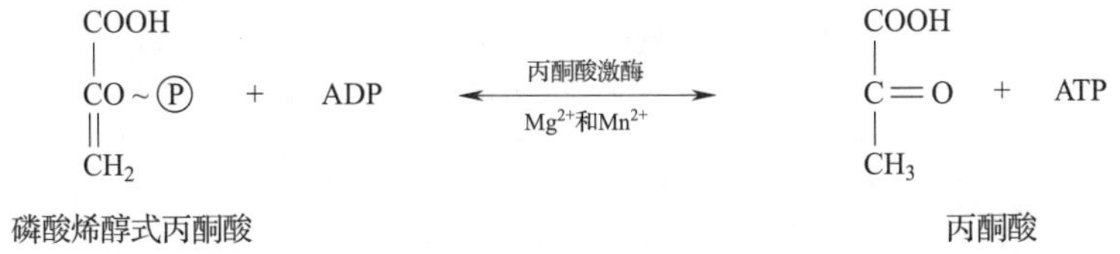

图 7-17　丙酮酸的生成反应

量乳酸还可以由肝脏氧化生成丙酮酸，再通过糖异生作用转变为葡萄糖，供骨骼肌利用，这个过程也被称为乳酸循环或 Cori 循环；② 在酵母菌中，丙酮酸由丙酮酸脱羧酶催化，脱羧形成乙醛，而乙醛会被乙醇脱氢酶催化还原生成乙醇；③ 在有氧存在的条件下，丙酮酸会进入线粒体，经过三羧酸循环被彻底氧化生成 CO_2 和 H_2O，糖酵解生成的 NADH 则经过呼吸链氧化产生 ATP 和水。

其他的六碳糖也可以通过相应的转化后进入糖酵解途径，例如，果糖可以由己糖激酶催化形成 6- 磷酸果糖而进入糖酵解；半乳糖可以在半乳糖激酶催化下生成 1- 磷酸半乳糖，进一步在 1- 磷酸半乳糖尿苷酰转移酶催化下与 UDP- 葡萄糖生成 UDP- 半乳糖和 1- 磷酸葡萄糖，UDP- 半乳糖可以被 UDP- 半乳糖 -4- 差向异构酶催化生成 UDP- 葡萄糖，而 UDP- 葡萄糖可以进一步被转化成为葡萄糖 -1- 磷酸，再通过磷酸葡萄糖变位酶转化为葡萄糖 -6- 磷酸，进入糖酵解；甘露糖可以在己糖激酶的催化下生成 6- 磷酸甘露糖，进而被磷酸甘露糖异构酶催化生成 6- 磷酸果糖，进入糖酵解。

糖酵解是生物界普遍存在的供能途径，但是其释放的能量不多，在一般的生理情况下，大多数组织有足够的氧以供有氧氧化的需要，很少进行糖酵解。因此从能量供给的角度来看，糖酵解这一代谢途径的意义并不大，但是在少数组织中，如视网膜、睾丸、肾髓质和红细胞等组织细胞中，即使在有氧的条件下，依然需要从糖酵解中获取能量。

在某些特殊的情况下，糖酵解具有特殊的生理意义。例如，剧烈运动时，能量需求增加，糖分解加速，此时即使呼吸和循环加快了氧的供应量，但是仍然不能满足机体内糖完全氧化代谢所需要的能量，这时肌肉处于相对缺氧状态，必须通过糖酵解过程补充所需的能量。在剧烈运动后，机体血液中的乳酸浓度成倍增加，会引发肌肉酸痛，这主要是由于糖酵解过程被加强造成的结果。与此同时，当从平原地区进入高原的初期，由于相对缺氧，组织细胞也会通过增强糖酵解来获取能量。在某些病理情况下，例如，严重贫血、大量失血、呼吸障碍、肿瘤组织等，组织细胞也需要通过糖酵解来获取能量，但是如果糖酵解过度，也会因为乳酸的大量产生而导致机体酸中毒。

糖酵解途径是一条重要的糖代谢通路，在此代谢中产生的丙酮酸是无氧酵解和有氧分解的交叉点。作为机体在无氧、缺氧或应激条件下获取能量的一种有效方式，糖酵解是机体满足生理需要的重要途径。

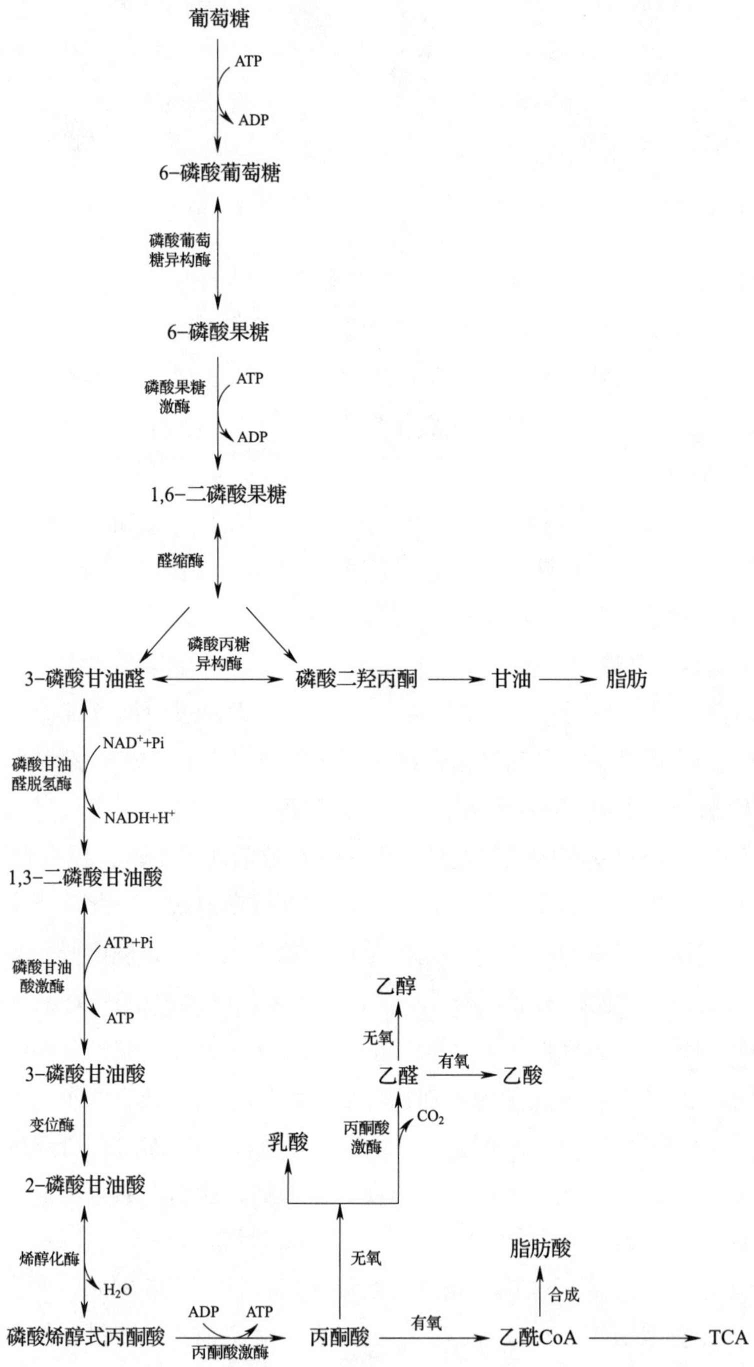

葡萄糖

ATP

ADP

6-磷酸葡萄糖

磷酸葡萄
糖异构酶

6-磷酸果糖

磷酸果糖
激酶

ATP

ADP

1,6-二磷酸果糖

醛缩酶

3-磷酸甘油醛 ⇌ 磷酸丙糖
异构酶 → 磷酸二羟丙酮 ⟶ 甘油 ⟶ 脂肪

磷酸甘油
醛脱氢酶

$NAD^+ + Pi$

$NADH + H^+$

1,3-二磷酸甘油酸

磷酸甘油
酸激酶

$ATP + Pi$

ATP

3-磷酸甘油酸

变位酶

2-磷酸甘油酸

烯醇化酶

H_2O

磷酸烯醇式丙酮酸

ADP　ATP

丙酮酸激酶

丙酮酸

乳酸

无氧

乙醇

无氧

乙醛

丙酮酸
激酶

CO_2

有氧 → 乙酸

有氧 ⟶ 乙酰CoA ⟶ TCA

脂肪酸

合成

图7-18　糖酵解过程及丙酮酸在有氧条件及无氧条件下的去路

2. 糖的有氧氧化

葡萄糖的无氧酵解只是体内获得能量的补充方式，是一种只合成少量ATP的低效率代谢途径。在有氧条件下，葡萄糖会被彻底氧化分解生成二氧化碳和水，并释放出大量的能量，这个过程被称为糖的有氧氧化（aerobic oxidation）。有氧氧化是糖分解代谢的主要方式，大多数组织中的葡萄糖均进行有氧氧化分解以为机体提供能量。

糖的有氧氧化是在细胞液和线粒体两个部位进行的，整个反应过程可以分成三个阶段：胞液内的葡萄糖转化成为丙酮酸；丙酮酸进入线粒体脱羧生成乙酰 CoA；三羧酸循环（tricarboxylic Acid Cycle，TCA，又称柠檬酸循环）。

第一阶段：葡萄糖分解为丙酮酸

在有氧条件下，1 分子葡萄糖可以生成 2 分子丙酮酸，这个阶段的反应与糖酵解基本相同，在胞液中进行，不同的地方在于 3- 磷酸甘油醛脱氢生成的 NADH 需要通过线粒体内的氧化呼吸链，使 NADH 与 H^+ 氧化生成 H_2O，并伴随着 ATP 的生成。

第二阶段：丙酮酸氧化脱羧生成乙酰 CoA

$$\text{丙酮酸} + \text{CoA-SH} \xrightarrow[\substack{NAD^+ \quad NADH+H^+ \quad\quad CO_2}]{\text{丙酮酸脱氢酶系}} \text{乙酰CoA}$$

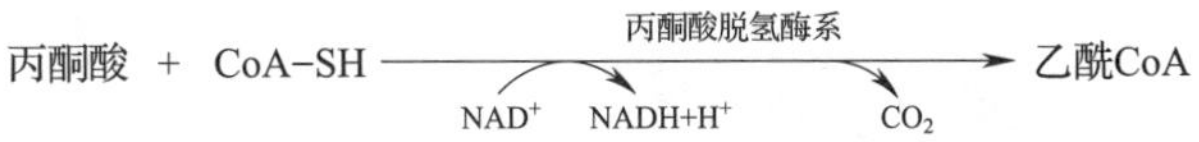

图 7-19　丙酮酸氧化脱羧生成乙酰 CoA

催化氧化脱羧反应的是丙酮酸脱氢酶复合体或丙酮酸脱氢酶系，包括丙酮酸脱羧酶，辅酶是焦磷酸硫胺素（TPP）；二氢硫辛酸乙酰转移酶，辅酶是二氢硫辛酸和辅酶 A（CoA-SH）；二氢硫辛酸脱氢酶，辅酶是黄素腺嘌呤二核苷酸（FAD）和辅酶 I(NAD^+)。从丙酮酸到乙酰 CoA 是糖有氧氧化中关键的不可逆反应，催化这个反应的丙酮酸脱氢酶系受到很多因素的影响，反应中的产物乙酰 CoA 和 NADH 浓度高时，可分别抑制酶系中的二氢硫辛酸乙酰转移酶和二氢硫辛酸脱氢酶的活性，丙酮酸脱羧酶活性受 ADP 和胰岛素的激活，但是受 ATP 的抑制。丙酮酸脱氢反应的重要特征是丙酮酸氧化释放的自由能储存在乙酰 CoA 中的高能硫酯键中，并生成了 NADH 与 H^+。

在儿童中发现有许多丙酮酸代谢异常的疾病，其中有些是由于丙酮酸脱氢酶复合体中的某些组分先天性缺失所致。该酶复合体中的各种亚基都有可能发生先天性缺失，而这些缺陷可以导致丙酮酸不能继续氧化产生 ATP，使脑组织不能有效地利用葡萄糖提供能量，进而影响儿童大脑的发育和功能，严重者可导致死亡。与此同时，丙酮酸不能进一步氧化，会致使患儿血液中乳酸、丙酮酸、丙氨酸的浓度显著升高，出现慢性乳酸中毒，此类病人可以通过进食生酮类食物和限制糖类物质的摄入，在一定程度上缓解和控制病情。

第三阶段：三羧酸循环

丙酮酸氧化脱羧形成的乙酰 CoA 进入由一连串反应构成的循环体系，最终被氧化生成 H_2O 和 CO_2。由于这个循环开始与乙酰 CoA 与草酰乙酸缩合生成的含有三个羧基的柠檬酸，因此被称为三羧酸循环或柠檬酸循环。乙酰 CoA 与草酰乙酸缩合生成柠檬酸后，在经过一系列的反应重新变成草酰乙酸，完成一轮循环，这其中氧化反应脱下的氢在线粒体内膜上经呼吸链传递生成 H_2O，同时通过氧化磷酸化生成 ATP。对于脱羧反应生成的 CO_2，则通过血液运输到呼吸系统而被排出，其也是体内 CO_2 的主要来源。三羧酸循环的全过程如图 7-20 所示。

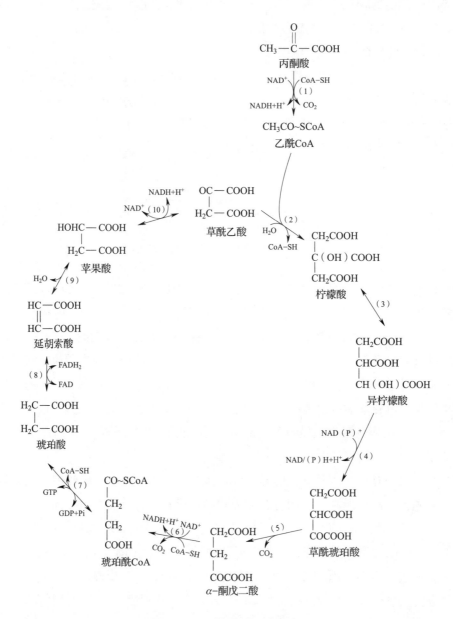

图 7-20　三羧酸循环过程图

（1）丙酮酸脱氢酶系；（2）柠檬酸合酶；（3）顺乌头酸酶；（4）（5）异柠檬酸脱氢酶；
（6）α-酮戊二酸脱氢酶系；（7）琥珀酸硫激酶；（8）琥珀酸脱氢酶；（9）延胡索酸酶；（10）苹果酸脱氢酶。

三羧酸循环的循环过程可以分为以下 8 个步骤：

（1）草酰乙酸与乙酰 CoA 缩合形成柠檬酸　乙酰 CoA 具有硫酯键，乙酰基有足够能量与草酰乙酸的羧基进行醛醇型缩合。首先从 CH_3CO 基上除去一个 H^+，生成的阴离子对草酰乙酸的羰基碳进行亲核攻击，生成柠檬酸 CoA 中间体，然后高能硫酯键水解释放出游离的柠檬酸，使反应不可逆的向右进行，该反应是由柠檬酸合成酶催化，是很强的放能反应。

$$\text{乙酰CoA} + \text{草酰乙酸} \xrightarrow{\text{柠檬酸合酶}} \text{柠檬酸} + \text{CoA-SH}$$

图 7-21 柠檬酸生成反应

由草酰乙酸和乙酰 CoA 合成柠檬酸是三羧酸循环的重要调节点，柠檬酸合酶是一个别构酶，ATP 是柠檬酸合酶的别构抑制剂，α- 酮戊二酸和 NADH 能别构抑制其活性，长链酯酰 CoA 也可以抑制其活性，AMP 可对抗 ATP 的抑制而起到酶的激活作用。

（2）柠檬酸异构化形成异柠檬酸　柠檬酸的叔醇基不易氧化，转变成异柠檬酸而使叔醇变成了仲醇，则易于氧化。在生成异柠檬酸的过程中，顺乌头酸酶作为催化剂，柠檬酸先脱水，再加水。

$$\text{柠檬酸} \underset{+H_2O}{\overset{-H_2O}{\rightleftharpoons}} \text{顺乌头酸} \underset{-H_2O}{\overset{+H_2O}{\rightleftharpoons}} \text{异柠檬酸}$$

图 7-22 异柠檬酸生成反应

（3）异柠檬酸氧化形成 α- 酮戊二酸　在异柠檬酸脱氢酶的催化下，异柠檬酸氧化的仲醇氧化成羰基，生成草酰琥珀酸（oxalosuccinicacid）的中间产物，进而脱羧生成 α- 酮戊二酸。

（4）草酰琥珀酸脱羧生成 α- 酮戊二酸　草酰琥珀酸可以在异柠檬酸脱氢酶的催化下，脱羧生成 α- 酮戊二酸，也是三羧酸循环中两次氧化脱羧反应中的第一个脱羧反应，反应过程不可逆，是循环过程中的限速步骤。异柠檬酸脱氢酶与异柠檬酸、Mg^{2+}、NAD^+、ADP 的结合有相互协同的作用，而 NADPH（还原性辅酶Ⅱ，还原型烟酰胺腺嘌呤二核苷酸磷酸）、ATP 对该酶则发挥别构抑制作用。由于草酰琥珀酸为反应中间产物，因此可以将步骤（3）和步骤（4）合并展示，如图 7-23 所示。

$$\text{异柠檬酸} + NAD^+/NADP^+ \longrightarrow \alpha\text{-酮戊二酸} + CO_2 + NADH/NADPH + H^+$$

图 7-23 α- 酮戊二酸生成反应

（5）α- 酮戊二酸脱羧生成琥珀酰 CoA　该反应是三羧酸循环过程中两次氧化脱羧反应中的第二次脱羧反应。在 α- 酮戊二酸脱氢酶系作用下，α- 酮戊二酸氧化脱羧生成琥珀酰

CoA，反应过程完全类似于丙酮酸脱氢酶系催化的氧化脱羧，属于 α- 氧化脱羧，氧化产生的能量一部分储存于琥珀酰 CoA 的高能硫酯键中，反应过程是不可逆。α- 酮戊二酸脱氢酶复合体受 ATP、GTP、NADH 和琥珀酰 CoA 的抑制，而与丙酮酸脱氢酶系的不同点在于，其不受磷酸化 / 去磷酸化的调控。

$$\alpha\text{-酮戊二酸} + NAD^+ + CoA\text{-}SH \longrightarrow \text{琥珀酰}CoA + CO_2 + NADH + H^+$$

图 7-24　琥珀酰 CoA 生成反应

（6）琥珀酰 CoA 水解生成琥珀酸　在琥珀酸硫激酶的作用下，琥珀酰 CoA 的硫酯键水解，释放的自由能用于合成 GTP，在细菌和高等生物中可直接生成 ATP，在哺乳动物中先生成 GTP，再生成 ATP，此时琥珀酰 CoA 生成琥珀酸和 CoA，这是三羧酸循环过程中唯一发生的一个底物水平磷酸化反应。

$$\text{琥珀酰}CoA + GDP + H_3PO_4 \rightleftharpoons \text{琥珀酰} + GTP + CoA\text{-}SH$$

图 7-25　琥珀酰 CoA 水解反应

（7）琥珀酸脱氢形成延胡索酸　琥珀酸脱氢酶催化琥珀酸氧化成为延胡索酸，该酶结合在线粒体的内膜上，而其他三羧酸循环的酶则都存在于线粒体的基质中，该酶含有铁硫中心和共价结合的 FAD，来自琥珀酸的电子通过 FAD 和铁硫中心，然后进入电子传递链到 O_2。丙二酸是琥珀酸的类似物，是琥珀酸脱氢酶强有力的竞争抑制物，可以阻断三羧酸循环。

（8）延胡索酸水合形成苹果酸　延胡索酸酶具有高度的立体特异性，仅对延胡索酸的反式双键起作用，而对顺丁烯二酸（马来酸）无催化作用。

（9）苹果酸脱氢形成草酰乙酸　在苹果酸脱氢酶的作用下，苹果酸仲醇基脱氢氧化成为羰基，生成草酰乙酸，NAD^+ 是脱氢酶的辅酶，接受氢成为 NADH+H^+。

$$\text{琥珀酸} \xrightarrow[\text{琥珀酸脱氢酶}]{FDA \quad FDAH_2} \text{延胡索酸} \xrightarrow[\text{延胡索酸酶}]{H_2O} \text{苹果酸} \xrightarrow[\text{苹果酸脱氢酶}]{NAD^+ \quad NAD+H^+} \text{草酰乙酸}$$

图 7-26　琥珀酸转化为草酰乙酸反应过程

三羧酸循环的总化学反应式如下：

$$\text{乙酰 }CoA + 3NAD^+ + FAD + GDP + Pi + 2H_2O \longrightarrow 2CO_2 + 3NADH + FADH_2 + GTP + 3H^+ + CoA\text{-}SH$$

三羧酸循环总反应式

在一次三羧酸循环过程中，包括 1 次底物水平磷酸化、两次脱羧、三个关键酶促反应、四步脱氢氧化反应。琥珀酰 CoA 生成琥珀酸的底物水平磷酸化形成了 1 分子的 GTP，可以转化成为 1 分子的 ATP。二次脱羧从量上来讲，1 个双碳化合物被氧化成 2 分子 CO_2，三羧酸循环运转 1 周，实质上是氧化了 1 分子的乙酰 CoA。三个关键酶催化了三步不可逆反应，它们分别是柠檬酸合酶、异柠檬酸脱氢酶，以及 α- 酮戊二酸脱氢酶，酶的活性受效应物的别构调节，由 ATP/ADP、ATP/AMP，NADH/NAD$^+$、CH_3CO-SCoA/CoA-SH 的相对浓度决定，如果 ATP/ADP 比例降低，这是由于细胞消耗了 ATP 导致 ATP 浓度降低，此时关键酶被激活，加速葡萄糖的氧化，补充 ATP，而当细胞内 ATP 丰富时，酶活性就会降低，从而避免机体内能量过剩。四步脱氢反应共生成了 4 分子还原当量，即 3 分子 NADH+H$^+$ 和 1 分子 $FADH_2$。这些还原当量可以在线粒体中被传递给氧生成水，进而释放出大量的能量，以满足机体对能量的需求，每分子的 NADH+H$^+$ 经电子传递体系可以生成 3 分子 ATP，每分子的 $FADH_2$ 可生成 2 分子 ATP，所以共生成了 11 分子 ATP，加上底物水平磷酸化形成的 1 分子 ATP，1 分子乙酰 CoA 经过 1 周循环可以产生 12 分子 ATP，具体过程如表 7-2 所示。

表 7-2 葡萄糖彻底氧化时 ATP 的生成和消耗

反应阶段	反应过程	生成 ATP 数	
		小计	合计
胞液内反应阶段	G $\longrightarrow$ G-6-P	-1	
	F-6-P $\longrightarrow$ F-1,6- 二磷酸	-1	
	2×3- 磷酸甘油醛 +2×NAD$^+$ $\longrightarrow$ 2×1,3- 二磷酸甘油酸 +2×NADH	2×2/3×2	6/8
	2×1,3- 二磷酸甘油酸 +2×ADP $\longrightarrow$ 2×3- 磷酸甘油酸 +2×ATP	1×2	
	2×2- 磷酸烯醇式丙酮酸 +2×ADP $\longrightarrow$ 2× 烯醇式丙酮酸 +2×ATP	1×2	
线粒体反应阶段	2× 丙酮酸 +2×NAD$^+$ $\longrightarrow$ 2× 乙酰 CoA+2×NADH	3×2	6
	异柠檬酸 +NAD$^+$ $\longrightarrow$ α- 酮戊二酸	3	
	α- 酮戊二酸 +NAD$^+$ $\longrightarrow$ 琥珀酰 CoA+NADH	3	
	琥珀酰 CoA+ADP $\longrightarrow$ 琥珀酸 +ATP	1	TCA 12×2
	琥珀酸 +FAD$^+$ $\longrightarrow$ 延胡索酸 +FADH	2	
	苹果酸 +NAD$^+$ $\longrightarrow$ 草酰乙酸 +NADH	3	
总计		36/38	

在葡萄糖的有氧氧化过程中，1 分子葡萄糖彻底氧化成 CO_2 和 H_2O 时，可以生成 36 或 38 分子 ATP，其释放的能量远大于糖酵解过程。在人体中，除了成熟的红细胞没有线粒体外，人体其他组织细胞均具有有氧氧化分解糖类的能力。生理条件下，人体活动所需要的能量主要来自糖的有氧氧化。除了氧化供能，糖的有氧氧化的另一个重要意义在于上述的整个反应过程不能单纯理解为糖代谢所独有的代谢路径，代谢过程中的很多中间产物也参与机体的其他代谢过程，如草酰乙酸、α- 酮戊二酸经转氨反应可生成天冬氨酸和谷氨酸，乙酰 CoA 可用于脂肪的合成，而其本身也是脂肪分解的代谢产物。因此，三羧酸循环不仅是糖的分解代谢途径，同时也是脂肪和蛋白质细胞内氧化供能的最终共同途径，也是糖、脂肪、蛋白质三种生物大分子相互转化的合成路径。

3. 磷酸戊糖途径

糖酵解和糖的有氧氧化是生物体内糖代谢的主要途径。除此之外，在某些肝脏、脂肪组织、泌乳期的乳腺、肾上腺皮质、性腺、骨髓、红细胞等组织细胞中还存在磷酸戊糖途径（pentose phosphate pathway），又被称为磷酸己糖支路或磷酸葡萄糖旁路，大约有 30% 的葡萄糖经磷酸戊糖途径分解。磷酸戊糖途径由 6- 磷酸葡萄糖为起始物质，生成具有重要生理功能的 NADPH 和 5- 磷酸核糖。在磷酸戊糖途径的代谢过程中并无 ATP 的生成，因此其并不是机体产能的方式，其特点是可在胞液内直接进行脱氢和脱羧反应。

磷酸戊糖途径在细胞液中进行，分为不可逆的氧化阶段和可逆的非氧化阶段。在氧化阶段，1 分子的 6- 磷酸葡萄糖经过脱氢、脱羧反应生成 5- 磷酸核酮糖，同时生成 2 分子 $NADPH+H^+$ 和 1 分子的 CO_2。6- 磷酸葡萄糖脱氢酶的活性决定了 6- 磷酸葡萄糖进入磷酸戊糖途径的流量，为限速酶。此酶的活性主要受 $NADPH/NADP^+$ 比例的影响，当比例升高时，磷酸戊糖途径受抑制，反之则被激活。在非氧化阶段，5- 磷酸核酮糖在异构酶的作用下生成 5- 磷酸核糖和 5- 磷酸木酮糖，这三种戊糖经过一系列的集团转移反应，产生三碳、四碳、五碳、六碳及七碳糖的中间产物，最终生成 6- 磷酸果糖和 3- 磷酸甘油醛，它们可以转变为 6- 磷酸葡萄糖进入磷酸戊糖途径，也可以进入糖的有氧氧化和糖酵解途径，具体代谢通路如图 7-27 所示。

磷酸戊糖途径的生理意义主要包含以下几点。

① 磷酸戊糖途径是葡萄糖在体内生成 5- 磷酸核糖的唯一途径，所以被命名为磷酸戊糖通路，体内需要的 5- 磷酸核糖可以通过磷酸戊糖通路氧化阶段不可逆反应过程生成，也可以经过非氧化阶段的可逆反应过程生成，而在人体内则主要是由氧化阶段生成的。5- 磷酸核糖是合成核苷酸、辅酶以及核酸的主要原料，在损伤后修复、再生的组织（例如，梗死的心肌、部分切除后的肝脏等）中，此代谢途径比较活跃。

② NADPH 和 NADH 不同，NADPH 携带的氢不是用于通过呼吸链氧化磷酸化生成 ATP，而是作为供氢体参与许多代谢反应，如体内的羟化反应，与肝脏中药物、毒物和一些激素的生物转化有关，以及脂肪酸、胆固醇和类固醇激素的生物合成等，都需要大量的 NADPH 参与。

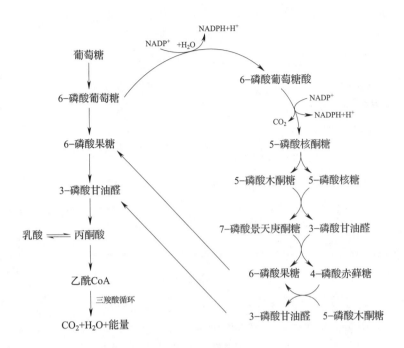

图 7-27 磷酸戊糖途径

③ NADPH 是谷胱甘肽还原酶的辅酶，对维持还原型谷胱甘肽（GSH）的正常含量有很重要的作用。GSH 能保护某些蛋白质中的巯基，如红细胞膜和血红蛋白上的巯基。因此，缺乏 6- 磷酸葡萄糖脱氢酶的人，会由于缺乏 NADPH 而导致 GSH 含量过低，进而导致红细胞易于破坏而发生溶血性贫血。

④ NADPH 参与体内嗜中性粒细胞和巨噬细胞产生离子态氧的反应，故有一定的杀菌作用。

三、糖原的代谢

糖原是由若干个葡萄糖聚合而成的具有分支结构的大分子多糖，其分子质量一般在 $10^6 \sim 10^7 u$，有些糖原分子质量甚至高达 $10^8 u$，是动物体内糖的储存形式。糖原分子结构中葡萄糖主要以 α-1,4- 糖苷键连接形成直链，部分以 α-1,4- 糖苷键连接构成支链。糖原主要储存在肌肉和肝脏中，肌肉中糖原约占肌肉总质量的 $1\% \sim 2\%$，肝脏中糖原约占其总质量的 $6\% \sim 8\%$。肌糖原分解主要为肌肉自身收缩提供能量，肝糖原分解则主要用来维持血糖平衡。

1. 糖原的合成

葡萄糖等单糖合成糖原的过程被称为糖原的合成，糖原是葡萄糖在体内的储存形式，其合成过程主要包括 4 个步骤，合成过程如图 7-28 所示。

在糖原合成过程中，葡萄糖首先需要进行磷酸化和焦磷酸化活化，转化成活性形式（尿苷二磷酸葡萄糖，UDPG），进而参与糖原的合成。需要注意的是，糖原合成酶催化的糖原合成反应不能从头开始合成第一个糖分子，需要至少含有 4 个葡萄糖残基的 α-1,4- 多聚葡萄糖作为引物，在其非还原性末端与 UDPG 反应，UDPG 上的葡萄糖基的 C-1 与糖原分子非还原性末端葡萄糖残基 C-4 形成 α-1,4- 糖苷键，使糖原分子增加一个葡萄糖单位。UDPG 是活泼葡萄糖基的供体，在生成过程中消耗 UTP，因此糖原合成过程是耗能过程。糖原合成酶只能催化合成 α-1,4-糖苷键，因此该酶催化合成的糖原为直链多糖分子。机体内还存在一种特殊的蛋白质，被称为糖原蛋白（glycogenin），可以作为葡萄糖基的受体，从头开始合成糖原分子，催化此反应的酶是糖原起始合成酶，进而合成寡糖链作为引物，再由糖原合成酶合成大分子糖原。与此同时，糖原支链的生成需要分支酶的催化，将 5~8 个葡萄糖残基组成的寡糖直链以 α-1,6- 糖苷键连接到糖原主链上，生成分支糖链，而糖原支链也可以在糖原合成酶的催化下在非还原性末端进行糖链的延长。糖原多分支的结构增加了其水溶性，有利于其储存，同时在糖原分解时，提供了多个非还原性末端的水解起始位点，提高了分解速度。

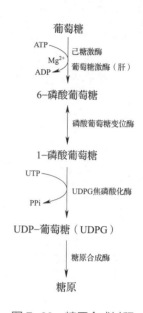

图 7-28　糖原合成过程

2. 糖原的分解

糖原的分解不是糖原合成的逆反应，除了磷酸葡萄糖变位酶外，其他的酶均不一样，包括糖原磷酸化酶、脱脂酶等。糖原的水解过程可分为以下几步。

（1）糖原磷酸化酶从非还原性末端水解 α-1,4- 糖苷键，生成 1- 磷酸葡萄糖。该分解过程可到糖原分支点前 4 个残基停止，生成极限糊精，该步骤的糖原水解率约达到 40%。

（2）去分支酶有两个活性中心，一个是转移酶，将 3 个残基转移到另一条链上，留下以 α-（1,6）- 糖苷键相连的分支点；另一个活性中心发挥脱支酶的作用，水解分支点残基，生成游离葡萄糖。

（3）磷酸葡萄糖变位酶催化 1- 磷酸葡萄糖生成 6- 磷酸葡萄糖。6- 磷酸葡萄糖酶主要存在于肝脏、肾脏、小肠中，特别是肝脏中此酶的活性很强，所以肝糖原可以通过生成6- 磷酸葡萄糖，经此酶转化水解生成葡萄糖以补充血糖。然而，肌肉中 6- 磷酸葡萄糖酶的活性很低，所以肌糖原分解的 6- 磷酸葡萄糖只能通过糖酵解途径分解产能，供肌肉活动需要。

糖原合成与分解过程是由不同酶催化的逆向反应，属于不同的生物过程途径，有利于生物体对其进行调节。调节的主要方式是通过改变这两个过程中关键酶的活性，即改变糖原合成酶和糖原磷酸化酶的活性。这两种酶的活性受磷酸化和去磷酸化的共价修饰调节，与磷酸化反应类似，这种修饰调节都发生在酶分子中的丝氨酸残基上，但是作用效果不同，糖原合成酶磷酸化后失活，去磷酸化后有活性，而糖原磷酸化酶磷酸化后活性变强。这两种酶的磷酸化同时也受到相应的激酶催化，并通过上一级酶的调节及激素调控使整个调节过程精细化，进而有利于机体对糖原代谢方向的快速调节。

四、糖异生

由非碳水化合物转变为葡萄糖或糖原的过程称为糖异生。糖异生的主要原料是乳酸、丙酮酸、甘油、丙酸盐及生糖氨基酸，糖异生的主要场所是肝脏。糖异生的生理意义在于：① 保持饥饿时体内血糖的相对稳定，肝脏储存糖原的能力有限，只能维持饥饿状态下约12h的血糖供应，当肝糖原分解为葡萄糖将尽时，机体的组织蛋白就会分解产生大量的氨基酸，脂质也会分解产生甘油等非糖物质，这些非糖物质可以通过糖异生作用转化为葡萄糖，从而使血糖维持相对稳定，这对于大脑、肾髓质、红细胞、视网膜等主要依赖葡萄糖功能的组织尤为重要，维持了其正常的生理功能；② 促进肌乳酸的充分利用，当人体剧烈运动时，肌肉经糖酵解生成的乳酸通过血液循环被运送到肝脏，经糖异生途径后合成葡萄糖，并释放进入血液循环，再被肌肉组织吸收供糖酵解产能，所以当糖异生途径发生障碍时，乳酸利用受限，运动能力会明显下降。

五、寡糖及多糖的代谢

绝大多数的植物非淀粉类多糖在胃液和肠液中不能被消化或完全消化，会随着肠道的蠕动，进入到大肠，被人肠中的微生物利用。这类不被消化的多糖，在大肠中通常优先被益生菌（如乳杆菌和双歧杆菌）利用，产生酸性代谢产物短链脂肪酸，从而降低粪便pH，抑制腐败菌的增殖等。

一般认为消化和酵解是吸收的前提，寡糖和多糖在体内的吸收主要有三种方式：① 直接被吸收，由于多糖是大分子，一般不能直接被机体吸收利用，需要在促吸收剂的作用条件下才能被直接吸收利用，例如，吸收促进剂十二烷基磺酸钠和吐温80均能促进巴戟多糖在大鼠小肠内的吸收；② 多糖在胃肠经被消化后以小分子物质的方式吸收，例如，淀粉在胃液、肠液的作用下被降解成葡萄糖，进而被机体吸收；③ 多糖在胃肠中不被消化，直接进入到大肠，被大肠中的微生物酵解后以其他物质的形式被吸收，例如，莲子抗性淀粉不被胃肠液中消化吸收，但能被青春双歧杆菌酵解。与此同时，作为膳食纤维的果胶多糖，其本身不能被人体直接代谢吸收，需要在肠道依靠肠道菌群分泌的碳水化合物活性酶（carbohydrate-active enzymes，CAZymes）降解后，才能被人体或肠道微生物吸收利用。CAZymes是在人体肠道中存在的一类降解复杂多糖的酶类，主要包含糖苷水解酶（glycoside hydrolases，GHs）、糖苷转移酶（glycosyl transferases，GTs）、多糖裂解酶（polysaccharide lyases，PLs）、碳水化合物酯酶（carbohydrate esterases，CEs）、辅助氧化还原酶类（auxiliary activities，AAs）和碳水化合物结合模块（carbohydrate-binding modules，CBMs）等。肠道菌群通过其编码的各种 CAZymes，对多糖主、侧链上一系列糖苷键进行水解和修饰，并利用多种酶类之间的协同作用降解难以被人体直接消化吸收的复杂碳水化合物，同时可以生成信号分子，发挥调节人体生理及病理过程的作用。

然而，由于多糖的结构复杂，许多多糖/寡糖在体内的消化代谢路径还不清楚，例如不同的多糖/寡糖在消化道内的消化特性，参与多糖降解的关键微生物及功能酶，多糖在体内的降解规律及降解产物的吸收特性等，都有待进一步的研究。

第五节　糖代谢与人体营养健康

一、血糖

血液中的糖主要是葡萄糖，被称为血糖。血糖的含量是反应体内代谢状况的一项重要生理指标。在正常情况下，血糖含量有一定的波动范围，人空腹静脉血中葡萄糖含量在 3.9 ~ 6.1mmol/L，当血糖的浓度高于 8.9 ~ 10.0mmol/L 时，就超过了肾小管的重吸收能力，可能出现尿糖的现象，通常也将 8.9 ~ 10.0mmol/L 的血糖浓度称为肾糖阈（renal threshold glucose），即尿中出现糖时，血糖的最低浓度界限。

进食后，大量葡萄糖吸收进入血液，导致血糖升高，但一般 2h 后，在机体的调节作用下，血糖即可恢复到正常的范围。在轻度饥饿的初期，血糖可能稍低于正常血糖值，但在短期内，即使不进食，血糖也可以恢复并维持在正常水平。这其中的主要原因就是机体自身存在一套血糖的调节机制，能够在神经和激素的调节下使血糖处于动态的平衡状态。

血糖含量维持在一定水平，对于保证人体各组织器官，特别是脑组织的正常功能，具有极为重要的意义。脑组织主要依靠糖的有氧氧化提供能量，所以脑组织在血糖低于正常值 1/3 ~ 1/2 时，就可能引起功能障碍，甚至导致个体的死亡。

1. 血糖的来源及去路

血糖有很多的来源和去路，具体内容如图 7-29 所示。

血糖的来源主要包括三个方面：① 食物中的淀粉等糖类经消化吸收为葡萄糖后进入血液成为血糖的主要来源；② 肝脏储存的肝糖原可以被分解为葡萄糖进入血液，是空腹时血糖的主要来源；③ 非糖物质，例如，甘油、乳酸、氨基酸等，可以通过糖异生作用转变为葡萄糖，以补充血糖。

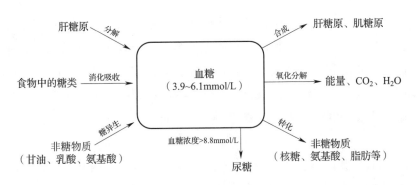

图 7-29　血糖的来源和去路

血糖的去路包括四个方面：① 葡萄糖在各种组织中彻底氧化分解功能，这是血糖的主要去路；② 肝脏和肌肉等组织中，可以将血糖转化为糖原（肝糖原和肌糖原），作为机体内糖的储存形式，同时也可以将血糖转化为其他糖类的衍生物；③ 将血糖转化为其他非糖物质，如脂肪、有机酸和氨基酸等；④ 当血糖的浓度超过肾糖阈 8.9mmol/L 时，部分血糖会以尿糖的形式排出体外。

2. 血糖浓度调节

正常情况下，血糖维持在相对恒定的水平，机体通过高效率调节血糖浓度的机制来控制血糖的来源和去路，血糖浓度的动态平衡是神经、激素、脏器等多因素协调的结果，酶水平的调节是血糖最基本的调节方式和基础。下面将具体介绍血糖浓度的调节方式。

（1）组织器官对血糖浓度的调节　肝脏是调节血糖浓度的主要器官。肝脏中具有参与糖代谢的各种酶类，当血糖浓度因进食而升高时，血液中大量的血糖进入肝脏合成糖原，而当血糖浓度降低时，肝糖原又可以分解为葡萄糖或通过糖异生作用合成葡萄糖，用以补充血糖。

（2）神经系统对血糖浓度的调节　神经系统，特别是高级部位，可以直接通过神经末梢释放递质或间接通过支配内分泌腺体分泌激素，用以影响和调节全身血糖代谢。例如，个体在激动时，中枢神经系统将兴奋传至肝脏，促使肝糖原分解为葡萄糖释放到血液中，导致血糖升高；用电刺激交感神经的视丘下部腹内侧或内脏神经，能使肝糖原减少，血糖浓度升高，而电刺激副交感神经系的视丘下部外侧和或迷走神经时，肝糖原合成增加，血糖浓度减低；下丘脑可分泌皮质释放因子，作用于肾上腺皮质，升高血糖浓度。

（3）激素对血糖浓度的调节　激素对于血糖浓度及糖代谢的调节发挥着重要的作用，多种激素参与血糖浓度的调节，一类是降低血糖的激素，即胰岛素；另一类是升高血糖的激素，如胰高血糖素、肾上腺素、肾上腺皮质激素、生长素与甲状腺激素。这两类激素的作用途径和效果各不相同，但它们相互协调又相互制约，通过改变体内糖代谢方向以调节血糖浓度。

① 胰岛素：胰岛素是胰岛 β 细胞分泌的一种蛋白质激素，是体内唯一的降血糖激素。它的分泌受血糖浓度的调节，血糖浓度升高即引起胰岛素的分泌，血糖降低则分泌减少。

胰岛素降血糖是多方面作用的结果，其主要调节作用包括以下几个方面：首先是胰岛素促进了肌肉、脂肪组织细胞膜载体转运葡萄糖进入细胞，同时诱导分解利用血糖的关键酶的合成，从而加速血糖的利用；其次是胰岛素诱导糖原合成酶的生成，同时还能抑制糖原磷酸化酶的作用，因此它既能促进糖原合成，又能减少糖原的分解，最终导致血糖浓度的降低；再者胰岛素能够抑制糖异生关键酶的活性，从而抑制糖异生过程，进而导致血糖浓度的降低。

② 胰高血糖素：胰高血糖素是胰岛 α 细胞分泌的一种多肽激素，是升血糖激素。主要作用为促进肝糖原分解，促进糖异生等，进而导致血糖浓度的升高。

③ 肾上腺素：肾上腺素是强有力的升血糖激素，主要在应激状态下发挥作用，对血糖浓度的调节与胰高血糖素类似，但除可以促进肝糖原分解外，还可以促进肌糖原经糖酵解途径生成乳酸，而乳酸是糖异生的原料，可间接升高血糖。

④ 糖皮质激素：糖皮质激素是肾上腺皮质分泌的类固醇激素，可引起血糖升高，主要作用方式包括两个方面，即抑制肝外组织从血液中吸收葡萄糖，以及通过促进肌肉中蛋白质的分解及糖异生关键酶的合成，促进糖异生过程。

⑤ 生长素：生长素主要表现为对抗胰岛素的作用，进而促进血糖浓度升高。

血糖浓度的调节是多种代谢通路和多种代谢物质共同调控的结果，而血糖浓度的稳定对于维持机体正常机能及健康具有重要意义，因此，血糖浓度也是检测个体健康状态的重要检测指标之一。

二、糖代谢障碍

糖的各条代谢路径中，任何环节失调都可能引起糖代谢障碍，通常表现为血糖浓度异常。糖代谢的紊乱可能是因为某些酶的先天性缺陷或是由于调节作用失常而致，在生理或病理状况下都可能出现血糖浓度的变化，因此，需要系统分析和检查，判断导致糖代谢异常的真正原因。

1. 先天性糖代谢酶缺失

部分个体由于先天性的缺乏糖原代谢所必需的酶，如 6- 磷酸葡萄糖酶、淀粉 -1,6- 糖苷酶、脱支酶、糖原磷酸化酶、磷酸果糖激酶等，会导致糖原在肝脏或肌肉中大量积累，从而损伤肝脏或肌肉的正常功能。这是一类遗传性疾病，被称为糖原积累症，但其发病率较低。

2. 高血糖及糖尿病

一般将空腹血糖高于 7.2mmol/L 称为高血糖，引起高血糖的原因有很多，通常包含以下三个方面。

（1）生理性高血糖与糖尿 即使在正常生理条件下，由于某些特定的原因，血糖也会超过肾糖阈，进而导致糖尿的出现，如情绪激动，或者一次性进食大量葡萄糖等。

（2）肾性糖尿 由于肾脏罹患疾病，如慢性肾炎、肾病综合症等，会引起肾小管吸收功能减弱，造成葡萄糖的重吸收能力下降，进而导致肾糖阈下降，但机体的血糖水平与耐糖曲线正常，由此出现的糖尿被称为肾性糖尿。孕妇有时也会有暂时性的肾糖阈降低而出现肾性糖尿的现象。

（3）病理性高血糖及糖尿 糖尿病是一组病因和发病机制尚未完全阐明的内分泌代谢疾病，以高血糖为其主要标志，常见于内分泌功能紊乱，如胰岛 β 细胞损伤引起胰岛素分泌不足。糖尿病可分为胰岛素依赖性（1型糖尿病）、非胰岛素依赖性（2型糖尿病）和妊娠糖尿病等，2型糖尿病有更强的遗传性，胰岛素的受体基因缺陷是其诱因之一，我国罹患2型糖尿病的患者居多。此外还有一些继发性糖尿病，大都继发于胰岛组织广泛破坏的疾病，如胰腺炎、胰腺切除治疗等，或由于胰岛素拮抗的激素分泌过多的疾病，如甲状腺亢进、肢端肥大症、皮质醇增多症等。糖尿病导致的长期高血糖，会引起组织，特别是眼、肾、心脏、血管、神经的慢性损害和功能障碍。早前人们主要靠控制饮食和适当运动治疗糖尿病，后来应用了胰岛素及口服降糖药物治疗，目前胰岛组织及人工胰岛移植也被研究用于治疗糖尿病。

对于糖尿病，应该重在预防，其预防的原则有以下几个方面：① 合理膳食，避免能量的过多摄入，避免肥腻，多吃粗粮和青菜，少喝酒，不吸烟；② 适当运动，避免超重或肥胖；③ 药物控制，对于有高血压或高血脂的患者，建议适量服用药物控制，预防糖尿病的发生；④ 常规监测，定期检查血压、血脂、尿糖，及早发现血压、血脂及血糖的异常，进行必要的干预；⑤ 正确的认识，要正确理解血糖异常产生的原因，科学合理地安排生活，减少心理应激。

3. 低血糖

当成年人空腹血糖浓度 <2.8mmol/L，或糖尿病患者血糖值 $\leq$ 3.9mmol/L 时，即可以诊断为低血糖。低血糖症是一组多种病因引起的以静脉血糖浓度过低，临床上以交感神经兴奋和脑细胞缺氧为主要特点的综合征。血糖是大脑能量的主要来源，低血糖时会影响大脑正常的生理功能，通常会表现为出汗、饥饿、心慌、颤抖、面色苍白等，严重者还可出现精神不集中、躁动、易怒、昏迷，甚至休克、死亡等。低血糖对人体是有害的，尤其是对老年病人，低血糖的危害甚至高于高血糖。低血糖常见的原因包括：进食不足；内分泌功能紊乱，如胰岛 β 细胞功能亢进、胰岛素分泌过多等；肝脏疾病，如肝炎、肝硬化等引起的肝功能不良也会造成血糖浓度低下。

4. 乳糖不耐受症

乳糖是一种双糖，由1分子的葡萄糖和1分子的半乳糖组成。乳糖在人体中不能直接吸收，需要在乳糖酶的作用下分解才能被吸收，缺少乳糖分解酶的人群在摄入乳糖后，未被消化的乳糖直接进入大肠，刺激大肠蠕动加快，造成腹鸣、腹泻等症状，称为乳糖不耐受。乳糖不耐受的主要致病机制是：在缺乏乳糖酶的情况下，人摄入的乳糖不能被消化吸收进血液，而是滞留在肠道，肠道细菌发酵分解乳糖的过程中会产生大量气体，造成腹胀、放屁，过量的乳糖还会升高肠道内部的渗透压，阻止对水分的吸收而导致腹泻。对乳糖不耐受的人并不是摄入微量的乳糖就会立即出现腹泻等症状，而是当摄入超过一定量之后才会出现，所以大多数有乳糖不耐受的人仍然是可以喝牛乳的，只是不能过量。与此同时，对于乳糖不耐受人群，建议饮用舒化乳或者酸乳等将乳糖酶解或发酵后的乳制品。

三、肠道菌群与糖代谢

肠道菌群目前被认为是由 $500 \sim 1000$ 个物种和 10^{14} 个细菌组成的一个新的、复杂的器官，其数量约是人类细胞总数的 10 倍，所编码的基因组是人类核基因组的 150 倍以上。肠道菌群与调节体内代谢平衡和宿主健康有关，对宿主的有益作用包括：刺激宿主免疫系统发育，为宿主提供额外能量，保护宿主免受病原体侵袭。

肠道菌群可以发酵未消化的食物，参与宿主的能量代谢，与营养物质的吸收和代谢息息相关，为人体提供各种微量元素、必需氨基酸、一些抗菌多肽，分解体内一些毒素或有害物质，对人体健康产生潜在的影响，是膳食与人体健康的桥梁，特别是其对人体糖类代谢的调控作用，肠道菌群的变化已被证实有助于代谢性疾病的治疗。通过益生菌对体内特定的一种或多种肠道微生物数量进行调控，可以改善人体胰岛素敏感性、调控血糖代谢、预防或延缓 2 型糖尿病的发展。相关研究通过对 60 名罹患糖尿病的成年病人进行了 12 周的肠道益生菌（包括乳酸杆菌属、双歧杆菌属、酵母菌属）调节临床研究，结果表明，特异性地提高病人肠道内这 3 种益生菌的数量，对机体糖代谢的作用和病人直接服用二甲双胍药物的作用相同。因此，研究人员认为正确调节多种肠道益生菌数量来预防和治疗糖尿病将成为未来临床治疗糖尿病的新的方式。由于肠道菌群结构的失衡已与某些生活方式相关的疾病有着越来越密切的关系，如肥胖、2 型糖尿病和一些自身免疫性疾病等，调节肠道菌群结构平衡已经成为改善人体健康的新靶点。然而，目前虽然有大量的研究证实肠道菌群与糖代谢之间具有密切的联系，但是其确切的因果关系，以及由于个体差异、环境、饮食习惯等导致的肠道菌群对不同糖代谢的相应关系等还不清楚。因此，与糖代谢及糖代谢调节有关的肠道菌群的结构、功能、关键作用基因研究等将是未来相关研究的热点之一。

📚 本章小结

本章内容从糖类物质的定义、分类、结构、营养功能价值、体内代谢等方面较为系统地介绍了糖类物质的相关基础理论知识。糖类物质作为构成机体组织及机体膳食摄入的重要物质，其在机体的生命活动中发挥着重要的作用。与此同时，随着糖生物学的发展，人们对于糖类物质的生物活性有了更深刻和更广泛的认识，因此学习糖类物质的相关基础理论知识，对于从分子角度认识和研究糖类物质具有重要意义，相信随着研究的深入，糖类物质在未来生命科学领域内将扮演重要的角色。

思考题

1. 简述糖类物质的定义和分类。
2. 多糖的一级结构包含哪些信息？
3. 糖类物质具有哪些营养健康价值？
4. 葡萄糖在体内糖酵解的过程及其生物学意义是什么？
5. 简述葡萄糖有氧氧化过程及其生理学意义。
6. 糖代谢与机体健康有哪些关系？

第八章
脂质与人体营养健康

学习目标

1. 掌握脂质的结构及常用的命名方法。
2. 了解脂质的消化、吸收过程及营养健康价值。
3. 掌握脂类的主要分解代谢途径，脂肪的主要合成途径。
4. 了解脂质代谢调节与人体健康的关系。

脂质（lipid）是生物体内一类重要的有机大分子物质，是维持生命必需的营养素，在机体中主要起到提供能量和储存能力的作用，也是生物膜的重要组成成分。脂质通常不溶于（或难溶于）水，易溶于乙醚、氯仿、丙酮等有机溶剂，主要包含碳、氢、氧等元素，有些还含有氮、硫和磷。脂质广泛存在于动物和植物中，在动物的脂肪组织、肝脏组织以及油料植物中都蕴含丰富的脂质。脂质与人类的日常生活也密切相关，人们通常食用的植物油、动物油脂以及工业中使用的油脂都属于脂质。

第八章思维导图

第一节　脂质的结构与分类

脂质（lipid）是生物体内一类重要的有机大分子物质，是维持生命必需的营养素，在机体中主要起到提供能量和储存能量的作用，也是生物膜的重要组成成分。脂质通常不溶于

(或难溶于)水,易溶于乙醚、氯仿、丙酮等有机溶剂,主要包含碳、氢、氧等元素,有些还含有氮、硫和磷。脂质广泛存在于动物和植物中,在动物的脂肪组织、肝脏组织以及油料植物中,蕴含丰富的脂质,人们通常食用的植物油、动物油脂以及工业中使用的油脂都属于脂质。

一、脂质的结构与功能

1. 脂质的结构

脂质包括脂肪(fat)、类脂(lipoid)及其衍生物。主要脂质之间的结构关系如图8-1所示。

(1)脂肪 脂肪又称甘油三酯(triglyceride, TG),是由1分子甘油和3分子脂肪酸通过酯键连接生成的化合物。其中,脂肪酸(fatty acid, FA)是长链脂肪族羧酸,分子结构一端是非极性长链烷烃(即碳氢链),末端是一个极性的羧基。甘油三酯中甘油的羟基分别与相同或不同的脂肪酸进行酯化,从而形成了不同的酯,其结构如图8-2所

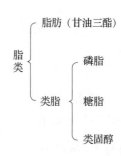

图8-1 主要脂质之间的结构关系

示。自然界中,含1个或2个脂肪酸的甘油酯(即甘油一酯和甘油二酯)的含量较少。天然的甘油三酯中脂肪酸烃链中碳原子数几乎都是偶数,通常在14~20个。图中R_1、R_2、R_3分别表示脂肪酸的烃基,三者的种类可以相同也可不同,烃基的饱和度也可不同,通常R_1和R_3为饱和的烃基,R_2为不饱和烃基。植物油中不饱和脂肪酸的含量较高,而动物脂肪中含有大量的饱和脂肪酸。

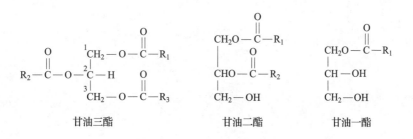

图8-2 甘油酯的结构式

(2)类脂 类脂主要包括磷脂(phospholipid, PL)、糖脂(glycolipid)、类固醇等。

① 磷脂:磷脂是广泛存在于动、植物及微生物体内的含磷酸的复合脂类,是构成生物膜的重要成分。磷脂的分子结构中除含有醇类、脂肪酸外,还含有磷酸和含氮化合物等。根据所含醇类不同,磷脂可分为两大类:以甘油为基础的甘油磷脂(glycerophospholipid)和由鞘氨醇或二氢鞘氨醇构成的鞘磷脂(sphingomyelin)。

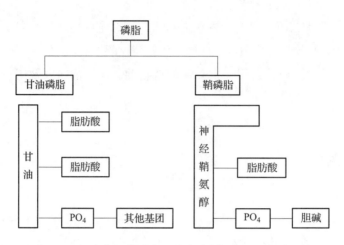

图 8-3　两类重要的磷脂：甘油磷脂和神经鞘氨醇磷脂

　　甘油磷脂又称磷酸甘油酯（phosphoglyceride），它是由 1 分子甘油、2 分子脂肪酸、1 分子磷酸和含氮化合物结合构成的。甘油磷脂的通式见表 8-1，它是将甘油的 C-1 位和 C-2 位羟基与脂肪酸 R_1 和 R_2 酯化形成酯，R_1 通常为饱和脂肪酸，R_2 为不饱和脂肪酸；C-3 位与磷酸酯化，生成磷脂酸，而取代基—X 可以是—H（磷脂酸），也可以是氨基醇或肌醇等，取代基—X 不同，形成的甘油磷脂也不同，具体如表 8-1。磷脂酰胆碱、磷脂酰乙醇胺以及磷脂酰丝氨酸结构取代基—X 为氨基醇，它们均为主要的生物膜脂。甘油磷脂的结构中磷酸及相连的—X 基团是极性的头部，而在 C-1 和 C-2 上连接的两个长链脂酰基构成了非极性尾部，这决定了甘油磷脂的两性分子特性。

表 8-1　一些常见类型的甘油磷脂

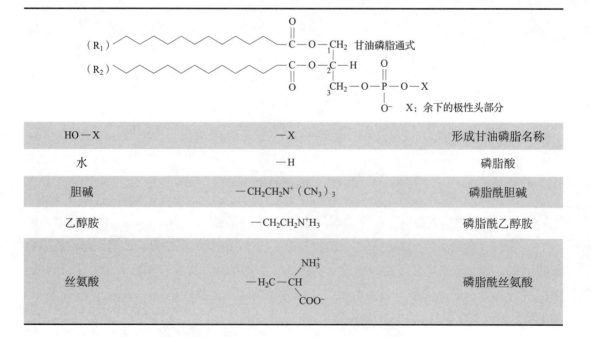

HO—X	—X	形成甘油磷脂名称
水	—H	磷脂酸
胆碱	—$CH_2CH_2N^+(CN_3)_3$	磷脂酰胆碱
乙醇胺	—$CH_2CH_2N^+H_3$	磷脂酰乙醇胺
丝氨酸	—H_2C—CH（NH_3^+，COO^-）	磷脂酰丝氨酸

续表

| 甘油 | 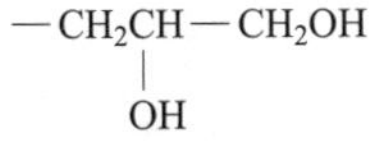 $-CH_2CH-CH_2OH$
 $\quad\quad OH$ | 磷脂酰甘油 |

| 磷脂酰甘油 | 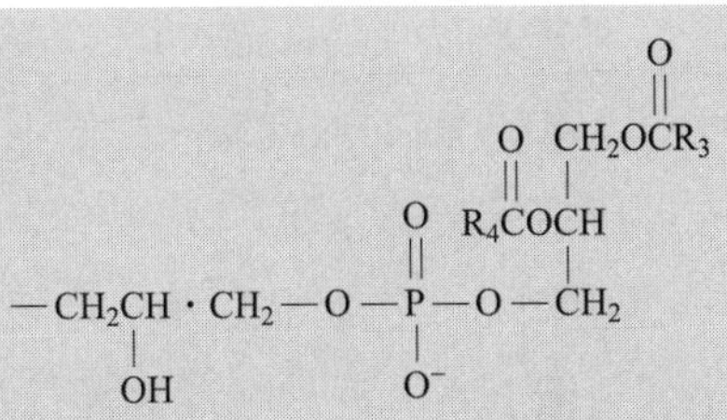 | 双磷脂酰甘油 （心磷脂） |
| 肌醇 | 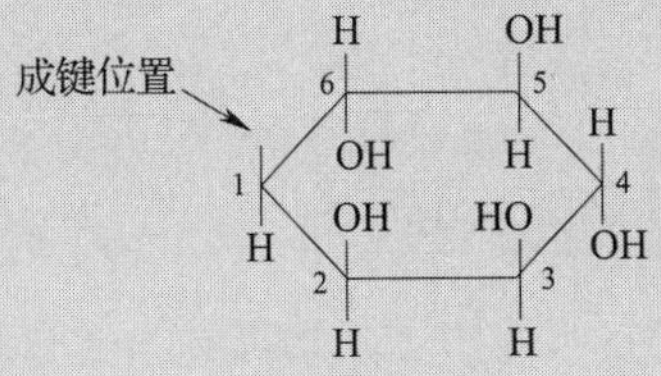 成键位置 | 磷脂酰肌醇 |

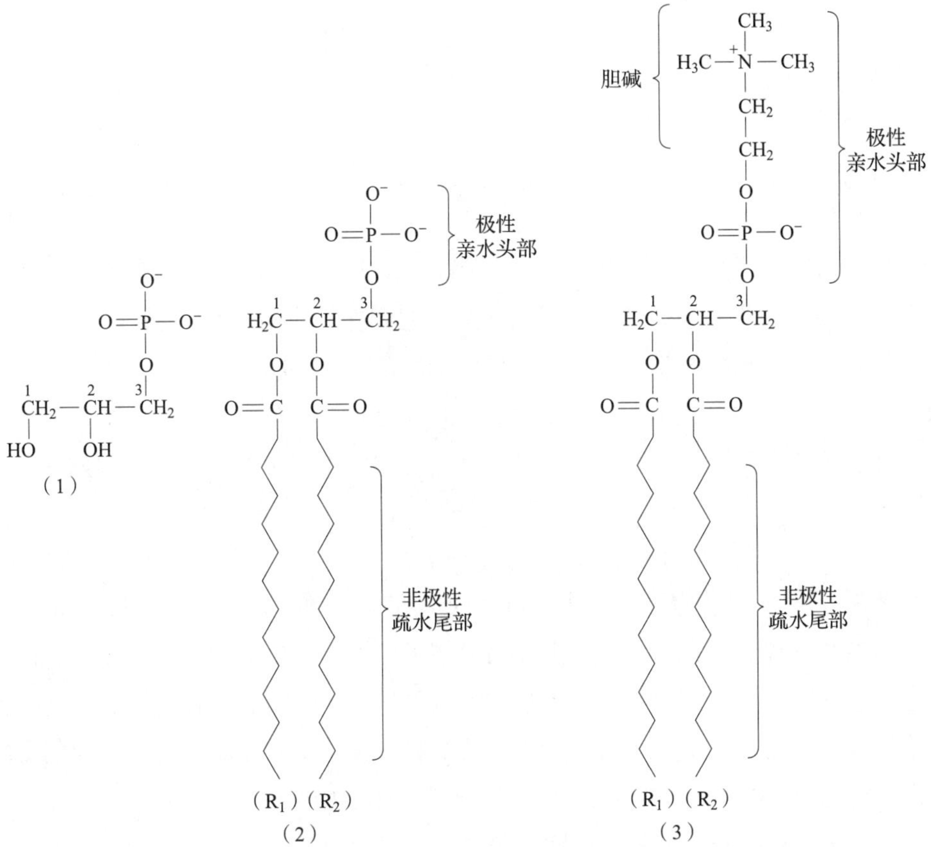

图 8-4　3- 磷酸甘油、磷脂酸和磷脂酰胆碱的结构

（1）3- 磷酸甘油；（2）磷脂酸；（3）磷脂酰胆碱。

鞘磷脂又称神经鞘磷脂，是由鞘氨醇（或二氢鞘氨醇）、脂肪酸和磷酰胆碱（少数为磷酸乙醇胺）构成，主要存在于中枢神经系统组织和红细胞膜中。鞘氨醇或二氢鞘氨醇是一种脂肪族的长链氨基二元醇，多为 18 碳，含有 2 个羟基和 1 个氨基，其中氨基与 1 分子的长链脂肪酸通过酰胺键相连生成神经酰胺（ceramide），又称脂酰鞘氨醇。神经酰胺中的羟基中的—H 被—X 基团取代形成酯键，根据取代基—X 的不同，产物可分为鞘磷脂和鞘糖脂（glycosphingolipid）。当—X 为磷酰胆碱或磷酸乙醇胺时，取代产物为鞘磷脂。鞘磷脂与甘油磷脂的结构十分相似，都是由两条长链脂肪烃和一个极性头组成，所以两者的性质也非常相似。取代基—X 也可是葡萄糖、半乳糖和唾液酸等，它们通过 β- 糖苷键与末端羟基相连，生成鞘糖脂。

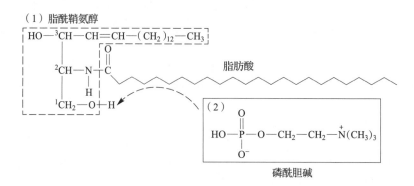

图 8-5 （1）神经酰胺的结构和神经鞘磷脂的结构 （2）磷酰胆碱基通式中的—H

磷脂在生物体内的主要作用包括：① 细胞膜的主要组成部分。在生物膜中，磷脂排成双分子层构成膜的基质，成为细胞表面的屏障，起到保护作用。② 促进神经传导的作用。人体神经细胞和大脑细胞的膜是由磷脂构成的细胞薄膜，磷脂不足会导致薄膜受损，造成智力减退，精神紧张。③ 磷脂是血管的清道夫。磷脂的乳化作用可以降低血清胆固醇、改善血液循环、预防心血管疾病。磷脂乳化分解过高的血脂和胆固醇，使血管循环顺畅，阻止多余脂肪在血管壁上的沉积，缓解心脑血管的压力。

② 糖脂：糖脂是一种性能优良的食品添加剂，广泛应用于食品、饮料和人造奶油中。糖脂是指糖通过其半缩醛羟基以糖苷键与脂质连接的化合物。根据糖脂中脂质部分的不同，糖脂分为鞘糖脂、甘油糖脂以及少量由类固醇衍生的糖脂。从动物脑中提取含有以神经节苷脂为主的鞘糖脂，具有促进脑细胞生长和发育的作用，进而有增强学习、记忆及促进脑组织损伤后恢复的功效。研究表明，糖脂的质量和数量对于肿瘤的产生有较大的影响，能够调节机体的免疫功能。此外糖脂还具有阻止动脉硬化的作用。

鞘糖脂（glycosphingolipid）是在鞘氨醇的骨架上形成的以神经酰胺为母体结构，在C-1 位羟基糖基化后形成糖苷化合物。鞘糖脂主要存在于脑、神经系统、细胞膜，在许多特殊的生物学功能中起着非常重要的作用，如红细胞表面的中性鞘糖脂使血细胞具有血型的专一性。鞘糖脂参与信号传导，在细胞凋亡过程中起着重要的调节作用。

甘油糖脂（glyceroglycolipid）又称糖基甘油酯，是由甘油二酯分子 sn-3 位上的羟基和糖基以糖苷键连接而成。植物叶绿体和微生物的质膜含有大量的甘油糖脂，哺乳动物中的甘油糖脂主要存在于睾丸和精子的质膜以及中枢神经系统的髓磷脂中。

③ 类固醇：类固醇（steroid）又称甾族化合物，属于类异戊二烯，以环戊烷多氢菲为核心，包括 4 个稠环，其中 3 个六元环（A、B 和 C 环），1 个五元环（D 环）。从 A 环碳原子开始编号，在第 10 号碳原子（A、B 环之间）和第 13 号碳原子（C、D 环之间）上分别连一个甲基，称为角甲基。

类固醇中不含脂肪酸，是不可皂化的脂质。这类化合物在生物体中的含量不高，但是具有重要的生物学功能。

胆固醇在脑、肾、肝脏和蛋黄中含量丰富，是最常见的一种动物固醇，在组织中以游离及酯形态存在。血清胆固醇含量过高时，胆固醇代谢可能已发生障碍，冠状动脉粥样硬化患者的血清胆固醇含量通常偏高。胆固醇是环戊烷多氢菲的衍生物，其 C-17 位上连接一个含 8 个碳的支链，C-3 位上有一个羟基，在 C-5 和 C-6 位间有一个双键。胆固醇为白色光泽斜方晶体，无臭无味，熔点为 148.5℃，在高度真空下可被蒸馏。胆固醇具有旋光性，不溶于水、酸和碱，易溶于胆汁酸盐溶液，溶于乙醚、石油醚、热乙醇、氯仿、苯、醋酸乙酯等溶剂中。胆固醇介电常数高，不导电，是传导冲动的神经结构的良好绝缘体。胆固醇是乙酸经过生物合成产生的，在体内可降解并转化为胆酸类和甾族激素。

2. 脂质的生理功能

正常成人体内脂质的含量占体重的 10%～20%，其含量和分布受年龄、性别、营养状况及运动等因素的影响较大，因此被称为可变脂。如女性的皮下脂肪含量略高于男性，而在男性的皮肤里，总胆固醇含量要高于女性。脂肪主要存在于皮下、肠系膜、大网膜、内脏周围等组织中，多呈微滴状分布。类脂是机体各种生物膜的主要组成成分，含量和特性较为稳定，受营养和活动状况等因素影响较小，因此又称固定脂（或基本脂）。

（1）脂肪的生理功能

① 提供能量和储存能量：脂肪是机体主要的供能和储能物质，为人体活动提供所需的能量。正常生理活动所需能量的 20%～30% 来自于脂肪氧化，空腹时 50% 以上的能量来自脂肪氧化，当饥饿或禁食等特殊情况下，维持生命活动所需的能量 90% 以上由脂类分解提供。每克脂肪彻底氧化可释放出 38.9kJ 的能量，高于每克葡萄糖和蛋白质释放的能量，1g 葡萄糖氧化释放 17.2kg 的能量，1g 蛋白质氧化可释放 23.4kJ。脂肪为疏水性物质，在体内储存时几乎不结合水、密度低、体积小，机体存储 1g 脂肪约占 1.2mL 的体积，是同质量糖原体积的 1/4，因此，在单位体积内可存储较多的脂肪。

② 防震和保温的作用：机体内脏器官周围的脂肪组织具有软垫和润滑的作用，能够缓冲机械撞击，减少脏器之间的摩擦，对内脏具有保护作用。因脂肪不易导热，分布于皮下

的脂肪组织可防止热量的过多散失，因此，脂肪对维持体温的恒定具有重要作用。

（2）类脂的生理功能

① 维持生物膜的结构和功能：类脂是构成细胞膜、内质网膜、线粒体膜、核膜和神经髓鞘膜等生物膜的重要组成部分，约占生物膜质量的一半，主要包括磷脂和胆固醇，其中磷脂占 60%~70%，是构成生物膜骨架的主要结构。磷脂分子中极性的亲水头部朝向膜的内侧或外侧，非极性的疏水尾部分布在膜的中间，逐个整齐排列，构成生物膜骨架的主要结构——脂质双层（lipid bilayer），成为极性物质进出细胞的通透性屏障。它既维持了细胞内环境的相对稳定性，同时又为各种特殊功能的膜蛋白提供了适宜的疏水性环境。磷脂分子的脂烃链长度和饱和度不同，会影响磷脂分子的相对位置，进而影响生物膜的流动性；磷脂头部基团的形状、大小以及电荷的不同，则与磷脂—蛋白质间的相互作用有关。胆固醇分子散布于磷脂分子之间，其极性头部与磷脂分子的极性头部紧密相依，板面状甾环结构则使与之相邻的磷脂烃链的活动性下降，从而增加膜的稳定性。糖脂是亲水性脂质分子，它的极性头部由 1 个或数个糖基组成，非极性尾部为两条烃链。糖脂位于细胞膜的非胞液面，糖基暴露在膜外。糖脂的功能与细胞同外部环境的相互作用有关，其具体功能因糖脂种类不同而异。

② 转变为重要的生物活性物质：胆固醇在体内可转变为胆汁酸、维生素 D_3、类固醇激素等生物活性物质；脂类中含有一些多不饱和脂肪酸，如亚油酸（$18:2\Delta^{9,12}$）、亚麻酸（$18:3\Delta^{9,12,15}$）和花生四烯酸（$20:4\Delta^{5,8,11,14}$），都是人体的必需脂肪酸。磷脂分子中的花生四烯酸是前列腺素（prostaglandin，PG）、血栓素及白三烯等生理活性物质的前体，具有多种重要的生理功能。

③ 作为第二信使：细胞膜上的磷脂酰肌醇 -4,5- 二磷酸（PIP_2）可被特异性磷脂酶 C 水解生成三磷酸肌醇（IP_3）和甘油二酯（DAG），均可作为细胞内激素作用的第二信使。

二、脂肪酸的分类与命名

1. 脂肪酸的命名

脂肪酸的结构通式为 $CH_3(CH_2)_n COOH$。脂肪酸的命名方式通常有系统命名法、习惯命名法以及简写法。系统命名法根据有机酸的命名原则，将包括羧基碳原子在内的最长碳链作为主碳链，从羧基的碳原子开始编号，根据主碳链上碳原子的数目将其命名为某烷酸；若烃链中含有双键，则称为某碳烯酸，并将碳链中双键的位置写在前面。常用的脂肪酸的简写法，使用时先写出碳原子数目，再写双键的数目，最后用 Δ 或 ω 的上标数字表示主碳链中双键的位置，上标数字后面加 c（cis，顺式）或 t（$trans$，反式）标明双键的构型。如图 8-6 所示，从脂肪酸的羧基碳原子一端开始编号，双键位置用 Δ 表示；从离羧基最近的甲基碳原子开始编号为 α，后面碳原子依次为 β、γ、δ 等，将离羧基最远的碳原子编号为

ω，离羧基最远的双键距离 ω 碳原子数用 $\omega-$ 数字或上标表示。例如硬脂酸，分子式为 $CH_3(CH_2)_{16}COOH$，为饱和脂肪酸，因此命名为十八烷酸，可写成 18∶0；再如含有 18 个碳原子的油酸，属于单不饱和脂肪酸，其双键位置在第 9～10 号碳原子之间，因此称为 9- 十八碳烯酸，可写成 $18∶1\Delta^9$ 或 $18∶1\omega^7$；亚油酸可命名为：顺，顺 -9,12- 十八碳二烯酸，简写为 $18∶2\Delta^{9c,12c}$ 或 $18∶2\omega\text{-}6,9$。自然界中存在有大量的不饱和脂肪酸，双键构型大多为顺式（cis）构型，这些脂肪酸对人体有益。但食品中因各种需求会对不饱和脂肪酸进行氢化处理，产物为饱和脂肪酸和反式脂肪酸，这些脂肪酸对人体的心脏和动脉产生不利影响。常见的脂肪酸如表 8-2 所示。

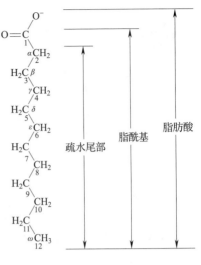

图 8-6　脂肪酸的基本结构

18∶3ω-3

$$\underset{n}{\overset{\omega}{}}\ \underset{18\ 17\ 16\quad15\ 14\ 13\quad12\ 11\ 10\quad9\ 8\ 7\ 6\ 5\ 4\ 3\ 2\ 1}{\overset{1\ 2\ 3\quad4\ 5\ 6\quad7\ 8\ 9\quad10\ 11\ 12\ 13\ 14\ 15\ 16\ 17\ 18}{CH_3CH_2CH=CHCH_2CH=CHCH_2CH=CHCH_2CH_2CH_2CH_2CH_2CH_2COOH}}$$

18∶3（9,12,15）或 $18∶3\Delta^{9,12,15}$

图 8-7　脂肪酸碳原子编号的 Δ 体系和 ω 体系

表 8-2　常见的脂肪酸

簇	中文名	英文名	系统命名	碳原子和双键数	分子式
饱和脂肪酸					
	月桂酸	lauric acid	$n-$ 十二烷酸	12∶0	$CH_3(CH_2)_{10}COOH$
	豆蔻酸	myristic acid	$n-$ 十四烷酸	14∶0	$CH_3(CH_2)_{12}COOH$
	软脂酸	palmitic acid	$n-$ 十六烷酸	16∶0	$CH_3(CH_2)_{14}COOH$
	硬脂酸	stearic acid	$n-$ 十八烷酸	18∶0	$CH_3(CH_2)_{16}COOH$
	花生酸	arachidic acid	$n-$ 二十烷酸	20∶0	$CH_3(CH_2)_{18}COOH$
	山嵛酸	behenic acid	$n-$ 二十二烷酸	22∶0	$CH_3(CH_2)_{20}COOH$
	木焦油酸	lignoceric acid	$n-$ 二十四烷酸	24∶0	$CH_3(CH_2)_{22}COOH$
单不饱和脂肪酸					
ω-7	棕榈（软）油酸	palmitoleic acid	9- 十六碳烯酸	16∶1	$CH_3(CH_2)_5CH=CH(CH_2)_7COOH$

续表

簇	中文名	英文名	系统命名	碳原子和双键数	分子式
ω-9	油酸	oleic acid	9-十八碳烯酸	18:1	$CH_3(CH_2)_7CH=CH(CH_2)_7COOH$
ω-7	异油酸	vaccenic acid	反式11-十八碳烯酸	18:1	$CH_3(CH_2)_5CH=CH(CH_2)_9COOH$
ω-9	神经酸	nervonic acid	15-二十四碳烯酸	24:1	$CH_3(CH_2)_7CH=CH(CH_2)_{13}COOH$
多不饱和脂肪酸					
ω-6	亚油酸	linoleic acid	9,12-十八碳二烯酸	18:2	$CH_3(CH_2)_4(CH=CHCH_2)_2(CH_2)_6COOH$
ω-3	α-亚麻酸	α-linolenic acid	9,12,15-十八碳三烯酸	18:3	$CH_3CH_2(CH=CHCH_2)_3(CH_2)_6COOH$
ω-6	γ-亚麻酸	γ-linolenic acid	6,9,12-十八碳三烯酸	18:3	$CH_3(CH_2)_4(CH=CHCH_2)_3(CH_2)_3COOH$
ω-6	花生四烯酸	arachidonic acid	5,8,11,14-二十碳四烯酸	20:4	$CH_3(CH_2)_4(CH=CHCH_2)_4(CH_2)COOH$
ω-3	EPA	timnodonic acid	5,8,11,14,17-二十碳五烯酸	20:5	$CH_3CH_2(CH=CHCH_2)_5(CH_2)_2COOH$
ω-3	DPA	clupanodonic acid	7,10,13,16,19-二十二碳五烯酸	22:5	$CH_3CH_2(CH=CHCH_2)_5(CH_2)_4COOH$
ω-3	DHA	docosahexacnoic acid	4,7,10,13,16,19-二十二碳六烯酸	22:6	$CH_3CH_2(CH=CHCH_2)_6CH_2COOH$

2. 脂肪酸的分类

目前，从动物、植物以及微生物中已发现和分离出百余种脂肪酸。生物体内存在的脂肪酸通常以磷脂、糖脂等结合形式存在，也有少量以游离脂肪酸的形式存在于组织细胞中。机体内脂肪酸的来源主要包括：一是自身合成，二是从食物中摄取。某些多不饱和脂肪酸在机体内不能合成，必须从食物中摄取，称为必需脂肪酸（essential fatty acid），如亚油酸、亚麻酸和花生四烯酸。

脂肪酸的分类主要是依据脂肪酸的碳链长度和饱和度划分。根据碳原子数目不同，可将脂肪酸分为短链（$C_2 \sim C_5$）、中链（$C_6 \sim C_{12}$）和长链（$\geq C_{13}$）脂肪酸。高等动植物中的脂肪酸通常含有偶数碳，碳链数目一般在 14 ~ 26 个。根据饱和度不同，将脂肪酸划分为饱和脂肪酸（不含双键）和不饱和脂肪酸（含有双键）。不饱和脂肪酸分为单不饱和脂肪酸（monounsaturated fatty acid，FA）和多不饱和脂肪酸（polyunsaturated fatty acid，PUFA）。只含单个双键的脂肪酸称为单不饱和脂肪酸；含两个或两个以上双键的脂肪酸称为多不饱和脂肪酸。不同的脂肪酸所含碳原子数目、双键数目及双键位置不同，导致脂肪酸的理化性质和功能特性存在很大差异。熔点是脂肪酸的一个重要物理性质，随着碳链长度的增加，熔点逐渐增加；随着不饱和度的增加，熔点逐渐下降。饱和脂肪酸的熔点高于同等链长的不饱和脂肪酸。组成细胞膜的脂质，不饱和度高于储存脂，确保了细胞膜脂质在各种环境温度下以液态形式存在，这对维持细胞膜的正常功能具有十分重要的意义。

3. 常见的脂肪酸

动物源的脂肪酸结构相对简单，碳骨架为线型，双键数目一般为 1~4 个，少数多达 6 个。细菌中所含的脂肪酸大多为饱和脂肪酸，少数为单烯酸，有些含有分支的甲基或三碳环。植物尤其是高等植物中含有的不饱和脂肪酸比饱和脂肪酸丰富，有些植物脂肪酸可含叁键（炔键）、酮基、羟基和五碳环。

在动、植物脂肪中，饱和脂肪酸中软脂酸、硬脂酸分布最广且较为重要。生物脂肪酸中最常见的骨架长为 12~24 个碳，一般不分支，并且碳原子数目几乎都是偶数，奇数碳的脂肪酸在某些海洋生物中有一定量的存在。不饱和脂肪酸对人体健康有着至关重要的积极作用。

第二节　脂质的营养健康价值

膳食脂肪是人类所需的三大营养素之一，脂肪的摄入和存储在维持人体正常代谢中起着重要作用。脂肪摄入不适当会引起体内代谢不平衡，从而导致心血管疾病、肥胖症等多种疾病。因此，关注膳食脂肪摄入的质和量已成为膳食营养和疾病预防的一个重要课题。脂肪酸的分类如图 8-8 所示，脂肪酸的碳链长度、饱和程度以及顺反结构不同，其对应的理化性质会有很大差异，表现出的功能特性也不同。

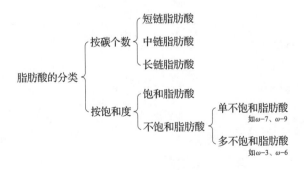

图 8-8　脂肪酸的分类

一、饱和脂肪酸

饱和脂肪酸（saturated fatty acid，SFA）是指饱和直链脂肪酸，以含相同数量碳原子的烃而定名，通式为 $C_nH_{2n}O_2$。十个碳以下的饱和脂肪酸一般用天干命名法，如 $CH_3（CH_2）_6COOH$ 称为辛酸，$CH_3（CH_2）_{10}COOH$ 相应的烃基为正十二烷，则命名为正十二烷酸。天然油脂中存在 $C_4 \sim C_{30}$ 的饱和脂肪酸，常见的饱和脂肪酸及其来源如表 8-3 所示。

表 8-3　常见的饱和脂肪酸

系统命名	俗名	速记表示	分子式	相对分子质量	熔点 /℃	来源
丁酸 （butanoic）	酪酸 （butyric）	C4：0	$C_4H_8O_2$	88.10	-7.9	乳脂
己酸 （hexanoic）	低羊脂酸 （caproic）	C6：0	$C_6H_{12}O_2$	116.15	-3.4	乳脂
辛酸 （octanoic）	亚羊脂酸 （caprylic）	C8：0	$C_8H_{16}O_2$	144.21	16.7	乳脂、椰子油
癸酸 （decanoic）	羊脂酸 （capric）	C10：0	$C_{10}H_{20}O_2$	172.26	31.6	乳脂、椰子油
十二烷酸 （dodecanoic）	月桂酸 （lauric）	C12：0	$C_{12}H_{24}O_2$	200.31	44.2	椰子油、 棕榈仁油
十四碳烷酸 （tetradecanoic）	豆蔻酸 （myristic）	C14：0	$C_{14}H_{28}O_2$	228.36	53.9	肉豆蔻种子油
十六碳烷酸 （hexadecanoic）	棕榈酸 （palmitic）	C16：0	$C_{16}H_{32}O_2$	256.42	63.1	所有动物、 植物油
十八碳烷酸 （octadecanoic）	硬脂酸 （stearic）	C18：0	$C_{18}H_{36}O_2$	284.47	69.6	所有动物、 植物油
二十碳烷酸 （eicosanoic）	花生酸 （arachidic）	C20：0	$C_{20}H_{40}O_2$	312.52	75.3	花生油中 含有少量
二十二碳烷酸 （docosanoic）	山萮酸 （behenic）	C22：0	$C_{22}H_{44}O_2$	340.57	79.9	花生油、菜籽油 中含有少量
二十四碳烷酸 （tetracosanoic）	木焦油酸 （lignoceric）	C24：0	$C_{24}H_{48}O_2$	368.62	84.2	花生与豆科种子 油中含有少量
二十六烷酸 hexacosanoic	蜡酸 （cerotic）	C26：0	$C_{26}H_{32}O_2$	396.68	87.7	巴西棕榈蜡、 蜂蜡
二十八烷酸 （octacosanoic）	褐煤酸 （montanic）	C28：0	$C_{28}H_{56}O_2$	424.73	90	褐煤蜡、蜂蜡

在动植物油脂中，软脂酸（C16：0）和硬脂酸（C18：0）是分布最广的两种饱和脂肪酸。软脂酸在乌桕油中含量较高，占总脂肪酸的 60% 以上，在棕榈油中占 30%～50%，在猪脂和牛脂中占 25%～30%，在可可脂中占 25%～30%；硬脂酸主要存在于动物脂中，例如，猪脂和牛脂中占 12%～20%，羊脂中约占 35%，可可脂的硬脂酸含量也较高，达 35% 左右。

饱和脂肪酸的熔点、沸点随碳原子数的增加而升高，理化性质非常稳定，一般不与空气、卤素及氧化剂发生化学反应。临床实验研究表明，饱和脂肪酸是引起血清胆固醇和甘油三酯水平升高的一个因素，例如，月桂酸（C12：0）、豆蔻酸（C14：0）、棕榈酸（C16：0）、花生酸（C20：0）以及二十碳以上的长碳链饱和脂肪酸，过量摄入饱和脂肪酸会增大患心肌梗死、动脉硬化等心血管疾病的风险。但不同饱和脂肪酸对机体影响程度不同，短链脂肪酸、中链脂肪酸相较长链脂肪酸来说碳链短，理化性质、代谢过程和生理功能也有所不同，目前研究认为：短链、中链脂肪酸通过门静脉系统输送，长链脂肪酸通过淋巴系统输送。中链脂肪酸主要是指 C8：0 和 C10：0，对人体有特殊的生理代谢作用。一般认为中碳链脂肪酸对血清胆固醇没有影响，膳食中可采用中链脂肪酸替代 30% 能量的碳水化合物，对血清胆固醇影响不大，因此中链脂肪酸可用于治疗高脂血症。中链脂肪酸被吸收后无需肉碱协助，可迅速氧化，不为碳水化合物和蛋白质摄入量充足的代谢机制所调控，因此，中链甘油三酯可作为特殊营养食品的配料，为胰脏或胆囊病变而吸收不良的患者提供能量。此外，由于婴幼儿的消化系统发育尚不完全，胆酸的分泌不足，摄取乳脂肪的能力有限，在婴幼儿食品中加入中链甘油三酯，可促进脂肪的吸收。

二、不饱和脂肪酸

1. 单不饱和脂肪酸

单不饱和脂肪酸（monounsaturated fatty acid，MUFA）是指含有一个双键的直链脂肪酸，也称为一烯酸，与饱和脂肪酸相比少了两个氢，结构通式为 $C_nH_{2n-2}O_2$。常见的单不饱和脂肪酸如下表 8-4 所示。

表 8-4 常见的单不饱和脂肪酸

系统命名	俗名	速记表示	分子式	熔点 /℃	来源
顺 -4- 十碳烯酸（cis-4-decenoic）	十碳酸（obtusilic）	4c-10：1	$C_{10}H_{18}O_2$	—	lindera obtusiloba 油脂
顺 -9- 十碳烯酸（cis-9-decenoic）	癸烯酸（caproleic）	9c-10：1	$C_{10}H_{18}O_2$	—	动物乳脂

续表

系统命名	俗名	速记表示	分子式	熔点/℃	来源
顺 -4- 十二碳烯酸（cis-4-dodecenoic）	林德酸（linderic）	$4c$-12：1	$C_{12}H_{22}O_2$	1.3	lindera obtusiloba 油脂
顺 -9- 十二碳烯酸（cis-9-dodecenoic）	月桂烯酸	$9c$-12：1	$C_{12}H_{22}O_2$	—	动物乳脂
顺 -4- 十四碳烯酸（cis-4-tetradecenoic）	粗租酸（tsuzuic）	$4c$-14：1	$C_{14}H_{26}O_2$	18.5	lindera obtusiloba 油脂
顺 -5- 十四碳烯酸（cis-5-tetradecenoic）	抹香鲸酸（physeteric）	$9c$-14：1	$C_{14}H_{26}O_2$	—	抹香鲸油（14%）
顺 -9- 十四碳烯酸（cis-9-tetradecenoic）	肉豆烯酸（myristoleic）	$9c$-14：1	$C_{14}H_{26}O_2$	—	动物乳脂、抹香鲸油 pyc-manthus kombo（23%）
顺 -9- 十六碳烯酸（cis-9-hexadecenoic）	棕榈油酸（palmtoleic）	$9c$-16：1	$C_{16}H_{30}O_2$	—	动物乳脂、海洋动物油脂（60%～70%）、种籽油，美洲水貂、牛脂
顺 -9- 十七碳烯酸（cis-9-heptadecenoic）	—	$9c$-17：1	$C_{17}H_{32}O_2$	—	牛脂、加拿大麝香牛脂
顺 -6- 十八碳烯酸（cis-6-octadecenoic）	岩芹酸（petroselinic）	$6c$-18：1	$C_{18}H_{34}O_2$	30	伞形科植物，特别是香芹籽油（75%）
顺 -9- 十八碳烯酸（cis-9-octadecenoic）	油酸（oleic）	$9c$-18：1	$C_{18}H_{34}O_2$	14.16	橄榄油、山核桃油，各种动植物油脂
反 -9- 十八碳烯酸（trans-9-octadecenoic）	反油酸（elaidic oleic）	$9t$-18：1	$C_{18}H_{34}O_2$	44	牛脂、多种动物脂
反 -11- 十八碳烯酸（trans-11-octadecenoic）	异油酸（vaccenic）	$11t$-18：1	$C_{18}H_{34}O_2$	44	奶油、牛油
顺 -5- 二十碳烯酸（cis-5-eicosmonoenoic）		$5c$-20：1	$C_{20}H_{38}O_2$	—	limnanthes 属种子油
顺 -9- 二十碳烯酸（cis-9-eicosmonoenoic）	鳕烯酸（gadoleic）	$9c$-20：1	$C_{20}H_{38}O_2$	—	海洋动物油脂
顺 -11- 二十碳烯酸（cis-11-eicosmonoenoic）		$11c$-20：1	$C_{20}H_{38}O_2$	—	霍霍巴蜡
顺 -11- 二十二碳烯酸（cis-11-decosenoic）	鲸蜡烯酸（cetoleic）	$11c$-22：1	$C_{22}H_{42}O_2$	—	海洋动物油脂
顺 -13- 二十二碳烯酸（cis-13-decosenoic）	芥酸（erucic）	$13c$-22：1	$C_{22}H_{42}O_2$	33.5	十字花科种子油脂

续表

系统命名	俗名	速记表示	分子式	熔点/℃	来源
顺 –15– 二十四碳烯酸（*cis*–15–tetracosenoic）	鲨油酸（selacholeic）	15*c*–24：1	$C_{24}H_{46}O_2$	–	海洋动物油脂
顺 –17– 二十六碳烯酸（*cis*–17–hexacosenoic）	山梅酸（ximenic）	17*c*–26：1	$C_{26}H_{50}O_2$	–	山梅种子油脂
顺 –21– 三十碳烯酸（*cis*–21–triacontenoic）	三十碳烯酸（lumegueic）	21*c*–30：1	$C_{30}H_{58}O_2$	–	山梅种子油脂 lumegue 坚果

单不饱和脂肪酸的命名主要采用系统命名法和通俗命名法，系统命名法的碳原子编号以羧基上的碳原子作为 1，然后依次排至碳链末端，反式脂肪酸以 *trans* 或 *t* 表示，顺式脂肪酸以 *cis* 或 *c* 表示。例如，顺式油酸按系统命名法则称之为顺 –9– 十八碳 – 烯酸，简写为 9*c*–18：1 或 9*c*–C18：1。双键顺式还能采用可表示脂肪酸位置的 *n*，*ω* 速记法，以甲基端碳原子为 1，采用双键的第一个碳原子的编码号表示。例如油酸表示为 18：1（*n*-9）或 18：1*ω*9。

单不饱和脂肪酸普遍存在于多种天然油脂中，已发现的单不饱和脂肪酸多达 100 多种，其中以 *ω*9 为主。在这些单不饱和脂肪酸中，含 18 个碳原子的油酸分布最广，几乎存在于所有的动植物油中。油酸是大多数植物油的主要脂肪酸，橄榄油、茶油中的油酸含量高达 80% 以上，花生油中含量为 40%~60%，棕榈油中约含 40% 的油酸，此外，芝麻油、玉米油和葵花籽油等也含有一定量的油酸。而牛、羊、猪等动物脂中油酸含量约为 40%。油酸在催化或加工过程中，易产生多种异构体，如反油酸、异油酸等。棕榈油酸普遍存在于动植物天然油脂中，命名为顺 –9– 十六碳 – 烯酸（9*c*16：1）。在海洋动物和一些野生动物油脂中棕榈油酸的含量在 10% 以上，在橄榄油、大豆油、奶油和乳脂中含量为 2%~6%，而在植物种子中含量较低。此外，芥酸也是一种重要的单不饱和脂肪酸，命名为顺 –13– 二十二碳 – 烯酸（13*c*22：1），其熔点是 33.5℃，室温下为固体，不易被人体吸收。芥酸是十字花科植物种子油中的主要脂肪酸，如菜籽油、芥籽油中芥酸含量通常为 40%~50%，而低芥酸菜籽的芥酸含量较低，<5%。

单不饱和脂肪酸具有较高的氧化稳定性，油酸 / 亚油酸比例高的膳食与血浆低密度脂蛋白的氧化势呈负相关。膳食中食用单不饱和脂肪酸替代饱和脂肪酸，有利于调整低密度脂蛋白与高密度脂蛋白的比值，朝有益方向发展。研究表明，油酸、亚油酸和 *α*- 亚麻酸存在相互制约的关系，若提高一方的作用，则必须抑制对另一方的摄取，这些脂肪酸的摄取应保持平衡。由于单不饱和脂肪酸尤其是油酸的重要性，采用这三类脂肪酸的比例来指导脂肪酸的膳食结构具有合理性。世界卫生组织建议，饱和脂肪酸：单不饱和脂肪酸：多不饱和脂肪酸的比例大致为 1：1：1 时，能确保人体营养的最佳均衡状态。

2. 多不饱和脂肪酸

多不饱和脂肪酸（polyunsaturated fatty acid，PUFA）的生理作用与靠近碳链甲基端的第 1 个双键位置有很大关系，根据脂肪酸的命名规则，离羧基最远的碳即末端甲基碳，称为 ω 碳，并标号为 C1。将 C3 和 C4 之间有一个双键的 PUFA 称为 ω-3 脂肪酸，在 C6 和 C7 之间有一个双键的称为 ω-6 脂肪酸。

人体和哺乳动物机体能合成多种脂肪酸，但不能向脂肪酸引入超过 $\Delta 9$ 的双键，因此机体不能合成亚油酸（18：2Δ9,12）和 α- 亚麻酸（18：3Δ9,12,15），而这两种脂肪酸对人体的功能是必不可少的，必须通过膳食尤其是从植物性食物中获取，因此称它们为必需脂肪酸。

亚油酸和 α- 亚麻酸分别属于 ω-6 和 ω-3 系列的多不饱和脂肪酸家族。亚油酸是 ω-6 家族的原初成员，在人和哺乳动物体内能将其转变为 γ- 亚麻酸（18：3Δ6,9,12），并继而延长为花生四烯酸，后者是维持细胞膜的结构和功能所必需的，也是合成一类调节性脂质——类二十烷酸的前体。当发生亚油酸缺乏症时，必须从膳食中获取 γ- 亚麻酸或花生四烯酸，因此，在某种意义上它们也是必需脂肪酸。α- 亚麻酸是 ω-3 家族的原初成员，当膳食中供给 α- 亚麻酸时，人体能合成两种 ω-3 家族中的 C20 和 C22 脂肪酸：二十碳五烯酸（eicosapentaenoic acid，EPA，20：5Δ5,8,11,14,17）和二十二碳六烯酸（docosahexaenoic acid，DHA，22：6Δ4,7,10,13,16,19）。α- 亚麻酸转化为 EPA 的速度非常慢而且转化量也很少，远不能满足人体对 EPA 的需求，因此必须从食物中直接补充。机体内视网膜、大脑皮层等许多组织中都含有这些重要的 ω-3 PUFA，具有重要的生理功能。DHA 是神经系统细胞生长及维持的一种主要物质，在人体视网膜中所占比例最大，约为 50%，在大脑皮层中含量高达 20%，是视网膜和大脑的重要构成成分。大脑中约一半的 DHA 是在出生前积累的，另一半是出生后积累的，这表明脂质成分在怀孕和哺乳期间的重要性。EPA 是鱼油的主要成分，常被称为血管的清道夫，它可促进机体饱和脂肪酸代谢，降低血液黏度，防止脂类物质在血管壁沉积导致心脑血管疾病，还可减轻自身免疫缺陷引起的炎症反应，如风湿性关节炎。

人体内，ω-6 和 ω-3 家族的 PUFA 不能互相转变，多数人可以从膳食中获取足够的 ω-6 PUFA（脂质形式），但可能缺少最适量的 ω-3 PUFA。膳食中 ω-6 和 ω-3 不平衡与心血管疾病风险增加有关联。临床研究表明 ω-6 系列的 PUFA 能够明显降低血清胆固醇水平，但降低甘油三酯的效果不显著，而 ω-3 PUFA 降低血清胆固醇水平的能力不强，但能显著降低甘油三酯水平。许多学者认为 ω-6 和 ω-3 的最适比范围是 1：1 ~ 1：4。低心血管风险的"地中海膳食"富含 ω-3 PUFA，主要从叶菜和鱼油中获取，鱼油中富含 EPA 和 DHA。膳食中 ω-6 PUFA 缺乏将导致皮肤病变，ω-3 必需脂肪酸缺乏会导致神经、视觉疑难症和心脏疾病。此外，PUFA 缺乏会引起生长迟滞、生殖衰退和肝、肾功能紊乱等。ω-6 和 ω-3 必需脂肪酸的主要膳食来源如表 8-5。

表 8-5　ω-6 和 ω-3 多不饱和脂肪酸的来源

ω-6	
亚油酸	植物油（葵花籽、大豆、棉籽、红花籽、玉米胚、小麦胚、芝麻、花生、油菜籽）
γ- 亚麻酸和花生四烯酸	肉类、玉米胚芽油（或在体内由亚油酸合成）
ω-3	
α- 亚麻酸	油脂（芝麻、胡桃、大豆、小麦胚、油菜籽）种子， 坚果（芝麻、大豆、胡桃）
EPA 和 DHA	人乳 海洋动物：鱼（鲭、鲑、鲱、沙丁鱼）等，贝类，甲壳类（虾、蟹等） （或在体内由 α- 亚麻酸合成）

共轭亚油酸（conjugated linoleic acid，CLA）是亚油酸的所有立体异物体和位置异构体混合物的总称，可看作是亚油酸的次级衍生物。共轭亚油酸的双键可位于 7 和 9，8 和 10，9 和 11，10 和 12，11 和 13，12 和 14 位置上，其中每一个双键又有顺式（cis 或 c）和反式（trans 或 t）两种构象（图 8-9）。理论上共轭亚油酸有 20 多种的同分异构体，而 c-9，t-11 和 t-10，c-12 是含量最多的两种异构体。游离共轭亚油酸的稳定性较差，在空气中极易氧化分解成呋喃脂肪酸，不同异构体的氧化稳定性不同，顺序为：顺，顺＜顺，反＜反，反。共轭亚油酸具有广泛的生理活性，大量研究表明，活性共轭亚油酸对动脉硬化、糖尿病、胃癌、乳腺癌、皮肤癌应激性症状等有抑制作用，其抗癌机制尚不明确，大致与其抑制生物体内二十碳酸衍生物合成的作用有关，但膳食中的共轭亚油酸含量在 1% 时才能达到最大抑癌效果。此外，共轭亚油酸还能降低乳腺组织的脂质过氧化程度，显示出抗氧化性；并具有减少体内脂质而同时增加蛋白质的功效，受到减肥者及体育爱好者的欢迎。共轭亚油酸是过氧化酶体增生活化受体 α（peroxisome proliferator-activated receptor α，PPAR α）的高亲和力的配体和活化因子，其中 c-9，t-11 共轭亚油酸是最强的脂肪酸类型的 PPAR α 配体之一。

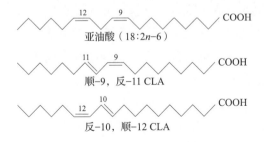

图 8-9　亚油酸及（c-9，t-11）异构体、（t-10，c-12）异构体结构

多不饱和脂肪酸的衍生物如前列腺素（prostaglandin，PG）、血栓素 A（thromboxane A，TXA）和白三烯（leukotriene，LT）是 C20 PUFA 中花生四烯酸的代谢产生的类花生酸类物质（eicosanoids），具有十分重要的生理作用，几乎参与了所有细胞的代谢活动，并与炎

症、过敏、免疫以及心血管等疾病的病理过程有关。

3. 反式脂肪酸

天然动植物油脂中的不饱和脂肪酸大多都是以顺式结构存在的，但在一些天然动物油中发现了少量反式脂肪酸。反式脂肪酸（trans fatty acids，TFA）是含有反式双键的不饱和脂肪酸的总称，其双键上两个碳原子结合的两个氢原子分别位于碳链的两侧（图8-10）。食品中反式脂肪酸的来源主要包括两个方面：一是来自反刍动物的生物氢化作用产生的天然反式脂肪酸；二是在油脂氢化、油脂精炼以及高温煎炸过程中产生的非天然的工业反式脂肪酸。天然反式脂肪酸几乎全部来自于牛、羊等反刍动物的组织和乳制品中的脂肪，极少来源于植物。膳食中人们摄入的工业反式脂肪酸远高于天然反式脂肪酸。工业反式脂肪酸中油脂氢化（即在适当的温度和金属催化剂条件下，氢原子加成到不饱和的碳碳双键上）产生的反式脂肪酸最多，当不饱和油脂被部分氢化后，双键数目会减少，液体油转变为半固体或固体脂，熔点和氧化稳定性都会增加。但氢化油脂中不仅含有油酸、亚油酸和亚麻酸对应的反式异构体，还含有其位置异构体，因此，氢化油脂的反式脂肪酸组成最为复杂，而精炼油和煎炸油中只含有原来不饱和脂肪酸的反式异构体。

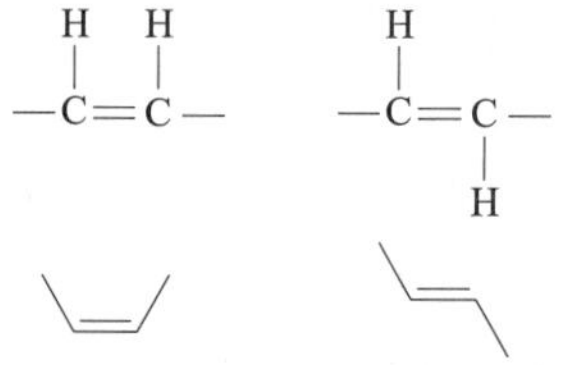

（1）顺式结构　　（2）反式结构

图8-10　不饱和脂肪酸顺反异构体的结构式

关于反式脂肪酸的营养价值及对人体的影响问题，目前已进行了大量的研究，越来越多的研究表明反式脂肪酸对心脏和动脉有不利影响，它可能增加血清总胆固醇、低密度脂蛋白的数量，降低高密度脂蛋白的数量，反式脂肪酸可能比饱和脂肪酸更易引发心脏病。反式脂肪酸对人类健康影响的最大问题在于，儿童和孕妇摄入的反式脂肪酸量对必需脂肪酸代谢产生影响。由于不同种类的脂肪酸对同一种酶（如脱氢酶、酰基转移酶、氧化酶以及前列腺素合成酶等）有竞争性，反式脂肪酸会影响其他不饱和脂肪酸的代谢，改变生物酶中磷脂的脂肪酸组成，并影响膜的结构和通透性，抑制多不饱和脂肪酸的生产，进而影响前列腺素等的合成。研究发现，膳食中的反式脂肪酸可以被人体吸收，并存在于人体组织中，在有充足必需脂肪酸时，反式脂肪酸的存在不会影响正常的生理活动，但它不具有必需脂肪酸的生理作用。因此，可通过减少氢化油脂及胆固醇的摄入，同时增加必需脂肪酸摄入等方法来降低反式脂肪酸对人体健康的潜在不良影响。

第三节　脂质的消化、吸收与代谢

正常成人每天从膳食中摄取脂质60~150g，其中90%以上为脂肪，此外还有少量胆固醇及胆固醇酯、磷酸和脂肪酸等，其中胆固醇摄入量约为300~500mg，主要来源为动物内脏、肉类、蛋黄、奶油等食物。成人的口腔中没有可以消化脂质的酶；胃中有少量的脂肪酶，但由于胃液的 pH 呈酸性，抑制了胃液中脂肪酶的活性，不利于脂肪的消化；小肠中含有来自胆汁和胰液的胆汁酸盐和脂类消化酶，是脂类消化吸收的主要场所。

一、脂质的消化

脂质进入小肠后，会刺激肠促胰液肽、肠促胰酶素以及胆囊收缩素的产生与释放。前两者可促进胰酶原分泌，后者可引起胆囊收缩，分泌胆汁。脂质通常是不溶于水的，而其消化酶是水溶性的，因此脂质的消化需经过乳化后才能被消化酶消化。胆汁中的胆汁酸盐是较强的乳化剂，具有双亲性，能使油 – 水之间的界面张力降低，将不溶性的脂质乳化分散成细小的水包油微团，提高脂质的溶解度，增加消化酶与脂质的接触面积，从而促进脂类的消化吸收。

胰腺分泌的具有消化脂类功能的酶有很多，主要包括胰脂酶、辅脂酶、磷脂酶 A_2 以及胆固醇脂酶等。这些酶必须吸附在乳化微团的油 – 水界面上，才能特异性催化脂类消化。胰脂酶特异催化甘油三酯中的 1、3 位酯键水解，生成 1 分子 2- 甘油一酯和 2 分子的脂肪酸；胰脂酶的催化作用依赖于辅脂酶的存在，辅脂酶在胰腺泡中以酶原形式随胰液分泌进入十二指肠，在胰蛋白酶的作用下，将辅脂酶的 N 端切下一个五肽而被激活。辅脂酶本身是不具有脂肪酶活性的，被激活后，则会具有与胰脂酶和脂肪结合的结构域，主要通过氢键与胰脂酶结合，疏水键与脂肪结合，使胰脂酶锚定于微团的油 – 水界面上，与脂肪充分接触，使胰脂酶活性增加，从而促进脂肪水解。此外，辅脂酶还能防止胰脂酶在界面发生变性。因此，在胰脂酶消化脂肪过程中，辅脂酶是必不可少的辅助因子。胰液中的磷脂酶 A_2 主要催化磷脂第 2 位酯键的水解，生成脂肪酸和溶血磷脂。胆固醇通常是以非酯化形式存在的，约 $10\% \sim 15\%$ 是以胆固醇酯的形式存在，胆固醇脂酶催化胆固醇酯水解，生成胆固醇和游离脂肪酸。

二、脂质的吸收

脂质经过消化后产物主要有 2- 甘油 – 酯、脂肪酸、胆固醇、溶血磷脂等，它们在胆汁酸盐的进一步作用下，乳化形成体积更小、极性更大的微团，能越过小肠黏膜细胞表面，在十二指肠下段和空肠上段，进入小肠黏膜细胞而被吸收。因此，十二指肠下段和空肠上段是脂质消化产物吸收的主要场所。甘油、短链（C2 ~ C5）和中链（C6 ~ C12）脂肪酸易于被肠黏膜吸收，然后直接进入门静脉。而少量未被消化的由短链和中链脂肪酸构成的甘油三酯，则经过胆汁酸盐的乳化，再被肠黏膜细胞中的脂肪酶水解为甘油和脂肪酸，而后直接被吸收，进入门静脉进入血循环。脂质消化后产生的混合物（长链脂肪酸、2- 甘油一酯、胆固醇和溶血磷脂等）以微团的形式进入小肠黏膜细胞。长链脂肪酸在小肠黏膜内，经 ATP 供能后被活化，转变成脂酰辅酶 A（acyl CoA），而后在光面内质网脂酰 –CoA 转移酶的催化下，1 分子的 2- 甘油 – 酯与 2 分子脂酰 –CoA，合成甘油三酯。在小肠黏膜细胞中，甘油一酯与脂酰 –CoA 在脂酰 –CoA 转移酶的作用下酯化生成甘油三酯，这个由甘油一酯合成脂肪的过程称为甘油一酯途径。生成的脂肪再与粗面内质网上合成的载脂蛋白 B48、C、AI、AIV 等，以及胆固醇、磷脂共同组装成乳糜微粒，经淋巴系统进入到血液循环系统中。

三、脂质的代谢

（一）脂质的合成代谢

脂质在肠道中消化吸收进入肠细胞内，甘油一酯和大部分长链脂肪酸（≥ 16 个碳）到达内质网膜，并在内质网中通过甘油一酯途径重新合成甘油三酯，随后以乳糜微粒，少量以极低密度脂蛋白的形式经淋巴从胸导管进入血液循环。而含有 6 ~ 12 个碳的中链脂肪酸，绕过了甘油一酯途径，可以被直接吸收到门静脉循环（与白蛋白结合）中，转运到肝脏进行快速氧化，或者重新形成极低密度脂蛋白。由于中链脂肪代谢有上述特点，因此，当长链脂肪消化、吸收及黏膜代谢失常时可利用中链脂肪作为体内的供能形式。

脂质在肠道中再合成后，肠道脂质要么被运输到内质网并包装成脂蛋白（主要是乳糜微粒），要么作为脂质液滴储存在细胞溶质中。循环系统的介质血浆为水溶液，脂类难以溶解。为了克服这个困难，脂类和蛋白质结合形成血浆脂蛋白。脂蛋白有微团结构，非极性的脂类包裹在疏水的核心内，亲水脂类和蛋白质包绕着这个疏水的核心，亲水的蛋白质和脂类成分携带着非极性的脂类溶解于水中。脂蛋白复合物是由蛋白质、磷脂、胆固醇酯、胆固醇和甘油三酯组成。复合体中含甘油三酯多者密度低，少者密度高。按密度的大小可将血浆脂蛋白分为四类，即乳糜微粒（chylomicron，CM）、极低密度脂蛋白（very low density lipoprotein，VLDL）、中间密度脂蛋白（intermediate density lipoprotein，IDL）、低密度脂蛋白（low density lipoprotein，LDL）和高密度脂蛋白（high density lipoprotein，HDL）。乳糜微粒和胞质细胞溶质脂滴具有相似的结构——它们的核心都是 TAGs 和胆固醇酯，并被磷脂单层、游离胆固醇和各种蛋白质包覆。乳糜微粒和其他脂蛋白通过肠细胞运输，从基底外侧膜通过淋巴系统将脂质分泌到循环中。

（二）甘油三酯的分解代谢

1. 脂肪动员

甘油三酯的分解代谢是从脂肪动员开始（fat mobilization）的。脂肪动员是指储存在白色脂肪细胞内的脂肪在脂肪酶的催化下，水解成游离脂肪酸和甘油，供其他组织细胞氧化利用的过程。

脂肪动员主要由激素敏感性甘油三酯脂肪酶（hormone-sensitive triglyceride lipase，HSL），

也称激素敏感性脂肪酶（hormone sensitive lipase，HSL）调控。此外还需要多种酶和蛋白质参与，如脂肪组织甘油三酯脂肪酶（adipose triglyceride lipase，ATGL）和细胞质内脂滴包被蛋白–1（perilipin–1）。当禁食、饥饿或交感神经兴奋时，肾上腺素、去甲肾上腺素、胰高血糖素等分泌增加，作用于白色脂肪细胞膜受体，激活腺苷酸环化酶，使腺苷酸环化成环腺苷酸（cAMP），激活 cAMP 依赖蛋白激酶，使细胞质内 perilipin–1 和 HSL 磷酸化。磷酸化的 perilipin–1 一方面激活 ATGL，另一方面使因磷酸化而激活的 HSL 从细胞质转移至脂滴表面。脂肪在脂肪细胞内分解的第一步主要由 ATGL 催化，生成甘油二酯和脂肪酸。第二步主要由 HSL 催化，主要水解甘油二酯 sn–3 位酯键，生成甘油一酯和脂肪酸。最后，在甘油一酯脂肪酶（monoacylglycerol lipase，MGL）的催化下，生成甘油和脂肪酸。因此，肾上腺素、去甲肾上腺素、胰高血糖素等由于能够启动脂肪动员、促进甘油三酯代谢，称为脂解激素。而胰岛素、前列腺素 E2 等由于能够对抗脂解激素的作用，抑制脂肪动员，称为抗脂解激素。

2. 甘油转变为 3– 磷酸甘油后被利用

甘油可直接经血液运输至肝、肾、肠等组织利用。在甘油激酶（glycerokinase）作用下，甘油转变为 3– 磷酸甘油；然后在磷酸甘油脱氢酶作用下脱氢生成磷酸二羟丙酮，进入糖代谢途径分解，或转变为葡萄糖。肝的甘油激酶活性最高，脂肪动员产生的甘油主要被肝摄取利用，而脂肪及骨骼肌因甘油激酶活性很低，对甘油的摄取利用很有限。

3. 脂肪酸的分解代谢

脂肪酸的分解是以氧化的方式进行的，机体内的许多组织细胞内都可以进行氧化分解，以肝和肌肉细胞最为活跃。在真核细胞中，脂肪酸的氧化分解主要在线粒体基质中进行，而氧化的方式又分为 $α$– 氧化、$β$– 氧化、$ω$– 氧化，其中 $β$– 氧化是主要的方式。

（1）脂肪酸的 $β$– 氧化　细胞质中的脂肪酸在氧化分解以前，首先需要进行活化，并转入线粒体基质，然后在一系列酶的催化下降解生成乙酰 –CoA，同时产生高还原力物质。乙酰 –CoA 再进入柠檬酸循环彻底氧化成 CO_2 和 H_2O。

① 脂肪酸的活化：脂肪酸由脂酰 –CoA 合成酶（acyl–CoA synthase，又称硫激酶，thiokinase）催化，在线粒体外膜，与辅酶 A（CoA）反应形成硫酯键（thioester link）生成脂酰 –CoA，此反应过程需要消耗一个 ATP 分子。反应生成的 PPi 能迅速被焦磷酸酶水解，因此整个反应是不可逆的。脂肪酸活化实际消耗了 2 个高能键。

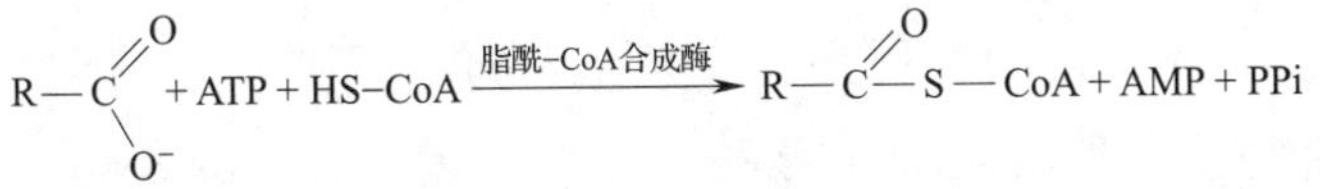

$$R-\overset{\overset{O}{\|}}{C}{\Large-}O^- + ATP + HS{-}CoA \xrightarrow{\text{脂酰–CoA合成酶}} R-\overset{\overset{O}{\|}}{C}{-}S{-}CoA + AMP + PPi$$

图 8–11　脂肪酸的活化过程

② 脂酰 –CoA 向线粒体的转运：在胞浆中合成的脂酰 –CoA 必须由线粒体外膜进入线粒体基质中才能被氧化。短链或中链的脂酰 –CoA 分子（10 个碳原子以下）可通过渗透

作用非常容易地穿过线粒体内膜。然而，长链的脂酰 –CoA 分子则不能直接跨过线粒体内膜，需要借助肉碱穿梭系统（carnitine shuttle system）进行转运。具体转运过程为：① 在线粒体内膜外侧，长链脂酰 –CoA 在肉碱脂酰转移酶 I 催化下与极性的肉碱分子结合生成脂酰肉碱，同时将 CoA 释放到细胞质中；② 脂酰肉碱通过线粒体内膜上的脂酰肉碱移位酶（carnitine acyltranslocase）运至线粒体内膜内侧；③ 肉碱脂酰转移酶 II 催化逆向反应，产生的肉碱经脂酰肉碱移位酶协助返回线粒体内膜外侧，重新形成的脂酰 –CoA 则留在线粒体内，如此就完成了长链脂酰 –CoA 穿过线粒体内膜的使命，进入线粒体基质中（图 8-12）。

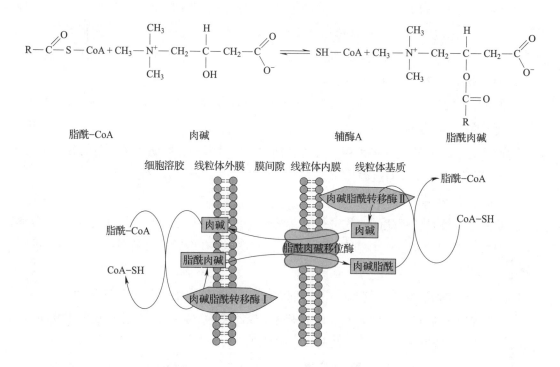

图 8-12　脂酰 –CoA 跨线粒体内膜机制

③ 脂酰 –CoA 分解产生乙酰 –CoA、$FADH_2$ 和 NADH：一旦脂酰 –CoA 进入线粒体基质，脂肪酸的 β- 氧化便可真正的开始了。此后将循环发生脱氢、加水、再脱氢和硫解反应，直到脂酰 –CoA 的碳链完全氧化裂解成乙酰 –CoA。反应中形成的 NADH 和 $FADH_2$ 进入呼吸链，而乙酰 –CoA 进入 TCA 循环进一步氧化分解。

脱氢生成烯脂酰 CoA：脂酰 –CoA 在脂酰 –CoA 脱氢酶（acyl CoA dehydrogenase）催化下，从 α、β 碳原子各脱下一个氢原子，由 FAD 接受生成 $FADH_2$，同时生成反 $\Delta2$- 反 – 烯脂酰 –CoA。

加水生成羟脂酰 –CoA：反 $\Delta2$ 烯脂酰 –CoA 在烯酰 –CoA 水化酶（enoyl–CoA hydratase）催化下，加水生成 L-β- 羟脂酰 –CoA。

再脱氢生成 β- 酮脂酰 –CoA：L-β- 羟脂酰 –CoA 在 L-β 羟脂酰 –CoA 脱氢酶（L-3-

hydroxyacyl CoA dehydrogenase）催化下，脱下 2 个 H 原子，由 NAD⁺ 接受生成 NADH，同时生成 β- 酮脂酰 –CoA。

　　硫解产生乙酰 –CoA：β- 酮脂酰 –CoA 在 β- 酮硫解酶（β-ketothiolase）催化下，加 CoASH 使碳链在 β 位断裂，生成 1 分子乙酰 –CoA 和少 2 个碳原子的脂酰 –CoA。

　　经过上述四步反应，脂酰 –CoA 的碳链被缩短 2 个碳原子。脱氢、加水、再脱氢及硫解反复进行，最终完成脂肪酸 β- 氧化。生成的 $FADH_2$、NADH 经呼吸链氧化，与 ADP 磷酸化偶联产生 ATP。生成的乙酰 CoA 主要在线粒体通过三羧酸循环彻底氧化，在肝脏中部分乙酰 –CoA 转变成酮体，通过血液运送至肝外组织氧化利用。

　　④ 脂肪酸氧化的能量生成：脂肪酸彻底氧化生成大量 ATP。β- 氧化每一循环产生 1 个 NADH、1 个 $FADH_2$ 和 1 个乙酰 –CoA。乙酰 –CoA 进入三羧酸循环又生成 $FADH_2$，及 NADH，

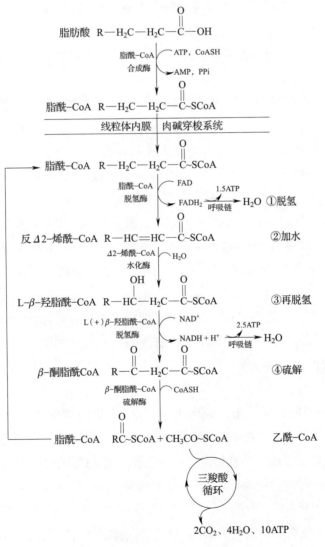

图 8-13　脂肪酸 β- 氧化途径

每 1 分子乙酰 –CoA 可产生 10 个 ATP；每 1 分子 NADH 被氧化呼吸链氧化产生 2.5 个 ATP；每 1 分子 FADH$_2$，氧化产生 1.5 个 ATP。以软脂酸为例，1 分子软脂酸彻底氧化需要进行 7 次 β– 氧化，到最后循环时 C$_4$– 酮酰基 –CoA 被硫解为两个分子的乙酰 –CoA，最终生成 7 分子 FADH$_2$、7 分子 NADH 及 8 分子乙酰 –CoA，因此软脂酰 –CoA 彻底氧化的化学计算为：

$$1 \text{ 软脂酰 –CoA} \rightarrow 8 \text{ 乙酰 –CoA} + 7FADH_2 + 7NADH \qquad (8\text{--}1)$$

$$8 \text{ 乙酰 –CoA} \sim （8 \times 10）ATP = 80ATP \qquad (8\text{--}2)$$

$$7FADH_2 \sim （7 \times 1.5）ATP = 10.5ATP \qquad (8\text{--}3)$$

$$7NADH \sim （7 \times 2.5）ATP = 17.5ATP \qquad (8\text{--}4)$$

以上总计为 108 个 ATP，但脂肪酸活化消耗 2 个高能磷酸键，相当于 2 分子 ATP，所以 1 分子软脂酸彻底氧化净生成 106 个 ATP 分子。

（2）奇数脂肪酸的 β– 氧化   奇数脂肪酸虽然在自然界的含量远低于偶数脂肪酸，但也存在于生物体，而在某些生物体内，如反刍动物，其氧化放出的能量可占它们所需能量的 25%。此外，它还可以作为动物糖异生的前体。因此，奇数脂肪酸在能量代谢中具有特别的作用。

奇数脂肪酸的氧化实际上就是丙酰 – CoA 的氧化，因为碳原子数目 ≥ 5 的奇数脂肪酸完全可以和偶数脂肪酸一样进行 β– 氧化，直到丙酰 –CoA（propionyl–CoA）出现为止。丙酰 –CoA 的氧化在根本上其实就是如何转变成 TCA 循环中的中间产物琥珀酰 –CoA 的问题。从结构上来看，琥珀酰 –CoA 与丙酰 –CoA 非常接近，只比丙酰 –CoA 多一个羧基。丙酰 –CoA 先后在丙酰 –CoA 羧化酶（propionyl–CoA carboxylase ）、甲基丙二酸单酰 –CoA 消旋酶（methyl–malony–CoA racemase）和甲基丙二酸单酰 –CoA 变位酶（methyl–malony–CoA mutase）的催化下，最终转变为琥珀酰 –CoA，而琥珀酰 – CoA 可顺利进入 TCA 循环被进一步氧化分解，或转变为草酰乙酸后离开循环而作为糖异生前体。

值得注意的是，甲基丙二酸单酰 –CoA 变位酶需要脱氧腺苷钴胺素作为辅酶，而且参与催化的方式很特别，就是提供自由基来辅助催化反应。由于这种辅酶衍生于维生素 B$_{12}$，故维生素 B$_{12}$ 的缺乏会影响到机体对奇数脂肪酸的代谢，这时甲基丙二酸单酰 –CoA 会堆积，并水解成游离的甲基丙二酸（methylmalonate），而甲基丙二酸可抑制糖异生，从而导致低血糖和酮症的发生。

（3）不饱和脂肪酸的 β– 氧化   不饱和脂肪酸在进行 β– 氧化的时候会遇到特别的难题，即如何处理它本身位置和构型都不对的顺式双键。但一般说来，这些双键本来离羧基端有一段距离，因此一开始照常进行外氧化，只是当顺式的双键进入 β 位以后 β– 氧化将不能继续下去了。这时需要特殊的异构酶即烯酰 –CoA 异构酶（enoyl–CoA isomerase），来改变双键的位置和性质，使之转变为可被脂酰 –CoA 脱氢酶识别的 2 号位的反式双键氧化就可以继续了。

上述烯酰 –CoA 异构酶只能解决单不饱和脂肪酸在进行 β– 氧化时遇到的问题，若是多不饱和脂肪酸，就还需要 2,4– 二烯酰 –CoA 还原酶（2,4–dienoyl–CoA reductase）的帮助。

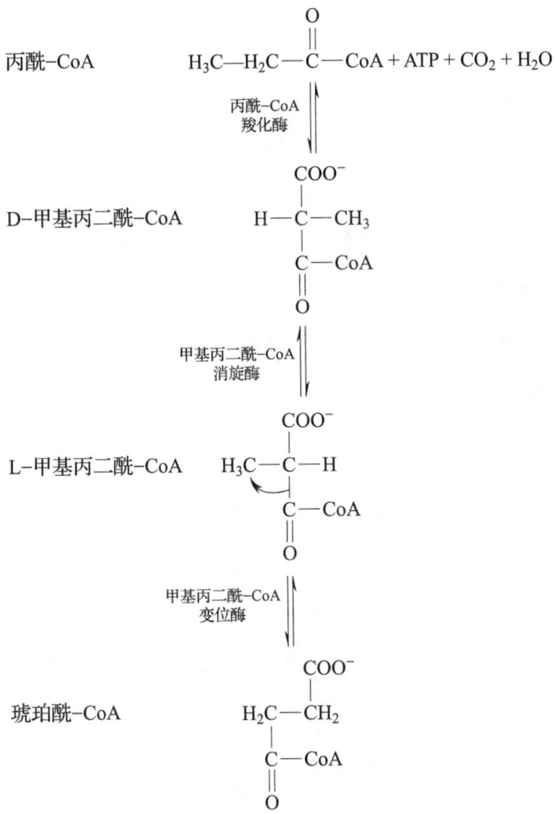

图 8-14　由丙酰 –CoA 生成琥珀酰 –CoA

（4）脂肪酸的 α– 氧化和 ω– 氧化　脂肪酸的氧化分解还存在 2 种次要方式。

① α– 氧化：在 α– 氧化系统中，脂肪酸的 α 碳原子在单加氧酶的催化下氧化生成 α– 羟脂酸。羟基中的氧来自分子氧。羟脂酸可转变为酮酸，然后氧化脱羧转变为少 1 个碳原子的脂肪酸。α– 氧化作用对支链脂肪酸、奇数碳原子脂肪酸或极长脂肪酸的降解有重要作用。哺乳动物在将绿色蔬菜的叶绿醇进行氧化时，其中有一步植烷酸（含有支链脂肪酸）的降解反应就属于 α– 氧化作用。患有 Refsum 遗传病的人，因缺乏 α– 氧化酶反应系统不能降解植烷酸。植烷酸在血液、脑中积累会导致外周神经炎型运动失调、色素性视网膜炎等。

② ω– 氧化：与内质网紧密结合的脂肪酸 ω– 氧化酶系由羧化酶、脱氢酶、$NADP^+$、NAD^+ 及细胞色素 P450 等组成。脂肪酸 ω– 甲基碳原子在脂肪酸 ω– 氧化酶系作用下，经 ω– 羟基脂肪酸、ω– 醛基脂肪酸等中间产物，形成 α，ω– 二羧酸。这样，脂肪酸就能从任一端活化并进行 β– 氧化。

在动物体内，短链脂肪酸（12 个碳以下）的氧化降解采用 ω– 氧化。α，ω– 氧化在降解代谢中具有优势，其分子两端可同时进行 β– 氧化，这有利于加速脂肪酸的降解。一些海洋浮游细菌能清除水面石油污染，就是因为它们能迅速将烃类物质降解为水溶性产物，烃类物质被降解的起始反应就属于 ω– 氧化。

（三）酮体的生成和利用

在饥饿、禁食或某些病理状态下（如糖尿病），人体内的脂肪动员加强，大量的脂肪酸被肝细胞吸收和氧化。与此同时，为了维持血糖浓度的稳定，体内的糖异生也被激活。草酰乙酸因作为糖异生的原料而被消耗，这会导致肝细胞内草酰乙酸浓度的急剧下降，进而影响到三羧酸循环，大量由脂肪酸氧化产生的乙酰–CoA 因得不到及时氧化而出现堆积，酮体（ketone bodies）就在这种情况下生成了。

（1）酮体在肝脏中生成　酮体生成以脂肪酸 $\beta-$ 氧化生成的乙酰–CoA 为原料，在肝线粒体由酮体合成酶系催化完成（图 8-15）。

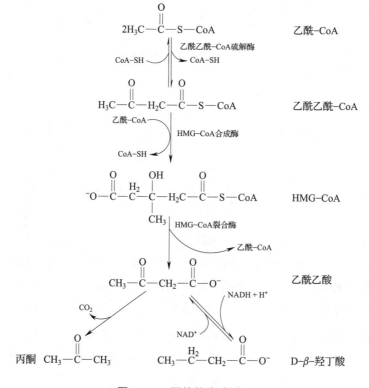

图 8-15　酮体的生成过程

① 2分子乙酰–CoA 缩合成乙酰乙酰–CoA：由乙酰乙酰–CoA 硫解酶（thiolase）催化，释放 1 分子 CoASH。

② 乙酰乙酰–CoA 与乙酰–CoA 缩合成羟基甲基戊二酸单酰–CoA（3-hydroxy-3-methylglutaryl CoA，HMG–CoA）：由 HMG–CoA 合酶（HMG–CoA synthase）催化，生成 HMG–CoA，释放出 1 分子 CoASH。

③ HMG–CoA 裂解产生乙酰乙酸：羟基甲基戊二酸单酰–CoA 在 HMG–CoA 裂解酶（HMG–CoA lyase）催化下生成乙酰乙酸和乙酰–CoA。

④ 乙酰乙酸还原成 β- 羟丁酸：由 NADH 供氢，在 β- 羟丁酸脱氢酶（ρ-hydroxybutyrate dehydrogenase）催化下完成。少量乙酰乙酸转变成丙酮。

酮体产生以后，就可以通过自由扩散的机制从肝细胞进入血液，随着血液循环到达肝外组织（如脑、骨骼肌、心肌和肺）。其中丙酮主要经肺呼出体外，但已有证据表明，丙酮可以在体内一系列酶的催化下被转变成酮酸，从而作为糖异生的原料。乙酰乙酸和外羟丁酸在重新转变为乙酰 – CoA 后可进入三羧酸循环氧化放能。因此，在饥饿或禁食的时候，酮体成为脑、骨骼肌和心肌一种极为重要的替代燃料。但在肝细胞内，酮体不能再转变为乙酰 –CoA，原因是肝细胞缺乏利用酮体的酶——β- 酮酰 –CoA 转移酶或乙酰乙酸硫激酶。

β- 酮酰 –CoA 转移酶也称为琥珀酰 –CoA 转硫酶，能够催化琥珀酰 –CoA 上的 CoA 转移到乙酰乙酸，致使乙酰乙酰 –CoA 重新形成。乙酰乙酸硫激酶催化乙酰乙酸与 ATP、CoA 反应，直接形成乙酰乙酰 –CoA，反应机制类似于脂酰 –CoA 合成酶。重新形成的乙酰乙酰 –CoA 在硫解酶的催化下，转变为乙酰 –CoA 并进入三羧酸循环。

正常情况下，血中仅含少量酮体，为 0.03 ~ 0.5mmol/L（0.3 ~ 5mg/dL）。在饥饿或糖尿病时，由于脂肪动员加强，酮体生成增加。严重糖尿病病人血中酮体含量可高出正常人数十倍，导致酮症酸中毒，血酮体超过肾阈值，便可随尿排出，引起酮尿。此时，血丙酮含量也大大增加，通过呼吸道排出，产生特殊的"烂苹果气味"。

（2）酮体生成受多种因素调节

① 餐食状态影响酮体生成：饱食后胰岛素分泌增加，脂解作用受抑制、脂肪动员减少，酮体生成减少。饥饿时，胰高血糖素等脂解激素分泌增多，脂肪动员加强，脂肪酸 β- 氧化及酮体生成增多。

② 糖代谢影响酮体生成：餐后或糖供给充分时，糖分解代谢旺盛、供能充分，肝内脂肪酸氧化分解减少，酮体生成被抑制。相反，饥饿或糖利用障碍时，脂肪酸氧化分解增强，生成乙酰 –CoA 增加；同时因糖来源不足或糖代谢障碍，草酰乙酸减少，乙酰 –CoA 进入三羧酸循环受阻，导致乙酰 –CoA 大量堆积，酮体生成增多。

③ 丙二酸单酰 –CoA 抑制酮体生成：糖代谢旺盛时，乙酰 –CoA 及柠檬酸增多，别构激活乙酰 –CoA 羧化酶，促进丙二酸单酰 –CoA 合成，后者竞争性抑制肉碱脂酰转移酶 I，阻止脂酰 –CoA 进入线粒体进行 β- 氧化，从而抑制酮体生成。

（四）脂肪酸的合成

脂肪酸的合成由脂肪酸合酶（fatty acid synthase）催化完成。脊椎动物、酵母菌、植物和微生物脂肪酸合酶相差较大。此处以细菌细胞脂肪酸合酶为例进行介绍。细菌细胞脂肪酸合酶包括 6 种酶和 1 个酰基载体蛋白（acyl-carrier protein；ACP），其中的 6 种酶分别是乙酰 –CoA-ACP 酰基转移酶、丙二酸单酰 –CoA-ACP 转移酶、酮脂酰 ACP 合酶、酮脂酰 ACP 还原酶、β- 羟脂 ACP 脱水酶和烯脂酰 ACP 还原酶。

脂肪酸的合成包括起始、"缩合、还原、脱水、还原"循环及释放等多步反应过程。软脂酸的生物合成如图 8-16 所示。起始阶段分两步：第一步，由乙酰 –CoA–ACP 酰基转移酶催化乙酰 –CoA 的乙酰基转移到 ACP 巯基上，随后在 β– 酮脂酰 –ACP 合酶催化下转到外围巯基上，生成乙酰 – 合酶；第二步，由丙二酸单酰 –CoA–ACP 转移酶催化丙二酸单酰 –CoA 的丙二酰基转移到中央巯基上，生成丙二酸单酰 –ACP。

接下来，在 β– 酮脂酰 –ACP 合酶作用下，乙酰基和丙二酸单酰 –ACP 进行缩合，形成乙酰乙酰 –ACP，同时释放出 1 分子 CO_2；在 β– 酮脂酰 –ACP 还原酶催化下，乙酰乙酰 –ACP 在 β– 位发生还原反应，生成 D–β– 羟丁酰 –ACP，由 NADPH 提供还原力；D–β– 羟丁酰 –ACP 在脱水酶催化下，脱水形成，α，β– 反式丁烯酰 –ACP；β 位在烯脂酰 ACP 还原酶作用下，由 NADPH 提供还原力进行还原反应生成丁酰 –ACP。含 4 个碳原子的丁酰 –ACP 是脂肪酸合成的第一轮产物。接下来，丁酰 –ACP 被转移到外围—SH 基上，一个新的丙二酰基同时转移到中央—SH 基上，经过"缩合、还原、脱水、还原"反应，再延伸 2 个碳原子。这样循环 7 次，便形成软脂酰 –ACP。动物体脂肪酸合酶还具有软脂酰 –ACP 硫酯酶的活性，它催化软脂酰 –ACP 的水解，转化为软脂酸和 ACP。其他的有机体因为没有软脂酰 –ACP，硫酯酶直接利用软脂酰 –ACP。

软脂酸的从头合成途径总反应式如下：

乙酰 –CoA+7 丙二酸单酰 –CoA+14NADPH+14H$^+$ → 软脂酸 +7CO$_2$+ 14NADP$^+$ +8HS-CoA+6H$_2$O　　　　　　　　　　　　　　　　　　　　　　　　　　　　　（1）

考虑到每个丙二酸单酰 –CoA 形成时需要 1 分子 ATP 和 1 分子 CO_2，上式可改写为：

8 乙酰 –CoA+14NADPH + 14H$^+$+7ATP →软脂酸 +14NADP$^+$ +8HS–CoA+6H$_2$O+7AD P+7Pi （2）

可以看出，从乙酰 –CoA 合成脂肪酸除了需要 ATP 外，还需要 NADPH。每生成 1 分子软脂酸需要 14 分子 NADPH。脂肪酸合成所需的 NADPH，一部分来自柠檬酸 – 丙酮酸穿梭过程，另一部分来自磷酸戊糖途径。可见，糖代谢既能为脂肪酸合成提供乙酰 –CoA 原料，又能提供还原力。

脂肪酸的延长与去饱和：脂肪酸的从头合成在细胞质中进行，主要产物是软脂酸（16：0），更长的脂肪酸是在软脂酸的基础上通过延长碳单位形成的。动物的脂肪酸延长发生在线粒体和内质网中。在线粒体中，脂肪酸碳链延长是乙酰 –CoA 的加成与还原，每次循环延长 2 个碳原子。由此产生 18 碳、20 碳乃至 26 碳饱和脂肪酸。在内质网中，脂肪酸的延长类似于软脂酸的合成，也是以丙二酸单酰 –CoA 为二碳单位的直接供体，由 NADPH 供氢，所不同的是脂酰基的载体不是 ACP，而是 CoA。原核生物在脂肪酸从头合成途径中可以利用专一存在的脱水酶直接产生单不饱和脂肪酸，而真核生物只能在饱和脂肪酸合成后去饱和。最常见的动物体内的饱和脂肪酸是软脂酸（16：0）和硬脂酸（18：0），分别是棕榈油酸（16：1Δ9）和油酸（18：1Δ9）的前体。催化双键形成的酶是脂酰 –CoA 去饱和酶（desaturase），该酶为多功能氧化酶，反应需要 O_2 参与，NADPH 作为氢和电子供体。

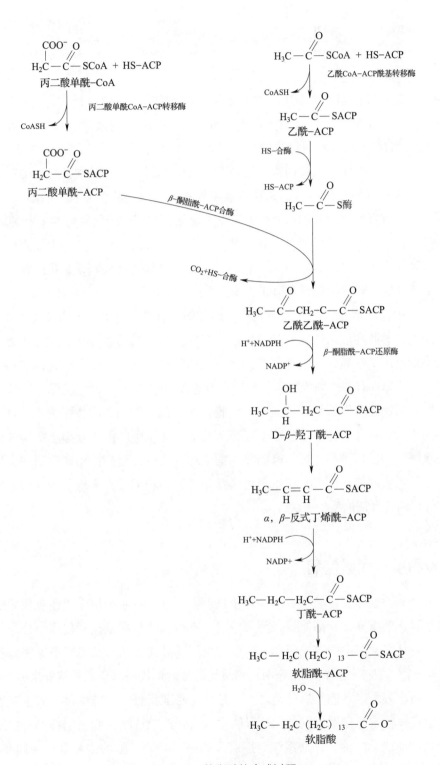

图 8-16 软脂酸的合成过程

第四节　脂质代谢调节与人体健康

　　新陈代谢是通过分解由蛋白质、碳水化合物和脂肪等组成的食物来制造能量和细胞分子的过程。当不正常的化学反应扰乱了这一过程时，新陈代谢紊乱。当这种情况发生时，我们用于保持身体健康的某些物质的含量可能过高或含量过低。代谢综合征（metabolic syndrome，MS）是几个代谢风险因素的组合，包括腹部肥胖、胰岛素抵抗和动脉粥样硬化血症。肥胖、胰岛素抵抗、高血压和动脉血脂异常，是现代社会最常见的健康问题之一。越来越多来自于流行病学和基础研究数据，以及转化、临床和干预研究中积累的证据表明，代谢综合征可能是导致癌症的重要因素。研究表明，代谢综合征可能是癌症发病的一个重要病因因素。事实上，癌症长期以来一直被认为是一种代谢性疾病，是由线粒体引起的能量代谢异常造成的。能量代谢异常引起的线粒体损伤。

　　在活细胞中，碳水化合物代谢、脂质代谢和能量代谢的过程密切相关。代谢综合征，例如，糖尿病、肥胖症、高脂血症和高血压或多或少与脂质代谢异常有关。作为一种代谢性疾病，癌症是由于线粒体功能受损导致能量代谢受损引起的，这与线粒体膜脂异常，尤其是心磷脂含量异常有关。细胞脂质代谢异常参与代谢综合征和各种癌症的发病机制。

　　作为细胞膜和能量资源的主要成分，细胞脂质，包括磷脂和中性脂质（主要是甘油三酯和固醇酯），对细胞和生理能量稳态起着至关重要的作用。作为细胞膜结构成分，磷脂对细胞膜重塑和细胞增殖很重要。磷脂稳态的破坏可能导致致癌作用和代谢综合征。甘油三酯作为一种重要的能量储存形式，与葡萄糖稳态密切相关，其失调与糖尿病、肥胖和心血管疾病等代谢综合征的发生有关。

一、膳食脂质与代谢疾病

　　代谢综合征，也称 X 综合征或胰岛素抵抗综合征，是一系列医学代谢疾病的组合，包括向心性肥胖、血脂异常、高血压、葡萄糖耐受不良和胰岛素抵抗。代谢综合征，不仅在发达国家，并且在发展中国家也引起了许多健康问题。代谢综合征患者患糖尿病和心血管疾病的风险很高。越来越多的证据表明，脂质代谢异常是代谢综合征的核心病因。

　　甘油三酯作为最丰富的脂质种类之一，是极低密度脂蛋白和乳糜微粒的主要成分，在新陈代谢中发挥着重要作用。它可以从肝脏中从头合成或从膳食脂质中获得，甘油三酯主要来源于植物油或动物油。脂肪组织、肝脏和肠道是甘油三酯的主要合成并储存的场所。还有一些甘油三酯储存在细胞内，如肌肉和脑细胞中。甘油三酯的储存可以从膳食脂肪中补充，也可以通过碳水化合物或蛋白质的内源性脂肪合成来补充，主要发生在肝脏中。营养过剩，例如，肥胖中的脂质和热量过剩导致脂质代谢异常和脂质积累异位（即"脂毒性"），这是代谢疾病和胰岛素抵抗的基本组成部分。

二、膳食脂质与癌症

　　研究发现前列腺癌、卵巢癌、乳腺癌、结肠癌等多种癌症与摄入饱和脂肪含量高的食物（如红肉、鸡蛋和乳制品）之间存在正相关关系。由于饮食的复杂性，不仅饱和脂肪酸、单不饱和脂肪酸、多不饱和脂肪酸的摄入在不同地区的人群中存在差异，并且其他非脂肪营养素也可能会改变脂肪的功能。因此，高脂饮食在致癌过程中的作用存在争议。目前，普遍认为单不饱和脂肪酸和 ω-3 多不饱和脂肪酸与癌症风险增加呈负相关，而饱和脂肪酸和 ω-6 多不饱和脂肪酸与癌症的发展相关。然而，在生理上，脂肪酸的代谢是浑然一体的，任何基于单一脂肪酸的结果都是不全面的，因此，会升高体内单不饱和脂肪酸含量和降低 ω-6/ω-3 多不饱和脂肪酸比例的含脂饮食被认为与癌症预防和保护有关。较高的 ω-6/ω-3 多不饱和脂肪酸比率会导致许多疾病，包括癌症、心血管和炎症。降低 ω-6/ω-3 多不饱和脂肪酸的比例有助于降低癌症发生和发展的风险。

　　虽然人们普遍认为饮食中的脂质与致癌作用和癌症的发展有关，但详细的机制仍远未明确。脂质被小肠黏膜细胞消化吸收后，可转运至脂肪细胞储存，或通过脂肪酸 β- 氧化作用供外周细胞产生能量。它们还可用于膜脂生物合成。在环境刺激下，这些脂质可能被水解并释放出游离脂肪酸。ω-6 多不饱和脂肪酸如 ARA 从膜脂中释放出来，会转化为正常的类二十烷酸，调节细胞生理；然而，这些类二十烷酸水平升高可能会加速细胞增殖并导致炎症和致癌等。而 ω-3 多不饱和脂肪酸（如 EPA）从膜脂中释放时，可能会转化为类二十烷酸，其活性与 ω-6 脂肪酸的产物相反，能够抑制细胞增殖和 COX-2 活性，从而提供癌症预防功能。另一种调节癌症发生和发展的机制可以通过受体的脂肪酸信号通路来阐明。特别是，两种转录因子，固醇调节元件结合蛋白 -1c（SREBP-1c）和过氧化物酶体增殖物激活受体 α（PPAR α）已成为脂肪酸基因调控的关键介质。SREBP-1c 在肝脏中诱导一组脂肪生成酶。多不饱和脂肪酸通过抑制 SREBP-1c 的表达和加工来抑制脂肪生成基因的诱导。因此抑制脂肪酸的从头脂肪生成，这对癌细胞特别重要。PPAR α 通过诱导线粒体和过氧化物酶体 FA 氧化的基因以及线粒体中生酮的基因，在对禁食的代谢适应中发挥重要作用。禁食期间从脂肪组织释放的 FA 被认为是 PPAR α 的配体。除 18∶2n-6 外，膳食多不饱和脂肪酸可能通过 PPAR α 作为前馈机制诱导脂肪酸氧化酶。PPAR α 也是调节高不饱和脂肪酸合成所必须的，表明 PPAR α 在脂质代谢途径的调节。因此，除了通过 SREBP 抑制脂肪酸生物合成外，ω-3 脂肪酸还通过 PPAR α 诱导脂肪酸降解，从而调节脂肪酸代谢和代谢疾病。ω–3 脂肪酸介导抑制癌症的多种机制可能包括抑制肿瘤转化和细胞生长、增强细胞凋亡和抗血管生成等。

三、代谢性疾病中的磷脂代谢

磷脂是极性脂质，作为膜结构的主要成分和一些细胞内复合物，如脂蛋白。参与磷脂代谢的酶包括磷脂酶 A_2（PLA_2）、磷脂酶 C（PLC）、磷脂酶 D（PLD）和溶血磷脂酶 D（自体毒素），已发现这些酶的改变与代谢疾病有关，例如，MS 和癌症。此外，磷脂代谢的中间体或终产物如磷脂酸（PA）、DAG、LPA、1–磷酸鞘氨醇（S–1–P）和游离脂肪酸花生四烯酸（ARA）也参与在代谢性疾病的发病机制中。

📚 本章小结

脂质通常不溶于（或难溶于）水易溶于乙醚、氯仿、丙酮等有机溶剂，主要包含碳、氢、氧等元素，有些还含有氮、硫和磷。脂质包括脂肪、类脂及其衍生物。

脂肪又称甘油三酯，由 1 分子甘油和 3 分子脂肪酸构成，主要功能是氧化供能和储存能量。类脂主要包括磷脂、糖脂、胆固醇及胆固醇酯等。磷脂可分为甘油磷脂和鞘磷脂两大类，以甘油磷脂为主，其作为两性分子参与细胞质膜的构成成分，运输脂类物质。人体胆固醇的来源包括外源性（食物来源）和内源性（自身合成）。胆固醇在体内可转化为胆汁酸、类固醇激素、维生素 D_3 等多种重要的生理活性物质。

必需脂肪酸是指对人体的功能不可缺少的，但必须由膳食提供的脂肪酸，包括亚油酸、亚麻酸、花生四烯酸等，它们是前列腺素、血栓素及白三烯等生理活性物质的前体，具有多种重要的生理功能。

脂质的消化和吸收：脂质的消化主要在小肠上段，经各种酯酶及胆汁酸盐的共同作用，脂质被水解为脂肪酸和甘油等。消化产物主要在空肠被吸收。甘油、中短链脂酸可通过门静脉入血；长链脂肪酸和甘油在小肠黏膜细胞内再合成甘油三酯，并与载脂蛋白、磷脂、胆固醇等形成乳糜微粒后经淋巴循环进入血液。

脂肪的供能：脂肪分解时产生甘油和脂肪酸。甘油经活化、脱氢后转变为磷酸二羟丙酮，后者循糖异生途径异生为葡萄糖或分解供能；脂肪酸在细胞中先活化为脂酰辅酶 A，再进入线粒体通过 β– 氧化（脱氢、加水、再脱氢及硫解）分解为乙酰辅酶 A，后者进入三羧酸循环被彻底分解。在肝内，这些乙酰辅酶 A 可用于合成酮体，但肝不能利用酮体，需运至肝外组织氧化利用，长期饥饿时酮体是脑组织和肌肉的主要能源物质。

脂肪的储能：肝、小肠和脂肪组织是脂肪合成的主要场所，以肝的合成能力最强。脂肪合成主要利用葡萄糖分解产生的乙酰辅酶 A 为原料，先合成脂肪酸，再与 3– 磷酸甘油结合为脂肪。

思考题

1. 脂质是如何分类的?

2. 脂肪酸的结构与物理性质之间的关系如何?

3. 为什么胆碱缺乏会诱发脂肪肝?

4. 简述脂肪酸 $\beta-$ 氧化的过程及所需的酶。

5. 试述脂肪动员生成的甘油彻底氧化分解的主要过程。

6. 试述一分子硬脂酸（C18）在体内彻底氧化分解的主要过程及净生成 ATP 的数量。

7. 酮体代谢有何特点及生理意义? 简述酮体合成及氧化的过程, 糖尿病为何产生酮症和代谢性酸中毒?

第九章
基因表达调控

学习目标

1. 掌握基因的精细结构。
2. 掌握原核生物基因的结构组成。
3. 掌握真核生物基因表达调控机制。

基因表达调控是生物体内精密的遗传信息管理系统，决定了细胞在不同环境和发育阶段中如何运作和响应外界刺激。这一调控网络涵盖了多个层面，包括转录、翻译、转录后加工等环节，通过精准地调节基因的活性与抑制，使细胞可以动态地适应生态环境的变化。在这个复杂的调控网络中，一系列调控因子如转录因子、miRNA 等扮演着重要的角色，它们在细胞内相互作用，形成一个庞大的基因调控网络。这些调控机制不仅决定了个体的生长、发育和功能特征，也直接关系到疾病的发生与发展。对基因表达调控的深入研究不仅是生物学、医学领域的重要课题，也为营养健康、基因工程等领域的发展提供了理论与实践基础。

第九章思维导图

第一节　基因的精细结构与功能

一、基因的大小和数量

1. 原核基因的大小和数量

目前比较公认的基因数量的计数方法是开放阅读框 ORF 数量法，它的前提是获得该生物体全基因组序列。原核基因指的是原核生物体基因组上的基因，包括染色体 DNA 和质粒 DNA，以核苷酸序列表示。和真核生物相比，原核生物基因组更小，基因数量也更少，结构更简单。原核基因组大小通常在 0.5 ~ 12Mb，原核基因数量通常在 170 ~ 11000 个。NCBI 数据库中古细菌基因组大小范围在 0.1 ~ 13.4Mb。在完成图组装水平上，目前最小的古细菌基因组来自 *Nanoarchaeum equtans*，基因组大小为 490885bp，含有 536 个蛋白编码基因。这种生物缺乏合成脂类、氨基酸、核苷酸和维生素所需的基因，营专性共生。NCBI 数据库中细菌基因组大小范围在 0.1 ~ 35.58Mb。在完成图组装水平上，目前最小的细菌基因组来自 *Candidatus Hodgkinia cicadicola*，基因组大小为 105760bp，含有 56 个蛋白编码基因；最大的细菌基因组来自 *Minicystis rosea*，其大小为 16040666bp，含有 12496 个蛋白编码基因。

原核生物单个基因的长度较短，以 *E. coli* K12 为例（GCA_000005845.2），它含有 4285 个蛋白编码基因，平均长度为 930bp，最短的基因全长 24bp（仅编码 8 个氨基酸），最长的基因全长 7074bp。

2. 真核基因的大小和数量

不同真核生物的基因组大小差异很大，原生生物基因组大小在 0.56 ~ 103Mb，真菌基因组大小在 2.2 ~ 96.3Mb，植物基因组大小在 13 ~ 16243Mb，动物基因组大小在 43 ~ 34558Mb。不同于原核生物，真核生物的基因含有内含子和外显子，形成断裂基因。真核生物的蛋白编码基因源于外显子，初转录产物经可变剪接后产生相应的 mRNA。同时，经过剪接过程，同一种基因可以翻译出 1 种以上的不同蛋白质。因此，根据蛋白质组计算所得基因数量超过根据基因组计算所得基因数量。

表 9-1 列举了一些具有代表性的真核生物体的基因组大小、蛋白编码基因数量和染色体数量。真核生物基因组中含有大量的非编码序列，且不同生物体非编码序列所占基因组总长比例不同，如酵母菌非编码 DNA 约占 25%、果蝇非编码 DNA 约占 75%、人类非编码 DNA 约占 98%。通常，越复杂的生物体，非编码序列所占基因组总长比例越高。但是，基因组更大的生物体，其编码基因不一定更多，如斑马鱼（1.679Gb，57100 个基因）和

变色龙（1.799Gb，34827 个基因）。基因的编码产物有两类：一类是可以翻译成蛋白质的 mRNA，另一类是非编码 RNA。实际基因数量必然高于通过基因组计算的蛋白质编码基因数量。只有 RNA 基因鉴定技术进一步提高，才能获得真核生物更为精确的基因数量。

3. 病毒基因的大小和数量

噬菌体和病毒的基因组大小通常在 0.3kb ~ 2.47Mb，基因的数量通常在 1 ~ 600 个。在基因组完成图组装水平上，目前最小的病毒基因组为水稻黄斑驳病毒，基因组大小为 220bp，基因数量为 1 个；最大的病毒基因组为非洲猪瘟病毒，基因组大小为 3.16Mb，基因数量为 1557 个。

表 9-1　代表性生物体基因组大小和蛋白编码基因数量

生物体名称	基因组大小 /Mb	编码序列数量	染色体数量
肠脑炎微孢子虫（*Encephalitozoon intestinalis*）	2.22	1938	11
酿酒酵母（*Saccharomyces cerevisiae*）	12.16	6015	16
金牛鸵球藻（*Ostreococcus tauri*）	13.03	7766	20
恶性疟原虫（*Plasmodium falciparum*）	23.33	5387	16
产黄青霉（*Penicillium chrysogenum*）	32.53	11198	4
粗糙脉孢菌（*Neurospora crassa*）	41.1	10812	7
香菇（*Lentinula edodes*）	46.08	9804	10
秀丽隐杆线虫（*Caenorhabditis elegans*）	100.29	28411	6
拟南芥（*Arabidopsis thaliana*）	119.67	48265	5
果蝇（*Drosophila melanogaster*）	143.73	30717	7
红鳍东方鲀（*Takifugu rubripes*）	384.13	46760	22
蒺藜苜蓿（*Medicago truncatula*）	430.01	42683	8
曼氏血吸虫（*Schistosoma mansoni*）	558.13	14408	7
番茄（*Solanum lycopersicum*）	828.35	37660	12
大豆（*Glycine max*）	978.94	74248	20
火鸡（*Meleagris gallopavo*）	1115.47	29667	32
虎皮鹦鹉（*Melopsittacus undulatus*）	1171.62	29165	32
斑马鱼（*Danio rerio*）	1679.20	57100	25
变色龙（*Anolis carolinensis*）	1799.14	34827	6
玉米（*Zea mays*）	2182.79	57578	10
非洲爪蟾（*Xenopus laevis*）	2742.47	72913	18
人（*Homo sapiens*）	3272.09	123378	24
小麦（*Triticum aestivum*）	15418.80	131402	21

二、基因的类型及其结构

1. 开放阅读框

蛋白编码基因翻译成蛋白质的部分称为开放阅读框（ORF）。在编码区上游，存在启动子，在编码区下游，存在终止子。开放阅读框以起始密码子开始，以终止密码子结束。

2. 断裂基因

在大多数真核生物中，编码序列之间存在许多非编码序列。这些基因的编码序列称为外显子，非编码序列称为内含子。外显子与内含子交替排列，通常内含子不具备任何遗传信息，也不会被翻译。这种基因被称为断裂基因。如图9-1所示，断裂基因DNA转录的前体mRNA（pre-mRNA）与相应基因的DNA一样，含有外显子和内含子。随后，加工过程中，经RNA剪接，内含子被剪切并除去。其余的片段或外显子连接在一起形成成熟的mRNA，参与翻译。尽管编码区被中断，但它们在基因组中的顺序与在mRNA中的顺序相同。

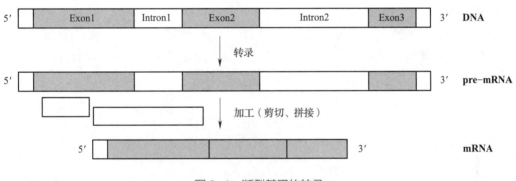

图9-1　断裂基因的转录

一般来说，真核基因的内含子－外显子结构比较复杂，其特点包括以下几个方面：① 不同生物体内断裂基因所占比例不同，高等真核生物断裂基因含量高于低等真核生物；② 不同生物体断裂基因中的内含子数量不同，通常进化程度越高，内含子数量越多，如酵母菌断裂基因内含子数都不超过6个而人类有的断裂基因含有60~80个内含子；③ 断裂基因内含子两端具有剪接位点，上游称为5′-剪接位点，下游称为3′-剪接位点；④ 内含子序列中的DNA碱基数往往超过外显子，例如，鸡卵清蛋白基因包含8个外显子和7个内含子，在基因组DNA上分布长度约7.7kb，其中外显子总数只有约1.9kb，即约75%的基因由内含子组成。所以，往往成熟mRNA比前体pre-mRNA小得多。尽管大多数真核基因含有内含子，但它们的存在并不普遍，如组蛋白基因不包含内含子。研究表明真核细胞中的基因功能不需要内含子，即大多数内含子没有细胞功能。但是，也有一些内含子被发现能够编码有功能的RNA或蛋白质，如不同基因内含子之间的重组可以产生新外显子组合的新基因。

3. 重叠基因

大多数基因由编码一种蛋白质的 DNA 序列组成，但是有些序列编码不止一种蛋白质，阅读框的不同决定了基因的不同。重叠基因节约碱基，使得有限的基因能够携带较多的遗传信息。根据碱基重叠方式的不同，重叠基因具有多种结构类型。

① 大基因包含小基因：这种重叠基因的结构特点是，一个小基因的核苷酸序列完全被包含在另一个大基因的核苷酸序列中，即在大基因内部存在着小基因的起始密码子和终止密码子。

② 前后 2 个基因首尾重叠 1 个或 2 个核苷酸：这种重叠基因的结构特点是，前一个基因的终止密码子与后一个基因的起始密码子之间有 1 个或 2 个核苷酸是共用的。

③ 几个基因的重叠：这种重叠基因的结构特点是，多个基因（3 个及以上）共用一段核苷酸序列。

④ 互补链的重叠：这种重叠基因的结构特点是，基因的两条互补链分别编码 2 种不同的基因产物。例如，人类线粒体基因组全长 16569bp，呈裸露闭环双链状，根据其转录产物密度的不同分为重链（H 链）和轻链（L 链）。L 链上的多个基因与互补 H 链的多个基因存在核苷酸重叠。

⑤ 内含子的重叠：通常，断裂基因中的内含子不具有编码功能，只使用外显子进行表达。但是，有时候也有例外，DNA 序列也使用相邻的内含子进行表达。这种 pre-mRNA 片段的差异剪接导致重叠，从而产生不同的蛋白质。这样，断裂基因就可以产生多种蛋白质。

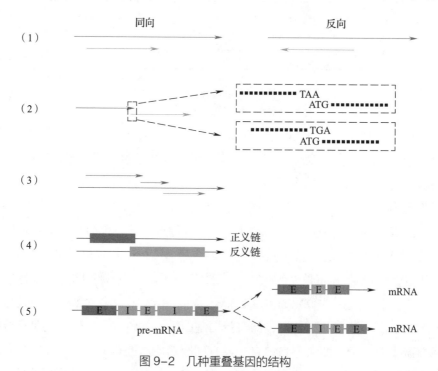

图 9-2　几种重叠基因的结构

（1）为大基因包含小基因式的重叠基因；（2）为前后 2 个基因首尾重叠式的重叠基因；
（3）为几个基因重叠式的重叠基因；（4）为互补链重叠式的重叠基因；（5）为内含子重叠式的重叠基因。

4. 重复基因

随着越来越多生物体的基因组被测序，大量重复序列被发现。原核生物以单一序列为主，仅含有少量重复基因。低等真核生物重复序列约占基因组全长的20%，高等动物重复序列约占基因组全长的50%，高等植物重复序列约占基因组全长的80%。真核生物体全基因组序列完成图组装难度远远高于原核生物体，高含量重复基因便是主要原因之一。重复基因的产生一般有以下几种方式：反转录插入、基因组的不等交换、基因组大片段重复和全基因组重复。不同机制所产生的重复基因的重复区域大小不同，小重复区域如某个基因小片段重复，大重复区域如整个基因组重复。按照DNA的重复次数，重复基因被分为轻度重复序列、中度重复序列和高度重复序列。

（1）轻度重复序列（low repetitive sequence）　一般指重复次数为2~10个拷贝的序列。少数在基因组中成串排列在一个区域，多数与单拷贝基因间隔排列。

（2）中度重复序列（moderate repetitive sequence）　重复单元的平均长度约300bp，重复次数在10~10^5拷贝。中度重复序列大多参与细胞重要的生命活动，如rRNA基因、tRNA基因和某些蛋白质（如组蛋白、免疫球蛋白、肌动蛋白、肌球蛋白、角蛋白等）的基因。根据重复单元的分布方式不同，有的中度重复序列呈串联重复，有的呈分散重复。串联重复序列（tandem repeat sequence）中重复单元彼此前后相连，成簇地聚集在染色体的某个或多个位点上，如*rRNA*基因和*tRNA*基因。分散重复序列（dispersed repeat sequence）的重复单元随机分散在整个染色体的各位点上。根据重复单元的长短，分散重复序列又分为短分散重复序列（short interspersed nuclear elements，SINEs）和长分散重复序列（long interspersed nuclear elements，LINEs）。前者重复单元长度小于500bp，后者重复单元长度大于1000bp。

（3）高度重复序列（high repetitive sequence）　一般把重复次数超过10^5拷贝的DNA称为高度重复序列。高度重复序列的重复单元长度通常较短，且以串联重复的方式成簇地分布在染色体的特定部位，如端粒和着丝粒。高度重复序列在基因组中所占比例随种属而异，在哺乳动物基因组中的比例一般不超过20%。

DNA片段在氯化铯密度梯度离心中，可以看到在一条主带以外还有一个或多个小的卫星带，称为卫星DNA（satellite DNA），它由串联重复序列组成。卫星DNA序列位于异染色质，这些异染色质主要存在于染色体的端粒区、着丝粒区和着丝粒周围区，有时甚至存在于染色体的中间位置。卫星DNA按其重复单元的长短，可以分为两类：小卫星DNA（minisatellite DNA）和微卫星DNA（microsatellite DNA）。小卫星DNA的重复单元长度在6bp~100bp变化，总长度一般不超过20kb。小卫星DNA重复单元的重复次数较小，分布于染色体的端粒区和着丝粒区。微卫星DNA的重复单元很短，一般为2~6bp，串联成簇，总长度一般为50~100bp。微卫星DNA重复单元的重复次数在5~10^5拷贝，在染色体DNA中随机散在分布。小卫星DNA和微卫星DNA均属中度重复序列。

5. 移动基因

移动基因普遍存在于生物体，包括原核和真核生物。原核生物的移动基因包括插入序列（insertion sequence，IS）、转座子（transposon，Tn）和转座噬菌体。真核生物的移动基因包括转座子（*Ty* 因子、*P* 因子、*FB* 因子和玉米控制因子等）和反转录转座子（retrotransposons）。

（1）插入序列（IS）插入序列是最简单的移动遗传元件，长度通常小于 2500bp。*IS* 是细菌基因组的重要组成部分，迄今为止，已有超过 500 个独立的 IS 被文献报道，并且在正在进行的原核基因组和真核基因组测序项目中发现了更多的 IS。IS 可以作为独立的实体存在，也可以形成某些转座子的末端部分。IS 的结构比较简单，只编码与转位活性有关的蛋白质，通常为转位酶（transposase），同时在两端还存在着一对反向重复序列（inverted repeats，IR）。转位酶催化酶反应，使 IS 移动，是控制 IS 转位作用的关键因素。可以根据 *ISn* 形式来命名特定插入序列，其中 *n* 是数字（例如 *IS1*、*IS2*、*IS3*、*IS10*、*IS50*、*IS911*、*IS26* 等）。IS 能够四处游动，几乎可以随机插入到宿主基因组 DNA 的各个位点，但在选择目标 DNA 位点时也表现出不同程度的选择性。例如，*IS91* 需要 GTTC/CTTG 靶序列，*IS630*（及相关的真核生物 mariner/Tc）家族成员需要 TA 二核苷酸，*IS10* 偏好对称的 5′-NGCTNAGCN-3′。另外，GC 含量或者 AT 含量也可能影响其选择性，如 *IS1* 和 *IS186*。当 IS 插入到基因组 DNA 靶位点后，会在两端 IR 序列的外侧产生出一对短小的同向重复序列（direct repeats，DR）。

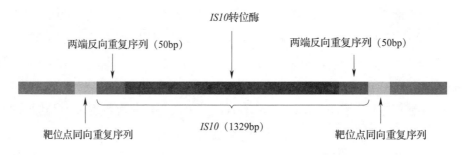

图 9-3　大肠杆菌 *EC03* 插入序列 *IS10* 的分子结构

（2）转座子（Tn）转座子是一类较大的可移动元件，由几个基因组成，典型的转座子的长度是几千个碱基。根据结构特征的不同，Tn 可以分为 2 种类型：复合转座子和 *TnA* 转座子。

复合转座子（complex transposon）是一类由结构基因及其两侧的两个 IS 序列组成的转座子。目前结构基因发现和研究得最多的是抗生素抗性基因，另外还有毒力基因、细菌素基因等。两侧的两个 IS 序列相同或高度同源，分别称做左臂 *ISL* 和右臂 *ISR*，取向可以相同，也可以相反。一旦形成复合转座子，IS 序列的功能就被修饰了，不能单独移动。*Tn5*、*Tn9*、*Tn10* 是研究得比较多的抗生素抗性复合转座子，*Tn5* 的结构基因包括 3 个抗生素抗性基因，分别为卡那霉素、博来霉素和链霉素。*Tn9* 和 *Tn10* 的结构基因分别为氯霉素抗性基因和四环素抗性基因。携带抗生素抗性基因的复合转座子通过转位作用将抗生素抗性基因插入到基因组 DNA 的多个位点，从而增加耐药性。当插入位点为质粒 DNA 时，抗生素抗性基因容易进一步随质粒的转移扩散到其他生物体内，如四环素抗性基因从大肠杆菌耐药菌扩散到大肠杆菌敏感菌，产生新的耐药菌株。

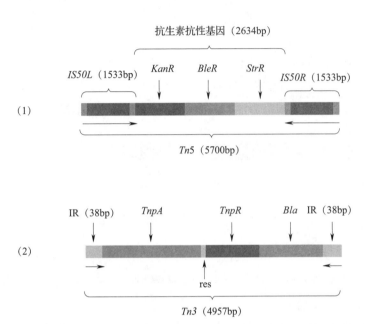

图 9-4 Tn 转座子

（1）为复合转座子代表 *Tn5* 的结构；（2）为 *TnA* 家族转座子代表 *Tn3* 的结构。

　　TnA 转座子是含有多个成员的转座子家族，长度约 5000bp。*TnA* 转座子与复合转座子在结构上的重要区别在于两端不含 *IS* 序列，而是一对反向重复序列（IR），长度 38bp 左右。*TnA* 转座子具有独立的转座酶和解离酶基因，含抗生素抗性基因，其中 *Tn3* 和 *Tn1000* 最具代表性。*Tn3* 含有 3 个结构基因：*TnpA*、*TnpR* 和 *Bla*，分别为转座酶、解离酶 / 阻遏蛋白和 β- 内酰胺酶。*TnpA* 能够识别 IR 序列，通过双链切割使转座子从基因组 DNA 上解离下来，同时也能将转座子插入到基因组 DNA 的靶位点。*TnpR* 具有双重功能，一方面作为解离酶促进解离位点 res 发生位点特异性切割，另一方面作为阻遏蛋白抑制 *TnpA* 基因的表达。解离序列（res）是转座子内部的特殊位点，只有 *TnA* 家族才有这一位点。*TnpA* 和 *TnpR* 基因之间有一个富含 AT 的内部顺式控制区，*TnpR* 的双功能就是通过和此区域的结合来实现的。*Bla* 基因编码 β- 内酰胺酶，使得 β- 内酰胺类抗生素降解失活，让宿主菌株获得 β- 内酰胺类抗生素抗性。

　　（3）转座噬菌体　Mu 噬菌体（μ phage）是一种以大肠杆菌为寄主的温和噬菌体，基因组全长 38000bp，线性双链 DNA。Mu 噬菌体以裂解生长和溶源生长两种方式交替繁衍自己，既有温和噬菌体的特性，又有转座子的特性，能够像 IS 和 Tn 一样在宿主基因组上随机进行转座。Mu 噬菌体 DNA 不含末端反向重复序列，当其插入到宿主基因组 DNA 靶位点之后，其两端会产生出一对同向重复序列。Mu 噬菌体基因组中有 20 多个基因，大多集中在头部基因和尾部基因区域。在游离态和整合态时，Mu 噬菌体基因结构有所差异，前者两端含有寄主 DNA，左端 100bp，右端 1500bp，后者则无两端寄主 DNA。Mu 噬菌体基因中只有基因 *A*、*B* 和 *C* 与转座相关。基因 *A* 编码转座酶 MuA，它对噬菌体 DNA 分子进行切割和连接。基因 *B* 编码转座酶 MuB，它对宿主靶位点进行结合和切割。基因 *C* 的产物对转座酶基因的表达起阻遏抑制作用。Mu 噬菌体侵染宿主后，通过非复制方式插入到宿主染色体 DNA 上形成原噬菌体。当基因 *C* 表达时，转座酶 MuA 和 MuB 受抑制，维持溶源状态。当基因 *C* 被阻遏时，转座酶 MuA 和 MuB 大量表达，Mu 噬菌体 DNA 通过转座的方式大量复制，为溶菌状态。

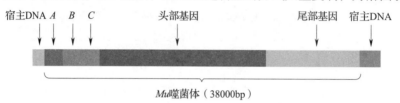

图 9-5　转座噬菌体基因结构

（4）酵母转座子 *Ty* 因子　酵母菌是低等真核生物，其转座子中研究较清楚的是 *Ty* 类转座子，如 *Ty1*。*Ty* 因子是一大类转座子，长约 6300bp，两端含有一对长 330bp 的正向重复序列，称为 δ 成分，其作用与 *IS*、*Tn* 中的反向重复序列类似。每个酵母菌细胞基因组大约有 30~35 拷贝的 *Ty* 因子，有约 100 个独立存在的 δ 成分。*Ty* 因子插入靶位点后，*Ty* 因子两侧会产生 5bp 的靶 DNA 正向重复序列。除了 δ，*Ty1* 还含有 *TyA* 和 *TyB* 两个结构基因，*TyA* 编码一种结构蛋白，长度约 440 个氨基酸，类似于逆转录病毒的 gag 蛋白。*TyB* 编码蛋白长度约 1320 个氨基酸，具有反转录酶、天冬氨酸蛋白酶、整合酶、核糖核酸酶活性。*TyA* 和 *TyB* 有两种阅读框模式，当终止密码被通读，*TyA* 区域和 *TyB* 区域融合在一起，形成与反转录病毒 gag-pol 多蛋白类似结构 TyA-TyB 融合蛋白，长度约 1755 个氨基酸。*Ty1* 转座是通过反转录方式进行的，产生一种 RNA 中间产物。首先，以 *Ty1* 因子 DNA 为模板，转录产生一个拷贝的 RNA。然后，通过 *TyB* 基因编码的反转录酶，将 RNA 反转录成 DNA，即反转录产生一个新的 *Ty1* 因子。最后，这个新的 *Ty1* 因子插入到染色体新位点上，形成 *Ty1* 的新拷贝。TyA-TyB 融合蛋白被天冬氨酸蛋白酶切割，该切割对于转座是必不可少的，从而释放出活性反转录酶和整合酶。

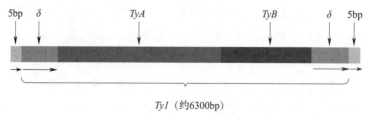

图 9-6　酵母菌转座子 *Ty* 因子基因结构

（5）果蝇转座子 *P* 因子　果蝇含有多种转座子，如 *P* 因子、*FB* 因子、*Copia* 因子、*Tip* 因子等，其中 *P* 因子研究得最多，它可非复制型转座插入到 W 位点，引起杂种劣育。完整的 *P* 因子长度为 2907bp，含有 4 个开放阅读框（ORF0、ORF1、ORF2、ORF3）、3 个内含子、2 个 10bp 转座酶结合位点，两端为 31bp 的反向重复序列（IR）。但是，果蝇基因组中三分之二的 *P* 因子都是部分缺失型的，长度从几百 bp 到 2000bp 不等。这些部分缺失型 *P* 因子需依赖于全长 *P* 因子才能转座移动。pre-mRNA 的差异剪切造成 *P* 因子在体细胞和生殖细胞的表达差异。在体细胞中，产生的 mRNA 仅内含子 1、2 被剪切掉，内含子 3 被保留，内含子 3 中含有终止密码子，翻译后的蛋白质是前面 3 个外显子和部分内含子 3 的产物，为 66ku 的转座阻遏蛋白，抑制 *P* 因子转座。在生殖细胞中，内含子 1、2、3 都被剪切掉，形成的 mRNA 含有完整的 4 个外显子，翻译后为有活性的 87ku 的转座酶，插入 W 位点，导致 *P* 因子转座。*P* 因子转座在靶位点后，两端产生 8bp 的宿主 DNA 同向重复序列。

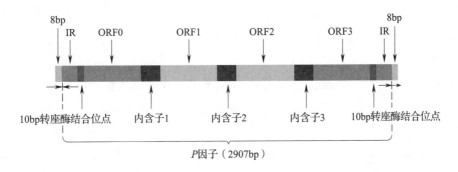

图 9-7　果蝇 *P* 因子基因结构

（6）玉米控制因子　玉米控制因子是美国玉米遗传学家麦克林托克（B. McClintock）最早在真核生物中发现的转座子，由激活因子（activator element）和解离因子（dissociation element）组成，也称为激活 - 解离因子（*Ac-Ds*）。*Ac* 因子大小为 4563bp，含有编码转座酶的结构基因，该结构基因由 5 个外显子组成，转录后 mRNA 长 3500bp，翻译为 807 个氨基酸的转座酶。*Ac* 因子两端具有一段长度为 11bp 的反向重复序列（IR）。*Ac* 因子也是一个转座子，插入玉米染色体 DNA 的靶位点上，在其两端产生 8bp 的宿主同向重复序列，且能够在染色体内或不同染色体间自主转移，没有固定的位置。*Ds* 因子是 *Ac* 因子的缺失突变体，转座酶发生了突变，不能自主转座，但含有 *Ac* 因子两端的 IR 序列和完整的转座序列。因此，*Ds* 因子虽不能自主转座，但是在同时存在情况下，在 *Ac* 因子提供的转座酶作用下能够发生转座，为一种缺陷性的转座子。

（7）反转录转座子　反转录转座子（retrotransposon）是由 RNA 介导转座的转座子，首先 DNA 转录成 RNA，然后通过反转录过程将 RNA 转换回 DNA，从而将自身复制并粘贴到不同的基因组位置。因此，它会留下原始拷贝，生成第二个拷贝，插入基因组的其他位

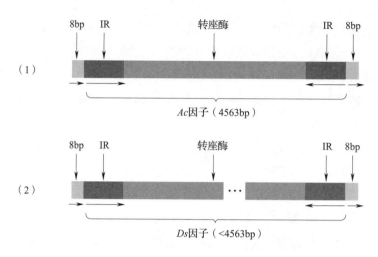

图 9-8　玉米 **Ac-Ds** 因子基因结构

（1）为 *Ac* 因子的基因结构；（2）为 *Ds* 因子的基因结构。

置。反转录转座子在真核生物中普遍存在，是许多高等生物转座子广泛传播的机制。根据 DNA 序列结构和转座机制的不同，反转录转座子分为 2 类：长末端重复序列（long terminal repeat，*LTR*）和非长末端重复序列（non-long terminal repeat，*non-LTR*）。*LTR* 型反转录转座子长度通常为 5000~7000bp，根据它们序列相似性程度和基因排列顺序，又可分为 Ty1-*copia* 和 Ty3-*gypsy* 两类。它们的特点是具有长的末端同向重复序列 *LTR*，结构基因包括 *gag* 和 *pol* 两部分。*gag* 编码种属特异性抗原。*pol* 为聚合酶（polymerase），包括蛋白酶（protease，PR）、反转录酶（reverse transcriptase，RT）、RNA 水解酶 H（ribonuclease H，RH）和整合酶（integrase，IN）。*gag* 和 *pol* 基因重叠，因此 *pol* 的翻译需要像逆转录病毒转录本一样进行移码。Ty1-*copia* 和 Ty3-*gypsy* 两类 LTR 型反转录转座子能够自主完成转座，插入宿主 DNA 后两端会产生 4~6bp 同向重复序列。而非 LTR 型反转录转座子两侧没有 LTR 存在，而以 poly（A）或 A-rich 序列结尾，根据其结构可分为长散布重复序列元件（long interspersed repetitive element，*LINE*）和短散布重复序列元件（short interspersed repetitive element，*SINE*）两种。*LINE* 有两个开放阅读框，第一个 ORF1 编码一种与 *LINE* 转座中间物相关的 RNA 结合蛋白，第二个 ORF2 编码核酸内切酶（endonuclease，EN）和反转录酶（reverse transcriptase，RT），在某些情况下 ORF2 还编码 RNA 水解酶 H（ribonuclease H，RH）。开放阅读框两端分别含有一段 5′非编码区（5′-UTR）和 3′非编码区（3′-UTR），在 3′端有一个富含腺嘌呤的序列，通常为 poly（A）。*LINE* 能够自主转座，插入宿主 DNA 后两端会产生一对同向重复序列。*SINE* 是长度约 300bp 的非自主转座的非 LTR 反转录转座子。*SINE* 与 RNA 聚合酶Ⅲ转录的基因相关，包含具有 polⅢ内部启动子特征的序列 A 和序列 B。*SINE* 不编码转座所需的酶类，常借助 *LINE* 反转座酶系统进行反转座。

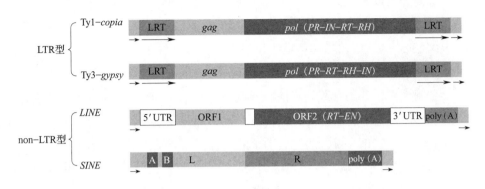

图 9-9　几种反转录转座子基因结构

三、原核基因的精细结构

1. 原核基因的结构

原核基因结构总体上可以分为启动区、转录区和终止区三大组成部分，其中转录区又分为 5′非编码区（5′–UTR）、编码区和 3′非编码区（3′–UTR）。

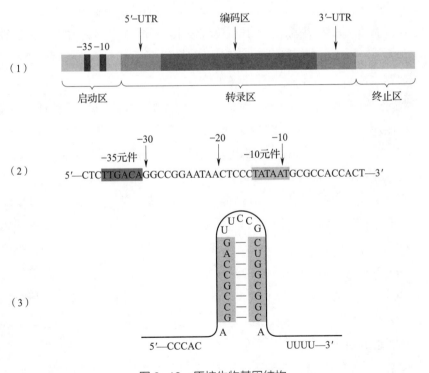

图 9-10　原核生物基因结构

（1）典型的原核生物基因结构；（2）典型的原核基因启动区的结构；
（3）典型的原核基因终止区的茎–环结构。

（1）启动区　启动区（promoter region）是位于转录起点上游的一段非编码核苷酸序列，其作用是作为 RNA 聚合酶的结合部分，启动下游转录区的转录。典型的原核基因的启动区具有两个特征性结构元件：–10 元件和 –35 元件，同时在 –10 元件和转录起点之间有一段解旋区。–10 元件也称为普里比诺盒（pribnow box），含有保守序列 TATA 区。该元件可被 RNA 聚合酶识别，并为其移动定向，即按照 5′→3′ 方向延伸。–35 元件含有保守序列 TTGACA 区，是 RNA 聚合酶结合的起始位点。绝大部分启动子都存在 TATA 区和 TTGACA 区这两段共同序列，是 RNA 聚合酶与启动子的结合位点。不同原核基因这两个元件之间的核苷酸数量具有一定差异，从而影响基因转录活性的高低。图 9–10 中典型的原核基因启动区 –10 元件和 –35 元件间距为 16bp，为强启动子，当间距 <15bp 或 >20bp 时都会降低启动区的活性。

（2）转录区　转录区（transcription region）指的是从转录起点到转录终止位点的一段核苷酸序列。在原核生物中，转录区可被 RNA 聚合酶转录成一条连续的 mRNA 分子，包括 5′非编码区（5′-UTR）、编码区和 3′非编码区（3′-UTR）三大组成部分。5′-UTR 是转录区上游位于 5′端起始密码子之前的一段不翻译的核苷酸序列区，含有一个核糖体结合位点（ribosome biding site，RBS）和一个翻译起始信号。在大肠杆菌 5′-UTR 区 mRNA 分子中，有一段保守序列 UAAGGAGGU，称为 SD 序列。SD 序列可以与大肠杆菌核糖体 16S rRNA 的 3′端碱基序列互补，即为核糖体结合位点。编码区（coding region）是转录区中从起始密码子到终止密码子的一段编码氨基酸的核苷酸序列区。原核生物的编码区为连续的，不存在非编码的间断序列。3′-UTR 是转录区下游位于 3′端终止密码子之后的一段不翻译的核苷酸序列区，长度约 100bp，含有一个翻译终止信号。

（3）终止区　终止区（termination region）是位于转录终止位点之后的一段非编码核苷酸序列，其作用是为 RNA 聚合酶提供转录终止信号，使其停止转录作用并从 DNA 分子上解离下来。根据是否依赖蛋白质辅因子（ρ 因子），终止区分为两种类型：依赖 ρ 因子的转录终止区（ρ-dependent terminator）和不依赖 ρ 因子的转录终止区（ρ-independent terminator）。两种终止区有一个共同的序列特征，即在转录终止点前有一对反向重复序列区。两个反向重复序列之间由一段几 bp 的不重复的核苷酸序列隔开，因此链内碱基互补配对，形成茎 – 环结构，也称发卡结构。两种终止子的不同点在于，不依赖 ρ 因子的终止区的反向重复序列中富含 G–C 碱基对，在 3′端富含 A–T 碱基对；依赖 ρ 因子的终止区的反向重复序列中 G–C 碱基对含量较少，且 3′端 A–T 碱基对含量较前者低。大肠杆菌中两种终止区约各占 50% 的比例。

2. 原核基因组的结构

（1）基本特点　原核生物包括细菌、放线菌、立克次氏体、衣原体、支原体、蓝细菌和古细菌等，它们都是单细胞生物，结构简单，没有细胞器。DNA 大多数为双螺旋结构，少数以单链形式存在，且大多数为环状，少数为线状。基因组中含有数百个至数千个基因，基因组内核苷酸序列大多数用于编码蛋白质以及 tRNA、rRNA 等，仅含有少量的非编码序列，通常构成调控元件，如启动子。基因密度高，排列紧凑，具有高效的遗传信息利用率。结构基因通常是连续的，中间无非编码成分内含子，多为单拷贝，无重叠现象。功能相关的结构基因常常串连在一起，构成操纵子（operon）结构，由共同的调控元件调控，并转录在同一个 mRNA 分子中，然后再翻译成各自蛋白质。以细菌为例，细菌基因组包括染色体基因组和质粒基因组，若被噬菌体侵染，基因组上还整合有噬菌体的基因。原核生物没有由核膜包围的完整的细胞核结构，染色体 DNA 位于称作拟核的细胞中央。原核生物染色体数量少，一般只有一条染色体。质粒 DNA 存在于细胞质中。不同细菌所含质粒数量不同，大多数不超过 10 个，如大肠杆菌 K-12：MG1655 菌株无质粒，而大肠杆菌 MBT-5 菌株含有 6 个质粒。染色体 DNA 和质粒 DNA 都呈双链环状结构。原核生物基因组中存在重复序列，但远远低于真核生物。

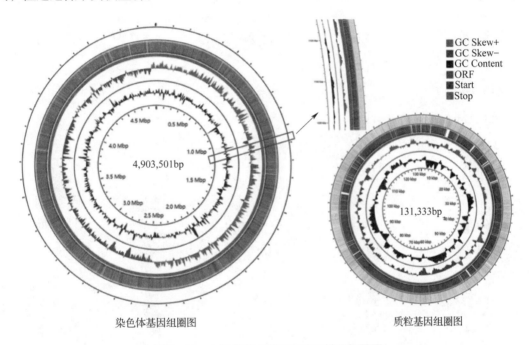

图 9-11　大肠杆菌 ATCC11775 基因组圈图

左侧为染色体基因组圈图，基因组长 4903501bp；右侧为质粒基因组圈图，基因组长 131333bp。
从内到外共 4 层：第一层为 GC content；第二层为 GC Skew；第三层为 ORFs；第四层为 Start/Stop Codons。

（2）大肠杆菌基因组　除了小部分致病性大肠杆菌，大部分天然菌株是安全无害的非病原微生物，广泛存在于自然界中。由于其营养要求低、繁殖代时短、结构简单、研究历史悠久，被用作原核模式生物，尤其在基因工程方面被广泛使用。目前，在 NCBI 数据库中已有超过 2 万个大肠杆菌基因组测序，这些基因组测序深度和组装水平不同，其中有1300 多个基因组达到完成图水平。大肠杆菌全基因组大小在 5Mb 左右，在细菌中属中等水平，其中质粒大小为几 kb 到几百 kb。大肠杆菌蛋白编码基因数量大多为 4 千多个，GC 含量在 50%～51% 之间。实验中，使用最广泛的大肠杆菌是 K-12 菌株及其衍生株系，大肠杆菌 K-12：MG1655 也是最早获得全基因组测序的菌株（1997 年）。最新的测序数据表明大肠杆菌 K-12：MG1655 的基因组大小为 4641652bp，含有 4278 个蛋白质编码基因、145 个假基因、22 个 rRNA、86 个 tRNA 和 79 个非编码 ncRNA。

表 9-2　大肠杆菌菌株基因组信息

菌株名称	基因组大小 /Mb	编码序列数量	染色体和质粒数	GC 含量 /%
EC96	4.94	4475	6	50.97
K-12：MG1655	4.64	4285	1	50.80
ATCC 11775	5.03	4622	2	50.66
C600	4.60	4162	1	50.80
K-12 J53	4.79	4351	2	50.86
NCTC9066	4.64	4226	1	50.80
WB61	4.69	4232	1	50.70
FDAARGOS_433	5.12	4689	11	50.59
SCU-124	4.95	4485	5	50.61
BA22372	4.91	4373	3	50.57
XH988	5.16	4790	3	50.61
B2C	5.22	4733	5	50.64
KSC9	4.86	4423	1	50.70
TW10598	5.14	4599	4	50.68
ATCC 43886	5.12	4594	3	50.76
MSHS 133	5.10	4665	2	50.67
SBF22	5.22	4831	6	50.52
2012C-4221	5.19	4720	3	50.47
EC-TO143	5.34	4949	5	50.67
MS14384	5.19	4704	2	50.71
M19	5.33	4819	5	50.47
120899	5.39	5023	4	50.73
E118	5.27	4744	1	50.60
106	5.53	5107	2	50.45
97-3250	6.16	5888	3	50.61

四、真核基因的精细结构

1. 真核基因的结构

真核基因在 DNA、pre-mRNA 和 mRNA 三个层次的结构组成不同。在 DNA 水平，基因结构包括启动子、转录区和终止子 3 个部分。

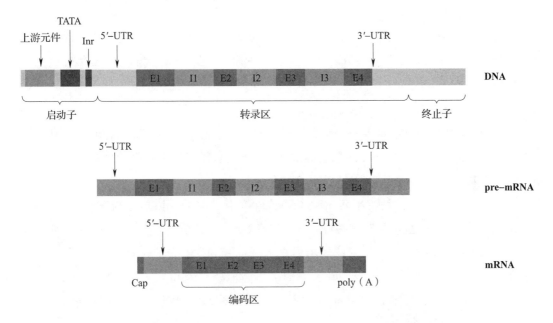

图 9-12　真核基因在 DNA、pre-mRNA 和 mRNA 三个层次的结构组成

（1）启动子　真核基因启动子（promoter）是位于转录区 5′ 端上游外侧的一段具有特殊功能的 DNA 非编码核苷酸序列。与原核基因启动区功能类似，为 RNA 聚合酶的结合位点，启动下游相关基因的转录活性。启动子包含起始元件（Inr 元件）、TATA 盒和上游元件等结构单元。

① Inr 元件：大多数真核基因启动子没有 Inr 元件，只有少数真核基因有，尤其是在缺乏 TATA 盒的启动子中，它能够被 RNA 聚合酶识别而起始转录。Inr 元件与转录起点重叠，是位于转录起点 -3 ~ +5 位的一段短小的核苷酸序列区，其中最为关键的核苷酸是位于 +1 的 A 和 +3 的 T。

② TATA 盒：大多数真核基因启动子具有 TATA 盒，它与原核基因启动区的 -10 元件在结构和功能上几乎一致。TATA 盒的保守序列为 5′-TATA（A/T）A（A/T）-3′，位于转录起点上游约 -30 ~ -25bp 处，而在酵母菌中，常位于 -100 ~ -40bp 处。TATA 盒是 RNA 聚合酶的结合处之一，当 RNA 聚合酶与其结合后才能起始转录。有的启动子同时缺乏 Inr 元件和 TATA 盒，其基因转录效率非常低。

③ 上游元件：上游元件是位于转录起点上游的起转录调控作用的元件，能够增加启动

子活性，主要包括 CAAT 盒、GC 盒、Octamer 盒等不同类型。大多数真核基因的启动子具有一个或数个上游元件，其类型、数量、取向在不同启动子中不同。

CAAT 盒是位于转录起点上游约 –80～–75bp 处的一段特殊核苷酸区，保守序列为 5′–GG（T/C）CAATCT–3′，与方向无关。CAAT 盒能够被 RNA 聚合酶识别，并且能与某些转录因子结合，从而增加转录的效率。CAAT 盒激活需要称为 CAAT 盒结合蛋白（CAAT-binding protein）的特异性结合。

GC 盒是某些真核基因中位于启动子 TATA 盒上游，转录起点上游约 –110bp 处的一段特殊核苷酸区，其保守序列为 5′–GGGCGG–3′，与方向无关。GC 盒能够与某些转录因子结合，从而增强相关基因的转录活性，一些已知的能够与 GC 盒结合的转录因子有 Sp1、Krox/Egr、MIGI 和 CREA 等。

Octamer 盒是某些真核基因中位于启动子 TATA 盒上游的一段特殊核苷酸区，其保守序列为 5′–ATGCAAAT–3′。Octamer 盒通过与转录因子结合发挥增强基因转录效率的作用，已知的转录因子有 OCT1、OCT2、OCT3、OCT4 等。

（2）转录区　转录区是位于转录起点和转录终点之间的一段核苷酸序列。在 DNA 和 pre-RNA 水平，转录区包括 5′非翻译区（5′–UTR）、外显子序列、内含子序列和 3′非翻译区（3′–UTR）。5′–UTR 位于转录区上游的 5′端，3′–UTR 位于转录区下游的 3′端，二者之间为由外显子和内含子组成的断裂基因。虽然原核基因和真核基因都含有 5′–UTR 和 3′–UTR，但是它们的长度和组成都有所不同。和原核基因相比，真核基因的 5′–UTR 和 3′–UTR 的长度更长，复杂性更高。

pre-mRNA 在形成成熟的 mRNA 前需要在细胞核中经历一系列的加工过程，包括剪接、5′端加帽和 3′端加尾。在内含子两端具有 5′剪接位点和 3′剪接位点，以 5′–GU 开始，以 3′–AG 结束，经剪接体剪切后被去除。随后，外显子连接在一起，形成的成熟 mRNA 编码区中只含有外显子序列。5′端加帽发生在转录后不久，为加到 pre-mRNA 5′端的头一个核苷酸。5′端帽具有多重功能，包括促进内含子切除、保护 5′端不被酶降解、有助于 mRNA 通过细胞核膜和有助于核糖体对 mRNA 的识别和结合。3′端加尾指的是在 poly（A）聚合酶的作用下，添加到 3′端的 poly（A）尾，含有数十个到数百个腺嘌呤核苷酸。poly（A）尾不仅能够通过避免酶促降解而增加 mRNA 的稳定性，而且能够协助成熟 mRNA 从细胞核到达细胞质。真核生物中，pre-mRNA 加工获得的最终成熟 mRNA 结构包括 5′–帽、5′–UTR、编码区、3′–UTR 和 3′–poly（A）5 个组成部分。

（3）终止子　真核基因终止子（terminator）是位于转录区 3′端下游外侧的一段具有特殊功能的 DNA 非编码核苷酸序列。终止子能够为 RNA 聚合酶提供转录终止信号。真核基因终止子通常包含 poly（A）加尾信号区和回文序列构成的终止转录序列区。poly（A）加尾信号为一段富含 A 的短序列，常见的保守序列为 5′–AATAAA–3′。在加 poly（A）尾之前，

mRNA 的 3′端会水解掉 10 ~ 15 个碱基，AATAAA 作为 RNA 裂解信号，指导核酸内切酶裂解 mRNA，接着在聚合酶作用下，在成熟 mRNA 的 3′端加上 poly（A）尾。在 poly（A）加尾信号序列下游有一段类似于原核终止区的反向重复序列，经转录后可形成一个茎 – 环结构，阻碍 RNA 聚合酶移动，终止转录。

2. 真核基因组的结构

（1）基本特点　真核生物种类繁多，包括单细胞低等真核生物（如酵母菌）和多细胞高等真核生物（如动物）。真核细胞具有完整的细胞核结构，绝大多数真核细胞只有一个细胞核，也有少数真核细胞具有多个细胞核。真核细胞除了细胞核之外，还有线粒体、叶绿体等细胞器结构。真核生物基因组由位于细胞核的染色体基因组和细胞器基因组组成。对于细胞器基因组，除了高等植物和一些藻类同时拥有线粒体基因组和叶绿体基因组，大多数真核细胞都只拥有线粒体基因组。但是，对于真核生物基因组而言，几乎全部遗传信息都位于染色体基因组，细胞器的 DNA 基因仅占极小比例。因此，通常所说的真核基因组指的是细胞核染色体基因组。总体来说，真核基因组的结构具有以下基本特点。

真核基因的结构特点

① 真核基因组一般都远大于原核基因组，如大肠杆菌的基因组大小约为 5Mb，而秀丽隐杆线虫的基因组大小约为 100Mb。真核生物中，基因组的大小一般随生物进化而增加，高等生物基因组大小一般大于低等生物。相应地，高等真核生物基因组上的基因数量通常也大于低等真核生物。

② 不同于呈裸露状态的原核基因组 DNA，真核基因组 DNA 与蛋白质通过超螺旋卷曲组装成染色体结构，大大压缩了 DNA 所占空间体积。

③ 不同于原核生物基因组的单拷贝，大多数真核生物都是二倍体（如人的体细胞），同时还有一些高等植物是多倍体（如普通小麦为六倍体）。

④ 高等真核生物基因组存在大量的重复 DNA 序列，约占真核基因组 DNA 总量的 15% ~ 80%。这些重复 DNA 序列包括中度重复序列、高度重复序列、转座子，其中大部分高度重复序列为非编码基因。

⑤ 真核基因组含有大量的非编码 DNA 序列，非编码 DNA 占比大于编码 DNA，如人基因组中 98% 的 DNA 为非编码序列。

⑥ 在真核生物不同染色体之间或同一染色体的不同区段，基因分布密度不均一，有的为基因富集区，有的为基因荒漠区。

⑦ 真核基因组具有端粒结构，它具有保护线性 DNA 复制和染色体完整性的作用，端粒磨损越多，细胞寿命越短。

（2）拟南芥基因组　拟南芥（arabidopsis thaliana）具有植株个体小、形态结构简单、生长周期短、种子数量多等优点，被用作高等植物研究的模式生物。本章以拟南芥为代表介绍真核生物基因组。拟南芥基因组是第一个被测序的植物基因组，目前，在 NCBI 数据库中已有 100 余次测序与组装。较完整的测序组装水平显示，拟南芥基因组含有 5 个染色体基因组、1 个线粒体基因组和 1 个叶绿体基因组（表 9-3）。基因组全长为 119.67Mb，GC 含量为 36.05%，共含有 48265 个蛋白质编码基因。

表 9-3　拟南芥基因组信息（来自 NCBI）

基因组名称	基因组大小 /Mb	基因数量	假基因数量	rRNA	tRNA	其他 RNA
1 号染色体	30.43	9701	930	—	238	1969
2 号染色体	19.7	6312	1047	2	95	1341
3 号染色体	23.46	7624	1080	2	92	1411
4 号染色体	18.59	5842	835	—	77	1072
5 号染色体	26.98	8419	951	—	123	1410
线粒体	0.37	284	8	3	22	254
叶绿体	0.15	129	—	7	37	—

五、基因表达

基因表达（gene expression）是指根据基因的遗传信息合成功能性基因产物的过程。基因表达产物通常是蛋白质，但是某些非蛋白编码基因（如 tRNA、rRNA、snRNA 等）的表达产物是功能性 RNA。基因的表达过程包含 2 步：转录和翻译。转录和翻译过程将在本章第三节中详细介绍。大部分基因是编码单一蛋白质的基因，即一个基因只表达产生一种特定的蛋白质。同时，也有一部分基因是编码多种蛋白质的基因，即一个基因能够表达产生多种不同的蛋白质，如多个外显子的不同组合产生不同类型的成熟 mRNA。基因表达产生蛋白质，而蛋白质是生命体不可或缺的成分，具有重要的功能。有的蛋白质是细胞的结构组成部分，起到机械支持和保护作用，帮助维持细胞的完整性。有的蛋白质为酶，而生物体的各类新陈代谢反应都是由酶催化完成。有的蛋白质具有运输功能，如载体蛋白。有的蛋白质能够提高生物体的免疫和防御功能，如抗体。有的蛋白质作为激素，对生物体代谢起调节作用，如胰岛素。基因的表达在个体的不同组织和细胞类型中不同，在个体发育的不同阶段也不同，同时还受到生物体所处环境的影响。当基因表达异常时，会影响生物体的正常生命活动，甚至会导致死亡。一些非蛋白质编码基因不能形成蛋白质，而是在基因调控中起作用。除了控制性状遗传外，基因还调控其他基因在不同细胞和组织中的表达。

基因表达包括转录和翻译两个阶段。转录是指遗传信息从 DNA 转移到 RNA 的过程，它不仅是基因表达重要的第一步，也是实现基因表达调控的关键阶段。翻译是指以转录获得的 mRNA 为模板，把核苷酸三联体形式排列的遗传密码子翻译成蛋白质多肽链的氨基酸序列的过程，它是基因表达的最终目的。原核生物不存在有形的细胞核结构，其转录和翻译两个过程都是在细胞质中偶联进行的，整个过程仅需几分钟。而真核生物具有完整有形的细胞核结构，转录在细胞核中进行，随后 mRNA 再转移至细胞质中进行翻译，整个过程需要数小时。原核生物基因组 DNA、真核生物线粒体基因组 DNA、真核生物叶绿体基因组 DNA 中基因的表达都是按照原核基因表达的方式进行。真核染色体基因组 DNA、感染真核细胞的病毒基因组 DNA 中基因的表达都是按照真核基因表达的方式进行。

第二节　原核生物基因表达调控

基因表达的终产物包括编码 RNA 的基因和编码蛋白质的基因两种。两类基因的表达过程不一样，基因表达调控也存在差异。无论原核生物还是真核生物，基因表达过程可以分为 4 个阶段：DNA 转录、转录后加工、RNA 翻译和翻译后加工。相应地，基因表达的调控也发生在这 4 个阶段，涉及不同的调控因子。在原核生物中，营养状况和环境因素对基因表达的影响较大。在真核生物中，尤其高等真核生物，激素水平和发育阶段对基因表达的影响较大。本节首先学习原核生物基因表达的调控。

一、原核基因表达调控的方式

虽然原核生物基因表达调控可以发生在 4 个不同的阶段，但是转录阶段的调控是最直接有效的调控，对最终表型的影响最大，转录后的一系列调控属于微调，是对转录水平调控的补充。原核基因表达调控的方式主要有以下几种。

1. 操纵子的调控

原核生物大多数基因的表达调控都是通过操作子机制来完成的，该机制为原核基因表达调控特有，真核基因中不存在。操纵子是 DNA 的一个功能单位，包含一个受同一个启动子控制的基因簇。操纵子通常由启动基因、操纵基因、结构基因、终止基因以及其他调节基因组成。这些基因一起转录成一条多顺反子 mRNA 链，然后再翻译成各自编码的蛋白质。原核生物研究得比较清楚的操纵子有乳糖操纵子、色氨酸操纵子、阿拉伯糖操纵子等。

2. 调节蛋白的调控

调节蛋白（regulatory protein）是调节其他基因表达的蛋白质，包括正调节蛋白和负调节蛋白两大类。正调节蛋白也称为激活物或激活蛋白，它能够与 RNA 聚合酶相互作用，激活启动子的转录反应。负调控蛋白也称作阻遏物或阻遏蛋白，它能够与操纵单元结合，阻止操纵子的转录反应。即激活物与阻遏物是以两种相反的方式对操纵子的表达活性进行调节。若某一功能的激活物和阻遏物同时存在，通常是阻遏物的活性强于激活物的活性，结果是转录被抑制。当既没有激活物也没有阻遏物时的转录为基础水平转录。当激活物与启动子结合位点和 RNA 聚合酶作用时，开启操纵子高水平转录，这种称为正调节。相反，当阻遏物与操纵单元结合时，阻止 RNA 聚合酶加入，导致基因转录受到抑制，这种称为负调节。调节蛋白具有蛋白质结合域，通常与其他蛋白质结合，以复合物的形式作用 DNA。

3. DNA 成环的调控

在基因表达的过程中，有多种 DNA 结合蛋白参与其中，包括上述的调节蛋白。相互作用的 DNA 结合蛋白有的先通过蛋白质—蛋白质相互作用形成复合物后再结合到 DNA，也有的分别结合到 DNA 后再进行相互作用。对于后者，有时候两种 DNA 结合蛋白与 DNA 结合的位置彼此很近，可以直接发生相互作用。但有时候两种 DNA 结合蛋白与 DNA 结合的位置彼此距离较远，需要 DNA 通过弯曲成环，创造能够相互作用的近距离条件。这种 DNA 弯曲成环是通过一种称为 DNA 弯曲蛋白（DNA-bending protein）的物质实现。DNA 弯曲蛋白与 DNA 结合，让 DNA 分子发生弯曲，使得远距离的 DNA 结合蛋白接触发生相互作用，以此方式间接地调控基因的表达。

二、乳糖操纵子及其他操纵子

根据表达特性，原核基因包括组成型基因（constitutive gene）和诱导型基因（inducible gene）两大类。对于组成型基因（如组蛋白、RNA 聚合酶），它在细胞中的表达是连续的，环境条件的变化对其几乎无影响。而诱导型基因（如乳糖透性酶、β- 半乳糖苷酶）仅在特定条件下才表达，即其表达存在着诱导与阻遏的明显调节变化。前面已介绍，操纵子是受同一个启动子控制的由基因簇组成的单一转录单位。参与操纵子活性调控的还有一类称为效应物（effector）的小分子物质，通常为糖类、氨基酸等代谢物。根据激活反应中效应物作用的不同，操纵子分为诱导型操纵子和阻遏型操纵子两类。诱导型操纵子（inducible operon）指的是无效应物时，阻遏物与操纵单元结合，当加入效应物之后，效应物与阻遏物结合，阻遏物失活不能结合到操纵单元，操纵子结构基因的表达被诱导。因此，诱导型操纵子的效应物也称为诱导物（inducer）。阻遏型操纵子（repressible operon）指的是无效应物时，阻遏物游离，当加入效应物之后，效应物与阻遏物结合成复合物，复合物与操纵单元结合，导致操纵子结构基因的表达被抑制。因此，阻遏型操纵子的效应物也称为辅阻遏物（corepressor）。乳糖操纵子（lac 操纵子）是一种典型的诱导型操纵子。

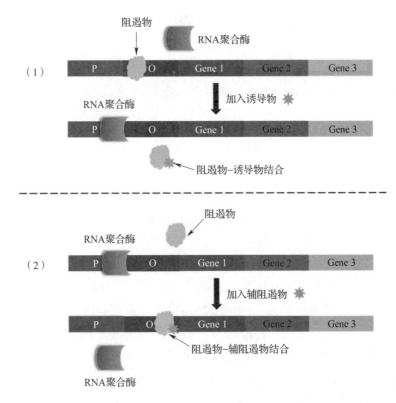

图 9-13　（1）诱导型操纵子调控模式　（2）阻遏型操纵子调控模型

　　乳糖操纵子是第一个被发现的操纵子。如果将大肠杆菌接种在同时含有葡萄糖和乳糖作为碳源的培养基中时，大肠杆菌的生长呈现二次生长。在第一个生长阶段，大肠杆菌利用葡萄糖作为碳源，当葡萄糖被耗尽时，大肠杆菌的生长进入延滞期。延滞期期间，大肠杆菌被诱导产生了乳糖代谢所需要的酶。随后，大肠杆菌进入到第二个生长阶段。由此可见，延滞期诱导产生的酶对乳糖代谢至关重要。1961 年，雅各布（F. Jacob）和莫诺德（J. Monod）首先提出了乳糖操纵子模型。到现在，乳糖操纵子的结构组成和调控机制已经研究得非常清楚。

1. 乳糖操纵子的结构组成

　　如图 9-14 所示，乳糖操纵子（lac 操纵子）由一个 CAP 位点、一个启动子（*lacP*）、一个操纵基因（*lacO*）和三个结构基因（*lacZ*、*lacY*、*lacA*）组成。

　　CAP 位点，即分解代谢物激活蛋白（catabolite activator protein，CAP）的结合位点，它位于 *lac* 操纵子 5′ 端、启动子（*lacP*）的上游。有的也将 CAP 位点归于启动子位点。CAP 的作用是在含有葡萄糖的情况下，保证大肠杆菌优先利用葡萄糖作为碳源。

　　lacP 为乳糖操纵子的启动子序列，为 RNA 聚合酶的结合位点。

　　lacO 是操纵基因，为阻遏物的结合位点，与阻遏物结合后阻止 RNA 聚合酶与启动子的结合，从而抑制结构基因的转录。

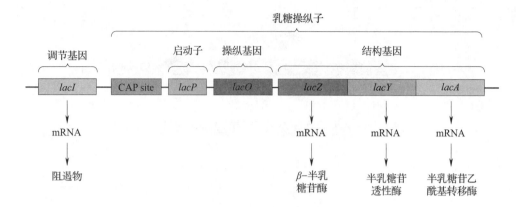

图 9-14　乳糖操纵子结构组成

乳糖操纵子包含三个结构基因 *lacZ*、*lacY* 及 *lacA*。*lacZ* 基因长 3.510bp，编码 β- 半乳糖苷酶，该酶能够将细胞内双糖乳糖水解为葡萄糖和半乳糖两个单糖。*lacY* 基因长 780bp，编码半乳糖苷透性酶，这是一种细胞膜的运输蛋白质，能够将细胞外乳糖转运至细胞内。*lacA* 基因长 825bp，编码半乳糖苷乙酰转移酶，该酶能够将乙酰基从乙酰辅酶 A 转移至 β- 半乳糖苷。在这三个结构基因中，只有 *lacZ* 和 *lacY* 对乳糖分解代谢是必须的。

以上 CAP 位点、*lacP*、*lacO*、*lacZ*、*lacY* 和 *lacA* 基因构成乳糖操纵子的完整结构。除此之外，还有 2 个对乳糖操纵子调控至关重要的基因：一个是 *lacI*，另一个是 *lacO*。

lacI 是一个调控基因，其编码产物是一种称作阻遏物的蛋白质，分子质量为 38ku。*lacI* 本身具有自己的启动子和终止子，是一个独立的转录单位。LacI 阻遏物含有操纵基因 *lacO* 结合位点和异乳糖结合位点这两个结合位点。其活性形式为由 4 个亚基组成的四聚体。阻遏物与操纵基因结合后抑制结构基因的转录，其转录活性降低约 1000 倍。

除了通常所说的操纵子中的操纵基因 *lacO*，命名为 $lacO_1$。另外还有 2 个操纵基因，分别位于启动子下游 400bp 处（命名为 $lacO_2$）和启动子上游 82bp 处（命名为 $lacO_3$）。$lacO_1$ 在转录调控中起主导作用，而 $lacO_2$ 和 $lacO_3$ 的共同作用约占 1/50。阻遏物欲达到最佳抑制效果，则阻遏物需与三个操纵基因 $lacO_1$、$lacO_2$ 和 $lacO_3$ 同时结合。阻遏物与操纵基因结合时通常是以二聚体形式结合，然后彼此间相互作用，形成阻遏物活性四聚体。

2. 乳糖操纵子的调控机制

（1）乳糖操纵子的负调节　我们前面已经知道，当阻遏物与操纵单元结合时，阻止 RNA 聚合酶加入，导致基因转录受到抑制，这种称为负调节。LacI 阻遏物对乳糖操纵子的调节就是典型的负调节。

当培养基中含有葡萄糖时，LacI 阻遏物与操纵基因 *lacO* 结合。此时，RNA 聚合酶与启动子 *lacP* 的结合受到阻碍，RNA 聚合酶无法结合到启动子上，更无法沿着模板链移动。因此，结构基因无法被转录。但是，乳糖操纵子的阻遏状态是可以被解除的。当加入异乳糖时，异乳糖与 LacI 阻遏物结合，阻遏物呈游离状态，不与 *lacO* 的结合。此时，RNA 聚合

酶与启动子 *lacP* 的结合不再受到阻碍。由此可见，LacI 阻遏物对乳糖操纵子的负调节也是一种可调控的调节。

（2）乳糖操纵子的正调节　仅 *lacI* 阻遏物不与 *lacO* 结合，RNA 聚合酶与启动子 *lacP* 的结合不受到阻碍是不足以使乳糖操纵子发生转录的。乳糖操纵子的高水平表达还需要 cAMP–CAP 的正调节作用。

环腺苷一磷酸（cAMP）是 ATP 在腺苷环化酶（adenylate cyclase）催化下环化形成的一种相对分子质量为 329 的小分子有机物。cAMP 广泛存在于多种生物体中，被称为生命信息传递的"第二信使"。在大肠杆菌中，cAMP 是细胞对葡萄糖浓度变化做出应答的一种效应分子。当细胞内葡萄糖浓度上升时，cAMP 浓度降低；反之，当葡萄糖浓度降低时，cAMP 浓度升高。即细胞内 cAMP 与葡萄糖呈负相关。分解代谢物激活蛋白 CAP 是 cAMP 的受体蛋白，二者结合形成 cAMP–CAP 复合物。cAMP–CAP 复合物具有 2 个结合位点，一个是与 RNA 聚合酶结合，另一个是与启动子 *lacP* 结合。当 cAMP–CAP 复合物与 *lacP* 结合后，复合物的另一个结合位点招募 RNA 聚合酶的加入，从而形成启动子复合物，启动乳糖操纵子的转录。因此，cAMP–CAP 复合物对乳糖操纵子起到正调节作用。

（3）乳糖操纵子 *lacI* 负调节和 cAMP–CAP 正调节的协同作用　我们已经知道 *lacI* 阻遏物对乳糖操纵子起负调节作用、cAMP–CAP 复合物对乳糖操纵子起正调节作用，那么二者在乳糖操纵子转录过程中如何发挥协同作用呢？

乳糖操纵子的转录活性同时受到乳糖和葡萄糖两种信号的调节，而二者的调节因子分别是 LacI 阻遏物和 cAMP–CAP 复合物。当大肠杆菌生活在只含有高浓度葡萄糖的培养基中时，cAMP 浓度与葡萄糖浓度呈负相关，低浓度的 cAMP 无法与 CAP 形成 cAMP–CAP 复合物，无法招募 RNA 聚合酶，无法形成转录复合物。当大肠杆菌生活在同时含有葡萄糖和乳糖的培养基中时，即使乳糖代谢物异乳糖与 *lacI* 阻遏物结合，去除了 *lacI* 阻遏物的阻遏作用，乳糖操纵子的转录仅处于本底转录水平，不超过无葡萄糖时的 2%。原因是细胞中无足够的 cAMP–CAP 复合物，RNA 聚合酶不能与启动子 *lacP* 高效结合，乳糖操纵子的转录水平仍然非常低。当大肠杆菌生活在只含有乳糖的培养基中时，一方面，乳糖代谢物异乳糖与 *lacI* 阻遏物结合，*lacI* 阻遏物无法结合到操纵基因 *lacO* 上，乳糖操纵子处于去阻遏状态，可供 RNA 聚合酶在模板链上自由移动。另一方面，在无葡萄糖情况下，细胞内含有大量 cAMP，能够形成 cAMP–CAP 复合物，该复合物与启动子 *lacP* 结合后招募 RNA 聚合酶，形成转录复合物，从而启动乳糖操纵子转录。由此可见，乳糖操纵子的高效转录不仅需要乳糖信号下的解除 *lacI* 阻遏物负调控作用，而且需要葡萄糖信号下的 cAMP–CAP 复合物正调控作用。即去除 *lacI* 阻遏物的阻遏后，还需要 cAMP–CAP 招募 RNA 聚合酶，才能够真正启动乳糖操纵子的转录。

乳糖操纵子理论已广泛应用于基因工程中，构建各种质粒克隆载体和表达载体。例如，利用 IPTG–Xgal 进行蓝白斑筛选试验中，IPTG 是一种乳糖类似物，代替乳糖，诱导结构基因的表达。空载体时，*lacZ* 基因表达产生的半乳糖苷酶水解 X-*gal*，产生蓝色吲哚产物，菌落呈蓝色。多克隆位点插入外源基因时，*lacZ* 基因被切断，不能表达产生半乳糖苷酶，菌落呈白色。

3. 其他操纵子

（1）半乳糖操纵子　半乳糖操纵子（*gal* 操纵子）与乳糖操纵子具有一定的相似性，但在结构组成和调控机制上有较大的不同，它是一种双重调节操纵子。如图 9-15 所示，半乳糖操纵子含有 2 个启动子基因 *galP*$_1$ 和 *galP*$_2$，两个启动子相距仅 5bp，在调控上起互补作用。同时，半乳糖操纵子含有两个操纵基因 *galO*$_E$ 和 *galO*$_I$，*galO*$_E$ 位于 *gal* 操纵子 5′ 端，而 *galO*$_I$ 位于启动子下游，二者相距约 100bp。半乳糖操纵子含有三个操纵基因 *galE*、*galT* 和 *galK*。*galK* 编码半乳糖激酶（galactokinase），作用是将半乳糖磷酸化成半乳糖 -1- 磷酸。*galT* 编码半乳糖 -1- 磷酸尿苷酰转移酶（galactose-1-phosphate uridyl transferase），作用是把磷酸基团转移给UDP- 葡萄糖，生成 UDP- 半乳糖。*galE* 编码 UDP- 半乳糖 -4- 差向异构酶（UDP-galactose-4-epimerase，GalE），作用是将 UDP- 半乳糖转化为 UDP- 葡萄糖。以上基因构成半乳糖操纵子的完整结构，除此之外还有一种非常重要的调控半乳糖操纵子转录活性的基因——调节基因。半乳糖操纵子含有两个调节基因 *galR* 和 *galS*，他们的位置距离乳糖操纵子很远，分别编码阻遏蛋白 GalR 和 GalS。阻遏蛋白分别以单体形式结合到操纵基因 *galO*$_E$ 和 *galO*$_I$，由于两个操纵基因距离较远，DNA 通过弯曲成环，使得阻遏蛋白接触形成活性二聚体。

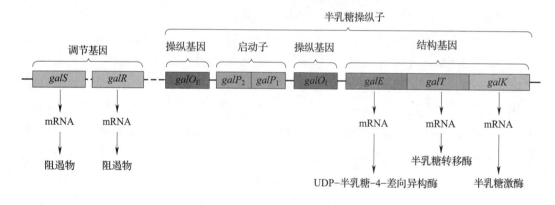

图 9-15　半乳糖操纵子结构组成

半乳糖操纵子类似于乳糖操纵子，分别受阻遏物（GalR 和 GalS）的负调节和 cAMP-CAP 复合物的正调节。阻遏物与操纵基因 *galO*$_E$ 和 *galO*$_I$ 结合后启动子被包含在形成的环形结构中。RNA 聚合酶虽然能够与启动子结合，但是在阻遏蛋白的影响下，无法形成开放复合物，从而抑制了半乳糖操纵子的转录。两种阻遏物中，GalR 对乳糖操纵子转录活性的抑制作用强于 GalS。当培养基中含有半乳糖时，半乳糖能够与阻遏蛋白结合，使得阻遏蛋白无法与操纵基因结合，从而起到半乳糖操纵子去阻遏作用。半乳糖操纵子含有两个启动子 *galP*$_1$ 和

$galP_2$，cAMP-CAP 复合物与它们的结合效应不同。当 cAMP-CAP 复合物与启动子 $galP_1$ 结合时，能够激活半乳糖操纵子的转录活性；而当 cAMP-CAP 复合物与启动子 $galP_2$ 结合时，反而抑制半乳糖操纵子的转录。当大肠杆菌生活在不含葡萄糖的培养基中时，能够形成高浓度 cAMP-CAP 复合物，复合物与启动子 $galP_1$ 结合，启动半乳糖操纵子结构基因的转录，此时启动子 $galP_2$ 被抑制。当大肠杆菌生活在高浓度葡萄糖的培养基中时，不能形成 cAMP-CAP 复合物，启动子 $galP_1$ 被抑制，但启动子 $galP_2$ 被激活，仍然能够启动半乳糖操纵子结构基因的转录。由此可见，无论有无葡萄糖，大肠杆菌都能够启动半乳糖操纵子的转录。

（2）色氨酸操纵子　乳糖操纵子和半乳糖操纵子编码产物都是参与底物降解的分解代谢操纵子，而色氨酸操纵子（trp 操纵子）编码产物参与化合物的合成，是一种生物合成操纵子。如图 9-16 所示，色氨酸操纵子含有 5 个结构基因，分别是 $trpE$、$trpD$、$trpC$、$trpB$ 和 $trpA$。$trpE$ 长 1560bp，编码邻氨基苯甲酸合成酶，能够将分支酸转变为邻氨基苯甲酸。$trpD$ 长 1593bp，编码邻氨基苯甲酸磷酸核糖转移酶，能够将邻氨基苯甲酸转变为 N-（5′-磷酸核糖）-邻氨基苯甲酸，该中间产物的核糖在异构酶的作用下发生重排，产生烯醇 -1-邻羧基苯胺 -1-脱氧核酮糖 -5-磷酸。$trpC$ 长 1350bp，编码吲哚甘油磷酸合成酶，能够将烯醇 -1-邻羧基苯胺 -1-脱氧核酮糖 -5-磷酸转变为吲哚 -3-甘油磷酸。$trpB$ 和 $trpA$ 分别长 1196bp 和 804bp，分别编码色氨酸合成酶的 β 亚基和 α 亚基。活性色氨酸合成酶是由 2 个 α 亚基和 2 个 β 亚基组成的四聚体，能够将吲哚 -3-甘油磷酸转变为色氨酸。色氨酸操纵子不同于乳糖操纵子和半乳糖操纵子结构组成的一个显著特征是除了启动子（$trpP$）和操纵基因（$trpO$），它还含有一个长度为 162bp 的前导序列区（$trpL$）。在前导序列区 $trpL$ 内，含有一个弱化子 $trpa$ 区段，它在操纵子表达调控中发挥着至关重要的作用。此外，色

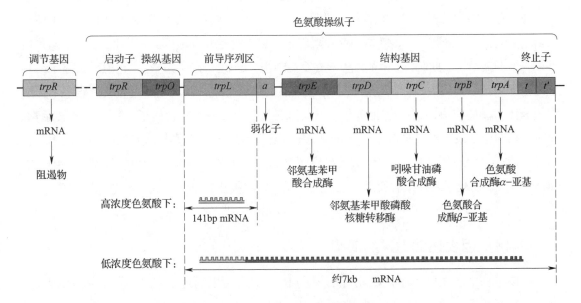

图 9-16　色氨酸操纵子结构组成

氨酸操纵子 3′ 端含有两个转录终止序列 t 和 t′，长 40bp。以上基因构成色氨酸操纵子的完整结构，除此之外色氨酸合成过程中也含有调节基因（*trpR*）。*trpR* 编码产物是分子质量约 12ku 的阻遏物 TrpR，TrpR 与辅阻遏物结合时，抑制色氨酸操纵子结构基因的转录。由此可见，色氨酸操纵子是阻遏型操纵子。

色氨酸操纵子的转录受阻遏物和弱化子的双重调控。活性阻遏物是由 2 个亚基构成的二聚体，只存在阻遏物时，不与操纵基因 *trpO* 结合。色氨酸是该阻遏物的辅阻遏物，二者结合成复合物后，能够与操纵基因 *trpO* 结合。当大肠杆菌生活在缺乏色氨酸的培养基中时，阻遏物 TrpR 不与操纵基因 *trpO* 结合。此时，RNA 聚合酶能够结合到启动子上，从而启动色氨酸操纵子结构基因的转录。当大肠杆菌生活在含有色氨酸的培养基中时，色氨酸作为辅阻遏物与阻遏物 TrpR 形成复合物，复合物与操纵基因 *trpO* 结合。此时，RNA 聚合酶不能与启动子结合，色氨酸操纵子结构基因的转录被抑制。

除了阻遏物 TrpR 外，色氨酸操纵子的转录还受到弱化子的调控。弱化子存在于前导序列区中，具有转录终止结构序列，能够导致转录提前终止，从而调控基因表达量。色氨酸操纵子的弱化子序列具有常见的终止子序列结构，即含有一段富含 GC 碱基对的回文序列和紧随其后的富含 AT 碱基对的序列。前导序列区转录产生的 mRNA 中含有一个起始密码子 AUG 和终止密码子 UGA，翻译产生一段含有 14 个氨基酸的多肽，称为前导肽。整个前导序列区含有四段与发夹结构形成相关的序列区段，分别表示为 1、2、3、4。区段 1 的一个显著特点是它含有两个串联在一起的色氨酸密码子。这四段序列可以形成两种方式的发夹结构。第一种方式为含有两个发夹结构，分别由 1 和 2 形成一个，3 和 4 形成另一个，且 3 和 4 所形成的发夹结构及其尾随的串联 U 刚好构成终止子结构，即是弱化子所在区段。第二种方式为只含一个发夹结构，由 2 和 3 形成。在细菌中，转录和翻译几乎是同时发生的。当大肠杆菌生活在缺乏色氨酸的培养基中，核糖体到达区段 1 时，由于缺乏携带色氨酸的 tRNA，核糖体在某个色氨酸密码子处暂停。核糖体的存在阻碍了 1 和 2 发夹结构的形成，因此 2 和 3 配对形成唯一一个发夹结构。此时，3 和 4 无法形成发夹结构，因此转录继续进行，色氨酸操纵子结构基因全部被转录。当大肠杆菌生活在含有色氨酸的培养基中，区段 1 的色氨酸密码子不再成为核糖体移动的阻碍，翻译会继续进行，直到到达前导肽的终止密码子，然后脱离转录物。此时，在四个区段都没有核糖体存在的情况下，1 和 2、3 和 4 分别形成发夹结构，产生终止信号，使得 RNA 聚合酶在到达色氨酸操纵子结构基因前终止转录，产生一段只有 141bp 的 mRNA 分子。弱化子调控机制使得在色氨酸含量丰富时停止色氨酸合成，节约细胞能量。

三、原核基因表达的 RNA 调节

原核生物中已发现多种 RNA 分子，不同 RNA 分子可以通过不同途径调节基因的表达，例如，色氨酸操纵子通过弱化子形成短的 mRNA 序列，让延长中的 mRNA 链提前发生转录终止。本节主要介绍核糖开关和小 RNA 对原核基因表达的调控作用。

1. 核糖开关

核糖开关（riboswitch），又称 RNA 开关（RNA switch），是位于 mRNA 的非编码区序列。人们在研究 mRNA 时往往把更多的目光投入在可读框（open reading frame，ORF）上，而对 mRNA 非翻译区的功能缺乏关注。直到 2002 年，耶鲁大学的 Breaker 团队报道了大肠杆菌维生素 B_{12} 转运蛋白（btuB）mRNA 的 5′-UTR 存在一段高度保守的序列，称为 "B_{12}box"。该 B_{12}box 能够直接结合维生素 B_{12} 的辅酶 5′-脱氧腺苷钴胺素（5′-deoxyadenosylcobalamin，Ado-Cbl），引起 mRNA 的 5′-UTR 构象发生改变，如此便阻碍了核糖体与核糖体结合位点（RBS）的结合，从而抑制了下游基因的翻译。于是将其命名为 "riboswitch"（核糖开关），"ribo" 指的就是 mRNA，"switch" 表示能够控制目的基因表达活性的分子开关。核糖开关作为一种新的基因表达调控元件，它可以不通过蛋白质来调控基因表达，打破了之前人们对于基因调控的认识，并引起了人们的注意。

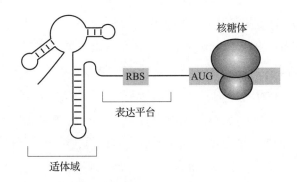

图 9-17　核糖开关的结构模型

（1）核糖开关的结构特点　核糖开关定位在 mRNA 分子的非翻译区，且一般都位于 5′ 端非翻译区（5′-UTR）。核糖开关通常由 2 部分组成，即位于 5′ 端的适体域（aptamer domain，AD）和位于 AD 域下游的表达平台（expression platform，EP）。适体域和表达平台通常有一定程度的重叠。适体域由 70～200 个核苷酸组成，其柔韧性很强，可以形成不同的二级结构。适体域特异的序列和结构特征是区分各种类型核糖开关的依据，不同物种的同类核糖开关的适体域的核苷酸序列非常保守。但是，不同类型甚至同一类型核糖开关的表达平台的序列、结构和调控机制却相差甚大。最常见的表达平台二级结构含有转录终止子，它能够使目的基因的转录活性提前终止，常见的还有 SD 屏蔽子，它能够抑制目的基因的翻译起始。适体域通过与不同形式的表达平台结合，实现对多种生命活动的调节作用。适体域对配体（目标代谢物）具有高度的亲和性及特异性，它选择性地结合配体，并感知其浓度的变化。适体域与配体的结合，会引起下游表达平台二级结构的变化，从而阻碍或促进 mRNA 的转录或翻译。

（2）核糖开关的主要类型　核糖开关能够感受细胞内氨基酸等小分子代谢物、金属离子浓度、环境因素等的变化而改变自身二级结构，从而实现基因表达的调控。小分子代谢物敏感的核糖开关是到目前为止研究最多、最深入的一类功能复杂的核糖开关。这些小分子代谢物包括嘌呤（腺嘌呤、鸟嘌呤）、氨基酸（赖氨酸、甘氨酸、S- 腺苷甲硫氨酸、S- 腺苷高半胱氨酸）、维生素（硫胺素焦磷酸、黄素单核苷酸、维生素 B$_{12}$）和糖类衍生物（葡萄糖胺、6- 磷酸葡萄糖胺）等。该类核糖开关能够直接感受细胞内特定小分子物质的浓度进而调控相关基因的表达，而且被调控的基因通常是直接参与合成或运输相应小分子物质的基因。通过该种调控，细胞可以实时快速感受细胞内相应小分子物质的浓度，并第一时间通过调控相关代谢酶和转运蛋白的表达情况来维持浓度的稳定。小分子代谢物敏感的核糖开关既可能在转录水平发挥作用，也可能在翻译水平发挥作用。

某些核糖开关能够感受二价金属阳离子浓度，进而对其进行调控。目前已报道的二价金属阳离子核糖开关包括 Mg^{2+}、Mn^{2+}、Ni^{2+} 和 Co^{2+}，研究最多最透彻的是 Mg^{2+} 核糖开关，被称为 M-box。M-box 直接特异性感受细胞内 Mg^{2+} 浓度，改变 5′-UTR 的茎环结构，将一段下游基因转录所必需的序列紧紧地包埋在该茎环结构中，进而调控下游编码 Mg^{2+} 转运蛋白的 *MgtE*、*MgtA* 或 *CorA* 的表达。该调控过程是在转录水平上实现的。

环境因素敏感的核糖开关非常独特，它没有"物质实体"的配体，而是通过感受环境因素的变化来实现对下游基因的表达调控。以温度敏感型的核糖开关为例，由于不需要与实体分子的识别结合，该类核糖开关没有适体域。温度的降低会使得核糖体结合位点（ribosome binding site，RBS）区通过形成茎环结构而封闭，温度的升高则会影响其稳定性使之解链，导致 RBS 区与起始复合体紧密结合，激活基因的表达。这种核糖开关调控的下游基因通常与细胞应对温度急剧变化有关，如热休克基因等。另一种环境因素敏感的核糖开关是一种能够感受环境 pH 变化的核糖开关。该类调控元件在翻译水平上的激活依赖于自身在转录水平上的终止。在正常生理条件下，RNA 聚合酶正常运行，转录产生的 mRNA 通过碱基互补形成一特定的茎环结构而隐藏相应的核糖体结合位点，导致翻译不能正常进行。当进入极端碱性条件时，新合成的 mRNA 受 RNA 聚合酶运行终止的影响产生空间位阻效应，会在 2 个位点形成正常 pH 条件下所不能形成的茎环结构，导致核糖体结合位点重新暴露出来，从而开始下游基因的表达。

（3）核糖开关的作用机制　核糖开关基因表达调控系统通常存在 3 种调节机制：转录终止型、翻译的起始或抑制型以及自身剪切作用型。

对于转录终止型核糖开关，在无配体或者低浓度配体时，没有足够配体与核糖开关适体域有效结合，表达平台会转换终止子发夹结构成为抗终止子结构，于是转录激活，可以连续转录，生成完整的 mRNA。在含有有效浓度配体时，配体与核糖开关适体域结合，表达平台发生构象转换形成茎 - 环结构，茎 - 环结构与下游多聚 U 形成终止信号，使得转录提前终止，生成短链无效 mRNA。

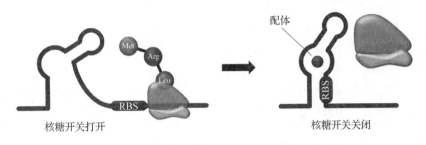

图 9-18　抑制型核糖开关作用模型

对于翻译的起始或抑制型核糖开关，表达平台的结构改变与核糖体结合位点（RBS）相关联，RBS 暴露或屏蔽进而决定了翻译的起始或抑制。在常见的代谢产物中，硫胺素焦磷酸、黄素单核苷酸、维生素 B_{12}、$S-$ 腺苷甲硫氨酸等的调控都是核糖开关在翻译水平发挥的作用。在起始密码子上游有一段 SD 序列，是核糖体结合的位点（RBS），同时起始密码子上游还存在抗 SD 序列。以抑制型核糖开关为例，当无配体或者低浓度配体时，没有足够配体与核糖开关适体域有效结合，抗 SD 序列不与 SD 序列结合，SD 序列正常发挥作用，核糖体顺利结合到 RBS，能够起始翻译。当含有有效浓度配体时，配体与核糖开关适体域结合，使得抗 SD 序列与 SD 序列结合，核糖体不能结合到 RBS，导致翻译不能进行。

对于自身剪切作用型核糖开关，其表达平台具有核酶活性，在与配体结合后，能催化自我剪切 RNA，使 RNA 降解、断裂或重新拼接。正常情况下，核酶性质不表达。当配体与适体域结合后，核糖开关的核酶活性被激活，使得 mRNA 自我剪切，暴露 5′ 端未磷酸化的位点，被 RNA 水解酶降解。例如 6- 磷酸葡萄糖胺合成酶（GlmS）核糖开关就是具有核酶活性的核糖开关，当与配体 6- 磷酸葡萄糖胺（GlcN6P）结合后，GlmS 核酶被激活，剪切 GmlS RNA，使 mRNA 的 5′ 端三磷酸帽子结构降解，暴露出 5′—OH 基团，极易被核糖核酸酶（RNase）识别并降解 GlmS mRNA。

2. 小 RNA

细菌非编码小 RNA（small non-coding RNA，sRNA）是长度为 50~500 个核苷酸，在细胞基因组中被转录但是不编码蛋白质的一类 RNA 分子。大多数 sRNA 位于两个蛋白编码基因之间的非编码区，即开放阅读框（open reading frame，ORF）之间。还有一些 sRNA 是从 mRNA 的 5′ 或 3′ 非翻译区域剪切下来的，如 *RyeB* 和 *SraC*。sRNA 广泛存在于各种细菌染色体上，少部分存在于质粒、噬菌体或转座子上。相对于蛋白质在生物体内的调控作用，细菌通过 sRNA 对外界环境可作出快速应答，在转录后水平的调控中发挥着重要的作用。

（1）sRNA 的结构特征　细菌 sRNA 的长度通常较短，50~500nt，并且 sRNA 基因大多位于蛋白编码基因之间的非编码区。sRNA 具有独立的转录单元，通常开始于一段能够折叠成稳定茎－环结构的碱基序列，转录终止于一个不依赖 Rho 因子（Rho-independent）的终止子。茎－环结构有助于稳定整个分子，因此大多数 sRNA 明显比 mRNA 稳定。在亲缘关系较近的种属中，sRNA 具有较高的序列同源性。细菌中的 sRNA 绝大部分通过与靶基因 mRNA 互补配对调控其表达，此类 sRNA 分为两类：一类为顺式转录型 sRNA，此类 sRNA 与靶基因在基因组中位置相邻，转录本存在一定区域的重叠，转录方向相反，通过完全互补配对调控靶基因表达；另一类为反式转录型 sRNA，与靶基因在基因组中位置不相邻，通过与靶基因 mRNA 不完全互补配对完成调控。反式转录型 sRNA 数量较多，并且多为对细菌染色体基因的调控，大部分可以调节多个靶 mRNA 的表达。

（2）sRNA 的作用机制　根据 sRNA 靶点的不同，可将其分为两类：靶向 RNA 的 sRNA（RNA-targeting sRNA）和靶向蛋白质的 sRNA（protein-targeting sRNA）。靶向 RNA 的 sRNA 包括顺式转录型 sRNA 和反式转录型 sRNA。顺式转录型 sRNA 与其调控的靶 RNA 位置靠近，但编码方向相反，通常是由它们所调控靶标基因的互补链转录而来，并且能够与它们所调控的靶标基因形成完全互补配对。其作用是可以抑制 mRNA 翻译的起始，促进转录的终止以及引起 mRNA 的降解。例如，大肠杆菌抗毒素 sRNA RdlD 通过与 ldrD mRNA 碱基配对，抑制 ldrD mRNA 翻译起始或影响其稳定性，在转录后水平调控 ldrD 的表达。与顺式转录型 sRNA 相比，反式转录型 sRNA 通常与靶标 mRNA 形成 10~25 个碱基对的 sRNA-mRNA 双链结构，这些 sRNA 主要结合到 mRNA 的 5′-UTR，覆盖核糖体的结合位点，或者是这些 sRNA 促进 RNase 介导的降解作用，影响靶标基因的表达。另外，除了负调节作用，反式转录型 sRNA 也具有正调节作用。还有一些 sRNA 通过与 mRNA 的 SD 序列或者起始密码子 AUG 上游区域互补配对，破坏 mRNA SD 序列处二级结构，暴露出核糖体结合位点，激活靶标基因的表达。反式转录型 sRNA 在转录后水平发挥调控功能通常需要 RNA 伴侣蛋白 Hfq 的协助，它是由六个大小为 11.2ku 的亚基组成的环状六聚体。Hfq 在 sRNA 的调控作用中，主要是通过促进 sRNA 与靶 mRNA 之间的碱基互补配对来实现的，Hfq 增加了 sRNA 与靶 mRNA 之间的配对概率。同时，Hfq 伴侣蛋白具有稳定和保护 RNA 的作用。

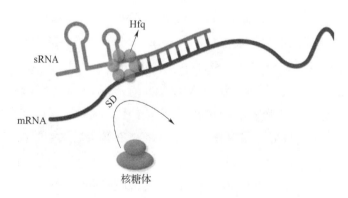

图 9-19　反式转录型 sRNA 与 mRNA 的相互作用

sRNA 除了与靶标 mRNA 互补配对发挥调节功能外，有的 sRNA 还能靶向蛋白质，通过调节蛋白质的活性参与细菌物质代谢，影响相关基因的表达。例如，CsrB 和 CsrC sRNA 能够特异性地与全局转录后调控因子 CsrA 蛋白相互作用形成一个调控反应回路，在这个回路中这两个 sRNA 分子作为 CsrA 蛋白的拮抗物，调控着 CsrA 蛋白的活性。CsrA 蛋白是一个由 61 个氨基酸组成的小分子翻译调控蛋白，与生物被膜形成、毒力基因表达、细菌的运动性以及群体感应等基因的表达有关。CsrA 蛋白通过与靶标 mRNA 5′-UTR 的 GGA 基序结合影响靶标 mRNA 的稳定性和翻译。CsrB 和 CsrC sRNA 具有一段与 CsrA 蛋白结合位点一致的序列，能够模拟 CsrA 蛋白质的底物，通过与 CsrA 蛋白的结合减少 CsrA 蛋白与目标 mRNA 结合的机会，以此来降低 CsrA 蛋白的活性，抑制 CsrA 蛋白的调控作用，从而调控下游基因的表达。

第三节　真核生物基因表达调控

原核生物的转录和翻译都在同一个空间进行，几乎同步，基因表达调控相对比较简单。真核生物在细胞核转录后，生成的 mRNA 运输到细胞质中再进行翻译。真核生物多为多细胞生物，尤其是高等植物和哺乳动物，由一个受精卵细胞经过细胞分化，最终变成一个拥有不同组织器官的复杂生物体，而各组织器官的不同类型细胞拥有一套相同的基因组。那么，怎样的表达调控机制才使得生物体细胞发育过程中如此精确地分化成不同类型的组织和器官呢？并且彼此之间能够良好地协调运作，共同维持生命活动的各项功能。由此可见，真核生物的表达调控是一件极其精细和复杂的过程，目前人们对其表达调控机制的认识也仅处于初步阶段。

一、真核基因表达调控的特点

1. 真核基因与原核基因表达调控的差异

原核生物没有由核膜包围的完整的细胞核结构，染色体 DNA 裸露地位于称作拟核的细胞中央。而真核生物具有由核膜包裹着的、完整有形的细胞核结构。染色体 DNA 与蛋白质结合，不断卷曲盘旋，组装成染色质后存在于细胞核中。同时，在细胞质中，真核生物还具有线粒体、叶绿体等细胞器，线粒体 DNA 和叶绿体 DNA 分别存在于线粒体和叶绿体中。

原核生物具有单拷贝基因组，基因组大小在 10^6bp 左右。而真核生物大多是二倍体，拥有两套分别来自双亲的完整基因组，有的高等植物是多倍体，具有多拷贝基因组。真核生物不同物种的基因组大小变化范围较大，其中高等动植物的基因组大小在 10^9bp 左右。由此可见，真核生物基因组通常远大于原核生物基因组。同时，真核生物基因组 DNA 中非编码序列的含量很高，例如，人类基因组 98% 以上是非编码序列，而原核生物非编码序列只占基因组 DNA 很小一部分。

真核生物基因通常为断裂基因，由内含子和外显子组成，转录后的 mRNA 在 5′ 端含有帽子结构，在 3′ 端含有 poly（A）尾。而原核生物基因不含内含子，也不含帽子结构和 poly（A）尾。

由此可见，真核生物和原核生物在细胞结构、基因组结构和基因结构三个层次上均表现出明显的不同。因此，他们在基因表达的调控机制方面也存在明显差异。

2. 真核基因表达调控的特点

真核生物基因表达的过程包括转录、转录后加工、成熟 mRNA 的运输、mRNA 的翻译和翻译后加工 5 个步骤。原核生物基因的转录和翻译是在细胞质中偶联进行的，而真核生物的转录和翻译在空间和时间上都是分开进行的。真核生物首先在细胞核中合成 pre-mRNA，经过剪接等加工成成熟的 mRNA 之后再运输到细胞质中进行翻译。因此，真核生物基因表达调控更加复杂，具有以下几方面的特点。

① 不同类型的基因，其表达方式不同，包括组成性表达和诱导 / 阻遏表达。组成性表达多为管家基因（housekeeping gene），在生物体各个发育阶段和各组织中持续表达，变化很小。诱导 / 阻遏表达的基因在特定环境刺激下，相应基因的表达被激活 / 抑制。基因表达调控一般是对诱导 / 阻遏表达相关基因的转录和翻译速率进行调节，使其编码产物的量发生改变，从而影响相应生物学功能活性。

② 基因表达具有时空特异性：时间特异性（temporal specificity）指的是从细胞分化到发育为组织器官过程的不同阶段内，相应基因按照规定的时间顺序开启或关闭，从而适应个体发育的需要。空间特异性（spatial specificity）又称为细胞或组织特异性（cell or tissue specificity），指的是生物体生长发育过程中，基因的表达在不同的细胞或者组织器官中有所不同，基因产物按照不同组织空间顺序出现。

③ 真核生物基因组 DNA 与蛋白质和少量 RNA 组合成染色质结构形式，该结构对 DNA 具有保护作用，但是也屏蔽了 RNA 聚合酶和转录因子等蛋白质的结合。在适当的环境和生理条件下，染色质结构必须转变为开放性的状态，才能够使有关基因的启动子与相关蛋白质结合，形成转录起始复合物。

④ 成熟 mRNA 分子经核膜孔从细胞核进入细胞质的过程称作 mRNA 转运。在转运出核之前，pre-mRNA 的内含子必须从 mRNA 上移除。mRNA 的出核转运与 pre-mRNA 的各个加工过程都存在密切的偶联。细胞通过这种偶联机制来防止不成熟的 mRNA 被转运出核，并且将内含子 RNA 滞留在细胞核内，避免影响细胞的正常生命活动。除此之外，mRNA 的出核转运与 mRNA 质量监控之间也存在密切的联系，以避免有缺陷的 RNA 影响细胞正常的生理功能。由此可见，mRNA 的转运必然受到严格而精细的调控。

⑤ 真核基因在表达过程中，具有多种调控因子的参与，如激活物、阻遏物、转录因

子、小干扰 RNA、微 RNA 等。翻译生成的蛋白质要经过复杂的翻译后加工，才能折叠和修饰成具有功能活性的蛋白质。

⑥ 和原核基因相比，真核基因的调节区结构更加复杂，例如 polⅡ 启动子中除了 TATA 盒和起始子，还含有增强子序列。增强子可以从距离目的基因几千 bp 的位置增强目的基因的转录活性。同时，真核生物具有极其丰富的调节蛋白，能够调节真核基因的表达活性。这些调节蛋白包括转录因子、TATA 盒结合蛋白、回折调节蛋白、激活蛋白、辅阻遏蛋白、染色质修饰蛋白等。

二、真核基因表达的转录水平调控

和原核生物基因表达调控一样，转录阶段的调控是真核基因表达最直接有效的调控，能减少不必要的能量浪费。真核基因转录调控的要素包括 RNA 聚合酶、顺式作用元件（*cis-acting element*）和反式作用因子（*trans-acting factor*）。我们在第三节已对真核生物 RNA 聚合酶进行了详细介绍，此处不再赘述。

1. 顺式作用元件的转录调控作用

真核基因的顺式作用元件包括启动子（promoter）、增强子（enhancer）、沉默子（silencer）。启动子的结构以及与 RNA 聚合酶、转录因子的作用过程我们前面已介绍，此处不再赘述。

（1）增强子 增强子是 DNA 的一个短区域（50~1500bp），可以与蛋白质（即反式作用因子）结合，以提高特定基因的转录水平。增强子一般能够使基因转录频率增加10~200 倍。增强子的增强效应与其所处位置无关。增强子可能位于其调控的基因的上游或下游，且不需要位于转录起始位点附近。已经发现一些增强子在距离起始位点上游或下游数十万个碱基对的位置调控目的基因。增强子不作用于启动子区域本身，而是与激活蛋白结合。这些激活蛋白与中介复合物相互作用，中介复合物招募聚合酶Ⅱ和一般转录因子，然后开始转录基因。增强子也可以存在于内含子中。此外，增强子可能被切除并插入染色体的其他地方，并且仍然影响基因转录。增强子的增强效应也与其取向无关，既可以 5′→3′，也可以 3′→5′。增强子的方向甚至可以逆转而不影响其功能。但是，增强子具有严格的组织和细胞特异性，只有与特定蛋白质（反式作用因子）相互作用才能发挥功能。增强子广泛存在于原核生物和真核生物中，人类基因组中有成千上万的增强子。

目前已经提出了多个增强子调控基因转录的模型，图 9-20 为其中 4 个代表。第一种为追踪模型，转录因子加载到增强子上，并沿着 DNA 追踪，直至追踪到启动子，通过与启动子的直接作用来激活转录。第二种是连接模型，加载的转录因子与增强子结合，驱动蛋白质在启动子的方向上聚合，从而激活转录。第三种为重定位模型，基因重定位到细胞核中的区室，在那里增强子与启动子相互作用，从而促进转录。一般认为，核外围是一个

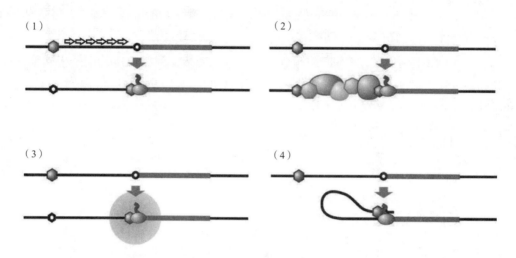

图 9-20　增强子作用模式

（1）追踪模型；（2）连接模型；（3）重定位模型；（4）环化模型。

非活动隔间，需要朝向核内部重新定位，以允许高效转录。第四种是环化模型，转录因子加载到增强子上，通过使增强子与启动子间的 DNA 成环外凸出而结合启动子，激活基因转录。

　　在人类转录本的调查中发现了另一类长度超过 200 个核苷酸的 ncRNA，即一类长基因间 ncRNA（lincRNA），其中一些表现出增强子功能。在不同的人类细胞中，现已鉴定出数千种 lincRNA。有些 lincRNA 对胸苷激酶启动子的激活以及邻近蛋白编码基因的表达至关重要（尽管并非所有基因都充当真正的增强子）。

　　（2）沉默子　沉默子（silencer）是一种顺式作用元件（*cis*-action element），对基因表达具有负调控作用。与增强子类似，沉默子的抑制效率与其所处位置和方向无关。沉默子的作用机制包括两个方面。机制一是通过特殊的序列结构招募蛋白质或蛋白质复合物抑制基因转录，具体表现为抑制转录起始复合体组装、诱导基因表达抑制性的表观遗传修饰、影响转录延伸和 RNA 正常剪接等。机制二是通过形成特殊的结构干扰基因的转录，如形成 G- 四链体（G-quadruplex），所形成的 G- 四链体结构可进一步作为调控元件抑制基因的转录和表达。

　　有时，同一个 DNA 元件在与某个转录因子结合时，表现出沉默子活性；与另一个转录因子结合时，表现出增强子活性。

2. 反式作用因子的转录调控作用

　　反式作用因子是指能直接或间接地识别或结合在各类顺式作用元件核心序列上参与调控靶基因转录效率的蛋白质，通常为转录因子。转录因子包括普遍性转录因子（general transcription factor）和特异性转录因子（specific transcription factor）。如果某个基因与在所有类型细胞中均存在的普遍性转录因子结合，那么这个基因能够在所有类型细胞中表达。如果某个基因只能与某一特定类型细胞中的特异性转录因子结合，那么这个基因只能在此特

定类型细胞中表达。真核基因表达具有时间特异性和空间特异性，而这种时空特异性主要
是受到转录因子的调节控制。

（1）普遍性转录因子　普遍性转录因子也称为通用转录因子，最为人们熟知的普遍性
转录因子是参与转录起始复合物形成的转录因子。真核生物有三种RNA聚合酶RNA polⅠ、
RNA polⅡ和RNA polⅢ，相应地，有三类普遍性转录因子TFⅠ、TFⅡ和TFⅢ（表9-4）。
此处以TFⅡ为例进行介绍。

表9-4　RNA聚合酶相关普遍性转录因子

	名称	特征
TFⅠ	SL1	引导RNA聚合酶Ⅰ结合至启动子
	UBF1	识别启动子上游控制元件，引导SL1
TFⅡ	TFⅡA	稳定TBP与TATA盒的结合
	TFⅡB	含有锌指结构域，与DNA结合；招募RNA聚合酶Ⅱ
	TFⅡD	TBP与TATA盒结合
	TFⅡE	招募TFⅡH，调节TFⅡH的解旋酶和激酶活性
	TFⅡF	增加起始复合物的稳定性；引导RNA聚合酶Ⅱ至启动子
	TFⅡH	解旋酶活性，使DNA形成转录泡；磷酸化作用，促进转录延伸
TFⅢ	TFⅢA	5S rRNA基因转录所需，含9个锌指结构，与启动子DNA结合
	TFⅢB	负责RNA聚合酶Ⅲ的正确定位
	TFⅢC	结合 *tRNA* 基因的A框和B框

对于TFⅡ，真核生物中有6种普遍性转录因子与RNA聚合酶Ⅱ作用，他们分别是
TFⅡA、TFⅡB、TFⅡD、TFⅡE、TFⅡF和TFⅡH。

转录因子TFⅡA的结构因物种而异，在酵母菌中由2个亚基组成，在人类中由3个亚
基组成。TFⅡA对起始复合物的功能不是必需的，但可以稳定TFⅡD TBP与DNA TATA盒
的结合。

转录因子TFⅡB是一种小蛋白质，它只包含一个大小约为35~40ku的亚单位，提供
与TFⅡD、TFⅡF、RNA polⅡ以及与DNA的多个相互作用点。它在N端包含一个锌指结构，
在那里它与DNA结合。TFⅡB在DNA上的位置覆盖了碱基对-80~-17和-10~+10。它
还通过引起TFⅡD结合腔的构象变化，直接结合并稳定TBP与DNA的结合。TBP结合后
TFⅡB的稳定进入被认为是RNA polⅡ募集的限制步骤。通过与TFⅡF的相互作用，TFⅡB
将RNA聚合酶Ⅱ招募到启动子位点。TFⅡB也可能是调节因子结合以增强或阻断转录起始
的位点。

转录因子TFⅡD是一种多蛋白质复合物，是第一个结合到DNA启动子区域的转录因

子。它由 TATA 盒结合蛋白（TATA-box binding protein，TBP）和 8 ~ 10 种 TBP 相关因子（TBP-associated factor，TAF）组成。TBP 在进化中高度保守，其 C 端结构域含有 180 个氨基酸，该氨基酸序列在不同物种中具有 75% 以上的相似性。不同生物 TBP 的 N 端区域在长度和序列上存在显著差异。TBP 与 RNA polⅡ 和其他转录因子（如 TFⅡA 和 TFⅡB）直接接触，其与 TATA 盒的结合是预起始复合物有序组装的先决条件。TBP 还为某些近端激活剂提供结合位点，如八聚体结合蛋白（Oct-1 和 Oct-2），它们在稳定的起始前复合物形成水平上刺激转录。并且，TBP 是三类核 RNA 聚合酶启动转录所需的通用因子。天然 TFⅡD 介导基础和激活依赖性转录，而 TBP 仅能进行基础转录。因此，TAF 是传递调节信号和区分 RNA 聚合酶物种的必要辅因子。

转录因子 TFⅡE 是第五个结合到复合物的转录因子，由 1 个大亚基和 1 个小亚基组成。大亚基包含锌指结构域，这是蛋白质中常见的 DNA 结合基序。TFⅡE 结合起始位点 –80 ~ –30 碱基对之间的 DNA。TFⅡE 在转录复合物中的主要作用是将 TFⅡH 招募到该位点，然后调节 TFⅡH 的解旋酶和激酶活性。TFⅡE 也是 RNA 聚合酶 Ⅱ 转换为延长模式所必需的。

转录因子 TFⅡF 由两个亚基组成：RNA 聚合酶 Ⅱ 相关蛋白 30（RAP30）和 RNA 聚合酶 Ⅱ 相关蛋白 74（RAP74）。RAP30 亚基与细菌 σ 因子同源，RAP30-DNA 相互作用能够增加起始复合物的稳定性。TFⅡF 的一些功能可以由 RAP30 单独完成。RAP30 能够将 RNA polⅡ 引导至启动子以支持在没有 RAP74 的情况下开始转录。这是因为 RAP30 具有与 TFⅡB、RNA polⅡ 和 DNA 相互作用的能力。尽管 RAP30 亚基单独可以执行转录因子 TFⅡF 的许多功能，但 TFⅡF 全部功能的发挥仍然需要 RAP74 亚基。TFⅡF 还可以通过"抑制聚合酶的短暂暂停"参与 RNA 延伸过程，此作用即是通过 RAP74 促进 RNA polⅡ 的延伸速度实现。并且，RAP74 亚基具有体外磷酸化作用。

转录因子 TFⅡH 是一种多亚基复合物，是进入转录起始复合物的最后一个普遍性转录因子。TFⅡH 具有由 TFⅡE 刺激的 DNA 依赖性 ATP 酶、蛋白激酶和 ATP 依赖性 DNA 螺旋酶活性。与 TFⅡH 相关的解旋酶利用三磷酸腺苷（ATP）水解产生的能量在转录起始位点解开启动子 DNA 的短片段。这种 DNA 链的分离允许 RNA 聚合酶 Ⅱ 识别模板链，结合互补核苷酸，并合成前几个磷酸二酯键。TFⅡH 非常重要，因为它是唯一具有 ATP 激酶活性的转录因子。同时，TFⅡH 可以磷酸化 RNA polⅡ 的羧基末端结构域（CTD），促进转录延伸。此外，TFⅡH 具有转录起始以外的其他功能。TFⅡH 还可以通过核苷酸切除修复（NER）修复受损 DNA，其螺旋酶活性允许识别和去除 DNA 损伤。

（2）特异性转录因子　特异性转录因子并不常见于所有真核生物中，而是取决于物种的类型，只能调控特定启动子的转录活性。这些转录因子在转录水平上激活或抑制基因的表达，若激活基因的转录称为转录激活因子（activator）；若抑制基因的转录则称为转录阻遏因子（repressor）。转录因子至少含有两个基本的功能域：DNA 结合域（DNA-binding domain）和转录调节域（transcriptional regulation domain）。转录激活因子的转录调节域为转录激活域，转录阻遏因子的转录调节域为转录抑制域。大多数转录因子都是转录激活因子，此处我们对转录激活因子进行介绍。

每种 DNA 结合域都有一个 DNA 结合模型（DNA-binding motif），包括同源域（homeodomain，HD）、锌指模型（zinc finger）、亮氨酸拉链（leucine zipper）和螺旋－环－螺旋模型（helix-loop-helix）等。目前，几乎在所有已研究的真核生物中都鉴定出了同源域，它含有 60 个氨基酸。在同源域中包含一个与细菌基因调控蛋白相关的螺旋－转角－螺旋（helix-turn-helix）序列，且该螺旋－转角－螺旋序列总是被相同的结构（同源域的其余部分）包围，即同源域几乎以相同的方式识别 DNA。锌指模型常见的有 2 种类型，一种是由一个 α- 螺旋和一个反向平行的 β- 折叠组成，二者被锌固定在一起。这种类型的锌指通常与额外的锌指形成一个簇，一个接一个地排列。这样每个锌指的 α 螺旋可以作用 DNA 的大沟，通过这种重复的基本结构单元建立强大而特异的 DNA- 蛋白质相互作用。另外一种锌指结构类似于螺旋－转角－螺旋，两个 α- 螺旋与锌原子堆积在一起。这种锌指蛋白通常形成二聚体，允许每个亚基的两个 α- 螺旋之一与 DNA 的大沟相互作用。亮氨酸拉链由两个 α 螺旋组成，通过从每个螺旋一侧延伸的疏水氨基酸侧链（通常为亮氨酸）之间的相互作用保持在一起，形成二聚体。二聚体的界面外，两个 α 螺旋彼此分开形成 Y 形结构，使得侧链的碱性区域嵌入 DNA 大沟内。由此可见，亮氨酸拉链具有结合 DNA 和二聚化作用两个功能。螺旋－环－螺旋是一个功能类似于亮氨酸拉链的 DNA 结合模型，它由一个短的 α 螺旋组成，该螺旋通过一个环连接到第二个较长的 α 螺旋。环的灵活性允许一个螺旋向后折叠并紧贴另一个。长螺旋的碱性区域与 DNA 大沟结合。

真核生物转录因子的转录激活域主要包括以下三种类型：酸性域（acidic domain）、富脯氨酸域（proline-rich domain）和富谷氨酰胺域（glutamine-rich domain）。酸性域（例如，GCN4、GAL4 和 VP16）含有较高含量的酸性氨基酸，已被证明能激活从酵母菌到人类的一系列真核细胞的转录。当酿酒酵母的酸性域 GAL4 被引入果蝇、植物和哺乳动物细胞中时，均可以激活转录。类似于酸性域，富脯氨酸域（如 CTF/NF1）在高等真生物（如哺乳动物）和低等真核生物（如酵母菌）中也能激活转录，但其效力低于酸性域。富谷氨酰胺域（如 Sp1）含有较高含量的脯氨酸。不同于前面两种激活域，富谷氨酰胺域 Sp1 在高等真核生物中对转录是激活的，但在酵母菌中对转录是惰性的，其原因可能是受到低等真核细胞中位置效应的限制。

三、真核基因表达的转录后调控

1. mRNA 加工的调控

（1）可变剪接 又称选择性剪接，是指 pre-mRNA 通过选择不同的剪接位点，将内含子切除，把不同的外显子连接在一起从而产生多种成熟 mRNA 剪接异构体的过程。可变剪接得到的多种成熟 mRNA 经过翻译后，产生的多种蛋白质相关，但并不相同，这些蛋白质称作蛋白质异型体。可变剪接在真核生物中广泛存在，是调节基因表达和产生蛋白质组多样性的重要机制。可变剪接除了增加转录组和蛋白质组的多样性外，也通常与不同层次的分子调控机制偶联调控基因的表达和翻译。

（2）反式剪接　　pre-mRNA 的可变剪接包括顺式剪接（*cis*-splicing）和反式剪接（*trans*-splicing）两种类型。顺式剪接指的是同一条 pre-mRNA 分子内发生的内含子切除和不同外显子连接。除了顺式剪接之外，在某些真核生物体内还存在罕见的反式剪接。反式剪接指的是一条 pre-mRNA 分子的外显子与另一条 pre-mRNA 分子的外显子连接在一起形成的一个杂合的成熟 mRNA 分子。即外显子来自不同 pre-mRNA 分子。发生反式剪接的两个 pre-mRNA 分子可以来自同一基因的同义链或正反义链，甚至来自于不同染色体上的两个基因。通过反式剪接，可以在一定程度上增加遗传信息的利用率和蛋白质的多样性。

（3）3′端加 poly（A）　　前面的学习我们已经知道真核生物 pre-mRNA 分子加工过程中会从 3′端切割 pre-mRNA 分子，并且在 poly（A）聚合酶的作用下逐个添加腺嘌呤核苷酸。在此过程中，有两个方面会影响基因表达活性。第一方面，pre-mRNA 分子的 3′端具有多个 poly（A）切割位点，不同切割位点切割下的 3′端和蛋白质羧基末端结构不同。即不同 poly（A）切割位点的选择会起到分子开关的作用。第二方面，poly（A）尾通常含有 100～250 个腺嘌呤核苷酸，其长度越长，mRNA 的稳定性越强，翻译效率越高。

2. RNA 编辑

RNA 编辑（RNA editing）是指转录后的 pre-mRNA 在加工和修饰过程中编码区发生的碱基的加入、缺失或转换等现象。RNA 编辑最早在锥虫线粒体 mRNA 中发现，目前已广泛发现于各种生物体内。RNA 编辑使得产生的 mRNA 与基因组 DNA 序列无法完全匹配，即在 RNA 水平改变了编码序列。结果是编辑后的 mRNA 翻译出来的蛋白质氨基酸序列结构与基因组 DNA 推导出来的不同。RNA 编辑发生的分子机制包括指导 RNA 参与的 RNA 编辑和脱氨基作用引导的 RNA 编辑两种类型。前者为在向导 RNA（guide RNA，gRNA）指导下，pre-mRNA 发生尿嘧啶核苷酸的插入或者缺失。后者为 pre-mRNA 中胞嘧啶核苷酸脱氨基转变为尿嘧啶核苷酸或者腺嘌呤核苷酸脱氨基转变为次黄嘌呤核苷酸。RNA 编辑是一种奇特的基因表达调控方式，通过碱基的插入或者缺失能够校正基因的移码突变。RNA 编辑还可以通过引入或去除起始密码子或终止密码子，从而调控翻译，产生出不一样的蛋白质。

3. mRNA 转运的调控

在真核生物中，转录和翻译不在一个场所，因此，加工成熟的 mRNA 分子必须穿过细胞核膜进入细胞质之后，才能够指导多肽链的合成。成熟 mRNA 分子从细胞核到细胞质的转运过程是一个受到精细调控的主动运输过程。在转运过程中，通过选择性调控机制，只转运正常的成熟 mRNA 分子，并且将 pre-mRNA、加工错误 mRNA、损伤 RNA、被剪切下来的内含子 RNA 等异常 RNA 都滞留在细胞核内。倘若这些异常 RNA 进入到细胞质，会严重干扰正常的细胞代谢活动，甚至可能造成致死性损伤。

4. mRNA 稳定性的调控

和原核生物相比，真核生物的成熟 mRNA 具有 5′ 端帽和 3′ 端 poly（A）尾，因此，稳定性大大提高。poly（A）结合蛋白（PABP）紧密地结合在真核生物成熟 mRNA 的 3′ 端 poly（A）尾，从而保护 poly（A）尾免受细胞质中普通核酸酶的降解作用。但是，PABP 的结合，增加了 poly（A）尾对 poly（A）核糖核酸酶的敏感性。当 poly（A）尾被 poly（A）核糖核酸酶消化至剩下不到 30 个腺嘌呤核苷酸时，mRNA 的稳定性大大降低。同时，由于 3′ 端结构的改变，导致 5′ 端甲基化帽发生脱帽反应。在同时失去 3′ 端和 5′ 端的保护作用后，mRNA 便会被细胞内的普通核酸酶迅速降解掉。

5. mRNA 翻译的调控

真核生物 mRNA 的寿命比原核生物长很多，因此更有机会发生翻译调控。翻译调控包括翻译的抑制和翻译的促进两类。最普遍的翻译抑制调控机制是起始因子的磷酸化。eIF2α 亚基是翻译调控的靶点，在受到环境应激刺激下，会诱发 eIF2α 发生磷酸化作用，使其失去介导起始 tRNA 同 40S 核糖体结合的能力，从而导致翻译起始被抑制。eIF4E 结合蛋白的磷酸化能够促进翻译。帽结合蛋白 eIF4E 对帽的结合是翻译起始的限速步骤，一旦 eIF4E 磷酸化，其对帽的亲和力能够提高 4 倍，从而提高翻译效率。

6. 非编码 RNA 的调控作用

真核生物基因组中蛋白编码序列只占很小一部分，除了 tRNA、rRNA，还含有大量的其他非编码 RNA。部分非编码 RNA 在基因表达调控中发挥着重要的作用，根据结构和长度的不同，可分为小干扰 RNA（short interfering RNA，siRNA）、微 RNA（microRNA，miRNA）、PIWI 相互作用 RNA（PIWI-interacting RNAs，piRNA）和长非编码 RNA（long non-coding RNA，lncRNA）。

（1）小干扰 RNA 小干扰 RNA（siRNA）是一类长度为 20～25 个核苷酸的 dsRNA。双链 siRNA 的一条链称作引导链（guide strand），另一条链称作乘客链（passenger strand）。当细胞受到外源 RNA 入侵时，可能发生 RNA 干扰，从而产生 siRNA。siRNA 是在类似 RNase Ⅲ 的 Dicer 酶作用下形成的。Dicer 能够剪切出长为 21～23nt 的 siRNA。siRNA、Dicer 和双链 RNA 结合蛋白 R2D2 三者组装成 RISC 复合物。RISC 复合物将 siRNA 分成两个单链。乘客链被 Ago2 切割，并从 RISC 复合物上脱落，而引导链与目标 mRNA 碱基互补配对。PIWI 功能域类似于 RNase H，siRNA-mRNA 配对物位于 PIWI 功能域，使得 mRNA 被切割，切断的 mRNA 从 RISC 复合物上释放出来。由此可见，siRNA 通过与目标 mRNA 结合，使其降解，从而实现基因沉默的功能调控。

（2）微 RNA 微 RNA（miRNA）是一类存在于病毒、植物和动物的单链非编码 RNA 小分子，长度为 21～25 个核苷酸，能够自我折叠成发夹式二级结构。miRNA 是一种重要的翻译调节因子，在动物中，约 2% 基因的编码产物是 miRNA。miRNA 对基因的调控机制与 siRNA 具有一定相似性。染色体基因组 miRNA 基因转录生成的初级转录本 miRNA（primary transcript，pri-miRNA）被果蝇酶（drosha）切割成长度为 70~80nt 的前体 miRNA（pre-miRNA）。pre-miRNA 以茎 – 环结构形式从细胞核运输到细胞质后，在细胞质被 Dicer 切割成 21~25bp 的双链 miRNA-miRNA* 分子。其中，miRNA 为存留链，miRNA* 为消失链，通常更不稳定的链为存留链。双链 miRNA-miRNA* 分子与 RISC 复合物结合，在解旋酶作用下发生双链解离。消失链 miRNA* 很快被细胞内核糖核酸酶降解掉。而存留链 miRNA 与目标 mRNA 分子的 3′-UTR 中结合位点碱基互补，使得目标 mRNA 分子失去翻译活性。因此，miRNA 抑制目标 mRNA 的翻译，使得目标蛋白质减少，但 mRNA 水平保持稳定。另外一种情况，当 miRNA 与目标 mRNA 分子的 3′-UTR 结合位点完全配对时，也能通过类似 siRNA 的机制，使得目标 mRNA 分子发生降解。动物和植物 miRNA 与目标 mRNA 3′-UTR 配对情况有所差异，动物 miRNA 倾向于不完全碱基配对，阻止 mRNA 翻译；植物 miRNA 则倾向于完全或几乎完全碱基配对，从而导致目标 mRNA 降解。

（3）PIWI 相互作用 RNA　PIWI 相互作用 RNA（piRNA）是一类长度为 24~31 个核苷酸的小 RNA。不同于 siRNA 和 miRNA，piRNA 由基因组序列转录加工而来，且不需要 Dicer 的剪切。piRNA 通过与 PIWI 亚家族 Argonaute 蛋白相互作用形成 RNA- 蛋白质复合物，称为 piRNA 诱导沉默复合物。复合物与转座子 mRNA 通过碱基互补配对结合，然后引发 PIWI 蛋白的 Slicer 活性切割转座子 mRNA。转座子在发生转座过程中，从基因组的一个位置转移到另外一个位置，可能使某个基因受到损伤。piRNA 能够对转座子 mRNA 进行切割，以此保护生殖细胞基因组免受转座子的有害影响。除了在转座子沉默中发挥作用外，不同生物体中的 piRNA 还参与细胞基因的调控。

（4）长非编码 RNA　长非编码 RNA（lncRNA）是一类长度超过 200 个核苷酸的 RNA。lncRNA 具有典型蛋白质编码转录本的若干特征，如 5′ 端帽、poly（A）尾和内含子。lncRNA 参与多种生物过程的调节，包括转录、翻译、表观遗传修饰、细胞周期和细胞分化等，也是近年来的研究热点，尤其是在癌症相关研究方向。与前三种非编码 RNA 相比，lncRNA 具有多种基因调控机制。在细胞核中，lncRNA 通过控制局部染色质结构、影响 RNA 剪接、向特定位点募集调节分子等方式来调节基因表达。在细胞质中，lncRNA 与其他类型的 RNA 相互作用，影响包括 mRNA 稳定性、mRNA 翻译或 miRNA 的功能等。

本章小结

基因是遗传的基本单位，是 DNA 或 RNA 中编码基因产物的核苷酸序列，大部分生物体以 DNA 为基因的载体，也有一些生物体以 RNA 为基因的载体。原核基因结构总体上可以分为启动区、转录区和终止区三大组成部分。原核生物基因组较小，结构简单，基因组内核苷酸序列大多数用于编码蛋白质以及 tRNA、rRNA 等，仅含有少量的非编码序列，通常构成调控元件。真核基因在 DNA、pre-mRNA 和 mRNA 三个层次的结构组成不同。在 DNA 水平，基因结构包括启动子、转录区和终止子 3 个部分。真核生物的基因含有内含子和外显子，形成断裂基因。真核生物基因组由染色体基因组和细胞器基因组组成，几乎全部遗传信息都位于染色体基因组，细胞器的 DNA 基因仅占极小比例。真核基因组含有大量的非编码 DNA 序列，非编码 DNA 占比大于编码 DNA。

基因表达产物通常是蛋白质，但是某些非蛋白编码基因（如 tRNA、rRNA、snRNA 等）的表达产物是功能性 RNA。基因表达包括转录和翻译两个阶段。转录是指遗传信息从 DNA 转移到 RNA 的过程，它不仅是基因表达重要的第一步，也是实现基因表达调控的关键阶段。翻译是指以转录获得的 mRNA 为模板，把核苷酸三联体形式排列的遗传密码子翻译成蛋白质多肽链的氨基酸序列的过程，它是基因表达的最终目的。

原核生物基因表达过程可以分为 4 个阶段：DNA 转录、转录后加工、RNA 翻译和翻译后加工。相应地，基因表达的调控也发生在这 4 个阶段，涉及不同的调控因子。转录阶段的调控是最直接有效的，对最终表型的影响最大，转录后的一系列调控属于微调，是对转录水平调控的补充。原核基因表达调控的方式主要有以下几种：操纵子的调控、调节蛋白的调控、DNA 成环的调控。真核生物基因表达的过程包括转录、转录后加工、成熟 mRNA 的运输、mRNA 的翻译和翻译后加工 5 个步骤。真核生物首先在细胞核中合成 pre-mRNA，经过剪接等加工成成熟的 mRNA 之后再运输到细胞质中进行翻译。转录阶段的调控是真核基因表达最直接有效的调控。真核基因转录调控的要素包括 RNA 聚合酶、顺式作用元件和反式作用因子。

思考题

1. 原核基因和真核基因结构上有哪些差异？
2. 原核基因组和真核基因组有哪些异同？
3. 什么是编码链？什么是模板链？基因表达的两个主要步骤是什么？
4. 简述原核生物 RNA 聚合酶和真核生物 RNA 聚合酶各自的组成和特点。
5. 简述真核生物的翻译过程。
6. 一个基因的单碱基发生突变，产生的蛋白质可能发生哪些变化？
7. 简述乳糖操纵子的正负调控机制。
8. 何为核糖开关？解释其调控机制。
9. 原核基因表达调控和真核基因表达调控有哪些差异？
10. 简述真核生物在转录后水平的基因表达调控方式。

第十章
基 因 工 程

1. 掌握基因工程的概念、历史和研究意义。
2. 掌握核酸的提取与纯化,目的基因的获得,载体构建技术及原理。
3. 掌握外源基因导入受体细胞的方法(微生物、动物、植物)。
4. 外源基因导入不同受体细胞的原理及方法。

基因工程是生物化学与分子生物学领域的交汇点,它代表了现代生物科技的前沿。基因工程使我们能够在基因水平进行精准的操作,探索生命的奥秘并引领着生物科学的发展。利用基因工程技术,我们能够进行基因的插入、删除、修饰等操作,不仅可以创造新型生物体,研发出更高效、可持续的生物产物,也能开启医学、农业、食品营养等领域的崭新篇章。

第十章思维导图

第一节　概述

基因工程是遗传学发展到一定阶段的必然产物,随着 DNA 是遗传物质被研究确认,DNA 分子结构被解析,DNA 中的遗传密码被破译,以及 DNA 连接酶、DNA 限制性内切酶等系列工具酶的发现,生物科学研究自然而然地发展到以 DNA 为操作对象的阶段,现代分子生物学技术——基因工程也随之诞生。简而言之，基因工程是一种可以按照科学家的意愿设计、改造和组建生物品种的生物技术。基因工程虽然问世不久，但其惊人的发展速度和旺盛的生命力，已然对自然界和人们的生活产生了深远的影响。

一、基因工程的概念

基因工程是通过基因操作，将目的基因或 DNA 片段与合适的载体连接，通过物理、化学、生物等手段将其转入生物细胞，通过目的基因或 DNA 片段在细胞内表达，使转基因细胞或者转基因生物体获得新的遗传性状的操作。

基因工程通常包含必不可少的三大要素：供体（目的基因或 DNA 片段）、载体（与供体结合，帮助供体转入目标细胞）、受体（目标细胞）。因而，基因工程的操作也同样可以笼统地分为三大过程：供体的获取、载体的构建与转化、受体的制备与培养。

广义的基因工程被定义为 DNA 重组技术的产业化设计与应用，包括上游技术和下游技术两部分。上游技术主要包括供体的获取、载体的构建与转化；下游技术则主要涉及受体的制备，以及包含外源基因的重组细胞（植物、动物、微生物）的大规模培养以及表达产物的分离纯化等过程。因此，广义上的基因工程更倾向于工程学的范畴，基因只是操作的特定对象和目标。上游的设计必须严谨简洁，从而为下游的实现提供基础，下游技术则是上游设计得以实施和体现的技术保证，二者形成一个有机的整体，缺一不可。

基因工程原称遗传工程。遗传工程拥有比基因工程更广泛的内涵，遗传工程指所有可以改变生物遗传性状的技术，杂交育种、染色体工程、细胞工程等都属于遗传工程的范畴。

有时人们也把基因工程称为基因操作、基因克隆，但严格来说基因操作、基因克隆与基因工程的定义还是有很大差异的。基因操作泛指对基因进行酶切、连接、转化等分子生物学操作，是基因工程的技术基础。基因克隆则更多指通过对目的基因进行分离、扩增、测序等技术操作，获得供体，完成载体的构建与转化，并不涉及后续的细胞增殖，性状改良，显然是隶属于基因工程的一部分。

基因工程使受体性状定向改良得以实现，打破了生物种属间不可逾越的鸿沟，突破了常规杂交育种难以克服的技术难题，极大缩短了育种的周期，降低了广大育种工作者的工作难度。

二、基因工程的发展历史

基因工程是遗传学发展到一定阶段的必然产物，因此回顾基因工程的发展历史，必然要从人们对基因的认识历程开始。人们对基因认知历程可以追溯到孟德尔遗传定律的提出，1857—1864 年，孟德尔发现遗传因子独立分配率，并首次提出遗传因子（hereditary factor）

的概念，从此以后，豌豆也在人类科学史中拥有了特殊的地位。1909 年，丹麦生物学家 W.L.Johannsen 根据希腊语，在《精密遗传学原理》一书中首次提出"GENE"一词。1915 年美国著名遗传学家摩尔根以果蝇为研究对象，通过对果蝇眼睛颜色、翅长、体色、刚毛性状、复眼数目等性状的长期观察，提出遗传性状的连锁定律，并创立遗传的染色体理论（chromosomal theory of inheritance）。美国著名微生物学家 O.T.Avery 与其合作者 1944 发表的关于细菌转化的研究报告，则首次证明基因的化学本质是 DNA 分子，而不是蛋白质或 RNA，这在当时的学界引起轩然大波。在此后的十年内，DNA 分子如何精确地将遗传信息从亲本传递到子代，成为了让所有生物学家都为之着迷的问题。直至 1953 年，J.D.Waston 和 F.H.Crick 创造性地提出了 DNA 双螺旋结构模型，这个问题才开始逐步被科学家揭开神秘的面纱。在此之后的基因研究进入了突飞猛进的阶段。在 DNA 双螺旋结构提出 5 年后，生物学上最重要的中心法则被 F.H.Crick 提出，DNA、RNA 和蛋白质三者之间的关系被清晰描述，虽然后来科学家们发现 RNA 和蛋白质在某些病毒中同样可以作为遗传信息的载体，但这些发现都是对中心法则的进一步完善。同样在这个时期，遗传密码——三联体密码子的破译工作也取得了突破性的进展，这为基因工程的诞生与发展打下了坚定的基础。基因工程的本质之一是科学家对基因表达的人为操控，因此基因表达模式、调控模式的揭秘同样是基因工程诞生和发展的必要基础。1961 年法国生物学家 F. Jacob 和 J.Monod 提出操纵子模型，用以解释大肠杆菌中酶合成的调控情况，并随后对此模型进行了大量的深入研究和修正工作，这些工作极大地丰富了人们对基因结构、表达和调控的认知。1965 年，F.Jacob、J.Monod 由于在基因调控领域的杰出贡献，获得了诺贝尔生理学和医学奖。

　　如果说上述的基础理论解决了什么是基因，基因如何携带遗传信息，如何进行表达调控等分子机制，那么 DNA 的提取分离、DNA 片段的切割与连接、DNA 重组分析导入受体细胞的程序等技术问题的解决则为基因工程的诞生补上了最后的短板。20 世纪 70 年代对于生物学家有着特殊的意义，在这个时期，科学家们完成了 DNA 提取分离，发现了限制性内切酶和 DNA 连接酶，并建立了经典的 42℃大肠杆菌热激转化法，自此，基因工程诞生的所有条件均已齐全。1972 年，美国科学家 Berg 和 Jackson 等成功将猿猴病毒 SV40 基因组 DNA、大肠杆菌 λ 噬菌体基因以及大肠杆菌乳糖操纵子在体外重组获得成功。1973 年，美国斯坦福大学的 Cohen 和 Boyer 等在体外成功构建出含有四环素和链霉素两个抗性基因的重组质粒分子，将之转入大肠杆菌后，该重组质粒得以稳定复制，并赋予受体细胞相对应的抗生素抗性，由此宣告了基因工程的诞生。不久，28 岁的风险投资人 Robert Swanson 敏锐地意识到 Cohen 和 Boyer 的研究潜在的巨大商机，与 Boyer 共同创立了全球第一家生物技术公司——Genentech 公司。时至今日，Genentech 依然是医药领域的巨头。而率先完成了重组试验的美国科学家 Berg 则与两位发明了 DNA 测序技术的科学家 Walter Gilbert 和 Frederick Sanger 一起获得了 1980 年的诺贝尔化学奖。随之基因测序技术的诞生与高速发展，为现代基因工程的腾飞插上了翅膀。

在基因工程发展的初期，科学家们已经敏锐地察觉到这项工作将与人类的健康密切相关，1978 年 Genentech 公司开发出利用重组大肠杆菌合成人胰岛素的先进生产工艺，揭开了基因工程产业化的序幕。从此之后数以百千计的新型基因工程药物不断问世，基因工程技术极大的推动了生物医药的发展，同时也促进了传统发酵工程向现代微生物工程的转变。

基因是基因工程的基础，在研究初期，科学家并没有高效获得基因序列的方法，只能通过化学法人工合成短的 DNA 片段，再通过 DNA 连接酶将合成的片段连接得到完整的 DNA 序列，Genentech 公司早期的产品均是这种策略产生的。虽然 1974 年，斯坦福大学医学院的 David S. Hogness 团队在 1974 年发明了 DNA 文库（DNA library）技术，加州大学洛杉矶分校的 Winston Salser 团队在 1976 年建立了 cDNA 文库（cDNA library）技术，但真正使得基因研究变得更为便利的是 Kary B.Mullis 等在 1986 年发明的聚合物链式反应（polymerase chain reaction，PCR），Mullis 也因此项发明与发明了定点突变技术（oligonucleotide-based, site-directed mutagenesis）的加拿大科学家 Michael Smith 一起获得了 1993 年的诺贝尔化学奖。

20 世纪 80 年代以来，基因工程开始向高等动植物的遗传性状改良以及人体基因治疗方向发展。通过在植物细胞中表达目的基因，使得植物获得特殊的抗性或改善其营养品质等，例如，已经上市的抗除草剂大豆、抗棉铃虫棉花、抗番木瓜环斑病毒的番木瓜等。有的转基因植物则是将植物作为与微生物类似的生物工厂，生产药用蛋白产物，例如，用烟草表达人血清蛋白等。在动物体内表达外源基因的目的与植物类似，例如 2009 年批准了由转基因山羊乳腺表达的抗血栓药物 Atryn（antithrombin）上市，2015 年美国批准了快速生长的转基因三文鱼上市等。

表 10-1　基因工程发展大事纪

年	人物	事件
1857—1864	孟德尔	提出孟德尔遗传定律
1909	W.L.Johannsen	提出 "gene" 一词
1915	摩尔根	创立遗传的染色体理论
1944	O.T.Avery	首次证明基因的化学本质是 DNA 分子
1953	J.D.Waston 和 F.H.Crick	提出 DNA 双螺旋结构模型
1958	F.H.Crick	提出中心法则
1961	F. Jacob 和 J.Monod	提出大肠杆菌操纵子模型
1972	Berg 和 Jackson	SV40 基因组 DNA、大肠杆菌 λ 噬菌体基因以及大肠杆菌乳糖操纵子在体外重组
1973	Cohen 和 Boyer	成功构建含有四环素和链霉素两个抗性基因的重组质粒
1978	Genentech 公司	利用重组大肠杆菌合成人胰岛素
1986	Kary B.Mullis	PCR（polymerase chain reaction）扩增技术问世

三、基因工程的研究意义

如果说世界在蒸汽机的轰鸣声中步入了工业革命的时代，那么伴随着基因工程的迅猛发展，"21世纪是生命科学的时代"这句话则成为越来越多人的共识。由基因工程引发的现代发酵工程革命、现代医学革命、绿色农业革命，以及由此推动衍生出的食品工业领域、能源化工领域、环境保护领域等诸多领域的变革，都在向人们透露出强烈的信号，基因工程已经与我们的日常生活息息相关，同时极大促进与改变了我们的生活。

第二节　基因工程技术

一、核酸的提取与纯化

核酸分为脱氧核糖核酸（DNA）和核糖核酸（RNA）两大类，核酸的提取和纯化是基因工程操作中最基础的工作之一，也是开展基因克隆、功能分析的前提。我们下面将从基因组 DNA 的提取、RNA 的提取以及质粒 DNA 的提取三方面进行介绍。

1. 基因组 DNA 的提取

最早的 DNA 提取工作是在 1869 年，由瑞士医生 Friedrich Mischer 完成。Friedrich 在研究白细胞化学成分的过程中发现了一种溶于弱碱性溶液，但加入酸中和时就会沉淀的酸性物质，该物质难溶于乙酸、稀盐酸和氯化钠溶液中，由于该物质来源于细胞核，他将其称之为核素（nuclein），也就是后来我们所说的 DNA。时至今日，DNA 的提取已经成为生命科学领域最基础的试验之一。从细胞中提取 DNA，首先应该裂解细胞，使细胞内的物质释放到溶液中，然后将其中的蛋白质、多糖、RNA 等物质去除，最后沉淀获得较为纯净的基因组 DNA。根据实验材料（动物、植物、微生物）和供试组织的不同，基因组 DNA 的提取方法有所不同，在提取某种特定的实验材料的基因组 DNA 时，必须参照文献和经验，选择适当的提取方法。

以植物组织为例，植物总 DNA 的提取通常采用 CTAB 法。CTAB 全称十六烷基三甲基溴化铵，是一种阳离子去污剂，具有从低离子强度溶液中沉淀核酸与酸性多糖的特性。在高离子强度的溶液中（>0.7mol/L NaCl 溶液），CTAB 与蛋白质和多聚糖形成复合物，只是不能沉淀核酸。通过抽提去除蛋白质、多糖、酚类等杂质之后，加入乙醇或异丙醇即可通过离心使 DNA 被分离沉淀出来，最后加入无菌水溶解即可。

2. 核糖核酸的提取与纯化

RNA 的提取纯化也是基因工程的基本操作之一，与 DNA 提取过程不同的是，RNA 更容易被 RNA 酶污染导致降解，因此在 RNA 提取的过程中需要非常注意保证 RNA 的完整性。为达成这个目标，提取 RNA 所用的试剂耗材，均需要经过灭活 RNA 酶的处理才能使用。由于人的皮肤、唾液、汗液中均存在 RNA 酶，因此，提取 RNA 的过程中要求操作者全程佩戴手套和口罩。对于实验过程中所用到的研磨等器皿需在 200℃ 的高温烘箱中放置 2h 以上，而对于不能高温烘烤的耗材（如枪头、离心管等），则可用 0.1% 的焦炭酸二乙酯（DEPC）溶液处理过夜，高压灭菌后使用。虽然提取 RNA 的方法很多，但使用最广泛的提取总 RNA 的方法是使用 Trizol 进行 RNA 提取。Trizol 主要由苯酚和异硫氰酸胍组成，适用于绝大多数生物材料。总 RNA 中绝大多数是 rRNA 和 tRNA，用于基因克隆的 mRNA 在总 RNA 中的比例并不高，利用 mRNA 在 3′ 末尾带有一个 poly（A）尾的特性，科学家们设计出了利用碱基配对原理，通过 Oligo（dT）– 纤维素或 poly（U）– 琼脂糖凝胶亲和层析分离出 mRNA 产品。

3. 质粒 DNA 的提取与纯化

质粒（plasmid）是一类天然存在于细菌和真菌细胞中，独立于染色体 DNA 且自主复制的共价、闭合、环装双链 DNA 分子（covalently closed circular DNA），也称 cccDNA。虽然绝大多数质粒是双链闭合环装 DNA 分子，但有些质粒是线性 DNA。质粒并非宿主生长所必需，但它可以使宿主具有某些抵御外界环境因素的能力，如抗生素的抗性、重金属离子的抗性、细菌毒素的分泌等。野生质粒通常具有以下特性：自主复制性、可扩增性、可转移性、不相容性。自主复制性指质粒 DNA 拥有自己的复制起始位点，可以摆脱宿主染色体 DNA 复制调控系统进行自主复制；可扩增性指一个细胞中在某些情况下可以累积上百个质粒拷贝；可转移性指天然条件下，许多野生型质粒可通过细菌结合作用从一个宿主细胞转移到另一个宿主细胞或另一种宿主菌中；不相容性指具有相同或相似复制子结构及其调控模式的两种不同的质粒不能稳定共存于同一受体细胞内。科学家根据实验需求，将野生质粒改造成许多具有特定功能的不同质粒。按照功能和用途的不同，人工构建的质粒可分为以下几类：克隆质粒（通常用于克隆和扩增外源基因）、测序质粒（通常为多拷贝质粒，拥有多克隆接头序列）、整合质粒（拥有噬菌体整合酶编码基因及其整合特异性位点序列，可准确的将目的基因整合在受体细胞染色体 DNA 的特定位点处）、穿梭质粒（拥有两套亲缘关系不同的复制子及相应的选择性标记基因，可在两种不同种属的受体细胞中复制并遗传）、探针质粒（专门用于筛选目的基因的表达调控元件）、表达质粒（主要用于外源基因在受体细胞中高效表达）。

碱裂解法从大肠杆菌中提取质粒，是基因工程中的常规技术。碱裂解法制备质粒需要用到三种溶液，溶液Ⅰ的组成主要是葡萄糖、三羟甲基氨基甲烷（Tris–HCl）和乙二胺四乙酸（EDTA），主要作用是抑制 DNase 的酶活性，悬浮大肠杆菌；溶液Ⅱ的组成是 NaOH 和十二烷基硫酸钠（SDS），其作用主要是破碎大肠杆菌细胞，使 DNA 游离到溶液中；溶液Ⅲ的成分是乙酸钾和乙酸，溶液Ⅲ加入后，钾离子置换出 SDS 中的钠离子，生成不溶性的十二烷基硫酸钾，被 SDS 结合的大量蛋白质也随着置换反应一并沉淀，基因组 DNA 本身由于分子质量巨大，也随着一并沉淀下来，质粒 DNA 由于分子质量小，则不会被沉淀下来。用琼脂糖电泳鉴定质粒 DNA 时，通常可以看到三条带，分别对应线性质粒、超螺旋质粒和开环质粒三种形态，其中超螺旋质粒电泳速度最快。

二、目的基因的获得

1. PCR 技术原理

提起目的基因的获得，不得不从 PCR 技术开始讲起。PCR 技术，全称为聚合酶链反应（polymerase chain reaction），由 Getus 公司的穆勒斯（Kary Mullis）在 1986 年发明。这项技术同样是现代基因工程的基石之一，利用这项技术，可以从痕量的 DNA 样品中特异性快速扩增某一区域的 DNA 序列，从而完成目的基因的获得。

PCR 技术的实质是根据生物体内 DNA 的复制原理，在体外合成 DNA 的反应。PCR 的顺利进行需要 DNA 单链模板、引物、DNA 聚合酶、4 种三磷酸脱氧核苷酸（dNTP）以及缓冲体系的参与，其主要过程包括三个反应步骤：

（1）将待扩增的双链 DNA 加热变性，形成单链模板。

（2）两条单链模板分别与两条单链 DNA（引物）退火。

（3）DNA 聚合酶从两个引物的 3′羟基端按照模板合成新生 DNA 双链。

这三步组成了一轮完整的 PCR 反应，重复上述操作 N 次，理论上就可以从一分子的双链 DNA 扩增至 2^n 个分子，即呈现指数级扩增。

变性是 PCR 扩增的第一步，充分的变性是 PCR 反应顺利进行的基础。当整个反应体系被加热至 94℃左右并保持一定时间后，双链模板 DNA 间的氢键断裂解离为单链 DNA。单链 DNA 与引物的结合过程被称为退火，当温度从 94℃骤降至 50~60℃时，引物与模板 DNA 互补序列结合，退火温度的高低主要由引物中的 GC 含量决定，退火温度过高或过低均不利于 PCR 反应的进行。延伸是指在 DNA 聚合酶作用下，以 DNA 为模板，4 种 dNTP 为原料，按照碱基互补配对原则，使得 DNA 链按照 5′→3′不断延伸，合成一条新的与模板 DNA 链互补链的过程。

DNA 聚合酶是 PCR 反应的核心，耐热性 DNA 聚合酶的发现，使得 PCR 扩增特异性 DNA 片段成为可能。由于这种 DNA 聚合酶在高温下仍具有活性，因此在 PCR 反应中，只需要在反应最初加入 DNA 聚合酶，而不必要每次高温变性后再添加酶。耐热性 DNA 聚合酶一般源自耐热菌，至今已经发现有 *Taq* DNA 聚合酶、*Tf1* DNA 聚合酶、*Tth* DNA 聚合酶、*Tli* DNA 聚合酶、*Pwo* DNA 聚合酶、*Pfx* DNA 聚合酶、*Pfu* DNA 聚合酶等。根据这些酶的特性可分为三类。第一类酶具有 5′→3′聚合酶活性，不具备 3′→5′外切核酸酶活性，这类酶催化合成 DNA 延伸的能力较强，克隆产生的 PCR 产物具有 3′–A 末尾，可直接进行 TA 克隆，但由于缺少 3′→5′外切核酸酶活性，因此不能纠正 PCR 过程中出现的碱基错配，没有修复功能，保真度较低，一般用于较短片段的扩增或转基因样品的鉴定。Taq DNA 聚合酶属于这个种类，也是最常用的 DNA 聚合酶。第二类酶同时具有 $5' \to 3'$ 聚合酶活性和 $3' \to 5'$ 外切核酸酶活性，外切核酸酶的活性使得这类酶可以纠正 DNA 扩增过程中发生的碱基错配，对 PCR 产物有修复功能，错误率较低，保真性高，也就是我们日常使用的高保真酶，这类酶产生的 PCR 产物是平末端的，不能直接用于 TA 克隆，*Pfu* DNA 聚合酶、*Tli* DNA 聚合酶和 *Pwo* DNA 聚合酶均属于这类酶。第三类酶与第一类酶类似，不同的是这种酶具有反转录功能，能以 RNA 为模板，合成 cDNA，*Tth* DNA 聚合酶和 *Tfl* DNA 聚合酶均属于这类酶。

PCR 成功的关键因素除了选择合适的 DNA 聚合酶以外，选择高质量的 DNA 模板及设计合适的 PCR 引物是关键。PCR 的模板可以是 DNA，也可以是 mRNA、cDNA 等，对于 PCR 反应而言，模板中残留蛋白质、色素、多糖、多酚或其他来源的 DNA 污染，均会影响目的基因的扩增，或导致非特异条带产生。引物决定了 PCR 产物的特异性、扩增长度和退火温度。一般而言，引物长度在 16～35bp，引物长度太短无法保证 PCR 扩增的特异性，太长则需增加退火的时间以保证引物与模板 DNA 的充分结合。引物中的 GC 含量要求在 40%～60%，CG 含量太低会导致最适退火温度较低，影响 PCR 产物特异性，GC 含量过高则不利于引物与模板的结合。另外设计引物的过程中需要尽量避免多个相同的碱基连续存在，上下游引物间尽量不要产生引物二聚体，同时需要保证引物对于扩增目的基因的特异性。另外，我们在采用 PCR 的方式对目的基因两端引入酶切位点时，这些人工添加的序列一般选择加在引物的 $5'$ 端。

2. 常用的 PCR 技术

基于以 PCR 技术的基本原理，科研工作者开发出了很多不同功能的 PCR 技术。

（1）反转录 PCR　又称作 RT-PCR，是建立在 RNA 反转录反应基础上的 PCR 技术。该方法通常以 mRNA 为模板，在单链引物和反转录酶的催化下，合成 cDNA 与 RNA 的杂合链。在高温下杂合链分离为 DNA 单链和 RNA 单链，加入 DNA 聚合酶和特异性引物后，可进行正常的 PCR 反应扩增目的基因。

（2）加端 PCR　该方法是指设计的引物中除了与模板匹配的碱基之外，在引物的 $5'$ 端加上若干碱基，这些碱基可以是带有酶切位点的 DNA 序列，也可以是用于同源重组的载体序列。

（3）巢式 PCR　巢式 PCR 包括两轮 PCR 反应，第一轮 PCR 使用一对位于模板的外侧的引物，称为外引物，第一轮 PCR 是 15～20 个循环的标准扩增。将第一轮 PCR 产物稀释 100～1000 倍作为模板进行第二轮 PCR，第二轮 PCR 引物往往位于同一模板的外引物内侧，称为内引物。这种 PCR 扩增手段主要是为了提高 PCR 产物的特异性。

（4）重叠延伸 PCR　同样由两轮 PCR 构成，其目的是为了在目的基因中引入人工突变。第一轮 PCR 用加端 PCR 的方法将人工突变位点引入 PCR 产物，第二轮 PCR 的目的是为了将两个分段的 PCR 产物连接成完整且含有人工突变位点的目的基因。

（5）RACE PCR 技术　是综合上述各种 PCR 方法，以 mRNA 为初始模板，以逆转录酶合成 cDNA 第一链，最终以 PCR 技术克隆扩增双链 DNA 分子的技术，这项技术的特点是

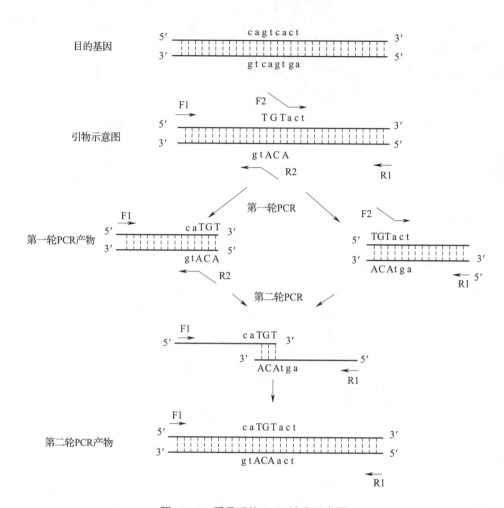

图 10-1 重叠延伸 PCR 技术示意图

可以获得完整的 5′-UTR 或 3′-UTR 区域的完整序列。我们知道一个完整的 mRNA 序列拥有 5′
端帽子结构和 3′端的 poly（A）尾，普通的 PCR 克隆技术很难获得完整的 UTR 区域的 DNA 序
列。RACE 技术的总体思路是首先从已知序列的 3′端和 5′端实施双向 PCR，然后将这两端含
有重叠序列的 3′-RACE 和 5′-RACE 产物进行重叠延伸 PCR，由此获得全长 cDNA；或者依据
RACE 产物的序列信息，设计扩增全长 cDNA 的引物扩增全长。RACE 技术分为 3′-RACE 和 5′-
RACE。3′-RACE 操作较为简单，利用 cDNA 具有 3′端 poly（A）尾的特性，设计含有多个"T"
的引物，并在此引物的 5′端加上一段接头序列，用这条引物进行反转录，在已知序列区域设计
上游引物，下游引物设计在 oligo（dT18）的接头处，以此进行 PCR 扩增反应，最后利用巢式
PCR 增加产物的特异性，完成克隆。

5′-RACE 比 3′-RACE 的操作更为复杂，这是由 mRNA 的 5′端帽子结构决定的。经典
的 5′-RACE 技术利用的是"去帽法"原理。总 RNA 中存在的 RNA 可分为两类，一类是
拥有帽子结构的 mRNA，一类是 mRNA 的降解产物，rRNA、tRNA 这些不具有帽子结构。

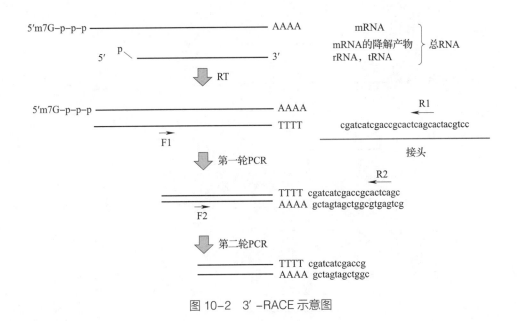

图 10-2　3′-RACE 示意图

首先用 CIAP 处理总 RNA，去掉 mRNA 的降解产物，rRNA 和 tRNA 的 5′端的磷酸基团，完整的 mRNA 由于 5′端被帽子结构保护，不能作为 CIAP 的底物，由于 T_4-RNA 连接酶发挥作用需要 RNA 的 5′端具有裸露的磷酸基团，因此 CIAP 处理后，T_4-RNA 连接酶不能将接头加在 mRNA 的降解产物、rRNA 和 tRNA 的 5′端。接下来用 TAP 处理样品，去掉 mRNA 的 5′-帽子结构；然后使用 T_4-RNA 连接酶将 5′-RACE 接头连接到 mRNA 的 5′端，进行反转录；最后利用接头序列作为上游引物，在基因的已知区域设计特异性的下游引物进行巢式 PCR 扩增，从而获得特异性强的目的基因。

3. 获取基因信息的途径

1985 年，美国科学家率先提出人类基因组计划，该计划于 1990 年正式启动，美国、英国、法国、德国、日本、中国科学家共同参与了这一计划，伴随着这一计划的完成，以及高通量测序技术的迅速发展，基因工程进入了一个新的时代。早期的基因工程，获得目的基因的序列是一件充满挑战性的工作，而测序技术的普及大大降低了这项工作的难度。2019 年底新型冠状病毒（COVID-19）爆发 1 个月后，其基因组序列就被我国科学家破译，这就是高通量测序技术迅猛发展的一个缩影。NCBI 是目前最大的储存各种基因碱基信息的公共数据库，在这里科研工作者可以寻找到几乎全部已经发表文章的测序信息。

4. 化学合成法

如果我们已知基因的全部序列信息，则可以利用化学合成法直接合成。随着核酸有机化学技术的发展，目前已经可以利用 DNA 自动合成仪合成不超过 50 个碱基的，任何特定序列的 DNA 单链，一方面这种化学合成的 DNA 单链可以做为引物、探针或接头使用；另一方面，由序列部分互补或全互补的一套寡聚核苷酸单链样品，通过彼此退火可以直接装配成双链

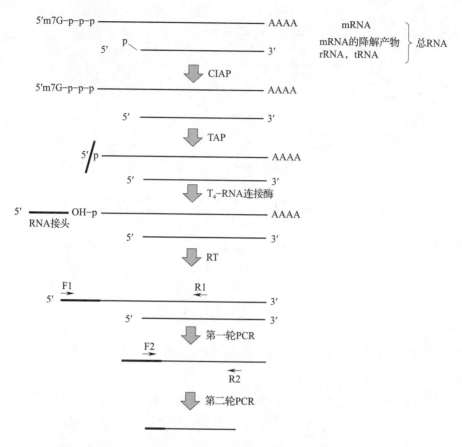

图 10-3　5′–RACE 示意图

DNA 片段或基因。化学合成目的基因的一个巨大的优势是可以在不改变编码产物的前体下，更换密码子的碱基组成，从而大幅提高真核生物基因在原核生物受体细胞中的表达水平。

目的基因化学合成的实质是双链 DNA 的合成。对于较小的基因或者 DNA 片段，可以分别合成两条互补单链，直接退火即可完成；对于合成大于 300bp 的目的基因，则需要采用一些特殊的策略提高成功率，主要有三种方法（图 10-4）。

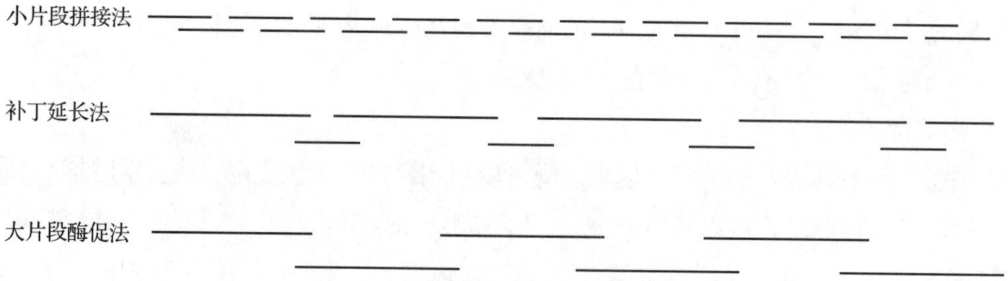

小片段拼接法　————　——　——　——　——　——　——　——　——

补丁延长法　————　　————　　————　　————

大片段酶促法　————　　　————　　　————

图 10-4　三种基因化学合成策略示意图

① 小片段拼接法：将带合成的目的基因分成若干小片段（12~15bp），两条互补链分别设计成交错覆盖的两套小片段 DNA，分别化学合成后，退火形成双链大分子，由于互补序列的存在，各片段会自动排序，最后用 T₄-DNA 连接酶修复缺口即可。这种方法的优点是 DNA 片段较小，回收率高，缺点是退火时容易发生错配。

② 补丁延长法：将目的基因的一条链分成 40~50bp 的片段，另外一条链则设计成与上述大片段交错互补的小片段，也就是所谓的补丁，补丁长度约 20bp，用 Klenow 酶将空缺部分补齐，最后用 T₄-DNA 连接酶修复缺口。这种方法既可以减少寡聚核苷酸片段合成的工作量，也可以保证互补序列的长度，是目前基因化学合成中常用的策略。

③ 大片段酶促法：将目的基因两条链均分成 40~50bp 的单链 DNA 片段，分别进行化学合成，然后用 Klenow 和 T₄-DNA 连接酶修补缺口。这种方法虽然需要合成较大片段的 DNA 单链，但比较适合较大目的基因的合成。

三、载体构建技术

载体构建技术在基因工程中的重要性不言而喻，而各种工具酶和 PCR 技术则在载体构建中处于核心地位。

1. 限制性内切酶

细菌中已经发现了上千种限制性内切酶，根据其性质不同可分为三大类。其中Ⅱ类限制性核酸内切酶预期所对应的甲基化酶是分离的，不属于同一酶分子，而且由于这类酶的识别切割位点比较专一，因此广泛用于 DNA 重组。Ⅰ类和Ⅲ类酶严格来说应该称为限制－修饰酶，他们的限制性核酸内切酶活性及甲基化活性都作为亚基的功能单位包含在同一酶分子中。

Ⅱ类限制性内切酶由 Smith 等于 1968 年在流感嗜血杆菌 d 型菌株中首次鉴定。该类酶相对分子质量较小，其双链 DNA 的识别和切割活性仅需 Mg²⁺，且识别和切割位点的序列大都具有严格的特异性，因此在 DNA 重组实验中被广泛使用。多数Ⅱ类限制性内切酶的识别序列为 4~8 对碱基，且具有回文结构。例如，EcoR1 的识别序列为 5′-GAATTC-3′，识别序列的反向互补序列也同样是 5′-GAATTC-3′。根据切割产物末端的不同Ⅱ类限制性内切酶的切割方式一般分为两类，一类是产生黏性末尾的Ⅱ类限制性内切酶，一是产生平末端的限制性内切酶。具体如图 10-5 所示。

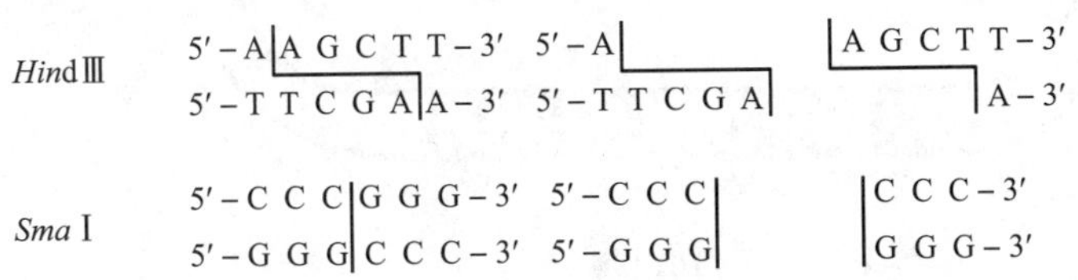

图 10-5　DNA 限制性内切酶酶切位点示意图

2. 限制性内切酶——T₄-DNA 连接酶体系

科学家使用相同的 Ⅱ 型限制性内切酶处理目的基因与受体序列，使二者产生相同的黏性末端，然后通过 T₄-DNA 连接酶将二者连接成为一个整体。与限制性核酸内切酶不同，DNA 连接酶广泛存在于各种生物体内，其催化的基本反应形式是将 DNA 双链上相邻的 3′羟基和 5′磷酸基团共价缩合成 3′，5′- 磷酸二酯键，是将原来断开的 DNA 缺口重新连接起来，因此它在 DNA 复制和修复以及基因工程载体构建过程中均发挥重要作用。T₄-DNA 连接酶由 T₄ 噬菌体基因编码，分子质量为 62ku，它的功能包括：修复双链 DNA 上的单链缺口，连接 DNA-RNA 杂交双链上的 DNA 链缺口或 RNA 链缺口，连接完全断开的两个平末端 DNA 分子。T₄-DNA 连接酶在基因工程中的作用方式如下所示。使用这种方法进行基因操作也存在一些局限性，以图 10-6 为例，如果目的基因中存在 $Hind$ Ⅲ 和 EcoR Ⅰ 酶切位点，则不能选择这两种限制性内切酶进行酶切操作，这种情况一定程度上限制了 T₄-DNA 连接酶介导的双酶切连接的应用。

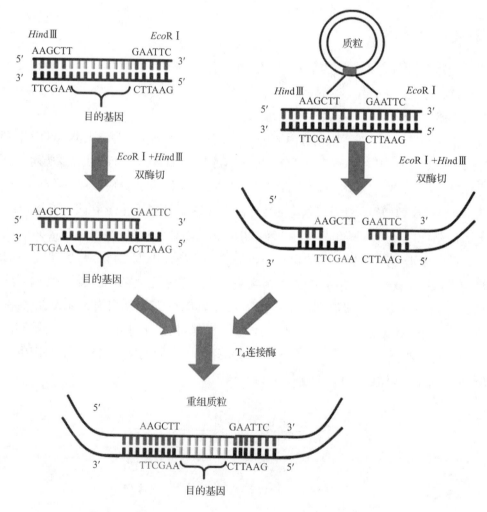

图 10-6　限制性内切酶——T₄-DNA 连接酶体系作用示意图

3. 其他克隆连接体系

除限制性内切酶——T$_4$连接酶参与的基因操作外，还有一些其他的酶可用于连接操作，例如，Golden Gate Assembly 体系、Gateway 体系、Gibson Assembly 体系等。Golden Gate Assembly 体系采用的是ⅡS型限制酶（如 *Bsa* I）切割 DAN，他们与限制性内切酶类似，同样具有特异的识别位点，不同于限制性内切酶的是ⅡS型限制酶的切割位点并非位于识别位点区域，而位于识别位点之外。以 *Bsa* I 是基因编辑中最常用的内切酶，其识别位点为 5′–GGTCTC–3′，如图 10-7 所示，其切割位点则位于该识别位点以外。

利用 *Bsa* I 的限制性外切酶的切割特性，既可以设计出与限制性内切酶类似的载体（图 10-8），也可以设计出无缝克隆的载体构建方式（图 10-9）。这里的无缝克隆是指构建成功的载体中不存在构建构成中使用的 *Bsa* I 酶切位点。

Bsa I　5′–G G T C T C (N)$_1$–3′
　　　　5′–C C A G A G (N)$_5$–3′

图 10-7　*Bsa* I 酶切位点示意图

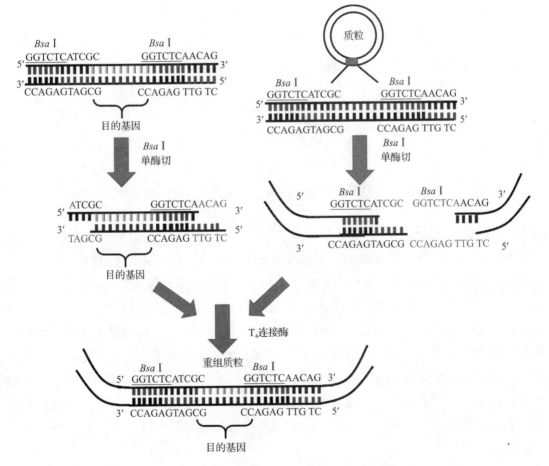

图 10-8　Golden Gate Assembly 体系作用示意图

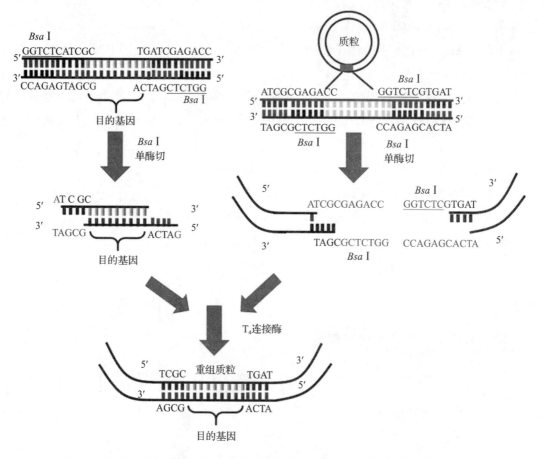

图 10-9　基于 Golden Gate Assembly 体系的无缝克隆示意图

Gateway 克隆技术由 Invitrogen 公司开发，其反应的实质是噬菌体感染细菌时发生的整合和切割重组反应的体外版本。在噬菌体感染细胞的过程中会发生 DNA 整合切割重组的过程，这些反应由噬菌体和细菌基因组上的重组位点 attP 和 attB 促进。由于 attP 和 attB 位点间的重组，噬菌体可以整合到细菌基因组上，并形成两个新的重组位点（attL 和 attR）。这个反应是可逆的，某些情况下，attL 和 attR 位点也可以发生重组，使得噬菌体从细菌染色体上脱落，并重新产生 attP 和 attB 位点。在 Gateway 系统的实际应用中，需要用到两个载体，一个是入门载体（或称中间载体），另外一个是目标载体，具体过程简而言之，首先用内切酶切割连接或 BP 反应的方式，将目标载体序列构建进入门载体，然后再通过 LR 反应将目标序列置换到最终的目标载体上，完成载体构建（图 10-10）。

商业使用的 Gateway 载体上也进行了一些优化，例如，在载体上引入了自杀基因 *ccdb*，除了一些特殊的大肠杆菌外，常用的大肠杆菌在 *ccdb* 基因表达的情况下几乎不生长。如图

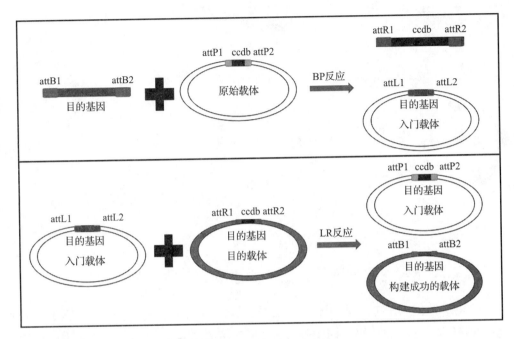

图 10-10 Gateway 系统示意图

所示，完成了 BP 反应和 LR 反应的重组载体中的 *ccdb* 基因被移除，而没有发生 BP 反应或 LR 反应的载体中则保留 *ccdb* 基因，这样就保证了转化后可以生长的大肠杆菌中含有的质粒绝大多数都是完成了 BP 反应或 LR 反应的重组质粒。Gateway 克隆技术的优点在于一旦将目标序列构建在了入门载体上，可以通过 LR 反应很方便的将目的基因转移到不同的最终载体上，其缺点在于必须使用 Gateway 的商业载体，比较难以对载体进行改造，同时反应混合液价格比较昂贵。

2009 年，Daniel Gibson 发明了一种新的 DNA 连接方法——Gibson Assembly。这种方法不需要特定的限制性内切酶位点，也不需要特定的商业化载体，几乎可以连接任意两个序列，并且可以同时连接多个片段。简单的说，这种方法需要三种酶共同发挥作用，用于消化片段的 5′ 末尾，产生长的突出末尾，允许同源单链区域退火的 T5 核酸外切酶，用于填充缺口的 Phusion 聚合酶以及用于连接切口 Taq 连接酶，更方便的是这三种酶可以在同一温度下反应，大大简化了实际操作。在操作过程中，科研人员首先采用单酶切或双酶切的方式将目的载体线性化，然后通过 PCR 的方式在目的基因两侧分别引入一段线性化载体缺口处的序列（一般长度为 15～20bp），最后将线性化的载体与引入了同源序列的 PCR 产物混合到一起，加入混合酶液反应一段时间即可完成载体构建。该方法的商业化产品一经推出便受到科研工作者的热烈欢迎，成为了目前最流行的载体构建方法。

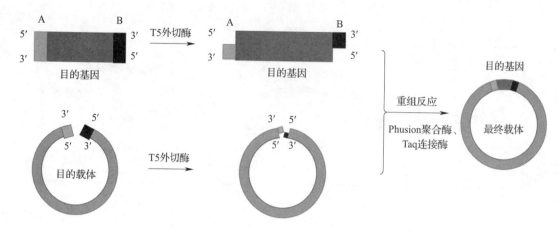

图 10-11　Gibson Assembly 示意图

四、外源基因导入受体细胞的方法（微生物、动物、植物）

目的基因与载体连接后，利用化学或者物理方法将重组载体导入受体细胞中，借助受体细胞的生长和分裂获得更多相同的重组载体的过程就是克隆（cloning）。基因工程的目的是将外源基因导入另一物种细胞中进行表达，获得基因产物或改变受体生物的性状，因此将重组载体转入大肠杆菌中扩增目的质粒只是第一步，随后还需要根据需要转入其他原核或真核生物的细胞中，如酵母菌、植物、动物，甚至人的细胞，针对不同种类的细胞，需要用不同的导入技术。

1. 导入大肠杆菌

在自然界，外源 DNA 进入细菌细胞的方法主要有三种：① 转化（transformation），即 DNA 分子直接从培养基进入细菌细胞，最先由英国科学家 Frederick Grififith 报道，这是前面介导的确定了 DNA 作为遗传物质的经典实验。② 接合（conjugation），即两个细菌细胞借助直接接触传递 DNA 的现象，由 Lederberg 和 Tatum 1946 年在大肠杆菌中发现。③ 转导（transduction），即外源 DNA 被细菌噬菌体携带并送入细菌细胞的现象，由 Zinder 和 Lederberg 1952 年在沙门菌（*Salmonella typhimurium*）中发现。

（1）转化　许多种类的细菌都可以从所在的培养基中吸收 DNA 分子，但所捕获的外源 DNA 往往在细胞中被降解或丢失，只留下带有细菌细胞可以识别的复制起点或最终整合到宿主染色体上的外源 DNA。细菌可以从细胞外环境中直接吸收裸露 DNA 的状态被称为感受态（competence），是细菌的一种特殊的生理状态。如何将正常状态的细菌转变为感受态的细菌，是基因工程中不可避免的一个问题。

尽管天然环境中多种细菌都能形成吸收环境中 DNA 分子的感受态，但在实验条件下，如何稳定的制备大肠杆菌感受态细胞依然是困扰早期科研工作者的难题之一。瑞典卡罗林斯卡研究所在研究中发现，辅助噬菌体通过改变大肠杆菌细胞壁的通透性，可以提高 DNA

转化进入大肠杆菌的效率，于是他们开发了一种利用单价或二价离子改变大肠杆菌细胞壁通透性的方法，他们发现大肠杆菌被冰冷的 $CaCl_2$ 溶液处理后，可以直接吸收噬菌体 DNA。在此基础上，斯坦福大学医学院的 Stanley Cohen 发现，$CaCl_2$ 溶液处理同样也可以促进 R 质粒 DNA 向大肠杆菌的转化，他们的研究最终形成了目前通用的大肠杆菌 42℃ 转化法：先用冰冷的 $CaCl_2$ 溶液孵育大肠杆菌细胞，使其处于感受态，然后将感受态细胞与质粒 DNA 一起冷孵育，最终瞬时升温至 42℃ 进行热休克转化。

并非所有基因型的大肠杆菌都可以作为基因工程的宿主。大肠杆菌的 recBC 可以编码一种外切核酸酶，外源线性 DNA 分子将被其切割降解，外源质粒则不受其影响，因此外源线性 DNA 分子需要转化 recBC 突变的大肠杆菌菌株，并且需要 sbcA 或 sbcB 突变以增加重组效率，插在宿主的环形染色体上。很多原核生物都具有限制修饰系统，其限制酶可以识别特定的 DNA 序列，并切断 DNA 双链，但对应的修饰酶可以在复制后把自身 DNA 的限制酶识别位点甲基化，从而避免自己的限制酶切除自身的 DNA。如果外源 DNA 的 DNA 内切酶识别位点没有发生甲基化，则可能被细胞内的限制酶切断，进而被外切核酸酶降解，另外转化入大肠杆菌的质粒往往需要重新提取出来进行酶切等操作，也要求提取出的质粒的内切酶识别位点上未被甲基化，因此一般使用丧失限制修饰系统的大肠杆菌菌株作为克隆 DNA 的宿主细胞。

（2）转导　噬菌体感染细菌后将噬菌体基因组注入受体菌中进行复制和表达，在细菌细胞内包装成子代噬菌体颗粒，裂解细菌细胞后继续感染其他细胞。部分子代噬菌体基因组中重组了被裂解的细菌 DNA 片段，并在感染其他溶原性细胞时把所携带的 DNA 片段送入受体细胞内，整合到宿主染色体上，这个过程称做基因转导。

（3）电转化　电穿孔是一种把外源 DNA 导入细菌、植物细胞和动物细胞内的快速简便的方法。德国科学家 Zimmermann 等发现细菌细胞膜结构受到电流影响而发生改变，可以被击穿，而 Neumann 等则在这项研究的基础上发展出了用高压脉冲电场处理小鼠细胞，使其吸收外源 DNA，成为稳定转化的细胞的技术。电转技术适用于转化相对分子质量较大的大分子 DNA。

2. 导入酵母菌细胞

酵母菌是最简单的真核生物之一，其细胞结构、代谢途径和基因调控等均与高等动物和植物细胞类似，但其比植物细胞和动物细胞容易培养，可以像大肠杆菌一样大量培养繁殖，因此成为了基因工程中最常用的真核表达体系。蜗牛酶可以消耗酵母菌细胞壁获得酵母菌原生质体，但有些蜗牛酶消化的酵母菌原生质体细胞外仍然残留部分细胞壁，科学家将这种残留部分细胞壁的酵母菌原生质体细胞成为球浆体（spheroplast），最早的酵母菌细胞转化试验使用的就是酵母原生质体或球浆体。

（1）聚乙二醇介导的酵母菌转化　1974 年，加拿大科学家 Kao 和 Michaylink 发现聚乙二醇（polyethylene glycol，PEG）可以高效介导植物原生质体融合，甚至可以促进不同物种植物细胞的融合。受此启发，荷兰 Gist-Brocades N.V. 公司在 1977 年完成了 PEG4000 和 $CaCl_2$ 诱导的酵母菌球浆体的融合。在此基础上，康奈尔大学的 Gerald Fink 完成了第一个酵母菌球浆体的转化技术。虽然球浆体转化法最早被研发出来，但该方法有两个缺点，一是转化后的酵母菌细胞需要在培养基中再生细胞壁，二是 PEG 不但可以促进 DNA 进入酵母菌细胞，也会导致球浆体融合，转化后的酵母菌细胞中存在大量的二倍体或多倍体。

（2）金属阳离子介导的酵母菌转化　1981 年，日本京都大学 Kousaku Murata 发现表面活性剂 Triton X-100 可以促进质粒进入酵母菌细胞，随后 Ilmura 等仿照大肠杆菌感受态制备和热激转化方法建立了一套酵母菌转化方法，但这套转化方法的效率并不可观。就在 Ilmura 团队集中攻克低温二价阳离子处理如何制备高效酵母菌感受态时，Kousaku Murata 团队发现某些单价碱性阳离子（Na^+、K^+、Rb^+、Cs^+、Li^+）与 PEG 合用可刺激完整的酿酒酵母细胞吸收质粒 DNA。在此基础上，LiAc 介导的酵母菌转化体系逐渐被完善。

（3）电转化　与大肠杆菌转化类似，电转化同样适用于酵母菌细胞转化。高压电脉冲可能导致细胞表面瞬间出现孔洞，有利于大分子进入细胞内。参照大肠杆菌电转化方法，麻省理工的 Lenard Guarente 等改进了电转化酵母菌操作，大大提高了转化率，电转化不仅适用于质粒转化，也适用于酵母菌人工染色体转化。

（4）基因枪介导的酵母菌转化　最早的基因枪由美国康奈尔大学研发成功，该方法最早应用于洋葱表皮转化试验。基因枪技术自诞生以来就飞速发展，目前使用的基因枪的基本原理是以压缩气体转换的气体冲击波为动力，使得包裹着 DNA 的金粉获得动能，将目的基因带入靶细胞。1988 年，杜克大学和康奈尔大学的科学家首次完成了采用基因枪进行酵母菌基因转化的试验。

3. 导入动物细胞

在动物细胞培养过程中，培养的细胞获得可长期繁殖的能力，或发生癌变的状态称之为转化，这里的转化与细菌和酵母菌中的转化含义是不同的。在细胞转化的过程中，给细胞导入受到病毒或原噬菌体感染的原核生物的 DNA 而引起细胞收到病毒或噬菌体感染的过程称为转染（transfection）。转染动物细胞的目的是为了研究目的基因功能，或获得动物细胞生产的重组蛋白。常用的转染动物细胞方式有三种，即化学试剂介导的转染、物理方式介导的转染和病毒介导的转染，这几种方式具体如下。

（1）化学试剂介导的转染　化学试剂介导的转染的原理是采用带正电的化合物与带负电荷的核酸形成带正电的复合物，当这些复合物靠近细胞表面的时候，通过胞吞作用（endocytosis）或吞噬作用（phagocytosis）摄入细胞。虽然化学转染效率较低，但具有操作简单，对受体细胞毒性小，不引起细胞突变，不受 DNA 大小限制的优点。常用的化学试剂介导的转染包括二乙胺以及葡聚糖介导的转染、磷酸钙沉淀介导的转染和脂质体介导的转染等。

（2）物理方法介导的转染　物理方法介导的转染是最早发展起来的利用器械直接将DNA送入细胞内的技术，显微注射、基因枪、电穿孔以及近年来研究火热的纳米材料介导转染等技术均属于物理方法介导的转染。人类历史上第一例转基因动物，就是通过采用胚胎注射DNA的方法，将SV40 DNA注射到小鼠胚囊中获得的。

（3）病毒介导的转染　动物病毒可以高效的感染特定种类的动物细胞，并携带病毒基因组进入宿主细胞内，将基因组整合到宿主基因组中，基因工程就是利用动物病毒这种作用机制将外源目的基因整合到宿主细胞基因组。病毒介导的转染技术主要用于基因治疗，通过这种方法可以将具有治疗功能的基因送入人体特定的组织的细胞中，恢复这些细胞突变基因的功能。腺病毒是一种宿主范围较广，既可以感染分裂的细胞又可以感染不分裂的细胞的二十面体无膜病毒，其特点为其腺病毒的基因组以附加体（episome）的形式存在于细胞核内，不能整合到靶细胞的基因组上。逆转录病毒是另一种被广泛应用的病毒，这类病毒大多只能感染分裂的细胞，且逆转录病毒可以将逆转录的DNA插入宿主的基因组DNA中实现稳定表达，但这种插入可能破坏宿主基因，引发突变、癌变等。

4. 导入植物细胞

植物细胞与动物细胞最大的区别在于——即便分化的植物组织依然具有高度的发育全能型，经过适当的培养，可以使得植物的茎、叶等组织重生为完整的植株，这种植物细胞的全能性，构成了现代植物基因工程的基石。高等植物细胞与动物细胞的另一个显著区别是高等植物细胞具有细胞壁，其主要成分为纤维素和果胶。去除细胞壁的植物细胞被称为原生质体，原生质体依然具有细胞完整性，适当条件下，原生质体也可以重生出细胞壁。1971年，Takebe以烟草为材料，完成了"植物 – 原生质体 – 愈伤组织 – 植物"整套试验，证实植物可以通过这种方式进行克隆繁殖。

在植物原生质体分离培养、植物愈伤组织制备、培养和诱导分化技术的基础上，科学家可以通过给培养的高等植物细胞转入外源基因并诱导其生长成完整植株，从而完成对植物形状的改良或获取转基因产物。植物转基因的策略有许多，常用的包括农杆菌侵染、基因枪、电转化、借助植物病毒感染等。

（1）农杆菌介导的转化　在自然界中存在一类土壤细菌，可以将自己的DNA转移给多种双子叶植物和部分单子叶植物，并引起植物肿瘤（冠瘿瘤），科学家将这类细菌列为农杆菌属，命名为根癌农杆菌。进一步研究发现，一旦冠瘿瘤形成，即便使用抗生素将冠瘿瘤中的细菌全部杀死，冠瘿瘤依然维持着类似愈伤组织一样的增值能力，并合成正常植物组织无法合成的冠瘿碱，而生成的冠瘿碱的种类也与产生冠瘿瘤的植物种类无关，仅与侵染所用的农杆菌种类有关。这些现象引起了科学家对根癌农杆菌更深入的研究兴趣。研究表明，根癌农杆菌拥有上述特性的原因在于根癌农杆菌内含有一种内源质粒，当农杆菌和植物接触时，这种质粒会引发植物产生冠瘿瘤，科学家称这种质粒为Ti质粒（tumor inducing plasmid)。

Ti 质粒是一种双链环状 DNA 分子，其大小从 200 ~ 800kb 不等。Ti 质粒共有 4 个功能区：T-DNA 区、Vir 区、Con 区和 Ori 区。Ti 质粒可以进入植物的仅有一小部分，大约 25kb，这部分可以转移到植物细胞内的 DNA 片段称为 T-DNA（transfer DNA）。T-DNA 序列在左右两侧各有 25bp 的正向重复序列（LTS 和 RTS），他们对于 T-DNA 的转移和整合不可或缺，且在不同的 Ti 质粒中高度保守。只要 T-DNA 两侧的正向重复序列保留，即便中间的序列不同程度地被外源 DNA 替换，Ti 质粒依然可以转移并整合到植物基因组中，这就是 Ti 质粒进行遗传转化的理论基础。野生 Ti 质粒的 T-DNA 区域存在章鱼碱合成基因（*ocs*）或其他冠瘿碱合成基因、细胞分裂素合成基因（*tms*），以及控制植物生长素合成的基因（*tmr*）。T-DNA 进入植物细胞后，可以以单拷贝或多拷贝的形式整合到植物基因组中，并利用植物细胞内的 RNA 聚合酶Ⅱ进行转录，促进吲哚乙酸和细胞分裂素的合成，从而导致植物细胞异常分裂，转变为肿瘤细胞。Vir 区的表达产物可以激活 T-DNA 向植物细胞转移，Con 区则含有与农杆菌之间结合转移有关的基因，而 Ori 区可以调控 Ti 质粒的自我复制，被称为复制起始区。

将野生型 Ti 质粒改造为基因工程中可以使用的 Ti 载体的基本策略有以下几点：删除 T-DNA 区域 *tms* 和 *tmr* 基因，使其丧失致癌能力，这样被侵染的植物细胞依然具有全能性；删除冠瘿碱合成酶相关基因，增加多克隆位点，便于分子操作；引入大肠杆菌复制子和选择标记基因，便于重组质粒的克隆和筛选；引入植物特异性启动子和转基因植物筛选标记基因，为转基因植物筛选和外源基因表达提供条件。

由于 Ti 质粒载体分子过大，不便于直接进行基因操作。从前面的介绍不难看出，在 T-DNA 的转移过程中，Vir 区并不一定需要和 T-DNA 区位于同一个质粒上，因此科学家开发出了便于操作的双原载体系统进行植物基因操作。该系统由相容性的微型 Ti 质粒（mini-Ti plasmid）和辅助 Ti 质粒（helper Ti plasmid）构成。其中微型 Ti 质粒具有含有 T-DNA 边界且缺失 *Vir* 基因的 Ti 质粒，同时该质粒还含有光谱质粒的复制起始位点（oriV）、转移起始位点（nic）、细菌抗性筛选基因和植物抗性筛选基因。辅助 Ti 质粒则具有完整的 *Vir* 基因产物，但不具备 T-DNA 区域。当微型 Ti 质粒和辅助 Ti 质粒同时存在于农杆菌中时，外源基因就可以随着 T-DNA 左右两侧序列插入植物染色体 DNA 中。

（2）基因枪介导的转化　农杆菌介导的 DNA 转化最大的缺点是农杆菌对某些植物的侵染能力不强，转化效率极低。与前面介绍的原理类似，将构建好的质粒包裹在金粉表面，在高压气体赋予的动能下，金粉穿过细胞壁和细胞膜进入植物细胞，同时将质粒带入，完成转化。基因枪法操作简单，不受植物种类和组织的限制，可以转化愈伤组织、悬浮细胞，也可转化植物胚、分生组织、花粉等。但基因枪法转化再生的植物多为嵌合体，这也限制了该技术的进一步推广使用。

前沿时刻——基因编辑食品是否属于转基因食品?

第三节 基因工程在营养健康学上的应用

基因工程技术的飞速发展，使得其在营养健康学领域的应用越来越广泛。人们利用基因工程对食品原料进行改良，对食品工业使用的各种微生物进行改造，利用分子生物学技术对食品安全进行检测，不仅提高了食品质量，而且进一步增强了食品安全性。

一、基因工程技术在食品原料改良方面的应用

许多动植物都是重要的食品，而在这些动植物原料作为食品被使用的过程中，经常存在许多问题，这些问题很多时候是源于动植物自身特性，或受限制与生长条件，难以解决。基因工程技术提供了一种从根本上解决问题的可能。

油脂的酸败是导致油脂品质下降的主要原因，油酸是一种单不饱和脂肪酸，由于油酸中只含有一个双键，因此油酸的稳定性很好，油酸含量高的油脂抵御酸败的能力也较强。除了具备高稳定性，油酸可降低人体中胆固醇，降低血脂水平，预防心血管疾病。传统延长油脂保质期的方法多为添加抗氧化剂、避光保存等，而提高油脂中的油酸含量则可以从材料上增加油脂的保质期，并增加其营养。利用基因工程辅助筛选和传统杂交育种相结合的技术，山东花生所已经推出了多个高油酸的花生品种——花育系列，浙江省农业科学院也研发出了浙油 80 高油酸油菜，现在市场上已经出现许多高油酸花生油、高油酸菜籽油产品，在有效延长产品保质期的同时，也大幅提升了产品品质。

食物过敏问题一直是食品安全关注的热点，轻度食品过敏会导致食用者身体不适，重度食品过敏则可能导致食用者死亡。关于过敏机制的研究已经很多，简而言之就是食物中存在过敏原，可以引起某些食用者的机体免疫系统反应异常，从而产生不良反应，过敏食物种类繁多，从牛乳、鸡蛋到花生、大豆、坚果，均可以引起过敏反应，加之食物过敏不能根治，只能预防，因此已经成为了最重要的食品安全问题之一。为了应对食物过敏，一方面生产厂家要认真负责，将原材料成分在包装上罗列清楚，同时做好食品过敏原检测和食品致敏性评估；另一方面，利用基因编辑技术，产生过敏原含量低甚至不含过敏原的食品原料，可以从根源上解决食品过敏问题。以花生为例，花生中的主要过敏原为 Ara h1、Ara h2 和 Ara h3 三种蛋白质，利用植物基因编辑手段，我们可以获得 Ara h1、Ara h2 和 Ara h3 突变的花生植株，从根本上减弱花生的过敏性。值得注意的是，目前转基因食品安全问题尚存争议。

在农业生产的过程中，为了抵御病虫害的侵袭，农药和化肥被广泛使用，但随之带来

的农药残留以及土壤环境污染等问题也极大地困扰着人们。基因工程技术可以将抗虫和抗病基因转入植物体内，从而极大减少生产过程中农药的使用、增强食品安全、降低生产成本。抗虫基因转入植物应用最成功的案例就是我国自主研发的抗虫棉，抗虫棉的推广大大降低了农民棉花种植的成本，也极大地保证了棉花生产的安全性。番木瓜是一种有较高食用和药用价值的草本果树，而木瓜环斑花叶病毒（PRSV）是一种番木瓜生产上的世界性病毒，由于缺乏可以抗 PRSV 的木瓜种质资源，因此传统育种很难完成对番木瓜抗 PRSV 性状的改良，木瓜种植业曾一度几乎被 PRSV 摧毁。直至科学家利用植物基因工程技术，培育出了可以抵御 PRSV 的转基因番木瓜，木瓜种植业才重新焕发活力。我国的华南农业大学也研发出了适用于我国南方地区生产种植的转基因番木瓜品种，并于 2006 年获得安全证书，在广东大规模种植。

二、基因工程技术在食品加工方面的应用

随着食品工业的发展，酶、蛋白质、氨基酸、香精、甜味剂等辅助原料的需求量大幅增加，而这些辅助原料传统上来讲多依赖动植物供应，生产成本高、周期长，且供应量往往不能满足工业需求。将基因工程技术与现代微生物发酵技术相结合，将酶、蛋白质、氨基酸、香精等多种物质克隆进适当的微生物宿主中，利用微生物的快速繁殖来完成上述物质的大量生产。例如，将编码凝乳酶的基因克隆进乳酸克鲁维酵母体内，乳酸克鲁维酵母可将凝乳酶原分泌到培养基中，并进行大规模的工业生产，以此解决干酪工业中凝乳酶来源不足的问题。

酵母菌在食品工业中有着广泛的应用，利用基因工程对工业上使用的酵母菌株进行改良也是科学家研究的热点。面包发酵过程中使用的是面包酵母菌，它可以使酵母菌生产过程中产生 CO_2 气体，使得面包膨发性能良好，松软可口。通过基因工程改造，可以使该菌含有的麦芽糖透性酶和麦芽糖酶含量大幅提高，从而促进 CO_2 的产生。在啤酒的生产中，啤酒酵母菌必不可少，既可以通过基因工程培育出分解 $\beta-$ 葡聚糖和糊精的啤酒酵母，从而提高麦汁的分解率，改善啤酒皮质，也可以构建具有优良噬杀其他菌类活性的噬杀啤酒酵母，从而保证现代纯种发酵。

三、基因工程技术在食品检测方面的应用

基因工程用于食品检测主要有两个方面：一是食品微生物的检测，二是食品中转基因成分检测。具体常用的方法有两种，分子杂交技术和 PCR 技术。分子杂交技术又称为基因探针法，是利用碱基互补配对原理，通过设计具有特异性的探针完成对视频中的微生物种类和含量进行检测，可检测的微生物种类包括葡萄球菌、沙门菌、李斯特菌、大肠杆菌等。

该技术操作简单，检测时间耗时短，结果准确，在食品安全检测工作中使用广泛。PCR技术在食品致病微生物检测和转基因成分检测中应用广泛，其原理同样是根据检测目标的不同，设计特异性的引物进行PCR扩增，以此判断待测食品中是否含有致病微生物或转基因成分。PCR技术具有快速、灵敏、准确等传统检测方法所不具备的优势。

本章小结

基因工程是生命科学发展的必然产物，也是现代生物科学的重要基石，在基因工程的基础上，现代蛋白质工程、酶工程、发酵工程等一系列的生物工程技术均出现了爆发式的增长，近年来开始崭露头角的合成生物学，同样也是基因工程与计算机技术结合的产物。

思考题

1. 简述基因工程的概念和基因工程的三要素。
2. 列举四项在基因工程发展历史上有影响力的事件。
3. 请列举三种将靶基因构建到目标载体上的方法。
4. 如下图所示，请分析采用酶切–T₄连接酶的方法将下面的目的基因序列构建到目标载体上需要使用哪些限制性内切酶，并写出选择使用它们的原因。如果采用Gibson Assembly法构建该载体，可以使用哪些限制性内切酶线性化载体，为什么？

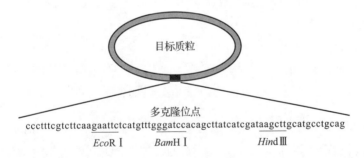

多克隆位点
ccctttcgtcttcaagaattctcatgtttgggatccacagcttatcatcgataagcttgcatgcctgcag
*Eco*R I   *Bam*H I   *Hind*III

目的基因序列：

TTGGAGCAGTAGACCAAAATCAACATATAGGATCCGGTGGCCTGCAGACATATATAATGTATGGTAATTAATTACT

*Eco*R I：gaattc *Bam*H I：ggatcc *Hind*III：aagtcc

第十一章
食品合成生物学

学习目标

1. 掌握合成生物学的解耦与标准化。
2. 掌握生物积块的标准化与定量。
3. 掌握合成生物系统的逻辑结构。
4. 了解合成生物学与营养健康。
5. 掌握基因线路调控元件。
6. 掌握基因调控开关。
7. 掌握逻辑门基因线路类型。

随着 DNA 的双螺旋结构被发现，生物遗传密码慢慢被破译，生命的奥秘逐渐被揭开。目前，生命科学又进入了新的发展周期，各种生物学新方法新技术被不断开发出来，为更好地阐释多基因和复杂蛋白质的结构与功能奠定了基础。分子生物学、生物化学、基因工程、蛋白质工程、生物信息学等的发展和相关技术的成熟，使得人们能够对生命科学中的遗传、

第十一章思维导图

发育、疾病、衰老以及进化等现象进行深入地探索与解析，并在探究的过程中获得了大量基因和蛋白质的结构与功能信息。分析和设计已经成为当今生物学发展必不可少的元素，在这一发展趋势下，生命科学研究进入合成生物学（synthetic biology）时代。合成生物学是多学科融合的产物，是人们在对生命科学有了一定的了解和探索后开始进行拆解和再创造的过程。合成生物学技术在食品质量安全、食品废物处理、营养组分生产等问题中的应用，将进一步推动食品营养行业的持续创新，为食品营养行业的发展提供新的思路和活力。

第一节 概述

一、合成生物学的起源与发展

合成生物学最初被提出可以追溯到 1910 年，法国物理化学家 Stephane Leduc 首次提出"合成生物学"（《生命与自然发生的物理化学理论》）。一年以后，又对其进行了初步解释，即认为"合成生物学"可以归纳为形状和结构的合成，包括形态发生、功能的合成，技能发育以及活的有机体的组成，有机合成化学等。自 1953 年 DNA 双螺旋结构被发现以来，胰岛素一级结构的确定、蛋白质和寡聚 DNA/RNA 的人工合成等一系列生命科学研究的进步为生物分子结构与功能研究的新时代奠定了基础；经过半个多世纪的发展，重组 DNA 分子、重组质粒、转基因等技术的发展使得 DNA 重组技术日益成熟。在此基础上，波兰遗传学家 Waclaw Szybalski 提出了合成生物学的愿景，他认为"这将是一个拥有无限潜力的领域，几乎没有任何事能限制我们去做一个更好的控制回路。最终，将会有合成的有机生命体出现"。1980 年，"合成生物学"第一次被作为文章标题出现在学术期刊上。20 世纪 90 年代以后，人类基因组计划的实施、"组学"研究的兴起为生物体和生命运动提供了"蓝图"；生物信息学以及后来的系统生物学等学科的发展，为合成生物学的出现奠定了全面的生物学基础。世纪之交，利用生物元件构建逻辑线路被成功实践。2000 年，Eric Kool 重新定义了"合成生物学"，是基于系统生物学的遗传工程，标志着这一学科的出现。2000 年以后，合成生物学的发展才真正到来。至此，合成生物学以崭新的面容出现在人们眼前，并迅速得到了国内外的广泛关注。

二、合成生物学的定义与研究策略

合成生物学的出现是多种学科发展到一定高度的结果，其定义也必然与其他学科有着千丝万缕的联系。综合来讲，合成生物学是在现代分子生物学和系统科学以及合成科学基础上发展起来、融入工程学思想和策略的新兴交叉学科，通过将自然界存在的生物元件标准化、去耦合和模块化来设计新的生物系统或改造已有的生物系统。标准化、去耦合和模块化是被广泛认可的合成生物学重要原则。

合成生物学以分子生物学和工程学为基础，为生命科学研究、生物技术开发以及生物工程应用提供了全新的研究策略。一方面，合成生物学具有独特的工程学性质以及多学科交叉属性，在传统的基因工程、代谢工程、蛋白质工程等学科的研究方法基础上，借鉴了工程学、化学、系统生物学等多学科的研究思路，颠覆了以描述、定性、发现为主的生物学传统研究方式，转向可定量、可计算、可预测及工程化的模式。

学科交叉与融合是合成生物学打破传统技术的优点之一，很多技术通过合成生物学得以集成，突破了单一方法的局限，从而解决更复杂的问题。例如，Wyss 研究所已经利用合成生物学开发出光合微生物，以解决太空中如何利用太阳能合成化合物的难题，为太空长期飞行提供营养物质；麻省理工学院利用合成生物学原理开发的微型机器人 Cyberplasm，通过微电子技术和仿生学技术集成来检测血液情况，用于疾病诊断。英国皇家工程院在定义合成生物学时指出，"合成生物学旨在设计与制造以生物为本质的组件、新装置与体系，同时也对现有的、自然界中存在的生物体系进行重设计"。

三、合成生物学的特点

1. 与其他学科高度交叉

遗传学和分子生物学是生命科学中较早发展的学科，已经具备了较为成熟的学科体系和研究方法。遗传学的主要研究内容包括生物的遗传与变异，基因的结构、功能及其突变，遗传信号的传递和表达规律，是一门研究生命起源与进化的学科。分子生物学则主要是在分子水平上对生命现象进行研究。合成生物学的发展，通过对现有生物元件的改造，或者重新构建新的生物元件，从而构建出新的遗传系统，对于研究生命的起源与基因的编码功能等具有重要意义。"人造生命"是合成生物学研究的终极目标之一，其实现主要是通过对生物元件进行人工设计、合成与组装完成的，因而合成生物学与遗传学具有紧密的联系。合成生物学采用突破传统的"自下而上"的研究思路，在合成过程中对已有的理论进行验证与改进，为遗传学的发展提供了新的思路。

建立标准化的生物元件是合成生物学研究的基础之一，组装这些标准化的元件引入宿主中，可以赋予其复杂的功能，同时结合对宿主细胞的解析，得到更为复杂但遗传背景更加清楚的生物系统。由于这些生物元件具有详细的生物学特征与功能描述，利用这些元件可以大大简化基因线路的构建与调控。而生物元件的标准化为进一步模块化的遗传路线设计与构造创造了条件，最终实现真正意义上的"人造生命"的创建，实现合成生物学的最终目标之一。合成生物学不仅与遗传学关系紧密，与分子生物学也密不可分。分子生物学是一门基础学科，主要研究生命现象的本质与规律。遗传信息是分子生物学的核心内容。分子生物学的出现使人们对生命现象的研究从宏观观察与描述进入了微观深入的详细解析。分子生物学发展到现在，成为生命科学研究中不可或缺的手段。DNA 重组技术以及细胞融合技术奠定了现代分子生物学的发展，该技术利用遗传工程、细胞工程等手段构建新的生物分子、基因线路乃至生命体，并赋予其新的性能。DNA 重组技术、分子克隆、大片段组装、基因组整合等分子生物学技术的发展为合成生物学的产生与快速发展提供了技术保障。

合成生物学不仅利用这些分子生物学手段来构建 DNA 序列，还增加了 DNA 序列的自动合成技术，并通过建立标准化生物元件来简化人工系统的构建过程。

（1）与系统生物学和生物信息学的交叉　　系统生物学主要的研究对象是自然界中生物的系统整体，是以系统论和实验、计算方法整合等作为研究手段，表征从细胞到生物系统多维度的功能和行为。系统生物学的快速发展得益于基因组学的出现和广泛应用。从基因组学到代谢组学（包括基因组学、转录组学、蛋白质组学、代谢组学、代谢物组学等），系统生物学可以从多个角度对生物系统进行研究。合成生物学与系统生物学有着非常紧密的关系，系统生物学通过定量分析、数学模拟、建模等方法对系统或系统中的各个组件进行解析后所得到的数据，可以经合成生物学的解耦将系统分解为生物元件。这也是合成生物学的特性之一，即合成生物学的关键是将生物元件模块化与标准化，它是一种从头合成复杂生命系统的技术。合成生物学与系统生物学采用的是两种不同的研究策略，前者为"自下而上"，后者为"自上而下"。虽然如此，两者之间却存在紧密的联系。系统生物学是基因组尺度合成生物学的基础，为合成生物学的生物元件组装、整合及系统构建和验证提供分析手段。同时，合成生物学改造或重新构建的生物元件为系统生物学中进行组分研究与相互关系的探索提供了新的材料与工具，使人们更为深入地理解现有的系统。当今社会是信息大爆炸的时代，包括生物信息。人类基因组计划后，人们获得各种生物学数据和信息的能力突飞猛进，但如何处理海量的数据，从浩瀚的数据海洋中筛选出对我们有用的信息，更高效地进行生物学研究，避免因信息量过大、方法缺失而带来的知识浪费现象成为进入 21 世纪后研究人员一直面临的问题。为解决这一问题，生物信息学应运而生并逐渐发展。生物信息学的目的就是在通过其他手段如组学研究等得到的数据中筛选、挖掘和提取有用的信息，这对于解释生命现象的本质、研究基因和蛋白质的功能具有重要作用。当前生物信息学已经发展到了后基因组时代，主要内容包括基因组的注释与分析、基因芯片、蛋白质结构解析等。其中，各种组学水平的研究也为生物信息学提供了大量的数据，尤其是随着第二代和第三代测序技术的不断发展，基因组与转录组的遗传信息可以快速准确地测定，为生物信息学下一步的研究提供了资源。

生物信息学的快速发展为合成生物学提供了强有力的支持，尤其是测序技术的发展与基因组功能的研究，为合成生物学研究提供了多种数据库。例如，通过转录组学的研究，人们进一步发现了非编码 RNA 对转录的调节、对蛋白质活力的调节等具有一定的影响，从而在更高层次上认识了基因组的生物元件及工作机制。合成生物学无论是改造现有的生物元件还是重新构建新的生物元件，都要建立在对现有生物元件充分了解的基础之上，生物信息学可以为其提供相关信息和数据，而合成生物学的研究结果也可以对现有的生物信息学数据进行验证。

（2）与基因工程和代谢工程的交叉　　合成生物学与基因工程具有密不可分的联系，两者体现了现代生物技术发展的两个重要阶段，前者建立在后者的基础之上，甚至可以说两者有些内容是重合的。基因工程主要通过自动测序技术对基因组 DNA 序列识别读取，并通过分子生物学手段实现 DNA 序列的构建而合成生物学则通过人工合成 DNA，构建标准化的生物元件，这其中包括对新的 DNA 合成技术和测序技术的开发、基因组改组技术的建立、大片段组装技术的研究等。相较于基因工程，合成生物学更多的是利用标准化生物元件对现有的基因线路进行改造或重构。基因工程往往设计的基因数目较少，也更少利用计算机或者数学手段进行分析。而合成生物学则是对多组基因甚至整个基因组的改变，设计到网络分析、计算机模拟等。虽然合成生物学发展已经取得了很大的突破，但仍不能完全取代传统基因工程的作用，在基因工程的基础上，不断发展新的生物学技术，解决合成生物学目前存在的困难是两个学科发展的一个重要方向，有助于两门学科的相互融合、促进与发展。代谢工程主要是利用分子生物学手段尤其是 DNA 重组技术对生物化学反应进行修饰，对已有的代谢途径和调控网络进行合理的设计与改造，以合成新的产物、提高已有产物的合成能力或赋予细胞新的功能。例如，通过表达不同来源的酶（包括内源基因或外源基因的表达），在微生物中构建全新的代谢途径，实现一些高附加值的天然产物及其衍生物的合成。而合成生物学的快速发展为代谢工程提供了更系统更有力的分子生物学工具，其在代谢工程中的应用可分为 4 部分：① 改造代谢途径中的关键酶，如对异源基因进行密码子优化、借助随机突变或定向进化提高酶的催化活性等；② 构建异源的代谢途径；③ 调控表达代谢途径中的多基因，如在代谢途径中设计合理的操纵子以调控多基因的同时表达；④ 改造宿主细胞，如构建最小基因组、人工全基因组合成等。

2. 合成生物学具有明显的工程化特质

合成生物学明显区别于其他生物学科的一个特征是具有明显的工程化特质。"设计""构建""系统""标准化"等具有典型工程化特点的词汇频繁出现在合成生物学的描述中，这些都从不同层面上反映出了合成生物学的主要学科特点，即"工程化"。合成生物学家期望通过工程化的方法将工程化概念引入生命科学研究，令合成生物学研究实现标准化、模块化和系统化，从而借着探索自然界存在的生物现象，进一步推动细胞工厂、人造生命等科研进程的快速发展。

模块化与层次化对现代工程学的意义将现代工程学原理应用到生命系统所面临的主要挑战是生命现象固有的复杂性。而在非生命领域中，现代工程学的方法已经成功构建了多种具有高度复杂性的人工体系，这些人工体系的共同之处在于具有模块化的结构和层次化的组织形式。模块化指的是系统可以分解为在结构和功能上具有相对独立性的组成单元，层次化指的是这种分解过程又可以逐层细化，例如，将较大尺度的单元模块逐级细化为许多更小尺度的单元模块。现代生命科学研究表明，生命系统的组织结构也具有模块化和层次化的特征因此，将生命系统的各组成部分模块化和标准化，采用"分而治之"、数学模型预测等策略创建复杂人工生物系统，也将会成为工程学原理与生物学成功结合的关键。

第二节　合成生物学基本原理

一、合成生物学的解析思路

以系统化设计和工程化构建为理念的合成生物学，其解析思路可以分为两种，即"自上而下"的逆向工程和"自下而上"的正向工程。"自上而下"的研究策略主要利用解耦和抽提的方法降低天然生物系统的复杂性，建立工程化的标准模块。"自下而上"的研究策略指的是利用标准化模块，通过工程化方法，按照由简单到复杂的顺序重新构建具有期望功能的生物系统。

1. 生物系统的解耦

解耦是一种解决问题的思路，旨在将一个复杂的问题拆分成许多相对简单并且能够独立处理的问题，并且最终整合成具有特定功能的统一整体。两个关于解耦的具有代表性的例子是：① 在建筑领域，一个项目通常会被解耦成设计、预算、建造、项目管理和监察等相对简单的、可以独立处理的过程；② 在超大规模的集成电路制造时，通过解耦成芯片制造与芯片设计两个相对简单独立的过程，使构建过程更加容易实现。在工业生产中，经常会出现一些较复杂的设备或装置，必须设置多个控制回路对该种设备进行控制。系统中每一个控制回路的输入信号对所有回路的输出都会有影响，而每一个回路的输出又会受到所有输入的作用。解耦控制装置就是用于排除输入、输出变量间的交叉耦合，将多变量系统转变为多个单变量控制系统，使系统的每个输出变量由单一的输入变量控制，而且不同的输入控制不同的输出，从而实现控制的独立性，不会相互影响。

同样的，在生物工程领域，也有许多应用解耦思路处理生物学问题的例子。例如，通过将复杂的生物"系统"解耦成一系列相互独立的"装置"（如标准化的细胞或者核苷酸序列等），利用已有的标准化组件实现快速组装和开发。然而，最简单和最直接的解耦方式可能是从构建中设计。由于 DNA 重组技术不断取得新的进展，生物工程设计和构建中解耦的应用也在不断发展。只有在充分发展的基因和基因重组技术的支持下，才能够更深入地进行设计和构建基因组等合成生物学领域的研究。随着下游技术的持续发展，已经能够实现寡核苷酸和短的 DNA 片段自动组装合成长链分子。

2. 生物系统的抽提

天然存在的生物系统是相当复杂的，不仅有复杂的普遍调控机制，还有普遍现象之外的特例。而且，随着研究的不断深入，调控细胞行为的新的分子机制不断被发现，一般性法则以外的特殊情况会不断发生。在这种情况下，如何保证具有很多生物工程组件的生物系统能够达到预期的表现是我们需要解决的问题。

处理复杂事物的另一个有效技术就是"抽提"。分层次抽提是工程化常用的手段，例如，系统边界概念的引入能够使许多内部信息得以隐藏，复杂系统得以简化；能够从不同水平描述生物系统的独立性和协同操作。当前，有两种生物工程中的抽提形式值得进一步研究和探索：① 利用抽象的层次模型通过不同水平的复杂程度描述生物功能的信息。生物工程的抽象层次模型在每一个水平的工作不需要考虑其他水平的细节；不同水平原则上只允许有限的信息交流。② 重新设计和构建组成合成生物系统的组件和装置，适当简化以便于模拟和组合，如转录启动子、核糖体结合位点和开放读码框的重新设计和全新组合等。

3. 生物系统的标准化

标准化的概念比较宽泛，在不同领域具有不同的意义。例如，在铁路建造中，铁轨的长度、轨道的距离等都需要一定的标准。标准化科研、使用及生产三者之间的桥梁，能够推动新技术和新科研成果的应用，促进工业产业的技术进步。

这个世界的方方面面都有着各自不同的标准，例如螺纹的规格、汽油配方和计量单位等。现代生物学围绕着"中心法则"这一个大多数天然生物系统运行的核心规律，已经发展出许多被广泛采用并认可的标准。现在已经存在许多具有代表性的标准，例如 DNA 序列数据、微阵列数据、蛋白晶体学数据、遗传特征、系统生物学模型、酶命名法则和限制性核酸内切酶活性等。

标准化的过程离不开协调，协调是为了使标准的整体功能达到最佳，并产生实际效果，通过有效的方式协调好系统内外相关因素之间的关系、适应或平衡关系所必须具备的条件。

由于缺乏正式的、可广泛应用的各类基本的生物功能标准，往往会造成巨大的社会资源浪费与成本增加。例如，某个生物科学家认为的"强"核糖体结合位点对其他的位点来说却可能只具有中等强度。培养在 Luria 肉汤培养基中的大肠杆菌 JM2.300 菌株中有功能的一组基因开关可能在生长于合成的最低介质中的大肠杆菌 MC4100 细胞中处于关闭状态，所以需要被另外一套开关来代替，那么是否可以将这两种开关组合成一个新的替换开关并且发挥功能呢？

目前，一些关于基础生物学功能（例如启动子的活性）、实验测定方法（例如蛋白质浓度的测定）和系统运行（例如遗传背景、介质、生长率、环境状况等）的相关标准还有待建立。为了实现生物元件的"即插即用"功能，需要规范不同组件之间的连接标准化定义。只有这些标准都被建立起来并且广泛采用时，才能保证不同的研究人员设计和构建的单元能够相互组合。这些标准化工作也将更有利于加速和保护特定的生物组件遗传信息的交换使用和共享以及工程化生物系统检验、证实和授权程序的顺利进行。

二、生物积块的标准化及定量化

标准化有利于灵活运用模块生物元件进行多种操作。常规的基因操作中常常包含繁琐的酶切、连接、转化、筛选等过程，大大增加了时间成本。为解决这一问题，合成生物学家创造性地提出了标准化生物模块——生物积块（biobrick）的概念。

生物积块不仅包括基因模块，还包括亚细胞模块、生物合成的基因网络、代谢途径和信号转导通路、转运机制等。正如建筑行业的砖块和 IT 行业的电子零件一样，生物积块可大可小。小型的生物积块通常是具有一定功能的 DNA 片段，就是本章下一节要介绍的生物元件（part），例如，一个启动子或一个终止子等，序列大小可能是几十或者几百碱基对；稍大一些的可以是由几个生物元件组成的基因调控线路，就是生物装置（device）；更大的是由基因调控线路组成的级联线路、调控网络，甚至生物系统（system）。生物积块的构建是为了实现在活细胞体内标准化组合、搭建具有相应功能的生物模块从而构建生物系统。只要经过标准化处理、具有标准的酶切位点的生物模块，都可以称为生物积块。

生物积块的标准化具有以下优点。

① 标准化：生物积块种类多，相互之间容易连接，可供选择的余地大。

② 相当多的生物积块经过遗传工程手段的改选和实验的检验，在模式菌株中具备了很好的生物功能，这就克服了直接从自然生物中克隆基因所必须面对的异源表达问题。

③ 标准化的酶切位点省去了寻找和优化限制性核酸内切酶、连接酶等 DNA 重组工具的繁琐工作，大大节省了时间，提高了效率。

④ 标准化的描述文件和分类方法，为使用者迅速找到理想的模块提供了便利。

⑤ 标准化的动力学参数模拟、载体和宿主背景，为生物模块的功能预测提供了参考、比较和优化的平台。

⑥ 目前生物积块已经形成相应的模块数据库——iGEM Registry。iGEM Registry 提供的交流平台和文献资料中有许多使用者对于生物积块的宝贵经验共享，可以互相取长补短。

1. 生物积块的通用符号和功能描述

为了方便使用，任何一个工程领域的零件库都会有完备的零件规格、功能和使用说明，向使用者提供必要的零件信息，同时也是一种零件描述的规范。作为一个新兴的工程化学，合成生物学对于自己的零件——生物积块同样也有相关的定义和描述。为了方便研究者查阅生物积块的功能，iGEM Registry 对其中的每一个生物积块都有详细的注释，包括该片段的示意图、碱基顺序（不包括前缀和后缀）、片段的设计者对于该片段功能的阐述，以及其他使用者提供的使用经验等。表 11-1 为 iGEM Registry 中部分常用生物积块图示及其功能描述。

表 11-1　合成生物学常用生物积块及功能描述

图标	功能
	启动子（promoter）
	RBS（核糖体结合位点）
	蛋白质编码序列
	蛋白质编码单位
	终止子
	DNA 元件

2. 生物积块的标准连接方法

生物积块的一大特点是标准化，核心元件具有普适性和通用性。iGEM Registry 中生物积块的标准化体现在每一个 DNA 模块的结构上：除了本身的功能序列以外，它们都具有相同的前缀和后缀，每一个生物积块的前缀中都包括 *Eco*R I 和 *Xba* I 两个酶切位点，后缀中包括 *Spe* I 和 *Pst* I 两个酶切位点，并且经过特殊的遗传工程手段处理，确保真正的编码序列中不含有这四个酶切位点。生物积块被克隆在国际基因工程机器大赛组委会（Internationally Genetically Engineered Machine）提供的质粒上，按照自己的需要，设计并进行剪切和拼接。图 11-1 为生物积块的物理结构示意图。

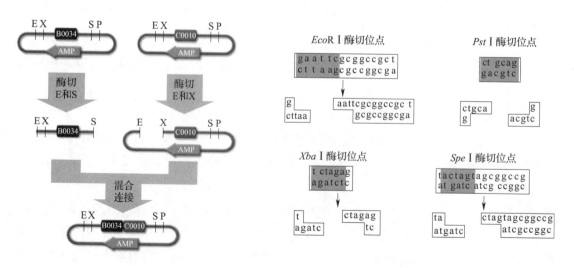

图 11-1　生物积块（biobrick）的标准化连接方法以及关键位点序列

有了上述四个标准化的酶切位点之后，需要组装的部件可以分为插入片段和载体两部分。插入片段由限制性核酸内切酶处理以后可以从载体上切割出来，通过琼脂糖凝胶电泳分离回收后可得到纯度足够高的插入片段。

以下具体介绍连接方法。当需要将片段 R 插入到目的片段 B 的左侧时（图 11-1），首先将两个质粒分别用 *EcoR* Ⅰ/*Spe* Ⅰ、*EcoR* Ⅰ/*Xba* Ⅰ酶切开，由于片段 B0034 上的 *Spe* Ⅰ和片段 C0010 上的 *Xba* Ⅰ是同尾酶，因此酶切后留下相同的黏性末端，当酶切后的 R 片段插入酶切后的含 B 片段的载体时，*EcoR* Ⅰ酶切后的黏性末端仍然融合成新的 *EcoR* Ⅰ位点，*Spe* Ⅰ和 *Xba* Ⅰ酶切后的黏性末端融合后的序列不能被 *Spe* Ⅰ或 *Xba* Ⅰ识别；得到片段 R 以及仍旧连在质粒上的 B 部件，通过凝胶电泳将两部分提纯，再借助相关的 DNA 连接酶将两个部分连接起来，同时又保证了连接后组装片段的前缀和后缀都保持不变，新片段仍然具有生物积块的标准化酶切位点，可以通过相同策略进行下一轮片段的组装。

由此可见，只要按照标准化的操作，即可保证连接后的生物积块仍然具有相同的 4 个标准酶切位点。可以用同样的方法与其他标准片段连接。如此循环往复，即可由简单到复杂，逐层构建更加复杂的生物系统。

3. 生物积块标准的定量机制

标准化的功能模块可以作为基因功能的承载硬件，而标准化的系统量化平台和抽象的概念信号则可以作为承载功能的软件。iGEM Registry 也提供了衡量和代表输入输出信号的标准——RNA 聚合酶每秒（RNA polymerase per second，PoPS）和每秒核糖体启动数（ribosomal initiations per second，RIPs）。

PoPS 用于衡量基因的被转录水平，对于每个 DNA 拷贝来讲 RNA 聚合酶分子每秒通过 DNA 分子上某一点的数量即为 PoPS。从某种意义上讲，PoPS 类似于流经电线特定位置的电流流量。这个度量单位有时也被称为 PAR，即每秒到达某一特定 DNA 位点的 RNA 聚合酶的数量。

在上述的各种生物元件中，启动子可以看作是 PoPS 源（类似于电路中的电流源电池），产生 PoPS 的稳定输出，但是没有输入。终止子相当于 PoPS 接收器或者接地的装置，即以 PoPS 作为输入，但没有输出基于 PoPS 的转换器（inverter）通常包含一个 RBS、阻遏蛋白（repressor protein）编码区域、终止子和同源启动子。此时高水平的 PoPS 输入会导致阻遏蛋白表达并与启动子结合，产生低水平输出信号；相反，低水平的 PoPS 输入时无阻遏蛋白表达，启动子被启动产生 PoPS。RBS 的作用相当于导线，允许 PoPS 信号通过。类似的编码区域也是导线，但却具有一定的阻抗，即其输出的 PoPS 小于它的输入，可以看作是电路中的电阻元件。

PoPS 只是一个转录水平上通用的信号载体，其提出的初衷是为了提供一个标准的衡量单位和信号描述方式，方便对基因线路规范化的表述。但 PoPS 并不是一个可以广泛使用的信号。翻译水平和代谢水平的组件不涉及 RNA 聚合酶和转录过程，因此也就无法采用此种量化方法。例如，激酶处理装置就不能采用 PoPS。

需要指出的是，PoPS 并不是我们常说的转录速率。转录速率通常是与特定转录相关的参数，衡量的是单位时间内的转录量；而 PoPS 则是指 DNA 特定位点的关键转录速率，这两者在某些情况下具有相同的物理含义，例如，编码区域下游的 PoPS 值等于编码区域的转录速率；但在某些情况下含义却是不同的，如在某些特殊位点，根本不存在转录速率的说法，但 PoPS 却仍然具有一定的含义。例如，生物工程比较关心的 RNA 聚合酶通过终止子的速率（或者说是终止子下游的 PoPS）可以用 PoPS 来衡量，却无法用转录速率来衡量。

作为一个具有一定量化作用的抽象概念，PoPS 的提出具有一定的开创性，但读者应该能够认识到它的局限性。正如 D.Endy 所说，合成生物学信号的量化和度量还是一个开放的课题，有待进一步完善。目前合成生物学在基因模块定量的标准化上还远不及模块本身那么快速普遍，许多研究者正在寻找更通用、更直观的衡量方法和更直接的测量手段。

RIPs 则是用于衡量 mRNA 的翻译水平，对于每一个 mRNA 来讲，是指核糖体分子每秒通过 mRNA 分子上某一点的数量。图 11-2 展示了 PoPS 和 RIPs 定量方式的区别。

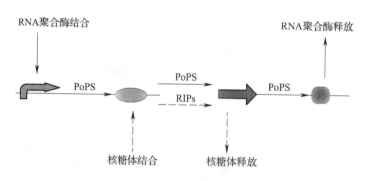

图 11-2　PoPS 和 RIPs 定量方式的区别

三、合成生物学中的层级结构

正如前面所阐述的，合成生物系统的构建采用的是一种"自下而上"的正向工程学方法，系统的构建可分为三个基本层次，即生物元件、生物装置和生物系统。生物元件是指具有一定功能的 DNA 序列，是最简单最基本的生物积块，具有不同功能的生物元件按照一定的物理和逻辑关系相互连接组成复杂一些的生物装置，不同功能的生物装置协同运作即可构成更为复杂的生物系统。具有不同功能的生物系统彼此间互相通信、互相协调可以进一步构成更加复杂的多细胞或细胞群体生物系统。生物元件、生物装置、生物系统便构成了合成生物系统的层级结构（图 11-3），合成生物系统的这一特点也充分体现了合成生物学工程化的本质。

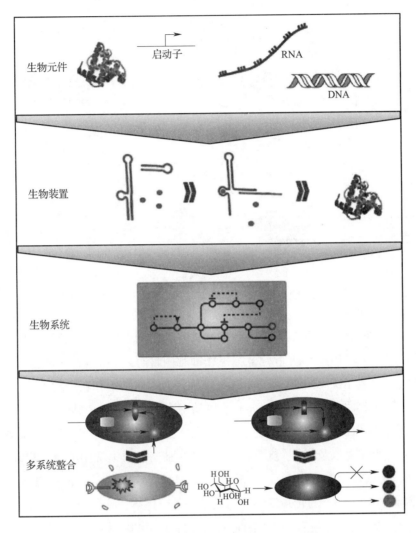

图 11-3　合成生物学中系统层级化示意图

1. 生物元件

生物元件作为合成生物系统中最简单、最基本的生物积块，能够通过标准化的组装方法组装成更加复杂的生物模块。图 11-4 展示了合成生物学中元件与机械工程加工元件的比较。

按照功能的不同可将生物元件划分为启动子、蛋白编码基因、终止子、报告基因、引物组件、标签组件、蛋白质发生组件、转换器等类别。每一个生物元件都被赋予一个标准的编码名称，使得生物元件在具体的生物过程中所发挥的功能能够很方便地通过其名称编码被识别。

（1）启动子（promoter，P）　启动子是操纵子的一个组成部分，与 RNA 聚合酶专一性结合，决定着转录起始位置并控制着基因表达起始时间和表达强度。启动子就像"开关"，

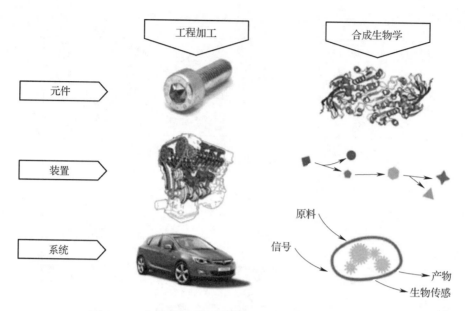

图 11-4　合成生物学中元件与机械工程加工元件的比较

与转录因子（是指能够结合在某基因上游特异核苷酸序列上的对基因转录起调控作用的蛋白质）共同作用，对基因活动进行调节。生物细胞内含有许多启动子，例如，大肠杆菌约有 2000 个启动子。根据启动子效率的不同可将其分为强启动子和弱启动子，强启动子每 2s 便可启动一次转录，而弱启动子每 10min 才启动一次转录。原核生物的启动子通常具有一些可被 RNA 聚合酶识别并结合的特定结构保守区，其序列的变化会影响对应的 RNA 聚合酶的识别能力、亲和力以及控制转录水平的能力。原核生物中常用的诱导启动子有乳糖启动子（Plac）、色氨酸启动子（Ptrp）、乳糖色氨酸复合启动子（Ptac）、T_7 噬菌体启动子（PT_7）等，真核生物启动子的转录活性除需启动子外，还需要一些其他的功能序列。

（2）核糖体结合位点（ribosome binding site，RBS）　RBS 是指 mRNA 分子中紧靠启动子下游、起始密码子 AUG 上游的一段非翻译序列，用于结合核糖体以便开始转录。原核生物的 RBS 是一段长度约为 4~9 个核苷酸，富含 G、A 的 SD 序列。SD 序列是指能与核糖体 16S rRNA 的 3′ 端识别，促使核糖体与 mRNA 结合，辅助启动翻译的一段序列。由于核苷酸的变化能够改变 mRNA 5′ 端的二级结构，从而影响核糖体 30S 亚基与 mRNA 的结合自由能，造成蛋白质合成效率的差异，因此，SD 序列的微小变化往往会导致表达效率成百上千倍的差异。

（3）终止子（terminator，T）　终止子是指位于一个基因或一个操纵子的 3′ 端，具有终止基因转录功能的特定核苷酸序列。按照发挥作用时是否需要蛋白质因子的辅助可以将终止子分为两类：一类为不依赖因子的终止子，这类终止子一般都有一段富含 GC 的反向重复序列，其后跟随一段富含 AT 的序列，因而转录生成的 mRNA 序列中能生成发夹式结构，以及一段寡聚 U 序列。这种二级结构阻止了 RNA 聚合酶继续沿 DNA 移动，并使聚合酶从 DNA 链上脱落下来，终止转录。另一类是依赖 ρ 因子的终止子，这类终止子通常需要 ρ 因子的协同作用或是受 ρ 因子的影响来终止转录，终止子前无寡聚 U 序列，回文对称区不富含 GC。不同终止子对于基因转录的终止作用不同，有的终止子几乎可以完全停止转录，有的则是部分终止转录，还有一部分 RNA 聚合酶越过这类终止序列继续沿 DNA 移动并转录在合成生物系统中，构建表达载体时，为了稳定载体系统，防止克隆基因外源表达干扰载体的稳定性，一般都在多克隆位点下游插入一段很强的转录终止子。

（4）操纵子（operon）　操纵子是细菌的基因表达调节装置，由启动子、其他顺式作用元件以及多个基因串联组成，同时有反式作用因子进行调节。操纵子一般由 2 个以上的编码序列、启动序列、操纵序列以及其他调节序列在基因组中成簇串联组成。

在基本部件中，被调控基因的激活或者抑制通常是通过转录调控因子与启动子操纵位点的直接作用实现的。目前合成生物学的早期研究主要依赖于这些转录单元作为复杂人工路线的"积块"。

2. 生物装置

在合成生物系统的设计中，可以通过组合具有生物学功能的基本设计单元生物元件设计更复杂的生物装置。生物装置是指一组或多种生物化学反应，包括转录、翻译、蛋白质磷酸化、变构调节、配体 / 受体结合以及酶反应等。一些生物装置可以包括许多不同的反应物和产物（例如，转录装置包括调节基因、转录因子、启动子位点和 RNA 聚合酶）或非常少的反应物和产物（例如，蛋白质磷酸化装置，包括激酶和底物）。不同生物装置的特性决定了自身的优点和局限性。特定的生物装置类型可能更适合于特定时间和空间尺度的生命活动。尽管生物化学反应的多样性使得生物装置的设计存在一定的困难，但是生物装置是构建具有丰富功能的复杂系统的基础。图 11-5 所示，是一个简化的生物装置示意图，该装置

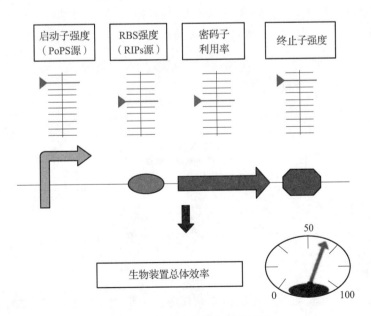

图 11-5　简化的生物装置示意图

由启动子、RBS、编码基因、终止子等生物元件组成。其中，启动子为 PoPS 源，RBS 为 RIPs 源。这些生物元件特性组合在一起决定了整个生物装置的效率。

利用 iGEM Registry 提供的标准化系统量化方法，我们可以将一些生物装置（具有一定生物学功能，并且能够被外源物质所控制的一串 DNA 序列）进行标准化抽提，描述成如下形式。

① 报告基因（reporter gene）：是指使得产物易于被检出的基因，在分子生物学试验中用于替换天然基因，以检验其启动子及调节因子的结构组成和效率。常用的报告基因是各种荧光蛋白编码基因，如 *gfp*（绿色荧光蛋白基因）等。

② 转化器（inverter）：是指一种遗传装置，它在接收某种信号时停止下游基因的转录，而未接收到信号时开启下游基因的转录。

③ 信号转导装置（signal transduction）：是指环境与细胞之间或者邻近的细胞与细胞之间接收信号的信号传递装置。

④ 蛋白质生成装置（protein generator）：是指能产生一定蛋白质的装置。

目前已经工程化的生物装置还有很多，如控制基因表达的各种开关、模拟工作逻辑门功能的生物装置等。这些具有不同功能的生物装置可用来构建具有特定功能的更复杂的基因线路，如利用核糖核酸开关（riboswitch）。核糖核酸开关是一种天然存在于基因 mRNA 非编码区域（UTR）的调控元件，能够响应单磷酸腺苷环二聚体、单磷酸鸟苷环二聚体等小分子代谢物。核糖核酸开关与小分子代谢物结合后会引起 mRNA 二级结构的改变，从而开启或关闭基因的表达，实现对基因转录后水平的调控。例如，利用生物装置构建的核糖核酸开关可以响应甘氨酸信号，从而实现 *gcvT* 基因表达的开启或关闭，如图 11-6 所示。当没有信号分子存在时，mRNA 编码区形成一种特定的二级结构，开关处于关闭状态，阻碍了翻译的进行；而当小分子信号出现并与核糖核酸开关结合时，核糖核酸开关开启，mRNA 编码区二级结构打开，启动基因翻译。除上述基因线路外，还有一些更加复杂的基因线路，如双稳态开关、压缩振荡子等。

图 11-6　响应甘氨酸的核糖体开关示意图

3. 生物系统

生物系统是具有互联功能的可执行复杂任务的一组生物装置。将生物装置以串联、反馈或者前馈等形式连接组成更加复杂的级联线路或者调控网络，即所谓的生物系统。自然生物系统中的调控级联路线是非常普遍的，如转录调节网络、蛋白质信号通路和代谢网络。在活体细胞中，许多信号转导和蛋白激酶通路通过级联过程来调控其活性。例如，在果蝇和海胆等多细胞生物体中，许多时间顺序事件通常都由级联过程来调控。同时，级联线路具有许多非常重要的特点，最常见的由蛋白质控制的级联可以响应非常小的输入信号而输出由高到低或由低到高的信号，超敏感性基因线路对诱导物浓度在一个很窄范围内的变化具有快速响应能力，即使是微弱的输入信号，一旦达到阈值即可快速激活遗传线路，其响应曲线非常类似于典型的阶跃响应，具有广泛的应用价值。

在各种级联路线和调控网络中，转录调控网络是迄今为止最易于实施并且表征最彻底的系统，这种级联路线存在于原核生物和真核生物中。核苷酸序列直接决定了相互作用的特异性，因此，相对来说控制转录和翻译以生产目的输出的装置，其搭建都比较容易且具有一定的柔性。转录控制系统具有很多其他有用的特性，包括信号放大，多个转录因子的组合控制，多个下游靶点的控制，噪声的传播、放大和衰减，以及内外因素对于表型变化的控制等。对于不同长度级联路线的研究表明，在某种条件下，增加级联路线的层次深度能够增加响应的敏感性，使其输入/输出关系更加接近离散特性；同时，响应的延迟性也由线路的层次深度决定，长的级联能够起到低通滤波器的作用，对于输入噪声具有一定的鲁棒性。一般来讲，真核细胞级的联线路通常长于原核细胞的级联线路。

然而，仅合成一种蛋白质也需要通过转录翻译的大量生物化学反应实现；而获得能够检测的输出变化，则需要很多蛋白质合成反应的发生。因此，这些装置和系统在实现其功能时需要消耗大量的细胞资源，其衡量时间是以分钟或小时为尺度的，相比于翻译水平的RNA调控和蛋白质水平调控，基因路线转录输出的变化相对比较缓慢。

近年来，DNA重组技术的发展大大推动了合成基因组的研究，为构建完全人造生物系统提供了可靠的方法。相比于对多种生物装置在现有底盘细胞上进行组装，在基因组层面构建合成生物系统具有一定的优势。基因组合成技术的发展甚至可以使我们对想要的功能和途径进行选择和删减，从而获得更理想化的底盘（chassis），使新生物系统的合成更加简单，减少进化负担。该系统将允许合成生物学家插入任何想要的生物装置，并实现装置功能的可扩展性。病毒基因组是最简单的已知基因组并且已经被成功构建且验证有效。

除病毒之外，合成生物学家已经得到的生殖器支原体最小基因组可产生用作合成基因网络的理想生物体。到2017年为止，天津大学等的科研人员成功合成了7条酿酒酵母染色体及其衍生物，使得基因组合成技术在真核生物中的研究取得突破性的进展。基因组合成将使得合成生物学家可以制造更加紧凑的底盘细胞，为插入新装置创建最简单易行的环境。但是使用简化的基因组可能不会产生以精确和可靠的方式运行的通用生物体，尽管构建最小基因组的诱惑力很强，但是较不紧凑的基因组可能更好。这就好比一个操作系统，运行快的紧凑型操作系统可能只有几个应用程序和软件库，而较慢的庞大的操作系统可能有许多软件库和应用程序，但是冗余的机制提供了更多的可靠性。无论使用哪个操作系统，软件无法在没有电脑的情况下运行。因此合成生物学的设计对象不仅是装置和系统，而是将系统嵌入到主机单元中，其中设计用于执行任务的复杂生物系统应该是细胞。

4. 多细胞交互与群体感应

对于合成生物系统而言，合成具有特定功能的单个单元，甚至大量完全独立的单元都难以获得具有完整功能的生物系统。由于基因表达和其他细胞功能中存在内源和外源环境噪声的影响，即使基因型完全相同，细胞的群体也可能表现异常，出现表型异质性。也就是说，在细胞群体中，即使完全相同的非通信单元的行为也不会相同，更不用说协调一致。而在多个细胞之间构建人造细胞通信系统，实现多细胞的交互，可以提高生物系统的功能性，并且可以克服单一个体的可靠性缺陷。

利用通过细胞间通信协调彼此的群体感应（quorum sensing，QS）行为是目前工程化细胞群体的主要手段。

基于细胞群密度波动的基因表达调控被称为群体感应。在群体感应系统中，细菌产生并向环境中释放一种被称为自诱导剂（autoinducer，AI）的化学信号分子，其浓度随细胞密度的增加而增加。细菌能够感受不同浓度自诱导剂信号分子的刺激而改变基因表达模式。革兰阳性和革兰阴性菌使用群体感应通路来调节各种各样的生理活动，例如共生、毒力的产生、抗生素的生产、运动、孢子形成以及生物膜形成等。通常情况下，革兰阴性菌使用酰化高丝氨酸内酯作为自身诱导剂，而革兰阳性菌使用经过加工的寡肽作为诱导信号。细菌在种内和种间都能进行自诱导剂介导的群体感应，此外，细菌自诱导剂也能够引起宿主的生物特异性反应。一般来讲，在群体感应中，信号分子的性质、信号终止机制以及由细菌群体感应系统控制的靶基因不同，但在任何情况下，彼此通信的能力使细菌能够协调基因表达，从而协调细菌群体的基因表达。这个过程赋予了细菌一些高等生物的品质，因此，细菌群体感应系统的发展可能是多细胞发育的早期步骤之一。

群体感应现象最早在海洋细菌费氏弧菌（*Vibrio fischeri*）中发现（图 11-7）。*Vibrio fischeri* 寄生在夏威夷鱿鱼的发光器官中。在这种器官中，丰富的营养使细菌可以高密度生长，并诱导生物发光所需的基因表达，鱿鱼则使用细菌提供的光进行反照，以掩盖其阴影并避免被捕食。在 *Vibrio fischeri* 中存在两种蛋白质 LuxI 和 LuxR，这两种蛋白质控制着产生光所需的荧光素酶操纵子（*LuxICDABE*）的表达。LuxI 是自动诱导剂合成酶，合成酰基高丝氨酸内酯（AHL）自动诱导剂 3OC6- 高丝氨酸内酯。LuxR 是细胞质自动诱导剂受体 / DNA 结合转录激活因子。AHL 生成后便自由扩散进出细胞，随着细胞密度的增加而增加浓度，信号达到临界阈值浓度时，AHL 与 LuxR 结合，激活荧光素酶的操纵子的转录。另外，LuxR–AHL 复合物也诱导 *LuxI* 的表达，因为它存在于荧光素酶操纵子中。这种监管配置使环境中充满信号分子，产生了一个正反馈回路，使整个细菌群体进入"群体感应模式"并产生光。

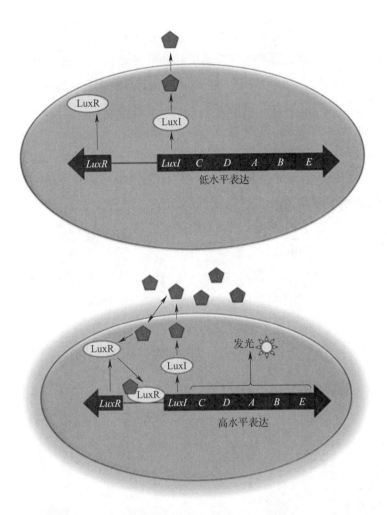

图 11-7 费氏弧菌群体感应模式示意图

　　群体感应可以作为一种依赖细胞浓度调控基因表达的有效手段。将费氏弧菌中响应群体感应的基因分别植入独立的发生细胞和接收细胞中，可以通过 LuxR、AHL 信号分子的作用实现细胞群体间的通信和协作。除了在遗传背景比较清晰的大肠杆菌中构建群体感应机制获得目的功能外，研究人员也通过在酿酒酵母中构建人工群体感应系统而将该系统的应用扩展到了真核细胞中。

四、合成生物系统的逻辑结构

　　合成生物学一个重要目的是通过合理设计基因线路来揭示天然生物系统的设计原则。根据合成生物学的性质，我们重点关注生物系统的工程化过程，即合成启动子 – 控制细胞 – 细胞间相互作用。模块化设计是合成生物学的重要方法，小到 DNA 片段，大到调控网络均有其内在的逻辑结构（逻辑结构一词来源于计算机网络，指网络中各个站点相互连接的形式，即文件服务器、工作站和电缆等的连接形式）与计算机网络类似，基因线路的调控网络基元（motif）和基础基因线路作为简单的调节单元，可以借鉴计算机逻辑结构中的前馈、反馈等，经过合理组合，连接成功能性基因线路，进而形成基因网络乃至生物系统。基元是转录因子和靶基因之间相互调控关系的特定小规模组合，通常由一组基因及其调节元件按照一定的拓扑结构构成。基础基因线路（elementary gene circuit）中基因的表达受单一的转录因子调节并在特定条件下对一种信号分子作出反应。下面主要以原核生物转录水平的调节为主介绍合成生物系统的逻辑结构。

1. 合成生物系统的基本逻辑结构

（1）串联结构与并联结构 串联与并联的概念最早来自电路串联，即把元件逐个顺次连接起来组成线路，其上游模块的输出信号可以作为下游模块的输入信号。对于生物模块来讲，信号可以是蛋白质、RNA 及其他小分子。并联可以简单理解为多个串联结构的并行，并联的基因元件间有一条以上的相互独立通路（图 11-8）。

（2）单输入结构 基因调控网络虽然得到了人们的广泛研究，但在很多生物中还是一个黑盒子。控制论中的输入输出控制有助于对基因调控网络的理解。通过输入 - 输出信号可以反演出网络结构，即基因调控网络的重构。细胞可以看作是一个典型的输入 - 输出通信系统。基因调控网络是该通信系统的重要组成部分。基因调控网络系统的输入包括物理输入和化学输入。

基因线路的信号输入可以分为单输入（single input）结构和多输入（multi input）结构。单输入结构中，只有一个主模块作为下一层模块的输入（图 11-9）。

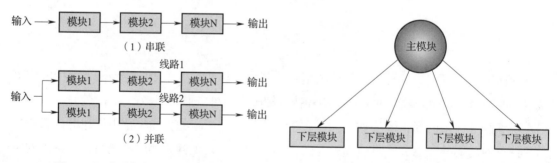

图 11-8 串联与并联结构示意图　　　　图 11-9 单输入结构示意图

单输入结构在原核生物的基元（motif）中很常见，其功能主要是实现一组基因的共表达或模块的时序表达。模块的时序表达是通过主模块作为激活因子激活下一层启动子模块，由于不同启动子激活阈值不同，导致阈值最低的启动子先启动，阈值最高的最后启动。

以大肠杆菌中精氨酸的合成为例，系统中的阻遏蛋白 argR 调控系统中多个酶的操纵子（图 11-10）。当细胞内缺乏精氨酸时，argR 对 argA、argCBH、argD 和 argE 的阻遏均解除，开启精氨酸的合成。启动子 argA、argCBH、argD 和 argE 依次上调，这与其对应的基因将谷氨酸转化成鸟氨酸的顺序一致。

（3）多输入结构（multiple input module）　也称为密集交盖调节网（dense overlapping regulons，DOR），这种结构与单输入结构最大的不同在于一组调控因子共同控制一组基因。DOR 结构在原核生物和真核生物中常见，多与碳代谢、厌氧环境生长及胁迫响应等相关。

从图 11-11 可以看出，多输入结构可以看做逻辑门阵列，多个输入进行组合运算后控制下游模块。由于转录网络、代谢网络等不同水平的调控相互影响，导致目前大部分转录水平的多输入结构具体功能细节还不是很清楚，转录网络、代谢网络等不同水平的调控会相互影响，因而很难确定每个多输入模块的规模。

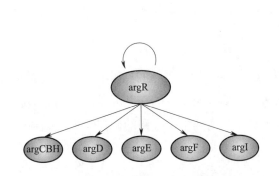

图 11-10　大肠杆菌精氨酸合成系统中单输入结构

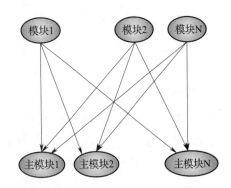

图 11-11　多输入结构示意图

单输入与多输入结构在合成生物学中多应用于生物传感器的设计。新型生物传感器包含 RNA 传感器和蛋白质传感器，这些生物传感器可用于优化整个代谢通路和基因簇，还可以与基因线路整合，以扩大输入的复杂性，同时连接所需输出。复杂基因线路可以通过两种方式提高筛选和选择能力。如图 11-12 所示，一个单输入可以连接到多个输出，在这种情况下目标性状可能触发级联调控网络，重新连接到有目标表型的细胞，最终进行筛选或选择。

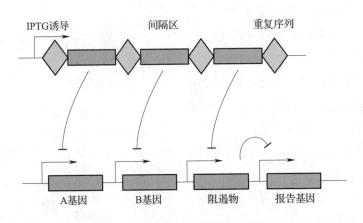

图 11-12　单输入连接到多个输出

多输入可以通过逻辑门连接到一个单输出上，增加特异性表型的筛选。Hoynes-O'Connor 等用 RNA 热敏元件构建三输入的基因线路，创建了可触发 GFP 表达的热敏传感器（图 11-13）。

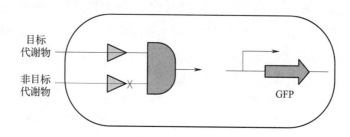

图 11-13　多输入连接单输出

Wendell A.Lim 等使用多输入结构，通过构建被 Cas9 蛋白诱导的同时编码目标位点和调控的 RNA 支架，在酵母菌体内实现了代谢网络中目标代谢途径的多基因激活，同时抑制了其他一些支路基因，这种 RNA 支架的应用对于复杂代谢网络中代谢的调控和重构起到巨大的促进作用（图 11-14）。

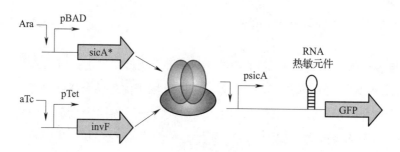

图 11-14　多输入热敏传感器

（4）前馈结构　前馈控制也称预先控制或提前控制。前馈控制的基本原理是测取进入过程的扰动量（包括外界扰动和设定值的变化），并按照其信号产生合适的控制作用去改变控制量，使被控制的变量维持在设定值上。前馈控制是在偏差出现之前就采取控制措施。前馈控制如图 11-15 所示。

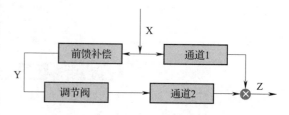

图 11-15　控制理论中的前馈控制示意图

前馈控制在生物学中比较常见，条件反射活动就是一种前馈控制系统活动。基因线路利用前馈来表示上游基因通过两条不同的途径影响下游基因的表达。根据这两条途

前馈控制与反馈控制有几点不同。前馈控制的特点是在干扰信号进入系统后分成干扰通路和补偿通路这两条不同途径影响最终变量。从定义来说，单纯前馈结构中信号的传递并未形成一个闭合的回路，因此，前馈控制属于开环控制。前馈控制在偏差出现之前就采取控制措施，而反馈控制则是在偏差出现之后。前馈控制将干扰测量出来并直接引入调节装置，对于干扰的克服比反馈控制及时。

径对最终基因的影响效果是否一致，可以将前馈分为一致前馈（coherent feedforward）和不一致前馈（incoherent feedforward）。一致前馈结构直接和间接调节途径对输入模块的作用相同，不一致前馈则相反。前馈是最显著的基元。以最简单的前馈为例（三个基因构成），基因 C 同时受到基因 A 和 B 的调控。根据基因 A、B、C 之间彼此促进的抑制关系的不同，三个基因组成的前馈共分为 8 种构型（图 11-16）。

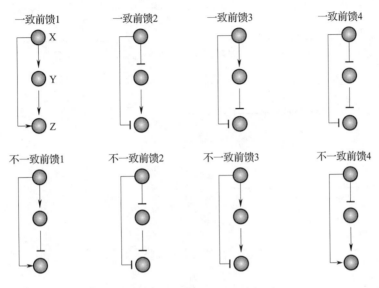

图 11-16　前馈的 8 种构型

　　Alon 等比较了 8 种前馈环构型对阶跃输入信号的响应，发现不一致前馈环可以加速系统对信号的响应，而一致前馈环可以减缓系统对信号的响应。这些理论上的功能研究在实际生物实验上得到了验证。Goentoro 等发现了不一致前馈环路前馈环路具有一种有趣的功能，称为倍变探测（foldchange detection），经常出现在感官系统中，如听觉、嗅觉、味觉、触觉等，信号输出的改变只与输入的改变幅度有关，而与绝对值大小没有关系。

　　如图 11-17 所示，第一种类型的一致前馈可以看作是一个"信号敏感性延迟（sign-sensitive delay）"单元和持续性检测单元。X 和 Y 是转录激活因子，假设 X 和 Y 对 Z 的调控作用是"与"的关系，则此类型结构对于上升刺激的响应具有一定的延迟，但对下降刺激的响应则无延迟特性。其机制如下：信号 Sx 出现，X 变为激活状态时，迅速与下游启动子结合，启动 Y，Y（为简单起见，在不会产生歧义时，我们用同样一个字母代表基因编码的产物）开始累积。因为 X 和 Y 对 Z 的调控作用是"与"的关系，只有当 Y 的浓度达到甚至超过阈值之后，Z 才开始启动。因此，从结果上看，Z 的表达滞后于信号 Sx 的出现。相反，移除信号 Sx，X 迅速失去活性，同样是由于 X 和 Y 对 Z 的调控作用是"与"的关系，此时，无论 Y 的状态如何，Z 的表达立刻被"关闭"。这种动态行为常被称为"信号敏感性延迟"，即对于信号 Sx 输入的滞后响应。滞后时间由 Y 调节因子的生物化学参数决定。

Y对于Z的激活阈值越高，滞后时间越长。通常情况下，由于短时间内出现的脉冲噪声无法使Y的量积累到超过阈值限制，不会激活Z的响应，只有持续时间足够长的信号才能激活Z表达，因此这种滞后能够滤除瞬时脉冲噪声干扰。在大肠杆菌阿拉伯糖利用系统中就存在这种前馈结构。此系统对于cAMP信号的输入具有延迟效应，对其移除则没有延迟。延迟时间大概为20min，略大于生长条件改变时欺骗脉冲的时间长度。

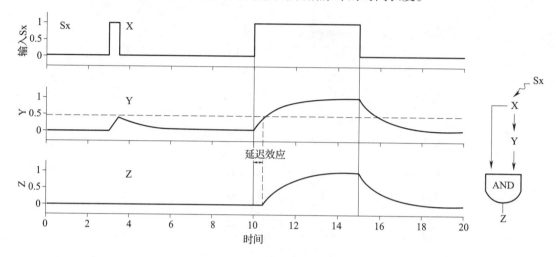

图 11-17　一致前馈中的 Z 脉冲响应曲线

"非一致前馈"的第一种类型可以看作是一个脉冲发生器和响应加速器。此结构中，两条输入支路的作用刚好相反：X激活Z但也通过激活抑制因子Y来抑制Z。当输入信号激活X时，Z迅速作出响应，然而，一段时间以后，由于X同时也激活Y，当Y的量超过对Z的抑制阈值时，Z的产量开始减少，浓度下降，因此Z的响应曲线类似于脉冲的动态特性，如图11-18所示。极端情况下，当Y能够完全抑制Z时，脉冲会降到零点。除了类似脉冲响应，在Y的抑制作用产生之前的时间里，如果Z强烈的起始表达使得Z的浓度达到一定

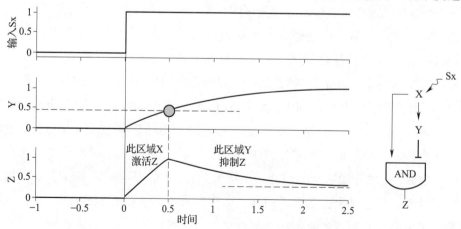

图 11-18　不一致前馈中的 Z 脉冲响应曲线

值，当 Y 不会完全抑制 Z，Z 的浓度达到一个非零稳态水平时，此结构还可以看作具有响应加速器的功能。大肠杆菌的半乳糖利用系统中就具有这种结构。当缺乏半乳糖时，葡萄糖匮乏会快速诱导半乳糖代谢基因至适当的表达水平。这种结构的响应时间比单因素系统（lac 系统）快三倍。

（5）反馈结构　反馈又称回馈，是控制理论中最重要的概念之一。反馈是指系统的信号输出会反过来影响系统的输入，并进一步影响自身的一种控制机制。输出对输入的影响可能会导致最终输出的降低，这称为负反馈。而当输出对输入的影响导致最终输出增加时，即为正反馈。反馈的正负特点由具体的网络动力学特性决定。以基因的调节为例，正反馈调节的作用是增强目的基因的表达，而负反馈的作用是减弱目的基因的表达（图 11-19）。

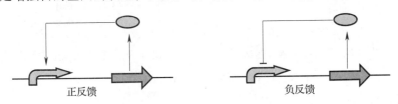

正反馈　　　　　　　　　　　　　负反馈

图 11-19　反馈结构示意图

负反馈网络结构单元在原核及真核细胞中广泛存在，具有重要的生物学功能。近年来，研究人员通过学习人造工程系统的设计，在细胞内构建人工负反馈基因回路并研究其动力学过程，逐步揭示了负反馈这一网络结构单元的重要生物学功能。Becskei 和 Serrano 通过在大肠杆菌中构建四环素抑制子 *TetR* 介导的转录负反馈基因线路，发现负反馈可以显著减少由细胞内生物化学反应随机性导致的基因表达噪声。正反馈调节系统可用于构建生物"放大器"。美国伊利诺伊大学香槟分校（University of Illinois at Urbana-Champaign，UIUC）的 Goutam Nistala 等使用 *PluxI* 启动子和 *LuxR△ 2-162* 构建了"放大器"，在这个系统中 *LuxR△ 2-162* 能激活 *PluxI* 启动子，是正反馈信号。单组分四环素传感器由一个质粒组成，其中 *LuxR△ 2-162* 已克隆在 *TetR* 调节的 *P LtetO-1* 启动子后面。在没有诱导剂脱水四环素（aTc）的情况下，二聚体 TetR 与 *P LtetO-1* 启动子内的 *O2* 操纵基因位点结合并抑制转录。然而，当与 aTc 结合时，TetR 不再能够与启动子内的 *O2* 操纵基因位点结合，从而实现对 *LuxR△ 2-162* 的剂量依赖性控制。该传感器与正反馈放大器结合，编码在单独的质粒上，通过转化细胞（GN100）组成型表达 *TetR* 基因的染色体拷贝，两个质粒分别包含传感器和放大器。研究人员通过单组分的四环素和双组分的天冬氨酸两种感知系统，检测了"放大器"的效果，证明其对四环素信号和天冬氨酸信号的放大效果都很明显（图 11-20）。"放大器"可以提高对诱导信号的敏感度，也有利于提高输出基因的表达量，可以用于构建更复杂的合成基因线路。

2. 合成生物系统逻辑结构分析的重要性

合成生物系统的逻辑结构把系统分成若干个逻辑单元，分别实现自己的功能。合成生物系统逻辑结构的分析对其进一步的开发具有重要作用。在自然生物系统中，某些普遍存

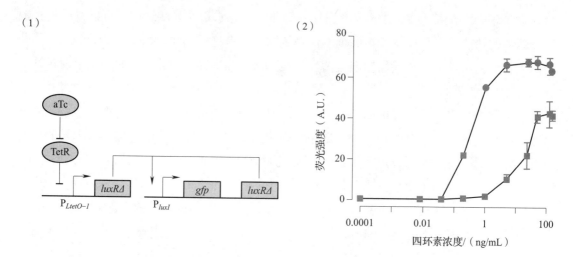

图 11-20 （1）四环素传感器与正反馈放大器耦合示意图 （2）耦合放大器后对四环素检测效果的影响

● 耦合放大器 ■ 不耦合放大器

在的系统性基因网络结构可能具有进化优势而得以在漫长的自然进化过程中被保留和扩散。这些系统网络结构可以被视为一种生命的"设计原则"。了解这样的"设计原则"不仅有助于人们建造人工生物系统，也有助于生物学家更加深刻地理解生命的本质。

近年来，控制论的基本思想与方法逐步渗透到合成生物系统逻辑结构分析中。通过对基因线路进行结构设计，研究者可以筛选出对参数不敏感的基因网络拓扑，使合成基因线路在外源噪声干扰下依然能稳定工作。对基因网络的拓扑结构进行重构，可以有效地降低表达过程中个体间的差异。此外，有研究指出，通过对简单的生物化学反应进行组合，可在一定程度上实现滤波器的功能；基于这一现象提出的滤波器的优化设计理论，可以对系统内部的噪声性质进行大概估计，应用于指导合成基因线路的设计，提高基因线路的鲁棒性。利用控制理论对现有的知识充分理解，抽象出一定的设计原则，同时拓展新的建模方法，可以在一定程度上缩小备选解的范围，提高设计效率。

在面临发展机遇的同时，来源于生命科学的控制问题也为我们提出了新的机遇与挑战。合成生物系统逻辑结构分析对生命科学中困扰人类的基本问题，如延长寿命，治愈癌症、糖尿病等顽疾有着非常重要的现实意义。

第三节　合成生物学的基因线路与组装

合成生物学的研究和操作对象是各种生物，而不是常规工程领域的无生命物质。生物的生长和繁殖有其特定的自然规律，需要特殊的培养环境，而进化和突变使得生物系统的行为具有明显的不确定性，因此无法对其进行精确的控制和预测，生物组件之间的接口也不可能像其他工业组件一样用简单的尺寸和标准即可规范。

　　这些研究对象的特殊性导致了合成生物学研究的特殊性。合成生物学的研究必须有选择性地借鉴而不能完全照搬信息系统、控制系统等其他领域的成果和理论。在后续章节的内容中，读者应该仔细留意其他工程领域知识对于合成生物学的借鉴和带动作用，更应该留意合成生物学区别于常规工程领域的特殊之处。

一、基因线路的概述

　　计算机系统中各种令人叹为观止的功能最终都可以简化为数字"0"和"1"之间的运算；组成复杂生物系统的各基因部件之间的协同运作，在逻辑上几乎均可简化为彼此之间的"开启"（对应逻辑 1）和"关闭"（对应逻辑 0）。生物系统的四编码（A、T、C、G）是所有生物现象的终极载体，信息系统的二编码（0、1）也是所有信息领域的终极载体；生物系统中发现了大量的"正""负"反馈调控结构，物理系统中也普遍存在着"正""负"反馈控制，这些惊人的相似和纷繁复杂的联系，启发合成生物学家大量借鉴各种逻辑运算和控制机制来研究和开发生物系统，即模拟逻辑功能的合成生物学设计和基础研究。

二、基因线路调控元件

　　基因表达过程是储存着遗传信息的基因经过一系列步骤表现出其生物功能的整个过程，包括将基因转录成其互补的 RNA 序列；对于蛋白质编码基因，其 mRNA 继而翻译成多肽链，并装配加工成最终的蛋白质产物。基因线路的调控也主要体现在对基因转录和翻译的调控，特别是基因的转录调控。转录调控以转录起始调节为中心，通过启动子（promoter）、RNA 聚合酶（RNAP）和调控基因编码的调控蛋白质之间的相互作用实现基因表达的开启或关闭：主要通过 DNA 与蛋白质之间的相互作用和蛋白质与蛋白质之间的相互作用实现基因表达的调控。

　　原核生物基因表达调控的基本功能单位是操纵子，基本结构包括：结构基因、启动子、调控基因、终止子（terminator）等。真核生物的基因表达调控元件包括顺式作用元件和反式作用因子。顺式作用元件是存在于基因旁侧序列中能影响基因表达的 DNA 序列，包括启动子、增强子和调控序列等，它们本身不编码任何蛋白质，仅提供一个作用位点，要与反式作用因子相互作用而行使功能。反式作用因子是指能直接或间接地识别或结合在各类顺式作用元件核心序列上以参与调控靶基因转录效率的蛋白质，多为转录因子。

1. 启动子

　　启动子（promoter）是指位于结构基因 5′端上游，可被 RNAP 特异性识别和结合的一段特殊 DNA 序列。作为基因的一个组成部分，启动子本身并不控制基因活动，而是通过与

RNAP 及调节蛋白的相互作用实现基因转录的开启或关闭。启动子的结构影响了它与 RNAP 和调节蛋白的亲和力，从而影响了基因表达水平。启动子一般位于转录起始位点（TSS）上游，而转录起始起点为 DNA 链上对应于新生 RNA 链第一个核苷酸的碱基，研究表明通常为嘌呤。描述碱基位置时，转录起点为 +1，其前面即 5′ 端的序列称为上游，编号依次为 –1、–2……其后面即 3′ 端的序列称为下游，编号依次为 +2、+3……

RNAP 同启动子结合的区域称为启动子区。许多原核生物都含有两个重要的启动子区：一个是位于 +1 转录起始位点上游 10bp 处，由核苷酸 TATAAT 组成的共同序列，以其发现者的名字命名为 Pribnow 框，又称 –10 区；另一个是位于 –35bp 处的共同序列 TTGACA，即 –35 区［图 11-21（1）］。例如，大肠杆菌中常用的强启动子包括噬菌体来源的基于 T_7 RNA 聚合酶的 T_7 启动子和受控于温度敏感抑制物的 P_L、P_R 启动子；相对较弱的启动子包括 *lac*、*tac*、P_{BAD} 和 *rhaP*$_{BAD}$ 等；另外，应用 *tetA* 启动子 / 操纵子和 *TetR* 抑制系统人工合成的启动子也已应用于大肠杆菌。

真核启动子不像原核启动子那样有明显共同一致的序列，而是不同启动子的序列很不相同，要比原核启动子更复杂、序列也更长；并且单靠 RNAP 难以结合 DNA 而启动转录，而是需要多种蛋白因子的相互协调作用，不同蛋白因子又能与不同 DNA 序列相互作用；另外，不同基因转录起始及其调控所需的蛋白因子也不完全相同。真核启动子一般包括转录起始位点及其上游约 100 ~ 200bp 序列，包含有若干具有独立功能的 DNA 序列元件，每个元件约长 7 ~ 30bp。真核启动子通常可分为两个特殊的区域：核心启动子元件和上游增强子序列［图 11-21（2）］。核心启动子元件产生基础水平的转录，是 RNA 聚合酶起始转录所必需的最小的 DNA 序列，通常由转录起始位点和 –30bp 处富含 TA 的 Hogness 盒两部分组成。上游增强子序列包括通常位于 –70bp 附近的 CAAT 盒或 GC 盒以及距转录起始点更远的上游元件。这些元件与相应的蛋白因子结合能提高或改变转录效率。不同基因具有不同的上游增强子元件，其位置也不相同，这使得不同的基因表达分别有不同的

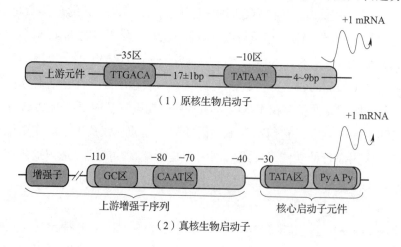

图 11-21　原核生物和真核生物启动子结构示意图

调控。上游增强子序列中含有特定的称为转录因子结合位点（TFBSS）或对接点的保守序列，可以结合转录激活子或抑制子，由此调控转录频率或启动子强度。

启动子工程是构建一系列梯度强度的合成型启动子用于优化基因表达的技术。原核生物中 –10 区与 –35 区之间核苷酸的种类和数目的变动会影响基因转录活性的高低；真核生物中，在转录因子结合位点（TFBSS）中引入突变来减弱转录因子的作用，从而改变启动子的强度。常用的启动子工程策略包括易错 PCR、饱和突变，杂合启动子工程和转录因子结合位点（TFBSS）的系统化修饰。

2. 终止子

终止子（terminator）是位于基因编码区下游，能够给予 RNAP 转录终止信号的特殊 DNA 序列。在一个操纵元中至少在结构基因群最后一个基因的后面有一个终止子。

原核生物的终止子均具有回文结构，回文序列的两个重复部分（每个 7~20bp）由几个不重复的碱基对节段隔开，回文序列的对称轴一般距转录终止点 16~24bp。原核终止子可分为两类：一类不依赖于蛋白辅因子就能实现终止作用，又称内在终止子（intrinsic-terminators）；另一类则依赖蛋白辅因子才能实现终止作用，这种蛋白辅因子称为释放因子（release factor），通常又称 ρ 因子。内在终止子的回文序列中富含 GC 碱基对，在回文序列的下游方向又常有 6~8 个 AT 碱基对（在模板链上为 A、在 mRNA 上为 U），使 RNA 转录产物形成寡聚 U 及发夹形的二级结构，引起 RNAP 变构及移动停止，导致 DNA 转录的终止（图 11-22）。

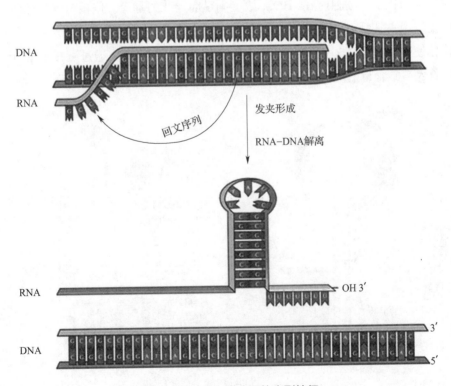

图 11-22　内在终止子的序列特征

依赖 ρ 因子的终止子中回文序列的 GC 碱基对含量较低，在回文序列下游方向的序列没有固定特征，其 AT 碱基对含量比前一种终止子低，由 ρ 因子识别特异的终止信号，并促使 RNA 的释放。不同终止子的作用也有强弱之分，有的终止子几乎能完全停止转录，有的则只是部分终止转录，一部分 RNAP 能越过这类终止序列继续沿 DNA 移动并转录。内在终止子属于强终止子，而依赖 ρ 因子的终止子相对较弱。

真核生物的终止子在 mRNA 前体的近 3′ 端处转录产生一组共同序列，即 AAUAAA 和 GU 富集序列，为转录终止的识别位点和 poly（A）修饰识别位点。在转录越过修饰点后，RNA 链在修饰点处被水解切断，转录终止，随即进行加尾修饰。

3. 弱化子

弱化子或称衰减子（attenuator），是指原核生物操纵子中能显著减弱甚至终止转录作用的一段核苷酸序列，该区域位于操纵子的上游，能形成不同的二级结构，利用原核微生物转录与翻译的偶联机制对转录进行调节。弱化子可使操纵子的转录开始后还未进入第一个结构基因时便终止，不能使所有正在转录中的 mRNA 全部都中途终止，仅有部分中途停止转录，称为衰减作用或弱化作用。弱化子是在研究大肠杆菌的色氨酸操纵子表达弱化现象中发现的。在 trp mRNA 5′ 端 trpE 基因的起始密码前有一段长 162bp 的 mRNA 序列称为前导区，其中 123～150 位核苷酸如果缺失，trp 基因的表达水平可提高 6～10 倍；123～150 位序列终止转录的作用是可以被调控的，如培养基中完全不含色氨酸，则转录不会终止，这个区域被称为弱化子。细胞内 trp-tRNA 浓度满足前导肽的翻译，使核糖体翻译前导肽后所需留的位置改变了其后引导 RNA 的二级结构，使衰减子的核苷酸序列形成类似于终止于的茎环结构，使转录起始后还没有到达第一个结构基因时便终止。通过衰减子的 RNAP 分子的比例随着色氨酸含量的降低而增加（图 11-23）。

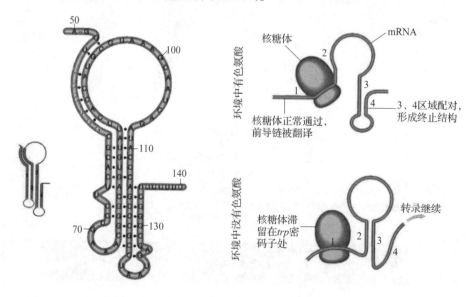

图 11-23　色氨酸操纵子 mRNA 5′ 端的弱化子结构

弱化作用在原核生物中是相当普遍的，大肠杆菌和鼠伤寒沙门菌中已陆续发现不少操纵子都有弱化现象。它们和色氨酸操纵子一样，在第一个酶的结构基因前面都有一个可调控的终止位点，位于前导区中。前导区内密码序列都有前导肽，并且在前导肽中富含该操纵子合成的那种氨基酸。当细胞内某种氨基酸–tRNA 缺乏时，该衰减子不表现终止子功能，转录进行；当这种氨基酸–tRNA 足够时，该衰减子表现终止子功能，转录终止，从而达到基因表达调控的目的。这种调控方式也称为导入区调节，属于次级转录调节系辅助阻遏作用的一种精细调控。

4. 增强子

增强子（enhancer）是指位于结构基因附近，能够明显增强该基因转录活性的一段 DNA 序列。增强子是真核基因中的一类顺式作用元件，与反式作用因子相互作用，能显著增强启动子转录活性。增强子由同样出现在启动子中的短序列元件组成，但是元件的密度要远高于启动子。增强子大多为重复序列，各种增强子的重复序列长短不一，一般在 50~100bp。增强子有两类，其中能够在特定的细胞或特定的细胞发育阶段选择性调控基因转录表达的增强子称为细胞特异性增强子；而在特定刺激因子的诱导下，才能发挥其增强基因转录活性的增强子称为诱导性增强子。

增强子的作用特点为：① 具有远距离效应，即增强子可在距转录起始位点相当远的距离起增强作用，且在启动子的上游或下游都能起作用；② 无方向性，即增强子既可位于转录起始位点上游 5′ 端调控区，也可存在于基因的 3′ 端调控区，还可以存在于基因的内含子；③ 无物种和基因特异性，即增强子只有启动子存在时才能发挥作用，但对启动子不具有特异性，对异源基因也具有增强功能；④ 有组织或细胞特异性，即增强子的效应需特定的蛋白因子参与；⑤ 增强子的作用与其序列的正反方向无关，将增强子方向倒置依然能起作用。

增强子的详细作用机制仍然不是很清楚，但对增强子作用机制提出了多种推测和假说，最经典的有：① 增强子为转录因子提供进入启动子区的位点 [图 11-24（1）]，增强子为 RNA polⅡ 或其他亚基提供了双向进入位点，转录因子与增强子结合后，再滑向启动子附近，从而增强了基因的转录；② 增强子可改变染色质或 DNA 的构象 [图 11-24（2）]，调节蛋白质与增强子的相互作用，改变了 DNA 构象，同时也影响了转录速率；③ 增强子模块化作用模型 [图 11-24（3）]，该模型认为增强子和启动子是由独立的功能模块构成，每个模块能够与一个或多个转录因子结合，模块间的间隙能够发生弯曲，不同的转录因子结合于增强子模块，在蛋白因子相互作用下，DNA 成环，向启动子区弯曲靠拢，从而起转录增强作用。

随着人类基因组计划的完成、增强子相关研究的积累以及生物信息学和计算机科学的发展，越来越多的研究人员利用生物信息学的方法通过计算机模拟和计算来预测和定位增强子。通过基因敲除和定点突变获得增强子相关序列，进而分析增强子序列模型矩阵，利

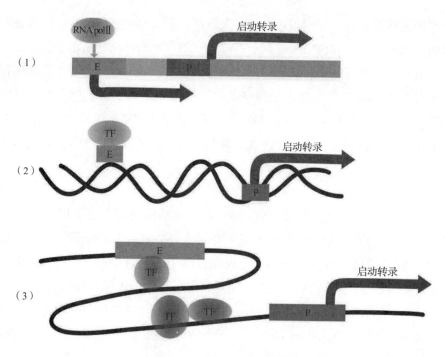

图 11-24　增强子的作用机制

E—增强子　P—启动子　TF—转录因子

用生物信息学技术，进行比对识别增强子；采用进化保守区浏览器可以初步筛选保守的增强子区域，并预测增强子在基因组的位置；通过提供同源 DNA 序列和与增强子功能相关的转录因子（TF）的特异性结合矩阵，增强子元件探测器可用于预测序列保守性增强子的位置和结构。

5. 阻遏子

阻遏子（repressor）是基于某种调节基因表达的一种调控蛋白质，在原核生物中具有抑制特定基因（群）产生特征蛋白质的作用，也称阻遏蛋白。由于它能识别特定的操纵基因，当操纵序列结合阻遏蛋白时会阻碍 RNA 聚合酶与启动序列的结合，或使 RNA 聚合酶不能沿 DNA 向前移动，阻遏转录，介导负性调节，因而可抑制与这个操纵基因相联系的基因群，也就是操纵子的 mRNA 合成。

以大肠杆菌色氨酸操纵子为例，色氨酸操纵子的转录除了受衰减系统调控外，还受阻遏系统的调控。阻遏蛋白通过与操纵基因的结合与否来控制结构基因是否被转录，阻遏蛋白的活性受到色氨酸水平的控制。阻遏作用为细胞内游离的色氨酸与调节基因表达产生的无活性的阻遏蛋白结合，使阻遏蛋白的构象发生改变，转变成有活性的阻遏蛋白，后者与操纵基因结合，阻碍了 RNAP 的结合，从而抑制转录的起始（图 11-25）。

6. 绝缘子

绝缘子（insulator）是在基因组内建立独立的转录活性结构域的边界 DNA 序列。作为

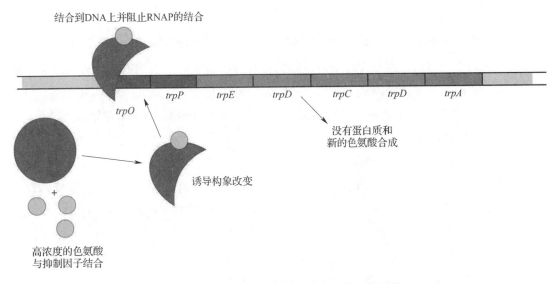

图 11-25 色氨酸操纵子中阻遏子的工作原理

真核生物基因组的调控元件之一，绝缘子能够阻止邻近的增强子或沉默子对其界定的基因启动子发挥调控作用。绝缘子的活性可能与 CTCF 蛋白密切相关。

绝缘子的抑制作用具有"极性"的特点，即只抑制处于绝缘子所在边界另一侧的增强子或沉默子，而对处于同一染色质结构域内的增强子或沉默子没有作用。绝缘子由多种组分所构成，它们自主协同阻断增强子或沉默子的作用，但绝缘子界定结构域的机制仍不明。

7. 核糖体结合位点

核糖体结合位点（ribosome bind site，RBS）是 mRNA 上的起始密码子 AUG 上游的一段非翻译区，核糖体可以识别并结合这一序列来启动翻译过程。在原核生物中该序列称为 SD 序列，位于 mRNA 的起始 AUG 上游约 8～13 核苷酸处的一段由 4～9 个核苷酸组成的共有序列 –AGGAGG–，可被核糖体 RNA 的 16rRNA 亚基通过碱基互补精确识别，促使核糖体结合到 mRNA 上，有利于翻译的起始。RBS 的结合强度取决于 SD 序列的结构及其与起始密码 AUG 之间的距离，在一定程度上决定了翻译效率。在枯草芽孢杆菌和大肠杆菌中，SD 序列与起始密码 AUG 之间的最佳距离是 7～9bp。原核生物中，SD 序列对于转录起始可能是非必需的，但 RBS 与起始密码子的间隔序列对 mRNAs 的翻译则是至关重要的。利用 RBS Designer 和 RBS Calculator 可以设计表达特定编码基因的合成型 RBSs 并对其与核糖体的结合作用进行预测，从而获得所需的蛋白质表达量。

Kozak 序列是位于真核生物 mRNA 5′ 端帽子结构后面的一段核酸序列，通常是 GCCACCAUGG，它可以与翻译起始因子结合而介导含有 5′ – 帽子结构的 mRNA 翻译起始。Kozak 序列对应于原核生物的 SD 序列。

8. 转录因子

转录因子（transcription factor，TF）是指可以结合到特定 DNA 序列进而调控遗传信息从 DNA 到 mRNA 的蛋白质。

　　原核生物转录起始不需要转录因子，RNAP 可以直接结合启动子。但是转录因子可以和操纵子的调节序列结合来调控转录。开发快速有效的转录因子识别方法，从基因组序列中预测某个物种的全部转录因子，对研究基因转录调控具有重要意义。转录调控因子预测（简称 TreP）主要基于减法策略，可自动实现，结果明显好于利用 BLAST 搜索所得结果。

　　真核生物转录起始十分复杂，往往需要多种蛋白因子的协助，转录因子与 RNA 聚合酶 II 形成转录起始复合体，共同参与转录起始的过程。真核生物的转录因子也称为反式作用因子，可分为二类：第一类为通用转录因子，它们与 RNA 聚合酶 II 共同组成转录起始复合体时，转录才能在正确的位置开始，除 TFIID 以外，还发现 TFIIA、TFIIF、TFIIE、TFIIH 等，它们在转录起始复合体组装的不同阶段起作用；第二类转录因子为组织细胞特异性转录因子，这些转录因子是在特异的组织细胞或是受到一些类固醇激素或生长因子或其他刺激后，开始表达某些特异蛋白质分子时才需要的一类转录因子。

　　典型的真核转录因子含有 DNA 结合区、转录调控区、核定位信号区以及寡聚化位点等功能区域，这些功能区域决定了各个转录因子的具体功能。DNA 序列中有很多具有重要作用的顺式作用元件，能够识别并与之结合的氨基酸序列就是转录因子的 DNA 结合区；转录调控区是转录因子的关键功能区域，其包括转录激活区和转录抑制区，这个结构区共同决定着各个转录因子的具体调控功能；核定位信号区是转录因子中富含精氨酸和赖氨酸残基的区域，转录因子在合成后需转入细胞核内才能发挥其功能，而且转录因子有无功能就取决于核定位信号区；转录因子之间能够相互聚合的功能结构域称为寡聚化位点，寡聚化位点影响着转录因子与顺式作用元件的结合、各转录因子的特异性、核定位特性转录水平的调控是基因调控的重要环节，其中转录因子和转录因子结合位点（transcription factor binding site，TFBS）是转录调控的重要组成部分。为了解析基因转录调控过程中 TF 与其 TFBS 相互作用的分子机制，鉴定 TFBS 及构建基因转录调控网络，需要对已发现的 TF 及其 TFBS 信息进行系统的收集、整理和分析。目前，国际上已经出现不少关于 TF 及其 TFBS 的专业数据库，如 TRANSFAC、JASPAR、TRRD、TRED、PAZAR、MAPPER，这些数据库对基因转录调控及 TF 相关的分子生物学、系统生物学及生物信息学的研究非常重要，对这些领域的研究起到了显著的推进作用。

三、逻辑门基因线路类型

　　逻辑门是数字电路的基本内容，是各种现代化高精尖数字仪器的基础部件和最基本的运算单元，以布尔代数为基础的逻辑电路是计算机制造的重要基石，由于逻辑电路可以用真值表非常清晰而简单地描述，所以被广泛应用于很多领域的输入和输出的描述。合成生物学中逻辑门基因线路起源于数字电路中的逻辑运算，借鉴其控制理论和逻辑电路的设计规则来研究基因线路的逻辑关系与调控方法，即模拟各种逻辑关系和数字元件的遗传路线，复杂的生物学被抽象成 {0，1} 空间的映射关系，这有助于更深入地认识网络自身的主要功能。

逻辑门是数字电子线路的基本内容，是各种现代化高精尖数字仪器的基础部件，也是最基本的运算单元，从模拟逻辑功能角度出发的合成生物学设计和研究自然要从模拟各种逻辑门功能开始。下面我们就以转录水平遗传线路的构建来说明如何利用生物部件实现逻辑门运算功能。合成生物学中常见的逻辑门类型以及它们的符号和真值表如表 11-2 所示。

表 11-2　合成生物学常见逻辑门线路及真值表

逻辑门类型	逻辑门符号	真值表		
"与"门（AND gate）		输入 A	输入 B	输出
		0	0	0
		1	0	0
		0	1	0
		1	1	1
"或"门（OR gate）		输入 A	输入 B	输出
		0	0	0
		1	0	1
		0	1	1
		1	1	1
"非"门（NOT gate）		输入	输出	
		0	1	
		1	0	
"与非"门（NAND gate）		输入 A	输入 B	输出
		0	0	1
		0	1	1
		1	0	1
		1	1	0
"或非"门（NOR gate）		输入 A	输入 B	输出
		0	0	1
		0	1	0
		1	0	0
		1	1	0

逻辑门基因线路应用

（1）"与"门基因线路 "与"门（AND gate）是常见的逻辑门之一，其逻辑计算原则是只有输入信号全部同时为"真"时，才会输出"真"的信号。

例如，对于阿拉伯糖启动子，由 AraC 二聚体和阿拉伯糖组成的复合物诱导。如果将 AraC 蛋白和阿拉伯糖看做系统输入，只有当 AraC 蛋白和阿拉伯糖同时存在时，阿拉伯糖启动子才能开启，否则处于关闭状态。

图 11-26 所示为另外一种"与"门功能的遗传线路。启动子 1 组成型表达 *lac* 和 *tet* 基因的多顺反子，工程化的启动子 2 能够被 LacI 或 TetR 蛋白抑制。当 LacI 或 TetR 存在时，与启动子 2 结合阻止其启动，*gfp* 基因的表达被关闭。只有当 IPTG（异丙基 -β-D 硫代半乳糖苷，isopropyl β-D-1-thiogalactopyranoside）和脱水四环素（anhydrotetracycline，aTc）同时存在时，才能阻止 LacI 和 TetR 与启动子 2 结合，启动子 2 顺利启动，*gfp* 基因的表达才能被开启，系统有 GFP 蛋白表达。如果将 IPTG、aTc 看做系统输入，GFP 看做系统输出，则此遗传线路即可看做双输入"与"门系统，其逻辑图和真值表如表 11-2 所示。

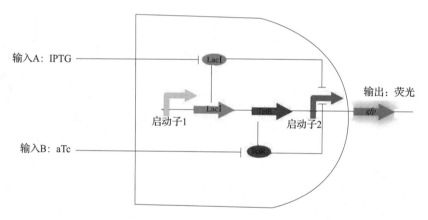

图 11-26 "与"门（AND gate）基因线路示意图

构建遗传线路的一个有效途径就是由简单到复杂。在上述"与"门功能遗传线路的基础上，稍作改变，即可以构建带记忆功能的"与"门遗传线路。例如，在启动子 2 下游加入一个其产物能够抑制启动子 1 的基因，如图 11-27 所示。新插入的 *cI* 基因在系统处于开启状态时，表达的 CI 蛋白能够抑制启动子 1，从而抑制 *lac* 和 *tet* 基因表达相应蛋白质，相当于解除了 LacI 和 TetR 对启动子 2 的抑制作用。当外界条件发生变化时（例如，IPTG 或 aTc 输入不同时存在时），"与"门本应被关闭，但 CI 蛋白的存在会抑制启动子 1，进而抑制 LacI 和 TetR 蛋白的产生，启动子 2 得以继续表达，系统仍然会维持开启状态不变，荧光蛋白还是会在一定时间内持续存在。即系统的输入发生改变时，系统的输出仍然会在一定时间内维持（"记忆"）原状态，具有"记忆"功能。此时若采用对温度敏感的 CI 阻遏蛋白，则可通过环境温度的改变，将系统转换至"与"门关闭的状态。

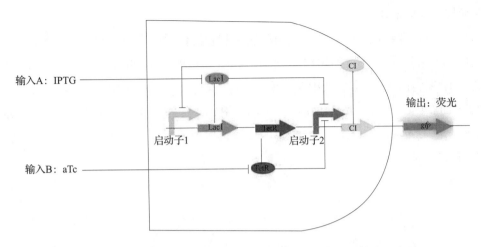

图 11-27 带有记忆功能的"与"门（AND gate）基因线路示意图

（2）"或"门基因线路 "或"门（OR gate）逻辑计算的原则是输入信号中，有一个为"真"，则输出为"真"。图 11-28 为模拟逻辑"或"门功能的遗传线路。LacI 抑制启动子 2，TetR 抑制启动子 3。IPTG 可以解除 LacI 对启动子 2 的抑制，开启其后的 *gfp* 基因；aTc 可以解除 TetR 对启动子 3 的抑制，开启其后的 *gfp* 基因。因此，当 IPTG 或 aTc 中的任何一个存在时，均可以导致 *gfp* 基因的表达，从而实现以 IPTG 和 aTc 为输入、GFP 为输出的逻辑"或"门功能。其逻辑和真值表如表 11-2 所示。

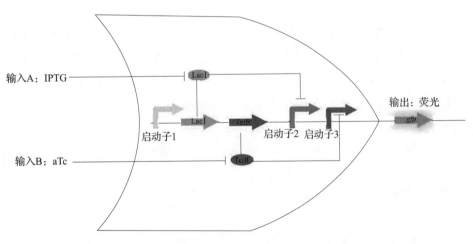

图 11-28 "或"门（OR gate）基因线路示意图

逻辑门功能生物模块的构建方式还有很多种，已有的文献和成功实例也很多，随着合成生物学的飞速发展，逻辑门已经成为了生物系统中较为基础的部件，在本书后续内容中还会介绍逻辑门生物模块的其他构建方法和具体应用。

（3）"非"门基因线路 "非"门（NOT gate）是数字逻辑中实现逻辑"非"的逻辑门，

又称转换器、反向器（inverter）。

"非"门基因路线设计时，通常是由阻遏子和它们作用的启动子共同组成，即通过连接输入的启动子和阻遏子来关闭输出启动子。如图 11-29 所示，B.Wang 在 *E. coli* mc1061 中构建的 NOT 逻辑门 38，诱导剂 IPTG 为输入量，绿色荧光蛋白（GFP）为输出量。当没有 IPTG 输入时，Lac 抑制启动子 P_{ac} 启动，CI 蛋白无法表达，使得启动子 Pam 开启 *gfp* 的转录，输出绿色荧光蛋白。当系统中输入 IPTG 时，启动子 P_{ac} 启动，表达 CI 蛋白，抑制了启动子 P_{am} 启动，*gfp* 无法表达。

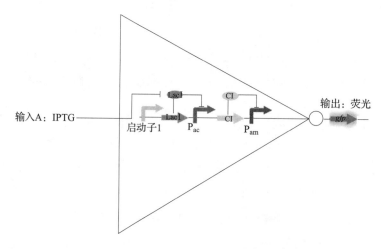

图 11-29 "非"门（NOT gate）基因线路示意图

（4）"与非"门基因线路 在逻辑门的基因线路中，"与非"门（NAND gate）与前面三个逻辑门（"与"门、"或"门、"非"门）相比，更复杂一些，它是几个逻辑门的组合。图 11-30 中，是一个用"与"门和"非"门组成"与非"门。系统的输入量是 IPTG 和 aTc，绿色荧光蛋白（GFP）是输出量。当系统没有输入时，启动子 P_c 和 P_{BAD} 被抑制，蛋白质 HRPR 和 HRPS 无法表达，使得启动子 P_{hmL} 无法启动 CI 蛋白的表达，进而启动子 Pm 启动，*gfp* 表达输出荧光。当系统输入 IPTG 或 Arab 时，启动子 P_c 或 P_{BAD} 启动，蛋白质 HRPR

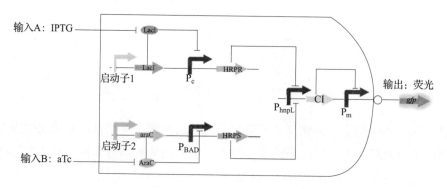

图 11-30 "与非"门（NAND gate）基因线路示意图

或 HRPS 表达，但启动子 P_{hnpL} 仍无法启动，CI 蛋白不表达，启动子 Pam 可以启动 *gfp* 表达，并输出荧光。当系统同时输入 IPTG 与 Arab 时，启动子 P_c 和 P_{BAD} 启动，蛋白质 HRPR 和 HRPS 同时表达，启动子 P_{hnpL} 启动 CI 蛋白的表达抑制了启动子 Pm，使得 *gfp* 无法表达，没有荧光输出。

（5）"或非"门基因线路　"或非"（NOR gate）门是"或"门和"非"门的结合，"或非"门的功能是将"或"门的结果进行"非"门运算，当任一输入为"真"或者两者都为"真"时，输出为"假"。反之，当输入同时为"假"时，输出才为"真"。

跟上述的逻辑门一样，"或非"门也是由 DNA 结合蛋白构建而成的。"或非"门类似于"非"门，通输入启动子连接阻遏子来关闭输出启动子，如图 11-31，当系统中没有输入时，输出启动子没有阻遏子的抑制，诱导后续基因表达，输出"真"值。当系统有 P_{N1} 或 P_{N2} 输入时，阻遏子表达并结合了输出启动子，抑制其表达，后续基因的表达也被抑制，系统输出"假"值。同样，当 P_{N1} 和 P_{N2} 同时输入时，阻遏子表达抑制输出启动子活性，系统输出"假"值。

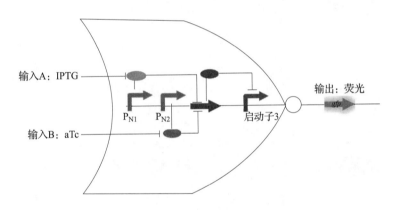

图 11-31　"或非"门基因线路示意图

四、基因线路调控开关

除了逻辑门遗传线路以外，最基本的基因表达调控部件即是控制基因表达的各种"基因开关"。基因开关是指某种化学诱导物存在或缺乏时，或者在两个独立的外源刺激作用下，基因处于两种可能状态中的一种的系统。

1. 转换开关

转换开关（inverter）因其输出是输入的转换函数而得名，即输入为低时输出是高，反之亦然。天然系统中有许多基因调控的转换开关存在，其中大家比较熟悉的正控阻遏系统（即效应物分子的存在使激活蛋白处于非活性状态，转录不进行）即可以看做是天然的转换开关；效应分子输入为高时，基因不表达，系统输出为低；效应分子输入为低时，基因表达，系统输出为高。

2. 双相开关

λ 噬菌体中通过一个双相操纵子 O$_R$ 来维持溶源状态，这个操纵子由阻遏蛋白 CI 和反阻遏蛋白 Cro（分别由 *cI* 基因和 *cro* 基因编码）结合到相邻的三个结合位点（O$_{R1}$、O$_{R2}$ 和 O$_{R3}$）来调控。如图 11-32 所示，CI 蛋白对 *cro* 基因的转录起着负调控作用，对 *cI* 基因本身的转录则既有正调控作用又有负调控作用，即我们所说的双相开关（biphasic switch）。其机制可描述如下：O$_{R1}$ 结合位点具有较高亲合力，较低浓度的 CI 蛋白首先与之结合并促进与 O$_{R2}$ 的结合和自身的转录。当 CI 蛋白浓度逐渐增高时，O$_{R1}$、O$_{R2}$ 和 O$_{R3}$ 三个位点均被结合，这时 *cI* 基因的转录反而被抑制，CI 蛋白浓度逐渐降低。由此可知，这一调控开关中，CI 蛋白对于 *cI* 基因的调控作用分为两个状态：CI 蛋白低浓度时的正调控状态（即开启状态）和高浓度时的负调控状态（即阻遏状态）。

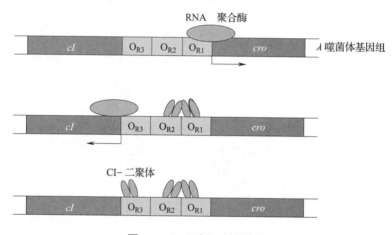

图 11-32　双相开关示意图

3. 核糖开关（Riboswitch）

生物体能够通过各种精巧的机制控制基因表达的时间和数量，几年前发现的 Riboswitch 就是这些精巧机制中的一种，Riboswitch 主要是通过核糖核酸（RNA）构象的改变来实现"开关"的功能，阻止或开启目的蛋白的生成。大部分 Riboswitch 只有一个识别靶向配体的结合位点或适配体（aptamer）。适配体一般位于基因表达区域附近，当其与代谢产物结合时，会改变自身结构，在转录或翻译水平上行使基因调控的功能。Riboswitch 可被一种调节 sRNA（此处指小片段的调节 RNA，非编码 RNA 的一种，对于真核和原核生物的调节作用非常重要）"打开"，重新激活转录或翻译。

Riboswitch 在进化上可能是 RNA 世界遗留的分子化石，广泛存在于革兰阴性菌和革兰阳性菌的代谢相关基因中，在真菌和植物中也有发现。Riboswitch 调节基因表达不需要任何蛋白因子作为中介，主要参与调节维生素、氨基酸和核苷酸等基础物质的代谢过程，因此可用于研究基因功能、开发新型药物及进行基因治疗。

核糖开关可以调节一些代谢过程，例如生物合成维生素（如核黄素、维生素 B_1 和维生素 B_{12}）、甲硫氨酸、赖氨酸和嘌呤的新陈代谢。在古生细菌和真核生物中也发现了核糖开关的存在，它调节基因表达不需要任何蛋白因子作为中介，是最古老的调节系统之一。图 11-33 是鸟嘌呤与配体结合的核糖开关。在转录初始如果鸟嘌呤浓度较高，其核糖开关会迅速形成一个结合区域与其迅速结合，次黄嘌呤（HX）稳定鸟嘌呤结合区域和 P1 螺旋结构，促使 mRNA 形成终止子终止转录。在没有配体 HX 时，P1 螺旋不稳定，反终止子形成，促进持续转录。

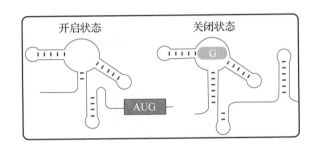

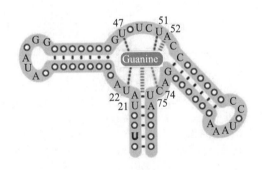

图 11-33 鸟嘌呤合成的核糖体开关

4. 双稳态开关

双稳态开关也称"拨动开关"，可通过人为调控实现基因线路在两种不同稳定状态间的切换。经典的转录水平双稳态开关由两个启动子组成，每个启动子的"开"和"关"状态之间具有明显的界限，只有通过瞬态的诱导因素变化才能切换基因拨动开关至其中的一个稳态，且在移除其输入刺激后仍会维持原来的状态。

双稳态开关对于输入信号在一个较宽范围内的变化不敏感，因此对信号扰动具有一定的鲁棒性。通常由一种状态切换到另一种状态时，需要时间来进行转换，因此双稳态开关起始状态为"开"或"关"时会得到不同的响应曲线。这一特性使双稳态开关具有"记忆"的功能，可能会导致细胞状态的不可逆转性。

大肠杆菌中双稳态开关基因线路设计是基于特定蛋白质对特定基因表达的开启和抑制

作用，即正、负调节作用。T.S.Gardner 等设计了一种转录水平的双稳态开关，其逻辑线路设计如图 11-34 所示。该线路中，有两种不同的启动子，启动子 1 和启动子 2，它们分别控制着阻遏子 2 和阻遏子 1 基因序列的表达状态；而阻遏子 2 和阻遏子 1 基因表达的产物又会分别抑制启动子 2 和启动子 1 的启动。阻遏子 1 下游报告基因的表达产物可以作为输出信号表征系统目前所处的状态。由于上下游基因的启动和相互抑制，整个系统共有下面两种稳定的输出状态。

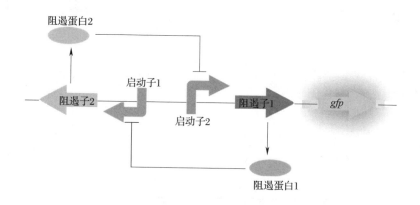

状态	启动子1	启动子2	阻遏子1	阻遏子2	荧光输出
A	开启	关闭	不表达	表达	无
B	关闭	开启	表达	不表达	有

图 11-34　双稳态开关的基因线路设计及状态表

整个线路处于两种状态中的一种。状态 A：当启动子 1 启动的时候，阻遏子 2 基因被表达，其产物导致启动子 2 被抑制，阻遏子 1 不表达，无法对启动子 1 产生抑制作用，系统稳定于启动子 1 启动而启动子 2 关闭的状态。启动子 2 下游的报告基因也无法开启，系统无特定的输出产物。状态 B：当启动子 2 启动的时候，阻遏子 1 基因被表达，启动子 1 被抑制，阻遏子 2 不表达，不能抑制启动子 2 的启动，系统稳定于启动子 2 启动而启动子 1 被关闭的状态。启动子 2 下游的报告基因同时被开启，可以检测到报告基因的产物。

第四节　合成生物学与营养健康

食品行业合成生物学技术以及人工构建的细胞工厂已经在疫苗、香精和生物燃料的生产方面广泛应用。如今，合成生物学的应用正加速扩展到食品相关的产业。在全球环境和人口压力持续增加的背景下，食品行业在生产安全、高质量食品的同时，面临着高效、环保和可持续发展等方面的巨大挑战。为了应对这些复杂的挑战，食品行业需要不断地开发新工艺、新产品和新工具。合成生物学的迅速发展为食品行业提供了一种重要的工具。例如，基于合成生物学的方法，可以减少食品原料中脂肪、碳水化合物或热量的含量，同时增加蛋白质、纤维或维生素含量，使巧克力、薯片等成为更健康的食品。此外，利用合成生物学技术构建的细胞工厂可以生产更浓郁的香料、色素，营养价值更高的添加剂和加工助剂，或者使传统方法的生产效率更高，加工成本更低。在智能新型食品包装材料方面，合成生物学也具有很好的应用前景。例如，智能包装材料能够通过检测食品腐败、细菌增殖或食物营养流失，并及时释放抗菌剂、香料、颜色或营养补充剂作为响应，从而延长食品保质期。合成生物学的应用具有彻底改变全球食品体系的潜力，本节将对合成生物学在食品科学中的应用做详细分析。

一、微生物工程增强益生菌的功能

近年来研究显示，包括炎症肠病（IBD）、肥胖，甚至自闭症在内的很多健康问题，都与人类肠道微生物群的破坏直接或间接有关。益生菌作为生物治疗剂和健康调节剂的前景非常广阔。目前，医学和食品从业者正在探索用益生菌调节不健康的生活方式导致的炎症代谢紊乱。天然或工程化改造的益生菌作为膳食补充剂，对宿主健康的益处越来越受到公认。某些具有益生功能的植物乳杆菌能够产生胆盐水解酶（Bsh），有可能作为治疗高胆固醇血症的一种有效手段。此外，乳酸的抗盐、抗氧化能力以及增强宿主免疫功能等方面的作用已经在实验和临床研究中被证实。合成生物学以现有的益生菌为底盘，设计和构建具有实用新型功能的益生菌或细胞工厂。

益生菌在肠道中定植并形成微生物群落，通过竞争性排斥来防御病原体感染。Van Passel等通过宏基因组技术利用 *Akkermansia muciniphila* 等细菌了解肠道微生物群，并探索了将合成生物学与系统生物学相结合来进一步研究和重新构建肠道微生物群。同时，一些科学家正在探索利用可食用细菌或益生菌在人体健康方面的其他潜力。利用合成生物学手段改造微生物，使它们可以作为载体，在身体的患病部位靶向输送特定药物，而不影响其他健康组织。经过合成生物学技术改造后，还能够创造出靶向破坏肿瘤、对抗蛀牙、生产维生素和治疗乳糖不耐受的细菌。某些具有生物活性的化合物在食物中含量较低，通过合成生物学手段可以大大提高其在食品中的含量，改善食品的口感和品质。合成生物学对用来生产酸乳、干酪的乳酸菌进行改造，用于产生 Monellin（莫内林，一种耐热和 pH 稳定的甜味蛋白）。通过这种改造，可以降低产品中蔗糖的添加量从而降低食物热量。随着全社会越来越注重营养健康，合成微生物以及其他特种酶类将会更多地用来改善食品的营养、风味和安全性。

二、健康产品及药物开发

通过改造生命体的代谢通路来认识和控制生产药物的代谢过程，早已得到广泛应用，采用工程化细菌和细胞生产胰岛素、疫苗等临床药物已有超过 30 年的历史。与此相比，虽然合成生物学对于药物研发的推动作用还处在初期，但其能够更高效地筛选新药，实现源头创新以及优化制备工艺、降低生产成本等优势正在逐渐显现。生物合成次级代谢产物是极具应用价值的研究之一，可以为药物研发提供丰富资源。Keasling 等重新设计了生产青蒿素的代谢途径并提高了其产能，令抗疟药的研究成果广为人知，在制药业巨头赛诺菲 – 安万特公司的积极运作下，这一采用合成生物学技术路线研制的药物已经上市，其低廉的价格和稳定的供应将令无数患者受益。科学家构建了体外多酶全合成途径，在 2h 内合成出天然抗生素——肠道菌素，大大减少了药物的生产环节并缩短了制备周期。此外，合成生物学技术还可用于构建药物筛选相关的分子及细胞模型。

链霉菌属的放线菌是生物科技业中很多生物活性化合物的主要生产者。放线菌是大多数临床使用的抗生素药物的来源。基因组测序表明，链霉菌属物种产生有价值的次级代谢物的潜力甚至远超人们先前的认识。通过激活"神秘"途径来获得丰富的基因组资源，发现新化合物是合成生物学的一个有趣挑战。通过合成生物学检测和生产生物活性物质、新型代谢产物的结构解析、新型代谢产物传感器和不同水平生物活性物的样品分析这些都是合成生物学研究的热门领域。

三、食品质量检测

在食品质量检测方面，利用合成生物学改造出的菌株能够有效检测和降解多种食品污染物，其中包括对农药残留和重金属的检测。合成生物学能够将传统的生物传感器、污染物诱导操纵子等响应部件和输出不同信号的报告系统进行多样化组合，激发传统生物检测技术的新潜能，为多种污染物的检测提供新的思路与方法。原位检测食品污染物的特点更是传统检测手段无法比拟的，高灵敏度和多输出信号也打破了食品检测的固有局限，拓宽了检测的应用范围。

操纵子系统对农药残留进行特异性响应也是合成生物学在农残检测领域的一种重要应用。转录调节因子可以结合特定的农药化合物，进而作用于相应的启动子，开启其转录过程。其作用原理如图 11-35 所示，将各种类型的报告基因插入到启动子的下游，若试样中

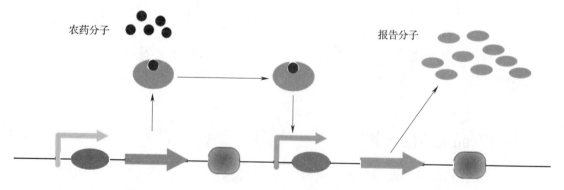

图 11-35　农药分子特异性激活转录调节因子工作示意图

有农残存在，则会激活启动子，启动报告基因的表达，通过检测输出信号测定农残含量。操纵子与报告基因多样化组合的特点，使得不同强度甚至响应不同农药的基因元件可以组合使用，并且能够进行灵活多变的调节，应用范围十分广泛，如 *AtzR*、*DmpR* 等。

四、健康监测

活细胞生物传感器在检测临床标志性化合物方面具有多种优势，并且已被证明是有用的分析工具。然而，一些障碍限制了活细胞生物传感器在临床中的应用，主要是因为它们在复杂介质中的操作难度大、信噪比低。Courbet 等报道了一种带有数字放大功能的基因开关的细菌生物传感器，可以检测人类尿液和血清中的临床相关生物标志物，如葡萄糖等。这些细菌传感器执行信号数字化和放大、使用布尔逻辑门进行多路复用信号处理以及数据存储。如图 11-36 所示，细菌传感器可用于检测糖尿病患者尿液中的病理性糖尿。这些具有改进计算和放大能力的下一代全细胞生物传感器可以满足临床需求，并应该为医学诊断提供新的方法。左图中展示的是细菌传感器的结构示意图，其中葡萄糖响应启动子与放大数字开关耦合。在葡萄糖存在的情况下，重组酶被表达并激活开关。右图展示了稳定水凝胶珠中细菌传感器未诱导珠与带有报告基因的葡萄糖诱导珠。最近，甚至有科学家提出一个有趣的设想，是否可以开发一种益生菌，通过改变粪便的颜色来反应健康问题。益生菌将包含经过工程改造的细菌，通过合成颜色鲜艳的色素对体内的关键化学物质做出反应。通过定期饮用并每天检查排泄物，可以每天监控健康状况。

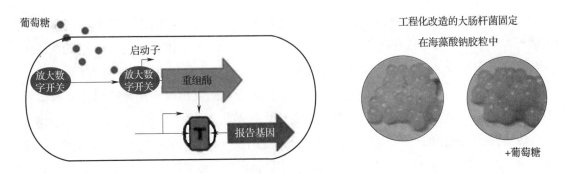

图 11-36　检测葡萄糖的细菌传感器的结构和操作

五、营养食品及产品开发

代谢工程常用的途径构建手段是异源基因表达、细胞代谢反应的构建与调节。合成生物学的发展为代谢途径的构建提供了更多方法。例如，研究人员通过组合表达来自丙酮丁酸梭菌的乙酰辅酶 A 乙酰基转移酶、来自大肠杆菌的乙酰乙酰辅酶 A 转移酶、来自丙酮丁酸梭菌的乙酰乙酰脱羧酶以及来自拜氏梭菌的乙醇脱氢酶，首次在大肠杆菌中构建了异丙醇的代谢途径。在代谢途径的构建中，关键酶的活性和效率影响了整个代谢途径的功能，通过优化关键酶的活性，可以提高整条代谢途径的效率。例如，代谢途径构建时常用的外源基因表达策略经常会遇到在不同宿主中酶活性不同的问题，这往往是由密码子偏好性不同引起的，而密码子优化可以提高基因在特定宿主中的表达量和功能。

合成生物学在功能性食品、饲料、农药等生产中也发挥着作用。例如，利用合成生物学手段在微生物中合成植物次级代谢产物，可以减少对植被的破坏。利用合成生物学技术构建人工固氮生物，可以实现非豆科粮食作物共生结瘤固氮或自主固氮。虽然很多产品的生产仍处于实验室研究阶段，但随着技术手段的进一步发展，实现市场化指日可待。合成生物学的多学科融合和交叉特点使其在医药、化学品、材料、生物燃料、食品、环境等领域都表现出了广阔的应用前景虽然合成生物学兴起的时间不长，在发展过程中会遇到研究、应用和技术等各种挑战，但随着更多科研工作者的投入和努力，合成生物学的快速发展将使其在安全、健康、能源和可持续发展等方面发挥越来越重要的作用。

在保证食品安全的前提下，食品行业产品营养和风味需要创新，从而迎合人们的口味。此外，还需要满足人们对健康饮食的需求。例如，目前肠道疾病发病率逐年攀升，这与正常肠道微生物菌群被破坏有密切关系。从膳食的角度看，益生菌是由活体微生物组成的膳食补充剂，当摄入足够量时对人体健康有益，应用合成生物学方法可以实现肠道微生物功能的靶向调控。Sanchez 等将 *Bacillus cereus* CH 鞭毛蛋白基因在益生菌乳酸乳球菌中表达，用乳链菌肽诱导 6h 后产生鞭毛蛋白，增强了乳球菌在黏蛋白聚苯乙烯板上的黏附能力，同时抑制了大肠杆菌和肠炎沙门菌的黏附。

除了利用合成生物学策略改造益生菌帮助人体对抗致病菌、免疫调节和维持营养物质代谢外，科研工作者可以利用合成生物学技术来生产低热量的甜味剂。担心食品中添加的糖会带来过多热量，消费者开始寻找低热量甜味食品。稀有糖是自然界中存在但含量极少的一类单糖及衍生物，具有重要生理功能，可作为潜在的抗糖尿病和抗肥胖食品添加剂，但稀有糖的生产成本往往高于传统糖，阻碍了稀有糖的广泛使用。其中，天然甜味剂塔格糖的热量就不及蔗糖的一半，合成生物学方法的应用也可降低其生产成本。有研究者以酿酒酵母为底盘，基于合成生物学策略，通过敲除半乳糖激酶基因 *GAL1*，异源表达木糖还原酶和半乳糖脱氢酶并对它们的表达进行优化，最终使塔格糖产量达到 37.69g/L。L- 山梨糖同样可以代替传统糖，Kim 等在大肠杆菌中表达来源于氧化葡萄糖杆菌 G624 的山梨醇脱氢酶，应用固定化酶技术成功将 D- 山梨醇转化为 L- 山梨糖，最终转化率为 62.8%。另外，甘草酸也可作为甜味剂和调味添加剂，其甜度是蔗糖的 30 ~ 50 倍。Zhu 等首先在酿酒酵母中整合了 *β*- 香树脂醇合成途径，同时异源表达氧化酶 CYP450（Uni25647 和 CYP72A63）和还原酶（cytochrome P450 reductase，CPR），实现了甘草次酸的合成，然后将甘草次酸合成途径进行表达优化，最后通过平衡电子转移效率使甘草次酸产量高达（18.9 ± 2.0）mg/L。

📚 本章小结

合成生物学是在分子生物学、生物化学、基因工程、生物信息学等学科发展和成熟过程中形成的一门具有工程化特质的交叉学科。合成生物学通过对复杂生物过程的解耦、系统抽提以及标准化，形成标准化的生物积块和连接方法。通过生物元件、生物装置和生物系统三个层次的"自下而上"的方法设计并构建一个特定的生物系统。

其中，生物元件即分子生物学当中的启动子、核糖体结合位点、终止子、操纵子等具有特定功能的核酸序列。通过上述元件的组合设计，可以构建出具有新的功能的生物装置，例如，转化器、信号转导装置、蛋白质生产装置、报告基因装置等。将生物装置以串联、反馈或者前馈等形式连接组成更加复杂的级联线路或者调控网络，即构成一个的生物系统。

合成生物学中基因线路的组装借鉴了控制理论和逻辑电路等学科的思想，将生物装置之间的作用简化为"开启"（对应逻辑 1）和"关闭"（对应逻辑 0），由此将复杂的生物学被抽象成 {0，1} 空间的映射关系，形成了合成生物学中的逻辑门线路。此外，分子生物学中的调控基因序列被抽提和标准化作为基因开关。基因开关与基因逻辑门线路结合，便可以设计出复杂的生物系统。

合成生物学的应用已经广泛扩展到食品相关行业，为生产新型食品资源、快速食品检测、营养健康检测等方面提供了新的解决方案。

📝 思考题

1. 合成生物学的定义是什么？
2. 生物元件的概念。
3. 生物装置包括哪些？
4. 生物系统有哪些？
5. 简单列举合成生物系统的基本逻辑结构。

第十二章
细胞信号转导

学习目标

1. 掌握细胞信号转导的概念。
2. 掌握细胞信号转导系统的构成。
3. 掌握细胞信号转导的途径。
4. 掌握细胞信号转导的分子机制。

多细胞生物是一个有序而可控的细胞社会，这种社会性的维持不仅依赖于细胞的物质代谢与能量代谢，更依赖于细胞间信号的传导与调控。细胞通过信号的传导与调控来协调各种生理功能，并影响细胞的存活、生长、分裂、分化与凋亡等行为。

第十二章思维导图

第一节　细胞信号转导与细胞通信

一、细胞信号转导的概念

细胞信号转导（signal transduction）是指细胞通过细胞膜或胞内受体感受信息分子的刺激，经细胞内信号转导系统转换，从而影响细胞生物学功能的过程。细胞信号转导是实现细胞间通信（cell communication）的关键过程，是协调细胞功能，控制细胞生长和分裂、组织发生与形态形成所必需的，也是细胞感知并应对外界环境刺激而进行生理学反应的基础。例如，水溶性信息分子及前列腺素类（脂溶性）必须首先与细胞膜受体结合，启动细胞内信号转导的级联反应，将细胞外的信号跨膜转导至细胞内；脂溶性信息分子可进入细胞内，与胞浆或核内受体结合，通过改变靶基因的转录活性，诱发细胞特定的应答反应。

细胞通信（cell communication）是指细胞产生的胞外信号与靶细胞表面相应的受体结合，引发受体构象改变而被激活，进而导致细胞内信号转导通路的建立，最终调节靶细胞的代谢、结构功能或基因表达，并表现为靶细胞整体的生物学效应。

二、细胞通信的类型

细胞通信可概括为三种类型：① 信号细胞通过分泌细胞外化学信号进行细胞间通信，这是多细胞生物普遍采用的通信方式；② 细胞间接触依赖性通信，细胞直接接触，通过信号细胞跨膜信号分子（配体）与相邻靶细胞表面受体相互作用；③ 动物相邻细胞间形成间隙连接（gap junction）、植物细胞间通过胞间连丝（plasmodesma），从而使细胞间相互沟通，通过交换小分子来实现代谢偶联或电偶联，最终实现功能调控。

按照对靶细胞发挥效应的空间距离和作用方式，信号细胞分泌胞外信号的类型又可分为以下几种。

① 内分泌（endocrine）：是在动物中由内分泌细胞分泌胞外信号分子（如激素），通过血液或其他细胞外液运送到体内各相应组织，作用于靶细胞而发挥作用 [图 12-1（1）]。

② 旁分泌（paracrine）：是细胞通过分泌局部化学介质到细胞外液中，经过局部扩散作用于邻近靶细胞而发挥作用 [图 12-1（2）]，调节多细胞生物发育的许多生长因子往往是通过短距离而起作用的；旁分泌方式对创伤或感染组织刺激细胞增殖以恢复功能也具有重要意义。

③ 突触信号传递（synapic signaling）：即通过化学突触传递神经信号 [图 12-1（3）]。当神经细胞接受刺激后，神经信号以动作电位的形式沿轴突快速传递至神经末梢，电压门控的 Ca^{2+} 通道将电信号转换为化学信号，即刺微突触前化学信号（神经递质或神经肽）小泡的分泌，在不到 1ms 的时间内化学信号通过扩散经过相距不足 100nm 的突触间隙到达突触后膜，再通过后膜上配体门控通道将化学信号转换回电信号，实现电信号→化学信号→电信号的快速转导。从作用范围来讲，也属短距离局部作用。

④ 自分泌（autocrine）：释放信号分子的细胞也是发挥效应的靶细胞，即对自身分泌的信号分子产生反应 [图 12-1（4）]。自分泌信号常存在于病理条件下，如肿瘤细胞合成并释放生长因子刺激细胞自身，导致肿瘤细胞的增殖；此外，通过分泌信息素（pheromone）传递信息也属于通过化学信号进行细胞间通信，作用于同类的其他个体。

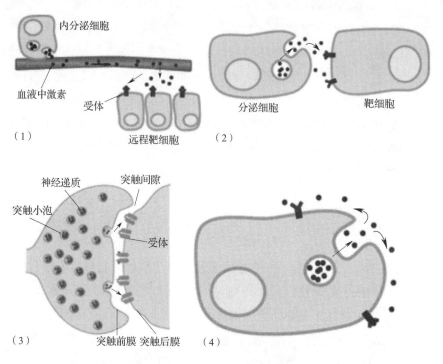

图 12-1　不同类型的细胞通信方式

（1）内分泌：由内分泌腺产生的激素，分泌进入血液循环，作用于相应的靶器官；
（2）旁分泌：信号细胞分泌局部化学介质释放到细胞外液中，作用于临近靶细胞；
（3）突触信号传递：神经细胞与靶细胞之间的化学突触通信；
（4）自分泌：细胞对其自身分泌的信号分子起反应。

第二节　细胞信号转导系统的组成

构成细胞信号转导系统的分子包括蛋白质、蛋白聚糖、肽、氨基酸、脂、核苷，以及带电的离子（Ca^{2+}、Na^+）等。为方便起见，根据它们的功能将这些分子分为 4 类，即信号分子、受体、信号蛋白、第二信使。

蛋白质、氨基酸、糖、脂、核苷，甚至相邻细胞都可以作为信号，通过细胞外空间将信息从一个细胞传递到另一个细胞。受体一旦与信号分子结合，就会将信号传递给细胞内的靶标。在某些情况下，受体本身就是靶标；但通常情况下，受体将信息传递给下游的"邮差"在细胞内继续传递，而下游的"邮差"多数是信号蛋白（signaling protein）。在大多数通讯网络中，需要几种信号蛋白将信号进行接力传送。

由单个信号传递的路径称为信号转导途径（signal transduction pathway），它不仅包括信号传递的路径，也包括在路径中涉及的各种分子。信号转导途径必须有一个信号分子、一个与该信号结合的受体，以及至少有一个效应物（effector），由效应物产生细胞对信号作出的反应。

通过细胞表面受体介导的信号通路通常由下列5个步骤组成：① 细胞表面受体特异性识别并结合胞外信号分子（配体），形成受体-配体复合物，导致受体激活。② 由于激活受体构象改变，导致信号初级跨膜转导，靶细胞内产生第二信使或活化的信号蛋白。③ 通过细胞内第二信使或细胞内信号蛋白复合物的装配，起始细胞内信号放大的级联反应（signalingcascade）。④ 细胞应答反应。这种级联反应如果是通过酶的逐级激活，其结果可能改变细胞代谢活性；如果是通过表达基因调控蛋白，其结果可能影响发育；如果是通过细胞骨架蛋白的修饰，其结果则改变细胞形状或运动。⑤ 由于受体的脱敏（desensitization）或受体下调（down-regulation），终止或降低细胞反应。

一、细胞的信号分子

信号分子（signal molecule）是细胞的信息载体，种类繁多，包括化学信号诸如各类激素、局部介质（local mediator）和神经递质（neurotransmitter）等，以及物理信号诸如声、光、电和温度变化等。各种化学信号根据其性质通常可分为四类：① 气体性信号分子（gascous signal molecule），包括NO、CO，可以自由扩散，进入细胞直接激活效应酶（鸟苷酸环化酶）产生第二信使（cGMP），参与体内众多的生理过程，影响细胞行为。② 疏水性信号分子，主要是甾类激素和甲状腺激素，是血液中长效信号（long lasting signal），这类亲脂性分子小、疏水性强，可穿过细胞质膜进入细胞，与细胞内核受体（nuclear receptor）结合形成激素-受体复合体，调节基因表达。③ 亲水性信号分子，包括神经递质、局部介质和大多数蛋白质类激素，它们不能透过靶细胞质膜，只能通过与靶细胞表面受体结合，经信号转换机制，在细胞内产生第二信使或激活蛋白激酶或蛋白磷酸酶的活性，引起细胞的应答反应。④ 膜结合信号分子，表达在细胞质膜上的信号分子，通过与靶细胞质膜上的受体分子相互作用，引起细胞应答。表12-1所示为一些激素、局部介质、神经递质和接触依赖性信号分子（膜结合信号分子）。

表12-1　代表性细胞信号分子举例

	信号分子	合成/分泌位点	化学性质	生理功能
激素类	肾上腺素	肾上腺	酪氨酸的衍生物	升高血压、加快心律和增加代谢
	皮质醇	肾上腺	类固醇（胆固醇衍生物）	影响多数组织中蛋白质、糖类和脂质代谢
	雄二醇	卵巢	类固醇（胆固醇衍生物）	诱导和维持雌性第二性征

续表

	信号分子	合成/分泌位点	化学性质	生理功能
激素类	胰高血糖素	胰岛 α 细胞	肽	刺激葡萄糖合成、糖原降解和脂肪分解（如肝细胞和脂肪细胞）
	胰岛素	胰岛 β 细胞	蛋白质	刺激肝细胞葡萄糖摄取、蛋白质合成和脂质合成
	睾丸酮	睾丸	类固醇（胆固醇衍生物）	诱导和维持雄性第二性征
	甲状腺激素	甲状腺	酪氨酸的衍生物	刺激多种细胞的代谢
局部介质	表皮生长因子	多种细胞	蛋白质	刺激上皮细胞等多种细胞的增殖
	血小板衍生生长因子	多种细胞（包括血小板）	蛋白质	刺激多种细胞的增殖
	神经生长因子	各种神经支配的组织	蛋白质	促进某类神经细胞存活；促进神经细胞轴突生长
	组胺	肥大细胞	组氨酸衍生物	扩张血管、增加渗透，有助炎症反应
	一氧化氢（NO）	神经细胞、血管内皮细胞	可溶性气体	引起平滑肌细胞松弛；调节神经细胞活性
神经递质	乙酰胆碱	神经末梢	胆碱衍生物	在许多神经-肌肉突触和中枢神经系统中存在的兴奋性神经递质
	γ-氨基丁酸	神经末梢	谷氨酸衍生物	中枢神经系统中存在的抑制性神经递质
接触依赖性信号	δ	干预神经细胞、其他胚胎细胞	跨膜蛋白	抑制相邻细胞以与信号细胞相同的方式分化

二、受体

受体（receptor）是一类能够识别和选择性结合某种配体（信号分子）的分子。已经鉴定的绝大多数受体都是蛋白质，且多为糖蛋白；少数受体是糖脂（如霍乱毒素受体和百日咳毒素受体）；有的受体是糖蛋白和糖脂组成的复合物（如促甲状腺激素受体）。

根据靶细胞上受体存在的部位，可将受体区分为细胞内受体（intracellular receptor）和细胞表面受体（cell-surface receptor）。细胞内受体位于细胞质基质或核基质中，主要识别和结合小的脂溶性信号分子，如甾体激素、甲状腺激素、维生素 D 和视黄酸（retinoic acid），以及细胞或病原微生物的代谢产物、结构分子或者核酸物质；细胞表面受体主要识别和结合亲水性信号分子，包括分泌型信号分子（如神经递质、多肽类激素、生长因子）或膜结合型信号分子（细胞表面抗原、细胞表面黏着分子等）。

根据信号转导机制和受体蛋白类型的不同，细胞表面受体又分属三大家族（图 12-2）。

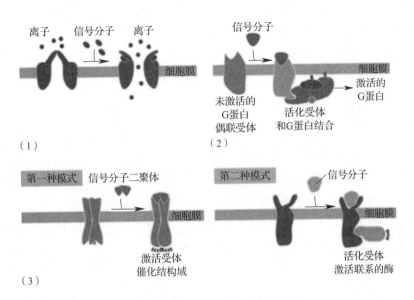

图 12-2　三种类型的细胞表面受体

（1）离子通道偶联受体；（2）G 蛋白偶联受体；（3）酶联受体。

（1）离子通道偶联受体（ion channel-coupled receptor）　是指受体本身既有信号（配体）结合位点，又是离子通道，其跨膜信号转导无需中间步骤，又称配体门控通道（ligand-gated channel）或递质门控通道（transmitter-gated channel）。

（2）G 蛋白偶联受体（G-protein-coupled receptor，GPCR）　是细胞表面受体中最大的家族，普遍存在于各类真核细胞表面，根据其偶联效应蛋白的不同，介导不同的信号通路。

（3）酶联受体（enzyme-linked receptor）　一类是受体细胞内结构域具有潜在酶活性，另一类是受体本身不具酶活性，而是受体细胞内段与酶相联系。

不管哪种类型的受体，一般至少有两个功能域，结合配体的功能域及产生效应的功能域，分别具有结合特异性和效应特异性。细胞信号转导始于细胞外信号分子与靶细胞表面受体的结合，受体结合特异性配体后而被激活，通过信号转导途径将细胞外信号转换为细胞内信号，结果诱发两类基本的细胞应答反应（图 12-3）：一是改变细胞内特殊的酶类和其他蛋白质的活性或功能，进而影响细胞代谢功能或细胞运动等；二是通过修饰细胞内转录因子刺激或阻遏特异靶基因的表达，从而改变细胞特异性蛋白的表达量。一般而言，前一类应答反应比后一类反应发生得更快些。故前者称为快反应（短期反应），后者称为慢反应（长期反应）。

对多细胞生物而言，一个细胞经常暴露于以不同状态存在的上百种不同信号分子的环境中，靶细胞对外界特殊信号分子的特异反应取决于细胞具有的相应受体。细胞对外界信号分子的敏感性既取决于细胞表面受体的数量，也取决于受体对配体的亲和性。通常，用受体与配体的结合试验来检测和决定其亲和性和特异性。对于完整细胞或细胞片段，受体的检测和估量通常根据它与放射性或荧光标记配体的结合来进行。受体与配体是通过非共价键结合的，因此，受体与配体的结合可以描述为可逆性的双分子相互作用的热动力学平衡反应，以 R 和［R］分别表示自由受体及其浓度，以 L 和［L］分别表示自由配体及其浓度，以 RL 和［RL］分别表示受体－配体复合物及其浓度，则解离常数 Kd 表示受体与配体的结合亲和性高低，以下列公式表述：

$$Kd=［R］［L］/［RL］ \qquad (12\text{-}1)$$

Kd 代表细胞表面受体达到 50% 被占据时所需的配体分子浓度。Kd 低代表受体与配体的结合亲和性高。

受体与信号分子空间结构的互补性是二者特异性结合的主要因素，但并不意味受体与配体之间是简单的一对一关系。不同细胞对同一种化学信号分子可能具有不同的受体，因此，不同的靶细胞以不同的方式应答于相同的化学信号；例如，同为乙酰胆碱，作用于骨骼肌细胞引起收缩，作用于心肌细胞却降低收缩频率，作用于唾液腺细胞则引起分泌。另外也有不同的细胞具有相同的受体，当与同一种信号分子结合时，不同细胞对同一信号产生不同的反应，或同一细胞不同的受体应答于不同的细胞外信号产生相同的效应；如肝细胞肾上腺素或胰高血糖素受体在结合各自配体被激活后，都能促进糖原降解而升高血糖。绝大多数细胞同时具有多种类型的受体，应答多种不同的细胞外信号从而启动不同的生物学效应，如存活、分裂、分化或死亡。由此可见，靶细胞一是通过受体对信号结合的特异性，二是通过细胞本身固有的特征对外界信号产生反应。

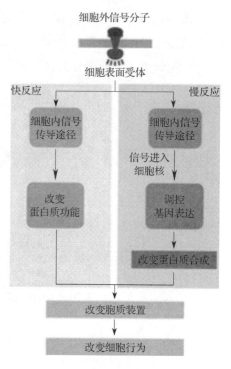

图 12-3　通过细胞表面受体转导细胞外信号诱发两类基本细胞应答反应——快反应和慢反应

三、第二信使

有些细胞外的信号与细胞表面受体识别后，进入细胞内的信号转导途径时要通过小分子的信号分子在细胞内传递，这种在细胞内传递信号的非蛋白质类小分子化学物就称为第二信使（second messenger）。第二信使分子（second messenger molecule）也参与信息的接力传递，之所以称为第二信使，因为它们不是原初的信号，也不是最后的终止信号，因此，第二信使不起始或结束一个通讯过程，它们仅仅起中介传递作用。信号是在细胞外传递信息，而信号蛋白和第二信使在细胞内传递信息。并非所有细胞外的信息都需要细胞内的第二信使传递信号，如果需要的话，这种细胞外信号就称为第一信使。

第二信使浓度的变化应答细胞外信号与细胞表面受体的结合，调节细胞内酶和非酶蛋白质的活性，从而在细胞信号转导途径中行使携带和放大信号的功能。第二信使至少有两个基本特性：① 第一信使与其膜受体结合后最早在细胞膜内侧或细胞质中出现的仅在细胞内部起作用的信号分子；② 能启动或调节细胞内稍晚出现的信号应答。目前公认的第二信使包括 cAMP、cGMP、Ca^{2+}、甘油二酯（1,2-diacylglycerol，DAG）和 1,4,5- 三磷酸肌醇（1,4,5-inositol triphosphate，IP_3）等。

第二信使都是小的分子或离子。第二信使作为信号传递的中间体，与同是信号传递中间体信号蛋白相比，虽然没有催化活性，也不能与多个底物结合，但是至少有以下的优越性：① 小分子的第二信使可以快速地合成与降解；② 由于它们产生容易，能很快提升浓度，同时作用的靶蛋白多；③ 第二信使分子小，扩散速度快、距离远，信号转导快；④ 由于它们与靶蛋白的亲和力低，所以很容易解离，有利于快速终止信号转导。

拓展阅读——第二信使

四、分子开关

大多数细胞内的信号分子是蛋白质，它们的作用是在细胞内通过产生第二信使或激活信号通路中下一级信号蛋白或效应物进行信号转导反应。其中有很多信号蛋白的行为像是分子开关（molecular switch），当它们接收信号后，它们被打开一个开关，从失活状态转变成活性状态，直至另一开关将其关闭成失活状态。开关的打开与关闭同等重要，在信号转导途径中，信号蛋白打开并启动下一个信号蛋白后，必须立即关闭，即由活性状态转变成失活状态，才能进行下一次的信息传递。在细胞信号转导过程中，除细胞表面受体和第二信使分子以外，还有两类在演化上保守的细胞内蛋白质，其功能作用依赖于细胞外信号的刺激，这两类蛋白质在引发信号转导级联反应中起分子开关的作用。

1. GTP 酶分子开关调控蛋白

GTP 酶分子开关调控蛋白构成细胞内 GTP 酶超家族，包括三聚体 GTP 结合蛋白和如 Ras 和类 Ras 蛋白的单体 GTP 结合蛋白。所有 GTP 酶开关蛋白都有两种状态：一是与 GTP 结合呈活化（开启）状态，进而改变特殊靶蛋白的活性；二是与 GDP 结合，处于失活（关闭）状态。GTP 酶开关蛋白通过两种状态的转换控制下游靶蛋白的活性。信号诱导的开关调控蛋白从失活态向活化态的转换，由鸟苷酸交换因子（guanine nucleotide-exchange factor，GEF）所介导，GEF 引起 GDP 从开关蛋白释放，继而结合 GTP 并引发开关调控蛋白（G 蛋白）构象改变使其活化；随着结合的 GTP 水解形成 GDP 和 Pi，开关调控蛋白又恢复成失活的关闭状态；GTP 的水解速率被 GTP 酶促进蛋白（GTPase-accelerating protein，GAP）和 G 蛋白信号调节子（regulator of G protein-signaling，RGS）所促进，被鸟苷酸解离抑制物（guanine nucleofidedisociation inhibitor，GDI）所抑制（图 12-4）。

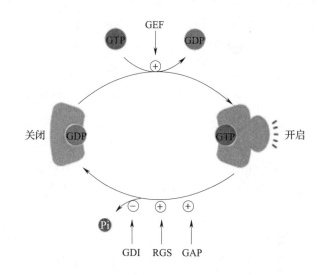

图 12-4　GTP 酶开关调控蛋白活化（开）与失活（关）的转换

通过结合的 GTP 的水解，GTP 酶开关蛋白由活化态转换为失活态，该过程受 GAP 和 RGS 的促进，受 GDI 的抑制；GTP 酶开关蛋白的再活化被 GEF 的促进。

2. 蛋白激酶 / 蛋白磷酸酶

　　另一类普遍存在的分子开关机制是通过蛋白激酶（protein kinase）使靶蛋白磷酸化，通过蛋白磷酸酶（protein phosphatase）使靶蛋白去磷酸化，蛋白质磷酸化和去磷酸化通过改变蛋白质的电荷和构象，从而调节靶蛋白的活性。虽然这两种反应基本是不可逆的，但综合蛋白激酶和蛋白磷酸酶的活性，蛋白质磷酸化和去磷酸化可为细胞提供一种"开关"机制，使各种靶蛋白处于"开启"或"关闭"的状态（图 12-5）。

　　蛋白激酶和蛋白磷酸酶在几乎所有的信号通路中普遍存在，在代谢调节、基因表达、周期调控中发挥重要作用。在不同的细胞类型中，每种蛋白激酶在一套靶蛋白磷酸化特殊的氨基酸残基中，在动物细胞中有两种类型的蛋白激酶，一类是将磷酸基团加在酪氨酸残基的羟基上，称为酪氨酸激酶，另

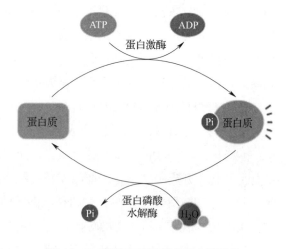

图 12-5　靶蛋白的磷酸化和去磷酸化

一类是将磷酸基团加在靶蛋白丝氨酸或 / 和苏氨酸残基的羟基上，称为丝 / 苏氨酸激酶，所有蛋白激酶还结合磷酸化残基周围的特异性氨基酸序列。这两种酶的靶蛋白的活性变化都是通过蛋白激酶 / 蛋白磷酸酶开关调节的，并且具有靶蛋白特异性。

3. 钙调蛋白 Ca^{2+} 作为细胞内第二信使

钙调蛋白 Ca^{2+} 作为细胞内第二信使在调控细胞对多种信号的应答反应中发挥基本作用，许多 GPCR 和其他类型的受体是通过影响细胞质 Ca^{2+} 浓度而发挥作用的。在细胞处于静息状态下，细胞质中游离 Ca^{2+} 浓度维持在亚微摩尔每升水平，这是靠 ATP 驱动的钙泵持续工作的结果，即将游离 Ca^{2+} 不断运出细胞外和运进内质网和其他膜胞腔内；若细胞质中游离 Ca^{2+} 浓度的小量升高，便会诱发各类细胞反应，包括内分泌细胞激素的分泌、胰腺外分泌细胞消化酶的分泌和肌肉的收缩等。钙调蛋白（calmodulin，CaM）是细胞质中普遍存在的小分子蛋白，有 148 个氨基酸残基，每个 CaM 分子具有 4 个 Ca^{2+} 结合位点，它作为行使多种功能的分子开关蛋白介导多种 Ca^{2+} 的细胞效应，CaM 可通过与 Ca^{2+} 的结合或解离而分别处于活化或失活的"开启"或"关闭"状态。形成的 Ca^{2+}–CaM 复合物可结合多种酶及其他靶蛋白，并修饰其活性。

五、信号蛋白的相互作用

细胞信号转导系统包含细胞内多种行使不同功能的信号蛋白所组成的信号传递链。受体通过信号蛋白的相互作用而传递信号，这就涉及信号蛋白之间保障彼此精确联系的机制。细胞内信号蛋白的相互作用由蛋白质模式结合域特异性介导，多种模式结合域经多重相互作用极大地拓展了细胞内信号网络的多样性。这些模式结合域通常由 40 ~ 120 个氨基酸残基组成，一侧有较浅凹陷的球形结构域、不具酶活性，但能识别特定基序或蛋白质上特定修饰位点，它们与识别对象的亲和性较弱，因而有利于快速和反复进行精细的组合式网络调控。SH_2（Src homology 2 domain）是研究蛋白质相互作用的原型模式结构域，由约 100 个氨基酸残基组成。具有 SH_2 结构域的蛋白质家族，具有相似的三维结构，但每一成员可特异性结合围绕磷酸酪氨酸残基的氨基酸序列（图 12-6）。

细胞内信号蛋白复合物的形成是实现细胞表面受体介导细胞内信号通路的重要结构基础，也是信号蛋白间相互作用的结果。在细胞接受信号刺激到产生应答反应的过程中，信号蛋白复合物的形成有其重要生物学意义，即在时空上增强细胞应答反应的速度、效率和反应的特异性。概括起来，细胞内信号蛋白复合物的装配可能有三种不同策略。

（1）细胞表面受体和某些细胞内信号蛋白通过与大支架蛋白结合，预先形成细胞内信号复合物，当受体结合胞外信号被激活后，再依次激活细胞内信号蛋白并向下游传递［图 12-7（1）］。

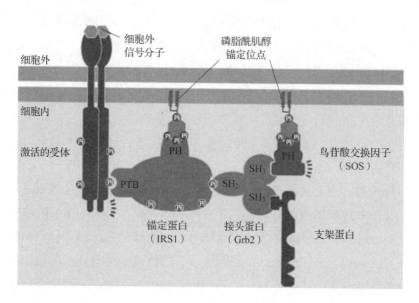

图 12-6　细胞内信号蛋白之间的相互作用是靠蛋白质模式结合域所特异性介导的示意图

具有 SH_2 结构域的蛋白质具有相似的三维结构，每一成员可特异性结合围绕磷酸酪氨酸残基的氨基酸序列。
IRS 为胰岛素受体底物

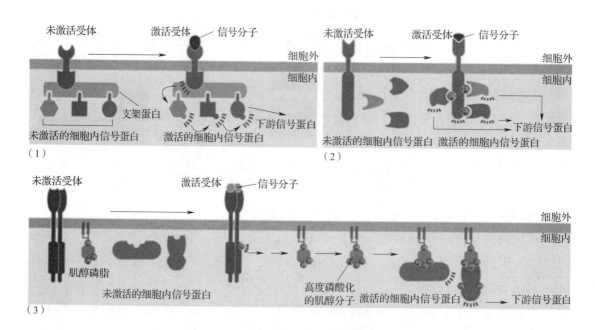

图 12-7　细胞内信号蛋白复合物的装配策略

（2）依赖激活的细胞表面受体装配细胞内信号蛋白复合物，即表面受体结合胞外信号被激活后，受体细胞内段多个氨基酸残基位点发生自磷酸化（autophosphorylation）作用，从而为细胞内不同的信号蛋白提供锚定位点，形成短暂的信号转导复合物分别介导下游事件［图 12-7（2）］。

（3）受体结合细胞外信号被激活后，在邻近质膜上形成修饰的肌醇磷脂分子，从而募集具有 PH 结构域的信号蛋白，装配形成信号复合物［图 12-7（3）］。

六、信号转导系统的特性

1. 特异性（specificity）

细胞受体与细胞外配体通过结构互补以非共价键结合，形成受体 – 配体复合物，简称具有"结合"特异性（binding specificity）。受体因结合配体而改变构象被激活，介导特定的细胞反应，从而又表现出"效应器"特异性（effector specificity）。此外，受体与配体的结合具有饱和性和可逆性的特征。

2. 放大效应（amplification）

细胞外信号分子（通常称为第一信使）与细胞表面受体结合，导致细胞内某些低分子质量细胞内信号分子（称为第二信使）浓度的增加或减少（如 Ca^{2+}、cAMP），例如，肾上腺素在血液的浓度约 10^{-10}mol/L，当与细胞表面受体（GPCR）结合，激活细胞内效应酶（腺苷酸环化酶）产生第二信使 cAMP，其浓度可以快速升高 10000 倍达到 10^{-6}mol/L，转而与下游酶或其他蛋白质结合，修饰它们的活性，引发细胞内信号放大的级联反应，如果级联反应主要是通过酶的逐级激活，结果将改变细胞代谢活性。最常见的级联放大作用是通过蛋白质磷酸化实现的。

3. 网络化与反馈（feedback）调节机制

每一个细胞都处于错综复杂的信号环境中，包括各种激素、生长因子、相邻细胞的表面蛋白等。这些信号分子相互作用，构成细胞信号的网络，激活不同的转录因子并调节不同蛋白质表达，最终使细胞产生一种有条理的生物学反应。细胞信号网络中的不同信号通路之间的相互作用，主要通过一系列正反馈（positive feedback）和负反馈（negative feedback）来校正反应的速率和强度，把外界纷繁复杂的，甚至相互矛盾的信号进行归纳整理。细胞信号系统网络化及反馈调节是细胞生命活动的重要特征。

4. 整合作用（integration）

多细胞生物的每个细胞都处于细胞"社会"环境之中，大量的信息以不同组合的方式调节细胞的行为。因此，细胞必须整合不同的信息，对细胞外信号分子的特异性组合作出程序性反应，甚至作出生死抉择，这样才能维持生命活动的有序性。

第三节　细胞信号转导的途径

一、细胞内受体介导的信号传递

由于受体分子在细胞上存在部位不同，其信号跨膜转导的方式也有所不同。与细胞内受体相互作用的信号分子是一些亲脂性小分子，可以透过疏水性的质膜进入细胞内与受体结合而传递信号。

1. 细胞内核受体及其对基因表达的调节

细胞内受体超家族（intracellular receptor superfamily）的本质是依赖激素激活的基因调控蛋白。在细胞内，受体与抑制性蛋白（如 Hsp90）结合形成复合物，处于非活化状态。当信号分子（如皮质醇）与受体结合，将导致抑制性蛋白从复合物上解离下来，使受体暴露它的 DNA 结合位点而被激活（图 12-8）。因此，这类受体一般都含有 3 个功能域：C 端的结构域是激素的结合位点，中部结构域是 DNA 或 Hsp90 的结合位点，N 端是转录激活结构。这类受体所含氨基酸残基数 400 ~ 900 不等，中部结构域是高度保守富含 Cys 的区域，由 70 ~ 80 个氨基酸残基组成两个锌指结构的重复单位。

类固醇激素、视黄酸、维生素 D 和甲状腺激素的受体在细胞核内。这类信号分子与血清蛋白结合运输至靶组织并扩散跨越质膜进入细胞内，通过核孔与特异性核受体（nuclear receptor）结合形成激素 – 受体复合物并改变受体构象；激素 – 受体复合物与基因特殊调节区又称激素反应元件（hormone response element，HRE）结合，影响基因转录。类固醇激素诱导的基因活化通常分为两个阶段：① 快速的初级反应阶段，直接激活少数特殊基因转录；② 延迟的次级反应阶段，初级反应的基因产物再激活其他基因转录，对初级反应起放大作用。例如，果蝇注射蜕皮激素后仅 5 ~ 10min 便可诱导唾腺染色体上

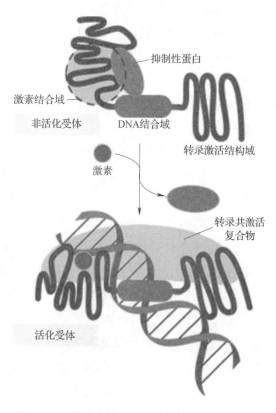

图 12-8　细胞内核受体及其对基因表达的调节

6 个基因位点转录，然后会显现至少上百个转录活性位点，大量合成次级反应所特有的蛋白质产物，进而产生影响细胞分化等较长期的生物学效应。甲状腺激素也是亲脂性小分子，作用机制与类固醇激素相同，但也有个别亲脂性小分子（如前列腺素），其受体在细胞质膜上。

2. NO 作为气体信号分子进入靶细胞直接与酶结合

拓展阅读——NO 作为信号分子的发现

NO 是一种具有自由基性质的脂溶性气体分子，可透过细胞膜快速扩散，作用于邻近靶细胞发挥作用。由于体内存在 O_2 及其他与 NO 发生反应的化合物（如超氧离子、血红蛋白等），因而 NO 在细胞外极不稳定，其半衰期只有 2~30s，只能在组织中局部扩散，被氧化后以硝酸根（NO_3^-）或亚硝酸根（NO_2^-）的形式存在于细胞内外液中。血管内皮细胞和神经细胞是 NO 的生成细胞，NO 的生成需要 NO 合酶的催化，以 L- 精氨酸为底物，以还原型辅酶 Ⅱ（NADPH）作为电子供体，等物质的量地生成 NO 和 L- 瓜氨酸。NO 没有专门的储存及释放调节机制，作用于靶细胞 NO 的多少直接与 NO 的合成有关。NO 这种可溶性气体作为局部介质在许多组织中发挥作用，它发挥作用的主要机制是激活靶细胞内具有鸟苷酸环化酶（G-cyclase，GC）活性的 NO 受体。血管内皮细胞接受乙酰胆碱，引起细胞内 Ca^{2+} 浓度升高，激活 NO 合酶，细胞释放 NO，NO 扩散进入平滑肌细胞，与细胞质鸟苷酸环化酶（GTP-cyclase，GC）活性中心的 Fe^{2+} 结合，改变酶的构象，导致酶活性增强和 cGMP 合成增多。cGMP 可降低血管平滑肌中 Ca^{2+} 离子浓度，通过 cGMP 依赖的蛋白激酶 G（PKG）活化，抑制肌动 - 肌球蛋白复合物信号通路，导致血管平滑肌舒张，血管扩张、血流通畅（图 12-9）。此外，心房排钠肽（atrial natriuretic peptide，ANP）和某些多肽类激素与血管平滑肌细胞表面受体的结合，也会引发血管平滑肌舒张，这些细胞表面受体

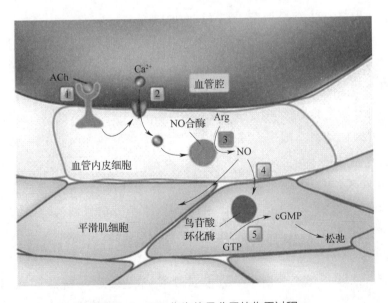

图 12-9　NO 作为信号分子的作用过程

的胞质结构域也具有内源性鸟苷酸环化酶活性，通过类似的机制调节心肌活动。NO 对血管的影响可以解释为什么硝酸甘油（nitroglycerin）能用于治疗心绞痛，硝酸甘油在体内转化为 NO，可舒张血管，从而减轻心脏负荷和心肌的需氧量。

NO 也由许多神经细胞产生并传递信号，在参与大脑的学习记忆生理过程中具有重要作用。大脑海马某些区域在受到重复刺激后可产生一种持续增强的突触效应，称为长时程增强作用（long-term potentiation，LTP），是学习和记忆的分子基础。LTP 的产生涉及神经元间突触连接重构，这一过程既需要突触前神经元释放神经递质作用于突触后膜，也需要突触后神经元将信息反馈到突触前膜，NO 就充当了这一逆行信使的角色。NO 作为 LTP 的逆行信使弥散至突触前末梢，刺激谷氨酸递质不断释放。

二、G 蛋白偶联受体介导的信号转导

G 蛋白偶联受体（GPCR）是细胞表面受体的最大家族，它们介导大多数来自细胞外及其他细胞的信号转导，包括激素信号、神经递质与局部介质。作用于 GPCR 的信号分子种类繁多，包括蛋白质、小分子肽，以及氨基酸与脂肪酸的衍生物等。而且，相同的信号分子能够激活不同的 GPCR 家族成员。例如，肾上腺素（adrenaline epinephrine）能够激活至少 9 种不同的 GPCR，乙酰胆碱可以激活 5 种，神经递质 5- 羟色胺至少激活 14 种 GPCR。接受相同信号的不同受体由不同细胞表达，因而产生不同的信号应答。统计表明，现有 50% 的临床处方药物是针对 GPCR 所介导信号通路为靶点研制和开发的，可见它与人类的健康密切相关。

1. G 蛋白偶联受体的结构与激活

G 蛋白是三聚体 GTP 结合调节蛋白（trimeric GTP-binding regulatory protein）的简称，位于细胞质膜内胞浆一侧，由 α、β、γ 三个亚基组成，β 和 γ 亚基以异二聚体形式存在，α 和 β、γ 亚基分别通过共价结合的脂分子锚定在质膜上。Gα 亚基本身具有 GTPase 活性，是分子开关蛋白。当配体与受体结合，三聚体 G 蛋白解离，并发生 GDP 与 GTP 交换，游离的 Gα-GTP 处于活化的开启状态，导致结合并激活效应器蛋白，从而传递信号；当 Gα-GTP 水解形成 Gα-GDP 时，则处于失活的关闭状态，终止信号传递并导致三聚体 G 蛋白重新装配，恢复系统进入静息状态。现已知人类基因组至少编码 27 种不同的 Gα 亚基，5 种不同的 Gβ 亚基和 13 种不同的 Gγ 亚基。有些信号途径，效应器蛋白是离子通道，其活性受游离的 Gβ、Gγ 亚基调节并激活。由于阐明了胞外信号如何转换为胞内信号的机制，对 G 蛋白发现作出重要贡献的 Gilman 和 Rodbell，获得了 1994 年诺贝尔生理学或医学奖。

所有 G 蛋白偶联受体都含有 7 个疏水肽段形成的跨膜 α- 螺旋区和相似的三维结构，N 端在细胞外侧，C 端在细胞胞质侧。每个跨膜 α- 螺旋由 22～24 个氨基酸残基组

成，其中螺旋 5 和 6 之间的胞内环状结构域（C_3）对于受体与 G 蛋白之间的相互作用具有重要作用（图 12-10）。配体与受体的结合会引起 H_5 和 H_6 螺旋的彼此相对移动，导致 C_3 环构象改变使之容许结合并激活 $G\alpha$ 亚基。G 蛋白偶联受体家族包括多种对蛋白质或肽类激素、局部介质、神经递质和氨基酸或脂肪酸衍生物等配体识别与结合的受体，以及哺乳类嗅觉、味觉受体和视觉的光激活受体（视紫红质）。在线虫基因组 1900 个基因中大约编码 1000 种不同的 G 蛋白偶联受体。尽管与这类受体相互作用的信号分子多种多样，受体的氨基酸序列也千差万别，但对 G 蛋白偶联受体的研究表明，所有真核生物都具有相似的 7 次跨膜结构。表 12-2 列出了哺乳类三聚体 G 蛋白的主要种类及其效应器。

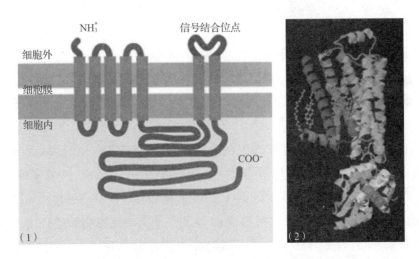

图 12-10 （1）G 蛋白偶联受体的结构模式图 （2）人肾上腺素 GPCR 晶体结构

[（2）图基于 PDB 数据库 2RH1 结构绘制]

表 12-2　哺乳类三聚体 G 蛋白的主要种类及其效应器

$G\alpha$ 类型	结合的效应器	第二信使	受体举例
$Gs\alpha$	腺苷酸环化酶	cAMP（升高）	β 肾上腺素受体，胰高血糖素受体，血中复合胺受体，后叶加压素受体
$Gi\alpha$	腺苷酸环化酶	cAMP（降低）	α，肾上腺素受体
	K+ 通道（G_γ 激活效应器）	膜电位改变	M 乙酰胆碱受体
$Golf\alpha$	腺苷酸环化酶	cAMP（升高）	嗅觉受体［鼻腔］
$Gq\alpha$	磷脂酶 C	IP_3，DAG（升高）	$\alpha2$ 肾上腺素受体
$Go\alpha$	磷脂酶 C	IP_3，DAG（升高）	乙酰胆碱受体（内皮细胞）
$Gt\alpha$	cGMP 磷酸二酯酶	cGMP（降低）	视杆细胞中视紫红质（光受体）

所有 GPCR 的信号转导途径都具有三个共同的特点：① 受体都含有 7 个穿膜的 α 螺旋；② 与三聚体 G 蛋白偶联，偶联的 G 蛋白通过自身"开"与"关"循环，作为信号转导开关；③ 有一个与之关联的膜结合效应物蛋白。此外，有一些参与信号转导的反馈调节或脱敏的蛋白质参与信号途径的调节，在很多 GPCR 途径中会涉及第二信使。GPCR 途径在细胞中通过对已经存在的蛋白质、酶或离子通道进行修饰，产生短期效应。因此，这些途径帮助细胞对多变的细胞外环境中的信号作出快速反应。

2. G 蛋白偶联受体介导的细胞信号通路

由 G 蛋白偶联受体所介导的细胞信号通路按其效应器蛋白的不同，可区分为 3 类：① 激活离子通道的 G 蛋白偶联受体；② 激活或抑制腺苷酸环化酶，以 cAMP 为第二信使的 G 蛋白偶联受体；③ 激活磷脂酶 C（phospholipase C，PLC），以 IP_3 和 DAG 作为双信使的 G 蛋白偶联受体。

（1）激活离子通道的 G 蛋白偶联受体所介导的信号通路　当受体与配体结合被激活后，通过偶联 G 蛋白的分子开关作用，调控跨膜离子通道的开启与关闭，进而调节靶细胞活性，如心肌细胞的 M 乙酰胆碱受体和视杆细胞的光敏感受体，都属于这类调节离子通道的 G 蛋白偶联受体。

① 心肌细胞上 M 乙酰胆碱受体激活 G 蛋白开启 K^+ 通道：M 乙酰胆碱受体在心肌细胞膜上与 G 蛋白偶联，乙酰胆碱配体与受体结合使受体活化，导致 $G_{\alpha\beta\gamma}$ 亚基结合的 GDP 被 GTP 取代，引发三聚体 $G_{\alpha\beta\gamma}$ 蛋白解离，使 $G_{\alpha\beta\gamma}$ 亚基得以释放，进而致使心肌细胞质膜上相关的效应器 K^+ 通道开启，随即引发细胞内 K^+ 外流，从而导致细胞膜超极化，减缓心肌细胞的收缩频率（图 12-11）。许多神经递质受体是 G 蛋白偶联受体，有些效应器蛋白是 Na^+ 或 K^+ 通道。神经递质与受体结合引发 G 蛋白偶联的离子通道的开放或关闭，进而导致膜电位改变。

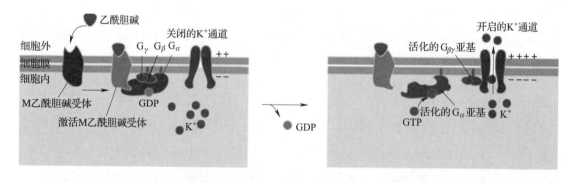

图 12-11　心肌细胞上 M 型乙酰胆碱受体的活化与效应器 K^+ 通道开启的工作模型

这类受体通过三聚体 $G_{\alpha\beta\gamma}$ 蛋白与 K^+ 通道相联系，乙酰胆碱的结合以常见的方式引发 $G_{\alpha\beta\gamma}$ 亚基活化并与 G_α 解离。在本例中，释放的 $G_{\beta\gamma}$ 亚基（而不是 G_α，-GTP）与 $G_{\alpha\beta\gamma}$ 结合并打开 K^+ 通道，K^+ 通透性增加，使膜超极化，降低心肌收缩频率。当与 $G_{\alpha\beta\gamma}$ 结合的 GTP 水解形成 GDP 时，G_α，-GDP 重新与 $G_{\beta\gamma}$，结合（图中未表示）。

② Gt 蛋白偶联的光敏感受体的活化诱发 cGMP 门控阳离子通道的关闭：人类视网膜含有两类光受体，负责视觉刺激的初级感受。视锥细胞光受体与色彩感受相关；视杆细胞光受体接受弱光刺激。视紫红质是视杆细胞 Gt 蛋白偶联的光受体，定位在视杆细胞外段上千个扁平膜盘上，三聚体 G 蛋白与视紫红质偶联，通常称之为传导素（transducin，Gt）。人类视杆细胞含有大约 4×10^7 个视紫红质分子，组成 7 次跨膜的视蛋白与光吸收色素共价连接。

如图 12-12 所示，在暗适应状态下的视杆细胞，高水平的第二信使 cGMP 保持 cGMP 门控非选择性阳离子通道的开放，光的吸收产生激活的视蛋白（图 12-12 步骤 1），活化的视蛋白与无活性的 GDP-Gt 三聚体蛋白结合并引发 GDP 被 GTP 置换（图 12-12 步骤 2），Gt 三聚体蛋白解离形成游离的 Gt，通过与 cGMP 磷酸二酯酶（PDE）抑制性 γ 亚基结合导致 PDE 活化（图 12-12 步骤 3），同时引起 γ 亚基与催化性 α 和 β 解离，由于抑制的解除，催化性 α 和 β 亚基使 cGMP 转换成 GMP（图 12-12 步骤 4），由于胞质中 cGMP 水平降低导致 cGMP 从质膜 cGMP 门控阳离子通道上解离下来并致使阳离子通道关闭（图 12-12 步骤 5），然后，膜瞬间超极化。

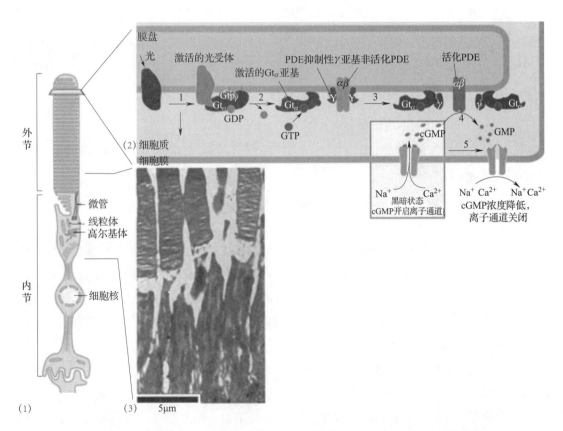

图 12-12　视杆细胞中 Gt 蛋白偶联的光受体（视紫红质诱导的阳离子通道的关闭）

（1）视杆细胞结构模式图；（2）Gt 蛋白偶联的光受体介导的信号反应：在盘膜上活化的单分子视蛋白可以活化 500 个 Gt 分子，每个 Gt 分子又活化 cGMP 磷酸二酯酶（PDE），这是视觉系统中信号放大的初级阶段，然后光诱导的 cGMP 的减少导致非选择性阳离子通道的关闭，当光刺激停止，cGMP 又逐渐恢复到原来水平；（3）豚鼠视杆细胞电镜照片。

（2）激活或抑制腺苷酸环化酶的 G 蛋白偶联受体　在绝大多数哺乳动物细胞中，G 蛋白偶联受体介导的信号通路遵循与 G 蛋白偶联受体相联系的效应蛋白激活的普遍机制。在该信号通路中，Gα 亚基的首要效应酶是腺苷酸环化酶，通过腺苷酸环化酶活性的变化调节靶细胞内第二信使 cAMP 的水平，进而影响信号通路的下游事件，这是真核细胞应答激素反应的主要机制之一。

不同的受体－配体复合物或者刺激或者抑制腺苷酸环化酶活性，这类调控系统主要涉及 5 种蛋白质组分（图 12-13），分别为刺激性激素的受体（receptor for stimulatory hormone，Rs）、抑制性激素的受体（receptor for inhibitory hormone，Ri）、刺激性 G 蛋白（stimulatory G-proteins complex，Gs）、抑制性 G 蛋白（inhibitory G-proteins complex，Gi）和腺苷酸环化酶（adenylyl cyclase，AC）。

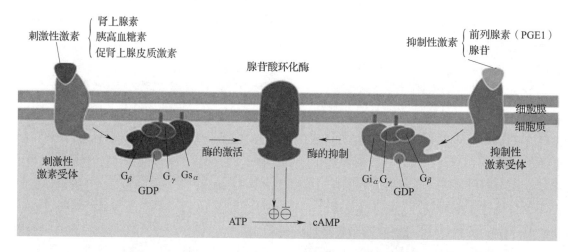

图 12-13　脂肪细胞受激素诱导的腺苷酸环化酶的激活与抑制

刺激性激素的受体（Rs）和抑制性激素的受体（Ri）均为 7 次跨膜的 G 蛋白偶联受体，但与之结合的胞外配体不同。已知 Rs 有几十种，包括肾上腺素 β 受体、胰高血糖素受体、后叶加压素受体、促黄体生成素受体、促卵泡激素受体、促甲状腺激素受体、促肾上腺皮质激素受体和肠促胰酶激素受体等；Ri 有肾上腺素 α2 受体、阿片肽受体、乙酰胆碱 M 受体和生长素释放抑制因子受体等。

刺激性激素与相应刺激性激素受体（Rs）结合，偶联刺激性三聚体 G 蛋白（具刺激性 G_α 亚基，即 Gsα），刺激腺苷酸环化酶活性，提高靶细胞 cAMP 水平；抑制性激素与相应抑制性激素受体（Ri）结合，偶联抑制性三聚体 G 蛋白（与刺激性三聚体 G 蛋白含相同的 $G_{\beta\gamma}$ 亚基，不同的 G_α 亚基即抑制性 Gi_α 亚基），抑制腺苷酸环化酶活性，降低靶细胞 cAMP 水平。

腺苷酸环化酶是相对分子质量为 1.5×10^5 的多次跨膜蛋白（12 次），胞质侧具有 2 个大而相似的催化结构域，跨膜区有 2 个整合结构域，每个含 6 个跨膜 α 螺旋；人工制备包含 Gs_α、腺苷酸环化酶催化结构域的两个蛋白质片段的 X 射线晶体学分析，已获得三维结构证明，腺苷酸环化酶在 Mg^{2+} 或 Mn^{2+} 存在条件下，催化 ATP 生成 cAMP。在正常情况下细胞内 cAMP 的浓度 $\leqslant 10^{-6}$ mol/L，当腺苷酸环化酶被激活后，cAMP 水平急剧增加，使靶细胞产生快速应答；在细胞内还有另一种酶即环腺苷酸磷酸二酯酶（PDE），可降解 cAMP 生成 5′-AMP，导致细胞内 cAMP 水平下降，从而终止信号反应。cAMP 浓度在细胞内的迅速调节是细胞快速应答胞外信号的重要基础。

在多细胞动物各种以 cAMP 为第二信使的信号通路中，主要是通过 cAMP 激活蛋白激酶 A（protein kinase A，PKA）所介导的。无活性的 PKA 是含有 2 个调节亚基（regulatory subunit，R）和 2 个催化亚基（catalytic subunit，C）组成的四聚体，在每个 R 亚基上有 2 个 cAMP 的结合位点，cAMP 与 R 亚基是以协同方式（cooperative fashion）结合的，即第一个 cAMP 的结合会降低第二个 cAMP 结合的解离常数（dissociation constant，K），因此，胞内 cAMP 水平的很小变化就能导致 PKA 释放 C 亚基并快速使激酶活化。

通过激素引发的某些抑制物的解离导致酶的迅速活化是各种信号通路的普遍特征。绝大多数哺乳动物细胞表达 G 蛋白偶联受体。虽然许多激素刺激这些受体导致 PKA 的激活，但是细胞应答反应可能只依赖于细胞表达的特殊 PKA 异构体和 PKA 底物。例如，肾上腺素对糖原代谢的效应是通过 cAMP 和 PKA 所介导的，但主要限于肝细胞和肌细胞，它们表达与糖原合成和降解有关的酶。在脂肪细胞，肾上腺素诱导的 PKA 的激活促进磷脂酶的磷酸化和活性，磷脂酶的作用是催化甘油三酯水解生成脂肪酸和甘油。释放的脂肪酸进入血液并被其他组织（如肾脏、心脏和肌肉）细胞用作能源。然而，卵巢细胞 G 蛋白偶联受体在某些垂体激素刺激下导致 PKA 活化，转而促进 2 种类固醇激素（雌激素和孕酮）的合成，这对雌性性征发育至关重要。虽然 PKA 在不同类型的细胞作用于不同底物，但 PKA 总是磷酸化相同序列的基序 X-Arg-（Arg/Lys）-X-（Ser/Thr）-Φ（X 代表任意氨基酸，Φ 代表疏水氨基酸）中的丝氨酸（Ser）和苏氨酸（Thr）残基，其他的 Ser/Thr 激酶磷酸化不同序列基序中的靶残基。

① cAMP-PKA 信号通路对肝细胞和肌细胞糖原代谢的调节：正常人体维持血糖水平的稳态，需要神经系统、激素及组织器官的协同调节。肝和肌肉是调节血糖浓度的主要组织。脑组织活动对葡萄糖是高度依赖的，因而在应答胞外信号的反应中，cAMP 水平会发生快速变化，几乎在 20s 内 cAMP 水平会从 5×10^{-8} mol/L 上升到 10^{-6} mol/L 水平。细胞表面 G 蛋白偶联受体应答多种激素信号对血糖浓度进行调节。以肝细胞和骨骼肌细胞为例，cAMP-PKA 信号对细胞内糖原代谢起关键调控作用，这是一种短期的快速应答反应。当细胞内 cAMP 水平增加时，cAMP 依赖的 PKA 被活化，活化的 PKA 首先磷酸化糖原磷酸化酶激酶（GPK），使其激活，继而使糖原磷酸化酶（GP）被磷酸化而激活，活化的 GP 刺激糖原的降解，生成葡萄糖-1-磷酸；另一方面，活化的 PKA 使糖原合酶（GS）磷酸化，抑制其糖原的合成。此外，

活化的 PKA 还可以使磷蛋白磷酸酶抑制蛋白（IP）磷酸化而被激活，活化的 IP 与磷蛋白磷酸酶（PP）结合并使其磷酸化而失活；当细胞内 cAMP 水平降低时，cAMP 依赖的 PKA 活性下降，致使磷蛋白磷酸酶抑制蛋白（IP）磷酸化过程逆转，导致磷蛋白磷酸酶（PP）被活化。活化 PP 使糖原代谢中 GPK 和 GP 去磷酸化，从而降低其活性，导致糖原降解的抑制，活化 PP 还促使 GS 去磷酸化，结果 GS 活性增高，从而促进糖原的合成。

②cAMP-PKA 信号通路对真核细胞基因表达的调控：cAMP-PKA 信号通路对细胞基因表达的调节是一类细胞应答胞外信号缓慢的反应过程，因为这一过程涉及细胞核机制，所以需要几分钟乃至几小时。这一信号通路控制多种细胞内的过程，从内分泌细胞的激素合成到脑细胞有关长期记忆所需蛋白质的产生。该信号通路涉及的反应链可表示为：激素→G 蛋白偶联受体→G 蛋白→腺苷酸环化酶→cAMP → cAMP 依赖的蛋白激酶 A →基因调控蛋白→基因转录。

信号分子与受体结合通过 G 蛋白激活腺苷酸环化酶，导致细胞内 cAMP 浓度增高，cAMP 与 PKA 调节亚基结合，导致催化亚基释放，被活化的 PKA 其催化亚基转位进入细胞核，使基因调控蛋白（cAMP 应答元件结合蛋白，CREB）磷酸化，磷酸化的基因调控蛋白 CREB 与核内 CREB 结合蛋白（CBP）特异结合形成复合物，复合物与靶基因调控序列结合，激活靶基因表达。

由于 G 蛋白偶联受体的特异性，不同的信号（配体）会通过类似的机制引发不同的细胞反应。首先，对某一特定的配体，其受体以几种不同异构体的形式存在，并对该配体和特定 G 蛋白有不同的亲和性。现已知肾上腺素受体有 9 种不同的异构体，5- 羟色胺的受体有 15 种不同的异构体；其次，人类基因组编码 27 种不同的 G_α，5 种不同的 G_β 和 13 种不同的 G_γ 亚基，还有 9 种不同的腺苷酸环化酶。不同亚基组合的多样性决定了通过类似机制可产生众多不同的细胞反应。

有些细菌毒素含有一个跨细胞质膜的亚基，能催化 Gs_α-GTP 的化学修饰，从而防止结合的 GTP 水解成 GDP，结果 Gs_α 持续维持在活化状态，在缺乏激素刺激的情况下也会不断地激活腺苷酸环化酶，产生第二信使，向下游传递信号。霍乱毒素具有 ADP- 核糖转移酶活性，进入细胞催化胞内的 NAD^+ 的 ADP 核糖基共价结合在 Gs_α 亚基上，致使 Gs_α 亚基丧失 GTP 酶活性，与 Gs_α 亚基结合的 GTP 不能水解成 GDP，结果 GTP 永久结合在 Gs_α 亚基上，处于持续活化状态并不断地激活腺苷酸环化酶，使腺苷酸环化酶被"锁定"在活化状态。霍乱患者的症状是严重腹泻，其主要原因就是霍乱毒素催化 Gs_α 亚基 ADP- 核糖基化，致使小肠上皮细胞中 cAMP 水平增加 100 倍以上，导致细胞大量 Na^+ 和水分子持续外流，产生严重腹泻而脱水。百日咳博德特氏菌（*Bordetella pertussis*）产生百日咳毒素催化 Gi_α 亚基 ADP- 核糖基化，结果抑制与 Gi_α 亚基结合的 GDP 的释放，使 Gi_α 亚基被"锁定"在非活化状态，Gi_α 亚基的失活导致气管上皮细胞内 cAMP 水平增高，促使液体、电解质和黏液分泌减少。

（3）激活磷脂酶 C 以 IP$_3$ 和 DAG 作为双信使 G 蛋白偶联受体介导的信号通路　通过 G 蛋白偶联受体介导的另一条信号通路是磷脂酰肌醇信号通路，其信号转导是通过效应酶磷脂酶 C 完成的。细胞磷脂酰肌醇代谢途径为：双信使 IP$_3$ 和 DAG 的合成来自膜结合的磷脂酰肌醇（PI）。细胞膜结合的 PI 激酶将肌醇环上特定的羟基磷酸化，形成磷脂酰肌醇 -4- 磷酸（PIP）和磷脂酰肌醇 -4,5- 二磷酸（PIP$_2$），胞外信号分子与 Go 或 Gq 蛋白偶联的受体结合，通过如前所述的 G 蛋白开关机制引起质膜上磷脂酶 C 的 β 异构体（PLC$_\beta$）的活化，致使质膜上磷脂酰肌醇 -4,5- 二磷酸（PIP$_2$）被水解生成 IP$_3$ 和 DAG 两个第二信使。IP$_3$ 在细胞质中扩散，而 DAG 是亲脂性分子，锚定在细胞膜上。

IP$_3$ 刺激细胞内质网释放 Ca^{2+} 进入细胞质基质，使细胞内 Ca^{2+} 浓度升高，DAG 激活蛋白激酶 C（PKC），活化的 PKC 进一步使底物蛋白磷酸化，并可激活 Na$^+$/H$^+$ 交换，引起细胞内 pH 升高。以磷脂酰肌醇代谢为基础的信号通路的最大特点是胞外信号被膜受体接受后，同时产生两个胞内信使，分别激活两种不同的信号通路，即 IP$_3$–Ca^{2+} 和 DAG–PKC 途径（图 12-14），实现细胞对外界信号的应答，因此，把这种信号系统又称之为"双信使系统"（double messenger system）。

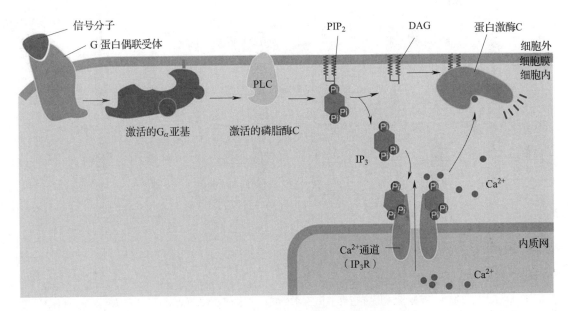

图 12-14　IP$_3$–Ca^{2+} 和 DAG–PKC 双信使信号通路

三、酶联受体介导的信号转导

与 G 蛋白偶联受体（GPCR）一样，酶联受体也是跨膜蛋白，细胞外部有与配体结合的结构域。但其细胞内结构域可以作为酶，或是与其他的一些蛋白质组成复合物后发挥酶的作用。GPCR 是 7 次穿膜的受体，而酶

拓展阅读——钙信号通路

联受体仅是一次穿膜。GPCR 与酶联受体也常常催化一些相同的信号转导途径，不过，酶联受体信号转导的反应比较慢（通常要几小时），并且需要许多细胞内的转换步骤。通常与酶连接的细胞表面受体又称催化性受体，目前已知的这类受体都是跨膜蛋白，当胞外信号（配体）与受体结合即激活受体胞内段的酶活性，这类受体至少包括 5 类：① 受体酪氨酸激酶；② 受体丝氨酸 / 苏氨酸激酶；③ 受体酪氨酸磷酸酯酶；④ 受体鸟苷酸环化酶；⑤ 酪氨酸蛋白激酶联受体。

1. 受体酪氨酸激酶及 RTK–Ras 蛋白信号通路

受体酪氨酸激酶（receptor tyrosine kinase，RTK）又称酪氨酸蛋白激酶受体，是细胞表面一大类重要受体家族，主要功能是控制细胞生长、分化，迄今已鉴定有 50 余种，包括 7 个亚族（图 12-15）。所有 RTK 的 N 端位于细胞外，是配体结合域，C 端位于细胞内，具有酪氨酸激酶结构域，并具有自磷酸化位点。它的胞外配体是可溶性或膜结合的多肽或蛋白质类激素，包括多种生长因子、胰岛素和胰岛素样生长因子等。Ephrin（Eph）受体亚族是一大类与膜结合配体相互作用的受体，人类中已鉴定出 8 个成员，主要功能是刺激血管发生、指导细胞和轴突迁移。

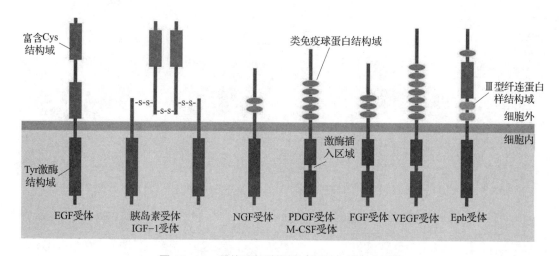

图 12-15 受体酪氨酸激酶（RTK）的 7 个亚族

每个亚族只标示了 1～2 个成员：表皮生长因子（EGF）受体、胰岛素受体胰岛素样生长因子 -1（IGF-1）受体、神经生长因子（NGF）受体、血小板衍生生长因子（PDGF）受体和巨噬细胞集落刺激因子（M-CSF）受体、成纤维细胞生长因子（FGF）受体、血管内皮生长因子（VEGF）受体和 Eph 受体亚族。在一些亚族中酪氨酸蛋白激酶的结构域被激酶插入区所中断。关于富含半胱氨酸（Cys）和类免疫球蛋白结构域的功能意义尚不清楚。

细胞外有很多通过受体酪氨酸激酶进行信号转导的信号蛋白，包括分泌的或是结合在细胞表面的蛋白质，这些信号蛋白往往控制细胞发育或是成年动物的行为。一些常见的信号蛋白及它们的受体见表 12-3。

在人体中已发现 60 多种不同的 RTK，根据结构特点，可分成约 20 个不同的亚家族。RTK 主要的几种类型包括：① 表皮生长因子（epidermal growthfactor，EGF）受体；② 胰岛

表 12-3　某些经由 RTK 起作用的信号蛋白

引起的代表性反应	信号蛋白家族	受体家族
表皮生长因子（EGF）	EGF 受体	刺激细胞生存、生长、增殖，或分化成不同细胞类型，作为发育的诱导信号
胰岛素	胰岛素受体	刺激糖的利用与蛋白质合成
胰岛素样生长因子 -1（IGF-1）	IGF-1 受体	在多种类型细胞中刺激细胞生存与生长
神经生长因子（NGF）	Trk 受体	刺激某些神经元的生存与生长
血小板衍生生长因子（PDGF）	PDGF 受体	刺激各种不同类型的细胞生存、生长、增殖与迁移
巨噬细胞集落刺激因子（M-CSF）	M-CSF 受体	刺激单核细胞 / 巨噬细胞增殖与分化
成纤维细胞生长因子（FGF）	FGF 受体	刺激各种类型的细胞增殖，抑制某些细胞前体的分化，作为发育的诱导信号
血管内皮生长因子（VEGF）	VEGF 受体	刺激血管生成
肝配蛋白	Eph 受体	刺激血管生成，引导细胞与轴突迁移

素（insulin）和胰岛素样生长因子 -1（insulin-like growth factor-1, IGF-1）受体；③ 神经生长因子（nerve growth factor, NGF）受体；④ 血小板衍生生长因子（platelet-derived growth factor, PDGF）受体和巨噬细胞集落刺激因子（macrophage colony stimulating factor, M-CSF）受体；⑤ 成纤维细胞生长因子（fibroblast growth factor, FGF）受体；⑥ 血管内皮生长因子（vascular endothelial growth factor, VEGF）受体；⑦ 肝配蛋白（ephrin, Eph）受体等。

　　绝大多数 RTK 是单体跨膜蛋白，由 500~850 个氨基酸残基组成，人类中已发现约 60 个基因编码 RTK。配体（如 EGF）在细胞外与受体结合并引起构象变化，但单个跨膜 a- 螺旋无法传递这种构象变化，因此，配体的结合导致受体二聚化（dimerization），形成同源或异源二聚体，有些单体性配体（如 FGF）与细胞外基质带负电荷的多糖组分肝素（heparin）紧密结合，这有利于增强配体与单体性受体的结合并形成二聚化的配体 - 受体复合物；有些配体是二聚体，它们的结合使 2 个单体性受体直接聚在一起；其他的 RTK（如胰岛素受体）在没有激素刺激的情况下形成二硫键连接的二聚体，激素与这类受体结合改变其构象使之活化。在静息状态下 RTK 活性很低，当受体二聚化后，激活受体的蛋白酪氨酸激酶活性，进而在二聚体内彼此交叉磷酸化（cross-phosphorylation）受体胞内肽段的一个或多个酪氨酸残基，即所谓受体的自磷酸化（autophosphorylation）。二聚化是一次跨膜的酶联受体被激活的普遍机制。磷酸化的受体酪氨酸残基进一步引发构象改变，或者有利于 ATP 的结合（如胰岛素受体），或者有利于结合其他蛋白质底物（如 FGF）。在激活的 RTK 内，许多磷酸酪氨酸残基可被含有 SH₂ 结构域的胞内信号蛋白所识别，作为多种下游信号蛋白的锚定位点，启动信号传导（图 12-16）。

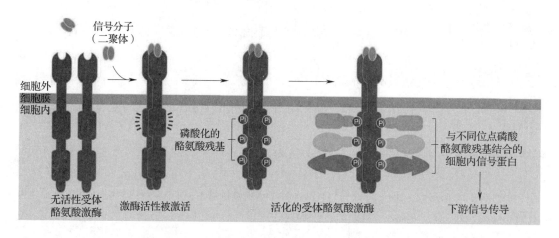

图 12-16　配体结合所诱导的受体酪氨酸激酶（RTK）的二聚化与自磷酸化图解

活化的 RTK 通过磷酸酪氨酸残基可以结合多种细胞质中带有 SH₂ 结构域的蛋白，其中一类是接头蛋白，如生长因子受体结合蛋白 2（GRB2），其作用是偶联活化受体与其他信号蛋白，参与构成细胞内信号转导复合物，但它本身不具酶活性，也没有传递信号的性质；另一类是在信号通路中有关的酶，如 GTP 酶活化蛋白（GTPase activating protein，GAP）、与肌醇磷脂代谢有关的酶（磷脂酶 C-γ、3- 磷脂酰肌醇激酶）、蛋白磷酸酯酶（SyP）以及 Src 类的非受体酪氨酸蛋白激酶等。这两类 RTK 结合蛋白的结构和功能不同，但它们都具有两个高度保守而无催化活性的结构域即 SH₂ 和 SH₃。因为这两种结构域首先在 Src 蛋白中被发现，所以称为 Src 同源区。SH₂ 选择性结合不同位点的磷酸酪氨酸残基，SH₃ 选择性结合不同的富含脯氨酸的基序。

在许多真核细胞中，Ras 蛋白在 RTK 介导的信号通路中也是一种关键组分。Ras 蛋白是 ras 基因表达产物，是由 190 个氨基酸残基组成的小单体 GTP 结合蛋白，具有 GTPase 活性，分布于质膜胞质一侧，结合 GTP 时为活化态，而结合 GDP 时为失活态，所以 Ras 蛋白也是 GTPase 开关蛋白。在细胞中，Ras 蛋白的活性受 GAP 的调节，它能刺激 Ras 蛋白 GTPase 活性增高 10 万倍。Ras 蛋白从失活态到活化态的转变，先要 GDP 释放才有 GTP 的结合，GDP 的释放需要鸟苷酸交换因子（GEF）参与；Ras 蛋白从活化态到失活态的转变，则要 GTP 酶活化蛋白（GAP）的促进；所以，GEF 和 GAP 都与 Ras 蛋白 GTP-GDP 转换相关。

　　在酶联受体介导的信号通路中，Ras蛋白是活化受体RTK下游的重要功能蛋白。二者之间通过接头蛋白和Ras蛋白–鸟苷酸交换因子（Ras-GEF）联系起来。实验证明，用PDGF和EGF混合物处理培养的成纤维细胞，则诱导细胞增殖，如果向这些细胞显微注射抗Ras抗体，则阻断细胞增殖；反之，如果注射Ras（一种组成型活化的突变Ras蛋白），它不能有效地水解GTP并维持细胞持续的活化状态，结果诱发细胞在缺少生长因子的情况下进行增殖。如图12-17所示，两种胞质蛋白提供了关键性联系：一个是生长因子受体结合蛋白GRB2，具有SH_2结构域，可直接与活化受体特异性磷酸酪氨酸残基结合，GRB2还具有两个SH_3结构域，能结合并激活另一种胞质蛋白鸟苷酸交换因子（son of sevenless，Sos），即GRB2作为一种接头蛋白既与活化受体上特异磷酸酪氨酸残基结合又与胞质蛋白鸟苷酸交换因子Sos结合，具有鸟苷酸交换因子活性的Sos蛋白与Ras结合导致活化Ras的构象改变，使非活性的Ras-GDP转换成有活性的Ras-GTP。对线虫和果蝇发育的特定分化阶段的突变遗传分析，也证实上述两种胞质蛋白在联系RTK与Ras蛋白的活化之间具有关键作用。

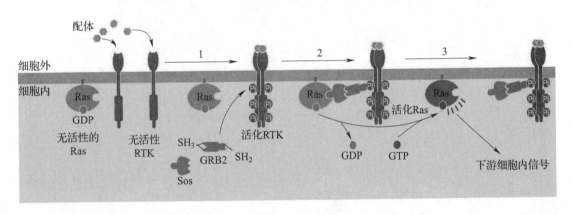

图 12-17　活化的 RTK 激活 Ras 蛋白

　　Ras蛋白的活化是通过配体与RTK的结合而诱导的，而Ras蛋白的活化对诱导不同类型细胞的分化或增殖又是必要的，然而在有些突变细胞中组成型地活化Ras蛋白，即使在缺少信号刺激情况下，细胞也会发生应答反应。已有大量研究表明，约30%的人类恶性肿瘤与ras基因突变有关，因为突变的Ras蛋白能够与GTP结合，但不能将其水解成GDP，所以这种突变的Ras蛋白被"锁定"在开启状态，结果引起赘生性细胞增生。由RTK介导的信号通路具有广泛的功能，包括调节细胞的增殖与分化，促进细胞存活，以及细胞代谢的调节与校正作用。各种不同的生长因子与RTK结合，往往引起细胞内产生多向性的效应（pleiotropic effect），包括早期和晚期基因表达。这种多向性效应是在配体作用下，产生多种信号调节的结果。现在对RTK-Ras信号通路已有较多的了解，特别是细胞如何克服Ras活化所能维持的时间较短，不足以保障细胞增殖与分化所需持续性信号刺激的问题已获得

较深入的认识。配体结合所诱发的 RTK 的激活刺激受体的酪氨酸激酶活性，随后再刺激
Ras–MAPK 磷酸化级联反应途径和其他几种信号转导通路（图 12–18）。

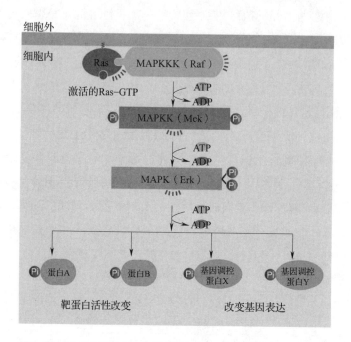

图 12–18　活化的 Ras 蛋白激活的 MAPK 磷酸化级联反应

MAP：促分裂原活化蛋白质；Raf=MAPKKK：MAP 激酶激酶的激酶；Mek=MAPKK：
MAP 激酶的激酶；Erk=MAPK：促分裂原活化的蛋白激酶。

有丝分裂原活化蛋白激酶（MAPK）信号途径是高度保守的，普遍存在于包括酵母菌和
哺乳动物在内的多种生物细胞中，参与调控细胞生长、发育、分化、凋亡等多种生理过程。
活化的 Ras 蛋白引发 3 种蛋白激酶的磷酸化级联反应，增强和放大信号，级联反应的最后
才能磷酸化一些基因调控蛋白，改变基因表达模式，这是最终导致细胞行为改变的关键。
通过 PKC 激活的靶酶可能是 Raf，也可能是不同的丝氨酸 / 苏氨酸蛋白激酶。

多种信号蛋白如 Ras、酪氨酸激酶 Src、蛋白激酶 C、蛋白激酶 B 等都可激活不同的
Raf，其中 Ras 蛋白激活 Raf 是最具代表性的。Ras–MAPK 磷酸化级联反应的基本步骤如下。

① 活化的 Ras 蛋白与 Raf 的 N 端结构域结合并使其激活，Raf 是丝氨酸 / 苏氨酸（Ser/
Thr）蛋白激酶（又称 MAPKKK），它使靶蛋白上的丝氨酸 / 苏氨酸残基磷酸化；丝氨酸 /
苏氨酸残基磷酸化的蛋白质的代谢周转比酪氨酸残基磷酸化的蛋白质慢，这有利于使短寿
命的 Ras–GTP 信号事件转变为长寿命的信号事件。

② 活化的 Raf 结合并磷酸化另一种蛋白激酶 MAPKK，使其丝氨酸 / 苏氨酸残基磷酸化
导致 MAPKK 的活化。

③ MAPKK 是一种双重特异的蛋白激酶，它能磷酸化其唯一底物 MAPK 的苏氨酸和酪
氨酸残基使之激活。

④ 促分裂原活化的蛋白激酶（mitogen-activatedprotein kinase，MAPK）在该信号通路的蛋白激酶磷酸化级联反应中是一种特别重要的组分。活化的 MAPK 进入细胞核，可使许多底物蛋白的丝氨酸 / 苏氨酸残基磷酸化，包括调节细胞周期和细胞分化的特异性蛋白表达的转录因子，从而修饰它们的活性。

综上所述，RTK-Ras-MAPK 信号通路可概括为如下模式：配体→ RTK → Ras → Raf（MAPKKK）→ MAPKK → MAPK →进入细胞核→其他激酶或基因调控蛋白（转录因子）的磷酸化修饰，对基因表达产生多种效应。

2. PI3K-PKB（Akt）信号通路

（1）PI3K-PKB（Akt）信号通路及其组成　PI3K-PKB（Akt）信号通路始于 RTK 和细胞因子受体的活化，产生磷酸化的酪氨酸残基，从而为募集 PI3K 向膜上转位提供锚定位点。

磷脂酰肌醇 -3- 激酶（PI3K）最初在多瘤病毒（一种 DNA 病毒）研究中被鉴定。迄今发现在人类基因组中 PI3K 家族有 9 种同源基因编码，PI3K 既具有 Ser/Thr 激酶活性，又具有磷脂酰肌醇激酶的活性。PI3K 由 2 个亚基组成：一个 p110 催化亚基；一个 p85 调节亚基，具有 SH_2 结构域，可结合活化的 RTK 和多种细胞因子受体胞内段磷酸酪氨酸残基，被募集到质膜，使其催化亚基靠近质膜内小叶的磷脂酰肌醇。在膜脂代谢中，具有磷脂酰肌醇激酶活性的 PI3K 催化 PI-4-P（PIP）生成 PI-3,4-P_2（PIP_2），催化 PI-4,5-P_2（PIP_2）生成 PI-3,4,5-P_3（PIP_3）。这些与膜结合的 PI-3-P 为多种信号转导蛋白提供了锚定位点，进而介导多种下游信号通路。因此，PI3K- 蛋白激酶 B（proteinkinase B，PKB）信号途径可视为细胞内另一条与磷脂酰肌醇有关的信号通路，也是 RTK 介导衍生信号通路。许多蛋白激酶都是通过与质膜上 PI-3-P 锚定位点的结合而被激活的，然后这些激酶再影响细胞内许多靶蛋白的活性。PKB 是一种相对分子质量约为 57ku 的 Ser/Thr 蛋白激酶，与 PKA 和 PKC 均有很高的同源性，故又称为 PKA 与 PKC 的相关激酶（related to the A and C kinase，RAC-PK），该激酶被证明是反转录病毒癌基因 *v-akt* 的编码产物，故又称 Akt。丝氨酸 / 苏氨酸蛋白激酶（PKB/Akt）由 480 个氨基酸残基组成，是重要的信号转导分子，除中间激酶结构域外，其 N 端还含有一个 PH 结构域，能紧密结合 PI-3,4-P_2 和 PI-3,4,5-P_3 分子的 3 位磷酸基团。在静息状态下，2 种磷脂酰肌醇组分均处于低水平，PKB 以非活性状态存在于细胞质基质中，在生长因子等激素刺激下，PI-3-P 水平升高，PKB 凭借 pH 结构域与 3 位 P 结合而转位到质膜上，同时 PKB 被 pH 结构域掩盖而抑制的催化位点活性得以释放。实际上，PKB 转位到细胞膜上对其部分活化是必须的也第一步；它的完全活化还需要另外 2 种 Ser/Thr 蛋白激酶，一个是 PDK1 借助其 PH 结构域转位到膜上并使 PKB 活性位点上的关键苏氨酸残基磷酸化，另一个是 PDK2（通常是 mTOR）磷酸化 PKB 上丝氨酸残基，上述 2 个位点被磷酸化后，PKB 才完全活化（图 12-19）。完全活化的 PKB 从质膜上解离下来，进入细胞质基质和细胞核，进而磷酸化多种相应的靶蛋白，产生影响细胞行为的广泛效应，例如促进细胞存活、改变细胞代谢、致使细胞骨架重组等。

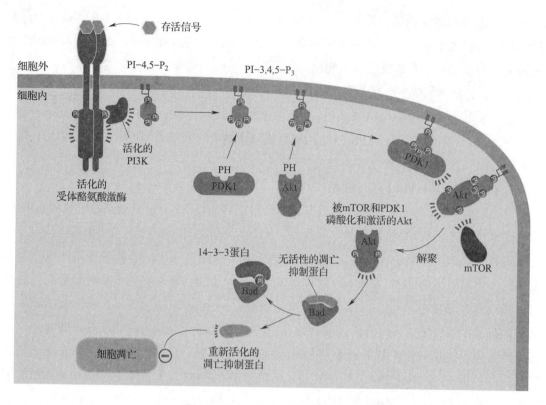

图 12-19 PI3K-PKB 信号通路

（2）PI3K-PKB 信号通路的生物学作用 PI3K 是脂质磷酸激酶，催化肌醇第 3 位的磷酸化。PI3K-PKB 信号通路参与多种生长因子、细胞因子和细胞外基质等的信号转导，具有广泛的生物学效应，特别是在防止细胞凋亡、促进细胞存活以及影响细胞糖代谢等方面具有重要作用。

① PI3K-PKB 信号通路对细胞生存的促进作用是活化的 PKB 所诱发的诸多细胞反应中最值得关注的事件。虽然活化 PKB 仅需花费 5～10min，但它的效应却可持续至少几小时。在很多细胞中，活化的 PKB 可以直接使前体凋亡蛋白（如 Bad）磷酸化并产生短期效应以防止激活导致细胞死亡的凋亡途径。对许多培养细胞，活化的 PKB 也可以产生长期效应，即通过磷酸化 FOXO 转录因子家族成员 FOXO3A 多个 Ser/Thr 残基，使其与细胞质中磷酸丝氨酸结合蛋白 14-3-3 结合而滞留在细胞质中，因而不能进入核内使凋亡基因转录，结果降低细胞凋亡效应而促进细胞存活。在哺乳动物和人体中，FOXO 家族有 4 种不同的转录因子，其作用既可激活基因表达，也可抑制基因表达，受不同成员调控的这些基因参与诸如细胞凋亡、肝糖异生、细胞周期和细胞应激反应等多种生理过程。

② PI3K-PKB 信号通路的另一个重要生物学作用是促进胰岛素刺激的葡萄糖摄取与储存。在没有胰岛素存在的情况下，细胞内糖原合酶激酶 3（GSK3）是活化的，可将糖原合酶（GS）磷酸化使其失去活性；在有胰岛素刺激的情况下，也可启动 PI3K-PKB 信号途径，

活化的 PKB 使 GSK3N 端一个 Ser 残基磷酸化而变成无活性形式，从而解除对 GS 的抑制，促进糖原的合成。此外，在肌细胞和脂肪细胞中，活化的 PKB 还能诱发胰岛素依赖性葡萄糖转运子 4（glucose transporter 4，GLUT4）从细胞内膜转移到细胞表面，促进细胞对葡萄糖的摄取，通过增强糖原合成和促进葡萄糖摄取而使血糖降低。

此外，越来越多的证据表明，在细胞内蛋白质分选或内吞 / 内化过程中，PI3K 是重要的调节因子。活化的 PI3K 可导致高尔基体 TGN 或质膜局部区域产生高水平的 PI-3,4,5-P_3，从而连接蛋白（AP1 或 AP2）能在这里与膜蛋白中的内吞信号（YXXΦ 基序）发生相互作用，进而结合网格蛋白形成包被膜泡，然后发生特定的蛋白质分选或内吞作用。

3. TGF-β 受体及其 TGF-β-Smad 信号通路

转化生长因子 β（transforming growth factor-β，TGF-β）是由多种动物细胞合成与分泌、以非活性形式储存在细胞胞外基质中结构相关的信号分子超家族，其编码基因于 1985 年克隆成功。无活性的分泌前体需经蛋白酶水解作用形成以二硫键连接的同源或异源二聚体，即成熟的活化形式。人类 TGF-β 超家族由 TGF-β1、TGF-β2、TGF-β3 三种异构体组成，已发现近 40 种。TGF-β 超家族是一类作用广泛、具有多种功能的生长因子，对不同的细胞类型或同一细胞处于不同状态会引起不同的细胞反应。TGF-β 不仅会影响细胞的增殖、分化，而且在创伤愈合、细胞外基质的形成、胚胎发育、组织分化、骨重建、免疫调节以及神经系统的发育中都有重要作用。

TGF-β 超家族成员都是通过细胞表面酶联受体而发挥作用，通过电泳检测发现了 3 种不同分子质量的多肽，分别称之为 RⅠ、RⅡ 和 RⅢ 受体。其中最为丰富的 RⅡ 受体是质膜上的蛋白聚糖（proteoglycan，也称 β-glycan），负责结合并富集成熟的 TGF-β，对信号传递起促进作用；RⅠ 和 RⅡ 受体是二聚体跨膜蛋白，直接参与信号传递，其胞质侧结构域具有丝氨酸 / 苏氨酸蛋白激酶活性，所以 TGF-β 受体在本质上是受体 Ser/Thr 激酶。RⅡ 是组成型活化激酶，在没有 TGF-β 结合情况下也可催化自身磷酸化 Ser/Thr 残基。当细胞外 TGF-β 与 RⅢ 受体结合后，RⅢ 将 TGF-β 递交给 RⅡ 受体；在某些细胞，TGF-β 可以与 RⅡ 受体直接结合。与 TGF-β 结合的 RⅡ 受体募集并磷酸化 RⅠ 受体胞内段 Ser/Thr 残基，从而解除其激酶活性的抑制状态，使 RⅠ 受体被激活。

尽管 TGF-β 可以诱发复杂而多样的细胞反应，但 TGF-β 受体所介导的信号转导通路却又相对简单而且基本相同，即一旦受体与配体结合形成复合物后便被激活，那么受体的激酶活性就能在细胞质内直接磷酸化并激活特殊类型的转录因子 Smad，进入核内调节基因表达，故称 "TGF-β-Smad 信号通路"。

4. 细胞质因子受体与 JAK-STAT 信号通路

细胞因子是影响和调控多种类型细胞增殖、分化与成熟的活性因子，包括白介素（IL）、干扰素（interferon，IFN）、集落刺激因子（colony-stimulating factor，CSF）、促红细胞生成素（erythropoietin，Epo）和某些激素（如生长激素和催乳素）等，它们组成一个信号分子家族，其成员相对分子质量相对较小，通常由约 160 个氨基酸残基组成。细胞因子对多种细胞类型的发育，特别是在造血细胞和免疫细胞的生长、分化与成熟中起重要调控作用。

细胞因子受体是细胞表面一类与酪氨酸蛋白激酶偶联的受体。这类受体蛋白单次跨膜，由两条或多条肽链组成，受体本身不具有酶活性，但它的胞内段具有与胞质酪氨酸蛋白激酶的结合位点，也就是说受体活性依赖于非受体酪氨酸蛋白激酶。这类受体具有相似的结构，并激活相似的信号通路。受体的活化机制与 RTK 非常相似，受体所介导的胞内信号通路也多与 RTK 介导的胞内信号通路重叠。

JAK–STAT 信号通路的基本步骤如下。

① 细胞因子与质膜受体特异性结合，引发受体构象改变并导致二聚化，形成同源二聚体。受体二聚化有助于各自结合的 Jak 相互靠近，使彼此酪氨酸残基发生交叉磷酸化，从而激活 Jak 的活性。

② 活化的 Jak 继而磷酸化受体胞内段酪氨酸残基，使活化受体上磷酸酪氨酸残基成为具有 SH_2 结构域的 STAT 或具有 PTB 结构域的其他胞质蛋白的锚定位点。

③ STAT 通过 SH_2 结构域与受体磷酸化的酪氨酸残基结合，继而 STAT 的 C 端酪氨酸残基被 JAK 磷酸化。磷酸化的 STAT 分子即从受体上解离下来。

④ 两个磷酸化的 STAT 分子依靠各自的 SH_2 结构域结合形成同源二聚体，从而暴露其核定位信号 NLS。二聚化的 STAT 转位到细胞核内与特异基因的调控序列结合，调节相关基因的表达。

细胞因子受体与 STAT 的结合具有特异选择性，这基于受体胞内段不同位点的磷酸酪氨酸残基结合不同的 STAT 分子，例如，干扰素 α 受体识别 STAT1 和 STAT2，而干扰素 β 受体只识别 STAT1，Epo 受体识别 STAT5。同的 STAT 在不同的细胞内调节不同的基因转录。在红细胞分化与成熟过程中，Epo 激活 STAT5 继而诱导 Bcl-XL 活化，从而防止前体细胞的凋亡，这对红细胞分化与成熟至关重要。EpoR 基因敲除实验表明，在小鼠胚胎发育 13d 时会因为缺少编码 Epo 受体的功能基因导致小鼠因为不能产生正常红细胞而死亡。

除 JAK–STAT 通路外，细胞因子还通过其他信号转导途径调控基因转录或改变胞内蛋白质活性。不同细胞表面受体所介导的调控细胞基因表达的信号通路可归纳为 4 类，分别为：① GPCR-cAMP-PKA 信号通路，它们通过活化受体导致胞质蛋白激酶的活化，然后活化的胞质激酶转位到核内并磷酸化特异的核内转录因子，进而调控基因转录（图 12-20，图 12-1，图 12-2）。② TGF-β-Smad 和 JAK–STAT 信号通路，它们是通过配体与受体结合激活受体本身或偶联激酶的活性，然后直接或间接导致胞质内特殊转录因子的活化，进而影响核内基因的表达（图 12-20，图 12-3，图 12-4）。③ Wnt 受体和 Hedgehog 受体介导的信号通路是通过配体与受体结合引发胞质内多蛋白复合物去装配，从而释放转录因子，再转位到核内调控基因表达（图 12-20，图 12-5，图 12-6）。④ NF-κB 和 Notch 两种信号通路涉及到抑制物或受体本身的蛋白质切割作用，从而释放活化的转录因子，再转位到核内调控基因表达（图 12-20，图 12-7，图 12-8）。

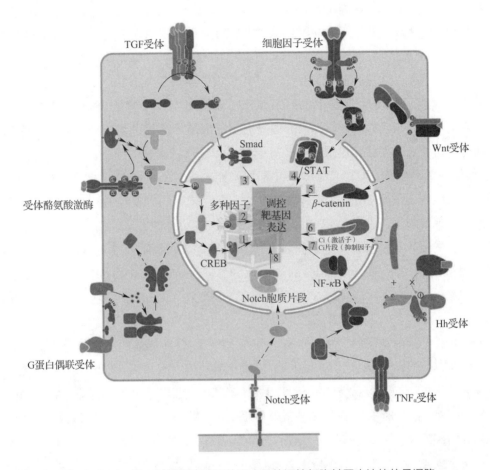

图 12-20　4 类 8 种细胞表面受体所介导的调控细胞基因表达的信号通路

1—GPCR-cAMP-PKA 信号通路：蛋白激酶 A 解离，转位至细胞核中发挥磷酸化作用　2—RTK-Ras-MAPK 信号通路：胞质激酶在细胞质或细胞核中磷酸化转录因子　3—TGF-β-Smad 信号通路：活化受体磷酸化胞质蛋白（轨录因子）4—JAK-STAT 信号通路：JAK 激酶磷酸化胞质蛋白 STAT　5—Wnt 受体介导的信号通路：胞质蛋白复合物解聚，翻译转录因子并在核内与 TCF 作用　6—Hedgehog 受体介导的信号通路：胞质蛋白复合物解聚，释放转录因子，转位至核内　7—NF-κB 信号通路：NF-κB 的抑制因子在胞质中磷酸化并降解，释放活化的转录因子　8—Notch 信号通路：受体被蛋白酶切割，释放 Notch 胞质结构域，后者与核转录因子作用。

　　上述 4 类信号通路的共同特点是：① 所介导的细胞反应是长期反应，结果是改变核内基因的转录；② 细胞外信号所诱导的长期反应影响多方面的细胞功能，包括细胞增殖、细胞分化、细胞通讯，在影响发育方面起关键作用，并与许多人类疾病有关；③ 信号转导过程是高度受控的，前三类信号调节通路往往是可逆的，而第四类通路却是不可逆的过程。

四、其他细胞表面受体介导的信号通路

1. Wnt-β-catenin 信号通路

Wnt 是一组富含半胱氨酸的分泌性糖蛋白，作为局域性信号分子，广泛存在于各种动物多种组织中。Wnt 来源于 wingless 和 int 的融合词，wingless 是果蝇中与蝇翅发育缺陷相关的基因，int 是小鼠中反转录病毒的整合位点。β-catenin 是哺乳类中与果蝇 Arm 蛋白同源的转录调控蛋白，它在胞质中的稳定及其在核内的累积是 Wnt 信号通路中关键事件。由于 Wnt 信号可以引发转录因子 β-catenin 从胞质蛋白复合物中释放出来，调控基因表达，所以 Wnt 信号通路又称 Wnt-β-catenin 信号通路。该信号转导通路十分保守，从低等动物线虫到高等动物哺乳类，其组成具有高度同源性。该信号通路的膜受体 Frzzled（Fz）是与 GPCR 相似的 7 次跨膜细胞表面受体，直接与 Wnt 结合；另一个辅助性受体 LRP5/6（LDL-receptor-related protein，LRP）1 次跨膜，以 Wnt 信号依赖的方式与 Frzzled 结合。按照 Wnt 信号途径的现代模型，在细胞内 Wnt 信号转导中，多功能的 β-catenin 起核心作用，它既是转录激活蛋白，又是膜骨架连接蛋白。此外，还有其他胞质调节蛋白参与其中，包括：糖原合酶激酶 3（glycogensynthase kinase 3，GSK3）、Dishevelled（DSH）、人类重要的抑癌基因产物（adenomatous polyposis coli，APC）、支架蛋白 Axin、T 细胞因子（T cell factor，TCF）等。

在细胞缺乏 Wnt 信号时，β-catenin 结合在由 Axin 介导形成的胞质复合物上，并被复合物中 GSK3 磷酸化，磷酸化的 β-catenin 泛素化后被蛋白酶体识别和降解，因而细胞质中 β-catenin 的水平很低，核内受 Wnt 信号调控的靶基因处于转录的抑制状态。在细胞外存在较高水平的 Wnt 信号时，支架蛋白 Axin 与辅助受体 LRP 的胞质域结合，导致含有 GSK3 和 β-catenin 的胞质蛋白复合物解离，从而避免 β-catenin 被 GSK3 磷酸化，使 β-catenin 在细胞质中维持稳定。在细胞质中维持由 Wnt 诱导的 β-catenin 的稳定还需要与受体 Fz 胞质域结合的 DSH 蛋白。游离的 β-catenin 转位到核内，与核内转录因子 TCF 结合，调控特殊靶基因表达。

2. Hedgehog 受体介导的信号通路

Hedgehog（Hh）信号分子是一种由信号细胞所分泌的局域性蛋白质配体，作用范围很小，一般不超过 20 个细胞。在脊椎和无脊椎动物的诸多发育过程中，Hedgehog 信号通路控制细胞命运、增殖与分化，该信号通路被异常激活时，会引起肿瘤的发生与发展。该信号蛋白诱导不同的细胞命运依赖于 Hh 信号分子的浓度。

Hedgehog 的受体蛋白有 3 种：Patched（Ptc）、Smoo-thened（Smo）和 iHog 蛋白，三者均为跨膜蛋白，介导细胞对 Hh 信号应答反应。Ptc 跨膜 12 次，Smo 跨膜 7 次，iHog 蛋白单次跨膜但胞外段具有类免疫球蛋白（Ig）和类 II 型纤黏连蛋白（FN）结构域。Ptc 和 Smo 具有接受和转导 Hh 信号的功能，iHog 可能作为辅助性受体参与 Ptc 与 Hh 信号的结合。在缺

乏 Hh 信号情况下，Ptc 主要存在于质膜上，以尚未明确的机制使 Smo 处于失活状态并隔离在细胞内膜泡上。在 Hh 信号存在和 iHog 辅助下，Hh 信号与 Ptc 结合，抑制 Ptc 的活性并诱发其内吞被溶酶体消化，同时 Smo 受体蛋被磷酸化并转位到细胞表面，向下游传递信号。和 Wnt 信号一样，Hedgehog 信号通路也涉及在胞质中多种调节蛋白复合物的装配及复合物的解离，从而释放转录因子。这些调节蛋白包括：丝氨酸 / 苏氨酸激酶 Fused（Fu）、驱动蛋白相关的马达蛋白 Costal-2（Cos-2）、转录因子锌指蛋白（cubitis interruptus，Ci）以及相关激酶 – 蛋白激酶 A（PKA）、糖原合酶激酶 3（GSK3）、酪蛋白激酶 -1（caseinkinase 1，CK1）。

3. NF-κB 信号通路

NF-κB 最初是 Sen 和 Baltimore 于 1986 年在 B 细胞中发现的一种核转录因子，能特异性结合免疫球蛋白轻链基因的上游增强子序列并激活基因转录，此后发现它广泛存在于几乎所有真核细胞中。NF-κB 信号通路可调控多种参与炎症反应的细胞因子（如 IL-1、IL-6、TNF-a）、黏附因子和蛋白酶类基因的转录过程，以应答多种胞外信号刺激，包括病毒侵染、细菌和真菌感染、肿瘤坏死因子、白细胞介素等细胞因子，甚至离子辐射，产生免疫、炎症和应激反应，并影响细胞增殖、分化及发育。

NF-κB 通常以异二聚体形式存在于细胞质中，两个亚基 p65 和 p50 在 N 端共享一个同源区，以确保其二聚化并与 DNA 结合，核定位信号（NLS）也位于此同源区。

在细胞处于静息状态时，NF-κB 在细胞质中与一种抑制物 I-κBα 结合，处于非活化状态，同源区的 NLS 也因抑制物的结合被掩盖。当细胞受到外界信号刺激时，胞质中异三聚体 I-κB 激酶（I-κB kinase）被激活并磷酸化 I-κB 抑制物 N 端 2 个丝氨酸残基。E3 泛素连接酶快速识别 I-κB 的磷酸化丝氨酸残基并使 I-κB 发生多聚泛素化，进而导致 I-κB 被泛素依赖性蛋白酶体降解。I-κB 的降解使 NF-κB 解除束缚并暴露 NLS，然后 NF-κB 转位进入核内激活靶基因的转录。

在多种免疫系统细胞中，受 NF-κB 激活转录的基因有 150 多种，包括编码细胞因子和趋化因子的基因，在炎症反应中 NF-κB 能促进嗜中性粒细胞受体蛋白的表达以利于细胞迁移，以及在应对细菌感染时刺激可诱导的一氧化氮合酶（iNOS）的表达。NF-κB 信号通路除了在免疫和炎症反应中的作用之外，在哺乳动物的发育中也起关键作用，NF-κB 对肝细胞的存活是必需的。如果小鼠胚胎不能表达 I-κB 激酶的一种亚基，那么在妊娠中期即发生夭折，原因是发育中的肝细胞过度凋亡。

NF-κB 信号的终止是负向调节的关键，其中活化的 NF-κB 除激活靶基因转录外，还能激活 I-κB 基因的表达，新合成的 I-κB 与核中 NF-κB 结合，然后 NF-κB/I-κB 复合物返回细胞质，抑制 NF-κB 的活性。

4. Notch 信号通路

Notch 信号通路是一种细胞间接触依赖性的通讯方式。信号分子及其受体均是膜整合蛋白。信号转导的启动依赖于信号蛋白与相邻应答细胞中受体蛋白的相互作用，信号激活的受体发生两次切割，释放转录因子，调节应答细胞的分化方向，决定细胞的发育命运。

Notch 受体蛋白是由 *Notch* 基因编码的膜蛋白受体家族，从无脊椎动物到人类都广泛表达，在结构上具有高度保守性。Notch 受体蛋白的胞外区包含多个 EGF 样的重复序列及其与配体的结合位点；胞内区含多种功能序列，是 Notch 受体蛋白完成信号转导的关键区域。Notch 的配体又称 DSL（其名源于果蝇 Notch 配体 Delta，Serrate 和线虫 Lag-2 的首字母缩写）。

Notch 蛋白首先以单体膜蛋白形式在内质网合成，然后转运至高尔基体，在高尔基体反面管网区被蛋白酶切割，产生一个胞外亚单位和一个跨膜 – 胞质亚单位；在没有与其他细胞的配体相互作用时，两个亚单位彼此以非共价键结合。随着与相邻信号细胞的配体（δ）的结合，效应细胞的 Notch 蛋白便发生两次蛋白切割过程：Notch 蛋白首先被结合在膜上的基质金属蛋白酶（matrix metalloprotease）ADAM（源于 A Disintegrin and Metalloprotese 首字母缩写）切割，然后释放出 Notch 的胞外片段；第二次切割发生在 Notch 蛋白疏水的跨膜区，由 4 个蛋白亚基组成的跨膜复合物 γ 分泌酶负责催化完成，切割后释放 Notch 蛋白的胞质片段，该胞质片段是 Notch 的活性形式，它立即转位到核内与其他转录因子协同作用，调节靶基因的表达，从而影响细胞发育。

第四节　细胞信号转导的基本规律

一、信号的传递和终止涉及许多双向反应的传递和终止

实际上就是信号转导分子的数量、分布、活性转换的双向反应。如 AC 催化生增成 DAG 和 P，而传递信号，DAG 激酶和磷酸酶分别催化 DAG 和 IP，转化而重新合成 P。对蛋白质信号转导分子，则是通过与上、下游分子的迅速结合与解离而传递信号或终止信号传递，或磷酸化作用和去磷酸化作用在活性状态和无活性状态之间转换而传递信号或终止信号传递。

二、细胞信号在转导过程中被逐级放大

细胞在对外源信号进行转换和传递时，大都具有信号逐级放大的效应。G 蛋白偶联受体介导的号转导过程和蛋白激酶偶联受体介导的 MAPK 途径都是典型的级联反应过程。

三、细胞信号转导途径既有通用性又有专一性

细胞内许多信号转导分子和信号转导途径常常被不同的受体共用，而不是每一个受体都有专用的分子和途径。换言之，细胞的信号转导系统对不同的受体具有通用性。信号转导途径的通用性使细胞内有限的信号转导分子可以满足多种受体信号转导的需求。另一方面，不同的细胞具有不同的受体，而同样的受体在不同的细胞又可利用不同的信号转导途径，同一信号转导途径在不同细胞中的最终效应蛋白又有所不同。因此，配体 – 受体 – 信号转导途径 – 效应蛋白可以有多种不同组合，而一种定组合决定了一种细胞对特定的细胞外信号分子产生专一性应答。

四、细胞信号转导途径具有多样性

配体受体 – 信号转导分子 – 效应蛋白并不是以一成不变的固定组合构成信号转导途径，细胞信号转导是复杂的，且具有多样性。这种复杂性和多样性反映在以下几个方面：① 一种细胞外信号分子可通过不同信号转导途径影响不同的细胞。白介素 1β（$IL-1\beta$）是在局部和全身炎症反应中起核心作用的细胞因子，然而，由于其受体分布白介素 1β 的作用并不仅限于炎症。$IL-1\beta$ 可以通过 G 蛋白偶联受体（如 cAMP 途径、cGMP 途径等）和蛋白激酶偶联受体介导的 MAPK 途径传递信号。近年又发现 $IL-1\beta$ 可通过其他几条眼途径介导信号转导，包括：L-1 受体相关激酶途径、PI-3K 途径、JAK-STAT 途径、离子通道。$IL-1\beta$ 受体在多种细胞表面存在，受体可通过不同信号转导途径传递信号，它不仅可以作用于各种炎症相关途径，还可以通过 JAK-STAT 途径作用于胰岛 B 细胞，通过激活离子通道影响神经细胞、血管平滑肌成纤维细胞、骨髓基质细胞等多种细胞的功能。② 通路与其他通路之间经常相互作用。

第五节　细胞信号转导异常与疾病

信号转导机制研究不仅可以促进对发病机制的深入认识，而且可以为疾病诊断和治疗提供新靶位。目前，人们对信号转导机制及信号转导异常与人类健康关系的认识还相对有限，该领域研究的不断深入将为新的诊断和治疗技术提供更多依据。

一、信号转导异常发生的原因和机制

引起细胞信号转导异常的原因是多种多样的，基因突变、细菌毒素、自身抗体和应激

等均可导细胞信号转导的异常。细胞信号转导异常可以局限于单一途径，也可同时或先后累及多条信号转导，即受体功能异常和细胞内信号转导分子的功能异常。

1. 受体异常激活和失能

（1）受体异常激活　在正常情况下，受体只有在结合外源信号分子后才能激活。它在细胞外区缺乏与配体结合，而其胞内区则保持活性状态，从而可以持续激活 MAPK 途径。然而，*ERB-B* 癌基因表达的变异型 EGF 受体则不同，该受体缺乏与配体结合的胞外区，而其胞内区则处于活性状态，因而可持续激活 MAPK 途径。在某些条件下，受体编码基因可因某些因素的调控作用而过度表达，使细胞表面呈现远远多于正常细胞的受体数量。在这种情况下，外源信号所诱导的细胞内信号转导途径的激活水平会远高于正常细胞，使靶细胞对外源信号的刺激反应过度。外源信号异常也可导致受体的异常激活。如自身免疫性甲状腺病中，病人产生针对促甲状腺激素（thyroid-stimulating homone，TSH）受体的抗体。TSH 受体抗体分为两种，其中一种是刺激性抗体，与 TSH 受体结合后能模拟 TSH 的作用，在没有 TSH 存在时也可以激活 TSH 受体。

（2）受体异常失活　受体分子数量、结构或调节功能发生异常变化时，可导致受体异常失能，不能正常传递信号。如基因突变可导致遗传性胰岛素受体异常，包括：① 受体合成减少或受体结构异常而易分解导致受体数量减少；② 受体与配体的亲和力降低，如 735 位精氨酸突变为丝氨酸可致受体与胰岛素亲和力下降；③ RTK 活性降低，如 1008 位甘氨酸突变为缬氨酸可致胞内区 PTK 结构域异常。从而使之磷酸化酪氨酸残基的能力减弱。在这些情况下，受体均不能正常传递胰岛素的自身免疫性疾病中产生的自身抗体，也可能导致特定受体失活。在前述自身免疫性甲状腺病中，产生了 TSH 受体的两种受体抗体，其中之一是阻断性抗体。当这种抗体与 TSH 受体结合后，它会阻碍受体与 TSH 结合，从而减弱或抑制受体的激活，无法传递 TSH 的信号。

2. 信号转导分子的异常激活和失活

细胞内信号转导分子可因各种原因而发生功能的改变。如果其功能异常激活，可持续向下游传信号，而不依赖外源信号及上游信号转导分子的激活。如果信号转导分子失活，则导致信号传递的异常，使细胞失去对外源信号的反应性。

（1）细胞内信号转导分子异常激活　细胞内信号转导分子的结构发生改变，可导致其激活并维持在活性状态。如三聚体 G 蛋白的 α 亚基可因基因突变而发生功能改变。当 α 亚基的 201 位精氨酸被氨酸或组氨酸所取代、或 227 位谷氨酰胺被精氨酸取代时，可致 α 亚基失去 GTP 酶活性，使 α 亚基处于持续激活状态，因而持续向下游传递信号。此外，霍乱毒素的 A 亚基进入小肠上皮细胞后，可接合 G 蛋白的 α 亚基，使其发生 ADP- 核糖化修饰，抑制其 GTP 酶活性，导致 α 亚基持续激活。小分子 G 蛋白 Ras 也可因基因突变而导致其异常激活。Ras 的 12 位或 13 位甘氨酸、61 位谷氨被其他氨基酸取代时，均可导致 Ras 的 GTP 酶活性降低，使其处于持续活化状态。

（2）细胞内信号转导分子异常失活　细胞内信号转导分子表达降低或结构改变，可导致其失活。素受体介导的信号转导途径中包括 PI-3K 途径。基因突变可导致 PI-3K 的 p85 亚基表达下调或尊构改变，使 PI-3K 不能正常激活或不能达到正常激活水平，因而不能正常传递胰岛素信号。在遗传性假性甲状旁腺素低下疾病中，甲状旁腺素信号途径中 G 蛋白的 α 亚基基因的起始密码预变为 GTG，使得核糖体只能利用第二个 ATG（第 60 位密码子）起始翻译，产生 N 端缺失了 59 个基被残基的异常 α 亚基，从而使 G 蛋白不能向下游传递信号。

二、信号转导异常与疾病的发生

异常的信号转导可使细胞获得异常功能或者失去正常功能，从而导致疾病的发生或影响疾病。许多疾病的发生和发展都与信号转导异常有关。本节主要通过一些具体的例子说明较典型的号转导异常与疾病的关系。

1. 信号转导异常导致细胞获得异常功能或表型

（1）细胞获得异常的增殖能力　正常细胞的增殖在体内受到严格控制。机体通过生长因子调控的增殖能力。当 *ERB-B* 基因异常表达时，细胞不依赖 EGF 的存在而持续产生活化信号，从而使细胞获得持续增殖的能力。MAPK 途径是调控细胞增殖的重要信号转导途径，*ras* 基因突变时，使自处于持续的能力。而使 MAPK 途径持续激活，这是肿瘤细胞持续增殖的重要机制之一。

（2）细胞的分泌功能异常　生长激素（growth hormone，GH）的功能是促进机体生长。GH 的分泌受下丘脑 GH 释放激素和生长抑素的调节，GH 释放激素通过激活 G 蛋白、促进 cAMP 水平升高而促进分泌 GH 的细胞增殖和分泌功能；生长抑素则通过降低 cAMP 水平抑制 GH 分泌。当 Gα 亚基由于突变而失去 GTP 酶活性时，G 蛋白处于异常的激活状态，垂体细胞分泌功能活跃。GH 的过度分泌，可刺激骨骼过度生长，在成人引起肢端肥大症，在儿童引起巨人症。

（3）细胞膜通透性改变　霍乱毒素的 A 亚基使 G 蛋白处于持续激活状态，持续激活 PKA。PKA 通过将小肠上皮细胞膜上的蛋白质磷酸化而改变细胞膜的通透性，Na^+ 通道和 CL^- 通道持续开放，造成水与电解质的大量丢失，引起腹泻和水电解质紊乱等症状。

2. 信号转导异常导致细胞正常功能缺失

（1）失去正常的分泌功能　如 TSH 受体的阻断性抗体可抑制 TSH 对受体的激活作用，从而抑制甲状腺激素的分泌，最终可导致甲状腺功能减退。

（2）失去正常的反应性　慢性长期儿茶酚胺刺激可以导致 β- 肾上腺素能受体（β-AR）表达下降，并使心肌细胞失去对肾上腺素的反应性，细胞内 cAMP 水平降低，从而导致心肌收缩功能不足。

（3）失去正常的生理调节能力　胰岛素受体异常是一个最典型的例子。由于细胞受体功能异常而不能对胰岛素产生反应，不能正常摄入和储存葡萄糖，从而导致血糖水平升高。抗利尿激素（antidiuretic hormone，ADH）的Ⅱ型受体是G蛋白偶联受体，ADH V2受体位于远端肾小管或集合管上皮细胞膜。该受体激活后，通过cAMP-PKA途径使微丝微管磷酸化，促进位于细胞质内的水通道蛋白向集合管上皮细胞管腔侧膜移动并插入膜内，集合管上皮细胞膜对水的通透性增加，管腔内水进入细胞，并按渗透梯度转移到肾间质，使肾小管腔内尿液浓缩。基因突变可导致ADH受体合成减少或受体胞外环结构异常，不能传递ADH的刺激信号，集合管上皮细胞不能有效进行水的重吸收，导致肾性尿崩症的发生。

三、细胞信号转导分子是重要的药物作用靶位

细胞信号转导机制研究的发展，尤其是对于各种疾病过程中的信号转导异常的不断认识，为发展新的疾病诊断和治疗手段提供了更多的机会。在研究各种病理过程中发现的信号转导分子结构与功能的改变为新药的筛选和开发提供了靶位，由此产生了信号转导药物这一概念。信号转导分子的激动剂和抑制剂是信号转导药物研究的出发点，尤其是各种蛋白激酶的抑制剂更是被广泛用作母体药物进行抗肿瘤新药的研发。

一种信号转导干扰药物是否可以用于疾病的治疗而又具有较小的副作用，主要取决于两点。一是它所干扰的信号转导途径在体内是否广泛存在，如果该途径广泛存在于各种细胞内，其副作用则很难控制。二是药物自身的选择性，对信号转导分子的选择性越高，副作用就越小。基于上述两点，人们一方面正在努力筛选和改造已有的化合物，以发现具有更高选择性的信号转导分子的激动剂和抑制剂，同时也在努力了解信号转导分子在不同细胞的分布情况。这些努力已经使得一些药物得以用于临床，特别是在肿瘤治疗领域。

📚 本章小结

细胞通讯和细胞信号转导是机体内一部分细胞发出信号，另一部分细胞接收信号并将其转变为细胞功能变化的过程。细胞信号转导的相关分子包括细胞外信号分子、受体、细胞内信号转导分子。信号的传递和终止、信号转导过程中的级联放大效应、信号转导途径的通用性非特异性、信号转导途径的复杂且多样性形成了细胞信号转导的基本规律。

受体的基本类型包括细胞内受体和膜表面受体两大类。膜受体又有离子通透瘤受体、G蛋联受体和蛋白激酶偶联受体三个亚类。受体的功能是结合配体并将信号导入细胞。

各种信号转导分子的特定组合及有序的相互作用，构成了不同的信号转导途程。信号转导分子通过引起下游分子的数量、分布或活性状态变化而传递信号。小分子信使以浓度和分布的迅速变化为主，蛋白质信号转导分子通过蛋白质的相互作用而传递信号。受体或

细胞内信号转导分子的数量或结构改变，可导致信号转导途径的异常激活或失活，从而使细胞产生异常功能或失去正常功能，导致疾病的发生或影响疾病的进程。

📑 **思考题**

1. 细胞信号转导的主要途径有哪些？一种受体为什么可以同时激活几条信号转导途径？

2. 当外源信号分子刺激细胞时，细胞内信号传递和终止的双向反应是否同时发生？为什么？

3. 在 GPCR 介导的信号途径中，为什么会存在 G 蛋白循环这一反应？有何意义？

4. 如何理解细胞信号系统及其功能？

5. 解释细胞信号的整合方式与控制机制。

第十三章
组学与食品

学习目标

1. 掌握各代 DNA 测序技术的基本原理。

2. 了解基因组学、转录组学和蛋白质组学的研究内容。

3. 掌握基因组学、转录组学、蛋白质组学的主要研究技术。

4. 了解营养基因组学、代谢组学、宏基因组学、食物组学在营养学领域的研究内容。

5. 了解营养基因组学、代谢组学、宏基因组学、食物组学与个性化营养之间的关系。

食品与营养科学的研究日新月异，逐渐深入了解食物与人体之间的复杂互动关系。在这一进程中，多组学技术的出现成为了一个革命性的里程碑，极大地丰富了我们对食品与营养的认知。

第十三章思维导图

首先，基因组学通过对个体基因组的解析，使我们能够深入研究与代谢、消化、吸收等相关的基因，为个体化营养指导提供了有力支持。转录组学则关注基因的表达水平，帮助我们了解在不同营养状态下基因的活跃程度，为营养调控提供了理论依据。随着蛋白质组学技术的发展，我们能够全面了解食物中的蛋白质组成，揭示不同食物对蛋白质代谢的影响，为蛋白质营养的合理摄取提供了数据支持。而营养基因组学则将基因与营养相结合，研究不同基因型在营养代谢中的差异，为制定个性化膳食方案提供了科学依据。代谢组学和宏基因组学则从代谢产物和微生物群落的角度出发，研究食物对人体代谢和肠道微生态的影响，为预防疾病、维护健康提供了新的视角。而食物组学作为一个综合性研究领域，将多组学技术整合，全面了解食物的成分及其与人体的相互作用。

这些多组学技术的应用，不仅拓展了食品与营养科学的研究领域，也为制定个性化的膳食方案提供了前所未有的机会。同时，它们也为食品产业的发展提供了科学依据，推动了健康食品的研发与生产。在未来，多组学技术将继续在食品与营养科学的研究中发挥重要作用，为人类健康和营养的持续改善提供坚实支持。

第一节　DNA 测序技术及其发展历程

一、DNA 测序技术概述

DNA 测序技术（DNA sequencing）是指分析测定特定 DNA 片段的碱基序列，即腺嘌呤（A）、胸腺嘧啶（T）、胞嘧啶（C）和鸟嘌呤（G）排列方式的技术。DNA 测序技术是现代分子生物学研究中应用最广泛的重要技术之一，它的出现极大地推动了生命科学的发展。作为最重要的分子生物学分析方法之一，DNA 测序不仅为遗传信息的揭示和基因表达调控等基础生物学研究提供了重要数据，还在基因诊断、基因治疗等生物医学应用研究中发挥着重要的作用。

1953 年，J. D. Watson 和 F. H. Crick 不仅提出 DNA 的双螺旋结构模型，还指出明确 DNA 分子碱基排列顺序，即测序的重要性。20 世纪 70 年代中期，DNA 测序技术逐渐趋于成熟。在此后 40 多年的时间里，DNA 测序技术已取得飞跃式发展，从第一代到第二代乃至第四代，测序读长从长到短，再从短到长。测序技术的一次次变革，对基因组研究、疾病医疗、临床诊断、药物研发、动植物育种等领域取得重大突破产生了极大的推动作用。

二、DNA 测序技术的发展历程

1. 第一代 DNA 测序技术

1977 年 Maxam 和 Gilbert 报道了通过化学降解法测定 DNA 序列的方法。同一时期，Sanger 发明了双脱氧链终止法。Maxam-Gilbert 化学裂解法和 Sanger 双脱氧链终止法将 DNA 测序技术推至"直读"阶段。20 世纪 90 年代初出现的荧光自动测序技术将 DNA 测序带入自动化测序的时代。这些技术统称为第一代 DNA 测序技术。第一代测序技术在分子生物学研究中发挥过重要的作用，如人类基因组计划（Human Genome Project，HGP）即主要基于第一代 DNA 测序技术。目前基于荧光标记和双脱氧链终止法原理的荧光自动测序仪仍被广泛应用。

（1）化学降解法　化学降解法的基本原理是采用化学试剂特异性地直接降解 DNA 分子（图 13-2）：将 5′端磷酸基被放射性标记的 DNA 片段置于 4 组相互独立的化学反应中

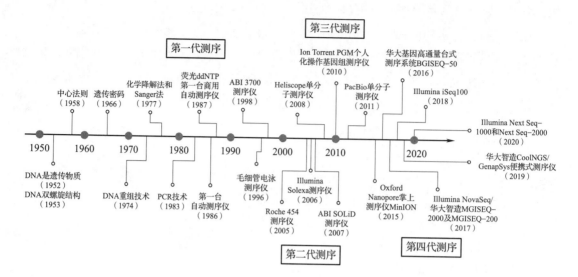

图 13-1 DNA 测序技术的发展历程

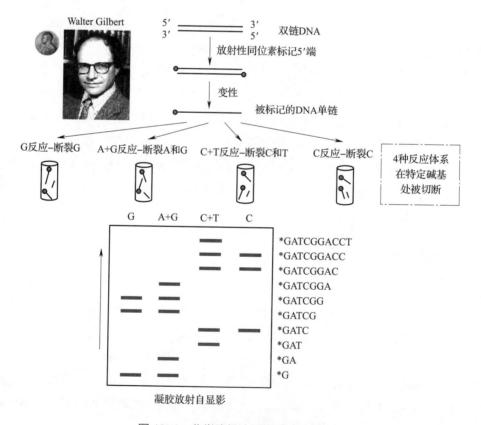

图 13-2 化学降解法测序原理示意图

（Gilbert 因发明化学降解法而分享 1980 年的诺贝尔化学奖）

被部分降解，每一组反应均特异性地针对某种碱基，由此生成 4 组放射性标记分子，每组混合物中均含有长短不一的 DNA 分子，其长度取决于该组反应所针对的碱基在原 DNA 片段上的位置。最后，各组混合物通过凝胶电泳进行分离，再通过放射自显影来检测末端标记的分子，从而读出目标 DNA 的碱基序列。化学降解法所用的试剂见表 13-1。

表 13-1　化学降解法的试剂

化学试剂	化学反应	降解位置
哌啶甲酸（piperidine formate），pH 2.0	脱嘌呤	A+G
硫酸二甲酯（dimethyl sulphate）	甲基化	G
肼，联氨 NH_2-NH_2（hydrazine）	打开嘧啶环	C+T
hydrazine + NaCl（1.5M）	打开胞嘧啶环	C

化学降解法刚问世时，准确性较好，容易为普通研究人员所掌握，因此应用较多。且化学降解法较之双脱氧链终止法具有一个明显的优点，即所测序列来自于原 DNA 分子而不是酶促合成产生的拷贝，排除了合成时错配的影响。但化学降解法操作过程较繁琐，因此逐渐被简便快速的双脱氧链终止法所代替。

（2）双脱氧链终止法（Sanger 法）　1977 年，Frederick Sanger 用双脱氧链终止法测定了第一个基因组序列——噬菌体 φX174，全长 5375 个碱基。自此，人类获得了探索生命遗传本质的能力，并以此为开端步入基因组学时代。此后，研究人员在实践中不断对 Sanger 法进行改进。2001 年完成的首个人类基因组图谱就是以改进的 Sanger 法为测序基础获得的。Sanger 法是一种基于 DNA 合成反应的测序技术，其核心原理是：核酸模板在含有 DNA 聚合酶、引物和 4 种单脱氧核苷三磷酸（dNTP，其中一种用放射性 ^{32}P 标记）的反应体系中复制时，分别在四管反应体系中加入一定比例的 4 种双脱氧核苷三磷酸（ddNTP），由于双脱氧核苷三磷酸没有 3′—OH，其在 DNA 的合成过程中无法形成磷酸二酯键，因此只要双脱氧核苷三磷酸掺入链的末端，该链即停止延长，若链端掺入单脱氧核苷三磷酸，链即继续延长。如此，每管反应体系中便合成以各自的双脱氧碱基为 3′ 端的一系列长度不等的核酸片段。反应终止后，分 4 个泳道进行凝胶电泳，分离长短不一的核酸片段，长度相邻的片段相差一个碱基。经放射自显影后，根据片段 3′ 端的双脱氧核苷即可依次阅读待合成片段的碱基序列（图 13-3）。

（3）荧光自动测序技术　荧光自动测序技术基于 Sanger 原理，利用荧光标记代替同位素标记，并采用成像系统自动检测，大大提高了 DNA 测序的速度和准确性。早在 1985 年，Smith 等采用激光激发标记的荧光和电荷耦合器件（charge coupled device，CCD）检测，比常规电泳测序速度高 9 倍，测序速度达 8000bp/h 以上。目前，应用最广泛的应用生物系统公司（applied biosystems，ABI）3730 系列自动测序仪则是基于毛细管电泳和荧光标记技术

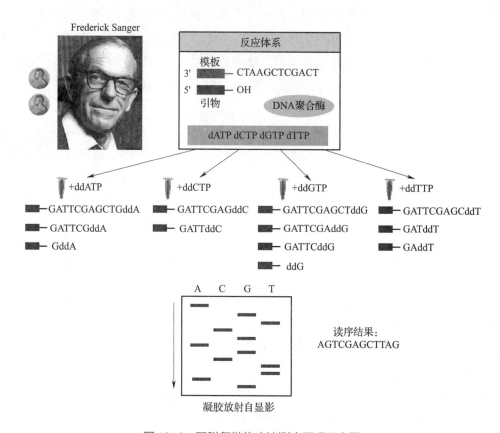

图 13-3   双脱氧链终止法测序原理示意图

（Sanger 因发明快速测定 DNA 序列的"双脱氧链终止法"而第二次获得诺贝尔化学奖）

的 DNA 测序仪。如 ABI 3730XL 测序仪拥有 96 道毛细管，4 种双脱氧核苷酸的碱基分别用不同的荧光标记，在通过毛细管时不同长度的 DNA 片段上的 4 种荧光基团被激光激发，发出不同颜色的荧光，被 CCD 检测系统识别，并直接翻译成 DNA 序列。

第一代测序技术的主要特点是测序读长可达 1000bp，准确性高达 99.999%，但存在测序成本高、通量低等缺点，因此，第一代测序技术并不是最理想的测序方法，其大规模应用也受到严重影响。

2. 第二代 DNA 测序技术

2003 年 4 月，"人类基因组计划"（Human Genome Project，HGP）完成了人类基因组常染色体的大规模测序，确定了人类基因组 DNA 29 亿个碱基对，破译了人类全部遗传信息及人类所有基因在染色体上的位置。HGP 的完成意味着基因组时代的真正开始。2003 年，美国国立卫生研究院 NIH 制定了在 5 年和 10 年内将一个人的全基因组测序成本分别降低至十万美元和一千美元的"两步走"战略目标，鼓励新测序技术的开发。21 世纪初出现的大规模平行高通量测序技术（massively parallel high-throughput，MPH），当时也被称为 NGS（next/new generation sequencing，第二代 / 新一代测序技术），是生物技术的一个革命性的飞跃。MPH 测序技术问世以来,测序成本大幅下降。2013 年,一个人类全基因组的测序成本已降至 6000 美元,即一美元测 50 万个碱基,只有 HGP 的"一个碱基,一美元"的五十万分之一。2015 年底进一步实现"一千美元一个基因组(即化学试剂的直接成本)"的目标,相当于一美元测 300 万个碱基。

第二代测序技术的核心思想是边合成边测序(sequencing by synthesis),即通过捕捉新合成末端的标记来确定 DNA 序列。第二代测序技术最显著的特征是高通量,能一次并行对几十万到几百万条 DNA 分子进行序列测定,这使得对一个物种的转录组或基因组深度测序变得方便易行。第二代测序技术不仅大大降低了测序成本,大幅提高了测序速度,而且保证了高准确性。以前完成人类基因组测序需要 3 年,而使用第二代测序技术则仅需 1 周,但二代测序在序列读长方面比第一代测序技术要短很多。第二代测序技术的代表主要包括罗氏公司的 454 测序仪、Illumina 公司的 Solexa 和 Hiseq 测序仪以及 ABI 公司的 SOLiD 测序仪。

(1)Roche 454 测序 Roche 454 测序系统是 2005 年由 454Life Sciences 公司(现已被Roche 公司收购)推出的基于焦磷酸测序法的超高通量基因组测序系统,是商品化的第一个 MPH 测序技术平台,开创了第二代测序技术的先河。焦磷酸测序法是由瑞典皇家理工学院的 Mathias Uhlen、Mostafa Ronaghi 和 Pål Nyrén 于 1996 年共同发明的,其也是基于 Sanger法的基本原理,主要特点是运用 dNTP 在 DNA 聚合反应时释放出 PPi(pyrophosphate,焦磷酸,分子组成为 β- 磷酸和 γ- 磷酸),而不是读取碱基本身。

Roche 454 的反应体系包括四种酶:DNA 聚合酶(DNA polymerase)、ATP 硫酸化酶(ATP sulfurylase)、荧光素酶(luciferase)和三磷酸腺苷双磷酸酶(apyrase)。反应底物为腺苷酰硫酸(adenosine-5′-phosphosulfate,APS)和荧光素(luciferin)。当待测单链 DNA 分子与引物杂交后即与酶和底物共同孵育。在每一轮测序反应中,分别加入四种 dNTP(dTTP、dCTP、dATP、dGTP)中的任何一种,若该 dNTP 与模板配对,聚合酶即催化该 dNTP 整合到延伸的 DNA 链中并释放 PPi;收集的 PPi 和底物 APS 在 ATP 硫酸化酶催化下转化成ATP;ATP 促使荧光素酶作用于荧光素并向氧化荧光素(oxy luciferin)转化,氧化荧光素则发出与 ATP 量成正相关的可见光信号(图 13-4)。光信号由 CCD 检测得到峰值。每个峰的高度(光信号)与反应中掺入的核苷酸数目成正相关。ATP 和未掺入的 dNTP 由三磷酸腺苷双磷酸酶降解,淬灭光信号,重返反应体系,这样即可通过循环依次逐个加入 dTTP、dCTP、dATP、dGTP,读取信号峰值从而确定 DNA 序列。

Roche 454 的核心技术还包括 e-PCR、微磁珠和微芯片(图 13-4)。乳液 PCR(emulsionPCR,e-PCR)的反应是在悬浮于反应液的磁珠上进行的。首先将待测 DNA 模板打断成适当大小(300~800nt)的小片段,每个小片段的两端连上接头(adapter)后进行变性(denaturation),产生一端带有接头的单链 DNA。通过接头将单链 DNA 模板固定到链霉亲和素(streptavidin)包被的微磁珠表面(即一个微磁珠上固定一个单链 DNA 分子),再用 e-PCR 对成千上万颗微磁珠上的单链 DNA 分子进行扩增，使每一个微磁珠上都有同一个 DNA 模板的无数个均一分子拷贝，也称为单模板扩增的分子簇。分子簇被富集到微磁珠表面后加载到刻有规则微孔的测序微芯片上。微乳滴就是独立进行连续 PCR 反应的微型化学反应器，不受其他竞争性和污染性序列的影响。每个模板的测序反应都是在一个独立的微孔中进行的，一个微孔恰好有一颗微磁珠，一个测序微芯片上大约有 40 万个直径约 44μm 的微孔，因此可以并行测定约 40 万个 DNA 模板，大幅提高了通量。微芯片一端为测序反应的化合物通道，另一端则与 CCD 光学检测系统的光纤部件接触，用于检测信号。

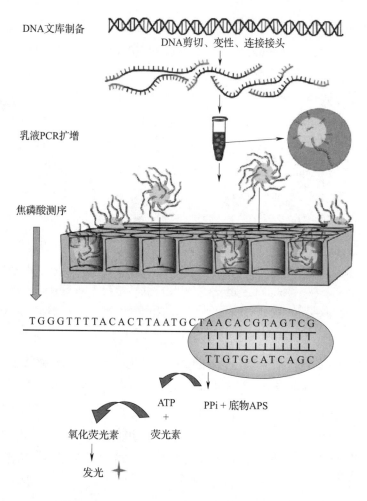

图 13-4　Roche 454 测序流程及原理示意图

（2）Illumina Solexa 测序　美国 Illumina 公司的 Solexa 和 Hiseq 可以说是目前全球使用量最大的第二代测序系统，它们的技术原理是相同的，都是边合成边测序和循环可逆终止反应。其测序过程为桥式 PCR（b-PCR）+4 色荧光可逆终止 + 激光扫描成像。

Illumina 第二代测序采用 b-PCR 实现了双向测序（paired end，PE）。首先将双链 DNA 模板打断成短片段后在两端加上双链接头，用经典 PCR 进行第一次扩增后，将变性后的 DNA 模板通过接头固定到 Flowcell（吸附流动 DNA 片段的槽道）上。每个 Flowcell 有 8 个通道，每个通道的表面都附有很多接头，这些接头能和加在 DNA 短片段两端的接头相互配对，并支持 DNA 在其表面进行 b-PCR 扩增。通过 b-PCR 在 Flowcell 里对模板进行第二次扩增，形成无数均一的 DNA 模板，单链 DNA 模板因为两端都有接头，会形成两端固定在 Flowcell 上的"桥"（bridge）即模板 DNA 分子簇。去掉没有固定好的，留下单链 DNA 模板用于后续 DNA 合成与测序。由于 Flowcell 的底部是一个固定有无数 DNA 模板接头的芯片，这一设计彻底摒弃了 Sanger 法的"一个模板，一条泳道"对通量的严重制约，实现了几乎没有通量约束的"裸"合成。

Illumina 第二代测序的核心技术是 DNA 合成的可逆性末端循环，即 3′—OH 可逆性的修饰和去修饰。其基本化学原理是：① 将 dNTP（dTTP、dCTP、dATP、dGTP）的 3′—OH 以叠氮基团可逆末端基团（reversible terminating group，RTG）进行修饰；② 在碱基的 1′ 位与 4 种不同荧光分子之间插入一个可切割的连接头（cleavable linker，CL）。当 DNA 合成时，RTG 能起类似于 ddNTP 的作用而使反应终止，当合成反应终止并读取信号之后，将 3′的 RTG 洗脱，并切割可切割的连接头 CL 使所有荧光消失，再进行下一循环。

Illumina 公司于 2006 年收购 1998 年成立的 Solexa 后，推出的第一代产品是 *Solexa* 基因组分析平台 Genome Analyzer（或称 Genetic Analyzer），读长只有 36nt。而后升级的 Genome Analyzer Ⅱ 和 Ⅱx 的读长达 100nt，并实现了双向测序，即 PE 读长达 200nt（100nt×2）。2010 年，继 HiSeq1000 之后，Illumina 推出主力机型 HiSeq 2000，一次运行可产生 200Gb 的数据，需时 8d（即每天产生 25Gb 数据）。2011 年，推出 HiSeq 2000 的第一个升级版，一次运行产生的数据达 600Gb，PE 读长提高到 300nt（150nt×2）。2011 年 11 月，Illumina 推出小型的台式测序仪 MiSeq，该仪器的单向读长为 36nt 时，平均运行时间为 4h，PE 读长为 150nt，双向测序的运行时间约 27h。若采用新的 Nextera 技术制备文库只需要 1.5h，仪器配备的软件也能在 2h 内完成序列的初步分析。

（3）SOLiD 测序 SOLiD（supported oligo ligation detection）是 2007 年 10 月由 ABI 公司首次推出的基于连接测序原理的 MPH 测序技术。连接测序的独特之处在于用 DNA 连接酶（DNA ligase）取代 DNA 聚合酶以发挥连接酶的高保真度（high fidelity）；同时第一次采用对每个碱基同时读取两次（two-base encoding）的策略，在理论上可显著提高准确率。2010 年年底，ABI 推出 SOLiD 5500xl，其含有两张微流芯片（microfluidic flowchip），每张芯片含有 6 条相互独立的运行通道（run lane），每条通道都能运行相对独立的测序反应，最大测序读长为 75nt，一次运行能产生 300Gb 的序列数据，测序的系统准确率达 99% 以上。

SOLiD 测序技术将四色荧光标记寡核苷酸的连续连接合成替代了传统的 DNA 聚合酶催化反应，其主要创新在于 8 碱基单链荧光探针的设计。探针的 5′ 端分别标记 CY5、Texas

Red、CY3、6-FAM 这 4 种颜色的荧光染料。每个 8 碱基探针含 8 个核苷酸，靠近 5′ 端的为 3 个通用碱基（universal bases），紧接着为 3 个简并碱基（degenerate base），靠近 3′ 端连接位置的为 2 个特异性碱基，与模板互补。根据这 2 个特异性碱基种类的不同，探针的 5′ 端将加上不同的荧光标记，即两个碱基确定一种荧光信号，相当于一次决定两个碱基（图 13-5）。

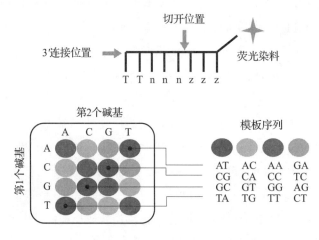

图 13-5　SOLiD 的双色编码探针

SOLiD 测序的操作要点为：DNA 模板被打断成适当大小的碎片后两端加上两种不同的通用接头（universal Pl adapter），通过一端的接头将单个单链 DNA 分子固定到微磁珠表面。将包含 PCR 所有反应组分的水溶液注入高速旋转的矿物油表面，水溶液瞬间形成无数个被矿物油包裹的小水滴，这些小水滴就构成了独立的 PCR 扩增反应空间，每个小水滴理论上只含一个 DNA 模板和一个磁珠。SOLiD 系统最大的优点是每张玻片能容纳比 Roche 454 更高密度的微珠，在同一系统中轻松实现高通量。当荧光探针与 DNA 模板链的第 1、2 个碱基配对时，在连接酶的作用下，探针的 3′ 端和模板 DNA 之间连接形成一个 3′ ,5′ – 磷酸二酯键，SOLiD 记录下探针第 1、2 位编码区所对应的荧光信号，然后用酶切割探针 3′ 端第 5、6 位碱基间的化学键，除去 6~8 位碱基以及 5′ 端荧光基团，暴露探针第 5 位碱基的 5′ 磷酸，为下一次连接反应做准备。每一模板的数据都以 5 个碱基的间隔收集，即第一次连接是第 1、2 位，第二次是第 6、7 位……当测到末尾后，需将新合成的链变性，洗脱，接着用通用引物 n–1 进行第二轮测序。因此，SOLiD 的一次单向测序包括五轮测序反应，每轮测序反应含有多次连接反应。每轮测序结束之后，引物重置，开始第二轮的测序。由于第二轮引物 n–1 比第一轮错开一位，因此第二轮得到以 0、1 位起始的若干碱基对的颜色信息。五轮测序反应后，按照第 0、1 位，第 1、2 位……顺序把对应于模板序列的颜色信息连起来，即可得到由 "0，1，2，3..." 组成的 SOLiD 原始颜色序列（图 13-6）。

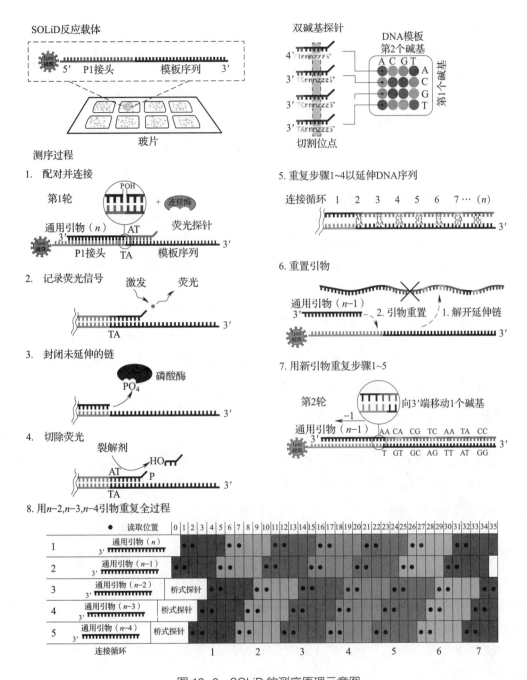

图 13-6 SOLiD 的测序原理示意图

3. 第三代 DNA 测序技术

近年来，以单分子测序为主要特征的第三代测序技术逐渐兴起，如以 Pacbio（pacific biosciences）平台为代表的单分子实时测序技术（single-molecule real time sequencing，SMRT）具有高通量、长读长的特点。单分子测序是未来测序技术的一种新思路，其共同特点是测序的模板 DNA 分子无需扩增，不需要经历二代测序所依赖的 PCR 信号放大过程，真正做到实时读取单个荧光信号。三代测序的读长普遍较长，可达几十到几百 kb，且对于直接测定 DNA 上的碱基修饰有非常强大的优势。然而其测序准确率在 90% 左右，成本较高，数据分析目前高度依赖于机器学习等生物信息学算法的开发。

在测序技术的发展史上，美国 Helicos Biosciences 公司于 2008 年推出的 HeliScope 是第一台"真正"的单分子测序仪。HeliScope 的基本原理与 Sanger 法相似，也是基于 DNA 合成反应的测序技术。其最重要的创新之处是采用了超敏感的荧光检测装置，不再依赖扩增得到的分子群体来增强信号强度，因而避免了因制备"均一"群体分子在扩增中导入的人为误差，而且可以直接分析碱基的化学修饰。PacBio 是第一个实际应用 SMRT 的平台。所谓"实时"，是指在合成反应的过程中直接观察和区别每个整合到新链上的荧光信号，而不是像群体分子系统那样在每一次合成反应的终点再进行荧光检测，实现了真正即时的"边合成、边测序"。PacBio 还发挥了 Sanger 法反应快的优点，5min 能读出长达 3000nt 的序列。同时，测序反应在特殊设计的纳米小室中进行，一张芯片上可以阵列无数个纳米小室，实现高通量。PacBio 最明显的技术问题是荧光染料标记在脱氧核糖核苷酸的磷酸基团上，标记荧光后的核苷酸在掺入处会发出荧光信号。信号捕捉完毕后，荧光基团即随焦磷酸掉落，立即扩散到整个反应体系，因此，如何从很强的荧光背景中检测到正确的荧光信号，提高信噪比（signal-noise ratio）成为 PacBio 测序技术的关键之一。

PacBio 目前对该问题的解决方案是在纳米小室的底部巧妙地引入了零模式波导技术（Zero Mode Waveguide，ZMW），即位于纳米小室底部中央有一个直径 70nm 的小孔，远远小于激光的波长。因此，当激光从底部照射芯片时，只能通过衍射勉强进入小孔附近很小的一个区域，只照亮聚合酶周围一小片区域，如此即提高了信噪比和准确率。在 PacBio RS Ⅱ上有 15 万个这样的 ZMW。

PacBio 第一次创造性地使用了固相酶，DNA 聚合酶被固定在纳米小室底部中央可被激光照射的一个小区域。单分子模板结合到聚合酶上，高浓度的荧光标记的 dNTP 被加到小室内。当单个脱氧核苷酸通过合成反应特异性掺入，并在 DNA 聚合酶催化下生成 3′,5′- 磷酸二酯键的同时，这个脱氧核苷酸上的荧光基团被激活而发光，由超速显微照相机检测装置读取、记录。荧光基团则随焦磷酸被切掉，继续下一轮合成反应。当 DNA 链合成结束时，DNA 测序完成。然而，DNA 聚合酶的活性在激光照射下会逐渐减弱，不能无限长时间地进行合成反应，因此限制了读长的进一步提高。

4. 第四代 DNA 测序技术

纳米孔测序（nanopore sequencing）技术是新一代单分子实时测序技术，被认为是测序技术的发展方向，其主要特点是根据单链 DNA 或 RNA 模板分子顺次通过纳米孔时引起的"电信号"变化推断碱基组成从而进行实时测序。纳米孔测序的理论优势显而易见，即高速度、高通量和低成本。从技术角度来说，纳米孔测序也是一种单分子测序，是技术上很有特点的单分子测序。

纳米孔测序首先是由美国 Harvard University 的 Daniel Branton、美国 University of California 的 David Deamer 和英国 University of Oxford 的 Hagan Bayley 于 1995 年提出的。纳米孔测序的基本原理是当纳米孔灌满导电液时，两端加上一定的电压，分子模板通过纳米孔生成可测量的电流。当纳米孔的直径恰好只能容纳一个核苷酸时（约为 1.5nm），长达 1000 个碱基的单链 DNA 或 RNA 模板在电场作用下就会依次通过此纳米孔而引起电流强度的改变。由于四种碱基的空间构象不同，纳米孔电流强度改变的程度也不同，四种碱基将分别产生特定的电流峰值。通过检测相应的电流峰值来判断对应的碱基，即可实现高速度的实时测序。目前用于 DNA 测序的纳米孔主要有物理纳米孔和生物纳米孔两大类。

总而言之，未来的新一代测序技术应以准确率、读长、速度和通量，以及运行稳定、综合成本等技术和经济参数作为衡量指标，而不是以某种技术作为"划代"的标准。未来测序技术或许将有以下几个特点。

一"单"：单细胞测序。从生物学角度来说，单细胞测序可以揭示每个细胞独特的微妙变化，揭开个体细胞运作的精确机制。单细胞测序可以用于研究肿瘤或脑细胞基因组的异质性、细胞分化的多阶段性以及体细胞突变等复杂问题。从技术角度来说，有可能将模板提取、文库制备与测序等环节合为一体，从而减少环节，缩短时间，提高效率。

二"分"：集中化的超大规模、超高速度、超大通量的大型机和非集中化的微型机（如桌面型、家庭型、便携型、手机型、手指型）两类机型并行发展。

三"合"：基因组、转录组、外饰基因组等多组学测序合为一体。

在将来，还要考虑结合质谱技术进而将蛋白质组和代谢组（糖类、脂类以及其他化合物）整合进来。

第二节　基因组学

一、基因组和基因组学

基因组从不同学科的角度有不同的表述：从形式遗传学（formal genetics，即经典的孟德尔遗传学）的角度，基因组是指一个生物体所有基因（遗传和功能单位）的总和；从细胞遗传学（染色体遗传学）的角度，基因组是指一个生物体（单倍体）所有染色体的总和（如人类的 22 条常染色体和 X、Y 染色体）；从分子遗传学的角度，基因组是指一个生物体或一个细胞器所有 DNA 分子的总和，如真核生物的核基因组 DNA 分子和线粒体基因组 DNA 分子（植物还另有叶绿体基因组 DNA 分子），细菌的主基因组和数目不等的质粒 DNA 组；现在有时还指某一特定生态环境样本中所有微生物（microbiota）DNA 的总和；最重要的是，从现代生物信息学的角度，基因组是指一个生物体所有遗传信息的总和。

基因组学（genomics）这一概念是由 Tom Roderick 于 1986 年首次提出，是指对所有基因进行基因组制图、核苷酸序列分析、基因定位和基因功能分析的科学，旨在应用 DNA 制图、测序及生物信息学技术，分析生命体全部基因组的结构及功能。其研究内容主要包括结构基因组学（structural genomics）和功能基因组学（functional genomics）。结构基因组学是对基因组分析的早期阶段，以建立生物的遗传图谱、物理图谱和转录图谱及其全序列测序为主。功能基因组学则是在结构基因组学的基础上系统地研究基因组所有基因的功能，包括研究基因的表达及其调控模式，即从基因组与环境相互作用的角度阐明基因组的功能。基因组学是研究和解读生物体基因组所蕴藏的所有遗传信息的一门新兴前沿学科，是生命科学所有学科的基础，是生命科学中最为年轻、最为活跃、进展最快的领域，也是 21 世纪生命科学的前沿和新起点。

基因组学对生命科学其他相关学科最重要的影响和贡献是提供了"– 组（–ome）"和"– 组学（–omics）"的概念、策略和技术（表 13-2）。

表 13-2 "– 组（–ome）"和"– 组学（–omics）"

"– 组（–ome）"	"– 组学（–omics）"
基因组（genome）	基因组学（genomics）
转录组（transcriptome）	转录组学（transcriptomics）
蛋白质组（proteome）	蛋白质组学（proteomics）
代谢组（metablome）	代谢组学（metablomics）
调控组（regulatome）	调控组学（regulatomics）
表型组（phenome）	表型组学（phenomics）
甲基化组（methylome）	甲基化组学（methylomics）
组蛋白修饰组（histone-modifiome）	组蛋白修饰组学（histone-modifiomics）
RNA 组（RNAome）	RNA 组学（RNAomics）
非编码 RNA 组（non-coding RNAome, ncRNAome）	非编码 RNA 组学（non-coding RNAomics, ncRNAomics）
外饰基因组（epigenome）	外饰基因组学（epigenomics）
病原组（pathogenome）	病原组学（pathogenomics）
宏基因组（metagenome）	宏基因组学（metagenomics）

二、人类基因组计划

20 世纪 90 年代初，美国正式启动人类基因组计划（HGP），旨在通过全球性的国际合作，在大约 15 年的时间里完成人类 24 条染色体的基因组图谱和 DNA 全长序列分析，并进行基因的鉴定和功能分析。此外，HGP 还完成了大肠杆菌、酿酒酵母、秀丽线虫、拟南芥、黑腹果蝇、河豚鱼和小鼠等七种"模式生物"基因组序列的测序、组装和注释。中国于 1999 年 9 月积极参与到这项研究计划中，承担了 3 号染色体短臂端粒一侧约 3000 万个碱基对的测序和分析任务，约占人类整个基因组测序和注释工作的 1%，成为参加这项研究计划的唯一发展中国家。

1. HGP 的技术目标

尽管 HGP 的具体任务和时间表几经修改，但整体的技术目标始终没有改变——构建人类基因组的四张图，即遗传图谱、物理图谱、转录图谱和序列图谱。HGP 的最终技术目标是构建人类基因组的 DNA 全序列图。

（1）遗传图谱　又称连锁图谱（linkage map），是表示基因或 DNA 标记在染色体上的相对位置与遗传距离的图谱。遗传距离（genetic distance）通常以基因或 DNA 标记在染色体交换过程中的重组频率（单位为 cM）表示，cM 值越大，两个位点之间距离越远。遗传图谱是人类遗传学研究多年积累的结晶，所开发的遗传标记（genetic marker）可以作为相对位置更为准确的基因组"路标"。

（2）物理图谱　物理图谱是指以序列标签位点（Sequence-Tagged Site，STS）为物理标记构建的基因组图谱。物理图谱有两方面的重要含义：一是构建覆盖全基因组的以 STS（在基因组中有确定位置，或大致定位的一小段已知序列的特异性单拷贝 DNA 片段，一般长度为 100 ~ 300bp）为物理标记的基因组图谱，它反映的是基因组 DNA 序列两点之间（即两个 STS 的序列片段之间）的实际物理距离，一般以 Mb 或 kb 为单位。二是在此基础上构建首尾重叠、覆盖整个基因组的"重叠克隆群（overlapped clone groups）"骨架，这些克隆即是用于测序的材料。因此，物理图谱既是以物理标记为"路标"的基因组图谱，所提供的 DNA 克隆又是基因组测序的实验材料。

（3）转录图谱　转录图谱是所有编码基因及其他转录序列的转录本（一个基因完整的 cDNA 序列和不完整的表达序列标签）的总和。转录图谱可以看成是序列（基因）图谱的雏形，提供的编码序列对序列组装和基因注释是非常重要的。

（4）序列图谱　序列图谱的目标是测定总长达 3000Mb（3Gb）的人类基因组 DNA 的碱基序列。这是 HGP 的主要任务，也是最严峻的挑战。从某种意义上说，人类基因组序列图是以遗传标记、物理标记和转录本为"路标"和"骨架"的、核苷酸水平的物理图谱。

2. HGP 的技术路线

HGP 采取的技术路线是结合"重叠克隆（clone-by-clone shotgun）"和"霰弹法（shotgun sequencing）"的双重策略，即定位克隆霰弹法（mapped clone shotgun）。

定位克隆霰弹法是将初步定位的克隆逐个用霰弹法进行测序的技术路线（图 13-7）。由此得到的下机序列（reads）片段以"末端重叠"的序列为依据进行组装，以 PCR 技术补上细菌人工染色体（bacterial artificial chromosome，BAC）"克隆内小洞（intraclone gaps）"，进一步组装成该 BAC 克隆的一致性序列（consensus sequence）；然后，将所有相关克隆的一致性序列按末端重叠组装成一条 contig（序列重叠群），再定位到物理图和遗传图上；最后，再用这些 contig 两侧序列设计的 PCR 引物在 BAC 文库中筛选新的克隆来补上"克隆间大洞（interclone gaps）"。

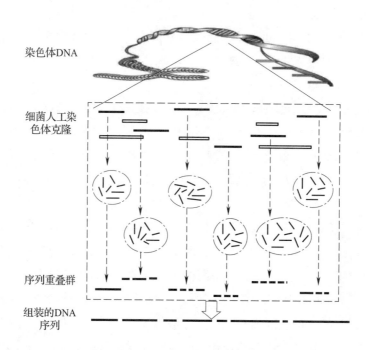

图 13-7　HGP 克隆霰弹法原理示意图

　　定位克隆霰弹法的优点是：充分利用了人类遗传学研究的多年积累，把遗传图、物理图和序列图紧密结合，保证了"前所未见、巨大无边"的人类全基因组序列图的准确性和说服力。首先集中完成单个克隆的准确组装，可以将重复序列可能造成的错拼问题"化整为零，分而治之"。同时，因克隆来自于单个染色体，缩小了人类双倍体基因组带来的多态性特别是高变异区对组装的影响，这在当时是技术瓶颈之一。更为重要的是，在当时的条件下，克隆霰弹法充分利用国际合作的优势，可将各个染色体或染色体区域的测序和组装的工作分配到各个实验室。克隆霰弹法的缺点是：费钱、费力、费时，且需要被测物种有很好的遗传学研究基础。国际 HGP 由 6 个国家、至少 16 个中心的 3000 多工作人员、耗时 13 年、耗资至少 30 亿美元，才完成了一个匿名欧裔的全基因组序列图（最终精细图序列的一小部分 DNA 模板来自多个不同个体）。

　　国际人类基因组测序协作组于 2000 年 6 月 26 日宣布完成人类基因组的草图（即工作框架图）。人类基因组精细图于 2003 年完成。自此，人类开启"后基因组学时代"生命科学研究新范式。

三、基因组学技术

结构基因组学的主要任务是应用遗传学及分子生物学方法为不同生物（尤其是人类）绘制完整的基因组图谱和基因组序列。以构建人类基因组的遗传图谱、物理图谱、转录图谱和序列图谱为技术目标的人类基因组计划即属于结构基因组的范畴。随着破译生命密码的人类基因组计划的完成，基因组研究的战略重点从结构基因组学（structural genomics）转向功能基因组学（functional genomics）。

功能基因组学研究是利用结构基因组学提供的信息，以高通量、大规模实验方法及统计与计算机分析为特征，全面系统地分析全部基因的功能。研究角度包括：生物学功能、细胞学功能、发育学功能等。功能基因组学研究核心是全基因表达和差异化基因表达网络或信号通路。因此，功能基因组学技术不仅依靠 DNA 微阵列检测系统，还需全自动 DNA 测序、PCR 技术、寡核苷酸合成和标记及生物信息学等工具的支持。

1. DNA 微阵列（DNA microarray）技术

DNA 微阵列又称基因芯片（genechip），于 1996 年问世。其技术原理是基于 DNA 碱基的互补和配对，将大量靶基因（或 DNA 片段）有序地、高密度地点在玻璃片、硅片或塑料片等载体上形成矩阵。待测样品用荧光染料标记制备成探针后与芯片杂交，杂交信号用激光扫描仪检测，计算机分析检测结果，可获得类似于传统点杂交的杂交数据，以达到快速、高效、高通量及平行性分析生物信息的目的。该技术可用于大规模快速检测基因差异表达、基因组表达谱、DNA 序列多态性、基因诊断、药物筛选以及个体化医疗。DNA 微阵列具有不同大小，如全基因组和次基因组之分。前者每张芯片包含 30000 个以上基因，后者为功能型 DNA 芯片，一次仅检测数百至数千个基因子集。

DNA 微阵列技术最突出的特点是可一次性检测多种样品，获得多种基因的差别表达图谱。现已成功运用 cDNA 微阵列同时检测 1 万多个基因的表达。因此，DNA 微阵列是对不同材料中的多个基因表达模式进行平行对比分析的一种新的、高产出的基因分析方法。与传统研究基因表达差异的方法相比，它具有微型化、快速、准确、灵敏度高，以及在同一芯片上同时大信息量平行检测的优势。

（1）基因芯片分类

① 按所用支持物不同：无机片基芯片：玻璃片、硅片等。

有机合成片基芯片：硝酸纤维素膜，尼龙膜等。

② 按用途不同：分为基因表达谱芯片、诊断芯片和 DNA 测序芯片。

③ 按芯片上固定的 DNA 种类不同：分为 cDNA 芯片和寡核苷酸芯片。

④ 按制备方法不同：分为原位合成芯片和合成后交联芯片（合成后点样芯片）。

（2）DNA 微阵列技术操作流程

① 探针的设计与制备：根据探针的来源和性质可将其分为寡核苷酸探针、cDNA 探针、

基因组 DNA 探针等。探针的设计可根据研究目的按照常规分子生物学方法中的探针设计原则进行。设计能与靶分子特异结合的探针是决定基因芯片检测特异性的关键。

②　支持物的预处理：最常用的支持物是玻片。常用的玻片预处理方法为采用多聚左旋赖氨酸或氨基硅烷包被的氨基化处理，以及醛基化处理等。

③　芯片的制备：主要包括点样法和原位合成法。

点样法：通过机械方法将合成的寡核苷酸探针或扩增的 cDNA 逐点有序固定在玻片上，适合于制备中、低密度基因芯片。其特点是成本较低，但特异性受到一定的影响，不能满足基因多态性检测及高精度基因表达谱检测的需求。

原位合成法：按精确设计的分布和顺序，运用现代高精度仪器和 DNA 合成技术在玻片上直接并行定点合成 DNA 探针，制成的高集成度的 DNA 微阵列通称为"高密度基因芯片"。其特点是支持物上集成了成千上万的密集排列的基因探针，能够在同一时间内分析大量的基因，使人们迅速地读取遗传密码。可实现大批量、低成本的集约化生产，制作成本远低于点样法制作的寡核苷酸基因芯片，且重复性好。

④　点样后处理：第一步是把探针固定在玻璃表面；第二步是封闭玻片未点样的区域，防止杂交时与样品 DNA 非特异性结合。

⑤　样品的准备：包括从组织、细胞中分离纯化核酸样品，以及对待测样品中的靶基因进行特异性扩增。在扩增过程中，将偶联了荧光染料（Cy3、Cy5 等）的核苷酸掺入到扩增产物中，对靶基因进行标记。

⑥　杂交反应：先预杂交，再加入含靶基因的杂交液杂交，然后洗脱、干燥，以待检测。预杂交目的有两方面：首先，可将玻片上的自由氨基或醛基等活性基团封闭或失活，以防标记的样品靶 DNA 与玻片上探针外的其他位点发生非特异性结合，消耗靶 DNA 并产生强的背景；其次，洗掉未结合的探针，以防它们与结合到玻片上的探针竞争性地结合样品中的靶 DNA。芯片杂交属固 – 液相杂交，有诸多因素影响杂交，具体包括：靶标浓度、探针浓度、杂交双方的序列组成、盐浓度、温度和洗涤条件。

⑦　芯片信号的检测与分析：样品中靶基因与固定在芯片上的探针发生特异性杂交而结合在芯片上的不同点，荧光素分子受特定波长的激发光照射出特定波长的荧光，通过特定的扫描仪获取杂交后的信号。目前用于芯片扫描的扫描仪有：激光共聚焦扫描芯片和 CCD 芯片扫描仪，得到的数据用一个专门处理系统来对其进行处理，包括芯片数据的统计分析和生物学分析、芯片数据库积累和管理、芯片表达基因的国际互联网上检索和表达基因数据库分析等。

（3）DNA 微阵列技术应用　过去几十年来，DNA 芯片技术已广泛应用于功能基因组学、系统生物学和药物基因组学研究。DNA 芯片技术是评价不同组织基因表达特点的强有力工具，尤其是在检测影响基因表达相关因子方面。此外，DNA 芯片技术结合生物信息学手段已应用于营养基因组学研究，可以分析营养素和饮食中的生物活性成分与基因组之间的相互作用，有助于揭示营养物质如何影响基因表达。由基因组得到的信息可以指导人们进一步改善饮食结构和方式，为预防和治疗疾病（包括癌症）开发新的治疗策略。例如，热量限制是实验中减少癌症诱发率最常用的方法之一。Wheatley 等针对饮食介导的肥胖型雌鼠，采用 DNA 芯片技术检测了热量限制和跑步机练习干预对内脏白色脂肪组织中基因表达差异的影响，检测到 209 个基因发生变化。有趣的是，热量限制还改变了其他 496 个基因的表达，其中有 17 个基因与碳水化合物代谢和葡萄糖转运相关，包括葡萄糖转运子 4（Glu T4）。

2. 基因表达系列分析（serial analysis of gene expression，SAGE）技术

1995 年 Velculescu 等建立了 SAGE 技术，它是一种以 DNA 序列测定为基础，定量分析全基因组表达模式的技术，可以直接读出任何一种细胞类型或组织的基因表达信息，能同时对上千个转录物进行研究。该技术以转录子（cDNA）特定区域 9～11bp 的寡核苷酸序列为标签，特异性代表该转录子，然后通过连接酶将 20～60 个标签随机串联并克隆到载体中，建立 SAGE 文库。通过分析标签序列，可获得基因转录的分布及表达丰度情况，从而充分了解基因表达的全貌。SAGE 的研究对象是整个基因组的转录产物，因此为基于全基因组基因表达的整体研究提供了可能。该技术的优点是避免了 PCR 扩增中产生的序列与序列间的差异，与微阵列技术相比更具有定量性。利用 SAGE 可以在短期内得到丰富的表达信息，与直接测定 cDNA 克隆序列的方法相比，减少了大量的重复测序，大大节省了研究时间。

（1）SAGE 技术原理　mRNA 3′端部位存在可标识其特异性的标签，长度为 9～14bp，检测标签可获得该 mRNA 的表达信息。标签通过串联的方法连接于克隆载体上，便于测序，同时根据同一标签重复次数，可计算其对应基因表达频率。

SAGE 技术原理的主要依据有两个。第一，一个 9～10bp 的短核苷酸序列标签包含足够的信息，能够唯一性确认一种转录物。例如，一个 9bp 顺序能够分辨 262144 个不同的转录物，而人类基因组估计仅能编码 80000 种转录物，因此，理论上每一个 9bp 标签能够代表一种转录物的特征序列。第二，如果能将 9bp 的标签集中于一个克隆中进行测序，并将得到的短序列核苷酸顺序以连续的数据形式输入计算机中进行处理，就能对数以千计的 mRNA 转录物进行分析。

（2）SAGE 技术实验流程（图 13-8）

① 以 biotinylated oligo（dT）为引物反转录合成 cDNA，以一种限制性内切酶（锚定酶，anchoring enzyme，AE）酶切。锚定酶要求至少在每一种转录物上有一个酶切位点。大多数 mRNA 长于 256bp，因此，一般 4bp 限制性内切酶能达到这种要求。通过链霉抗生物素蛋白珠收集 cDNA 3′端部分。对每一个 mRNA 只收集其 poly（A）尾与最近的酶切位点之间的片段。

② 将 cDNA 等分为 A 和 B 两部分，分别连接接头 A 或接头 B。每一种接头都含有标签酶（tagging enzyme，TE）酶切位点序列（标签酶是一种 I 类限制酶，它能在距识别位点约 20bp 的位置切割 DNA 双链）。接头的结构为引物 A/B 序列 + 标签酶识别位点 + 锚定酶识别位点。

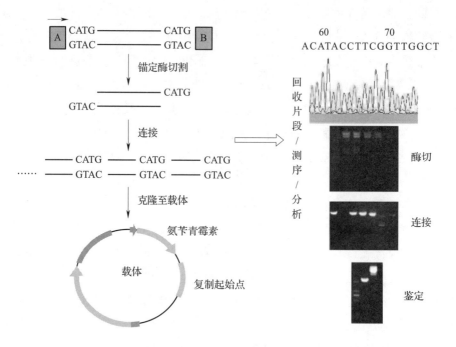

图 13-8　SAGE 技术实验流程图

③ 用标签酶酶切产生连有接头的短 cDNA 片段（9~10bp），混合并连接两个 cDNA 池的短 cDNA 片段，构成双标签后，以引物 A 和 B 扩增。

④ 用锚定酶切割扩增产物，抽提双标签（Ditga）片段并克隆、测序。一般每一个克隆最少有 10 个标签序列，克隆的标签数处于 10~50。

⑤ 对标签数据进行处理。在所测序列的每个标签间以锚定酶序列间隔，锚定酶采用 *Nia* Ⅲ 限制性内切酶，则以 CATG/GTAC 序列确定标签的起始位置和方向。

（3）SAGE 技术的优点和应用　SAGE 是一项快捷、有效的基因表达研究技术，任何具备 PCR 仪和手动测序仪的实验室都能使用这项技术，结合自动测序技术可在 3h 内完成 1000 个转录物的分析。

首先，SAGE 技术可应用于人类基因组研究。1995 年，Velculescu 等选择 *Bsml* 酶和 *Nia* Ⅲ 酶分别作为标签酶和锚定酶使用计算机对 9bp 标签数据进行分析并用 GenBank 检索。在分析的 1000 个标签中，95% 以上的标签能够代表唯一的转录物。转录水平依标签出现频率分为 4 类：① 超过三次共 380 个，占 45.2%；② 出现三次共 45 个，占 5.4%；③ 出现两次共 351 个，占 7.6%；④ 仅出现过一次共 840 个，占 41.8%。因此，SAGE 能够快速、全范围提取生物体基因表达信息，对已知基因进行量化分析。SAGE 也能应用于寻找新基因。虽然 SAGE 的标签仅包括 9bp，但加上锚定酶的位点序列（4bp）共可确认 13bp 的序列。如果一个标签检索已知序列时没有同源序列，13 碱基片段就可作为探针筛选 cDNA 文库得到 cDNA 克隆。

其次，SAGE 技术可用于定量比较不同状态下组织细胞的特异基因表达。Zhang 等比较正常细胞和肿瘤细胞基因表达的 300000 个转录物发现：在分析的 4500 种转录物中，至少有 500 种在两种细胞组织中的表达有显著差异。

最后，由于 SAGE 技术能够同时最大限度地收集一种基因组的基因表达信息，因此，转录物的分析数据可用来构建染色体表达图谱（chromosomal expression map）。利用基因的表达信息与基因组图谱融合绘制的染色体表达图谱，使基因表达与物理结构联系起来，更利于基因表达模式的研究。

SAGE 技术是基因表达定性和定量研究的一种有效工具，非常适合于比较不同发育状态或疾病状态的生物基因表达。此外，SAGE 技术能够接近完整地获得基因组表达信息，能够直接读出任何一种类型细胞或组织的基因表达信息。SAGE 技术的应用将大大加快基因组研究的进展，但必须和其他技术相互融合、互为补充，才能最大可能地进行基因组基因表达的全面研究。

3. 全基因组关联分析技术（Genome wide association study，GWAS）

GWAS 是指在人类全基因组范围内找出存在的序列变异，即单核苷酸多态性（SNP），从中筛选出与疾病相关的 SNPs。GWAS 是通过对大量分析样本建立病例 – 对照关系，并在全基因组水平上进行分析扫描，最终找出与某一特定表型（疾病）紧密相关的基因标记的技术。GWAS 对于复杂的多基因疾病研究有很好的效果，还避免了像候选基因策略一样需要预先假设致病基因的局限。2005 年，Science 杂志报道了第一项具有年龄相关性的黄斑变性 GWAS 研究，之后陆续出现了有关冠心病、肥胖及 2 型糖尿病的全基因组关联分析研究。GWAS 研究的主要进展体现在确定了这些疾病的致病基因、相关基因、易感区域和 SNP 变异。通过 GWAS 已经发现许多以前未知的与性状或疾病相关的位点和染色体区域，从而为了解人类复杂性疾病的分子发病机制提供了更多的线索。

（1）GWAS 分类

① 基于芯片的 GWAS

a. Affymetrix 公司针对人类全基因组 SNP 检测推出多种检测芯片，2007 年 5 月份，Affymetrix 公司发布了人全基因组 SNP 6.0 芯片，包含 90 多万个用于 SNP 检测的探针和更多数量的用于拷贝数变化（copy number variations，CNV）检测的非多态性探针。因此这种芯片可检测超过 180 万个位点基因组序列变异，既可用于全基因组 SNP 分析，又可用于 CNV 分析，真正实现了一种芯片两种用途，方便研究者挖掘基因组序列变异信息。

b. Illumina 激光共聚焦微珠芯片平台为全世界的科研用户提供了最为先进的 SNP 研究平台。Illumina 的 SNP 芯片有两类，一类是基于 infinium 技术的全基因组 SNP 检测芯片（Infinium™ Whole Genome Genotyping），适用于全基因组 SNP 分型研究及基因拷贝数变化研究，一张芯片检测几十万标签 SNP 位点，提供大规模疾病基因扫描（Hap660，1M）。另一类是基于 GoldenGate™ 的特定 SNP 位点检测芯片，根据研究需要挑选 SNP 位点制作成芯片

（48～1536位点），是复杂疾病基因定位的最佳工具。

c. 罗氏NimbleGen根据人类基因组序列信息设计的2.1M超高密度比较基因组杂交（CGH）芯片，可以在1.1kb分辨率下完成全基因组检测，可有效检测人体基因组中低至约5kb大小的拷贝数变异。

② 基于高通量测序的GWAS：传统的基于芯片的GWAS取得了不少成功，但仍存在诸多局限，如发现的疾病相关变异多为非直接致病因素，对表型效应或遗传力的贡献微弱，对SNP以外的其他变异检测效力低等。随着高通量测序技术的出现和不断发展，一种广义的GWAS概念出现，即在全基因组范围内，利用关联分析的原理和方法进行各种组学研究，不仅包括SNP，还包括插入、缺失、结构变异（包括CNV）、基因表达、表观遗传修饰等。

（2）GWAS原理　目前，GWAS主要采用两阶段（two-stage design）或多阶段研究（multiple-stage design）。在第1阶段，用覆盖全基因组范围的SNP进行病例对照关联分析，统计分析后筛选出与疾病显著关联的阳性SNP。在第2阶段或随后多阶段中采用更大量的病例对照样本人群进行基因分型，然后结合两阶段或多阶段的结果进行分析。这种设计策略需要保证第1阶段筛选与疾病或者表型关联SNP的敏感性和特异性，尽量减少假阳性和假阴性的发生。并在第2阶段应用大样本人群，甚至在多种族人群中进行基因分型验证。

确定研究对象的表型是GWAS设计中的重要问题。疾病的遗传度（heritability）表示疾病或表型受遗传因素影响的程度，较低遗传度的表型会降低遗传学关联研究的检验效能。因此，GWAS中应尽量选择遗传度较高的疾病或表型。进行GWAS研究时，应尽可能选择那些可定量反映疾病危险程度的指标，可用于分析疾病临床亚型的特征，也可用于诊断和鉴别诊断疾病的表型特征。GWAS最主要的特点是应用覆盖人类全基因组的SNP进行研究。GWAS多选择覆盖全基因组的500000～1000000个SNP作为标志进行研究。

（3）GWAS实验流程

① 经过处理的DNA样品与高通量SNP分型芯片进行杂交；② 通过特定的扫描仪对芯片进行扫描，将每个样品所有的SNP分型信息以数字形式储存于计算机中；③ 对原始数据进行质控，检测分型样本和位点的得率（call rate）、病例对照的匹配程度、人群结构的分层情况等；④ 对经过各种严格质控的数据进行关联分析；⑤ 根据关联分析结果，综合考虑基因功能多方面因素后，筛选出最有意义的一批SNP位点；⑥ 根据需要验证SNP的数量选择合适通量的基因分型技术，在独立样本中进行验证；⑦ 合并分析GWAS两阶段数据。

四、基因组学应用的六个方面

基因组学正从实验室的基础研究和技术开发（特别是其核心技术）走向医学、临床、农业及生态环境等多方面应用。

1. 外显子和全外显子组测序——单基因性状与遗传病

生物的单基因性状和人类的孟德尔遗传病（包括染色体病）是基因组学及其技术的应用范例。单基因性状和单基因病大都是由一个蛋白质的氨基酸序列发生变化而引起的，是源于编码基因的核苷酸序列的变异。外显子测序（exon-seq）和全外显子组测序（whole exome-seq）有的放矢，技术较为简单，分析较为直接，经济效益较好。需注意的是，同一性状（疾病）可能是与之相关的代谢网络中的不同基因的不同变异（包括结构改变和调控改变）引起的。更为重要的是，全外显子组测序有望仅分析一个或数个遗传方式明确的家系，便有可能鉴定出与性状（疾病）相关的基因变异，而不像经典的连锁分析那样需要很多同质性家系的"累加"才能达到 Lod 值（logarithm of the odd Score）的期望值。

2. 全基因组测序——复杂性状与常见疾病

动植物的复杂性状和人类的癌症等常见复杂疾病的研究是基因组学的一个重要领域。人类与其他动植物的大多数性状涉及基因组的多个区域、多个基因以及其他功能因子的变异，特别是与"三大网络"有关的基因及功能因子。而外显子组测序可能丢失的信息是多方面的，正因为如此，全基因组序列分析展现了它的独特优势，即可以反映与表型有关的该基因组所有的相关变异，如基因的调控因子、非编码序列变异及所有相关网络。即使是单基因遗传病，也可能与增强子等其他调控序列有关。全基因组序列分析，结合转录组和外饰基因组等分析，是"组学"研究的长期战略方向之一。随着测序和信息分析成本的不断下降，全基因组测序和分析将成为常规技术，其应用将更为广泛。

3. 单细胞测序——基因组异质性

人类基因组学的一大重点是癌症和许多其他复杂疾病的异质性（heterogeneity）研究，单细胞测序和分析将在这方面发挥很大作用。此前的癌症研究都使用取自患者癌组织的样本。实质上，这些样本都混有相当比例的正常细胞，而癌细胞也处于不同时期且具有不同的基因组变异。单细胞的全基因组序列分析是针对单个细胞的全基因组进行扩增和测序的一项新技术，其优势在于能够更好地帮助我们认识细胞与细胞之间的差异。此外，对所有人体、其他动植物，特别是直接取自特定生态环境的混合微生物组群（microbiota）样本，单细胞组学分析也将发挥很大的作用。单细胞组学技术还将在神经系统研究中发挥独特的作用，还可能发现和鉴定生物体新的细胞类型。而"下一代"测序技术将可能直接对单细胞进行基因组、转录组、外饰基因组等组学的综合分析。

4. 宏基因组测序——微生物及病原基因组

宏基因组学的诞生完全归功于测序和信息分析技术的发展，对生态微生物组（microbiome）、特别是病原基因组（pathogenome）的研究带来了一场新的革命。目前，只有不到千分之一的细菌和百万分之一的病毒物种可以进行纯化培养、鉴定和分析。宏基因组分析技术可以对多种类微生物的混合样本甚至包括宿主全基因组的样本，进行测序后再重新组装成完整的微生物全基因组或开放阅读框（Open Reading Frame，ORF）。宏基因组学的第一个最大的应用成果便是人类常见复杂代谢病的发生与体内（特别是胃肠道）共生微生物组群的相关研究。在科学上，颠覆了"复杂性状是基因与环境因子共同作用"的概念：对环境而言，人类胃肠道和其他体内微生物的基因也是基因，而对经典定义的基因即人类细胞核与线粒体基因来说，这些微生物却是与"基因"相互作用的"环境因素"的一部分。在应用上，改变或调节体内微生物的组成已成为临床治疗疾病和新药研发的重要方向。宏基因组测序是继显微镜之后，打开微生物世界大门的又一重要工具，特别是对难以分离、培养、纯化的寄生、共生、聚生的微生物类群，包括病原和潜在病原微生物的研究。

5. 微（痕）量DNA测序——无创检测、法医鉴定和古DNA研究

微量、降解的DNA测序技术为生命演化和人类疾病、无创早期精准检测和法医鉴定、古DNA研究等提供了新的工具。很多生物样本的DNA/RNA含量很低，而且降解很严重，片段很短。MPH测序技术可以分析微量、严重降解的DNA/RNA。微量DNA测序的第一个最重要的应用是无创产前检测（non-invasive prenatal testing，NIPT），即对孕妇外周血中含有的胎儿细胞释放的DNA片段进行测序以用于早期产前检测，最为成功的应用是非整倍体，如"21-三体"等染色体疾病的检测。微量DNA测序第二个重要的应用是体液（血液、尿液、唾液、泪液、精液以及阴道黏液等）中的DNA和RNA（特别是miRNA）分析。其对于癌症和其他疾病的早期检测和复发监控具有巨大的临床应用前景。同时，痕量DNA测序被广泛用于法医DNA研究。如在几个指纹上便可以提取到足量的DNA用于测序，这对于个体身份鉴定非常重要。痕量DNA测序的另一重要应用是古DNA研究。古代样本中的DNA含量微少且严重降解。随着测序技术的发展，更多的"死人死物"将"开口说话"。

6. "数据化"育种与生物条码

基因组学的应用成果已体现在动植物的"数据化"育种与物种鉴定。随着对越来越多的动植物，特别是家畜和农作物基因组参考序列的分析，以及随之而来的一个物种的种内群体变异（亚种、品系代表性个体）的全基因组测序与比较分析，新一代以序列为基础的"遗传图"的建立达到了前所未有的精度。通过对现有的品种多代亲本的追溯，很多复杂性状（如植物的数量性状位点）都能在基因组中明确定位（基因定位技术），为家畜和农作物的育种提供了诸多"种质资源"、基因及其他信息，特别是为"标记辅助育种（marker-assisted breeding）"提供了大量的分子标记。酵母菌全基因组重新"设计"和合成，可以说是单细胞生物"设计"育种的先声。以序列为基础的数据化"生命之树"，有望鉴定并开发出界、门、纲、目、科、属、种以及亚种、品种、品系、株系的特异性或代表性序列，称为生物条码（bio-barcoding）。它在物种，特别是外来入侵物种的鉴定、病原的鉴定与追溯、某些生物样本的真伪和生物产品知识产权的保护等方面都将发挥重要作用。

第三节 转录组学

一、转录组学及其研究内容

随着后基因组时代的到来，转录组学、蛋白质组学、代谢组学等各种组学技术相继出现，其中转录组学是率先发展起来的在生物学研究中应用最广泛的技术。狭义转录组（transcriptome）是指生命单元（通常是一种细胞）中可直接参与翻译蛋白质的 mRNA 的总和；而广义转录组是指所有按基因信息单元转录和加工的 RNA 分子（包括编码和非编码 RNA 功能单元），或是一个特定细胞所有转录本的总和。故转录组是指生物体或细胞在某种状态下所有基因转录产物的总和，它不仅包含细胞在该特定时间和环境下所需的蛋白编码 RNA，而且包含表达调控基因衍生而来的 RNA 分子集合。转录组具有与状态（发育阶段、组织和细胞类型、应激状态等）对应的特异性，其组成类型反映了该特定状态下细胞在转录水平的基因表达情况。研究生物细胞中转录组的发生和变化规律的学科称为转录组学（transcriptomics）。简言之，转录组学是一门在整体 RNA 水平上研究细胞中基因的转录情况及转录调控规律的学科。

早期的转录组研究主要关注的是蛋白编码 RNA（mRNA），而随着技术的发展和研究的深入，越来越多不同种类的 RNA 被揭示出多样而重要的生物学作用与意义，转录组的研究内容也在不断深入和扩大。相应地，狭义转录组只包含编码蛋白质的 mRNA（coding RNA），而广义的转录组则包含细胞中所有的 RNA，既包括 coding RNA，也包括不编码蛋白质的 RNA（non-codingRNA，ncRNA）。mRNA 在细胞整体 RNA 中所占比例很小（一般少于 4%），寿命很短（几分钟到数小时），且其种类和数量随细胞状态的改变变化很大。非编码 RNA 的种类繁多，他们担负的功能也非常多样，主要有转运 RNA（tRNA）、核糖体 RNA（rRNA）、核小 RNA（snRNA，又称 U-RNA）、核仁小 RNA（snoRNA）、微小 RNA（miRNA）、短干扰 RNA（siRNA）及近些年研究较多的 piRNA、long non-coding RNA（Xist、Etf、Air、CTN 与 PINK 等）等。

转录组学是对转录水平上发生的事件及其相互关系和意义进行整体研究的一门科学，是功能基因组学研究的重要组成部分，是破解生命信息传递奥秘的重要环节。遗传学中心法则表明，遗传信息在精密的调控下通过信使 RNA（mRNA）从 DNA 传递到蛋白质。转录组连接了携带遗传信息的基因（基因组）与执行生物功能的蛋白质（蛋白组），是遗传信息传递的纽带和桥梁，其研究内容主要包括以下几个部分（图 13-9）：转录组的组成（RNA 代表的基因种类鉴定）；转录产物的表达丰度与动态变化（基因表达量的量度与差异表达分析）；转录本的结构（可变剪切、基因编码区单核苷酸多态性 cSNP 等）；转录本功能（基因功能注释、GO 功能分类、代谢通路定位、相互作用网络等）；转录的调节；转录组与其他组学（基因组、表观遗传组、蛋白组等）间的关系等。转录组学的研究与应用范围十分广泛，几乎覆盖生命科学研究的各个领域（生物学、农学、营养学等），在生物相关产业中的应用也越来越广泛。

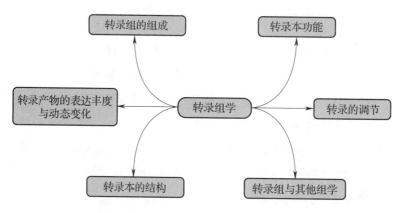

图 13-9　转录组学研究内容

转录组学的意义主要有：转录组表达谱可提供特定条件下某些基因的表达信息，并据此推断基因的功能，揭示特定基因的作用机制；通过基于基因表达谱的分子标签，不仅可以辨别细胞的表型归属，还可以用于疾病的诊断；转录组学的研究还可将表面上看似相同的病症分为多个亚型，尤其是对原发性恶性肿瘤，可以通过转录组差异表达谱的建立，预测患者的生存期及对药物的反应等。

二、转录组学研究技术

转录是遗传信息传递的重要环节，对转录组的系统研究可以反映基因表达及调控的规律，对解读基因组与蛋白质组信息都有非常重要的意义。因此，转录组学的发展与基因组学及后基因组学时代对解读基因组信息、研究多层次功能基因组关系等需求密切相关。转录组学研究技术的进步大大推动了转录组学研究内容的深入及其在生物、医学与农学等领域的广泛应用。

转录组研究主要基于两种技术——杂交与测序。各种表达芯片是基于杂交技术的转录组研究分析工具。随着测序技术的发展，基于测序的技术又可分为基于一代 Sanger 测序的 EST、SAGE、MPSS，基于二代测序的 RNA-Seq，以及基于三代测序平台的全长转录组测序技术。

1. 基于杂交的微阵列技术

20 世纪 90 年代中期，基于杂交的微阵列技术或芯片技术开始运用到转录组学研究，其基本技术原理是把已知的所有或感兴趣的基因序列片段固定到固体介质上形成微阵列（图 13-10）。首先提取特定状态样品的 RNA，经反转录获得 cDNA（用荧光标记），再与微阵列进行杂交（通过序列互补，表达片段与固体介质上的探针杂交），然后对微阵列进行扫描，最后根据荧光信号的强度计算微阵列上对应位置基因的表达强度。可以对不同的样品标记不同的荧光信号，使其在同一张芯片上竞争性地与探针结合，最后通过扫描和比较两种荧光信号，对样品间基因的表达强度进行比较分析。同样，也可以一种样品使用一张芯片，最后比较两张芯片上的基因表达差异。芯片技术的优势在于可以将不同的 cDNA 样品杂交到同一个微阵列上，比较他们的杂交信号谱，从而对两个或多个转录组之间的差异做出快速评估。主要的劣势在于只适用于检测已知基因，而无法捕获新基因。同时，由于杂交技术灵敏度有限，芯片技术不仅难以检测低丰度的 mRNA，也无法捕获到 mRNA 表达水平的微小变化。

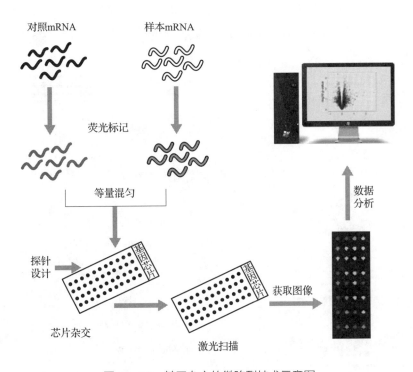

图 13-10　基于杂交的微阵列技术示意图

2. 基于 Sanger 测序的转录组研究技术

基于测序的转录组研究有一定的共同性，都是用转录本上的一段序列来代表该转录本，通过测序和序列比对，对转录本种类和表达量进行研究。基于 Sanger 法开发的第一代全自动测序仪的出现使得大规模测序成为可能。早期基于 Sanger 测序法应用于大规模转录组研究的各种技术（EST、SAGE、MPSS 等）在转录组研究历史上曾发挥过重要作用。积累了大量数据的表达序列标签（expressed sequence tag，EST）是曾经应用较成熟的转录组研究技术，其实验技术路线简单分为以下几步（图 13-11）：提取总 RNA、分离 mRNA；反转录为 cDNA；酶切、加接头；连接入载体、转化大肠杆菌；细菌培养、质粒提取和测序（5′→3′或双向）。每条 EST 序列代表一个转录本，经过拼接后获得单基因簇（unigene），通过序列比对进行基因功能注释。在 cDNA 文库中，每个 unigene 所包含的序列条数代表该基因的表达丰度。EST 方法获得的序列长度较长，准确率较高（通过几十年的逐步改进，第一代测序仪的读长可以超过 1000bp，原始数据的准确率可以高达 99.999%），可用于发现新基因，后续的数据分析也较简单。但是，由于其对电泳分离技术的依赖，难以进一步提升实验速度和提高并行化程度，并且难以通过微型化降低测序成本。而且，受测序深度的影响，表达丰度低的基因很难被探测到。现在的研究中，高质量的长 EST 序列常被用作参考序列，辅助基于二代测序的转录组学研究。基因表达系列分析（serial analysis of gene expression，SAGE）技术也是基于一代测序的转录组研究手段。不同于 EST 的是该技术只选取每个转录本上一段 12bp 长的序列来代表这个转录本并串连成串，最终对标签串连序列进行测序（图 13-11）。该技术不仅提高了检测深度，也降低了测序成本。其主要通过锚定酶及标签酶的酶切切割获得 SAGE 标签，连接

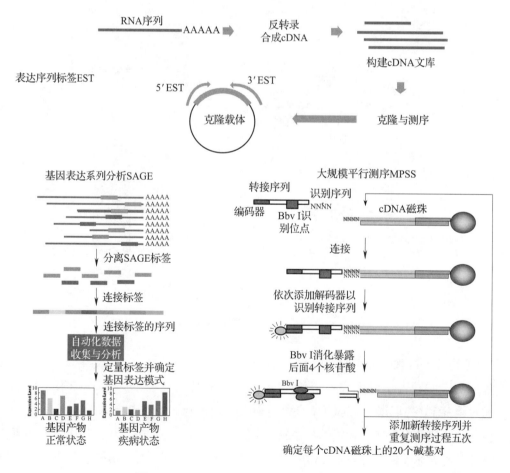

图 13-11　EST、SAGE 和 MPSS 的技术路线

标签后对其测序。这种方法虽然提高了测序深度，但文库构建步骤繁琐，干扰较多，同时，由于标签长度太短，对后续分析造成了很大难度，导致 SAGE 技术没有得到广泛的应用。大规模平行测序技术（massively parallel signature sequencing，MPSS）可视为对 SAGE 的改进和发展。MPSS 技术同样也是获取 3′ 端的一段序列标签（图 13-11），但长度可达 20bp。另一方面，由于测序通量大幅提升，故一次实验大约可测得 1000000 个标签序列。MPSS 技术对于功能基因组研究非常有效，能在短时间内捕获细胞或组织内全部基因的表达特征。MPSS 技术对于鉴定致病基因并揭示该基因在疾病中的作用机制等发挥了重要作用。

3. 基于二代测序的转录组研究技术

基于 Sanger 法的一代测序技术步骤繁琐，周期长，代价高，限制了转录组学研究的大规模开展与广泛应用。二代测序的 RNA-Seq 技术大大缩短了测序周期，降低了测序成本，尤其是在测序深度方面有了显著的提高，已经逐渐取代一代测序技术的各种研究手段。使用二代测序的 RNA-Seq 技术可以有效地进行新基因发掘、低丰度转录本发现、转录图谱绘制、转录本结构研究（基因边界鉴定、可变剪接研究等）、转录本变异研究（如基因融合、编码区 SNP 研究）、非编码区域功能研究（Non-coding RNA 研究、microRNA 前体研究等）。测序深度的增加和成本的降低，使得转录组研究提供的数据量呈现爆炸式扩增，极大拓宽了转录组研究解决科学问题的范围。目前，例如"单细胞转录组研究"、"个体化研究"，把生命科学的研究推入到更加细微的水平。被广泛应用的二代测序技术平台主要有三种：*Roche 454* 基因组测序仪，Illumina 的 Genome Analyzer 和 Hiseq，AB Life Technologies SOLiD 系统。它们都是在 20 世纪 90 年代末被开发出来，在 2005 年前后实现商业化。这些仪器都采用了合成测序法，只是在 DNA 阵列的排布、DNA 簇扩增、基于酶的测序生物化学反应方面存在差异。

Roche 454 测序平台运用微乳滴 PCR（emulsion PCR，emPCR）来生成扩增产物，通过边合成边测序测定碱基，利用焦磷酸法产生的光学信号进行检测。焦磷酸测序的主要优势在于它的速度和读长（将近 500bp），但在测定同核苷酸聚合物区域时容易产生插入 – 缺失错误，并且与其他二代测序技术相比，其试剂价格相对较高。对于没有参考基因组的物种来说，Roche 454 测序可以快速积累高质量的转录组信息，后续的拼接和注释、表达量与功能分析等也相对较简单。

Illumina 的 Genome Analyzer 单链文库片段的扩增是通过所谓"桥式扩增"过程实现的，也是采用合成测序法，使用荧光标记的核苷酸及可逆的终止子。在每一轮测序循环中，标记不同荧光基团的 4 种核苷酸及 DNA 聚合酶同时加入流通池通道中，按照碱基互补配对的原则进行 DNA 链的延伸。每个核苷酸的 3′ 羟基被封闭起来以防止额外的延伸。采集荧光图像后，通过分析碱基特异的荧光标记即可揭示这一轮中新加入的核苷酸是什么，也就获得模板中这一位置的 DNA 序列。然后打开 3′ 端，继续进行下一轮反应。其主要缺点是由于光信号衰减和移相使序列读长较短。目前，Illumina 公司的 HiSeq 测序平台（目前读长可达 100~200bp）是转录组研究中应用最多的测序平台，它较好地平衡了序列读长、错误率与测序的成本。

Life Technologies SOLiD 系统也采用了微乳滴 PCR 与微球相结合的策略来扩增测序片段。微球被富集并固定在一个平的玻璃基板上形成一个无规则的阵列。它的边合成边测序采用的是连接反应而不是聚合反应。另外，它采用了双碱基编码策略来协助检测错误，每个碱基都在两个独立的连接反应中总共测定了两遍，碱基准确率较高、识别 SNP 准确率高。但由于同一簇扩增产物中存在移相，使得其序列读长相对较短（50bp），目前在转录组研究中应用也较少。表 13-3 对比了几种典型转录组学研究技术的特点。

表 13-3　几种典型转录组学研究技术的特点

转录组所用技术	Microarray	ETS、SAGE 和 MPSS	RNA-Seq
原理	核苷酸杂交	Sanger 测序	高通量测序
信号	荧光信号	数字化信号	数字化信号
碱基数	数个~上百个	单碱基	单碱基
分辨率	高	低	高
背景	高	低	低
成本	高	高	相对较低
起始 RNA 用量	多	多	少

4. 三代全长转录组测序

许多物种的转录本非常多样和复杂，绝大多数真核生物基因不符合"一基因一转录本"模式，这些基因往往存在多种剪切形式。通过二代测序，可以很准确地进行基因表达及定量的研究，但由于读长限制，无法得到全长转录本的信息。因此，三代测序平台的全长转录组成为新的研究热潮。

全长转录组（full-length transcriptome）三代测序平台，无需打断拼接，直接获得包含 5′ UTR、3′ UTR、poly（A）尾的 mRNA 全长序列及完整结构信息，从而准确分析有参考基因组物种可变剪接及融合基因等结构信息，克服无参考基因组物种转录本拼接较短、信息不完整的难题。同时还可借助二代测序数据进行转录本特异性表达分析，获得更加全面的注释信息。全长转录组测序过程中，为了避免短片段文库偏好性，保证不同长度转录本的覆盖度，会构建 3 个或 3 个以上文库：1~2kb、2~3kb 和 ≥3kb 文库。全长转录组采用单分子实时测序技术，通过构建哑铃型文库，以环形方式循环测序。测序时，短片段文库更容易落入零模波导孔（ZMWs）。总之，三代全长转录组对于有参物种和无参物种均适用，可获得更多的转录调控事件，从而更真实地反映测序物种的转录组信息。

5. 展望

二代测序技术大大降低了测序时间与成本。以一个人的基因组大小的数据为例，一代测序技术需要约 3 年，花费 3 亿美元，而二代技术只需一周或几天，花费仅需几万美元或更低。同时，读长增加的小通量或中等通量的测序平台，如 Ion Torrent 可解决小规模的测序问题。然而二代技术序列过短，无法进行 RNA 直接测序。三代测序技术在增加读长、RNA 直接测序方面取得了较大突破。更高效的测序技术的发展和数据的积累，分析方法和工具的逐渐开发，有望将转录组研究推向更加细致深入的层次。随着研究手段与技术的进步，营养转录组学的研究也将更加深入和细致，为进一步深入研究营养素对机体健康影响的规律与机制、个体化营养方案的制订、促进健康、预防和控制营养相关疾病方面提供科学依据。

三、转录组学研究方案

根据每个项目研究目标物种和研究目的的不同，实验与分析方案的设计有着灵活多变的方式。要考虑到的因素主要包括：目标物种有无参考基因组序列、研究目的是针对某一类 RNA 分子还是全表达谱、更关注基因表达还是转录本结构研究等，这些关系到建库方式与测序平台的选择、参考数据库的选择、数据分析软件的选择等。

1. 芯片技术

虽然新一代测序技术具有高通量、高灵敏度等特点，但表达芯片价格低廉、操作简单、分析便捷的优势使得许多大样本的研究依然使用芯片作为研究手段。

芯片试验主要涉及两个方面：一是芯片准备，二是样品准备。可以根据自己的研究目的选择已有的商业化芯片，也可以定制自己的芯片（针对自己感兴趣的基因设计探针固定下来）。只需要提供感兴趣基因的序列，即可通过商业的手段完成探针的设计、合成及固定化。关于样品的制备，第一步是提取总 RNA，按照常规方法提取即可（一般 2×10^6 个细胞或 $50 \sim 100$mg 组织加入 1mL TRIzol）。利用随机引物或者 Oligo（dT）作为引物反转录获得双链 cDNA。生物素（或其他标志物）标记 cDNA 后进行杂交实验。杂交一般在杂交炉中 45℃，60r/min 条件下 16h，继而进行洗脱、染色、扫描。不同类型芯片的具体操作过程有所差异，可具体参考各芯片的实验手册。

2. RNA-Seq

基于测序的转录组研究，首先需要构建表达文库（第三代单分子测序可以直接对 RNA 进行测序）。测序平台不同，文库构建方法也不同。在此主要介绍 RNA-Seq 文库构建。

　　提取总 RNA 后，将 RNA 打断成小片段，连接接头反转并扩增。RNA-Seq 实验根据研究目的主要采用两种建库方法，基于 poly（A）尾的方法和去除 rRNA 的方法（RiboMinus 方法）。若主要研究 mRNA，则根据 mRNA 具有 poly（A）尾的特征，可用 poly（T）寡聚核苷酸从总 RNA 中抽取全部带 poly（A）尾的 RNA。其中的主要部分为蛋白编码基因所转录的 mRNA，但大量 lncRNA 也含有 poly（A）尾，因此，也可用此方法研究该类型的 lncRNA。提取目标 RNA 后进行打断操作，使用随机引物反转后两端连接接头，或者先在打断后的片段两端连接测序接头，继而用反转录酶从 RNA 片段合成 cDNA 片段。为了保证 RNA 上各个区域均能被反转录，使用先加接头后反转的策略较好。为提高测序效率，需要用电泳切胶法获取长度范围在 200bp（±25bp）的 cDNA 片段（*Roche 454* 要求片段长度在 400～800bp）。合成后的 cDNA 片段再通过 PCR 扩增，得到最终的 cDNA 文库。

　　由于转录组的大量转录本不含有 poly（A）尾，若想研究更多的转录本则需使用 Ri-boMinus 的方法。rRNA 占据了细胞中 RNA 总量的约 95%。将 rRNA 去除后（主要去除 28S 与 18S 的 rRNA）的样本中将会包含具有 poly（A）尾的 RNA、不带有 poly（A）尾的 RNA、miRNA 前体、tRNA、小的 rRNAs（5S rRNA，5.8S rRNA），同时也可能含有 miRNA、siRNA、snRNA、piRNA，以及目前未知的 RNA 种类。根据样本中 rRNA 的序列，设计带有锁核苷酸（locked nucleic acid）标记的特异探针，带有这种修饰的特异探针通过提高退火温度而保证探针与 rRNA 的稳定结合。探针通过其 5′ 端连有的生物素吸附在磁珠上从而将 rRNA 富集并去除，去除效率可达 95% 以上。对于人和小鼠等基因组得到较好注释的模式物种都有设计好的 rRNA 探针，若对一个新的物种使用该方法需先提供该物种的 rRNA 序列。这种建库方法一般需要 1～10μg 总 RNA（液体体积小于 10μL）。但若样本获取比较难，无法达到较大量的总 RNA 浓度，也可考虑 100～500ng（液体体积 1～2μL）的小量反应流程。去除 rRNA 后剩余的 RNA 量不到初始总量的 1/10，提取后的 RNA 将按照提取 poly（A）RNA 后的方法一样建库。若从总 RNA 中只提取长度为 21～23 个碱基左右的 RNA，则得到全部的 miRNA 转录本，相应的方法也称为 miRNA-Seq。

　　RNA-Seq 样品制备最终得到的是双链 cDNA 文库。在后续测序中，测得的每个读段（read）随机地来自双链 cDNA 的某一条链，从读段序列本身无法得知它是与 RNA 方向相同还是倒转互补，在后续的读段定位时需要两个方向都考虑（图 13-12）。在某些情况下，例如，正负链上的不同 mRNA 基因存在重叠或 mRNA 与 lncRNA 存在重叠，这样就无法统计重叠区域 reads 的归属，同时也不利于新发现的 lncRNA 定位。研究显示，基因组中存在大量的 sense-antisense 的 mRNA 对及 mRNA-lncRNA 对。这种成对出现的关系具有极其重要的生物学意义。因此，转录本的方向对基因注释尤为重要，需要在文库制备和测序中保留 RNA 的方向信息。通过在反转录之前的 RNA 5′ 与 3′ 两端加入不同测序接头等方法可在后续的测序过程保留转录本的方向信息，提高转录本注释的准确性。

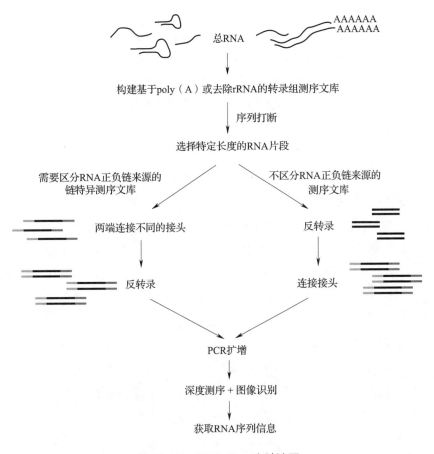

图 13-12 RNA-Seq 实验流程

第四节 蛋白质组学

一、蛋白质组学及其研究内容

HGP 的顺利实施对解码生命、了解生命体生长发育的规律、认识种属之间和个体之间存在差异的起因、认识疾病产生的机制及长寿与衰老等生命现象及疾病诊治提供了科学依据。随着人类基因组计划的完成，科学家们又提出后基因组计划（post genome project），即对基因组的结构、表达、修复、功能等进行研究的国际合作计划，包括功能基因组、结构基因组和蛋白质组等，其中蛋白质组（proteome）研究是后基因组计划的一个重要内容。蛋白质组是指一种组织或细胞表达的所有蛋白质。目前在蛋白质功能方面的研究是极其缺乏的，大部分通过基因组测序新发现的基因所编码蛋白质的功能都是未知的，而对已知功能的蛋白质而言，它们的功能也大多是通过同源基因功能类推等方法推测出来的。有人预测，人类基因组编码的蛋白质至少有一半是功能未知的。因此，在后基因组时代，人们研究的重点已经转移到蛋白质功能方面，而蛋白质组学（proteomics）研究正可以实现这样的目标。蛋白质组学以蛋白质组为研究对象，以三大核心技术——双向凝胶电泳技术、质谱技术和生物信息学为支撑，它克服了传统技术的局限性，能够从整体水平对蛋白质进行高通量分析，因而被应用于生命科学的不同领域。近几年来，蛋白质组学在营养学领域的应用得到了突飞猛进的发展，在食物营养成分的分析、营养物质代谢与调控及营养相关疾病的检测等方面发挥了巨大作用。

1. 蛋白质组学的概念、特点及分类

蛋白质组概念的提出最早可以追溯到 90 年代初，其由澳大利亚 Macquarie 大学的 Marc Wilkins 和 Keith Williams 等于 1994 年提出，随后 1995 年 7 月由 Wasinger 等首次公开发表在 Electrophoresis 杂志上。蛋白质组早期被定义为微生物基因组表达的整套蛋白质，在多细胞微生物中，整套蛋白质指一种组织或细胞表达的蛋白质。后来被定义为一个基因组所表达的蛋白质。现在蛋白质组的概念是指在一种细胞内存在的全部蛋白质。

蛋白质组是一个动态的概念，具有时空性、可调节性和多样性的特点。同一生物中不同细胞表达的蛋白质组不同，同一细胞在不同发育时期表达的蛋白质组也不同。同时，正常情况与疾病状态、运动或外界环境发生变化时细胞所表达的蛋白质组也会有所差异。此外，蛋白质组还存在转录后的翻译调控及翻译后的加工修饰等过程，因此具有时空性、可调节性和多样性。

蛋白质组学是以蛋白质组为研究对象，从蛋白质整体水平上来认识生命活动规律的科学。蛋白质组学可以根据蛋白质种类、数量、局部存在的时间与空间上的变化，研究表达于细胞、组织及个体中的全部蛋白质，并从其结构和功能的角度来综合分析生命活动。蛋白质组学研究直接定位于蛋白质水平，从整体、动态、定量的角度去研究基因的功能，是后基因组计划的一个重要组成部分。蛋白质组学研究的目的在于阐明生物体内全部蛋白质的表达模式和功能模式，其内容包括蛋白质的表达、翻译后的修饰、结构与功能，以及各个蛋白质之间相互作用等。

蛋白质组学研究是一门以全面的蛋白质研究为基础，在蛋白质水平对疾病机制、细胞模式、功能联系等方面进行探索的科学。根据研究目的和手段不同，蛋白质组学可以分为表达蛋白质组学、结构蛋白质组学及功能蛋白质组学。

（1）表达蛋白质组学　表达蛋白质组学（expression proteomics）是对细胞内蛋白质样品表达进行定量研究，因此，又称为定量调节蛋白质组学（quantitative regulation proteomics）。表达蛋白质组学通过将细胞、组织中的蛋白质建立蛋白质定量表达图谱或扫描表达序列标签 EST 图，监测一个细胞或组织内大多数蛋白质的表达状况。在蛋白质组水平上研究蛋白质表达水平的变化、细胞转导通路，以及疾病、药物作用和一些生物刺激引起的功能紊乱等，是对细胞或组织中蛋白质表达量化谱的反映。表达蛋白质组学的研究技术为经典的蛋白质组学技术，即双向凝胶电泳和图像分析。

表达蛋白质组学的研究目标和意义在于：通过研究细胞或组织在不同条件下蛋白质的表达和功能，鉴定疾病特异蛋白、药物作用靶点、药物功效和毒性标记，对寻找疾病诊断标志、筛选药物靶点、毒理学研究等具有重要作用。表达蛋白质组学是目前应用最为广泛的蛋白质组学研究模式。

（2）结构蛋白质组学　以绘制出蛋白质复合物的结构或存在于一个特殊细胞器中的蛋白质为研究目标的蛋白质组学称为结构蛋白质组学（structural proteomics）或细胞图谱蛋白质组学（cell-map proteomics）。结构蛋白质组学旨在研究蛋白质在细胞内的行为、运输和相互作用，用于建立细胞内信号转导的网络图谱，并解释某些特定蛋白质的表达对细胞产生的特定作用。

结构蛋白质组学的研究目标和意义在于：① 确定蛋白质在亚细胞结构中的位置；② 明确细胞的组成情况，系统地鉴定蛋白质复合物；③ 通过纯化细胞器或分离蛋白质复合物来系统研究蛋白质 – 蛋白质的相互作用；④ 建立各种细胞类型和状态的“物理图谱”；⑤ 确定蛋白质功能和新的疾病诊疗作用靶点。

（3）功能蛋白质组学　功能蛋白质组学（functional proteomics）是介于传统蛋白质研究（针对个别蛋白质）和蛋白质组研究（以全部蛋白质为对象）之间的层次，是以功能蛋白质组为对象的研究。功能蛋白质组学研究细胞内与某个功能有关或在某种条件下的一群蛋白质，又指特定时间、特定环境和实验条件下基因组活跃表达的蛋白质，是总蛋白质组的一部分。

功能蛋白质组学以细胞内蛋白质的功能及蛋白质之间的相互作用为研究目的，对选定的蛋白质组进行研究和描述，能够提供有关蛋白质的糖基化、磷酸化、蛋白质信号转导通路、疾病机制或蛋白质 – 药物之间相互作用等重要信息。

2. 蛋白质组学的研究内容及意义

（1）蛋白质组学的研究内容　蛋白质组学在本质上是指在大规模水平上研究蛋白质的特征，包括蛋白质的表达水平、翻译后的修饰、蛋白质 – 蛋白质相互作用等，由此获得蛋白质水平上的关于疾病发生、细胞代谢等过程的整体而全面的认识。

早期蛋白质组学的研究范围主要是蛋白质的表达模式（expression profile）。随着蛋白质组学研究的发展，蛋白质的翻译后修饰研究已成为蛋白质组研究中的重要部分和巨大挑战。蛋白质 – 蛋白质相互作用的研究也已被纳入蛋白质组学的研究范畴。在此基础之上的蛋白质功能研究也成为蛋白质组学研究的热点。具体包括：

① 蛋白质表达及鉴定：采用一维电泳和二维电泳，结合蛋白质图像分析软件、蛋白质印迹（western blot）或质谱等技术，利用蛋白质芯片、抗体芯片及免疫共沉淀等技术对蛋白质进行鉴定研究。

② 蛋白质的翻译后修饰：翻译后修饰是调节蛋白质功能的重要方式，很多 mRNA 表达

产生的蛋白质要经历翻译后加工及修饰，如磷酸化、糖基化、酶原激活等过程才能具有生物学活性。采用蛋白质组学的方法研究蛋白质的翻译后修饰的，对阐明蛋白质的功能具有重要作用。

③ 蛋白质功能的确定：可以利用基因过表达技术、基因敲除及 RNA 干扰技术分析基因表达产物——蛋白质的功能。如酶活性分析、酶底物鉴定、细胞因子的生物分析及配基 – 受体结合分析。另外，通过对蛋白质表达后在细胞内的定位研究，也可以在一定程度上了解蛋白质的功能。

④ 疾病机制的研究：蛋白质组学的研究最终要服务于人类健康，促进分子医学和基础医学的发展。在基础医学和疾病机制研究中，蛋白质组学技术可以用来研究人体不同生长发育阶段、不同生理、病理条件下及不同细胞类型中基因表达的特点，通过这些研究可能找到直接与特定生理或病理状态相关的分子，为进一步设计作用于特定靶分子的药物奠定基础。

⑤ 其他方面的研究：不同生长发育阶段、不同生理、病理条件下不同细胞类型的基因表达是不一致的，因此对蛋白质表达的研究应该精确到细胞甚至亚细胞水平。激光捕获显微切割 LCM（laser capture microdissection）技术可以精确地从组织切片中取出研究者感兴趣的细胞类型。取出的细胞用于蛋白质样品的制备，结合抗体芯片或二维电泳 – 质谱的技术路线，可以对蛋白质的表达进行原位的高通量研究。因此蛋白质组学的研究内容还包括对细胞甚至亚细胞的研究。基于二维电泳可以将不同种类的蛋白质按照等电点和分子质量差异进行高分辨率的分离。

（2）蛋白质组学的研究意义　蛋白质组学研究的主要意义是研究生命现象和促进人类健康。基因组仅给出了人类及其他生物基因的数量，而没有给出基因的功能。蛋白质组研究可实现与基因组的对接与确认，解释重要生命活动包括细胞周期、细胞分化与发育、细胞凋亡、肿瘤发生发展、物种进化等的分子机制，直接揭示生命活动规律和本质。蛋白质组学还可以通过研究正常情况和非正常情况细胞蛋白表达的差异，阐明人类重大疾患（病原体等）致病的物质基础及发生发展的病理机制。另外，蛋白质组学可以根据蛋白质表达的差异及统计学的分析结果，寻找生物标志物，对疾病进行诊断，提出治疗方案，发现药物靶点，设计新药等。在此基础上，蛋白质组学研究将推动生命科学领域基础学科以及分析、信息等领域应用学科的发展。

二、蛋白质组学技术

蛋白质组学已形成以三大核心技术——双向凝胶电泳技术、质谱分析技术和生物信息学为支撑，以蛋白质芯片技术、差异凝胶电泳、同位素标记亲和标签、酵母双杂交系统、噬菌体展示技术、质谱显像技术等为补充的技术基础。

1. 双向凝胶电泳

双向凝胶电泳（two-dimensional electrophoresis，2-DE）是目前可将数千种蛋白质同时分离的主要方法，是基于蛋白质的等电点和相对分子质量不同而对蛋白质进行分离。双向凝胶电泳最早由 Smithies 和 Poulik 于 1956 年提出。1959 年 Raymond 发明了聚丙烯酰胺凝胶电泳（polyacrylamide gel electrophoresis，PAGE）。1969 年双向电泳的支持介质转向聚丙烯酰胺凝胶，即双向聚丙烯酰胺凝胶电泳（two-dimensional polyacrylamide gel electrophoresis，2D-PAGE）。1969 年，以蛋白质等电聚焦（isoelectric focusing，IEF）为第一向的双向凝胶电泳技术成功建立，即 IEF-PAGE。20 世纪 70 年代初，在第二向电泳中使用了十二烷基磺酸钠（SDS），从而奠定了现代凝胶电泳的基础，即 IEF-SDS-PAGE。1975 年，O'Farrell、Klose 和 Scheele 分别对双向凝胶电泳做了进一步的优化，建立了高分辨率的双向凝胶电泳。

（1）双向凝胶电泳的原理　双向凝胶电泳的原理是基于蛋白质的等电点和相对分子质量不同对蛋白质进行分离。其第一向是按照蛋白质的等电点不同而使用等电聚焦分离，第二向则按蛋白质的相对分子质量不同使用 SDS-PAGE 分离。经过双向分离后，复杂蛋白质混合物即在二维平面上分开（图 13-13）。

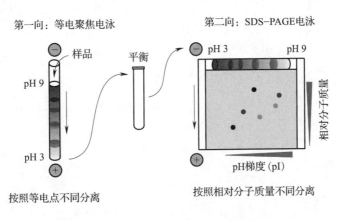

图 13-13　双向凝胶电泳的工作原理

第一向：等电聚焦（IEF），IEF 是指在高压电场作用下将蛋白质按不同的 pH 梯度分离至各自等电点，即根据蛋白质的等电点（Isoelectric point，pI）不同进行分离。蛋白质具有两性解离和等电点的特性，因此，将蛋白质样品加载至 pH 梯度介质上进行电泳时，会向着与其所带电荷相反的电极方向移动。当蛋白质位于低于其等电点的 pH 区域时，带正电荷，在电场中向负极移动；同样，当蛋白质位于高于其等电点的 pH 区域时，则带负电荷，在电场中会向正极移动。当蛋白质迁移至其等电点对应的 pH 位置时，其净电荷数为零，在电场中不再移动。根据各自不同的等电点，蛋白质最终被聚焦在一个很窄的 pH 梯度介质区域内。

第二向：SDS-PAGE，即十二烷基磺酸钠—聚丙烯酰胺凝胶电泳，是根据蛋白质相对分子质量不同进行分离。SDS 是一种很强的阴离子表面活性剂，在蛋白质样品中加入 SDS 和 β-巯基乙醇后，SDS 能够断裂分子内和分子间的氢键，破坏蛋白质分子的二级和三级结构；强还原剂 β-巯基乙醇可断裂半胱氨酸之间的二硫键，破坏蛋白质的四级结构，使蛋白质完全变性解聚成单链分子，从而消除不同种类蛋白质间原有分子构象的差异。解聚后的单链蛋白质在一定浓度的含有强还原剂的 SDS 溶液中，与 SDS 分子按比例结合（多肽和 SDS 的质量比为 1∶1.4），形成带负电荷的 SDS-蛋白质复合物，其所带的负电荷大大超过蛋白质分子原有的电荷量，从而消除不同种类蛋白质分子之间原本的电荷差异。因此，蛋白质在 SDS-PAGE 系统中的迁移率主要取决于蛋白质相对分子质量的大小，而与其原有电荷和构象无关。当蛋白质分子质量在 15~200ku 时，其电泳迁移率与分子质量的对数呈线性关系。

将在固相 pH 梯度（immobilized pH gradient，IPG）胶条中经过第一向分离的蛋白质转移到 SDS-PAGE 凝胶上，沿垂直的方向进行 SDS-PAGE 电泳，蛋白质就会按相对分子质量大小进行分离。样品经过基于电荷和质量的两次凝胶电泳后，即可在二维平面上分离蛋白质群，并得到各蛋白质点的等电点和相对分子质量信息。目前，2-DE 在蛋白质组学研究中得到了广泛的应用。近年来，经过多方改进，2-DE 已成为分辨率最高的分析复杂组分蛋白质的工具，也是研究蛋白质组的核心方法。它不仅能分离不同等电点和相对分子质量的蛋白质，还能分离相同分子质量的同分异构体及经过翻译后修饰的蛋白质。例如，蛋白质经过磷酸化后，电荷数量发生改变，磷酸化形式可以与未磷酸化的对应物分离开，在双向电泳胶上出现一串水平斑点，进而进行有效的分离。

（2）双向凝胶电泳的主要流程　双向凝胶电泳的主要技术流程包括：样品制备 – 等电聚焦 –SDS–PAGE– 染色 – 图像分析（图 13–14）。

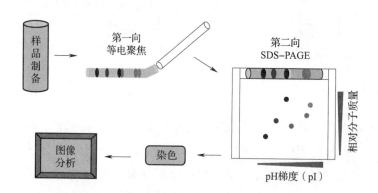

图 13–14　双向凝胶电泳的主要流程示意图

① 样品制备：

a. 样品制备的原则。蛋白质样品制备的基本步骤为样品预处理 – 破碎 – 沉淀 – 溶解。样品制备是双向电泳中最为关键的一步，这一步处理的好坏将直接影响 2-DE 结果，因此，需遵循几个基本的原则：样品制备过程中需减少对蛋白质的人为修饰；样品的来源不同，其裂解的缓冲液也各不相同，可以使用不同的试剂进行合理组合；尽可能地提高样品蛋白质的溶解度，以达到对样品蛋白质的最大抽提，减少蛋白质的损失；破坏蛋白质与其他生物大分子的相互作用，并使蛋白质处于完全变性状态；完全去除样品中的核酸，尽量去除起干扰作用的蛋白质，从而保证待研究蛋白质的可检测性。

b. 样品制备的注意事项。蛋白质样品的有效溶解是 2–DE 成功分离蛋白质的关键因素之一。样品溶解的目标是破坏样品中非共价结合的蛋白质复合物和聚集体，从而形成各个多肽的溶解液，否则，样品中结合牢固的蛋白质复合物可能使 2–DE 中出现新的蛋白质点。样品溶解的方法必须尽可能去除干扰 2–DE 分离的盐、脂类、多糖和核酸等物质，并且保证样品在电泳过程中始终保持溶解状态。

c. 样品的提取。在对蛋白质样品提取的过程中，必须考虑到去除影响蛋白质可溶性和 2–DE 重复性的物质，如核酸、脂、多糖等大分子及盐类小分子。大分子物质的存在会阻塞凝胶孔径，盐浓度过高会降低等电聚焦的电压，甚至会损坏 IPG 胶条，这样会造成 2–DE 的失败。样品制备的失败很难通过后续工作的完善或改进获得补偿。通过采用亚细胞分级、液相电泳和选择性沉淀等方法对蛋白质样品进行分级处理，可降低样品的复杂性并富集低丰度蛋白质。

d. 非蛋白质成分的去除。脂类杂质可与蛋白质形成复合物，影响其分子质量和等电点，降低其溶解性，可用丙酮将脂类沉淀。多糖会阻塞胶体，影响蛋白质沉淀、聚焦，可用三氯乙酸 TCA、硫酸铵或醋酸铵 / 甲苯 / 苯酚溶液沉淀，或采用超速离心和高 pH 溶液去除多糖。盐可使胶条导电能力增强，共聚焦不易发生，可通过透析、胶体过滤、沉淀或重新悬浮的方法去除盐类。离子去污剂如 SDS 会使蛋白质带负电而无法聚焦，可利用丙酮将其沉淀，或将含 SDS 的蛋白质溶于含两性或非离子去污剂如 3–［3–（胆酰胺丙基）二甲氨基］丙磺酸内盐 CHAPS、曲拉通 X–100（Triton X–100）、乙基苯基聚乙二醇 NP–40 等的缓冲液中并使 SDS 终浓度 <0.25%。固体杂质则可通过过滤的方法去除。核酸在电泳中会增加样品黏度，其与蛋白质形成复合物后会出现假象迁移和条纹，可采用适量纯的不含蛋白酶的核酸内切酶进行降解，或利用载体两性电解质同核酸结合形成复合物的能力，再通过超速离心去除复合物。

e. 特殊样品的制备。不能用常规方法分离的样品通常称为特殊样品，通常包括低丰度蛋白和强碱性蛋白质。低丰度蛋白的制备常用预分级加窄 pH 胶条的微制备技术进行分离。即将总蛋白质组分成蛋白质组亚群，再用 pH 梯度小于 2 个 pH 单位的 IPG 胶条进行窄 pH 范围的分离。强碱性蛋白质（如核糖体）的制备通常先将蛋白质预处理加以富集，再用特殊 pH 梯度的 IPG 胶条（如 pH 3 ~ 12、4 ~ 12 或 10 ~ 12）进行等电聚焦。

② 等电聚焦：等电聚焦是 2–DE 的第一向，是根据蛋白质的等电点不同进行分离。等电聚焦电泳就是在凝胶中加入两性电解质，从而构成从正极到负极 pH 逐渐增加的 pH 梯度，处在其中的蛋白质分子在电场的作用下运动，最后各自停留在其等电点的位置上，测出蛋白质分子聚焦位置的 pH，便可得到它的等电点（图 13–15）。

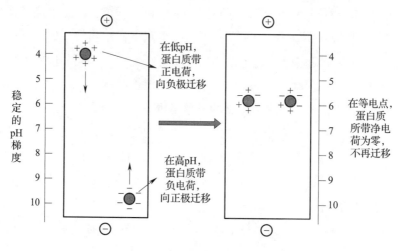

图 13-15　蛋白质等电聚焦原理

等电聚焦过程包括 IPG 胶条的水化和等电聚焦电泳。

IPG 胶条的水化：IPG 胶条是双向凝胶电泳中第一向分离的载体，用于蛋白质的等电聚焦分离。IPG 胶条 pH 梯度的形成依赖于一种不同 pK 的化合物，该化合物是丙烯酰胺的衍生物，在凝胶聚合过程中，能与聚丙烯酰胺共价结合，因此，IPG 胶的 pH 梯度是稳定的，不依赖于外加电场。目前商品化的 IPG 胶条有很多种类。根据长度的不同，IPG 胶条可以分为 7cm、11cm 和 17cm 胶条。根据 pH 分布不同，IPG 胶条可以分为线性和非线性胶条。根据 pH 梯度的不同，IPG 胶条可以分为宽 pH 梯度胶条（pH 3~11）及窄 pH 梯度胶条（pH 3~5，pH 4~7，pH 7~11 等）。宽 pH 梯度胶条适用于全部蛋白质的分离；窄 pH 梯度胶条可以提高分辨率，适用于低丰度蛋白及偏酸性或偏碱性蛋白质的分离。IPG 胶条的选择原则是先宽后窄，先线性后非线性，先短后长。具体依据预实验确定。由于商品化的 IPG 凝胶胶条都是脱水的干胶条，因此，在使用前需水化。水化的目的是使蛋白质样品能完全以可溶形式进入 IPG 胶条内。IPG 胶条的水化方法分为加样品水化和不加样品水化。加样品水化是指将适量的含有样品的水化液放入标准型胶条槽中水化。不加样品水化通常采用水化盘或标准型胶条槽，加入适量的水化液进行水化。

等电聚焦电泳：等电聚焦电泳在平板电泳系统中进行，通常采用梯度电压，主要包括胶条水化、低压除盐、高压聚焦和低压维持过程。等电聚焦电泳的最佳聚焦时间必须根据不同蛋白质样品、蛋白质上样量和胶条 pH 梯度范围及胶条长度等因素来优化确定。图 13-16 为 7cm 胶条的常用等电聚焦程序。

7cm胶条		
水化		主动水化　12h
除盐	250V	慢速　2h
除盐	500V	慢速　1h
除盐	1000V	快速　1h
升压	4000V	线性　3h
聚焦	4000V	快速　24000Vh
保持	500V	快速　短时

图 13-16　7cm 胶条的常用等电聚焦程序

③ SDS-PAGE：该步骤的原理与方法与普通 SDS-PAGE 类似，区别在于该垂直电泳系统中无需浓缩胶，因为在 IPG 胶条中蛋白质已得到浓缩，因此只需使用分离胶。等电聚焦后的 IPG 胶条在进行 SDS-PAGE 前需要先进行平衡，再把平衡好的 IPG 胶条转移到 SDS-PAGE 胶上进行电泳。平衡的主要目的是用含有 SDS 的第二向介质置换含有尿素的第一向介质，使待分离蛋白质与 SDS 完全结合，且蛋白质的巯基保持还原状态，避免发生重新氧化，以确保蛋白质在 SDS-PAGE 过程中能够正常迁移。聚焦后的蛋白质在 IEF 胶内处于等电点处，其净电荷为零，若未进行平衡过程而直接进行第二向的 SDS-PAGE，蛋白质则会因不带电荷而滞留在 IEF 胶中无法正常向第二向凝胶迁移。因此，双向电泳中的 SDS-PAGE 包括胶条平衡→胶条转移→ SDS-PAGE 三步。

胶条的平衡分为两步　第一步是加入含有还原剂二硫苏糖醇 DTT 的缓冲液，目的是使变性的非烷基化蛋白处于还原状态；第二步是加入含有碘乙酰胺的缓冲液，目的是使蛋白质巯基烷基化，防止其在电泳过程中重新氧化。

IPG 胶条转移有两种方式　一种方式是先将 IPG 胶条放到 SDS-PAGE 胶上，再加入熔化的琼脂糖溶液；另一种方式是先加入熔化的琼脂糖溶液，再将 IPG 胶条放到 SDS-PAGE 胶上。两种方法各有优缺点。前者图谱不易变形，但在两块胶之间容易产生小气泡；后者非常好地解决了胶之间的气泡问题，但琼脂糖容易凝固，插入 IPG 胶时会造成图谱变形。

SDS-PAGE 胶通常采用 12% 浓度的均一胶，也可采用 9% ~ 16% 的线性梯度胶。电泳过程中温度一般控制在 10 ~ 15℃。电泳条件一般采用先低电流（5mA/gel/17cm）或低电压，后高电流（20 ~ 30mA/gel/17cm）或高电压的方法。

④ 染色：2-DE 分离后的蛋白质需要染色才能进行质谱鉴定。凝胶上蛋白质的显示灵敏度主要取决于蛋白质染色方法。2-DE 胶蛋白质染色通常采用考马斯亮蓝染色、硝酸银染色及荧光染料等方法。对于蛋白质组学研究而言，蛋白质染色方法必须与质谱兼容，因而限制了包含戊二醛处理或氧化步骤的银染方法的应用。考马斯亮蓝和荧光染料法均与质谱兼容。

考马斯亮蓝染色（coomassie brilliant blue，CBB）：简称考染，是常用蛋白质染色方法之一，其原理是考马斯亮蓝 R250 可以和蛋白质结合，使蛋白质形成染色带。考马斯亮蓝染色灵敏度比较高，通常可以检测出 0.2 ~ 0.5μg 的蛋白质，最低可检出 0.1μg 蛋白质。近年来，在经典考马斯亮蓝染色的基础上又发展出了 Neuhoff 胶体考染法和热考马斯亮蓝染色方法。热考马斯亮蓝染色方法操作相对简单。胶体考染法则可以实现 PAGE 胶的无背景染色，其极限灵敏度为 8 ~ 10ng，但这种染液会对蛋白质进行修饰从而影响质谱分析的结果。

硝酸银染色（silver nitrate staining）：简称银染，也是目前常用蛋白质染色方法之一，其准确的染色机制还不是特别的清楚。大致的原理是银离子在碱性 pH 环境下被还原成金属银，沉淀在蛋白质的表面上而显色。银染的灵敏度较高，是考染的 50 ~ 100 倍，线性范围是 40 倍，可染出胶上含量低于 1ng 的蛋白质点。普通的银染因醛类的特异反应而与质谱不兼容。PlusOne 蛋白银染试剂盒是一种灵敏度高、使用方便的试剂盒。在敏化步骤中不加戊二醛，硝酸银溶液中也不加甲醛，虽然灵敏度有所降低，但更能与质谱分析兼容。

荧光染料（fluorescent dye）大多是含有苯环或杂环并带有共轭双键的化合物，主要包括共价结合和非共价结合的荧光团染料两类。后者最为常用，其典型代表是已经商品化的 SYPRO Red、Orange、Ruby 等荧光染料。荧光染料法灵敏度高，染色时间较短，与质谱兼容。

金属螯合染料是一类与现代蛋白质组学研究相兼容的、相对较新的蛋白质显色试剂，其设计专门与常用微量化学表征过程兼容。它们不包含戊二醛、甲醛或吐温 20 等，很容易和集成化蛋白质组学平台（包括自动化凝胶染色仪、图像分析工作站及蛋白质酶解工作站和质谱仪等）相结合。

负染（negative staining）：是用重金属盐（如磷钨酸钠、醋酸铀等）对铺展在载网上的样品进行染色，使整个载网都铺上一层重金属盐，而有凸出颗粒的地方则没有染料沉积，结果表现为胶面着色而蛋白质点透明。

⑤ 图像分析：2-DE 图谱斑点纷繁复杂，必须依靠以计算机为基础的图像分析软件进行斑点检测、背景消减、斑点配比和数据库构建等分析。常用的双向凝胶电泳分析软件包括 Melanie 3、Delia2D、PDQuest 和 ImageMaster 等。典型的分析流程包括：凝胶图像的扫描 → 图像加工 → 斑点检测和定量 → 凝胶配比 → 数据分析 → 数据呈递和解释 → 2-DE 数据库的建立。具体包括：采集图谱：利用电荷偶合 CCD 照相机或激光密度扫描仪对二维电泳图像数字化；图像加工：在图像灰度水平上进行图像加工；检测斑点：将有意义的斑点与背景分离，精确确定斑点的强度以及面积等，如控制斑点的最高峰、检测斑点的边缘及邻近等；图像分析比较（斑点配比）：严格意义上讲，2-DE 要达到 100% 的重复性是极其困难的，因此凝胶间蛋白质斑点的配比是一个挑战；生成参考图，建立 2-DE 数据库。

2. 质谱（mass spectrometry，MS）法

质谱法是指利用电场和磁场将运动的离子（包括带电荷的原子、分子或分子碎片、有分子离子、同位素离子、碎片离子、重排离子、多电荷离子、亚稳离子、负离子和离子–分子相互作用产生的离子）按它们的质荷比分离后进行检测的方法。质谱法是广泛应用于各个学科领域中通过制备、分离、检测气相离子来鉴定化合物的一种专门技术。在众多的分析测试方法中，质谱学方法被认为是一种同时具备高特异性和高灵敏度且得到了广泛应用的普适性方法。近年来，涌现出的较成功地应用于生物大分子质谱分析的软电离技术主要包括等离子体解吸、快原子轰击、电喷雾电离和基质辅助激光解吸电离技术。

等离子体解吸（plasma desorption，PD）的工作原理：采用放射性同位素的核裂变碎片作为初级粒轰击样品使其电离，样品以适当溶剂溶解后涂布于 $0.5 \sim 1\mu m$ 厚的铝或镍箔上，核裂变碎片从背面穿过金属箔，把大量能量传递给样品分子使其解吸电离。

快原子轰击（Fast-atom-bombardment，FAB）的工作原理：一束高能粒子，如氩、氙原子，射向存在于液态基质中的样品分子而得到样品离子，如此可得到提供分子质量信息的准分子离子峰和提供化合物结构信息的碎片峰。快原子轰击操作方便、灵敏度高、能在较长时间里获得稳定离子流。

电喷雾电离（electrospray ionization，ESI）的工作原理：在喷雾器顶端施加一个电场给微滴提供净电荷，在高电场下，液滴表面产生高的电应力，使表面被破坏产生微滴，荷电微滴中溶剂蒸发，微滴表面的离子"蒸发"到气相中，进入质谱仪。加热至 $200 \sim 250^{\circ}\text{C}$ 可降低微滴的表面能，使喷雾效率提高。

基质辅助激光解吸电离（matrix-assisted laser-desorption/ionization，MALDI）的工作原理：将样品分散在基质分子中并形成晶体，当用激光照射晶体时，基质从激光中吸收能量，样品解吸附，基质 – 样品之间发生电荷转移使得样品分子电离，电离的样品在电场作用下飞过真空飞行管，根据到达检测器的飞行时间不同而被检测，即通过离子的质量电荷之比（质荷比，m/z）与离子的飞行时间成正比来分析离子，并测得样品分子的相对分子质量。

上述 4 种软电离技术产生后也相继出现了几种质量分析器，如磁场分析器（sector）、四极杆滤波器（quadrupole，Q）、离子阱分析器（ion trap）、傅里叶变换离子回旋共振（FT-ion cyclotron resonance，FT-ICR）分析器、飞行时间分析器（time-of-flight，TOF）和静电场轨道阱（orbitrap）。其中，静电场轨道阱的发明与发展，催生了以静电场取代超导磁场的傅里叶变换质谱技术，其在获得超高分辨率质谱图的同时，大大降低了使用成本。软电离技术与质量分析器的结合使得生物质谱飞速发展，出现了四极杆质谱仪、离子阱质谱仪、傅里叶变换离子回旋共振质谱仪、飞行时间质谱仪、组合式静电场轨道阱等不同类型质谱，且被广泛应用于分析高极性、难挥发和热不稳定样品，成为现代科学的前沿热点之一。

（1）质谱技术的原理 质谱仪通常由三部分组成，离子源、质量分离器和检测器（图 13–17）。质谱法的原理是样品分子或原子在外部能量作用下电离（或电离后进一步分解生成各种离子），这些离子在质量分析器（通常是电场或磁场）作用下按照带电粒子的质荷比不同而分离排列，形成不同的图谱。也就是说，质谱技术将蛋白质变成气相的蛋白质离子，通过分析它的质荷比以鉴定蛋白质。由于在相同实验条件下每种化合物都有其确

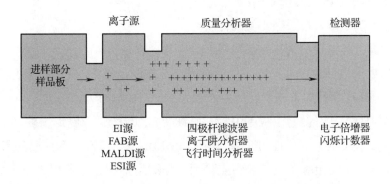

图 13–17 质谱仪结构示意

定的质谱图，因此，将所得谱图与已知谱图对照即可确定待测化合物。最常用的两种离子化方式是电喷雾电离技术和基质辅助激光解吸电离技术。

（2）基质辅助激光解吸电离飞行时间质谱　基质辅助激光解吸电离质谱（MALDI-MS）是 20 世纪 80 年代末迅速发展起来的质谱分析技术。由于 MALDI 质谱离子化产生的离子通常用飞行时间（time of flight，TOF）检测器检测，因此常与 TOF 一起称为基质辅助激光解吸电离飞行时间质谱，即 MALDI-TOF-MS。

① MALDI-TOF-MS 的工作原理：MALDI-TOF-MS 是近年来发展起来的一种新型的软电离生物质谱，仪器主要由两部分组成：基质辅助激光解吸电离离子源和飞行时间质量分析器。MALDI 的工作原理是用激光照射样品与基质形成的共结晶薄膜，基质从激光中吸收能量传递给生物分子，在电离过程中将质子转移到生物分子或从生物分子得到质子，从而使生物分子电离。TOF 的原理是离子在电场作用下加速飞过飞行管道，根据其到达检测器的飞行时间不同而被检测（即待测离子的飞行时间与离子的质荷比成正比）（图 13-18）。

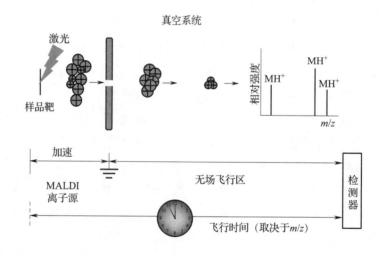

图 13-18　MALDI-TOF-MS 的工作原理

② MALDI-TOF-MS 的分析流程：

a. 将样品和基质溶液按适当比例混合。

b. 取数微升上述混合溶液，点在靶板上，使其自然结晶。

c. 将样品放进质谱仪（注：务必保证质谱仪工作的高真空状态），激光照射样品产生离子（注：MALDI 产生的离子基本上带一个电荷），见图 13-19。

③ MALDI-TOF-MS 的应用：MALDI-TOF-MS 技术的产生，使传统主要用于小分子物质研究的质谱技术发生了革命性的变革。由于 MALDI-TOF-MS 具有灵敏度高、准确度高、分辨率高、能够产生稳定分子离子等特点，因而是测定生物大分子相对分子质量的有效方法，目前已广泛运用于生物化学领域，尤其是在蛋白质、核酸的分析测试研究中取得了突

破性进展。此外，MALDI-MS 在药学、高分子化学、有机化学、金属有机化学等领域也显示出独特的潜力和应用前景。

（3）电喷雾质谱

① 电喷雾质谱（Electron Spray Ionization-Mass Spectrum，ESI-MS）的工作原理及离子气相化过程：ESI 的工作原理是样品溶液从具有雾化气套管的毛细管端流出时在电场和雾化气（通常是氮气）的吹带作用下喷成无数的带电微液滴，在一定加热温度下，液滴中的溶剂被快速蒸发，液滴直径不断变小，表面电荷密度不断增大，最终溶剂和样品离子从液滴中被排挤出，样品离子进入分析器被检测（图 13-20）。

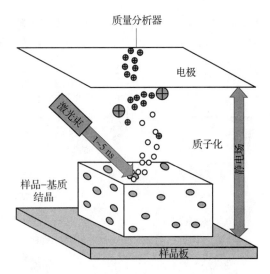

图 13-19　MALDI-TOF-MS 的分析流程

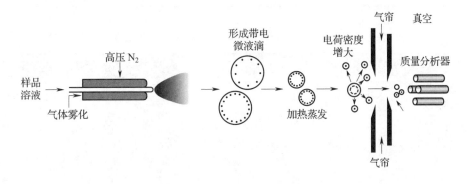

图 13-20　ESI-MS 的工作原理示意图

ESI 产生单电荷或多电荷的样品离子与样品分子中的酸性和碱性基团数量有关。通常，小分子样品得到带单电荷的准分子离子，大分子样品则得到多种多电荷离子。ESI 将溶液中的离子转化为气相离子时包括三个步骤：① 喷雾毛细管尖端产生带电雾滴；② 通过溶剂蒸发和雾滴分裂使带电雾滴变小，该过程反复进行，直到生成很小的带电雾滴；③ 由很小带电雾滴产生气相离子。

② ESI-MS 的特点及应用：由于 ESI-MS 对于高分子化合物的测定可以产生多电荷峰。因此，与传统的质谱相比扩大了检测的分子质量范围，同时提高了仪器的灵敏度，在 pmol 级水平或更少的样品检测中，当分辨率为 1000 时可达到 0.005% 的精度。

同时，ESI 作为一种软电离方式，在一定的电压下不会使样品分子产生碎片，因此，对于小分子的样品而言，ESI 谱图可确定样品成分的种类。但对于大分子的蛋白质来说，由于要形成非常复杂的多电荷峰，因此，ESI-MS 分析大分子混合物较为困难，一般只用于分析较纯的大分子化合物。此外，ESI 可以将处于液相的蛋白质离子化，因此，常与高效液相分离技术和电泳分离技术偶联，用于分离较为复杂的混合物，如此扩大了质谱在生物领域的应用。表 13-4、表 13-5 分别对 ESI 与 MALDI，ESI-MS 与 MALDI-MS 进行了比较。

表 13-4　ESI 与 MALDI 比较

	ESI	MALDI
分析器	四级杆、离子阱分析器	飞行时间分析器（TOF）
电离方法	软电离	软电离
灵敏度	pmol ~ fmol	pmol ~ fmol
分子质量范围	≤ 100000u	≥ 300000u
样品纯度	要求高	要求低
肽序列分析	功能强	功能弱
进样方式	液体	固体
对修饰蛋白	功能强	功能弱
规模速度	能力强	能力弱

表 13-5　ESI-MS 与 MALDI-MS 特点和功能比较

	ESI-MS	MALDI-MS
理论质量检测范围（实际检测范围）	约为 200×10^3（70×10^3）	大于 300×10^3（150×10^3）
检测样品	肽和蛋白质、多糖、核酸、其他带电的小分子	肽和蛋白质、多糖、核酸、组成复杂的生物样品、其他带电的小分子
优点	能与 HPLC、CZE 联用；能形成多价离子，可更为准确地测定相对分子质量；质量分辨率为 2000 以上；可以直接从水相观察非共价复合物；敏感度为 fmol ~ pmol；质量测定精确度为 ±0.01%	能够耐受高盐；具有较高的质量检测上限；能分析混合物；敏感度为 fmol；可发展为蛋白质及核酸测序手段
缺陷	在分析混合物时，多价离子形成会使结果分析、比较困难；仅在低盐（<1mmol/L）条件下给出号；样品组成过于复杂时可能不产生信号理想信号	质量分辨率 <500；质量测定精确度为 ±0.1% ~ ±0.01%；不能与液相色谱联用

3. 其他技术

（1）蛋白质芯片　蛋白质芯片（protein chips）是将高度密集排列的蛋白质分子作为探针点阵固定在固相支持物上，当与待测蛋白质样品反应时，可捕获样品中的靶蛋白，再经检测系统对靶蛋白进行定性和定量分析的一种技术。固定在芯片上的蛋白质可以是抗原、抗体、小肽、受体和配体、蛋白质—DNA 和蛋白质—RNA 复合物等。抗体芯片是蛋白质芯片的主要类型，是蛋白质芯片研究中进展速度较快的一个分支。其主要检测方法有双抗体夹心法和样品标记法。

① 蛋白质芯片技术的研究内容与应用：蛋白芯片技术的出现给蛋白质组学研究带来了新的思路。蛋白质组学研究的其中一个主要内容就是研究在不同生理状态下蛋白质水平的量变，因此，微型化、集成化、高通量化的抗体芯片是蛋白质芯片中发展最快的。这些抗体芯片目前已经在向临床应用发展，如肿瘤标志物抗体芯片等，还有很多已经应用于生命科学的各个领域。

② 蛋白质芯片技术的操作流程：蛋白质芯片（以夹心抗体芯片为例）的操作流程主要包括：捕获抗体使其排列于膜或玻片上；加入蛋白质样品孵育；加入目标蛋白的生物素标记抗体；加入辣根过氧化酶 HRP– 链霉亲和素或荧光素 – 链霉亲和素孵育；信号检测；数据收集与分析（图 13-21）。

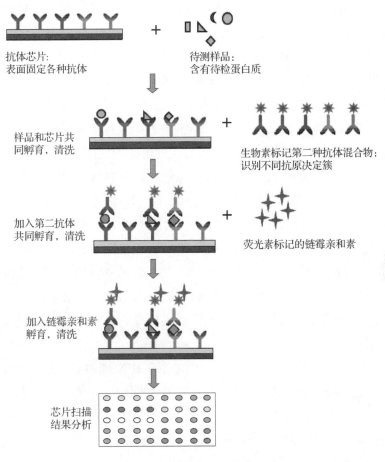

图 13-21　夹心抗体芯片的操作流程

③ 蛋白质芯片技术的特点：蛋白质芯片技术是近年来在基因芯片基础上发展起来的一项尖端技术，较之传统分析方法有以下优点：高通量检测，可以快速分析成千上万种蛋白质间的相互作用，并提供大量数据；信噪比和灵敏度高；需要样品量少，可以检测出蛋白质样品中微量蛋白质的存在，检测水平已达 ng 级。

（2）差异凝胶电泳　差异凝胶电泳（difference gel electrophoresis，DIGE）技术最早在 1997 年由 Unlu 等提出，后来 Amresham 公司成为此技术的主要推动者。2002 年，Gharbis 等巧妙地将所有实验组的样品等量混合为内标用在每块胶上。在此基础上，Amerhsma 公司将内标作为 DIGE 实验设计的核心原则之一，使 DIGE 发展趋于成熟。

双向差异凝胶电泳技术（two-dimensional difference gel electrophoresis，2D-DIGE）是建立在双向凝胶电泳技术基础上的荧光标记的定量蛋白质组学技术，能够在同一块双向电泳胶中分离多于一种样品。2D-DIGE 比经典的 2-DE 具有更高的动力学范围和灵敏性，可利用电荷和分子质量的差异分离蛋白质混合物，并通过多通道激光扫描分析不同蛋白质的第二向 SDS-PAGE 凝胶图像。由于差异凝胶电泳技术可在同一块胶中进行两个蛋白质样品差异的检测与定量，从而避免了传统双向电泳技术胶与胶之间重复性差的缺陷，因而在生命科学的各个领域得到了广泛的应用。

① DIGE 的荧光标记：DIGE 是以在双向电泳前先对蛋白质样品进行荧光标记为基础的。荧光染料标记的方法有两种：最小标记法和饱和标记法，其中最小标记法较为常用。

最小标记法有 3 种用来标记的荧光染料，Cy2、Cy3 和 Cy5，均来源于 N- 羟基琥珀酰亚胺的衍生物，结构相似，可与赖氨酸残基侧链的 $\varepsilon-$ 氨基基团发生亲核取代反应，形成氨基化合物，所带正电荷与赖氨酸残基上被取代的电荷相匹配。3 种染料的分子质量是相匹配的，使被标记蛋白增加大约 0.5ku。最小标记法中染料与蛋白质的最佳标记比例为每 50μg 蛋白质样品采用 400pmol 荧光染料进行标记。

饱和标记法有两种用来标记的荧光染料，它们都具有顺丁烯二酰亚胺反应基团，可与蛋白质中半胱氨酸残基的硫醇基形成硫醚键，从而进行标记。饱和标记法将对蛋白质样品中所有可用的半胱氨酸残基进行标记，因此，需要的染料较多，被标记蛋白质样品的比例也很高。两种染料的分子质量同样是相匹配的，使被标记蛋白质增加大约 0.677ku。该方法敏感度高，仅需 5μg 蛋白质样品，因此，对于比较珍贵的实验样品（人类的器官、组织等）更具优势。

② DIGE 的工作原理和主要操作流程：DIGE 的工作原理和主要操作流程与 2-DE 技术相似，将两个蛋白质样品分别用 Cy3 和 Cy5 荧光染料标记，再将两个样品取等量混合后用 Cy2 染料标记作为内标，然后将 3 个已标记样品混合后进行第一向等电聚焦、胶条平衡和第二向 SDS-PAGE 等操作，最后采用 DeCyder 差异分析软件进行分析（图 13-22）。

③ DIGE 的特点与应用

特点：a. 由于荧光染料的敏感性及线性，差异凝胶电泳技术与其他标准的染色技术相比具有更加精确的定量能力；b. 差异凝胶电泳技术不需进行电泳后的固定或脱色过程，可减少低相对分子质量蛋白质的损失；c. 可在同一块胶中比较两个不同的蛋白质样品，消除胶与胶之间重复性差的影响，使得蛋白质点荧光强度的差异是来源于生物学变化而非实验误差，大大增加了研究的可信度。

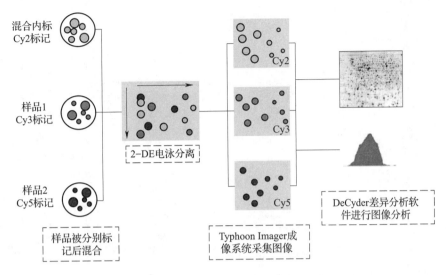

图 13-22　DIGE 的主要流程

应用：DIGE 是对 2-DE 在技术上的改进，可用来检测蛋白质在两种样品中的表达情况。对两种样品中的蛋白质采用不同的荧光染料标记后混合，进行 2-DE 和荧光显微观察，如果同一个斑点显示两种荧光，说明一种蛋白质同时在两个样品中表达，然后根据不同荧光的强弱确定蛋白质在不同样品中表达量的高低。如果一个斑点只显示一种荧光，说明该蛋白质只在相应的样品中表达。由于在同一胶内分离，避免了 2 次电泳时操作上的不平衡性，消除了胶与胶之间的差异，可准确反映出样品组和对照组之间蛋白质的差异表达情况。

（3）同位素标记亲和标签技术　同位素标记亲和标签（isotope coded affinity tagging，ICAT）技术也是目前蛋白质组研究技术中的核心技术，主要用于研究蛋白质表达差异。

① ICAT 标记试剂：同位素亲和标记的试剂是一种人工合成的有机分子，其一端为亲和标签作用的生物素部分，用于亲和层析纯化被 ICAT 试剂修饰的多肽，中间部分为连接单元，可以引入 8 个氢原子或 8 个氘原子，另一端为碘乙酰胺亚胺结构，该结构能与巯基发生反应，即可与含有半胱氨酸的多肽进行偶联。根据引入 8 个氢原子或 8 个氘原子的不同，ICAT 试剂分为轻型和重型，它们分子质量相差 8u。

② ICAT 技术的工作原理：用具有不同质量的同位素亲和标签标记处于不同状态下的细胞中的半胱氨酸，利用串联质谱技术，对混合的样品进行质谱分析；来自两个样品中的同一类蛋白质会形成易于辨识比较的两个峰形，便于非常准确地比较出两份样品的蛋白质表达水平的不同（图 13-23）。

③ ICAT 的工作流程：采用 ICAT 进行蛋白质组学差异比较分析时，其工作流程包括 a. 标记。破碎细胞，提取蛋白质，分别加入两种 ICAT 试剂与总蛋白反应；b. 酶解。将两种样品等量混合，然后用 N-（对甲苯磺酰基）-L- 苯丙氨酰甲基氯酮 TPCK- 胰蛋白酶水解；c. 纯化和富集。先用强阳离子交换色谱分离水解后的肽混合物，再通过一个生物素亲和

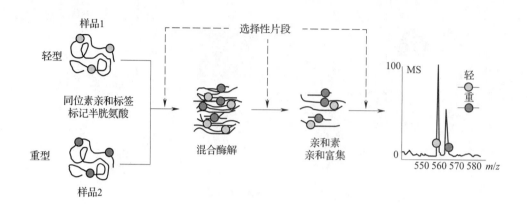

图 13-23　ICAT 的工作原理

层析柱分离，使含有 Cys 的多肽被 ICAT 试剂修饰而吸附在亲和柱上，其他多肽则在柱上无保留从而与含有 Cys 的多肽分离；d. 洗脱。亲和柱上吸附的多肽用甲醇溶液洗脱；e. 分析。采用 MALDI-TOF 或液相色谱－质谱联用技术（LC-MS/MS）进行分析。不同来源的同种多肽会成对并相邻地出现在质谱图上，分子质量相差 8u（若肽段带两个电荷时相差 4u）。

④ ICAT 技术的特点：ICAT 技术具有广泛的兼容性，主要表现在：a. 能够兼容分析体液、细胞和组织中绝大部分蛋白质；b. 烷基化反应即使在有盐、去垢剂及稳定剂存在下都可以进行；c. 只需分析 Cys 残基的肽段，降低了分析的复杂性；d. ICAT 允许任何类型的免疫、物理分离方法，能很好地定量分析微量蛋白质。

但 ICAT 方法也存在如下缺点：a. 蛋白质序列中必须含有半胱氨酸，因此，那些功能很重要但不含半胱氨酸的蛋白质将会被遗失；b. 标签片段由于接头的加入使得标签离子在 CAD 条件下 MS/MS 图谱更加复杂，从而增大解谱难度；c. 轻型片段在新型试剂条件下不一定和重型片段产生一样多的碎片离子。

（4）同重同位素标签技术　稳定同位素标记技术是蛋白质组学相对定量的经典策略，常见方法有基于代谢标记的细胞培养条件下稳定同位素标记 SILAC、基于酶解标记的 ^{18}O 标记和基于化学标记的同位素亲和标签 ICAT 等，这些方法通过一级母离子提取峰面积实现定量比较。但是这些定量技术标记通量低、动态范围窄、灵敏度不高，因此近年来，以 TMT 和 iTRAQ 为代表的基于同重同位素标记的二级定量方法使用越来越广泛。以 TMT/iTRAQ 为代表的同重同位素标签是目前使用最广泛的质谱定量分析技术，主要用于蛋白质的大规模相对定量和差异比较。

① TMT/iTRAQ 标记试剂：同重同位素标签试剂也是一种人工合成的有机分子，由报告基团、平衡基团和反应基团三部分组成。其中反应基团与蛋白质或肽段的氨基反应（N 端和赖氨酸 K），发生偶联；报告基团带有稳定同位素 ^{13}C 和（或）^{15}N，在二级碎裂时与平衡基团之间的共价键断开，生成报告离子，不同标签之间报告离子分子质量相差 1u；平衡基

团连接报告基团和反应基团，同样带有稳定同位素 ^{13}C 和（或）^{15}N 以补偿报告基团的分子质量，如报告基团带有一个 ^{13}C 时，平衡基团则只带有 ^{12}C，而报告基团只带有 ^{12}C 时，平衡基团则带有一个 ^{13}C，从而使标签的整体分子质量保持不变。

② TMT/iTRAQ 技术的工作原理：同重同位素标签容量达四重以上，即可以实现至少四组样本的同时定量。标签之间的精确分子质量完全相同，因此，标记后来自不同样本的同一蛋白质分子质量完全相同，混合后在一级谱图中形成一个质谱峰。但在二级分析时，不同标签会碎裂出分子质量在 110～130u、质量差 1u 的报告离子，通过比较报告离子的强度差异，即可获得几组样本之间同一蛋白质表达量的精确变化。同时，不影响高分子质量端 b/y 碎片的生成和检测，蛋白质鉴定的同时即实现定量。

③ TMT/iTRAQ 技术工作流程：利用 TMT/iTRAQ 技术进行定量蛋白质组学分析，比较不同组间蛋白质表达差异时，可以在组织、细胞、血浆等样本中提取蛋白质并酶切成肽段后，分别加入两种或多种 TMT/iTRAQ 标签试剂与样本反应。标记完成后，将需要比较的样本等量混合，直接使用 LC–MS/MS 进行在线分析，或先用强阳离子交换、高 pH 反相等色谱方法将样本预分离成若干组分后，再依次使用 LC–MS/MS 进行分析。不同来源的同种多肽在一级谱图中分子质量没有差异，叠加成一个质谱峰，但在二级谱图中分别生成分子质量相差 1u 的一簇报告离子峰。整体工作流程见图 13-24。

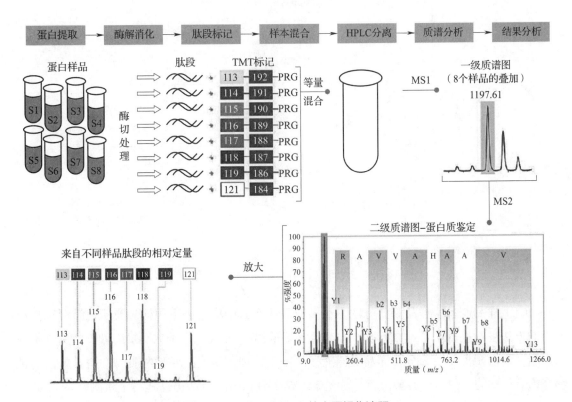

图 13-24 TMT/iTRAQ 的主要操作流程

④ TMT/iTRAQ 技术的特点：利用同重同位素标签标记肽段，在一级质谱中不同样本的肽段分子质量没有区分，相互叠加，提高了灵敏度；二级碎裂获得分子质量不同的报告离子，在 b/y 离子定性的同时，通过报告离子之间的强度差异实现定量，提高了动态范围。

（5）质谱显像技术　质谱显像（mass spectrometry imaging，MSI）技术是利用基质辅助激光解吸电离质谱直接确定新鲜冷冻组织切片中的多肽和蛋白质的新技术，因此，也被称为原位蛋白质组学。MSI 技术可以在组织的任意位置检出 400 个以上的蛋白信号，既具有质谱设备的高敏感性，又具有同时检测混合物中多种成分的能力，因此具有一定的发展潜力和应用前景。

三、蛋白质组学研究策略及分析

依赖于强大的蛋白质组学研究技术，蛋白质组学在生命科学领域被越来越广泛地应用于蛋白质结构、定位、修饰、蛋白质相互作用及功能等研究。基于双向电泳的蛋白质组研究策略及技术路线总结如下（图 13-25）。

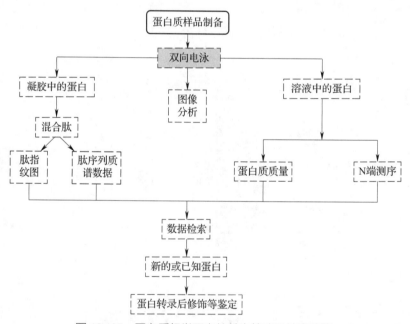

图 13-25　蛋白质组学研究的基本策略及技术路线

（1）样品制备　样品制备方法多种多样，在实验中应根据不同样品及研究需要选择适当的方法进行提取。基本原则是：样品保存要低温（-80℃），避免反复冻融；细胞裂解应适当；蛋白酶抑制要充分；样品缓冲液盐浓度要合理，不能改变蛋白质 pI，防止蛋白质被修饰。得到的蛋白质样品采用考马斯亮蓝法或 2-D Quant Kit 等方法进行定量测定。

（2）双向电泳及图像分析　双向凝胶电泳包括第一向 IEF 电泳和第二向 SDS-PAGE。

两向电泳均需借助一定的电泳仪器进行。Amersham Biosciences 公司、Bio Rad 公司及其他生物仪器公司均有商品化的双向凝胶电泳装置在售。不同的装置对胶条的规格有不同要求且分辨率也有较大差异，需根据实验目的选择电泳装置。电泳后的凝胶根据研究需要选择不同的染色方法进行染色。染色后的凝胶图像需采用 2-DE 图像分析软件如 Image Master 2-DE 和 2D Database 等对 2-DE 凝胶上的信息进行捕获、存储、评估及描述。

（3）质谱鉴定及数据库检索　图像分析后需要对胶上蛋白质进行质谱鉴定，具体包括胶上蛋白质切点、酶解、质谱鉴定及数据库检索。

①切点：包括自动切点和手动切点。可以采用 Ettan 切点机（ettan spot picker）从染色或已脱色的胶上自动切取选择蛋白质点，也可以用手术刀进行手动切点。切取的点转移到微孔板中。

②酶解：切取的凝胶块在酶解仪中自动酶解，上清中的肽片断和 MALDI 基质混合，利用点样机点在 MALDI 载片上。点处理过程既可以在集成的 Ettan 点处理工作站中自动进行，也可以通过在各个仪器之间手动转移凝胶和微孔板的半自动方式来进行，还可以采用全手动操作进行酶解。

③质谱鉴定及数据库检索：在 MALDI-TOF 质谱中，激光打在肽-基质点上，导致肽片段的电离。精确测定到肽片段质量后，通过数据库查询可以鉴定蛋白质。获得的混合多肽质量数通过 Mascot 搜索引擎检索 NCBInr 数据库，通过设定搜索参数进行肽段匹配和蛋白质鉴定（图 13-26）。Ettan MALDI-TOF 使用先进的平方反射电场（Z2reflectron），通过肽质量指纹图可自动进行蛋白质鉴定。也可以采用美国 PE 公司的 prOTOf™ 2000System（MALDI-TOF-MS）及其软件进行分析。

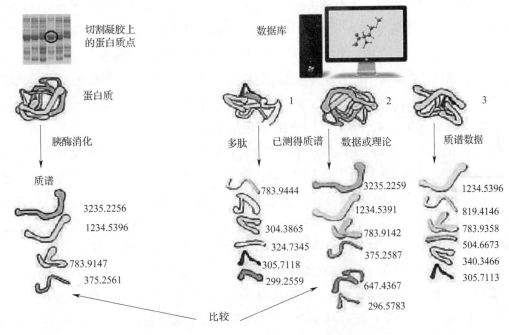

图 13-26　MALDI-TOF 检测的多肽指纹图谱分析

（4）蛋白质鉴定及数据分析　上述分析得到的蛋白质可以通过 Western blot 或酶联免疫吸附测定等方法进行进一步的验证，排除阳性，确定蛋白质真伪。在此基础上，对数据进行整合分析，可以从 RNA 水平进行溯源，也可以在动物或人体水平进行相应的功能验证。

四、蛋白质组学发展方向与应用展望

人类蛋白质组学计划是 21 世纪第一个大规模的国际性科技合作工程，旨在破译人类生命奥秘的"天书"，揭示生命活动的本质，是生命科学进入后基因组时代的里程碑。国际人类蛋白质组组织（Human Proteome Organization，HUPO）的成立拉开了人类蛋白质组学计划的帷幕。人类蛋白组学计划旨在揭示疾病的发生发展机制，寻找疾病预防和诊治的分子标志物和药物靶标，其顺利实施依赖于强大的、高通量的蛋白质组学分析技术。目前，蛋白质组研究技术的发展日新月异，高精度的质谱技术、大规模抗体制备技术和生物信息学技术将成为蛋白质组研究的核心支撑技术，全基因组编码的所有蛋白质相互作用研究也已成为一个新兴的前沿领域。

1. 发展方向

（1）在基础研究方面　近年来，蛋白质组学研究技术已被广泛应用到生命科学的各个领域，如细胞生物学、分子生物学和神经生物学等。在研究对象上，覆盖了原核微生物、真核微生物、植物和动物等范围。在研究内容上，涉及多种重要的生物学现象，如信号转导、细胞增殖与分化、蛋白质折叠与运输等。

（2）在应用研究方面　蛋白质组学研究已在医学领域中显示出广泛的应用前景，而且其技术及应用还在不断突破中。目前，蛋白质组学相关技术已经应用到肿瘤的早期诊断及肿瘤标志物的筛选。利用蛋白质组学研究，特别是定量蛋白质组学（quantitative proteomics），有助于人们更准确地了解生长、发育和代谢调控等生命活动的规律和严重疾病的发生机制，为人类疾病的诊断、防治和新药开发提供重要的理论基础。国际上许多大型药物公司已投入大量的人力和物力进行蛋白质组学方面的应用性研究。

在农业应用领域，蛋白质组学技术在食物营养成分的分析、营养物质代谢与调控及营养相关疾病的监测等方面取得了巨大的成绩。蛋白质组学技术在营养学领域的应用促进了营养蛋白质组学的诞生。有关专家表示，营养蛋白质组学的研究成果将有助于揭示营养素作用分子机制、发现分子生物标志物、探究个性化营养参考摄入量、解析营养与人类健康关系以及诊断与治疗营养相关疾病等。

（3）在技术发展方面　蛋白质组学的研究方法将出现多技术并存、且各有优劣的特点。除了发展新方法外，更强调各种方法间的整合和互补，以适应不同蛋白质的不同特征。

（4）在学科发展方面　蛋白质组学与其他学科的交叉也将日益显著，这种交叉是新技术新方法的活水之源，特别是蛋白质组学与其他大规模学科如基因组学、生物信息学等领域交叉，其所呈现出的系统生物学研究模式将成为未来生命科学最令人激动的新前沿。

2. 存在的问题

虽然蛋白质组学研究技术在近年有了很大的发展和提高，各种新技术层出不穷，但目前制约蛋白组学发展的最大问题仍是技术问题，主要包括微量蛋白质的检测、对大量获得初步鉴定的蛋白质在生物学上的确认等。

目前，蛋白质组学研究的发展趋势正在从静态研究向动态研究发展，从体外研究向体内研究发展，从大量数据相对简单的积累到有效整合发展，这些都还有很长的路要走。在营养学领域，蛋白质组学技术将从分子水平上寻找可特异性反映人体营养状况的生物学标志物，并对人体营养状况进行评价。另外还可以通过蛋白质组学方法分析食物中的抗营养因素、过敏物质及有毒物质等对健康不利的因素，对人体健康状况进行评价。蛋白质组学技术还将应用于保健品开发及个性化营养方案制定等方面，使个性化营养成为可能。

展望未来，蛋白质组学的研究领域将更加广泛。针对蛋白质组学和功能基因组学的重大科学问题，我们应当从关系国计民生的重大疾病出发，以人体和模式生物的重要器官、组织、细胞及体液等为材料，全面系统地开展蛋白质组学研究，完善高通量、规模化蛋白质挖掘与鉴定，完善蛋白质组学研究的科学体系，逐步实现对人类基因组学的全面注释及人类基因组学、转录组学和蛋白质组学数据的对接。据此发现重要的功能基因和蛋白质，并阐明其调控网络，揭示人类基因组序列的变异与人类多基因疾病和其他生物学性状关联的蛋白质组学基础，发展基于分子机制的疾病预防、诊断和治疗的新途径和新方法。

第五节　组学与个性化营养

并非所有的个体对食物的反应都是一致的。遗传学、生物化学、新陈代谢和微生物群的差异，戏剧化地导致了个体对营养、饮食习惯、进食时间和环境暴露等响应的不同。雀巢前 CEO Peter Brabeck Letmathe 在 *Nutrition for a Better Life* 一书中提出："个性化定制是营养领域的未来。" 2019 年 12 月 19 日，美国营养协会公开发表在 *Journal of the American College of Nutrition* 杂志的文章对个性化营养（personalized nutrition）进行了明确定义："a field that leverages human individuality to drive nutrition strategies that prevent, manage, and treat disease and optimize health. 即一个利用人类个性来制定营养策略，以预防、控制和治疗疾病以及优化健康的领域。"

盖伦早在约 1800 年前就提出了一个明确的概念："没有对身体的深刻认识就不会有明显的疗效（No cause can be efficient without an aptitude of the body）。"人类营养组学（human nutriomics）是后基因组时代营养食品科学与组学交叉形成的一个新学科，主要从分子水平和人群水平研究膳食营养与基因的交互作用及其对人类健康的影响，进而建立基于个体基因组结构特征的膳食干预方法和营养保健措施，实现个体化营养。通常包括：① 基于蛋白质的人类营养基因组学（human nutritional genomics or human nutrigenomics）；② 基于代谢组分的人类营养代谢组学（human nutritional metabolomics）；③ 基于微生物的人类营养宏基因组学（human nutritional systems biology）；④ 基于系统的食物组学（foodomics）和系统生物学（systems biology）。

一、人类营养基因组学与个性化营养

营养基因组学（nutrigenomics 或 nutritional genomics）是研究营养素或膳食成分如何影响机体基因转录、翻译表达及代谢机制的科学。2002 年初，第一届国际营养基因组学会议在荷兰召开，会上明确了基因因素已成为营养学研究中不可忽略的一个重要组成部分。营养基因组学主要研究营养素或膳食成分在特定时间对机体细胞、组织或器官的转录组、蛋白质组和代谢组的影响，通过研究膳食营养与基因的交互作用，确认个体对营养素的反应，建立基于个体基因组结构特征的膳食干预方法和营养保健措施，提出更具个性化的营养政策，使营养学研究成果能更有效地应用于疾病的预防，促进人类健康。

食物引起遗传信息表达的改变以及基因型差异造成的不同代谢谱是营养基因组学的中心理论，这种理论能够真实地反映膳食和健康之间的重要联系。医学之父希波克拉底的著名格言"食物就是你的药，药就是你的食物（Let food be your medicine and medicine be your food）"，几乎完全预言了由于过量摄入热量及某些营养物质而引起的慢性疾病［如肥胖、代谢综合征、2 型糖尿病（T2DM）、心血管疾病（CVD）等］发病率增高。现代营养学认为，通过平衡、合理的膳食规划，慢性疾病是可以预防的，或者至少是可以缓解的。同时，对不同人群营养基因组学的比较学研究也可为全球的营养不良状况和相关疾病的更深入研究提供有价值的信息。

作为人体基因组学的分支之一，人类营养基因组学的发展方向主要是与人类营养相关的功能基因组学。目前认为，营养基因组学研究有可能在以下方面对传统营养学产生重要影响。

① 进一步揭示单一营养素失衡对整个机体系统的影响：采用基因组学技术，可以检测该营养素失衡前后机体各细胞或组织的基因表达谱差异，确认营养失衡的作用靶器官或组织，乃至明确的分子机制或分子通路。

② 探索发现评价人体单一营养素营养状况的新生物标志物：现有的营养需要量均非根据基因表达而确定，仅有极少数是依据生化指标。借助功能基因组学技术，可通过基于 DNA、RNA 到蛋白质等不同层次的研究，寻找并发现适宜的可作为评价营养素状况的分子标志物，进而更准确合理地确定营养素需要量，从而彻底改变传统的基于剂量 – 效应的营

养素需要量研究模式。

③ 进一步阐明多种营养素之间或营养素与激素之间的交互影响：人体基因组表达谱的变化可以研究能量限制、微量营养素缺乏、糖代谢失衡和脂质代谢失衡等问题。

④ 使个性化营养成为可能：目前的营养素需要量均是针对群体而言，而未能考虑个体之间的基因差异。未来有希望应用基因组学技术阐明与营养有关的单核苷酸多态性（SNPs），通过基因型鉴定，确定个体的营养需要量，使个体营养成为可能。

1. 转录组学

人类基因组包含有 30 亿个碱基对，其中大约只有 5 万个基因转录成 mRNA 分子，转录后的 mRNA 能被翻译生成蛋白质的也只占整个转录组的 40% 左右。通常，同一种组织表达几乎相同的一套基因以区别于其他组织，如：脑组织或心肌组织等分别只表达全部基因中不同的 30% 而显示出组织特异性。

以 DNA 为模板合成 RNA 的转录过程是基因表达的第一步，也是基因表达调控的关键环节。与基因组不同的是，转录组（transcriptome）的定义中包含了时间和空间的限定。同一细胞在不同的生长时期及生长环境下，其基因表达情况是不完全相同的。转录组学是一门在整体水平上研究细胞中基因转录情况及转录调控规律的学科。简而言之，转录组学是从 RNA 水平研究基因表达的情况。与人类营养相关的转录组学研究领域主要包括：① 营养素营养评价或代谢调控新差异基因的发掘；② 营养性疾病靶基因的转录水平研究；③ 人体慢性代谢性疾病靶基因的转录水平研究；④ 基于 microRNA 调控代谢性疾病或癌症靶基因的防治策略研究；⑤ 非编码区域功能研究：non-coding RNA 研究、microRNA 前体研究等；⑥ 转录本结构研究，包括 UTR 鉴定、融合基因鉴定、intron 边界鉴定和可变剪切等。

转录组谱可以提供特定条件下某些基因表达的信息，并据此推断相应未知基因的功能，揭示特定调节基因的作用机制。通过这种基于基因表达谱的分子标签，不仅可以辨别细胞的表型归属，还可以用于疾病的诊断。目前用于转录组数据获取和分析的方法主要有基于核酸杂交的芯片技术（包括 cDNA 芯片和寡聚核苷酸芯片）和基于核酸测序的基因表达系列分析技术（serial analysis of gene expression，SAGE）与高通量测序技术（high-throughput sequencing）。RNA-seq 即转录组测序技术，是用高通量测序技术对所有转录本（mRNA、microRNA 和非编码 RNA 等）进行序列分析，从而反映出它们表达水平的一种技术。

目前，人类营养学领域有关转录组学的研究，多见于硒蛋白基因组、锌营养状况评价新指标和 microRNA 调控营养素相关遗传或代谢性疾病靶基因等。

2. 蛋白质组学

蛋白质是生理功能的执行者，是生命现象的直接体现者。蛋白质复杂的翻译后修饰、蛋白质的亚细胞定位或迁移、蛋白质 - 蛋白质相互作用等几乎无法从 mRNA 水平来判断。mRNA 经翻译产生蛋白质，不同细胞在不同生理或病理状态下所表达的蛋白质的种类不尽相同。

蛋白质组（proteome）是指一个细胞、组织或生物体表达的所有蛋白质。与传统的蛋白质研究注重单一蛋白质不同，蛋白质组学更侧重于研究在特定生理或病理状态下表达的所有蛋白质的种类和特征及其与周围环境（分子）的关系，包括蛋白质的表达水平、翻译后修饰、蛋白质与蛋白质相互作用等，由此获得蛋白质水平上的关于疾病发生、细胞代谢等过程的整体而全面的认识。

营养蛋白质组学（nutriproteomics）是指利用蛋白质组学方法，研究营养素、膳食或食物活性成分对机体蛋白质表达的影响及对蛋白质翻译后的修饰作用。营养蛋白质组学研究的主要内容包括：① 营养相关疾病的生物标志物研究：生物标志物在疾病的诊断、分级、预后及治疗监测过程中常被作为诊断指标进行定量测定。应用比较蛋白质组学技术研究营养相关疾病的特异性蛋白分子标志物，可为这些疾病的早期诊断和干预治疗提供新的技术手段。② 营养素作用机制研究：通过构建差异蛋白质表达谱，检测营养素补充前后蛋白质表达的改变，有助于阐明营养素的分子作用机制。③ 营养生物信息学研究：即应用生物信息学的技术手段对营养蛋白质组等营养组学产生的"海量"数据进行收集、加工、储存、分析和解析。④ 营养素营养状况评价或代谢调控新差异蛋白的发掘：即利用蛋白质组学技术，寻找不同营养状态或不同生理状态下差异表达的特征蛋白质，对其结构加以鉴定，对其功能予以明确。⑤ 营养性疾病靶基因的翻译水平研究。⑥ 人体慢性代谢性疾病靶基因的翻译水平研究。⑦ 肿瘤特征性营养代谢通路中酶组学的翻译水平研究。

营养蛋白质组研究的意义在于：① 寻找营养素功效及安全性评价的生物标志物，全面了解营养素的作用机制。② 从分子水平上发现可特异、灵敏反映人体营养状况及评价营养干预效果的生物标志物。③ 发现营养相关疾病新的蛋白质分子标志物，作为营养干预或治疗的诊断工具或分子靶标。④ 分析膳食蛋白质的组成及特点，有助于制订个性化营养素需要量及设计个性化食谱。⑤ 丰富人们对某些营养素或营养制剂作用的认识，进而有利于设计和开发新功能食品。⑥ 为鉴定食品基质中的蛋白质、研究原料食品和加工食品中蛋白质与蛋白质之间及蛋白质与其他食品组分中的相互作用提供了一个新的技术手段。

目前用于蛋白质组数据获取和分析的方法主要有基于双向凝胶电泳的蛋白质分离技术、基于质谱分析的蛋白质结构分析和基于反义寡核苷酸和基因敲除的功能鉴定。由于氨基酸残基种类远多于核苷酸残基（20/4），且蛋白质存在复杂的翻译后修饰，如甲基化、生物素化、磷酸化和糖基化等，蛋白质组学研究远比结构基因组学复杂，也比转录组学困难。

3. 营养素与人类表观遗传学、表观基因组学

表观遗传学（epigenetics）是研究不涉及 DNA 序列改变的基因表达和调控的可遗传修饰，即探索从基因演绎为表型的过程和机制的一门新兴的遗传学分支学科。表观遗传现象主要包括核酸甲基化、组蛋白共价修饰、染色质重塑、基因沉默和 RNA 编辑等调控机制。DNA 甲基化与染色质的压缩状态、DNA 的不可接近性，以及与基因沉默（gene silencing）状态相关；而 DNA 去甲基化、组蛋白的乙酰化和染色质去压缩状态，则与转录的启动、基因活化和行使功能有关。这意味着，不改变基因结构，而仅改变基因转录的微环境条件即可令其沉默，或使其激活。在全基因组水平上研究表观遗传修饰标志及其与基因表达相互关系的遗传分支学科称为表观基因组学。表观基因组学使人们对基因组的认识又增加了一个新视角：对基因组而言，不仅序列包含遗传信息，而且其修饰也可以记载遗传信息。

表观遗传现象的失调可改变表型和细胞功能，从而影响各种慢性疾病的发生和进展。而营养素与 DNA 甲基化、共价组蛋白修饰和非编码 RNA 之间的复杂相互作用与肥胖、血脂异常、T2DM、NAFLD、癌症和 CVD 等疾病有关（表 13-6）。如：高脂肪高糖饮食与控制食物摄入的神经肽基因的甲基化模式异常有关，由此诱发肥胖；低蛋白饮食通过破坏关键基因的组蛋白修饰诱导葡萄糖和脂质的改变；不同的微量营养素缺乏，如叶酸、维生素 A、维生素 B、钾、铁和硒等，与肿瘤抑制基因的高甲基化有关；维生素 D、钙、镁和铬匮乏可通过诱使参与葡萄糖稳态、胰岛素信号传导和炎症反应的基因的甲基化模式异常，增加 T2DM 的发生风险。

表 13-6　饮食摄入和表观遗传修饰之间相互作用的营养遗传学实例

膳食因子	表观遗传特征	修饰类型	潜在疾病风险
低蛋白	NR1H3 乙酰化	–	2 型糖尿病
铬缺乏	胰岛素信号基因甲基化	+	2 型糖尿病
硒缺乏	TLR2、ICAM1 甲基化	–	心脑血管疾病
维生素 B_{12} 缺乏	SREBF1、LDLR 甲基化	–	血脂异常
维生素 A 缺乏	GATA4 甲基化	+	脑血管疾病
高脂高糖	LEP 甲基化	+	肥胖
高脂肪	OPRM1、PENK 和 DAT 甲基化	–	肥胖
低蛋白	CYP7A1 乙酰化	–	血脂异常
胆碱和叶酸缺乏	miR-134、miR-409-3p、miR-410、miR-495 表达	+	非酒精性脂肪肝
胆碱和叶酸缺乏	miR-34a、miR-122、miR-181a、miR-192、miR-200b 表达	+	非酒精性脂肪肝
低叶酸、维生素 A、维生素 B_1、钾、铁	P16、P14 和 hMLH1 甲基化	+	癌症
硒缺乏	VHL 甲基化	+	癌症
维生素 D 缺乏	NFKBIA 甲基化	+	2 型糖尿病
钙缺乏	HSD11B1 甲基化	+	2 型糖尿病
镁缺乏	HSD11B2 甲基化	+	2 型糖尿病
高脂高糖	FASN 甲基化	–	肥胖，非酒精性脂肪肝
胆碱和叶酸缺乏	APOE、FOXA1 和 FOCA2 甲基化	+	非酒精性脂肪肝
低水果摄入量，叶酸缺乏	LINE-1 甲基化	–	癌症

许多表观遗传改变是可逆的。表观遗传标记的可逆性使得旨在逆转可能对预防和治疗人类慢性疾病有重大影响的表观遗传改变的特定营养干预方案设计（营养遗传学）成为可能。已有研究证实了某些营养素和生物活性成分影响健康的表观遗传机制（表13-7）。例如，地中海饮食的抗炎作用与促炎基因的高甲基化有关；苹果多酚和紫檀芪（白藜芦醇的衍生物）可通过调节脂肪代谢相关基因的甲基化状态预防饮食引起的肥胖；姜黄素通过调节DNA甲基化模式和关键基因组蛋白修饰保护肝损伤和心力衰竭。鉴于这一系列证据，有人提出，基于这些膳食成分的"表观遗传饮食"可作为减少肥胖和相关并发症发生率的有效策略。此外，研究表明，能量限制对健康的一些益处是由表观遗传机制介导的，包括防止异常DNA甲基化模式和染色质改变。因此，适度的能量减少可能通过表观遗传机制延缓一些与衰老有关疾病的发生，延长寿命。

表 13-7　与营养干预相关的表观遗传修饰研究

营养干预	表观遗传特征	修饰类型	潜在健康影响
苹果多酚	SREBF1 甲基化	−	抗肥胖
苹果多酚	PPARGC1A 甲基化	+	抗肥胖
地中海饮食	EEF2、IL4I1 甲基化	−	抗炎
地中海饮食	MAPKAPK2 甲基化	+	抗炎
地中海饮食	IL6 甲基化	+	抗炎
鱼油和果胶	miR-19b、miR-26b、miR-203 表达	+	抗癌
二十二碳六烯酸	miR-192、miR-30c 表达	+	抗血脂
紫檀芪	FASN 甲基化	+	抗肥胖
姜黄素	p300HAT 活性	−	预防心血管疾病
姜黄素	FGFR3、FZD10、GPX4、HOXD3 甲基化	−	抗纤维化
白藜芦醇	miR-129、miR-328-5p、miR-539-5p		抗血脂
染料木黄酮	P21、P16 染色质激活物	+	抗癌
染料木黄酮	P21、P16 染色质抑制物		抗癌
甲基供体补给	FASN 甲基化	+	抗脂肪变性
特级初榨橄榄油	CNR1（CB1）甲基化	−	抗癌
多不饱和脂肪酸	全基因组 DNA 甲基化	+	抗癌
白藜芦醇	BRCA-1 甲基化	−	抗癌
白藜芦醇	miR-101b、miR-455 表达	+	抗炎，抗癌

续表

营养干预	表观遗传特征	修饰类型	潜在健康影响
白藜芦醇	Sirt1 激活	+	抗炎，抗癌
表没食子儿茶素没食子酸酯	RXRA 甲基化	−	抗癌
表没食子儿茶素没食子酸酯	miR-16 表达	+	抗癌
绿茶多酚和表没食子儿茶素没食子酸酯	EZH2、I 类 HDAC 活性	−	抗癌
绿茶多酚和表没食子儿茶素没食子酸酯	P53 乙酰化	+	抗癌
姜黄素	miR-22 表达	+	抗癌
萝卜硫素	HDAC 活性	−	抗癌
萝卜硫素	P21 乙酰化	+	抗癌
染料木黄酮	P21、P16 乙酰化	+	抗癌

二、人类营养代谢组学与个性化营养

基因组学和蛋白质组学分别从基因和蛋白质层面探寻生命活动，但实际上细胞内许多生命活动是发生在代谢物层面的，如细胞信号释放、能量传递、细胞间通信等都是受代谢物调控的。代谢组学（metabonomics）是对某一生物或细胞在某一特定生理时期所有低分子质量代谢物进行定性和定量分析的一门新学科。它以组群指标分析为基础，以高通量检测和数据处理为手段，以信息建模与系统整合为目标，研究生物整体、系统或器官的内源性代谢物质及其与内在或外在因素的相互作用，是系统生物学研究的重要组成部分。

1. 代谢组学研究内容与方法

代谢组学主要通过组群指标分析，定量研究生物体在内、外因素（如遗传变异、疾病侵袭、药物干预、饮食结构改变、环境变化等）作用下，所含内源性小分子代谢物种类、数量变化的动态规律及与生理、病理变化的关联。代谢组学以生物体内参与物质传递、能量代谢和信息传导等代谢调控的全体小分子物质即代谢组（metabolome）为研究对象，这些内源性小分子代谢物处于生物信息流的末端，它们的整体轮廓包含着基因组、转录组、蛋白质组变化及相互间协调作用的终极信息，能直接反映生物体的表型特征。

代谢组学关注的对象一般是相对分子质量 1000 以下的小分子化合物，根据研究对象和研究目的的不同，代谢组学研究可分为几个不同的层次：① 代谢靶标分析（metabolite target analysis）：针对具有相似化学性质的特定代谢物进行分析，研究其在代谢应答中的变化，并与已知的代谢途径相关联，得出疾病或外源性物质的刺激对该代谢途径的效应；② 代谢轮廓分析（metabolic profiling analysis）：着眼于整个代谢网络中的一些关键信息节点，对某一代谢途径的特定代谢物或某一类结构和性质相关的代谢物进行半定量分析；③ 代谢指纹分析（metabolic finger printing analysis）：同时对多个代谢物进行高通量定性分析，不分离鉴定具体单一组分；④ 代谢组学分析（metabonomics/metabolomics）：对生物体或体内某一特定组织所包含的所有小分子代谢物进行综合分析，是在前三者基础上的进一步深化与整合；⑤ 代谢表型分析（metabolic phenotype）：在代谢组的分析基础上，对产生代谢物的有关物质和细胞进行分类和鉴定。

代谢组学的基本分析策略分为靶向（targeted metabonomics）代谢组学和非靶向（untargeted metabonomics）代谢组学。靶向代谢组学只需对特定代谢物检测和定量，重点是采用大量天然和生物样本，验证预先确认的代谢物，最后采用分析标准品进行定量分析（图 13-29）。非靶向代谢组学（又称发现代谢组学，discovery metabonomics）则全面检测生物体整个代谢组，重点寻找在实验组和对照组中有显著变化的代谢特征，并鉴定代谢特征的化学结构，进而解释所发现的代谢物及其代谢通路与生命过程或生命状态之间的关联（图 13-27）。利用非靶向代谢组学技术，一次实验能够检测大于 10000 个代谢特征，因而有利于发现新的代谢物和新的代谢通路，对于发展用于疾病诊断的生物标志物和疾病病理研究十分重要。

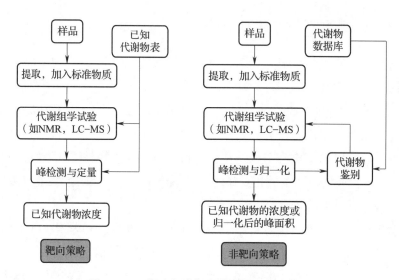

图 13-27　靶向与非靶向代谢组学研究策略

代谢组学研究流程通常包括生物样品采集和制备、样品分析和鉴定、数据处理和统计分析、代谢途径分析和生物内涵解释等几个部分（图 13-28）。

2. 营养代谢组学研究内容

代谢组学研究侧重生物整体、器官或组织中内源性小分子代谢物的代谢途径及其变化规律，能实时反映生理调控过程的终点，所获得的信息与生物的表型或整体状况的距离最近，是生物学现象的最终表现。鉴于代谢组学能为机体健康状态提供重要信息，借助代谢组学的基本原理和方法研究食物营养领域的营养代谢组学研究迅速发展起来。

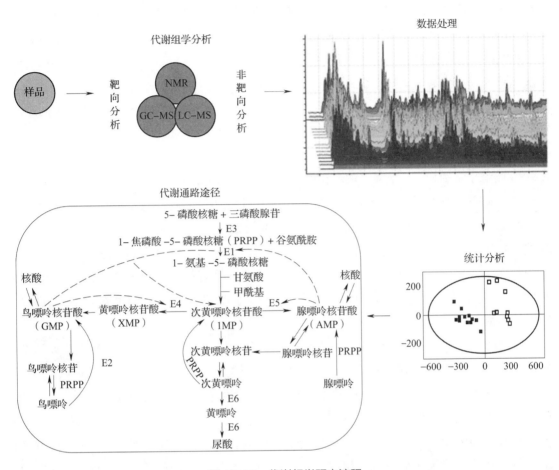

图 13-28 代谢组学研究流程

营养代谢组学能够从整体水平定量考察饮食、生活习惯、生物活性物质、肠道菌群等对机体代谢造成的细微动态变化,阐明食物及所摄入物质在体内真实的代谢及其生物学作用,寻找不同饮食习惯所形成的代谢模式及其差异,了解肠道菌群生态及其与食物的相互影响,有望为营养需要量研究、营养流行病学和营养相关疾病研究提供新的策略。营养代谢组学是适合探索营养与代谢复杂关系的研究方法,为食品营养科学相关研究提供了新的思路和技术,在食品加工、贮藏、营养素检测、食品安全以及食品鉴伪等领域中已得到广泛应用。根据代谢物的特异性,人类营养代谢组学衍生出氨基酸代谢组学(amino acid metabolomics)、金属组学(metallomics)、脂质组学(lipidomics)和糖组学(glycomics)。

(1)氨基酸代谢组学 人体氨基酸组包括:① 必需氨基酸和条件必需氨基酸:精氨酸、组氨酸、异亮氨酸、亮氨酸、赖氨酸、甲硫氨酸、苯丙氨酸、苏氨酸、色氨酸、缬氨酸;② 神经内分泌新陈代谢:γ- 氨基丁酸、甘氨酸、丝氨酸、牛磺酸、酪氨酸;③ 氨/能量新陈代谢:α- 氨基己二酸、天门冬酰胺、天门冬氨酸、瓜氨酸、谷氨酸、谷氨酰胺、鸟氨酸；④ 硫和硒新陈代谢：半胱氨酸、胱硫醚、同型半胱氨酸及其含硒类似物；⑤ 代谢中产物：α- 氨基正丁酸、丙氨酸、鹅肌肽、β- 丙氨酸、β- 氨基异丁酸、肌肽、乙醇胺、8- 羟基赖氨酸、羟化脯氨酸、1- 甲基组氨酸、3- 甲基组氨酸、磷酸乙醇胺、磷酸丝氨酸、脯氨酸、肌氨酸、精氨（基）琥珀酸、羟化瓜氨酸。

基于液相色谱 – 串联质谱的氨基酸代谢组学方法，已经被广泛应用于人体在不同生理或疾病条件下的全氨基酸图谱分析、氨基酸内稳态监测及致病机制研究。与稳定同位素标记技术相结合，还可以深入探索一组氨基酸间的相互转化、与叶酸、维生素 B_{12} 和维生素 B_6 等 B 族维生素的相互影响及一碳单位的不同去向和归属等。

（2）脂质组学　脂质不仅是组成生物膜的基础物质，而且通过脂质 – 脂质作用及脂质与其他生物分子的相互作用构成复杂的脂代谢网络，具有重要的生理功能。脂肪是机体内储能物质，具有减少热量散失，维持体温恒定，减少内脏器官之间的摩擦，缓冲外界压力的作用。磷脂是构成细胞膜、线粒体膜、叶绿体膜等结构的重要成分，也是脑神经细胞传递信息的化学物质。胆固醇是合成性激素、胆汁盐、内源性维生素 D 不可或缺的原料。

人类脂质组是指人体内组织、细胞和体液中存在的全部脂质。脂质可分为八大类型：脂肪酸类、甘油酯类、甘油磷脂类、鞘脂类、固醇类、萜烯类、糖脂类、聚酮类。脂质组学是对整体脂质组进行系统分析的一门新兴学科，通过比较不同生理状态下脂代谢网络的变化，进而识别代谢调控中关键的脂生物标志物，最终揭示脂质分子、脂质分子与其他生物分子间的相互作用及其在各种生命活动中的作用机制。脂质组学的研究内容目前主要集中在分析鉴定脂质及其代谢物、研究脂质功能与代谢调控及绘制脂质代谢途径及网络等三大方面。通过脂质组学研究发现，肥胖、糖尿病、阿尔茨海默病及癌症等均与脂代谢紊乱有一定关联，这对疾病发生发展过程中具有生物标记作用的脂质进行动态监测，对疾病早期诊断及科学预测病程转归具有重要意义。图 13–29 展示了脂质组学的研究策略。

与由基本单元聚合而成的蛋白质和多糖不一样，脂质分子种类繁多，其结构的多样性、脂质与脂质、脂质与蛋白质等生物分子相互作用的复杂性，以及检测分析手段的滞后，阻碍了人们对人体脂质组及复杂的脂质代谢网络和功能调控进行规模化、整体化的系统研究。

（3）糖组学　人体内的糖类化合物可以大致分为单糖、多糖和糖复合物（glycoconjugates）。后者再被细分为糖蛋白（glycoprotein）、蛋白聚糖（proteoglycan）和糖脂（glycolipids）。糖蛋白是一种或多种糖以共价键连接到肽链上的结合蛋白，多分布在细胞膜、溶酶体和细胞外液。糖蛋白中蛋白质与糖链的链接分为 N- 连接型和 O- 连接型。糖链可影响糖蛋白（如激素或酶）生物活性、糖蛋白新肽链内折叠、亚基间的聚合与空间构象维系、以及分子间（如受体与配体）识别和结合。

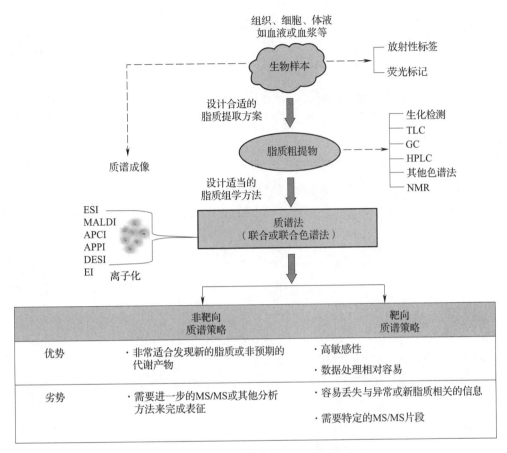

图 13-29　脂质组学分析策略

　　蛋白聚糖是一条或多条糖胺聚糖链以共价键与核心蛋白形成的大分子糖复合物，多分布于软骨、结缔组织、角膜基质、关节滑液、黏液和眼玻璃体等组织。人体内重要的糖胺聚糖有 6 种，即硫酸软骨素类（chondroitin sulfates）、硫酸皮肤素（dermatan sulfate）、硫酸角质素（keratan sulfate）、透明质酸（hyaluronic acid）、肝素（heparin）和硫酸类肝素（heparan sulfate）。

　　糖脂是糖和脂质结合所形成的物质的总称。最简单的糖脂是半乳糖脑苷脂，研究较为深入的是鞘糖脂。鞘糖脂分子中的糖基数目不等。仅含一个糖基的鞘糖脂统称脑苷脂。含多个糖基的鞘糖脂又分为两大类：不含唾液酸的中性鞘糖脂和含有唾液酸的酸性鞘糖脂。

　　糖组学是研究糖链组成及其功能的一门新学科，其主要研究对象为聚糖，涉及糖与糖之间、糖与蛋白质之间、糖与核酸之间的联系和相互作用。糖组学又分为结构糖组学（structural glycomics）和功能糖组学（functional glycomics）。

　　（4）金属组学　在人体内，除以有机化合物形式存在的 C、H、O、N 4 种元素组成的有机化合物（如碳水化合物、脂肪、蛋白质、维生素等）外，其余各种元素，无论其存在的形式如何、含量多少，统称为矿物质，也称无机化学元素、灰分或无机盐。按照矿物质在人体内的含量和膳食中的需要量不同，矿物质分为常量元素和微量元素两大类。前者包括钙、磷、硫、钾、钠、氯和镁等必需常量矿物元素。人体必需的微量元素目前认为有铁、锰、钴、铜、锌、硒、钼、碘、氟、钒、镍、砷、铬、锂、硅和锡。某些元素的必需性还在研究中，它的含量虽已查明但生理作用尚不明确，是必需性尚不明确的元素。

人类金属组（human metallomes）是指人体中的所有矿物质，其种类不仅包括与蛋白质和酶结合的生物金属（如钙、锌、铁和铜等）和类金属（如硒、硫、磷和碘等），还包含金属或类金属与核酸、小分子配体（有机酸、氨基酸等）、多糖等内源性或生物诱导分子形成的复合物、自由金属离子等所有存在形式。

金属组学是一门新兴的前沿交叉学科，是对若干涉及矿物元素相关生命过程的分子机制及对细胞与组织内全部金属离子和金属配合物进行综合研究的学科，旨在研究生物体系内金属和类金属元素的分布、存在形态、含量、结构特征和生理功能等。金属组学的一个重要领域是金属蛋白质组学（metalloproteomics），即研究与蛋白质结合的金属离子的功能。分析技术上，采用的是将毛细血管电泳或液相色谱与 ICP-MS（电感耦合等离子体质谱）和 ESI-MS（电喷雾电离质谱）串接的联合技术，其既发挥了毛细血管电泳或液相色谱的高分离能力，也利用了 ICP-MS 的高灵敏度和 ESI-MS 的强表征能力，因而具有同时获得定量分析结果和结构信息的双重优点。此外，大量新的生物标准物质和参考物质得以制备，再结合稳定同位素标记技术的利用，为营养金属组学的跨越式发展提供了坚实的基础。

与人类营养相关的金属组学研究领域主要包括：

① 研究不同生理或疾病条件下，已知类金属蛋白（金属硫蛋白、磷酸化蛋白和硒蛋白）的响应，探索新型营养状态评价指标；

② 发掘新金属蛋白或类金属蛋白，开展金属结合区的结构功能分析；

③ 对比分析膳食单一金属或类金属的不同价态或形态化合物的代谢、生理功能与致病机制；

④ 人体中必需性不明微量元素有关的生理功能、需要量和失衡疾病诊断指标研究；

⑤ 人体金属或类金属生物分子的含量、结构与生物效应分析。

金属组学研究伴随在食物进入人体后消化和代谢的全过程（图 13-30）。食物未进入人体前可对食物进行元素含量、价态、形态分析。同位素标记食物后，经过胃肠进入体内可开展吸收代谢和肠道微生物研究。吸收的金属或类金属经门静脉系统进入肝脏代谢后，可进行同位素分析和形态分析。接着可解析肝代谢产物进入血液循环系统运转及其在机体各组织的分布特征。系统分析食物摄入对整个机体已知低分子成分的影响，即代谢组分析。最后评估食物中的金属元素在各组织的利用及其生物效应，包括基因组学、金属组学、蛋白组学等分析。总之，金属组学技术在营养学研究中的推广运用，使得对矿物元素的研究彻底从元素总量分析转至价态、形态和结构表征分析，从基于生理响应的功能效应转向基于组学的分子机制系统信息探索。

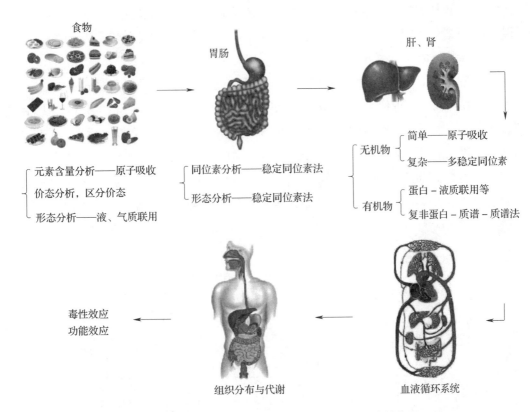

图 13-30　金属组学在人体食物消化和代谢研究中的作用

三、人类营养宏基因组学与个性化营养

宏基因组（metagenome）包含可培养和不可培养微生物的基因总和，微生物主要包括环境样品中的细菌和真菌。宏基因组学（metagenomics）又称微生物环境基因组学、元基因组学，它以环境样品中的微生物群体基因组为研究对象，以功能基因筛选和测序分析为研究手段，直接对特定环境样品中提取的全部微生物 DNA 进行克隆，并构建宏基因组文库，研究环境样品所包含的全部微生物的遗传组成及其群落功能，为充分认识和开发利用非培养微生物，并从完整的群落水平上认识微生物活动，最大限度地挖掘新的生理活性物质（或获得新基因）等微生物资源提供了可能。宏基因组学是一种不依赖于人工分离培养的微生物基因组技术。与人体营养相关的微生物宏基因组，主要涉及人体共生微生物和食物发酵微生物。

1. 人体肠道菌群与微生态平衡

（1）肠道微生物的生理功能　人体微生态系统包括口腔、皮肤、泌尿、胃肠道四个微生态系统。以肠道微生态系统最为主要、最为复杂，也与人体营养健康最为密切。肠道定植有 100 万亿细菌，自人类微生物组计划启动以来，研究人员已发现 1000 多种人体肠道共生菌，主要包括拟杆菌门 *Bacteroidetes*、厚壁菌门 *Firmicutes*、放线菌门 *Proteobacteria* 等，它们寄居在肠道的不同部位，通过特有的菌群结构、菌群活动和代谢产物等影响机体的新陈代谢，维持机体内环境稳态。

正常生理状态下，肠道菌群与肠黏膜紧密结合构成肠道的生物屏障，通过占位效应、营养竞争及其所分泌的各种代谢产物和细菌素等抑制条件致病菌的入侵或过度繁殖，从而维持肠道的微生态平衡。人体肠道的正常微生物可促进必需维生素（如 B 族维生素和维生素 K）的合成，促进氨基酸、微量元素、某些无机盐类（如钙、磷、铁等）的吸收和利用，也可将胆固醇转化为类胆固醇，发挥改善脂质代谢紊乱的作用。正常菌群还能加工例如植物多糖等人类膳食中一些难以消化的组分，促进肠道排便，阻止腐败细菌的增殖，减少腐败产物中的氨、胺类、硫化氢、酚类、吲哚、粪臭素和内毒素等有毒物质产生（图 13-31）。

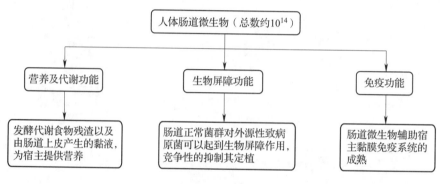

图 13-31　肠道微生物的功能

（2）膳食、肠道微生物与人体健康　除了外在环境、分娩方式、年龄性别及宿主健康状况等内在因素影响肠道微生物菌群结构外，膳食与肠道微生物组成密切相关。大量研究表明不同膳食模式、特定膳食成分及功能性膳食因子等均可显著影响肠道菌群的结构、组成和功能，进而影响机体健康。基于肠道菌群的膳食营养干预策略已成为当前的研究热点。

科研人员利用小鼠模型研究发现，当饮食由低脂低糖转变为高脂高糖时，其肠道菌群仅在一天之内就发生了重大改变，同时肠道菌群相关代谢通路和基因表达也变得完全不同。以红肉、加工食品、高精制糖和低膳食纤维为特征的西方饮食以及高脂饮食、高盐饮食等不合理膳食模式可诱导肠道菌群紊乱，对机体健康产生不利影响。2017 年发表于 Nature 杂志的一项研究发现，高盐饮食通过诱导 Th17 细胞而扰动自身免疫并引发高血压，同时破坏小鼠的肠道微生物组稳态，尤其是显著减少鼠乳杆菌。有趣的是，对高盐饮食小鼠回补鼠乳杆菌可通过抑制 Th17 细胞异常增多而防止高盐诱导的实验性自身免疫性脑脊髓炎和高血压恶化。类似的结果在临床试验中也得到验证。与西方饮食模式相比，以植物性食物（蔬果、豆类、谷类）为主，辅助食用橄榄油、每日适量干酪、酸乳以及每周适量鱼禽蛋类的地中海饮食被认为是更健康的膳食模式。研究人员通过分析 153 个意大利人的肠道菌群、肠道代谢组与饮食的关系，发现地中海饮食显著增加普氏菌属和某些降解纤维的厚壁菌；对地中海饮食依从性越高的人，其粪便中短链脂肪酸含量越高，尿液中氧化三甲胺 TMAO 水平越低。膳食中含有的多酚、膳食纤维、低聚糖等生物活性成分也能通过调节肠道菌群的组成和结构，改善宿主生理状态。

机体的健康状况在很大程度上又能反过来影响肠道微生物的组成。与健康人相比，罹患肥胖、炎症性肠病、糖尿病、肝硬化及心脑血管疾病的病人，其肠道微生物在组成和比例上有明显改变。肥胖病患者肠道内的厚壁菌门与拟杆菌门的比例达到 35∶1，但瘦人体内的厚壁菌门与拟杆菌门的比例仅为 3∶1。研究表明，肠道菌群失调也与多种胃肠道疾病的发生发展密切相关，如溃疡性结肠炎、克罗恩病（Crohn 病）及结直肠癌等。因此，肠道微生物不仅是人体的"好朋友"、"好住户"，更是附着于人体的重要"器官"，它们的组成和状态可以真实准确地反映人体的健康状况，是人体健康的晴雨表。正常状态下，肠道菌群是稳定的，有益菌抑制着有害菌的生长和繁殖，发挥着体外"器官"的作用。但随着年龄、生理状态、食物、药物及周围环境的变化，人体肠道的菌群谱也会发生相应改变。大量研究表明，不同人群肠道微生物群落结构的差异性也是个体对同一食物反应不同的重要影响因素。

2. 发酵食物微生态系统

发酵食品是指采用工程技术手段，利用生物（主要是微生物）和有活性的离体酶的某些功能，为人类生产的有用食品。人们熟知的传统发酵食品包括泡菜、食醋、酱油、白酒、黄酒、啤酒、果酒、腐乳、红茶、纳豆和干酪等。用于传统发酵食品的微生物有酵母菌、霉菌、细菌等。细菌主要由乳酸菌、醋酸菌和一些其他革兰阳性菌、革兰阴性菌所构成。

泡菜是一种具有独特风味且历史悠久的发酵制品。发酵初期，肠膜明串珠菌占优势地位。肠膜明串珠菌对酸度比较敏感，随着发酵的进行，它的生长繁殖受到抑制，逐渐被短乳杆菌和植物乳杆菌所取代。基于 *16S rDNA* 基因 V1–V3 区的宏基因组分析已经用于韩国和中国泡菜微生物群落结构及动态变化的研究，结果清晰地揭示了泡菜这一传统发酵食品在酿造过程中微生物的演替规律与代谢产物之间的联系。

人们习惯将中国酒大致分为白酒、黄酒、果酒、药酒和啤酒等五类。酒的发酵生产与一定地理环境条件、发酵的微生物种群和窖池（罐）发酵的微生态息息相关。与传统微生物学方法不同，宏基因组学无需分离培养微生物就能开展发酵微生物及其基因和酶资源的研究。从整体微生物群落水平揭示菌群多样性及其变化规律，有助于快速高效发掘影响酒发酵工艺和品质的功能菌和功能酶。二者结合，更有助于全面了解发酵微生物群落的代谢机制和形成白酒和葡萄酒与众不同香味的组分构成和风味特征。

传统食醋历史悠久，工艺独特，酿造过程中微生物群落的多样性及其代谢产物赋予传统食醋独特的风味。与醋酸发酵过程相关的细菌为醋杆菌属、乳杆菌属和念珠藻属。在整个醋酸发酵过程中，醋酸菌的含量不断增加，乳酸菌比例降低。乳酸菌对食醋的风味形成具有重要作用。

近年来，基于新一代高通量测序技术的宏基因组研究可直接对特定环境中的基因组片段进行测序而无需构建文库，避免了在文库构建过程中利用宿主菌对样品进行克隆而引起的系统偏差，简化了宏基因组研究的基本操作，提高了测序效率，极大地促进了宏基因组学发展及其在人类营养与健康领域的应用。

3. 宏基因组学研究方法

随着高通量测序技术的发展，宏基因组学研究进入大数据时代。宏基因组测序是指对微生物群体进行高通量测序，以分析特定环境中微生物群体基因组成及功能、微生物群体的多样性与丰度，进而评估微生物与环境、微生物与宿主之间的关系，发掘具有特定功能的基因。宏基因组测序无需分离纯化培养微生物，可以直接对环境中所有微生物进行测序，真实客观地反映环境中微生物的多样性、种群结构、进化关系等，为环境微生物群落研究提供了有效工具。目前，宏基因组学研究技术主要包括扩增子测序和全基因组测序两个方向。

（1）扩增子测序　扩增子测序是指利用合适的通用引物扩增环境微生物 16S rDNA/18S rDNA /ITS 的高变区或功能基因，通过高通量测序技术检测 PCR 产物的序列变异和丰度信息，分析该环境下微生物群落的多样性和分布规律，以揭示环境样品的微生物群落组成及它们之间的相对丰度和进化关系。

16S rDNA 是编码原核生物核糖体小亚基 rRNA 的 DNA 序列，主要用于细菌或古细菌的多样性分析。18S rDNA 是编码真核生物核糖体小亚基 rRNA 的 DNA 序列，可反映样品中真核生物间的种类差异。内源转录间隔区 ITS 包含两个区域，ITS1 位于真核生物核糖体 rDNA 序列 18S 和 5.8S 之间；ITS2 位于真核生物核糖体 rDNA 序列 5.8S 和 28S 之间，主要用于对环境微生物中的真菌多样性进行分析。这些特定的遗传序列都包含进化保守区和进化可变区，因此，通过对这些可变区进行测序和比对分析，可以克服微生物培养技术的限制，获得不能分离培养微生物的遗传信息，从而全面精确地揭示不同环境样本中物种的多样性。目前，主要采用第二代高通量测序技术（Roche 454、Illumina MiSeq 等高通量测序平台）对 16S rDNA/18S rDNA/ITS 等扩增子进行测序。

（2）全基因组测序　相较于扩增子测序，基于全基因组测序的宏基因组研究可以全面分析微生物的物种和基因组成，以便于发现新的基因，并进行基因预测，甚至有可能得到某个细菌基因组的全序列。该测序技术不仅可以从 DNA 水平（宏基因组测序），也可以针对全部 RNA（宏转录组测序）进行基因表达和功能的研究。宏基因组测序的研究对象是微生物群落的所有 DNA，能够获取群落的所有基因序列，通过对序列的拼接组装，从而获得基因组的结构信息和功能信息，如此，不仅可以了解微生物菌群组成和多样性等物种信息，还可以利用基因的注释信息挖掘群落的核心功能和通路信息，在基因组层面了解微生物群落的物种组成、功能及其与环境的关系。宏转录组测序是以微生物组的全部 mRNA 为研究对象，通过数据组装和比对获得基因结构和表达信息，从转录组水平研究微生物群落组成、基因功能、基因表达及其调控规律等。如果说宏基因组能告诉我们微生物群"能做什么"，那么宏转录组则能告诉我们这些微生物"想做什么"。三种宏基因组学研究方法侧重点是不同的（表 13-8），基于全基因组测序的宏基因组研究有助于挖掘微生物的功能基因，并探索微生物与环境、疾病、宿主等之间的关系及其机制。

表 13-8　三种宏基因组学研究方法比较

	16S rDNA	宏基因组测序	宏转录组测序
研究对象	16S rDNA	全部 DNA	全部 mRNA
核心研究内容	物种组成和多样性	物种组成及基因功能	基因表达信息和差异基因功能
主要分析手段	物种组成研究，α 和 β 多样性分析	基因功能注释，代谢通路研究	差异表达基因，代谢通路研究
解决核心问题	有什么物种	有什么功能	发挥什么功能

宏基因组学技术在人体肠道微生态领域的应用和兴起，突破了传统方法基于纯培养的限制，实现了对人体微生物全群落种群数量和组成结构的研究，从整体上揭示微生物群落之间及其与宿主之间的进化关系，阐明微生境中功能基因分布特点、肠道微生态平衡机制及其失衡对人体健康的影响等。基于宏基因组学技术，对比观察不同遗传背景或不同地域背景对人体微生物群落结构和功能的影响，对比分析分别处于健康生理状态和疾病（肥胖、糖尿病等）病理状态下或疾病不同进程中人体微生物群落的结构和功能变化，有助于揭示不同人群肠道菌群所共有的结构和功能特征。宏基因组学可以分析机体代谢活动与饮食、营养、疾病风险之间的关系，深化个体差异和营养干预，为个性化营养开启了新的方向。

四、食物组学与个性化营养

近年来，人类营养学发展迅猛，已从传统营养学单纯研究食物中营养素成分、营养素在人体内的代谢和生理功能、以及营养素缺乏或者过量对人类健康的危害等领域扩展到如何通过饮食调节使机体营养系统保持平衡，以预防某些与营养相关疾病的发生，维持机体健康。然而，日常摄入的食物营养成分种类繁杂，包括蛋白质、碳水化合物、脂肪、维生素、微量元素和氨基酸等多种营养素。因此，人体营养素的分析检测是一个极大的挑战。基因组学、转录组学、蛋白质组学及代谢组学等四大高通量组学分析技术为系统研究营养科学提供了技术平台，在此背景下，食物组学这一亚学科应运而生。2009 年，第一届国际食物组学大会在意大利切塞纳举行，SCI 学术期刊 *Journal of Chromatography A* 首次给出食物组学的定义，即借助先进的组学技术研究食物和营养需求领域问题，从而增强消费者的良好状态。食物组学不仅是一个新术语，更重要的是它正成为运用各种组学分析技术和生物信息学方法系统全面分析食物包括营养在内的新学科，主要研究内容包括食物指纹特征与溯源性、转基因食物与安全性、新资源食物、功能性食物、个体营养素需要量、营养制品等。

食物组学研究有助于：① 按照营养基因组学方法，解释不同基因组个体对特定膳食组成的反应；② 按照营养基因组学方法，解释某些食物活性成分产生健康益处和不良反应的生物化学、细胞和分子机制；③ 确定生物活性组分对关键分子途径的作用；④ 确定发病前到发病时的基因及可能的分子生物标志物；⑤ 确定肠道微生物组的整体作用和功能；⑥ 开展转基因作物的非预期效应研究；⑦ 研究食物微生物作为输送系统的应用；⑧ 研究食物病原体胁迫适应反应，保证食物卫生、加工和贮藏；⑨ 全面评价食物安全性、质量和溯源性；⑩ 探索生物过程的分子基础，如作物与病原体的相互作用、果实催熟过程中发生的理化变化；⑪ 借助整合遗传和环境反应的整体法解释有关现象，确定生物网络。

遗传学差异是人们对膳食中各类营养成分响应不同的主要原因。食物组学强调个体化膳食营养，旨在描述膳食如何影响基因表达和机体代谢，从基因角度为膳食规范化提供合理建议，从而防治疾病，促进机体可持续性健康。然而，由于食物成分的复杂性、营养素构成及含量的差异性等，食物组学分析方法面临巨大挑战。虽然基因组学、转录组学、蛋白质组学和代谢组学为基因表达、蛋白质和代谢产物分析提供了强有力的平台支撑，但食物组学研究需要整合多组学平台，最好能按照系统生物学提出的整体观思维探究细胞、组织和器官等体系的生物学意义。系统生物学就是采用整体观方法，通过测定和整合基因组、蛋白质组和代谢组等数据来系统研究细胞、器官和机体等不同层次的生物体系。食物组学和系统生物学整合能够提供更多信息，如宿主—微生物组间相互作用、营养免疫学、植物生物技术、家畜饲养等。系统生物学和食物组学作为生物和食品领域的新兴学科，对食品科学及生物研究有极大的推动作用，但其本身并不完善，研究方法仍存在着极大挑战。通过组学方法获得的大量数据需要系统生物学的整合，而系统生物学的预测结果需要实验验证。未来，食物组学和系统生物学的发展还有待于结合生物学、计算机学、数学等科学的全面进步。

五、多组学联合推动营养个性化发展

个性化营养旨在研究个体遗传背景、代谢特征、生理状态、肠道微生态及临床参数等对营养需求和营养干预效果的影响，从而达到满足人体生长发育、维持人体健康和机体正常生理功能以及预防和控制疾病发生发展的目的。营养遗传学是个性化营养的重要组成部分，主要研究不同基因型携带者对于食物营养的差异化反应。目前，研究个性化营养的方法主要包含基因组、表观基因组、转录组、蛋白质组、代谢组、微生物组等多组学手段。这些多组学数据的整合有助于系统阐明生物系统中多种物质之间的相互作用及其关联，深入理解膳食营养与健康的关系。

人体对于食物营养差异化反应的研究是个性化营养研究的精髓之一。准确定量机体在摄入食物后的生理反应需要整合代谢组、蛋白质组、基因组、肠道微生物组等多组学数据，并将其与健康指标进行关联分析。机器学习、深度学习等人工智能方法正成为整合多组学大数据的必要手段。以肠道微生物组为例，以往的分析多采用非参方法或线性模型，但实际的微生物组与疾病的关联多是非线性的复杂关联，需要借助深度学习等人工智能手段进行深入研究探索。目前，通过多组学联合系统追踪膳食与疾病之间关系的研究仍处于发展的起步阶段。基于多组学数据整合的生物信息学已成为个性化营养研究的重要发展方向。

国家食品安全风险评估中心总顾问陈君石院士提出营养结构"金字塔"。金字塔底部是全人类营养，往上分别是分层营养和个体营养，"金字塔"的塔尖则是精准营养。借助多组学、影像学、生物信息学、人工智能等多种新技术和新理念，精准营养可为不同个体提供量身定制的膳食指导和生活方式干预，更有效地促进健康和防控重大疾病。个性化定制时代，精准营养已成为新趋势。

📚 本章小结

DNA 测序技术（DNA sequencing）是指分析测定特定 DNA 片段的碱基序列，即腺嘌呤（A）、胸腺嘧啶（T）、胞嘧啶（C）和鸟嘌呤（G）排列方式的技术。目前，DNA 测序技术已从第一代发展至第四代测序技术。基因组学（genomics）是指对所有基因进行基因组制图、核苷酸序列分析、基因定位和基因功能分析的科学，旨在应用 DNA 制图、测序及生物信息学技术，分析生命体全部基因组的结构及功能。转录组学是一门在整体 RNA 水平上研究细胞中基因的转录情况及转录调控规律的学科。蛋白质组学是以蛋白质组为研究对象，从蛋白质整体水平上来认识生命活动规律的科学。代谢组学（metabonomics）是对某一生物或细胞在某一特定生理时期所有低分子质量代谢物进行定性和定量分析的一门新学科。它以组群指标分析为基础，以高通量检测和数据处理为手段，以信息建模与系统整合为目标，研究生物整体、系统或器官的内源性代谢物质及其与内在或外在因素的互作，是系统生物学研究的重要组成部分。基因组与转录组、蛋白质组、代谢组是系统生物学的重要组成部分，四大组学也为我们从微观到宏观层面充分了解一个生命体架起了一座桥梁，解释了生命体从微观 DNA 分子到分泌小分子代谢物的整个变化过程。

个性化定制是营养领域的未来。个性化营养旨在研究个体遗传背景、代谢特征、生理状态、肠道微生态及临床参数等对营养需求和营养干预效果的影响，从而达到满足人体生长发育、维持人体健康和机体正常生理功能以及预防和控制疾病发生发展的目的。研究个性化营养的方法主要包含基因组、表观基因组、转录组、蛋白质组、代谢组、微生物组等多组学手段。这些多组学数据的整合有助于系统阐明生物系统中多种物质之间的相互作用及其关联，深入理解膳食营养与健康的关系。

思考题

1. 简述双脱氧链终止法的测序原理。
2. 简述 RNA seq 的实验流程。
3. 简述双向凝胶电泳的工作原理。
4. 简述 MALDI–TOF–MS 的工作原理和操作流程。
5. 阐述人类营养组学的研究内容及其与个性化营养的关系。

第十四章
营养素与表观遗传学

学习目标

1. 了解表观遗传学理论发展过程。
2. 掌握表观遗传学基本表现形式及调控方式。
3. 了解营养失衡或营养过剩引起的表观遗传的变化。
4. 掌握各种营养物质调控表观修饰变化及机制。
5. 了解代表性的代谢产物及其对特定的表观修饰的影响。

表观遗传学是研究基因活性与表达的一门前沿科学，涵盖了DNA甲基化、组蛋白修饰等多个层面。研究发现营养素可以通过影响表观遗传学调控机制，直接或间接地调节基因表达。这一发现不仅深化了我们对营养与健康之间复杂关系的理解，也揭示了营养素在预防疾病、促进健康方面的新机制。例如，维生素、微量元素等营养素在维持表观遗传学稳态中扮演着重要角色。它们可以影响DNA的甲基化水平、组蛋白的翻译修饰等，从而调节基因的活性。这种营养素与表观遗传学的交互作用，为个体化营养干预提供了全新的理论基础。

第十四章思维导图

因此，营养素与表观遗传学的研究不仅拓展了我们对于营养与健康之间关系的认知，也为制定个性化的营养方案提供了更加精准的依据。在未来，这个领域的深入研究将为预防疾病、促进健康、提升生活质量等方面带来更为显著的成果，成为营养科学的重要前沿。

第一节　表观遗传学概述

对于多细胞生物而言，同一个体内的不同细胞、组织器官应该都携带了同样的遗传信息（DNA 序列）。然而，机体中细胞形态、状态及功能（表型）具有时空特异性、偏向性和异质性。那么，受精卵（合子）或者胚胎干细胞是如何在遗传信息（DNA 序列）未发生变化的情况下通过复杂的生物学过程增殖、分化并发育形成拥有多样化的细胞类型（基因型一致，然而细胞命运却不同）以及多种组织器官的有机体的呢？而且，分化的细胞命运会在后续的有丝分裂中通常被继续维持。例如，一个肝脏细胞会通过有丝分裂形成两个肝脏细胞，一个同样基因型的成纤维细胞会通过

科学家小故事——康拉德·哈尔·沃丁顿（Conrad Hal Waddington）从艺术中汲取灵感

有丝分裂形成两个成纤维细胞，然而，在基因型相同的情况下，肝脏细胞为什么难以分裂形成成纤维细胞、成纤维细胞为什么难以分裂形成肝脏细胞呢？事实上，在遗传物质的分子基础尚不明确的年代，这些生物学的现象就已经引起了科学家们的注意。而表观遗传学的理论便起源于对这一系列问题的思考和探索过程。

20 世纪 30 年代末 40 年代初，发育生物学家沃丁顿（Conrad Hal Waddington）首次提出了"表观遗传"的概念，他将"表观遗传"描述为基因型未发生改变但表现型发生改变的现象，来试图解释发育过程中同样的基因型可以产生不同细胞表型或细胞命运的生物学现象。在他的著作 *Organizers and Genes* 和 *The Strategy of the Genes* 中，沃丁顿阐述了他的"表观遗传景观"（Epigenetic Landscape）理论：即除了基因之外，发育环境中存在着其他可以调控基因发挥作用并影响细胞分化的因素或程序（图 14-1）。这些程序如同一个三维的立体地形图，其中有山峰也有山谷，每个山谷表征着有机体内不同的细胞类型或命运。在三维地景中，基因对细胞命运的调控是动态的，且受到地形的制约和影响。例如，在分化过程中，祖细胞或胚胎干细胞好比是地形中山峰上的石头，可以从山坡上滚落下来，最后会落入山谷中的其中一个，从而形成新的细胞类型。表观因子是导致石块滚落的重力，同时可以影响石块滚落的路径，而石块最后的落脚处也就是细胞最终的命运。

在这一阶段，表观遗传的概念得到了进一步的丰富和发展。1958 年，David Nanney 重新描述了

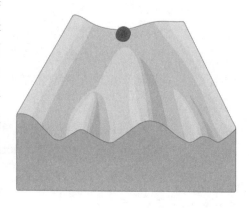

图 14-1　沃丁顿表观遗传景观

"表观遗传"的定义。Nanney 认为，决定细胞命运的除了基因的序列，还有基因的表达过程。在基因型相同的情况下，不同细胞中基因的特异性表达可能有助于决定或维持不同的细胞命运。而且，调控或者影响细胞中基因的特异性表达的因素可能会存储在细胞的"遗传文库"（genetic library）中，可以被外界环境所诱导。而即使在诱导因素消失后，基因的表达及其效应依然会保持，甚至能够遗传给子代（子细胞）。Nanney 提出，这类基因核酸序列（基因型）未发生改变的情况下表型却产生了可遗传的差异的生物学现象是由"表观遗传"机制介导的。Nanney 的定义一般被认为是现代表观遗传学概念的起点。遗传学的知识和中心法则告诉我们，基因组中的基因可以表达，其表达产物可以影响生物的性状。而表观遗传的机制则可以决定在特定的条件下哪些基因可以表达、在何时何地以何种方式表达。这也解释了在基因型相同的情况下，不同细胞的命运会不同、不同个体的生物性状会有差异。

　　然而，如果细胞核中的染色体是承载发育程序的载体和遗传物质，那么上述表观调控的信息是如何在染色体中被承载、在细胞分裂过程中又如何被传递的呢？在特定的条件下，表观遗传因子又是如何来决定哪些基因可以表达、在何时何地以何种方式表达的呢？其实，在表观遗传的概念被提出之前和之后，不断地有一些实验现象被发现，而这些工作为后续理解表观调控的机制提供了重要的线索。

　　植物学家 Heitz 发表于 1928 年的工作是表观遗传学领域的一个很重要的发现，尽管很多年来他的贡献可能并未得到足够的认可和重视。Heitz 改进了染色质染色的方法并以之来观察细胞中的染色体形态。他发现在细胞有丝分裂过程中核分裂的阶段，染色体的结构会由"松散伸展"变得更加"浓缩"，不同染色体之间也会分开形成清晰和相对独立的结构。而在分裂完成后，两个子细胞中的染色体的结构又会由"浓缩"状态变回比较"松散伸展"状态。Heitz 的观察非常仔细。他还注意到，在同一染色体上，有的区域相对浓缩，而有些区域则相对松散。一些在核分裂过程中非常浓缩的结构，甚至在分裂完成后子细胞中形成新细胞核时依然保持着浓缩的状态。这些浓缩区域只会在下一轮核分裂之前短暂松散然后又迅速浓缩。Heitz 将浓缩的染色质定义为异染色质（heterochromatin），而把松散伸展的染色质称为常染色质（euchromatin）。在此之前，Boveri 等科学家曾经认为在核分裂的过程中染色质遗传物质是没有活性的。因此，Heitz 结合观察到的核分裂过程中染色质浓缩程度发生变化的现象，认为异染色质是没有表达活性的，只有结构松散伸展的常染色质才是活跃的遗传物质。Heitz 提出的这一推断非常重要。他的观点暗示了染色质的结构与遗传物质的活性（表达）是相关的，而这恰恰是后来发现的表观调控的关键机制。

　　在 1930 年，Morgan 的学生、著名的果蝇遗传学家 Hermann J. Müller 报道了果蝇中一种"常变位移"（eversporting displacement）的现象，即染色体片段的转移和特定等位基因所在染色体上位置变化所引起的表型变化（花斑眼表型）的现象。在"常变位移"中，染色体 DNA 片段本身的序列没有改变，染色体片段的拷贝数、染色质的剂量也没有改变，然而

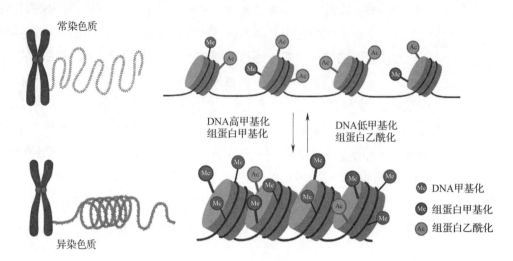

图 14-2 常染色质与异染色质

对应的表型却发生了差异。Müller 通过进一步的遗传学分析，推断基因在染色体上位置会影响该基因对应的表型。1941 年，Müller 在冷泉港会议上将该现象描述为 "Position Effect Variegation，PEV"（图 14-3）。现在，我们已经知道这种位置效应变异现象的背后是一种表观遗传事件，而 PEV 后来也被用来作为研究表观调控的一个重要模型。20 世纪五六十年代，Barbara McClintock 等科学家发现了在染色体上能够沿染色体改变物理位置的片段——转座子，并在植物系统中研究转座子的效应，发现了转座子导致的位置效应变异可以影响体细胞基因的表达。McClintock 在 1951 年的冷泉港会议上提出，染色体的位置效应是玉米可变基因座产生表型差异的原因，而且这一现象与果蝇系统中的 PEV 可能有相同的根源。这一系列关于位置效应的工作为解析表观机制提供了重要的思路。即当基因位于不同的染色质区域（常染色质或异染色质区域、结构松散伸展或者浓缩致密的区域）时，其表达活性是不一样的。

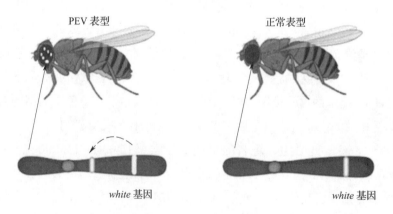

图 14-3 位置效应变异现象 "Position Effect Variegation，PEV"

　　在 Müller 提到的"常变位移"现象中，染色体片段的拷贝数、染色质的剂量也没有改变，但由于在染色体上的位置不同，对应的表型却可能有差异。而另外一个引起科学家们的注意的现象是：染色体片段的拷贝数、染色质的剂量不同的情况下，对应的表型或者基因活性却可能会相同。正常哺乳类动物的雌性有两条 X 染色体，而雄性只有一条 X 染色体。然而，大多数情况下，雄性个体的 X 染色体上的基因表达水平或者对应的表型跟雌性相比并无大的差异。如人类的葡萄糖 -6- 磷酸脱氢酶（G6PD）编码基因位于 X 染色体，但是女性的葡萄糖 -6- 磷酸脱氢酶水平和活性并未显著高于男性。有科学家发现雌性哺乳类细胞的核中的两条 X 染色体之间在"形态"上存在差异。一条相对蓬松，而另一条则非常紧凑致密，具有异染色质的特征。Ohno 推测，雌性哺乳类细胞中那条紧凑致密的 X 染色体可能会失活。Mary Lyon 也于 1961 年提出了雌性哺乳类细胞中 X 染色体失活的假说。Ohno 和 Lyon 的观点解释了为何雄性个体的 X 染色体上的基因表达水平或者对应的表型跟雌性相比并无大的差异。

　　X 染色体失活背后的机制是什么呢？ Ohno 和 Lyon 等曾提出了一个模型：X 染色体上可能存在着特异的位点，扮演着"失活中心"的角色。而细胞中的常染色体会表达产生数量有限的"失活因子"（蛋白质）。失活因子可以结合到一条 X 染色体上的"失活中心"上，从而引起该 X 染色体的表达沉默。最先结合上去的失活因子对两条 X 染色体的选择本身是随机的，但是由于这种结合具有"协同效应"，后续的失活因子会偏向性地跟已经结合有失活因子的染色体相互作用，所以最终导致只有一条 X 染色体被失活。

　　如果存在所谓的"失活因子"（蛋白质）和"失活中心"的结合，是什么样的机制介导、调控蛋白与染色体的相互作用呢？另外，X 染色体失活的状态在细胞分化增殖、机体发育的过程中又是如何被保留的呢？ 20 世纪 70 年代，Arthur Riggs 课题组在研究蛋白质与原核生物 DNA 相互作用的过程中发现，DNA 的甲基化修饰会改变其与蛋白质相互作用的亲合力。受这一现象的启发，Riggs 提出了"DNA 甲基化"的模型来解释这一现象。他认为，真核细胞中 DNA 的甲基化可能会影响染色体与蛋白因子的结合，这可能是 X 染色体被失活的原因。DNA 甲基化模型可以解释细胞选择其中一条 X 染色体失活的随机性以及 Ohno 和 Lyon 等所提出的失活因子和 X 染色体失活中心结合的"协同效应"：DNA 的初始甲基化（即从头甲基化，de novo methylation）一般难以被催化，是随机发生于某一条 X 染色体上。而一旦该染色体 DNA 被初始甲基化，其再次的甲基化修饰就会很容易发生。当一条单链 DNA 被甲基化后，互补链也会很容易被甲基化。因此，如果亲本 DNA 链已经被甲基化，以此为模板进行复制得到的新合成 DNA 链也会被甲基化，DNA 的甲基化状态从而可以被传递到子代或子细胞。这样也就解释了 X 染色体失活的状态为何能在细胞增殖、分化过程中被保留下来的原因。

　　Riggs 提出了一种非常重要的表观调控机制的模型，这一机制被后续的很多研究所验证。但依然有一些问题还需要解决。如 DNA 甲基化又是如何跟染色质的蓬松和浓缩程度关联的，又是如何引起染色质沉默的呢？尽管这背后的机制当时还不是完全清楚，但是已经有很多的证据暗示，DNA 的甲基化可以通过招募一类反式作用因子，如甲基化 CpG 结合结构域（methyl–CpG binding domain，MBD）蛋白，来实现对染色质结构的调控、促进异染色质的形成并引起染色质沉默。DNA 的甲基化还可以阻碍转录因子与 DNA 的结合，从而抑制基因的转录。

值得一提的是，果蝇中 DNA 甲基化的水平非常低，那么果蝇系统中的 PEV 效应又是什么机制介导的呢？现在已经知道，这一现象则跟组蛋白的修饰有关：PEV 效应中的调控表型的基因沉默是由于该基因在染色体上的位置凝聚成异染色质而引起的。而异染色质的形成和维持是由组蛋白的修饰（如 H3K9 的甲基化）以及其与异染色质蛋白的互作介导的。组蛋白的修饰的研究也经历了一个长期的过程。

在当时，科学家们早已知道在真核细胞的核内的 DNA 并非裸露的：染色质中包含了 DNA 和蛋白质（组蛋白，histone）。组蛋白水平上的调控是否会影响染色质的蓬松和浓缩以及基因的活性呢？事实上，Ellen Stedman 和 Edgar Stedman 在 1950 年就提出染色质中的组蛋白也会影响基因表达。Ellen Stedman 和 Edgar Stedman 甚至还认为，不同类型的细胞的染色质中的组蛋白组分可能是不一样的，这种组蛋白特异性可以促进和维持所在细胞的特定的命运，使不同的细胞具有不同的表型和性状。尽管在当时 Stedman 等提出的只是一个假说，但这一观点为后来的对组蛋白和染色质的研究提供了重要的思路。

曾经有一段时间，人们认为组蛋白是阻止基因表达的抑制蛋白。例如，1962 年 Ru-Chih Huang 和 James Bonner 利用从豌豆胚轴组织中纯化出来的 DNA 和组蛋白粗提物做体外转录反应时发现，当 DNA 模板与组蛋白结合在一起时，转录反应会被抑制。如果 DNA 与组蛋白的组装是影响转录的因素，那么组蛋白与 DNA 的包装又是如何被调控的，又是如何影响转录的呢？这一过程是否与染色质的蓬松和浓缩、异染色质的形成和维持有关呢？

1963 年，DMP Phillips 在研究小牛胸腺细胞组蛋白的氨基酸组成的过程中发现组蛋白的 N 端脯氨酸富集区同时含有较多的赖氨酸，丙氨酸富集区含有较多的精氨酸。而赖氨酸、精氨酸丰富区则被检测到很多的乙酰基团。Vincent G. Allfrey 注意到了 Bonner 和 Phillips 的实验结果。他推测，组蛋白 N 端氨基酸可能被乙酰化，而这种组蛋白的修饰可能与基因的表达调控有关。为了验证这一假设，Allfrey 等通过醋酸处理的方式获得了乙酰化的组蛋白，他们在分离出来的小牛胸腺细胞核提取物中加入未修饰的组蛋白和乙酰化的组蛋白，然后检测核提取物中 RNA 合成的情况。Allfrey 发现未修饰的组蛋白可以抑制转录，然而乙酰化的组蛋白对转录的抑制效应明显减弱。Allfrey 推测，组蛋白带正电荷，可以结合负电性的 DNA，从而可以阻碍 RNA 聚合酶跟 DNA 的互作；而乙酰化修饰可以部分抵消组蛋白上的正电荷，减弱组蛋白—DNA 之间的亲合力，从而可以减弱组蛋白的转录抑制效应。Allfrey 对组蛋白与基因表达调控关系的解释很合理，然而，这一推断依然缺少直接的实验证据。尽管他的这一观点在当时并未得到广泛的认可，组蛋白修饰与基因表达调控的关系却成为了研究的热点之一。

结构生物学家 Roger Kornberg 和 Jean Thomas 于 1974 年分解出了染色质的基本单元结构，他们发现，染色质中主要有 5 种类型的组蛋白。组蛋白会形成寡聚体，而 DNA 双链则像项链一样缠绕在组蛋白寡聚体上，形成染色质的基本单元结构。Kornberg 将这种结构单元命名为核小体（nucleosome）。此后的一段时间内，人们对核小体折叠以及空间构象的结构信息的了解越来越多：在真核细胞的核内的 DNA 与组蛋白相互结合组装、高度折叠形成染色质（在哺乳动物的精子核内，鱼精蛋白 Protamine 可替代组蛋白参与染色质组装）。组蛋白主要包括 H1、H2A、H2B、H3 和 H4 五种。2 个 H2A–H2B 异源二聚体和 1 个［H3–H4］X2 的异源四聚体形成一个组蛋白八聚体。DNA 双链可以缠绕在组蛋白八聚体上进一步组装成核小体。H1 组蛋白又称接头组蛋白。与其他组蛋白不同，H1 一般不存在于八聚体中，而是坐落在核小体的顶部，通常与核小体间的接头 DNA 区相结合。H1 组蛋白可以帮助核小体形成每周 6 个核小体的约 30nm 的螺旋结构，而所形成的螺旋结构在染色体结构维持复合物 SMC 的介导下可进一步折叠形成染色质高级结构。核小体的结构信息还显示组蛋白的 N 端通常会像尾巴一样在核小体八聚体核心结构上伸出来，这一现象暗示组蛋白的 N 端更容易被修饰。

核小体折叠以及染色质空间构象的结构信息为解析表观遗传现象背后的机制提供了非常丰富的线索。很多的课题组开始探索组蛋白修饰、构象以及染色质结构与基因表达调控的关系。从此，表观遗传学科进入了一个高速发展期。Allfrey 在 20 世纪 60 年代提出的模型也逐渐被验证。当然，这一过程也经历了很多的曲折。Michael Grunstein 等一开始试图在海胆卵模型中研究各个组蛋白的功能效应。然而，海胆卵中有上百拷贝的组蛋白编码基因，技术上对不同组蛋白亚型的功能进行验证则比较困难。正在课题进展不顺的时候，当时一个重要的研究工作引起了 Grunstein 的注意：Gerald Fink 课题组在酿酒酵母系统中利用同源重组实现了基因的靶向敲除。酵母细胞中的同源重组极为高效，对同源序列的长度需求低，酵母细胞生长快，便于筛选，这些特点使得酵母菌成为最早实现靶向性基因敲除的真核生物。Grunstein 课题组开始将海胆卵换成酵母系统，并试图在酵母菌中逐个敲除编码不同亚型组蛋白的编码基因，来检测其对基因表达以及细胞性状的影响。1988 年，Grunstein 课题组的研究生韩珉敲除了 H4 组蛋白后，发现酵母的 RNA 转录水平显著上调。这一结果验证了组蛋白与基因表达调控的关系：组蛋白可能是转录的负性调控因子。这些实验结果跟 Allfrey 提出的对组蛋白与基因表达调控的关系的解释非常吻合。Grunstein 及合作者发现，H4 亚基的 N 端的赖氨酸富含区域在各个物种间保守度很高。如果选择性的敲除 H4 组蛋白的 N 端赖氨酸富含区，特定基因的表达会被影响。他们还提出组蛋白的 N 端区域会影响染色质的疏松或者浓缩的状态。事实上，组蛋白的 N 端区域功能和机制似乎更多样化，例如，在酵母菌中敲除 H4 组蛋白的 N 端区域会减弱 HMLa 和 HMRa 位点的表达沉默（促进表达），但是会抑制 *GAL10*、*PHO5*、*CUP1* 等基因的表达。Grunstein 课题组于 1991 年发现 H4 组蛋白的 N 端序列是启动子激活所必需的。因此，在不同的细胞环境下，这段保守区域既可以抑制也可能促进基因表达，而这可能取决于特定基因所处位置的组蛋白的 N 端区域的修饰状态。

得知组蛋白影响基因表达与组蛋白 N 端区域的修饰状态有关，最为关键的点就是要找到修饰组蛋白的酶。1996 年 David Allis 在四膜虫中分离并鉴定出了一个大小约 55kd、具有乙酰转移酶活性的蛋白质，而这一蛋白质与酵母菌中的转录调控蛋白 Gcn5 同源。几乎在同时，Stuart Schreiber 从人源 T 淋巴细胞中克隆出了第一个去乙酰化酶 HD1，而 HD1 编码基因是酵母菌中的转录抑制因子 Rpd3 的同源基因。这一系列工作为验证组蛋白乙酰化修饰和基因转录之间存在关联提供了非常直接的证据。从此，组蛋白修饰的研究成为分子生物学的研究热点之一。

让我们再回到果蝇的 PEV 效应。20 世纪 40～60 年代，为了探索背后的机制，Jack Schultz 和 Janice Spofford 等在果蝇中鉴定能够影响 PEV 效应的突变体。Gunter Reuter 等课题组在这一方向也做了很多的工作。通过遗传学筛选的方式，他们鉴定出了一系列的可增强（enhancer）或者减弱（suppressor）位置花斑效应的调节或修饰因子（modifier），即导致基因沉默的 PEV 增强的花斑增强子［E（var）］和导致基因沉默丢失或者减弱的花斑抑制子［Su（var）］。这些基因大部分都与异染色质的形成和维持有关，其中包括了 *Su（var）3-9*，*Polycomb*，*Enhancer of Zeste* 和 *Trithorax* 等基因。值得一提的是，*Su（var）3-9*，*Polycomb*，*Enhancer of Zeste* 和 *Trithorax* 编码的产物都含有 SET 结构域。而 SET 结构域被发现具有赖氨酸甲基化转移酶的活性，可以催化组蛋白的甲基化。在果蝇中，SU（VAR）3-9 蛋白可以催化 H3K9 的甲基化。Reuter 等发现，SU（VAR）3-9 主要调控臂间异染色质的二甲基化，但不影响 4 号染色体、端粒以及常染色质位点的甲基化。另外几个位置花斑效应的修饰因子，包括 Enhancer of Zeste，Suv4-20，分别编码催化 H3K27 和 H4K20 甲基化的甲基转移酶。H4K20 的三甲基化是异染色质的标记之一，而 H3K27 的甲基化也被发现在异染色质基因沉默过程中扮演了重要的角色。这一系列的工作不仅鉴定出了许多异染色质调控的因子，而且还帮助人们进一步建立了组蛋白翻译后修饰与异染色质形成之间的关联。

那么，组蛋白翻译后修饰是如何影响异染色质的形成的呢？在 1986 年，Sarah Elgin 实验室用果蝇胚胎的细胞核蛋白提取物去免疫小鼠，并利用所获得单克隆抗体去染果蝇三龄虫唾液腺染色体，其中发现一个单抗可以识别异染色质。通过 cDNA 表达文库筛选，Elgin 鉴定出了一个编码异染色质相关的蛋白质（命名为 *HP1*）的基因。该基因位于 SU（VAR）2-5 被定位的位置，其突变可抑制花斑位置效应。有意思的是，*HP1* 与 SU（VAR）3-9 蛋白具有非常明显的共定位，并且二者之间可以有相互作用。果蝇中位置花斑效应修饰因子鉴定和研究为揭示异染色质形成和其维持的分子机制提供了重要的线索：SU（VAR）3-9 蛋白介导了染色体上特定位置的组蛋白（H3K9）的甲基化，而异染色质相关的蛋白 HP1 可以识别 H3K9me2 和 H3K9me3，从而结合到染色体上对应的被甲基化的位置。另外，SU（VAR）3-9 和 HP1 与异染色质的结合相互之间也存在着依赖性：SU（VAR）3-9 功能缺失会导致

HP1 与异染色质的结合会削弱；而 HP1 突变也会抑制 SU（VAR）3-9 跟臂间异染色质的互作。SU（VAR）3-9 介导的组蛋白（H3K9）的甲基化会招募 HP1 在对应的位点上结合，而占据这些位点的 HP1 会继续募集甲基化酶使这一区域的组蛋白被进一步甲基化。SU（VAR）3-9 蛋白本身就可以与 HP1 互作，并跟其他蛋白质一起形成异染色质蛋白复合物，调控异染色质的形成、维持与蔓延。

PEV 效应还为研究常染色质与异染色质之间的转换和平衡及其调控提供了很好的模型。组蛋白的修饰包括了甲基化、乙酰化、磷酸化等。这些在不同组蛋白位点上的不同修饰状态对染色质的结构的影响也不相同，不仅与常染色质和异染色质的状态，还跟常异染色质结构之间的转换密切相关。例如，常染色质区域可以被异染色质化，这一过程通常会依赖于 HDAC1 介导的 H3K9 去乙酰化。HDAC1 可以与 SU（VAR）3-9/HP1 异染色质蛋白复合物互作，而后者会催化原本乙酰化（H3K9ac）的甲基化。另外，在异染色质向常染色质的传播的过程中，往往还会发生 H3K4 的去甲基化、H3S10 的去磷酸化等组蛋白的修饰状态变化。

在逐步了解异染色质形成的调控机制的过程中，依然还有另外一个问题需要回答：组蛋白的修饰、异染色质的形成是如何选择性地定位于基因组中的某些位置或者区域的呢？孙方霖当时在 Sarah Elgin 课题组以 P 转座子元件介导整合到果蝇基因组上的 *white* 基因作为报告基因系统，鉴定了果蝇的 4 号染色体上几个相间分布的常染色质和异染色质区域，通过对转座子报告基因系统插入片段周围的 DNA 序列的增删并基于花斑眼睛表型来进行遗传学筛选，他们发现存在着短程顺式作用（*cis*-acting）的基因沉默决定元件，即顺式作用元件（DNA 序列）会参与调控异染色质在染色体上的定位，从而影响花斑效应表型。这样的顺式作用元件 DNA 序列应该可以通过与特定的蛋白质（反式作用因子）的相互作用来引发对应位置或区域的异染色质的形成。例如，Emmanuel Käs 实验室当时便在果蝇中鉴定了可以调控异染色质形成并影响花斑效应的反式作用因子 D1 蛋白。

除了顺式作用元件与反式作用因子的调控机制外，科学家们发现另外一种机制也会参与调控异染色质在染色体上的定位：在酵母菌和植物中，小的非编码 RNA 可以介导染色质的修饰，调控异染色质的形成。其实，早在 1994 年，Heinz L. Stinger 实验室就发现病毒或者外源的 RNA 会引起烟草基因组中对应（互补）序列 DNA 的甲基化以及 H3K9 的甲基化，从而导致基因沉默。而在 2002 年，Thomas Volpe 和 Robert Martienssen 等则在酵母菌中发现 RNAi 可能会介导靶向染色体着丝粒附近的重复 DNA 序列的组蛋白 H3K9 的甲基化修饰以及异染色质的形成和蔓延。后来，RNAi 介导的染色质的修饰和异染色质形成的现象在果蝇和线虫等多细胞动物中也被揭示。

对 X 染色体的失活、PEV 效应等现象的研究进一步提供了染色质是表观遗传的载体的证据，明确了表观遗传调控与染色质修饰以及结构之间的关联。而不同的染色质修饰，包括 DNA 甲基化、不同组蛋白的不同位点的不同修饰之间也存在着千丝万缕的关联，这些发现大大推动了表观遗传学的发展。

第二节　表观遗传学的基本形式

在上一节中，我们已经阐述了表观遗传的概念及其基本发展历程。我们知道，在机制层次上，表观遗传的调控是在 DNA 序列不改变的情况下通过影响具体基因表达的状态来实现的。而这种调控及其所影响的基因表达状态与细胞中染色质的空间构象、基因组的折叠组装的结构状态紧密关联——具体基因所处的染色质包装折叠的松紧程度不同，其表达活性和状态也会不同。高度螺旋、折叠紧密的染色质称为异染色质。位于异染色质位置的基因一般处于沉默状态；折叠疏松、伸展的染色质称为常染色质，常染色质内的基因通常表达比较活跃。而常染色质状态与异染色质状态之间也会发生转换。细胞中染色质的空间构象具有高度的异质性，其动态多变的结构与折叠状态参与决定了不同细胞中的基因表达情况，与细胞的类型、命运、状态或者表型密切相关。

细胞中的染色质动态多变的结构与折叠状态被复杂的机制所调控。上一节讨论过染色质的结构，其基本单位是由 DNA 双链缠绕组蛋白八聚体所形成的核小体。而核小体中 DNA、组蛋白上发生的修饰与分子互作等在染色质的结构状态调控过程中发挥了重要的作用。这些影响染色质的结构变化的分子事件通常被定义为表观遗传调控。表观遗传调控的基本形式包括以下几种：DNA 修饰、组蛋白修饰、核小体定位与染色质重塑、非编码RNA 介导的基因表达调控等。

科学家小故事——
丹尼·莱因伯格
（Danny Reinberg）
研究蚂蚁

一、DNA 修饰

发生在 DNA 碱基上的共价修饰会改变 DNA 与蛋白质（如转录因子等）的相互作用、碱基之间的氢键配对以及 DNA 分子大沟和小沟中环外基团间的相互作用，都可以影响DNA 双螺旋构象以及核小体与染色质的结构。真核生物中目前已知的 DNA 修饰主要为发生于胞嘧啶的 5 号位碳原子（5C）上的甲基化（5mC）和羟甲基化（5hmC），以及胞嘧啶的醛基化（5-formylcytosine，5fC）和羧基化（5-carboxylcytosine，5caC）。最近的研究发现真核细胞的线粒体 DNA 中的腺嘌呤可以被 6 号位甲基化（6mA），然而，这些 DNA 修饰在具体不同的环境 - 基因互作条件下、病理生理以及细胞过程中的机制和功能效应还有待进一步的探索。

DNA 的 5mC 修饰是最早发现的表观遗传修饰，也是目前相对而言研究得最为充分的DNA 修饰形式。5mC 甲基化修饰的发生需要由 S- 腺苷 -L- 甲硫氨酸（SAM）提供的甲基供体，并且依赖于细胞中 DNA 甲基化转移酶（DNA methyltransferases，DNMTs）的催化活性（图 14-5）。5mC 甲基化通常有两种形成途径：一种是由 DNMT3a 和 DNMT3b 催化的从头甲基化，另一种是 DNA 半保留复制后由 UHRF1 等招募甲基化转移酶 DNMT1 来催化半甲基化（双链中只有一条单链被甲基化）的 DNA 双链中未甲基化的链，从而来维持甲基化的状态。这两种途径的存在使 DNA 甲基化能够在特定的细胞命运背景下长期维持，并且可以在细胞分裂甚至跨代遗传的过程中保留下来。

尽管 DNA 中的胞嘧啶甲基化的化学性质很稳定，但是这一共价修饰是可逆的，即细胞中的 DNA 可以被去甲基化。因此，DNA 的去甲基化也存在着两种途径。一种是被动途径，细胞可通过抑制甲基化转移酶（DNMT1）的表达或者催化活性来阻断 DNA 的甲基化，从而导致已有的 DNA 甲基化程度在细胞分裂和 DNA 复制的过程中会被稀释；另一种是主动途径，细胞中存在着一类依赖于 α- 酮戊二酸和二价亚铁离子的 TET 双加氧酶（ten-eleven translocation methylcytisine dioxygenases）。TET 酶可以将 5mC 迭代氧化从而分别逐步形成 5hmC、5fC 和 5caC（图 14-4）。

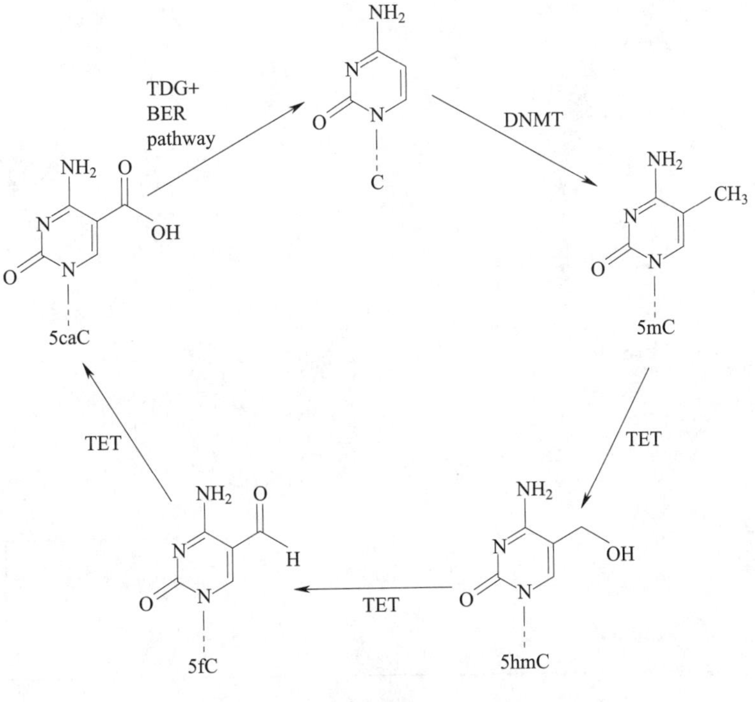

图 14-4　甲基胞嘧啶甲基化及去甲基化

在动物体细胞中，5mC 修饰主要发生在胞嘧啶（C）- 鸟嘌呤（G）二核苷酸位点（CpG 岛）上；而在动物胚胎干细胞和植物细胞中，5mC 修饰还可普遍发生于非 CpG 位点上。DNA 的胞嘧啶甲基化 5mC 可引起基因沉默、基因印记、X 染色体失活、转座子的抑制、DNA 复制中点突变等细胞效应，从而会对多细胞生物的细胞分化、组织器官发育、环境适应、细胞应激等过程产生重要的影响。值得一提的是，通常被认为会导致基因沉默的 5mC 甲基化修饰也被发现富集于转录活跃基因本体（Gene body）的区域，然而，这一现象背后的机制以及其功能关联尚不十分明晰。

前沿时刻——氨基酸衍生化在表观遗传研究中的应用

二、组蛋白修饰

组蛋白是染色质以及核小体的重要结构元件，除了 DNA 修饰，组蛋白的修饰也是调控染色质空间构象变化以及基因表达的核心机制之一。组蛋白的翻译后修饰有很多种，可发生在不同的组蛋白亚基、不同的氨基酸位点。其修饰类型可大致分为两类，一类是小分子化学基团修饰，如甲基化、乙酰化、磷酸化等，另一类是分子质量较大的肽类修饰，例如，泛素化、类泛素化（SUMO）等（图 14-5）。

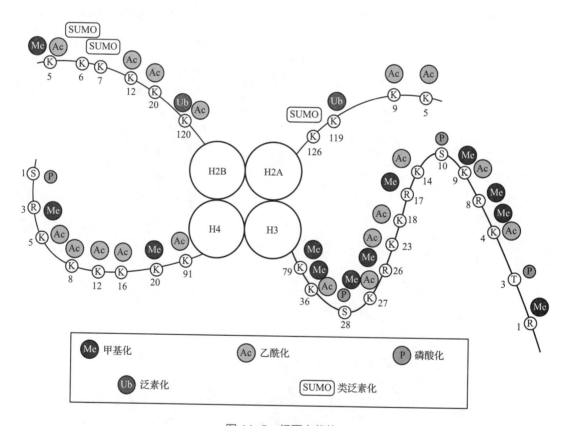

图 14-5　组蛋白修饰

（1）组蛋白甲基化　组蛋白甲基化是目前研究最广泛的组蛋白翻译后修饰之一，组蛋白甲基化反应由甲基化转移酶介导，甲基化转移酶将活化的甲基基团从 $S-$ 腺苷 $-L-$ 甲硫氨酸（SAM）转移到氨基酸残基上。在已知的所有组蛋白翻译后修饰方式中，甲基化最为复杂。组蛋白的甲基化不仅可以发生于赖氨酸，还可以在精氨酸上；目前已知不同的组蛋白亚基（H2A、H2B、H3、H4）上共有24个甲基化位点。这些具体的位点可以被单甲基化，还可以被二甲基化（赖氨酸、精氨酸）、三甲基化（赖氨酸）。因此，不同的核小体上的甲基化数目、不同甲基化类型的组合、动态的变化非常多样和复杂；甲基化的位点不同、甲基基团的数目不同，对染色质状态、基因表达的影响也不同，可能会促进、也有可能会抑制基因的转录。

赖氨酸甲基化是一种比较常见的组蛋白翻译后修饰。组蛋白H3的K4、K9、K27、K36、K79和组蛋白H4的K20是赖氨酸甲基化常发位点。这些翻译后修饰反应分别由不同的特异的组蛋白赖氨酸甲基转移酶催化。赖氨酸甲基转移酶类可被细分为含SET结构域的和不含SET结构域的两类。其中，含SET结构域的赖氨酸甲基转移酶更为普遍。SET结构域在各个物种中相对保守。前文中已经提到，SET结构域相关基因最先从果蝇中被克隆和鉴定，如 *Su（var）3-9*，*Enhancer of Zeste*，*thithorax* 等。SET结构域由大约130个氨基酸组成，其中包含了一个重要的 β- 折叠结构，这个区域是赖氨酸甲基转移酶的催化核心之一。在SET结构域的前端（前SET区域）和后端（后SET区域），两个区域对于甲基转移酶活性也很重要。例如，前SET区域中的半胱氨酸残基可以参与形成三角锌簇，通过结合锌离子来维持催化区域的结构稳定。

另一类赖氨酸甲基转移酶不含有SET结构域，这类酶目前主要是DOT1酶。DOT1酶最早在酵母菌中被发现。人类基因组中也有DOT1的同源基因——*DOT1L*。尽管序列不同于经典的赖氨酸甲基转移酶（SET结构域、前SET区域和后SET区域），但是DOT1和DOT1L的二级结构中具有SAM甲基转移酶的特征序列。后续的一系列研究结果显示，DOT1和DOT1L可以在组蛋白H3上K79位点上的单、双以及三甲基化。含有SET结构域的甲基化转移酶通常甲基化组蛋白N端的赖氨酸位点，而不含SET结构域的DOT1和DOT1L酶则对组蛋白的球状中心部分H3进行甲基化。因此，DOT1和DOT1L不能修饰游离的H3，而只能够对核小体中的H3组蛋白进行甲基化。

曾经很长的一段时间内，人们认为组蛋白的甲基化修饰是稳定而不可逆的。直到2000年，艾利斯小组发现组蛋白甲基转移酶，才使人们意识到组蛋白的甲基化状态是被动态调控的。后续的研究工作又鉴定了其他的去甲基化酶。目前已知的赖氨酸去甲基化酶大致可以分为两类：一种是黄素依赖性KDM1，也称为LSD1，另一种是含JmjC结构域的酶。LSD1蛋白包含SWIRM、AO和Tower三个区域，其催化活性依赖于代谢产物黄素腺嘌呤二核苷酸（FAD）。LSD1去甲基化酶具有一定的底物特异性，可以去除H3K4和H3K9的单甲基化、双甲基化，但是不能去除上述赖氨酸位点的三甲基化。JmjC去甲基化酶是另一类去甲基化酶。顾名思义，JmjC家族的酶都含有JmjC结构域。JmjC去甲基化酶的活性也依赖于营养代谢物，例如，线粒体代谢的中间产物 α- 酮戊二酸就是JmjC去甲基化酶的重要辅酶。JmjC去甲基化酶家族的成员较多，但各自有一定的底物特异性。例如，JARID去甲基化酶可以催化H3K4的三甲基化位点的去甲基化，JmjC结构域蛋白UTX和JMJD3可以催化 H3K27 的双和三甲基化位点的去甲基化。

与赖氨酸一样，组蛋白上的精氨酸也可以被甲基化和去甲基化。组蛋白精氨酸甲基化参与调控许多重要的细胞生命过程，包括信号转导、转录、分化、凋亡以及肿瘤发生等。组蛋白的精氨酸甲基化位点主要包括 H3R2、H3R8 和 H4R3 等。其中 H3R8 和 H4R3 的甲基化会有抑制转录的效应，而 H3R2 的甲基化可以促进相关位点的转录。组蛋白上的精氨酸甲基化是由蛋白质精氨酸甲基转移酶（protein arginine methyltransferase，PRMT）家族成员进行催化的，根据不同的精氨酸甲基化催化修饰类型，PRMTs 主要可以分为三种亚型：Ⅰ 型 PRMTs 催化形成 $\omega\text{-}N^G\text{-}$ 单甲基精氨酸和不对称 $\omega\text{-}N^G\text{-}$ 二甲基精氨酸；Ⅱ 型 PRMTs 催化形成 $\omega\text{-}N^G\text{-}$ 单甲基精氨酸和对称 $\omega\text{-}N^G$，$N'^G\text{-}$ 二甲基精氨酸；Ⅲ 型 PRMTs 只催化单甲基化，形成 $\omega\text{-}N^G\text{-}$ 单甲基精氨酸。组蛋白上的精氨酸甲基化也可以被去除，迄今为止，科学家们鉴定出两种组蛋白精氨酸去甲基化酶：PAD4 和 JMJD6。其中，PAD4（peptidylarginine deiminase 4）可以将甲基化的精氨酸转化为瓜氨酸并同时释放甲胺来实现。值得一提的是，这种特殊的去甲基化反应可能是不可逆的，所得到的瓜氨酸位点由于缺少氨基，将不再被甲基化。PAD4 也可以催化未甲基化的精氨酸向瓜氨酸的转化，使之不能够再被 PRMT 甲基化。另外，PAD4 不能催化已经被双甲基化的精氨酸向瓜氨酸的转化。JMJD6 是一种 Fe（Ⅱ）-2- 酮戊二酸依赖性双加氧酶。JMJD6 的催化机制在与参与组蛋白赖氨酸去甲基化的其他含有 JmjC 结构域的组蛋白去甲基化酶相同。

（2）组蛋白乙酰化　除了组蛋白甲基化，组蛋白的乙酰化修饰是最早发现的影响转录调控的修饰之一。组蛋白的 N 端尾巴带有正电荷，而 DNA 一般偏负电性，因此 DNA 链与组蛋白之间有着很强的互作。而组蛋白的 N 端尾巴的乙酰化修饰会部分中和组蛋白的 N 端尾巴的正电荷，从而可以削弱 DNA 链与组蛋白之间的互作。另外，组蛋白的乙酰化修饰也会干扰核小体之间的相互作用。不仅如此，乙酰化修饰后的组蛋白还会招募新的蛋白因子到核小体上，影响核小体的结构和组装、对应位置区域的染色质状态和转录过程，从而导致相应基因的表达上调或者下调。

组蛋白乙酰化与染色质结构以及基因表达的关联在 20 世纪 60 年代就已经被提出，但是直到 90 年代中期组蛋白乙酰化修饰酶和去乙酰化酶才开始被鉴定出来。1996 年，Brownell 从四膜虫的大核中分离出了第一个组蛋白乙酰化酶（HAT）-GCN5。几乎与此同时，Taunton 纯化出了第一个去乙酰化酶（HDAC）-Rpd3p。研究发现，乙酰基通过乙酰化酶添加到组蛋白的赖氨酸残基上，并通过去乙酰化酶去除，组蛋白 H3 和 H4 是乙酰化酶的主要底物，可以被乙酰化的位点有 H3K9、H3K14、H3K18、H3K23、H4K5、H4K8、H4K12 和 H4K16。乙酰化酶也可以催化 H2A 和 H2B 组蛋白亚基。H2A 上的 K5、K12、K15 和 K20 可以被乙酰化，而 H2B 上主要是 K5 和 K9 位点被发现存在着乙酰化修饰。有趣的是，组蛋白乙酰化酶和去乙酰化酶分别与之前克隆的转录激活因子和转录抑制因子的编码基因同源。后续的研究则进一步鉴定了其他的组蛋白乙酰化酶和去乙酰化酶。

　　根据亚细胞定位，组蛋白乙酰化酶可以分为两大类：第一大类是细胞核中的 HATs，主要包括 GCN5，P300/CBP 和 TAF$_{II}$250 等。这类 HATs 蛋白含有可识别乙酰化赖氨酸的 bromo 结构域，可以在细胞核中跟其他转录调控因子一起邻近基因转录。第二大类 HATs 存在于细胞浆中，这类 HATs 蛋白缺少 bromo 结构域，但是可以催化新合成的尚未入核参与核小体组装的组蛋白。如果基于序列同源性和机构特征，HATs 可以分为以下几个主要的组蛋白乙酰化酶家族：GNAT、MYST、p300/CBP、通用转录因子 HAT 和核激素相关 HAT。第一类是 GNAT 家族（GCN5 相关 N- 乙酰转移酶，the Gcn5-related N-acetyltransferase family），它们的催化区域一般包含 1~4 个保守的基序（A、B、C、D motif），其中基序 A（Arg/Gln-X-X-Gly-X-Gly/Ala）高度保守，在识别和结合乙酰辅酶 A 的过程中扮演了重要的角色。第二类 HATs 是 MYST 家族，这一类组蛋白乙酰化酶包括 MOZ，Ybf2 和 MOF 等成员。MYST 家族组蛋白乙酰化酶的序列中包含锌指结构和 chromo 结构域，在催化区域的 N 端还会有一段半胱氨酸相对富集的区域（cysteine-rich region），这段 cysteine-rich region 参与介导了与锌离子的结合，对乙酰化转移酶的催化活性非常重要。第三类是 P300/CBP 家族，P300/CBP 组蛋白乙酰化酶一般只存在于相对高等的真核生物（后生动物）中，序列中一般包含几个锌指结构、bromo 结构域、乙酰化酶（HAT）催化结构域以及可以跟其他转录因子相互作用的区域。P300/CBP 组蛋白乙酰化酶 HAT 结构域与 GNAT 和 MYST 家族成员的 HAT 序列不同源，而且序列更长。P300/CBP 组蛋白乙酰化酶与底物的结合方式和机制也相对更为复杂。还有一些其他的组蛋白乙酰化酶在序列和结构特征上不同于上述三类 HATs。Rtt109 便是这样的组蛋白乙酰化酶。尽管 Rtt109 的结构与 P300 有一定的相似，但是二者的结构细节特征存在很大差异，例如，催化区域的关键位点不同，这使得其在功能、底物特异性和催化机制上差别非常大。

　　同样地，组蛋白的乙酰化修饰也是可逆的，组蛋白去乙酰化酶（HADC）可以催化水解组蛋白赖氨酸残基上的乙酰基。根据与酵母菌中去乙酰化酶序列的同源性，组蛋白去乙酰化酶可以分为四组（Class Ⅰ，Ⅱ，Ⅲ 和Ⅳ）。Class Ⅰ 的成员与酵母菌中的 Rpd3 同源，包括了 HDAC1、HDAC2、HDAC3 和 HDAC8。这四个 HDAC 都定位于细胞核中；Class Ⅱ 中的 HADC 主要包括了 HDAC4、HDAC5、HDAC7、HDAC9、HDAC6 和 HDAC10。这组的 HDAC 与酵母菌中的 Hda1 同源。其中 HDAC4、HDAC5、HDAC7 和 HDAC9 可以在细胞质与细胞核中双定位，而 HDAC6 和 HDAC10 一般定位与细胞质中。Class Ⅲ 中的 HADC 主要是 SIRT 蛋白家族成员，包括了 SIRT1-7，这一类 HDAC 与酵母菌中的 SIR2 和 HST1-4 有同源性。Class Ⅳ 的 HDAC 的序列跟酵母菌的 RPD3 和 HDA1 均有同源性，主要成员是 HADC11。根据其催化机制的差异，这四组组蛋白去乙酰化酶可以分为两大类。第一类是经典的 HDAC，其催化活性依赖于锌离子。Class Ⅰ、Ⅱ 和Ⅳ 的 HDAC 均属于经典组蛋白去乙酰化酶；第二类 HDAC 的去乙酰化酶催化活性依赖于细胞能量新陈代谢过程中产生的烟酰胺腺嘌呤二核苷酸 NAD。Class Ⅲ 中的 SIRT 蛋白家族成员就属于这一类。

（3）组蛋白磷酸化　蛋白质的磷酸化是细胞内存在最为广泛的蛋白质翻译后修饰，在多种信号传导通路中扮演了重要的角色。组蛋白是最早被发现可被磷酸化修饰的蛋白质之一，与乙酰化和甲基化不同，组蛋白磷酸化在其他组蛋白修饰之间建立相互作用，从而导致下游级联事件，是细胞分裂、转录调控和 DNA 损伤修复过程中染色体凝聚的关键中间步骤。组蛋白 H3 磷酸化的位点主要有第 10，28 位丝氨酸以及第 3，11 位苏氨酸。目前，绝大多数研究都集中关注组蛋白第 10 位丝氨酸（H3S10）的磷酸化，多种激酶都可以催化 H3S10 的磷酸化修饰，这其中包括了 MSK1，MSK2 等。H3S10 磷酸化最初被发现发生在有丝分裂或有丝分裂诱导处理的细胞中。如在 MAPK 信号可引起细胞中组蛋白 H3 磷酸化。细胞分裂过程中，H3S10 的磷酸化似乎与染色体的浓缩程度正相关。另外，Louis Mahadevan 和 Michael Barratt 等还发现生长因子等在成纤维细胞中诱导早期反应基因（如 *c-Fos*，*c-Jun* 等）的表达往往伴随着组蛋白 H3 的磷酸化，而后者可能是导致 *c-Fos*，*c-Jun* 等基因水平上调的原因。而在 2000 年，Scott Nowak 和 Victor Corces 在果蝇中也发现组蛋白 H3 的磷酸化修饰在介导热激反应引起的转录激活起了非常重要的作用。

一般情况下，磷酸化能够减弱组蛋白与 DNA 之间的结合，从而使得染色质结构不稳定。但关于以上组蛋白磷酸化具体的功能效应还存在着一些不易解释之处：在细胞分裂的过程中（尤其是分裂中期），组蛋白 H3S10 高度磷酸化似乎在维持高度浓缩的异染色质状态发挥了作用。Brian Strahl 和 David Allis 曾经提出，H3S10 磷酸化可以招募染色质浓缩因子，从而帮助促进细胞分裂时染色体的浓缩和分离。然而，组蛋白 H3S10 高度磷酸化与高度浓缩的异染色质状态并非总是相关，二者之间的因果关联也不是非常明确。例如，在酵母细胞中，组蛋白 H3 的磷酸化缺陷型（H3S10A）突变并未影响有丝分裂中的染色质形态和细胞周期。一种可能的解释是，H3S10 磷酸化可能通过影响其他位点的翻译后修饰从而对染色质结构产生影响，例如组蛋白乙酰化以及 H3S28、H3T11 的磷酸化等。另外，在细胞间期，染色质上 H3S10 磷酸化的区域相对比较少（远远小于细胞分裂期的 H3S10 磷酸化的区域），但可以促进对应区域的基因转录的激活，如参与介导热激反应基因、*c-Fos* 和 *c-Jun* 等早期反应基因、神经细胞中光诱导的节律基因等表达的上调。因此，这些基因位置的 H3S10 磷酸化似乎可能会使染色质结构更开放。H3S10 磷酸化对转录的促进作用可能不具有广谱性，而是似乎更依赖于具体的基因位点和启动子。另外，H3S10 磷酸化所影响的对应基因的表达对组蛋白乙酰化修饰也很敏感，暗示 H3 磷酸化与组蛋白乙酰化修饰之间存在关联。总之，组蛋白磷酸化具体如何影响染色质结构、如何影响基因表达，依然是一个需要继续探索的问题。

（4）组蛋白泛素化、类泛素化　泛素（ubiquitin，Ub）是真核生物体内广泛存在的一类高度保守的含有 76 个氨基酸的小分子蛋白质。蛋白质的泛素化修饰是赖氨酸残基与泛素分子的羧基末端结合的过程，并且泛素分子也可以与其他泛素分子上的赖氨酸残基结合。组蛋白是最早被发现能单泛素化的蛋白，属于细胞中单泛素化修饰程度相对较高的蛋白质。组蛋白的泛素化一般发生于碳端的尾巴上，5%～15% 的组蛋白 H2A 亚基上的 H2AK118/119 和 1% 的 H2B 亚基的 H2BK120 位点会被单泛素化修饰。组蛋白上还存在着其他类型的泛素化或者类泛素化修饰，例如，H2A 和 H2AX 的 K63 多泛素化修饰。但是这些修饰的水平远低于 H2AK118/119ub 和 H2BK120ub。与前面讨论的甲基化、乙酰化和磷酸化等组蛋白修饰不同，泛素化或者类泛素化修饰所添加的基团分子质量很大。值得一提的是，组蛋白的单泛素化或者多泛素化可以诱导组蛋白其他表观修饰的变化，从而影响染色质结构以及相关基因的表达。

H2A 亚基上的 H2AK118/119 单泛素化一般由多梳类复合物参与介导。在哺乳动物中，多梳类复合物家族 PRC1L（polycomb repressive complex 1-like）中的 BMI1/RING1A 等可以催化 H2AK118/119 的单泛素化，H2AK118/119 的单泛素化可以抑制对应区域基因的转录。这一调控效应在果蝇中也是保守的。果蝇翅成盘细胞中 RING 蛋白与单泛素化的 H2A 被发现共存于 Ubx 基因的启动子上。而在细胞中敲低 RING 会导致 H2A 单泛素化水平降低，同时，Ubx 基因的表达会上调。最近，hPRC1L 复合物中的 Ring1b 蛋白被鉴定为 E3 泛素连接酶，负责 H2A 泛素化，并且是女性细胞中 X 染色体失活所必需的。

H2B 的单泛素化对基因表达的影响跟 H2A 的单泛素化不同，一般可以促进对应区域基因的转录。在酵母菌中，主要由泛素化连接酶 RAD6/BRE1 负责催化 H2BK120 的单泛素化。BRE1 可以上调整体的 H2BK120 的单泛素化水平，并对基因转录有正调控作用；敲低 Bre1 则导致 H2B 单泛素化水平下降，并抑制基因的转录。有意思的是，BRE1 的下调还会引起组蛋白 H3K4 和 H3K79 的甲基化水平降低。这一现象在人类细胞中也被发现。人类细胞中的 H2BK120 的单泛素化修饰主要由 RNF20/RNF40 复合物来催化的。而 RNF20 和 RNF40 都是由 Bre1 的同源基因编码的泛素化 E3 连接酶。UBCH6 是这个催化反应的 E2 连接酶。在人源细胞中，UBCH 和 RNF20/RNF40 复合物普遍存在于染色体上转录活跃的区域。过表达 RNF20 会导致 H2B 单泛素化水平上升，与酵母菌中观察到的现象一致的是，组蛋白 H3K4 和 H3K79 的甲基化水平也会随之上调，相关靶基因如 Hox 基因的表达也被增强。这两个重要的研究工作鉴定了 H2B 的单泛素化的催化酶，并且揭示了这一组蛋白修饰对基因表达的调节效应。

组蛋白 H3 和 H4 亚基也可以被泛素化。例如，H3K14、H3K18 和 H3K23 位点可以被 E3 连接酶 UHRF1 泛素化。这三个位点的泛素化可能会被 DNA 甲基转移酶 DNMT1 识别，并促进 DNMT1 的催化活性。这一机制可以有助于复制过程中 DNA 甲基化修饰状态维持，使这一表观信息能传递给子细胞。人源细胞中 NEDD4 可以催化 H3K23、H3K36 和 H3K37 位点的泛素化，然后这些被修饰的位点会进一步招募 GCN5 乙酰化酶来催化对应位置的 H3K9 和 H3K14 的乙酰化，从而促进基因的转录。需要指出的是，细胞中 NEDD4 催化 H3K23、H3K36 和 H3K37 位点的泛素化的过程可以被葡萄糖所诱导。

跟泛素化一样，组蛋白的类泛素化（sumoylation）所被添加的基团都是多肽，都是添加到组蛋白的赖氨酸残基上。泛素跟类泛素在氨基酸序列上由约有 18% 的相同性，三维结构也类似。然而，这两类基团表面的电荷却并不相同。因此，这两类翻译后修饰对染色质的结构影响、对基因表达的调节效应也存在着差异。许多 SUMO 靶蛋白是转录共激活因子或共阻遏蛋白，这表明类泛素化可能对不同基因类型的表达水平产生积极和消极影响。Eisenman 课题组首次发现了人源细胞中的组蛋白 H4 亚基上的类泛素化修饰。类泛素化连接酶 UBC9 催化这一翻译后修饰。H4 的类泛素化可以招募组蛋白去乙酰化酶 HDAC 以及异染色质蛋白 HP1，从而使染色体上所对应的区域的基因沉默。因此，组蛋白的类泛素化一般被认为是一种抑制基因表达的表观修饰。

组蛋白不同的亚基的修饰、不同的修饰位点、不同数目的修饰基团，对染色质状态、基因表达的影响也不同。这些多样的翻译后修饰的不同组合，被称为"组蛋白密码"（histone code）。尽管近年来关于表观修饰的研究工作非常多，但我们对表观修饰的了解依然有限。可以预计的是，会有更多的组蛋白修饰在未来会被发现。再结合 DNA 的甲基化等其他修饰后的各种多样的组合，就形成了所谓的"表观密码"（epigenetic code）。人们可以由基因的编码序列（遗传密码）来推测对应的多肽或者蛋白质产物，同样，依据特定细胞环境中、基因组特定区域的表观修饰信息（表观密码），人们可以判断特定的基因的表达模式。表观修饰的研究为人类解码生命的奥秘提供了重要的切入点。

三、核小体重定位与染色质重塑

我们已经知道，相对松散的常染色质中的基因转录相对活跃，而异染色质中的组蛋白与 DNA 的紧密结合，可以阻止染色体调节蛋白、转录因子等与 DNA 接触，从而会导致基因沉默。染色质重塑以及核小体的重定位会改变染色质结构，会使紧密凝聚的 DNA 能够被转录因子和其他调节蛋白识别和接近，从而改变所在区域的基因转录状态。染色质重塑可以被核小体上的各种表观修饰调控，还被依赖于 ATP 的染色质重塑因子所调控。表观修饰是通过影响组蛋白与 DNA 双链的亲和性来改变染色质的疏松或致密状态；而染色质重塑复合物利用 ATP 提供的能量来改变组蛋白与 DNA 的结合状态以及核小体上 DNA 的构象，从而使转录因子更容易靠近 DNA。

染色质重塑因子（染色质重塑复合物）最早是在酵母菌中被发现的。Marian Carlson 实验室在分离影响酵母菌中蔗糖发酵所必需的蔗糖转化酶 SUC2 的表达的突变株的过程中鉴定出了几个重要的基因。后续的研究工作发现这几个基因编码的是染色质重塑复合物（SNF/SWI 复合物）的组分。SNF/SWI 复合物中 Swi2/Snf2 亚基具有类似于解旋酶的结构，并且有 ATP 酶（ATPase）的活性。体外实验结果验证了，SNF/SWI 复合物可以改变染色质的结构，而这一过程依赖于 ATP。染色质重塑复合物是依靠 ATP 的水解释放的能量来执行其染色质重塑功能的。因此，ATPase 亚基是复合物中的核心组分。依据各自的 ATPase

亚基的结构特征，目前已知的染色质重塑复合物可以分为四类：SWI/SNF（switch/sucrose non-fermentable）家族复合物、ISWI（imitation SWI）家族复合物、CHD（chromodomain helicase DNA-binding）家族复合物和INO80/SWR1［SWI2/SNF2 related（SWR）］家族复合物（图14-6）。

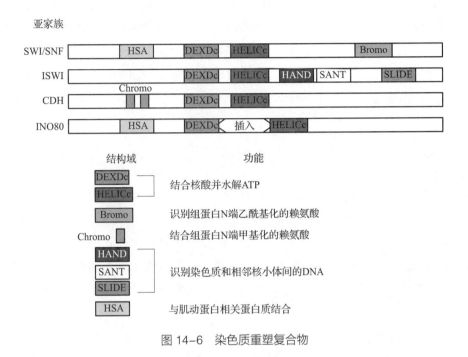

图 14-6　染色质重塑复合物

　　染色质的重塑通常会涉及到 DNA 和组蛋白之间的相对移位，这也是染色质重塑复合物通常会具有 DNA 移位酶活性的原因。以 SNF/SWI 复合物为例，其中的 SWI2/SNF2 亚基尽管不具有解旋酶的活性，但是有类似于解旋酶的结构，可以起着 DNA 移位酶的作用。SNF/SWI 复合物可以在 DNA 双链未解旋的状态下，使核小体沿着 DNA 链滑动，在此过程中 ATP 酶亚基可以识别并靶向到特定的核小体 DNA 上的作用位点。利用水解 ATP 释放的能量，SNF/SWI 复合物进一步促进 DNA 与组蛋白八聚体分离，打开核小体结构。

　　除了介导核小体的滑动，染色质重塑复合物还能够催化组蛋白亚基的置换，从而调节染色质重塑。我们知道，核小体中的组蛋白亚基主要包括 H2A、H2B、H3 和 H4。然而，除此之外，细胞中还存在着一些非经典的组蛋白变异体（组蛋白变体）。这些组蛋白变体有可能置换经典的组蛋白亚基而参与核小体的组装。这一核小体置换过程会改变染色质的结构，引起基因表达的变化。染色质重塑复合物可以参与介导核小体的置换。例如，在酵母细胞中，INO80 复合物可以催化基因组水平 H2A.Z 组蛋白变体与核小体中经典 H2A 亚基之间的替换，并可能会调控 H2A.Z 组蛋白变体在染色体上的分布。另外，酵母菌的 SWR1 复合物可以识别染色体上的非核小体区 DNA。而其中的 Swc2 亚基以及 Swr1 上的 ATP 酶结构域可以招募组蛋白变体 H2A.Z，促进对应位置上的 H2AZ-H2B 异源二聚体与核小体中经典

H2A–H2B 二聚体之间的替换。有意思的是，INO80 与 SWR1 似乎在介导核小体的置换的过程中扮演着相反的角色：SWR1 复合物可以促进 H2A.Z 置换进入核小体，而 INO80 会将 H2A.Z 变体从核小体中置换出来。

染色质重塑因子通过以上方式使染色质的结构处于动态的变化中，从而根据细胞环境的改变，灵活地调控基因的表达。值得一提的是，染色质重塑复合物还可以与转录因子相互作用，参与调控基因的转录过程。例如，哺乳类细胞中的 SNF/SWI 复合物可以与包括 RB、cMYC 在内的多种转录因子结合，从而被招募到特定基因的启动子区域，通过改变对应位置的染色质结构，来影响基因的转录过程。

四、非编码 RNA 介导的基因表达调控

高等生物体内具有调控作用的非编码 RNA（non-coding RNA）种类繁多。根据转录产物的不同的长度，非编码 RNA 可以被大致分为两种，一种是长度大于 200bp 的长链非编码 RNA（long non-coding RNA，LncRNA），另一种是小于 200bp 的小分子非编码 RNA（small non-coding RNA，sncRNA）。两类非编码 RNA 都可以在表观水平上调控基因的表达。小分子非编码 RNA 种类根据长度又可以细分，其中在表观调控领域研究的比较多的是几种小于 35nt 的短链 ncRNA，包括了微小 RNA（microRNA，miRNA）、小分子干扰 RNA（small interfering RNA，siRNA）以及 piwi 蛋白结合的 RNA（piwi-interacting RNA，piRNA）等。这几种小 RNA 既可以在转录水平上使靶基因沉默（transcriptional gene silencing，TGS），也可以在转录后水平通过促进 mRNA 的降解或者阻碍蛋白质翻译来抑制基因表达（post-transcriptional gene silencing，PTGS）。

（1）siRNA　siRNA 一般是由长双链 RNA 经过 DICER 剪切形成，所生成的短链 RNA 可以被装载到以 AGO 蛋白为核心组分的 RNA 诱导的沉默复合物（RNA-induced silencing complex，RISC）中去执行其基因表达调控的功能。DICER 介导的剪切和 RISC 复合物的装载都需要水解 ATP 释放的能量。无论是以 TGS 还是 PTGS 的方式抑制基因表达，siRNA 以及 RISC 复合物对下游靶基因的识别都是由核酸序列的互补配对来实现的。siRNA 通过序列互补可以将下游 mRNA 结合到 RISC 上（RNA：mRNA 互补），从而促进 mRNA 的降解或者阻碍蛋白质翻译来抑制基因表达。而在 TGS 的过程中，siRNA 和 RISC 可以结合到靶基因的启动子序列上（RNA：DNA 互补）来沉默基因的转录过程。siRNA 与启动子的结合可以诱导对应的染色体位置上 DNA 的甲基化以及组蛋白翻译后修饰的变化，而这些表观修饰状态的改变会帮助招募包括 HP1 在内的异染色质蛋白到基因组中对应的位置上，从而抑制基因的转录。因此，除了 AGO 等 siRNA 合成、剪切和装载蛋白外，DNA 甲基化转移酶（如 DNMT3a 等）、组蛋白去乙酰化酶、组蛋白甲基化酶等表观修饰因子也参与了 siRNA 介导的 TGS。上述的机制在大多数 siRNA 介导的 TGS 情况都会发生。然而，

siRNA 与启动子的结合并非总是诱导对应的染色体位置上 DNA 的甲基化。例如，Stephen Baylin 实验室在人源肿瘤细胞中利用靶向 CDH1 启动子的 siRNA 序列来介导该基因的转录沉默，研究结果显示，这一基因表达调控过程并不依赖于 CDH1 启动子序列上的 DNA 甲基化。

（2）miRNA　miRNA 是长约 22 个核苷酸左右的单链 RNA。miRNA 跟 siRNA 非常类似，但二者之间也存在不少差异。例如，miRNA 一般是由细胞自身的"内源"基因表达产生，而 siRNA 一般源自病毒感染、转座子或者转基因靶点，通常是外源性的。另外，虽然 miRNA 的生物合成、剪切和装载过程与 siRNA 共享一些分子机器，但跟 siRNA 不同的是，miRNA 的初始产物（primary miRNA，pri-miRNA）和前体（precursor miRNA，pre-miRNA）是含有发夹/茎环结构的单链 RNA 分子，可以分别被 DROSHA 和 DICER 剪切和加工。并且，pre-miRNA 上茎部分的序列互补并非严谨的碱基配对，而 siRNA 的双链互补是严谨配对。尽管如此，最终的成熟体的 miRNA 和 siRNA 非常相近，因此，二者在介导基因沉默过程中涉及的分子机制也比较类似。例如，miRNA 也可以靶向基因的启动子区域，并通过诱导 DNA 甲基化以及相关的组蛋白修饰来沉默靶基因的转录。另外，miRNA 还可以以间接的方式调控表观修饰：通过靶向编码 DNA 甲基化酶、组蛋白修饰酶的 mRNA 并抑制这些酶的表达，从而影响染色质修饰。

（3）piRNA　piRNA 是一类可以结合 piwi 蛋白的、长度约为 24～31nt 的 RNA 分子，主要在动物生殖细胞以及干细胞中发挥功能。piRNA 主要与 piwi 亚家族成员 piwi 或 AGO3 蛋白结合从而发挥作用。piwi 蛋白本身就是一种表观调控因子，通常跟多梳家族蛋白 PcG 互作，能够作用于基因组中可以被 PcG 识别的顺式作用元件上，可以改变对应位置的染色质的修饰状态，从而抑制其活性。相对于 miRNA 和 siRNA，目前人们对于 piRNA 的了解依然比较少。例如，piRNA 的生物合成途径依然不明确。一种假说认为 piRNA 源自长链单链 RNA 分子，而另外一种假说认为 piRNA 是初级转录产物。

（4）长链非编码 RNA　长链非编码 RNA（LncRNA）一般是长度大于 200bp 的非编码 RNA。LncRNA 的来源、功能和机制与上述的 miRNA、siRNA 或者 piRNA 相比更为复杂。LncRNA 有多种不同的起源，在不同的物种中的保守性也不高，现在普遍认为，LncRNA 可以调控在不同细胞环境和生物过程中的转录和转录后水平的基因表达。另外，与蛋白质类似，LncRNA 的基因表达调控的作用模式取决于其亚细胞定位。

位于细胞核中的 LncRNA 是调控表观修饰和染色质结构的重要因子。一些 LncRNA 可以招募染色质调节蛋白、表观修饰因子到特定的包括远端或者近端的基因位点，从而影响对应位置的染色质状态和转录活性。例如，多梳复合物 PRC2 催化特定区域的 H3K27 甲基化的过程有 lncRNA 的参与。这种招募作用可以是通过 lncRNA 与蛋白因子的互作来实现，也可以是由于 lncRNA 与 DNA 互补形成的特殊结构（例如 R-Loop）被这些调节因子识别所致。在这一过程中，LncRNA 可以扮演顺式因子的角色，这其中一个具体范例就是前文中提到过的 X 染色体失活。哺乳动物中的 X 染色体上编码一个 Xist（X inactive specific transcript）长链非编码 RNA。Xist 可以与将要被失活的 X 染色体结合，从而诱导其 DNA 的甲基化、H3K27 的甲基化以及组蛋白的去乙酰化。这些表观修饰的改变可以使该 X 染色体失去转录活性。

除招募调节因子之外，lncRNA 还可以阻碍一些表观修饰酶结合到染色质上。例如，LncPRESS1 可以与 SIRT6 相互作用，这种相互作用可以抑制 SIRT6 结合到核小体上，从而使得组蛋白 H3K56 和 H3K9 上的乙酰化修饰状态得以维持。

另外，LncRNA 还可以通过介导染色体上的成环作用来调控基因表达。一个具体的例子便是 LncRNA *Kcnq1ot1*。*Kcnq1* 基因的启动子区是一个基因印迹区。而 *Kcnq1ot1* 的 5′ 端序列可以使 KvDMR1 和 *Kcnq1* 基因的启动子区域互作成环。另外，*Kcnq1ot1* 还可以招募 PRC2 到 *Kcnq1* 基因的启动子区域来抑制印迹的等位基因。而这些效应是 *Kcnq1* 基因印迹状态的维持所必须的。

在细胞质中的 LncRNA 主要与基因的转录后调控有关。例如，lncRNA 序列中可能会含有 miRNA 结合位点，可以像海绵一样把 miRNA 吸收过来，使之不能去靶向下游的 mRNA，从而可以正调控下游基因的表达。

非编码 RNA 越来越引起研究人员的重视。目前，人们已经认识到这类 RNA 分子在表观调控过程中发挥了重要的作用。然而，我们对于其作用机制的理解依然非常有限。可以预测，非编码 RNA 与表观调控将会是未来一段时间内生命科学的研究热点之一。

第三节　营养代谢产物与表观遗传学修饰

一、营养状况与表观遗传学修饰

食物和营养物质能够供给机体活动所需能量。俗话说，"民以食为天"。事实上，不仅是人类，所有物种的生存与进化都高度依赖于其获取食物、摄入营养的种类、数量和方式。生物对环境的适应，很大程度上取决于机体对饮食和营养的适应。遗传因子与环境的互作，也很大程度上体现于基因型与摄入的营养物质之间的相互作用。

科学家小故事查尔斯·戴维·阿里斯（Charles David Allis）发现 HAT

1. 营养不良影响表观遗传学修饰

营养不良或者营养失衡会导致机体能量代谢异常，这一过程往往伴随着表观修饰的变化。例如，研究人员在动物模型实验中发现，用低蛋白食物饲喂妊娠期雌鼠的子代，其肝脏组织中 DNA 的甲基化的程度远高于正常食物饲喂的雌鼠的子代，这一结果表明动物孕期的营养不良或者营养失衡与子代细胞中的表观遗传修饰密切相关。后续的在不同模型种进行的一系列实验也发现，限制蛋白质摄入会导致子代基因组中的 DNA 甲基化状态发生变化，而这种变化会在子代个体成年后稳定保持。动物日粮中缺少蛋白质会影响编码脂质代谢和胰岛素抵抗相关蛋白的基因的甲基化状态：糖皮质激素受体、过氧化物酶体增殖物激活受体、肝脏 X 受体、脂肪组织中瘦素受体、下丘脑促黑素细胞皮质素原 C 和胰岛细胞中肝细胞核因子 4alpha 等。而这些关键基因的表观修饰以及表达水平的变化，无疑将会影响子代的代谢表型和性状。

营养不良的表观调控效应还有可能与能量代谢产生的 ATP 有关。组蛋白上的丝氨酸、苏氨酸和酪氨酸可以被特异的激酶磷酸化。这些翻译后修饰反应依赖于细胞中的 ATP 分子，同时还会被 ADP 的水平所影响。另外，我们在前文中描述过，表观调控过程中的染色质重塑本身也需要耗能，高度依赖于 ATP 的水解所释放的能量。因此，营养代谢产生的 ATP 也是表观调控的重要因子。

2. 营养过剩影响表观遗传学修饰

子代胚胎的早期发育依赖于母源的营养供应。上述的实验现象表明营养不良、供能不足会导致子代多方面的表型。而能量摄入过多或者营养过剩，也会引起相关基因表观修饰的变化，从而影响子代的各种表型。孕期雌性高热量食物摄入过多，不仅会导致自身肥胖，而且还会增加子代肥胖的风险。这背后的机制其实跟表观修饰有关。研究人员利用高脂饲料饲喂围孕期和妊娠期的小鼠，发现其子代中产生了挑食性的表型：这些小鼠更偏好含糖和含脂的高热量食物。在分子水平上，研究人员发现，子代小鼠的多巴胺转运蛋白（DAT）的表达水平在不同的脑区中发生了不同的变化，在中脑腹侧被盖区、中脑边缘的伏隔核区以及大脑皮层最前方的前额叶区中 DAT 水平上调。伏隔核区、前额叶区和下丘脑中的阿片样态受体（μ-opioid Receptor，MOR）和前脑啡肽原（preproenkephalin，PENK）的表达水平上升。与此同时，这些基因在脑组织中的甲基化水平显著降低。这些现象暗示，孕期雌性高热量食物摄入过多会改变子代脑组织中相关基因甲基化修饰的改变，从而可能影响其摄食偏好性，增加患肥胖症和相关代谢综合征的风险几率。除了母体对子代会有影响外，个体幼龄期的饮食和营养摄入也会通过表观修饰的变化来影响发育后期以及成年后的性状。不少研究表明，早期过度饮食或者营养过剩是成年后患肥胖症、胰岛素抵抗和相关代谢综合征的一个重要风险因子，而介导这些性状的因子之一是下丘脑中的胰岛素受体。研究人员发现，在大鼠幼年期给予过度饲喂，会使其下丘脑中的胰岛素受体编码基因的启动子区域的甲基化水平上升。而这一表观修饰的变化可能是肥胖症、胰岛素抵抗和代谢综合征背后的病因之一。

二、营养分子与表观遗传学修饰

1. 营养分子与甲基化修饰

营养物质不仅可以通过改变能量供应水平影响表观修饰，食物中的具体成分、各种营养具体的代谢物或中间产物（维生素、α- 酮戊二酸、脂肪酸及其衍生物、乙酰辅酶 A、多酚类化合物等）在细胞中基因表达的表观调控过程中也扮演了重要的角色。越来越多的研究结果显示，营养代谢过程中的一些中间产物不仅仅可以作为表观修饰化学反应的底物发挥功能，而且还会通过影响一些表观修饰酶的表达水平和催化活性，来参与调控表观修饰。

包括叶酸、维生素 B_{12}、胆碱、甜菜碱等在内的营养素含有活性甲基基团，可以通过一碳单位代谢途径生成表观修饰甲基化所需的供体 S- 腺嘌呤甲硫氨酸（S-adenosylmethionine，SAM）（图 14-7）。

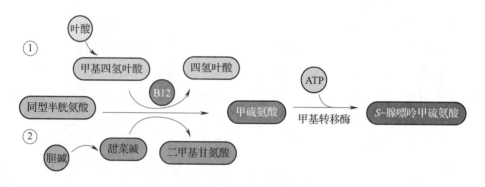

图 14-7　营养素参与生成 S- 腺嘌呤甲硫氨酸

那么，叶酸等营养素的摄入是否可以改变表观修饰呢？小鼠中 *Agouti* 等位基因表达与毛色及其他表型的调控是一个经典的饮食和营养对表观调控作用的范例。小鼠的 *Agouti* 基因编码一个旁分泌的可调控毛囊内黑素细胞真黑素与棕黑素合成的信号蛋白。因此，*Agouti* 基因的表达状态和活性可以影响小鼠的毛色。在野生型的小鼠中，*Agouti* 在特定的发育阶段在毛囊细胞特异性表达，小鼠的毛色为棕色。而当 *Agouti* 突变失活（对应等位基因是 *a*）不能表达后，小鼠就不能产生调控色素合成的信号蛋白，因此，基因型为 *a/a*（*a* 为隐性等位基因）的小鼠毛色为纯黑色。*Agouti* 位点有一个显性的等位基因 A^{vy}：其顺反子上转录起始位点之前插入了一段序列（Intracisternal A Particle，IAP）。该 IAP 序列的 5′ 端带有一个启动子，可以导致 *Agouti* 基因在各种组织的所有的细胞中的异位表达。*Agouti* 的异位表达理论上应该会使小鼠全身的毛色呈现黄色（除此之外，*Agouti* 异位表达还会引起小鼠的肥胖、糖尿病和肿瘤发生）。然而，带有 A^{vy} 的同样基因型的小鼠的毛色却存在着很大的个体差异，通常在棕色和黄色之间有颜色不同深浅程度的变化。而其中的主要原因，是因为 IAP 序列中含有可以被甲基化的 CpG 序列，IAP 序列的甲基化可能会使其中的启动子沉默从而阻断该基因的异位表达。因此，IAP 序列的甲基化程度与小鼠毛色的变化相关（甲基化对应棕色，而未甲基化对应黄色）。由于 DNA 甲基化在不同小鼠中的个体差异，带有 A^{vy} 的同样基因型的小鼠毛色通常在棕色和黄色之间有颜色深浅程度的变化。

后天因素特别是饮食中的甲基化供体相关的营养物质是否会影响 DNA 的甲基化以及相关的表型性状呢？如果影响，那么带有 A^{vy} 等位基因的小鼠模型就是一个很好的研究系统。我们前面已经提到，DNA 甲基化所需的供体 S- 腺嘌呤甲硫氨酸（S-adenosylmethionine，SAM）是可以由一碳单位代谢途径、甲硫氨酸循环生成的复合物。转化形成 SAM 的前体物质包括维生素 B_2，维生素 B_6 和维生素 B_{12}、叶酸、胆碱、甜菜碱和甲硫氨酸等。而营养干预（叶酸、维生素 B_{12}、胆碱、甜菜碱等）能够操控体内的一碳单位代谢。Randy Jirtle 课题组曾经做过这样一个实验，给生殖期的基因型为 a/a 的雌鼠饲喂叶酸、维生素 B_{12}、胆碱、甜菜碱饲料，来促进 S- 腺嘌呤甲硫氨酸的生成。有意思的是，这些雌鼠在与 A^{vy}/a 的雄鼠交配后所产生的子代中基因型为 A^{vy}/a 的小鼠的毛色发生差异和变化。叶酸等营养素补充饲喂的雌鼠产下了棕色毛色的 A^{vy}/a 的幼鼠，而常规饲料饲喂的雌鼠的后代中 A^{vy}/a 的幼鼠毛色的则大多为黄色。而这种子代毛色差异的变化，与 A^{vy} 中 IAP 序列的甲基化程度相关，叶酸等营养素补充饲喂的小鼠中甲基化对程度高，而普通饲喂的则甲基化水平则非常低。因此，环境、饮食等因素可能会影响 DNA 的甲基化，这使得 Agouti 的异位表达在不同个体之间存在差异，从而导致小鼠表型发生变化（如毛色差异）。

胰岛素样生长因子 2（Insulin-like growth factor 2，IGF2）是一种结构上跟胰岛素类似但却不能被胰岛素抗体中和的生长因子。IGF2 可以被分泌到血清中，能够诱导细胞的增殖。编码 IGF2 的基因 Igf2 是最早被发现的内源性印迹基因，其表达被 DNA 甲基化所影响，且这一表观修饰能被稳定遗传，从而影响子代的表型和性状。人类 Igf2 基因的异常去印迹（脱印迹）通常跟小儿科发育疾病相关，甚至会影响之后的癌症发病几率。而 Igf2 的印迹、所对应的表型可以被摄入的饮食和营养所调控。Randy Jirtle 课题组也曾在小鼠模型中做过营养干预 DNA 甲基化的实验，来检测 Igf2 的印迹变化情况。他们发现，给断乳后的小鼠喂食甲基化供体相关缺失的饲料会导致 Igf2 基因的终生印迹丢失（loss of imprinting，LoI），并引起 Igf2 的异常表达。这个实验的结果表明，早期的营养干预会影响个体的表观修饰，而且这样的表观修饰会一直稳定存在。这一调控作用不仅存在于动物模型，同时也具有重要的临床意义。一系列的研究工作表明，叶酸等甲基化供体营养素对于 DNA 的甲基化以及人类胚胎早期的发育重编程至关重要。对 120 名围孕期的女性饮食和子代中 Igf2 位点的甲基化程度的分析结果显示，摄入食物中叶酸含量高的母亲的孩子在 Igf2 基因区域的甲基化水平显著高于没有叶酸饮食的母亲的孩子。因此，围孕期女性的饮食结构跟子代 Igf2 基因印迹状态之间有着密切的关联。

不仅 Igf2 基因区域，基因组中其他的 CpG 位点的甲基化也可以被饮食和营养摄入所影响。Lorraine Young 实验室对围孕期的母羊进行饮食和营养干预，他们发现如果限制叶酸、维生素 B_{12} 以及甲硫氨酸等甲基化供体营养素的饲喂，母羊的子代在成年后对抗原的免疫应答能力会发生改变。另外，围孕期甲基化供体营养素的限制摄入的后代还表现出显著的肥胖、高血压和胰岛素抵抗等症状。在分子水平上，4% 的 CpG 岛的甲基化状态和水平在这些后代中发生了改变。这一结果暗示，围孕期饮食干预会改变子代的基因组中的甲基化状态，且可能影响这些个体成年后的健康指标和表型。

正如上一小节中提到的，DNA 不仅会被甲基化修饰，也会被去甲基化。其中，DNA 的被动去甲基化可通过抑制甲基化转移酶（DNMT1）的表达或者催化活性（已有的 DNA 甲基化程度在细胞分裂和 DNA 复制的过程中会被稀释）来实现。而我们饮食中的一些成分，例如，多酚类化合物，包括异黄酮以及植物性食品中的异硫氰酸酯等，可以通过抑制甲基化转移酶 DNMT1 的表达来降低细胞中的 DNA 甲基化水平。这些分子本身一方面可能会跟 DNMT1 蛋白相结合，从而直接抑制其催化活性，另一方面还可以通过影响相关的代谢途径来间接的改变 DNA 的甲基化状态。在细胞水平上，已经有很多实验验证了这些成分对 DNMT1 的活性或者表达水平以及 DNA 甲基化状态的影响。咖啡酸苯乙酯、大豆异黄酮、异鼠李素等常见的功能食品中成分可以直接结合 DNMT1 蛋白。黄酮分子可以直接跟 DNMT1 的催化位点互作，而体外甲基化实验结果显示，这种相互作用可以降低 DNMT1 甲基化转移酶的活性。

维生素 C 是人们耳熟能详的抗氧化、降自由基、可以提高机体免疫力的化合物。近年来，维生素 C 还被发现可以调节表观修饰。我们知道，DNA 的主动去甲基化是通过 TET 双加氧酶来催化的。而维生素 C 可以增强 TET 双加氧酶的催化活性，促进细胞中的主动去甲基化。体外实验的结果显示，维生素 C 可以与 TET 双加氧酶碳端的催化结构域结合。我们已经知道，TET 双加氧酶的催化活性依赖于二价亚铁离子。维生素 C 与 TET 催化结构域的互作可能会促进蛋白质的正确折叠以及二价亚铁离子的招募和轮换。因此，维生素 C 可以作为 TET 双加氧酶辅助因子发挥功能。与体外生物化学实验结果相一致的是，维生素 C 处理会使小鼠胚胎干细胞中 TET 酶的活性，并导致 DNA 甲基化整体水平的下降。不仅如此，维生素 C 还会调节干细胞的分化状态，使处理后的干细胞展示出囊胚样表型。维生素 C 的表观调控效应在在体水平上也得到了进一步的验证。在小鼠中，母源的维生素 C 是雌性幼崽的生殖细胞正常发育所必需的。母源的维生素 C 缺乏，会抑制雌性幼崽的生殖系统发育中的减数分裂从而导致生殖细胞数量变少。而这些母源的维生素 C 缺陷型的胚胎生殖细胞转录本与 TET1 突变胚胎高度类似，暗示该调控作用跟 DNA 的去甲基化有关。DNA 甲基化测序结果也显示，一些减数分裂的关键调控基因以及转座子序列的甲基化程度在母源维生素 C 缺陷型的胚胎生殖细胞中明细偏高，进一步表明这一现象可能是 DNA 去甲基化不完全所致。

TET 双加氧酶的催化活性不仅依赖于二价亚铁离子，还会被细胞中的 α- 酮戊二酸所影响。α- 酮戊二酸是三羧酸循环中的重要中间代谢物之一，本身参与了生物机体内氨基酸、维生素和有机酸的合成及能量代谢过程。α- 酮戊二酸可以通过转氨基作用生成 L- 谷氨酸进入氮代谢中，是连接细胞中碳代谢和氮代谢的关键节点。机体中的 α- 酮戊二酸水平与病理或者生理过程相关，并可能会影响病理生理进程以及相关性状和表型。年老的小鼠更容易肥胖且胰岛素敏感性下降。而动物模型实验的结果显示，年老的小鼠血液中的 α- 酮戊二酸水平显著低于年轻的小鼠。而对年老小鼠营养补充 α- 酮戊二酸，不仅可以恢复血液中的 α- 酮戊二酸水平，且可以降低高脂饲喂后动物的体重增长和脂肪含量、提高其葡萄糖敏感性。这一系列的表型变化，可能是由 *Prdm16* 基因的上调所介导的。而与之相关的是，α- 酮戊二酸处理使 *Prdm16* 基因启动子序列上的甲基化水平显著降低。所以，α- 酮戊二酸的营养补充，可能是通过增强 TET 的活性、促进 *Prdm16* 基因启动子序列上的去甲基化，使 *Prdm16* 基因表达上调。而 *Prdm16* 的上调，可以修复米色脂肪的功能，从而缓解高脂饲喂肥胖模型产生的代谢综合征症状。

S- 腺嘌呤甲硫氨酸 SAM 不仅是 DNA 的甲基化所必需的，而且同样也是组蛋白的甲基化的供体。因此，组蛋白的甲基化也应该会被叶酸、维生素 B_{12} 等营养分子相关的饮食所影响。在啮齿类动物模型中，甲基化供体缺陷已知可以促进肝癌形成。Tatiana Karpinets 课题组曾经用甲基化供体缺陷性饲料（无叶酸、无胆碱、低甲硫氨酸）饲喂大鼠，并检测其对相关表观修饰以及肝癌发生的影响。Tatiana Karpinets 等发现，在缺少甲基化供体的饲喂条件下，肝癌形成发生了改变。在分子水平上，除了 DNA 的甲基化减少，组蛋白 H4K20 的三甲基化水平也显著降低。这一研究结果表明营养也会影响组蛋白的甲基化。值得一提的是，营养与饮食对组蛋白甲基化修饰的影响的研究依然相对甚少，其中的具体机制还不明确。不同的组蛋白亚基、不同的氨基酸位点上的甲基化对基因表达的效应也不同，仅甲基化供体的丰度改变，尚不足解释组蛋白修饰以及基因表达变化的特异性。而这些问题的解决都需要未来做进一步的研究和探讨。

2. 营养分子与表观修饰酶

不仅作为甲基化供体前体，很多营养代谢物可以影响表观修饰酶的催化活性。组蛋白的甲基化的水平和催化甲基化和去甲基化反应的酶（组蛋白甲基转移酶 HMT，组蛋白去甲基化酶 HDM）的活性密切相关。已经有研究工作表明，宏营养物质（如碳水化合物、蛋白质和脂肪）代谢所产生的中间产物可以作为辅酶或辅助因子影响组蛋白去甲基化酶 HDM 的活性，从而参与调控组蛋白的甲基化。我们在前文中已经提到，LSD1 和含 Jumonji 结构域的 JmjC 蛋白 JHDM 酶家族是两类主要的组蛋白去甲基化酶。而这两类酶都分别需要不同的代谢中间产物作为催化去甲基化反应的辅助因子。

LSD1 主要催化 H3K4 位点的去甲基化反应。这个组蛋白去甲基化酶有三个结构域，N 端的 SWIRM（Swi3p/Rsc8p/Moira）结构域、C 端的类胺氧化酶（amine oxidase–like，AOL）结构域以及中间的 Tower 结构域。其中 C 端的 AOL 结构域具有催化活性。进一步对 LSD1

结构的解析发现，AOL 结构域可以分成两个亚结构域，其中一个可以直接结合底物，而另一个可以结合黄素腺嘌呤二核苷酸 FAD，而这两个亚结构域的中间是去甲基化转移酶催化活性中心。FAD 是维生素 B_2 的一种衍生物，故又称活性维生素 B_2。FAD 的合成需要 ATP（图 14-8），FAD 是 LSD1 的催化活性所必需的，在去甲基化过程中扮演着电子传输载体的角色，是氧化还原类的辅酶。

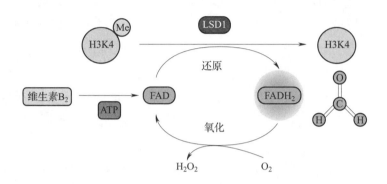

图 14-8　FAD 参与去甲基化过程

JHDM 去甲基化酶的催化区域位于 JmiC 结构域。JmiC 结构域与 JmiN 结构域相连，形成的疏水区可以被二价亚铁离子环绕，并且可以结合 α- 酮戊二酸。α- 酮戊二酸不仅是 TET DNA 双加氧酶活性所必需，而且也是 JHDM 去甲基化酶的辅酶因子。在 JHDM 催化的组蛋白去甲基化过程中，α- 酮戊二酸可以帮助稳定酶和底物的结合，从而促进去甲基化反应的发生。

组蛋白的乙酰化修饰也受到摄入食物中的分子的调控。丁酸钠（sodium butyrate）是一种具有广谱生物活性的短链脂肪酸，可以调控癌细胞的增殖、生长、分化和死亡，能够调控代谢，提高动物血浆中的胰岛素水平从而维持血糖平衡，丁酸钠还能够通过降低前炎症因子的表达来抑制炎症反应。早在 20 世纪 70 年代就有研究发现丁酸钠处理细胞能够显著上调组蛋白的乙酰化水平，而这种调控作用是通过对组蛋白去乙酰化过程的抑制实现的。后续的研究进一步确认了丁酸钠可以抑制 HDAC 的催化活性。丁酸钠不仅在细胞水平上可以抑制 HDAC 介导的组蛋白去乙酰化反应，这种调控作用在在体水平上也得到了验证，并且丁酸钠还可以通过抑制 HDAC 来影响各种病理生理指标和表型。衰老性肌肉萎缩（sarcopenia）是影响老年人生活质量的主要病症之一。不少研究工作的结果表明，老年性肌肉萎缩进程通常与 HDAC 的组蛋白去乙酰化酶活性相关，而抑制 HDAC 的活性可以缓解肌肉萎缩的症状。针对这一现象，研究人员在小鼠的衰老模型中对饲料和营养进行介入。有意思的是，摄入食物中补充丁酸钠可以显著缓解小鼠的肌肉萎缩症状。不仅如此，丁酸钠的补充还减少了小鼠的体脂含量、增加了其对血糖敏感性，改善了小鼠的整体代谢功能。泛素化蛋白酶体介导的蛋白质降解是老年性肌肉萎缩的病因之一，而丁酸钠的补充并未改变这一分子途径。因此，基本可以推断，饮食中的丁酸钠的补充可能是通过抑制 HDAC 的活性、降低关键基因位点的组蛋白乙酰化修饰来影响小鼠的性状和表型的。

与甲基化一样，组蛋白的乙酰化也依赖于细胞中的基团（乙酰基）供体。我们知道，乙酰辅酶 A（acetyl-CoA）是一种重要的能量代谢产物，在多种代谢途径中扮演者枢纽性的角色。乙酰辅酶 A 是碳水化合物、脂肪以及蛋白质分解代谢的重要中间产物，能够进入三羧酸循环和氧化磷酸化，最终生成二氧化碳和水，并释放能量合成 ATP。另外，乙酰辅酶 A 可以为细胞中能量物质脂肪酸、胆固醇及其衍生物酮体合成代谢提供碳源，是这些合成物质的重要前体化合物。不仅如此，乙酰辅酶 A 还是细胞中蛋白质如组蛋白翻译后乙酰化修饰反应中重要的乙酰基供体。细胞中主要的组蛋白乙酰基转移酶的活性大都依赖于细胞核微环境中乙酰辅酶 A 的水平。主要营养成分的代谢都会影响到乙酰辅酶 A 的水平，因此乙酰辅酶 A 是介导饮食营养表观调控效应的另一种关键因子。例如，在肿瘤细胞体外培养模型中改变培养液中葡萄糖的浓度可以干预细胞核中乙酰辅酶 A 的相对丰度，与此相应的，细胞中整体的组蛋白乙酰化水平也随之发生改变。营养物质代谢与干细胞多能性之间的偶联关系也依赖于乙酰辅酶 A 的表观修饰调控作用。多能干细胞中主要以糖酵解代谢途径来产生乙酰辅酶 A，而在分化过程中，糖酵解代谢途径逐渐会被抑制，乙酰辅酶 A 核组蛋白乙酰化也会下调。研究人员利用乙酰辅酶 A 合成前体乙酸盐处理胚胎干细胞后，发现可以抑制组蛋白的去乙酰化、延缓干细胞的分化。反之，如果在用抑制剂阻断乙酰辅酶 A 生成上游的途径可以促进干细胞的分化。这一系列现象暗示，在细胞水平上干预营养代谢可以改变组蛋白的乙酰化表观修饰，而乙酰辅酶 A 是细胞中介导这一效应的关键因子。

研究人员在在体水平上也通过饮食介入改变乙酰辅酶 A 水平，来验证其对表观修饰的调控效应。在饲料中补充乙酰辅酶 A 合成前体乙酸盐，可以上调动物模型中脑和肝脏组织中的乙酰辅酶 A 的水平。在给大鼠饲喂乙酸盐后，脑组织中组蛋白 H4 和 H3 上 H4K8、H4K16、H3K9 的乙酰化水平显著上调。有意思的是，这些大鼠样品中组蛋白去乙酰化酶 HDAC 的活性和水平显著下降。这一现象暗示，乙酰辅酶 A 可能还会抑制表观修饰酶 HDAC 的活性和表达。饮食中特定营养物质的补充和摄入不仅可以干预乙酰辅酶 A 生成的前体物质，还能够影响代谢途径中具体的反应酶。ATP 柠檬酸裂解酶（ATP citrate-lyase）是生成乙酰辅酶 A 途径中的关键酶，而高脂食物的摄入会抑制动物脂肪和肝脏组织中 ATP 柠檬酸裂解酶的表达水平，从而会下调乙酰辅酶 A 的相对丰度。Kathryn Wellen 课题组的研究人员发现，高脂饲喂小鼠可以降低其脂肪、胰脏和肝脏组织中的乙酰辅酶 A 的水平。值得一提的是，白色脂肪和胰脏组蛋白 H3K23 的乙酰化水平在高脂饲喂组的动物中也相应的降低，但是在肝脏中却无明显变化。这一研究结果暗示，饮食中特定营养物质的补充可能会通过影响代谢途径中具体的反应酶来改变乙酰辅酶 A 的水平，从而会影响组蛋白的乙酰化。然而，这样的调控效应可能具有组织特异性。

营养分子除了直接调控组蛋白或 DNA 分子上的修饰，参与表观调控的非编码 RNA 也会被饮食和营养所影响。例如，微小 RNA（miRNA）所介导的饮食营养的表观调控已经被广泛报道。日常饮食中的一些营养成分会在特异的组织器官中影响特异的 miRNA 的表达，而这些 miRNA 可以调控下游的靶基因的表达，从而在表观水平上影响机体的性状和表型。miR-483 基因是哺乳动物中保守的 miRNA，位于胰岛素生长因子 2（Igf2）基因第 2 个内含子上，在大多数细胞中，miR-483 与 Igf2 表达水平呈正相关。而有意思的是，Igf2 的启动子上含有葡萄糖应答的顺式作用元件，这意味着 miR-483 的表达可以被葡萄糖诱导。已经有实验结果显示，在细胞内葡萄糖水平升高时，miR-483 水平会上调。因此，机体 miR-483 的表达可能会被饮食营养中的葡萄糖所影响。其他的在动物模型中的不少研究工作也发现，连续 9 周饲喂含共轭亚油酸的高脂食物会使小鼠白色脂肪组织中与脂质代谢相关的 miRNA-103 和 miR-107 表达水平发生改变。另外，亲代饮食中的营养素会改变子代的 miRNA 的表达谱。例如，高脂饲喂妊娠期和泌乳期小鼠影响子代肝脏组织中 23 种 miRNA 的水平，而母鼠摄入富含酒精的食物会导致子代脑组织中 miRNA 的表达发生变化。

第四节　宏量营养素及其与表观遗传学修饰相关的代谢物

为了维持正常的生长发育和新陈代谢，人体需要通过摄入各种食物组成的膳食来获取多种营养物质。而食物中主要的营养物质无外乎三大类：碳水化合物、脂肪和蛋白质。这三类营养物质也是身体需求量最大、用于供能和维持生命活动的主要基础物质。因此，碳水化合物、脂肪和蛋白质也被称为宏量营养素（宏营养素，macronutrients）。机体的 ATP 主要由宏营养素代谢提供，而 ATP 是染色质重塑所需的重要因子，所以，这些营养物质的摄入和代谢自然是表观调控的重要组成部分。除此之外，代谢过程中生成的一些中间产物也是参与表观调控的关键因子。本小节将系统地讲述碳水化合物、脂肪和蛋白质分解代谢的代谢物与表观调控的关系。

科学家小故事：汉斯·阿道夫·克雷布斯（Hans Adolf Krebs）通过代谢物质拼图发现三羧酸循环途径

一、糖代谢与表观遗传学修饰

细胞中许多蛋白质可以被糖基化，组蛋白也不例外。而糖基化的供体大都源自糖代谢。例如，糖酵解过程中产生的磷酸丙糖——磷酸二羟基丙酮和 3- 磷酸甘油醛，可以无需酶的催化而被降解生成甲基乙二醛（methylglyoxal，MGO）。甲基乙二醛可以与组蛋白上的精氨酸和赖氨酸发生加成反应，形成组蛋白的 MGO 修饰，可以改变对应位置基因的转录。大概由于甲基乙二醛供体源自糖代谢的缘故，组蛋白的 MGO 修饰在糖尿病模型中尤其显著。

在无氧条件下，丙酮酸可以被乳酸脱氢酶（lactate dehydrogenase，LDH）催化还原成乳酸（lactate）（图 14-9）。这个过程所需的氢原子由 NADH+H$^+$ 提供。糖的无氧氧化是否参与调控表观修饰呢？最近的研究工作报道了一些新的研究进展：糖的无氧氧化的产物乳酸可以影响表观修饰。芝加哥大学 Yingming Zhao 和 Lev Becker 课题组在哺乳类细胞中发现，组蛋白 H3、H4、H2A 和 H2B 上可能存在"乳酸化"的翻译后修饰，其中比较典型的位点是H3 亚基上的 18 位的赖氨酸位点（H3K18），并且 H3K18 乳酸化修饰可能会促进对应位置的基因转录。更有意思的是，H3K18 乳酸化修饰似乎与细胞中糖酵解产生的乳酸水平相关，并且对培养液中的葡萄糖浓度有剂量依赖性。而使用不可代谢的葡萄糖类似物 2- 脱氧葡萄糖（2-DG）则对乳酸产生和 H3K18la 修饰都没有影响。这一工作不仅发现了一个新的组蛋白表观修饰形式，而且还揭示了葡萄糖代谢参与调节组蛋白修饰的一个新机制。需要指出的是，我们目前对于这一新的表观修饰依然知之甚少。组蛋白"乳酸化"的翻译后修饰还需要在生物化学的层次上进一步确认，其生理病理关联也有待更多的探索。糖的无氧氧化调控的组蛋白"乳酸化"是否参与介导肿瘤中的 Warburg 效应、是否参与介导糖尿病等碳水代谢紊乱引起的代谢综合征的病理发生、是否参与介导高糖饮食对机体功能的影响？这些问题还需要通过后续的研究来解答。

$$\boxed{\text{丙酮酸}} + NADH + H^+ \xrightarrow{\text{乳酸脱氢酶}} \boxed{\text{乳酸}} + NAD^+$$

图 14-9　无氧条件下丙酮酸生成乳酸

在有氧条件下，糖酵解过程中所形成的丙酮酸可以进入线粒体，并在丙酮酸脱氢酶复合体（pyruvate dehydrogenase complex；PDH complex；PDC）的催化下，生成乙酰辅酶 A。我们在前文中已经提到，乙酰辅酶 A 是组蛋白乙酰化的供体，是影响表观调控的重要因子。然而，这一步反应所产生的乙酰辅酶 A 存在于线粒体中，不能自由通过线粒体膜逸出。但是，线粒体中的乙酰辅酶 A 可以与四碳二元羧酸草酰乙酸（oxaloacetic acid，OAA）发生缩合和硫酯水解反应，生成柠檬酸（citrate）从而进入三羧酸循环。这一步的产物柠檬酸可以利用其转运系统（citrate transport system）被穿梭到细胞质中。在细胞质中柠檬酸又可以在柠檬酸裂解酶的催化下裂解为草酰乙酸和乙酰辅酶 A。因此，饮食中碳水化合物在摄入体内后分解代谢产生的乙酰辅酶 A 可以影响表观修饰。

留在线粒体中的柠檬酸会继续三羧酸循环中的反应，在顺乌头酸酶（aconitase）的催化下，柠檬酸可以被异构化形成异柠檬酸（isocitrate）。在下一步反应中，异柠檬酸脱氢酶（isocitrate dehydrogenase）可以催化异柠檬酸的氧化脱羧，并生成 α- 酮戊二酸（α-ketoglutrate）。这是一个重要的生物化学反应，是三羧酸循环中的限速步骤之一。正如我们在前文中所述，这一步反应所生成的产物 α- 酮戊二酸是重要的表观调控因子，是 DNA 双脱氧酶 TET 以及组蛋白去甲基化酶 JmjC 的辅酶分子。机体中的 α- 酮戊二酸水平与病理或者生理过程相关，而饮食和营养干预可以改变 α- 酮戊二酸的丰度，并且能够影响机体的性状和表型。例如，饲喂年老小鼠的过程中补充 α- 酮戊二酸，可以提高血液中的 α- 酮戊二酸水平，从而能够降低高脂饲喂后动物的体重增长和脂肪含量、提高其葡萄糖敏感性。而这一过程可能是通过影响 TET 的活性以及表观水平上 DNA 的甲基化状态来实现的。近期的一项研究还发现，肿瘤细胞中所产生的乳酸会上调间质干细胞中的 α- 酮戊二酸水平，从而会导致 DNA 甲基化水平降低、羟甲基化水平上调。这样的表观修饰的变化可能会促进间质干细胞分化为癌症相关成纤维细胞。

在线粒体中，α- 酮戊二酸会继续被氧化脱羧。催化此反应的酶是 α- 酮戊二酸脱氢酶复合体（α-ketoglutarate dehydrogenase complex）。α- 酮戊二酸氧化脱羧后的碳链骨架部分被转变为琥珀酰辅酶 A（succinyl CoA）。值得一提的是，组蛋白（如 H3 亚基）可以在组蛋白乙酰转移酶 KAT2A 的催化下被琥珀酰化，SIRT5 可以介导组蛋白的去琥珀酰化反应。组蛋白琥珀酰化修饰可能会在表观水平促进基因的表达。细胞中琥珀酰辅酶 A 是蛋白质琥珀酰化的重要供体。琥珀酸脱氢酶（succinate dehydrogenase/SDH）的缺失或突变导致的琥珀酰辅酶 A 累积以及去琥珀酰化酶 SIRT5 的敲除，均会上调组蛋白的琥珀酰化水平。

琥珀酰 CoA 含有高能硫酯键，在琥珀酰 CoA 合成酶（succinyl CoA synthetase）的催化下，可以水解生成琥珀酸（succinic acid/succinate）。接下来，琥珀酸可以被琥珀酸脱氢酶（succinate dehydrogenase）脱氢，生成延胡索酸，也称富马酸（fumarate）。琥珀酸和延胡索酸的结构跟 α- 酮戊二酸相似，因此，也可以与 DNA 双脱氧酶 TET 以及组蛋白去甲基化酶 JmjC 相互作用。然而，琥珀酸和延胡索酸不仅不能促进 TET 和 JmjC 酶的活性，反而会阻止这些表观修饰酶与 α- 酮戊二酸的结合，从而抑制 DNA 和组蛋白的去甲基化。

延胡索酸会在延胡索酸水合酶（fumarate hydratase）的催化下加水生成苹果酸（malic acid 或者 malate），后者会被脱氢，形成草酰乙酸（oxaloacetic acid，OAA），回到三羧酸循环的起点。草酰乙酸会继续与乙酰辅酶 A 发生缩合和硫酯水解反应，从而进入下一个循环。除了上述的中间代谢产物外，表观修饰酶的辅酶 NAD^+ 和 FAD 等氧化还原分子也参与了三羧酸循环，这些分子也是营养代谢与表观调控之间的重要纽带。

除通过有氧氧化和无氧氧化分解产能外，葡萄糖在细胞内还存在分解代谢途径：磷酸戊糖途径。尽管不能产能，磷酸戊糖途径产生的磷酸核糖和 NADPH，可为体内多种合成代谢提供碳源和供氢体。另外，该代谢途径产物也有可能参与调控修饰。例如，在胰管腺癌发生过程中伴随着基因组中大范围染色质修饰的变化，这些表观修饰似乎依赖于磷酸戊糖途径。磷酸戊糖代谢的抑制剂 6- 氨基烟酰胺（6-aminonicotinamide，6AN）处理细胞可以显著地逆转所观察到的染色质修饰的变化。尽管这一现象背后的机制还有待进一步的探索，但是磷酸戊糖途径中所涉及到的中间产物或者其他分子有可能是新的表观调控的重要因子。

我们前文已经提到过细胞中许多蛋白质可以被糖基化。其中一个重要的糖基化是乙酰氨基葡萄糖化。乙酰氨基葡萄糖化反应的供体是尿苷 5′ – 二磷酸 –N– 乙酰氨基葡糖（UDP-GlcNAc）。而这一化合物也是糖代谢的产物：摄入的葡萄糖还通过己糖胺生物合成途径（HBP）与乙酰辅酶 A、谷氨酰胺和尿苷三磷酸（UTP）反应可以生成尿苷 5′ – 二磷酸 –N– 乙酰氨基葡糖（UDP-GlcNAc）。组蛋白也可以被乙酰氨基葡萄糖化，不少研究结果显示，组蛋白（如 H2A、H2B 和 H4）苏氨酸和丝氨酸位点上存在着乙酰氨基葡萄糖化翻译后修饰，并且这种修饰状态与细胞的有丝分裂以及热激相关。组蛋白 H2B 亚基上的这一类糖基化可以增强其自身 H2BK120 的单泛素化修饰，从而可以促进对应位置基因的转录。用高葡萄糖处理细胞，可以诱导己糖胺生物合成途径，从而促进组蛋白 H2B 亚基上的乙酰氨基葡萄糖化修饰。这也是碳水化合物代谢调控表观修饰的另外一个范例。

二、脂肪代谢与表观遗传学修饰

脂肪是高热值的营养物质，是人体能量的主要来源。不仅为机体提供能量，脂质中的脂肪酸是细胞膜和内膜的重要组分，可以帮助维持细胞以及细胞器正常的结构和功能。而脂肪代谢生成的许多中间产物，如乙酰辅酶 A、α– 酮戊二酸等，也是参与表观调控的重要因子。

膳食中的脂肪主要是甘油三酯（triglyceride，TG）。食入的甘油三酯大多数（约 70%）会被脂肪酶水解为甘油一酯（monoacylglycerol，MAG）和两个分子的脂肪酸（fatty acid，FA），甘油一酯会被继续分解，生成甘油（glycerol）。这一过程被称为脂肪动员。在甘油激酶（glycerokinase）的催化下，甘油会被磷酸化，生成 3– 磷酸甘油酸。这一代谢物我们在上文碳水化合物的代谢中就已经提到，3– 磷酸甘油酸可以进入糖酵解通路，生成丙酮酸从而进入线粒体中的三羧酸循环。这一代谢途径中的产物与表观修饰的关联我们在前文中已经讨论过。

在氧供充足条件下，甘油三酯水解生成的脂肪酸可被活化，由内质网、线粒体外膜上的脂酰辅酶 A 合成酶（acyl–CoA synthetase）催化生成脂酰辅酶 A（acyl–CoA）。脂酰辅酶 A 借助于肉碱 – 脂酰转运系统可以进入线粒体。在线粒体的基质中，脂酰辅酶 A 在脂酰辅酶 A 脱氢酶（acyl–CoA dehydrogenase）催化下发生脱氢反应，生成反 $\Delta2$ 烯脂酰辅酶 A（trans-delta 2-enoyl-CoA）。反 $\Delta2$ 烯脂酰 –CoA 在烯酰 –CoA 水合酶（enoyl–CoA hydratase）催化下，加水生成 L–3– 羟脂酰辅酶 A（L–3–hydroxyacyl CoA）。接下来，L–3– 羟脂酰辅酶 A 在脱氢酶（L–3–hydroxyacyl CoA dehydrogenase）的催化下形成 3– 酮脂酰辅酶 A（3–ketoacyl CoA，也称 β– 酮脂酰辅酶 A）。这一步的产物会被硫解，生成乙酰辅酶 A 和少 2 个碳原子的脂酰辅酶 A。经过上述反应，脂酰辅酶 A 的碳链被缩短 2 个碳原子并生成一个乙酰辅酶 A。如此反复，长链的脂酰辅酶 A 最终完成 β- 氧化，生成可以进入三羧酸循环的乙酰辅酶 A。其过程中生成的 $FADH_2$、NADH 经线粒体呼吸链氧化，与 ADP 磷酸化偶联，最终产生 ATP。

不少文献报道，脂肪酸处理细胞会导致基因组中大范围的表观修饰变化以及相关基因表达的改变，从而引起性状和表型的改变。这些现象与脂肪酸的 β- 氧化的代谢产物乙酰辅酶 A 等有关。在脂肪酸的分解过程中，乙酰辅酶 A 主要产生于线粒体外，更容易进入细胞核。因此，脂肪酸的 β- 氧化所生成的乙酰辅酶 A 是组蛋白的乙酰化修饰的主要供体。有研究显示，组蛋白修饰的乙酰化基团约 90% 源自脂肪酸代谢。再加上 β- 氧化过程中产生的 FAD、NAD 等物质的水平的改变、进入三羧酸循环后的产物（如 α- 酮戊二酸、琥珀酸和延胡索酸等）也会影响表观调控。所以，脂肪酸的 β- 氧化对表观修饰的影响非常大。

除了参加三羧酸循环，脂肪酸 β- 氧化所生成的乙酰辅酶 A 还可以进入酮体合成途径。酮体的合成主要发生在肝脏组织中。在乙酰乙酰辅酶 A 硫解酶（acetoacetyl CoA thiolase）的催化下，2 分子的乙酰辅酶 A 可以缩合成乙酰乙酰辅酶 A。这一产物可以再次与乙酰辅酶 A 缩合生成羟基甲基戊二酸单酰辅酶 A（3-hydroxy-3-methylglutaryl CoA，HMG-CoA）。接下来，在 HMG-CoA 裂解酶（HMG-CoA lyase）的作用下，羟基甲基戊二酸单酰辅酶 A 可以裂解为乙酰乙酸和乙酰辅酶 A。利用 NADH 提供氢，乙酰乙酸可以被脱氢酶（β- 羟丁酸脱氢酶，β-hydroxybutyrate dehydrogenase）催化生成 β- 羟基丁酸。另外少量的乙酰乙酸会转变成丙酮。有意思的是，酮体合成途径中所生成的 β- 羟基丁酸（跟前文提到的丁酸钠类似，丁酸钠是 β- 羟基丁酸的衍生物）是组蛋白去乙酰化酶 HDACs（Class I 的 HDACs）的抑制剂。通过注射 β- 羟基丁酸的方式提高其在体内的浓度，可以导致小鼠整体组蛋白乙酰化水平上升，并引起 FOXO3A 和 MT2 基因表达上调，从而可以提高小鼠抵抗氧化应激的能力。另外，β- 羟基丁酸（以及其衍生物丁酸盐）还是组蛋白丁酸化和 β- 羟基丁酸化修饰的供体。

三、蛋白质代谢与表观遗传学修饰

蛋白质是生命的物质基础，是细胞的重要组成部分，是机体组织更新和修补的主要原材料。饮食中蛋白质的摄入对机体的生长发育非常重要。而氨基酸是蛋白质的基本组成单位，因此，机体摄入的蛋白质首先分解成为氨基酸，然后才能被进一步代谢产生能量。

氨基酸的分解代谢主要是脱氨反应。细胞中存在多种方式如转氨基、氧化脱氨基等方式帮助氨基酸脱去氨基。氨基转移酶（aminotransferase）可以催化氨基酸的转氨基（transamination）反应，可逆地将 α- 氨基酸的氨基转移给 α- 酮酸（α-keto acid）。氨基酸脱去氨基生成相应的 α- 酮酸，然而原来的 α- 酮酸则转变成另一种氨基酸。氨基酸还可以以氧化脱氨基的方式脱氨。以 L- 谷氨酸为例，其脱氨反应由 L- 谷氨酸脱氢酶

（L-glutamate dehydrogenase）催化完成。通过这一反应，L-谷氨酸可以被氧化脱氨生成 α-酮戊二酸和氨。氨基酸脱氨基后生成的一部分 α-酮酸可以进入三羧酸循环，最终彻底氧化生成 CO_2 和 H_2O，同时释放能量。如前文中所述，氨基酸代谢物进入三羧酸循环后的产物（如 α-酮戊二酸、琥珀酸和延胡索酸等）会影响表观调控。

需要指出的是，一些特殊的氨基酸在分解代谢中会产生一个碳原子的有机基团，包括甲基（—CH_3）、亚甲基（—CH_2—）、次甲基、甲酰基（—CHO）及亚氨甲基等，即所谓的"一碳单位"（one-carbon unit）。然而，一碳单位不能游离存在，而是通常与四氢叶酸（tetrahydrofolic acid，FH_4）结合，形成甲基四氢叶酸，被转运并参与代谢。细胞中的一碳单位分子不仅能够参与嘌呤和嘧啶的合成，而且还是重要的 DNA 和组蛋白修饰基团的供体。

一碳单位主要来自丝氨酸、甘氨酸、组氨酸及色氨酸的分解代谢，甲硫氨酸也参与其中（图 14-10）。以丝氨酸为例，在丝氨酸羟甲基转移酶（serine hydroxymethyltransferase，SHMT）的催化下，丝氨酸可以被分解为甘氨酸和甲基四氢叶酸（THF）。这一反应在线粒体和细胞质中都可以发生。所生成的甲基四氢叶酸进入细胞的一碳单位库，再经过一系列氧化还原反应转化为甲酰或甲基四氢叶酸。其中甲基四氢叶酸可以进入甲硫氨酸循环，与同型半胱氨酸（homocysteine，Hcy）反应生成甲硫氨酸。在甲硫氨酸腺苷转移酶的催化下，甲硫氨酸可以与 ATP 作用，生成 S-腺苷甲硫氨酸（S-adenosylmethionine，SAM）。SAM 又可将甲基转移给其他分子使之甲基化，自身却变为 S-腺苷同型半胱氨酸（S-adenosylhomocysteine，SAH）。S-腺苷同型半胱氨酸脱去腺苷后又重新生成同型半胱氨酸。这一过程被称为甲硫氨酸循环。我们在前面的小节中已经提到，S-腺苷甲硫氨酸是非常活跃的甲基供体，在 DNA 和组蛋白的甲基化过程中扮演了重要的角色。摄入叶酸的水平可以影响机体的染色质的甲基化修饰，而饮食中蛋白质以及氨基酸的成分显然也会通过影响一碳代谢和甲硫氨酸循环来改变 S-腺苷甲硫氨酸的水平，从而会对染色质的表观修饰产生作用。

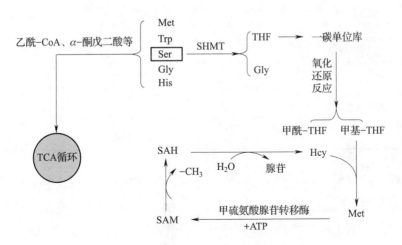

图 14-10 氨基酸分解代谢及甲硫氨酸循环

另外，组蛋白还会被同型半胱氨酰化。例如，有研究发现，脑组织中的同型半胱氨酸水平升高可能会促进组蛋白 H3 亚基上 H3K79 同型半胱氨酰化。这一表观修饰可能会抑制对应位置基因的转录。因此，蛋白质代谢还可能会影响组蛋白同型半胱氨酰化的表观修饰。

综上，我们总结了碳水化合物、脂肪和蛋白质主要的分解代谢途径，并重点探讨了其中代表性的代谢产物及其对特定的表观修饰的影响（表 14-1）。目前，我们已经发现，营养物质代谢的方方面面可以在不同的层次上调控多种多样的表观修饰，营养代谢与表观遗传密切相关。

表 14-1　营养代谢物对表观修饰的影响

营养素	代谢途径	代谢产物	表观修饰影响
碳水化合物	糖酵解	甲基乙二醛（MGO）	MGO 修饰组蛋白改变基因转录且在糖尿病模型中常见
		乳酸	组蛋白上可能存在乳酸化的翻译后修饰，可能会促进对应位置的基因转录；会上调 α- 酮戊二酸
		乙酰辅酶 A	组蛋白乙酰化的供体
	柠檬酸循环	α- 酮戊二酸	DNA 双脱氧酶 TET 以及组蛋白去甲基化酶 JmjC 的辅酶分子
		琥珀酸 / 延胡索酸	阻止 α- 酮戊二酸与 DNA 双脱氧酶 TET 以及组蛋白去甲基化酶 JmjC 的结合，抑制 DNA 和组蛋白的去甲基化
	磷酸戊糖途径	磷酸核糖，NADPH	可能与胰管腺癌发生过程中基因组大范围染色质修饰相关
	己糖胺合成途径	乙酰氨基葡萄糖	组蛋白上存在乙酰氨基葡萄糖化翻译后修饰，通过增强自身 H2BK120 的单泛素化修饰，促进对应位置基因的转录
脂肪	β- 氧化	乙酰辅酶 A	组蛋白乙酰化的主要供体
	酮体合成途径	β- 羟基丁酸	组蛋白去乙酰化酶 HDACs（Class I 的 HDACs）的抑制剂，可促进乙酰化水平上升
蛋白质	甲硫氨酸循环	S- 腺苷甲硫氨酸	非常活跃的甲基供体，在 DNA 和组蛋白的甲基化过程中有重要作用
		同型半胱氨酸	促进组蛋白的半胱氨酰化，可能会抑制对应位置基因的转录

营养与饮食跟我们日常生活密切相关。尤其在我们中国，饮食文化源远流长。我国的营养学典籍最早可追溯到 2000 多年前的《庄子·养生主》。所以，营养学科是一门传统经典的学科。然而，随着科技发展，我们越来越意识到，目前人们对于营养代谢的理解依然是冰山一角。营养和饮食不仅为机体提供能量，而且，还有很多之前不为人知的效应。同

样，我们目前对于表观遗传依然也是知之甚少。组蛋白和 DNA 还有哪些修饰？具体位点修饰的特异性如何被决定？除了目前已知的营养代谢物，还有哪些产物会参与表观调控？这些问题还有待进一步的解答。

📚 本章小结

　　遗传学发展的过程中，科学家们发现许多用经典遗传学无法解释的现象，例如，具有相同遗传物质的细胞却有不同的命运、位置变异效应、X 染色体失活等。自 20 世纪 30 年代末科学家沃丁顿提出"表观遗传"的概念用于解释基因型未发生改变但表现型发生改变的现象以来，人们在不断重新认识表观遗传学。我们知道，遗传信息的载体是基因序列（DNA），但是表观遗传是不改变生物体内基因序列的，那么表观遗传信息的载体是什么呢？DNA 的甲基化、组蛋白修饰和非编码 RNA 被发现是表观遗传的重要载体，并且这些表观遗传修饰是可以遗传的通常是可逆的，此外这些过程是被严格调控的。

　　表观遗传的调控与细胞中染色质的空间构象、基因组的折叠组装的结构状态紧密关联，本章内容还包括了对表观遗传现象背后的调控机制的阐述，并总结了表观遗传的基本形式：主要有 DNA 修饰、组蛋白修饰、核小体定位与染色质重塑、非编码 RNA 介导的基因表达调控等。

　　真核生物中目前已知的 DNA 修饰主要为发生于胞嘧啶的 5 号位碳原子（5C）上的甲基化（5mC）和羟甲基化（5hmC），以及胞嘧啶的醛基化（5fC）和羧基化（5caC）。真核细胞的线粒体 DNA 中的腺嘌呤可以被 6 号位甲基化（6mA）。

　　组蛋白翻译后修饰有很多，大致分为两类，一类是小分子化学基团修饰，如甲基化、乙酰化、磷酸化等，另一类是分子质量较大的肽类修饰，例如，泛素化、类泛素化（SUMO）等。不同修饰类型根据其修饰的氨基酸残基不同、修饰位点不同、修饰数目不同对染色质结构及基因表达产生不同的影响。

　　另外，一类依赖于 ATP 活性的染色质重塑复合物可以改变组蛋白与 DNA 分子的位置关系，他们通过介导核小体滑动、组蛋白亚基的置换调控染色质的重塑，使染色质的结构处于动态变化中。

　　生物体内还有许多可以调控基因表达的非编码 RNA，可以通过序列互补或调控修饰因子的方式在表观过程中发挥重要作用。

　　营养物质供给机体能量的同时，在机体的表观调控中也发挥巨大作用。营养失衡或营养过剩不仅会导致机体能量代谢异常，也会引起表观修饰的变化。如低蛋白饮食会使脂质代谢和糖代谢相关基因的甲基化水平升高；而雌性孕期营养过剩会使子代脑组织中相关基因甲基化水平降低，增加患肥胖症和相关代谢综合征的风险。

　　除此之外，各种营养代谢物或中间产物在基因表达的表观调控中发挥巨大作用。如叶酸、胆碱、甲硫氨酸等一碳代谢的前体物质可以促进 SAM 的生成，促进一些基因如 *Igf2*

或一些基因 CpG 位点的甲基化水平升高，影响个体的能量代谢；限制叶酸、维生素 B_{12} 和甲硫氨酸等甲基化供体摄入会使 DNA 和组蛋白的甲基化水平降低。

一些营养分子可以影响表观修饰酶的活性。例如，多酚类化合物（异黄酮、异硫氰酸酯等）可以通过抑制甲基化转移酶的表达或活性影响 DNA 甲基化水平。FAD 和 α- 酮戊二酸分别是两个去甲基化酶必须的代谢中间产物，参与反应过程或稳定酶的构象，促进去甲基化反应的发生。维生素 C 通过增强 TET 双加氧酶的催化活性，促进细胞中的主动去甲基化，降低机体 DNA 甲基化水平。同时，α- 酮戊二酸也可以通过增强 TET 的活性、促进 Prdm16 启动子区的去甲基化，缓解高脂饮食引发的肥胖代谢综合征。

丁酸钠是一种短链脂肪酸，能抑制组蛋白去乙酰化酶活性，补充丁酸钠可以缓解小鼠肌肉萎缩、减少体脂率、提高血糖敏感性。乙酰辅酶 A 不仅是一种重要的能量代谢物，还是组蛋白翻译后乙酰化修饰的重要的乙酰基供体。补充乙酰辅酶 A 或其前体物质，可以使组蛋白乙酰化水平升高，同时饮食中的营养物质也可能会通过影响代谢途径中的酶来影响乙酰辅酶 A 的水平，进而会影响组蛋白的乙酰化水平。

饮食中的一些营养成分会在特异组织中影响一些 miRNA 的表达，如 miR-483 的表达受葡萄糖诱导，miRNA 水平上调进而调控下游的靶基因的表达，在表观水平上影响机体的性状和表型。

不同宏营养素——糖类，脂肪，蛋白质的主要代谢过程及其相关代谢产物与特定的表观遗传学修饰存在着重要的调控关系。本章节中最后部分还讨论了与表观遗传学修饰相关的代谢产物的类型和作用方式。

*注：本章原始图片制作于 Biorender.com 网站，在此基础上做了相关调整。

📝 思考题

一、名词解释

1. 表观遗传学

2. 常染色质与异染色质

3. PEV 效应

4. 转座子

5. CpG 岛

6. 从头甲基化

7. 核小体重定位

8. 染色质重塑

9. 组蛋白翻译后修饰

10. 组蛋白串扰调控

11. 组蛋白乙酰化

12. S– 腺嘌呤甲硫氨酸

13. miRNA

14. 宏营养素

15. 糖酵解作用

16. 生糖氨基酸

二、简答题

1. 简述表观遗传学的特点及其与遗传学的关系。

2. 简述异染色质形成的调控机制。

3. 简述表观遗传学调控的分子机制及其原理。

4. 简述 siRNA 与 miRNA 的异同。

5. 简述长链非编码 RNA 调控基因表达的机制。

6. 哪些营养物质会影响组蛋白的表观修饰？其机制是什么？

7. 简述宏营养素与表观遗传学的关系。

参考文献

［1］李勇，徐美虹．核苷酸营养学［M］．北京：北京大学医学出版社，2016．

［2］梁兴国，李佥，黄丽丽，等．核酸代谢与营养研究及发展趋势［J］．中国海洋大学学报（自然科学版），2019，49（10）：64-78．

［3］齐海梅．中国老年医疗服务体系建设——问题与对策［M］．北京：人民卫生出版社，2016．

［4］吴蔚然，韦军民．老年临床营养学［M］．北京：人民卫生出版社，2011．

［5］赵明，刘志刚，张佳丽，等．口服核苷酸降血脂作用的实验研究［J］．中国预防医学杂志，2009，12：1124-1126．

［6］卜友泉．生物化学与分子生物学［M］．北京：科学出版社，2014．

［7］赵炜明，宋高臣．生物化学与分子生物学［M］．北京：人民卫生出版社，2020．

［8］常桂英，邢力，刘飞．生物化学［M］．第2版．北京：化学工业出版社，2018．

［9］蒋继志，王金胜．分子生物学［M］．北京：科学出版社，2011．

［10］王镜岩，朱圣庚，徐长法．生物化学［M］．第3版．北京：高等教育出版社，2002．

［11］赵国芬，张少斌．基础生物化学［M］．北京：中国农业大学出版社，2014．

［12］仰大勇，王升起．合成基因组学［M］．北京：科学出版社，2020．

［13］杨荣武．生物化学原理［M］．第3版．北京：高等教育出版社，2018．

［14］陆辉，左伟勇．动物生物化学［M］．第3版．北京：化学工业出版社，2020．

［15］汤其群．生物化学与分子生物学［M］．上海：复旦大学出版社，2015．

［16］解军，侯筱宇．生物化学［M］．北京：高等教育出版社，2014．

［17］贾弘禔，冯作化．生物化学与分子生物学［M］．第3版．北京：人民卫生出版社，2015．

［18］袁勤生．现代酶学［M］．第2版．上海：华东理工大学出版社，2007．

［19］陈国荣．糖化学基础［M］．上海：华东理工大学出版社，2009．

［20］蔡孟琛，李中军．糖化学［M］．北京：化学工业出版社，2007．

［21］刘吉成，牛英才．多糖药物学［M］．北京：人民卫生出版社，2008．

［22］孙长颢．营养与食品卫生学［M］．第7版．北京：人民卫生出版社，2012．

［23］汪东风．食品化学［M］．第2版．北京：化学工业出版社，2014．

［24］张立实，吕晓华．基础营养学［M］．北京：科学出版社，2018．

［25］王镜岩，朱圣庚，徐长法．生物化学（上下）［M］．第4版．北京：人民卫生出版社，2021.

［26］霍军生．营养学［M］．北京：中国林业出版社，2008.

［27］泰勒，德里卡默．糖生物学概述［M］．马毓甲，译．原书第3版．北京：科学出版社，2016.

［28］罗晓婷，许春鹃，谢富华．生物化学与分子生物学［M］．北京：化学工业出版社，2019.

［29］马灵均，扈瑞平，徐世明．生物化学与分子生物学［M］．武汉：华中科技大学出版社，2019.

［30］糜漫天．营养生物技术与转化应用［M］．北京：中国轻工业出版社，2020.

［31］马文丽，德伟，王杰．生物化学与分子生物学［M］．第2版．北京：科学出版社，2018.

［32］汤其群．生物化学与分子生物学［M］．上海：复旦大学出版社，2015.

［33］田卫群．元素营养与健康［M］．武汉：武汉大学出版社，2019.

［34］王希成．生物化学［M］．第4版．北京：清华大学出版社，2015.

［35］王玉明．生物化学与分子生物学［M］．北京：科学出版社，2016.

［36］朱玉贤，李毅．现代分子生物学［M］．第5版．北京：高等教育出版社，2019.

［37］邢万金．基因工程——从基础研究到理论基础［M］．北京：高等教育出版社，2018.

［38］龙敏南，楼士林，杨盛昌，等．基因工程［M］．第3版．北京：科学出版社，2014.

［39］翟中和，王喜忠，丁明孝．细胞生物学［M］．第4版．北京：高等教育出版社，2011.

［40］丁明孝，王喜忠，张传茂，等．细胞生物学［M］．第5版．北京：高等教育出版社，2020.

［41］王金发．细胞生物学［M］．第2版．北京：科学出版社，2019.

［42］方向东，胡松年．转录组学与精准医学［M］．上海：上海交通大学出版社，2017.

［43］高宇，陈利珍，梁革梅，等．差异凝胶电泳技术的发展及其在生物学领域的应用［J］．生物技术通报，2010，6：65-70.

［44］何庆华，吴永宁，印遇龙．蛋白质组学技术及其在营养学研究中的应用［J］．食品科学，2008，29（4）：439-442.

［45］蒋与刚，高志贤．营养基因组学［M］．北京：科学出版社，2012.

［46］孔汉金，张克山，刘永杰，等．同位素标记相对和绝对定量蛋白组技术研究进展［J］．生物技术通讯，2014，25（2）：295-300.

［47］唐亚丽，卢立新，赵伟．生物芯片技术及其在食品营养与安全检测中的应用［J］．食品与机械，2010，5：164-168.

［48］田韵仪，董志忠，郑钜圣．肠道微生物、精准营养与健康［J］．生物产业技术，2019，06（11）：13-25.

［49］王丽蒙，谢力琦，陆豪杰．终端等重同位素标记串级质谱定量技术：高通量、高准确度的肿瘤标志物筛查新方法［J］．科学通报，2016，61（Z1）：432-441.

［50］王兴春，杨致荣，王敏，等．高通量测序技术及其应用［J］．中国生物工程杂志，2012，32（1）：109-114.

［51］解增言，林俊华，谭军，等．DNA测序技术的发展历史与最新进展［J］．生物技术通报，2010，08（14）：64-70.

［52］杨焕明．基因组学［M］．北京：科学出版社，2016.

［53］张双庆，黄振武．营养组学［M］．北京：中国协和医科大学出版社，2015.

［54］Biff G, Tannahill D, McCafferty J, et al. Quantitative visualization of DNA G-quadruplex structures in human cells［J］. Nature Chemistry, 2013, 5（3）：182-186.

［55］McCarty M. Discovering genes are made of DNA［J］. Nature, 2003, 421（6921）：406.

［56］Hooper LV, Gordon JI. Commensal host-bacterial relationships in the gut［J］. Science, 2001, 292：1115-1118.

［57］Holen E, Jonsson R. Dietary nucleotides and intestinal cell lines：I. modulation of growth［J］. Nutrition Research, 2004, 24（3）：197-207.

［58］Nacarelli T, Lau L, Fukuoto T, et al. NAD+ metabolism governs the proinflammatory senescence-associated secretome［J］. Nature Cell Biology, 2019, 21（3）：397-407.

［59］Perez MJ, Suarez A, Gomez JA, et al. Dietary nucleotide supplementation reduces thioacetamide-induced liver fibrosis in rats［J］. Journal of Nutrition, 2002, 132（4）：652-657.

［60］Rescigno M. Functional specialization of antigen presenting cells in the gastrointestinal tract［J］. Current Opinion in Immunology, 2010, 22（1）：131-136.

［61］Bruce Alberts. DNA replication and recombination［J］. Nature, 2003, 421：431-435.

［62］Stillman B. Cell cycle control of DNA replication［J］. Science, 1996, 274（5293）：1659-1664.

［63］Watson JD, Crick FHC. A Structure for deoxyribose nucleic acid［J］. Nature, 1953, 172：737-738.

［64］Cooke MS, Rozalski R, Dove R, et al. Evidence for attenuated cellular 8-oxo-7,

8–dihydro–2'–deoxyguanosine removal in cancer patients [J]. Biological Chemistry, 2006, 387 (4): 393–400.

[65] Jungst C Cheng B, Gehrke R, et al. Oxidative damage is increased in human liver tissue adjacent to hepatocellular carcinoma [J]. Hepatology, 2004, 39 (6): 1663–1672.

[66] Lombard DB, Chua KF, Mostoslavsky R, et al. DNA repair, genome stability, and aging [J]. Cell, 2005, 120 (4): 497–512.

[67] Rossi DJ, Bryder D, Seita J, et al. Deficiencies in DNA damage repair limit the function of haematopoietic stem cells with age [J]. Nature, 2007, 447 (7145): 725–729.

[68] Spallholz JE, Boylan LM, Driskell JA. Nutrition: chemistry and biology [M]. Boca Raton, America: CRC press, 2018.

[69] Benzer S. Fine structure of a genetic region in bacteriophage [J]. Proceedings of the National Academy of Sciences, 1955, 41 (6): 344–354.

[70] Carthew RW, Sontheimer EJ. Origins and mechanisms of miRNAs and siRNAs [J]. Cell, 2009, 136 (4): 642–655.

[71] McGrath J, Solter D. Completion of mouse embryogenesis requires both the maternal and paternal genomes [J]. Cell, 1984, 37 (1): 179–183.

[72] MORGAN TH. Sex limited inheritance in drosophila [J]. Science, 1910, 32 (812): 120–122.

[73] Shendure J, Balasubramanian S, Church GM, et al. DNA sequencing at 40: past, present and future [J]. Nature, 2017, 550 (7676): 345–353.

[74] Cantley L. The phosphoinositide 3–kinase pathway [J]. Science, 2002, 296: 1655–1657.

[75] Cheng H, Lederer WJ, Cannll MB. Calcium sparks: elementary events underlying excitation–contraction coupling in heart muscle [J]. Science, 1993, 262: 740–744.

[76] Gordon MD, Nusse R. Wnt signaling: multiple pathways, multiple receptors, and multiple transcription factors [J]. Journal of Biological Chemistry, 2006, 281 (32): 22429–22433.

[77] Hamm HE. How activated receptors couple to G proteins [J]. Proceedings of the National Academy of Sciences of the United States of America, 2001, 98: 4819–4821.

[78] Herbert A, Gerry NP, McQueen MB, et al. A common genetic variant is associated with adult and childhood obesity [J]. Science, 2006, 312 (5771): 279–283.

[79] Watson JD, Crick F. THE CLASSIC: Molecular Structure of Nucleic Acids: A Structure for Deoxyribose Nucleic Acid [J]. Nature, 2007, 462: 3–5.

[80] McClintock B. The origin and behavior of mutable loci in maize [J]. Proceedings of the

National Academy of Sciences of the United States of America, 1950, 36（6）: 344–355.

［81］Ohno S, Makino S. The single-X nature of sex chromatin in man［J］. Lancet, 1961, 1（7168）: 78–79.

［82］Chen ZX, Riggs AD. DNA methylation and demethylation in mammals［J］. Journal of Biological Chemistry, 2011, 286（21）: 18347–18353.

［83］Comings DE, Riggs AD. Molecular mechanisms of chromosome pairing, folding and function［J］. Nature, 1971, 233（5314）: 48–50.

［84］Gottesfeld JM, Garrard WT, Bagi G, et al. Partial purification of the template-active fraction of chromatin: a preliminary report［J］. Proceedings of the National Academy of Sciences of the United States of America, 1974, 71（6）: 2193–2197.

［85］Huang RC, Bonner J. Histone, a suppressor of chromosomal RNA synthesis［J］. Proceedings of the National Academy of Sciences of the United States of America, 1962, 48（7）: 1216–1222.

［86］Frenster JH, Allfrey VG, Mirsky AE. Repressed and active chromatin isolated from interphase lymphocytes［J］. Proceedings of the National Academy of Sciences of the United States of America, 1963, 50（6）: 1026–1032.

［87］Kornberg RD. Chromatin structure: a repeating unit of histones and DNA［J］. Science, 1974, 184（4139）: 868–871.

［88］Han M, Grunstein M. Nucleosome loss activates yeast downstream promoters in vivo［J］. Cell, 1988, 55（6）: 1137–1145.

［89］Durrin LK, Mann RK, Kayne PS, et al. Yeast histone H4 N-terminal sequence is required for promoter activation in vivo［J］. Cell, 1991, 65（6）: 1023–1031.

［90］Brownell JE, Zhou J, Ranalli T, et al. Tetrahymena histone acetyltransferase A: a homolog to yeast Gcn5p linking histone acetylation to gene activation［J］. Cell, 1996, 84（6）: 843–851.

［91］Taunton J, Hassig CA, Schreiber SL. A mammalian histone deacetylase related to the yeast transcriptional regulator Rpd3p［J］. Science, 1996, 272（5260）: 408–411.

［92］Schotta G, Ebert A, Reuter G. SU（VAR）3-9 is a Conserved Key Function in Heterochromatic Gene Silencing［J］. Genetica, 2003, 117（2）: 149–158.

［93］Elgin SC, Reuter G. Position-effect variegation, heterochromatin formation, and gene silencing in Drosophila［J］. Cold Spring Harbor Perspectives in Biology, 2013, 5（8）: a017780.

［94］Schotta G, Lachner M, Sarma K, et al. A silencing pathway to induce H3-K9 and H4-K20 trimethylation at constitutive heterochromatin［J］. Genes Development, 2004, 18（11）:

1251-1262.

［95］Wicker-Thomas C，Jallon J. Role of Enhancer of zeste on the production of Drosophila melanogaster pheromonal hydrocarbons［J］. Naturwissen schaften，2000，87（2）：76-79.

［96］Phalke S，Nickel O，Walluscheck D，et al. Retrotransposon silencing and telomere integrity in somatic cells of Drosophila depends on the cytosine-5 methyltransferase DNMT2［J］. Nature Genetics，2009，41（6）：696-702.

［97］James TC，Elgin SC. Identification of a nonhistone chromosomal protein associated with heterochromatin in Drosophila melanogaster and its gene［J］. Molecular and Cellular Biology，1986，6（11）：3862-3872.

［98］Flick JT，Eissenberg JC，Elgin SC. Micrococcal nuclease as a DNA structural probe：its recognition sequences，their genomic distribution and correlation with DNA structure determinants［J］. Journal of Molecular Biology，1986，190（4）：619-633.

［99］Demakova OV，Pokholkova GV，Kolesnikova TD，et al. The SU（VAR）3-9/HP1 complex differentially regulates the compaction state and degree of underreplication of X chromosome pericentric heterochromatin in Drosophila melanogaster［J］. Genetics，2007，175（2）：609-620.

［100］Greil F，van der Kraan I，Delrow J，et al. Distinct HP1 and Su（var）3-9 complexes bind to sets of developmentally coexpressed genes depending on chromosomal location［J］. Genes Development，2003，17（22）：2825-2838.

［101］Huisinga KL，Riddle NC，Leung W，et al. Targeting of P-Element Reporters to Heterochromatic Domains by Transposable Element 1360 in Drosophila melanogaster［J］. Genetics，2016，202（2）：565-582.

［102］Sun FL，Haynes K，Simpson CL，et al. cis-Acting determinants of heterochromatin formation on Drosophila melanogaster chromosome four［J］. Molecular and Cellular Biology，2004，24（18）：8210-8220.

［103］Allis CD，Jenuwein T. The molecular hallmarks of epigenetic control［J］. Nature Reviews Genetics，2016，17（8）：487-500.

［104］Rausch C，Hastert FD，Cardoso MC. DNA Modification Readers and Writers and Their Interplay［J］. Journal of Molecular Biologyj，2020，432（6）：1731-1746.

［105］Hao Z，Wu T，Cui X，et al. N（6）-Deoxyadenosine Methylation in Mammalian Mitochondrial DNA［J］. Molecular Cell，2020，78（3）：382-395.

［106］Chang BS，Chen Y，Zhao YM，et al. JMJD6 is a histone arginine demethylase［J］. Science，2007，318（5849）：444-447.

［107］Grunstein M. Histone acetylation in chromatin structure and transcription［J］. Nature，

1997, 389（6649）: 349-352.

［108］Nowak SJ, Corces VG. Phosphorylation of histone H3 correlates with transcriptionally active loci［J］. Genes Development, 2000, 14（23）: 3003-3013.

［109］Strahl BD, Allis CD. The language of covalent histone modifications［J］. Nature, 2000, 403（6765）: 41-45.

［110］Wang HB, Wang LJ, Erdjument-Bromage H, et al. Role of histone H2A ubiquitination in polycomb silencing［J］. Nature, 2004, 431（7010）: 873-878.

［111］Fang J, Chen T, Chadwick B, et al. Ring1b-mediated H2A ubiquitination associates with inactive X chromosomes and is involved in initiation of X inactivation［J］. Journal of Biological Chemistry, 2004, 279（51）: 52812-52815.

［112］Blaschke K, Ebata KT, Karimi MM, et al. Vitamin C induces Tet-dependent DNA demethylation and a blastocyst-like state in ES cells［J］. Nature, 2013, 500（7461）: 222-226.

［113］DiTroia SP, Percharde M, Guerquin MJ, et al. Maternal vitamin C regulates reprogramming of DNA methylation and germline development［J］. Nature, 2019, 573（7773）: 271-275.

［114］Teperino R, Schoonjans K, Auwerx J. Histone methyl transferases and demethylases: can they link metabolism and transcription［J］. Cell Metabolism, 2010, 12（4）: 321-327.

［115］Sealy L, Chalkley R. The effect of sodium butyrate on histone modification［J］. Cell, 1978, 14（1）: 115-121.

［116］Zheng Q, Omans ND, Leicher R, et al., Reversible histone glycation is associated with disease-related changes in chromatin architecture［J］. Nature Communications, 2019, 10（1）: 1289.

［117］Zhang Q, Bai BL, Mei XY, et al., Elevated H3K79 homocysteinylation causes abnormal gene expression during neural development and subsequent neural tube defects［J］. Nature Communications, 2018, 9（1）: 3436.